Douglas / Slinger **Das große Buch des Tantra**

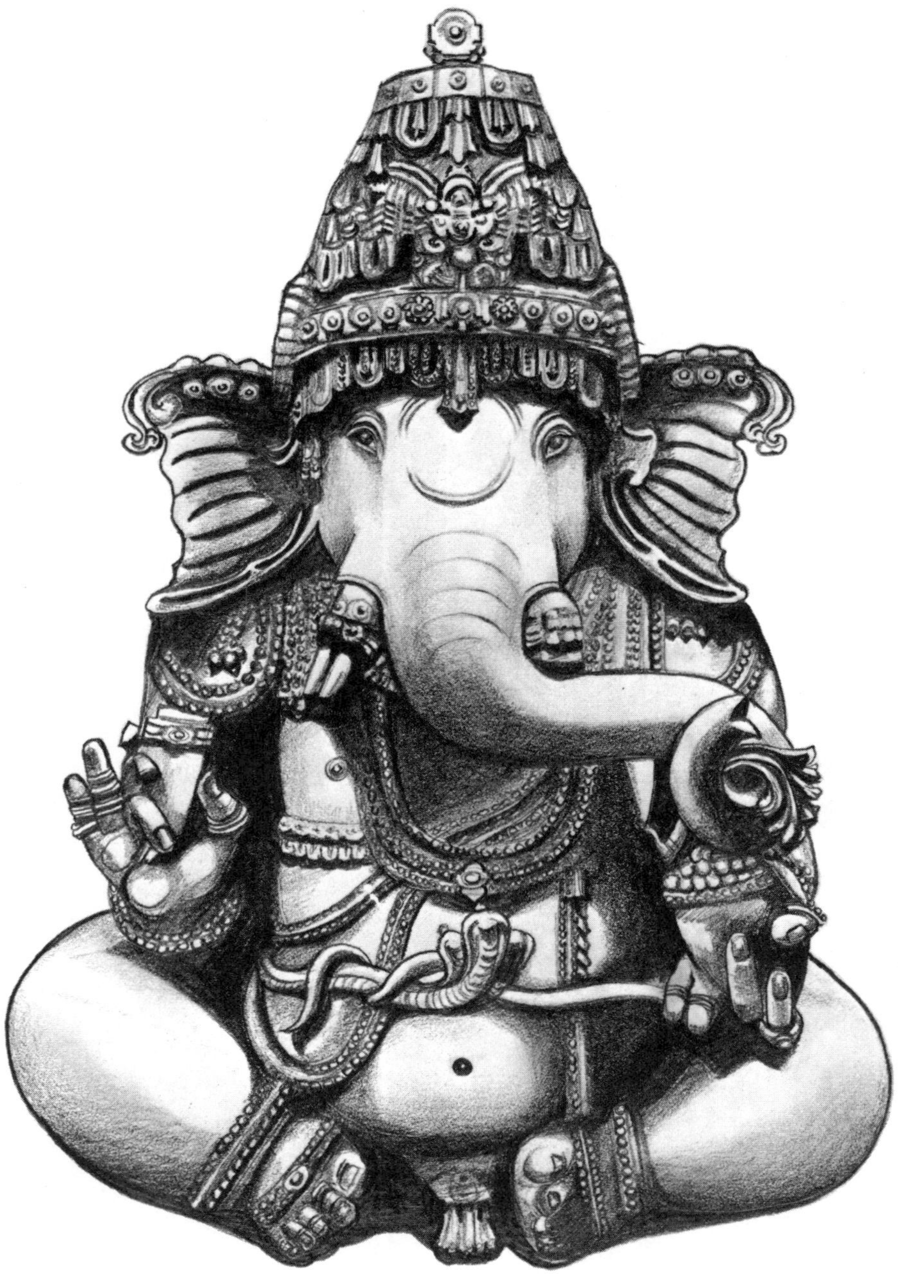

GANESHA

Die elefantenköpfige Gottheit wird für die Verkörperung der tantrischen Mysterien gehalten. Die anmutige Kraft des Elefanten-Herrn repräsentiert das ungeheure Kraftwerk der sexuellen Energie. Der höchst anpassungsfähige Rüssel und der sinnliche Mund des Elefanten deuten die männlichen und weiblichen Geschlechtsorgane an. Ganesha als Herrscher des sexuellen Zentrums wird zu Beginn der Hindu-Riten beschworen.

Zeichnung nach einer Steinskulptur; Hoysala, Südindien, 12./13. Jahrhundert.

Nik Douglas / Penny Slinger

Das große Buch des TANTRA

Sexuelle Geheimnisse
und die Alchimie
der Ekstase

Aus dem Amerikanischen von
Alfred Dunkel

IRISIANA

IRISIANA

Eine Buchreihe herausgegeben von
Margit und Ruediger Dahlke

Die Originalausgabe erschien unter dem Titel
Sexual Secrets

Die ersten sechs Auflagen dieses Titels erschienen
im Sphinx Verlag.

Die Deutsche Bibliothek – CIP-Einheitsaufnahme
Douglas, Nik:
Das grosse Buch des Tantra : sexuelle Geheimnisse und die
Alchimie der Ekstase = Sexual secrets / Nik Douglas ;
Penny Slinger. Aus dem Amerikan. von Alfred Dunkel. – 3. Aufl. – München :
Hugendubel, 1999
Einheitssacht.: Sexual secrets <dt.>
ISBN 3-89631-306-1

3. Auflage 1999

Lektorat: Klaus Galler
Umschlaggestaltung: Zembsch' Werkstatt, München
Produktion: Tillmann Roeder, München
Gestaltung: Enrico Luisoni, Charles Huguenin
Satz: Uhl + Massopust, Aalen
Druck und Bindung: Huber, Dießen
Printed in Germany

ISBN 3-89631-306-1

Inhalt

7 Danksagung
8 Vorwort
11 Einleitung
13 Struktur des Buches

Teil 1:
BRAHMA der Schöpferische

19 Die kreative Haltung
19 Brahma und Sarasvati
21 Die Vierundsechzig Künste
22 Der Tempel des Körpers
24 Kopf und Herz
24 Mit Gewohnheiten brechen
25 Selbstprüfung
26 Bhakti und Shakti
28 Shiva und Jiva
30 Atem ist Leben
34 Solare und lunare Atmung
37 Kundalini: Die Schlangenkraft
41 Der Subtile Körper
44 Oben und unten
47 Yoga
50 Asanas und Techniken des Yoga
56 Natürliche Triebe
57 Himmel und Erde
58 Nahrung: Die Erhaltung des Lebens
58 Nahrung der Götter
60 Wasser
61 Baden
62 Heiliges Feuer
64 Karma und Sex
67 Schlaf
68 Süsse Träume
69 Traum-Yoga
72 Mantra und Yantra
75 Das Mantra «OM»
76 Tropfen der Weisheit
79 Energie-Kreislauf
81 Hände und Füsse
87 Massage
90 Der parfümierte Garten
93 Umgebung
94 Kleidung
96 Das innere Auge
98 Innere Szenerie
100 Visualisierung
105 Psychischer Schutz
107 Die sinnlichen Elemente
109 Verpflichtung
110 Dienst
111 Die Kunst der Verehrung

Teil 2:
SHIVA der Transzendentale

117 Shiva
Die Macht von Sex; die Bedeutung von Transzendenz; die Kraft Brahmas; die Kraft Vishnus; die Kraft Shivas; die Dreiheit der Kräfte; Verstehen der sexuellen Geheimnisse; der Bereich Brahmas; der Bereich Vishnus; der Bereich Shivas; die drei Shaktis; die Dreiheit Gottes und die Dreiheit der Göttin; die Bedeutung von Kali, ihre Nacktheit, ihre vier Arme; Parvati, eins mit Kali; Kalis Mantras; Kalis Yantra; sexueller Austausch; die besten Zeiten für sexuelle Einweihung; Chakra Puja; Bhairavi Chakra; Yogini Chakra; die symbolische Ebene des Yogini Chakra; Konsonanten und Vokale; Kali-Konsonanten; Ali-Vokale; Zusammenziehung und Ausdehnung; die Rolle des Guru; weltliche Gurus; spirituelle Gurus, tantrische Gurus; die Rolle der tantrischen Gurus; Vehikel der Befreiung; mystische Formen; erotische Fantasie, die Emotionen; neun Empfindungen; Hervorbringung von Emotionen; Emotionen sind im Herzen konzentriert; Empfindungen und Farben; Emotionen kanalisieren; sexuelle Rollen; Rollenspiele; Alter, Sex und Transzendenz; Menopause; Impotenz; Sex und Schwangerschaft; das mystische Kind; Astrologie; sexuelle Stellungen und Astrologie; Sex und Verjüngung; magische Kräfte; Siddhis; Siddhas; die Macht der Drogen; Drogen als Sakramente; Marihuana; Fasten; Enthaltsamkeit; Zölibat; Ga-

nesha; Ganesha Mantras; Ganeshas Rolle; die Erschaffung des Ganesha; Höhepunkt und Orgasmus; Hingabe; Ekstase-Welle; Austausch; der Abstieg; der Aufstieg; vier Ebenen des Aufstiegs; Sexualmagie; geheimes Atmen; Mutterschoss-Atmen; Speicherung von sexueller Energie; transformierte sexuelle Energie; Geheimsprache; tantrische Codes; Geheimzeichen; drei Ebenen der Lehre; Realität ist paradox; fünf Mudras fünf Familien; symbolische Sprache; Mudra, Shudra und Rudra; der fünfte Veda; Vasishtha in China; chinesische Riten.

136 Der Buddha
Mamaki, Locana, Pandara, Tara, Ishvari.

137 Der Gelbe Kaiser
Töchter der Erde; das Dunkle Mädchen, das Auserwählte Mädchen; das Einfache Mädchen; Rollen von Himmel und Erde; Kaisers Geheimnisse; Kaisers Pflicht; illegitime Affären; Ehebruch im Herzen; Selbstverehrung; Narzissmus; Auto-Erotik; Fesselung; Fetischismus; Füsse; Fuss-Verehrung; himmlisches und irdisches Netz; Melodie der Fünf Elemente; Dreifuss der Unsterblichkeit.

Teil 3:
VISHNU der Bewahrer

145 Das erotische Empfinden
146 Vishnu und Lakshmi
150 Die Frau: Initiatorin der Liebe
152 Die Tänzerin
154 Die Jungfrau und die Hure
159 Aktiv und passiv
161 Rot und Weiss
165 Harmonisierung der Stimmung
166 Vier Momente: Vier Freuden
167 Der Kuss
169 Das Geheimnis der Oberlippe
170 Die Umarmung
172 Das Erste Mal
175 Vier Typen von Frauen
176 Sexuelle Grössen
177 Drei Typen des Lingam
178 Drei Typen der Yoni
178 Neun Arten sexueller Vereinigung
179 Hindu-Liebesstellungen
179 Stellungen nach dem Kamasutra
189 Neun Bewegungen des Mannes
190 Stellungen nach dem Ananga Ranga:
190 Frau auf dem Rücken liegend
195 Frau auf der Seite liegend
195 Sitzende Positionen
199 Stehende Positionen
201 Frau auf dem Bauch liegend
201 Frau in der Rolle des Mannes
202 Stellungen aus dem Tantra «Grosses Mond-Elixier»
205 Lingam-Yoni-Linguistik
206 Erogene Zonen
210 Betten und Kissen
211 Kosmetika und Ornamente
215 Beissen und Kratzen
216 Liebesgeräusche
218 Orale Erotik
221 Die Krähe / «69»
223 Das Flötenspiel
224 Neun Positionen des Dunklen Mädchens
229 Die neun Geister der Frau
231 Die Yang-Zahl
233 Verspielte Variationen
244 Geheimnisse des Einfachen Mädchens
245 Therapeutisches Lieben
249 Ejakulation
250 Atem, Denken und Samen
251 Zurückhaltung
254 Gegenseitige Absorption
255 Medizin der drei Gipfel
259 Der Liebeskampf
262 Nähren der Natur
265 Umwandlung des Echten
267 Rituelles Lieben
271 Der geheime Ritus
275 Der Ritus der Fünf Hauptsachen
280 Vorher und nachher
282 Die Geheime Spielerei
288 Stellung der schnappenden Fische
288 Schwesternschaft und Sapphismus
292 Masturbation / Selbstbefriedigung
296 Bruderschaft des Mannes
297 Männliche Homosexualität
302 Analer Sex
304 Umgekehrte Kundalini
307 Arabische Nächte
310 Beschneidung
312 Menstruation: Der Rote Schnee
314 Empfängnis und Empfängnisverhütung
321 Sexuelle Hilfen
324 Aphrodisiaka
326 Sexualerziehung
328 Zusammenfassung der «Sexuellen Geheimnisse»

Anhang

331 Glossar
340 Bibliographie
347 Index

Danksagung

Die Autoren möchten folgenden Personen für ihren Beitrag zu diesem Projekt herzlich danken:

Gangroti Giri, der uns ständig ein Führer, Unterstützer und Beispiel war.

Durga Das Shastri, der unser Interesse an diesen Geheimnissen inspiriert hat.

Pagale Baba für seine Yoga-Demonstrationen und ausführliche Beratung.

Dr. Bundu Joshi für seine Einsichten in indische Medizin und Alchimie.

Dr. Jyotir Mitra für sein gelehrtes Wissen und für seinen alchimistischen Rat.

Yogiraja, Vaidyaraja, der persönliche Yoga-Erfahrungen mit uns geteilt hat.

Mahamahopadhyaya Gopinath Kaviraj für seine Grosszügigkeit und Gelehrsamkeit.

Yogini Rajyalakshmi für das Demonstrieren fortgeschrittener Yoga-Techniken.

Swami Pratyagatmananda Sarasvati für seine Hilfe und Ermutigung.

Dr. Ramesh Khandelwal, der Quellen und Informationen mit uns geteilt hat.

C. M. Chen Yogi für seine Grosszügigkeit und Spontaneität.

Yogini Ma Bhairavi für praktischen und direkten Rat.

Dem Gyalwa Karmapa, Rangjung Rigpe Dorje, für seine Grosszügigkeit und Hilfe.

Lama Dudjom Rinpoche für seine Ermutigung.

Lama Kunzang Rinzing, der viele Geheimnisse mit uns geteilt hat.

Lama Dodrup Chen für seine Grosszügigkeit und Führung.

Lama Tulku Tsewang für seine Bereitwilligkeit, auch schwierige Themen mit uns zu diskutieren.

Ehud Sperling für seinen Glauben an das Projekt und für seine Hingabe und Beteiligung in allen Stadien bei der Schaffung dieses Werkes. Ohne sein Engagement wäre diese Arbeit niemals vollendet worden.

Lisa Sperling für ihren Glauben an dieses Projekt und für ihre Unterstützung bei der Durchführung.

Donald Weiser, der uns in die richtige Richtung gewiesen hat.

Michael Rubinstein für gesunden Rat, wenn wir ihn brauchten.

Sir Roland Penrose für Unterstützung und Aufmunterung.

Albion Jennings für Unterstützung und guten Rat.

Bhaskar Bhattacharya für konstruktive Vorschläge und Beistand.

Mark Dyczkowski für die Beisteuerung von Material.

Dr. A. Powell für Übersetzungen aus dem Lateinischen.

Dr. Andrija Puharich für technische Beratung.

Richard Ravenal für Hilfe und Ermutigung.

Folgende Personen haben grosszügig Originalmaterial zur Verfügung gestellt, das als Grundlage für die Illustrationen verwendet werden konnte:

David Salmon, Victor Lownes, Ravi Kumar, Navin Kumar, Firouzeh Diba, Michael Hudson, Meryl White, Caterine Milinaire, Dr. Stephen Fulder und viele andere, die anonym zu bleiben wünschen.

Ferner die folgenden Institutionen:

David Tremayne Ltd., The British Museum, The Victoria and Albert Museum, Bharat Kala Bhavan, The British Library Board, The Art Institute of Chicago, The Royal Ontario Museum, Das Bhaktapur Museum, Das Nationalmuseum von Neu-Delhi, Die Benares Hindu Universität, The Kronhausen Erotic Art Collection sowie zahlreiche andere, die nicht genannt werden wollen.

Allen, die in irgendeiner Weise geholfen haben, dieses Buch zu vollenden, möchten wir unseren herzlichen Dank und unsere tiefe Anerkennung aussprechen.

Nik Douglas und Penny Slinger

Sexuelle Vereinigung ist ein glückverheissender Yoga, der zur Erlösung führt, obwohl er gleichzeitig den Genuss aller sinnlichen Freuden einschliesst. Es ist ein Pfad zur Befreiung.
KAULARAHASYA

Die Vereinigung von Mann und Frau ist wie der Zusammenschluss von Himmel und Erde. Diesem korrekten Zusammenschluss ist es zu verdanken, dass Himmel und Erde bis in alle Ewigkeit dauern. Die Menschen haben dieses Geheimnis verloren, und deshalb sind sie sterblich geworden. Wenn man dieses Geheimnis kennt, steht der Pfad zur Unsterblichkeit offen.
SHANG-KU-SAN-TAI

Vorwort

Dies ist ein Buch über Sex. Aber es ist mehr. Es ist ein Buch über Tantra. Und damit ist es auch ein Buch über Spiritualität. Alle können darin das finden, was sie bereit sind zu suchen.

Was suchen wir in einem Werk, dessen Welt- und Menschenbild aus geistigen Traditionen stammt, die räumlich und zeitlich so weit entfernt sind von unserem Hier und Jetzt? – Wir suchen eine Antwort. Einerseits eine intellektuelle auf die Sinnfragen des Lebens, andererseits eine gefühls- und erlebensmässige auf die Sehnsüchte unseres Körpers und unserer Seele.

Dieses Buch gibt Antworten. Aber keine wissenschaftlichen in unserem Sinn – weder historisch-philologische, noch zeitgenössisch psychologische. Es gibt Antworten auf Fragen, die bereits vor Jahrtausenden gestellt worden sind, die wir aber auch heute stellen und auf die unsere Wissenschaft und unsere Religion die Antwort schuldig geblieben sind. Es sind tantrische Antworten. Sie schöpfen aus einem Erfahrungsschatz, der über Jahrhunderte hinweg aus zahllosen spirituellen, aber auch körperlich-sinnlichen Erfahrungen destilliert worden ist. Tantrische Fragen – sie setzen nichts voraus; sie sind die natürliche unschuldige Neugier der Kinder aller Kulturen. Tantrische Antworten aber setzen einen Rahmen voraus, der die westlichen – und zum Teil auch östlichen – traditionellen Ansichten über Religion und gesellschaftliche Normen sprengt. Denn in der rituell geführten tantrischen Erfahrung verbinden sich Weltliches und Religiöses, Sexuelles und Spirituelles zu einer Einheit.

Um diese Verbindung in der ekstatischen Praxis des Tantra als einen eigenständigen spirituellen Weg gehen zu können, bedarf es allerdings der moralischen Qualifikation eines «Helden» (vira). Denn die sexuelle Kraft, die hier geweckt wird, ist nichts anderes als die Urkraft des Lebens selbst, die Kraft der Evolution. Den materiell und genussorientierten, «tierischen» Menschen (Pashu – das Tier) würden diese Kräfte verschlingen. Er soll die Finger von tantrischen Lehren lassen und sich lieber an den sicheren Leitplanken von traditionell-religiösen Lehren festhalten.

Der klassische Weg des Tantra ist der Weg des «Helden». Er geht ihn mit Hilfe der spirituellen Qualitäten, die er sich in vielen Leben erworben hat. Und mit Hilfe von Guru, Mantra, Gott oder Göttin.

Dieses Buch aber ist kein Guru. Seine Worte sind keine Mantras. Es kann den westlichen Tantra-Faszinierten nicht in einen anderen kulturellen Kontext versetzen. Es will auch keine spirituellen Ersatzwelten schaffen. Aber es will und kann eines: Die Augen öffnen für neue Werte und Wege in einer Zeit, die sexuelle Befreiung auf ihr Banner geschrieben hat, die aber durch Sex gebunden ist wie nie zuvor. Sexualität wird nur in ihren materiellen Dimensionen begriffen – und gleichzeitig ist das religiöse Leben «körperlos» geworden.

Entsprechend seinen individuellen Voraussetzungen kann der Leser dieses Buch auf zwei Ebenen lesen: auf einer sexuellen und auf einer spirituellen.

Tantrische Lehren sind auch sexuelle Lehren. Aber Sex in einer neuen Perspektive. Die westliche Psychologie hat wohl auch die Bedeutung der Sexualität entdeckt, nicht aber ihre spirituelle Dimension. In unseren Schulen lernen wir tausend Dinge, die den Kern unseres Lebens nie berühren werden.

Über die Kraft, die unsere gegenwärtige körperliche Existenz schafft und unsere geistige und kulturelle weitgehend bestimmt, und die an der Basis fast aller Beziehungsprobleme, von der persönlichen bis zur internationalen Ebene, liegt, lernen wir nur Oberflächliches: die grob-physiologischen Vorgänge bei der Paarung und viele «Abfallprodukte» ungelebter oder falsch gelebter Sexualität in Kunst und Kultur. Abstumpfung der Sinne ist das Kennzeichen einer im Sex gefangenen Gesellschaft.

Verfeinerung der Sinne ist das Kennzeichen und die Folge tantrischen Lebens und Liebens. Tantra kultiviert die Sinne bis zur Fähigkeit, die sexuelle Kraft in ihrer ganzen Bandbreite zu erkennen und zu nützen: von den Tiefen unseres Seins bis zu den Auswirkungen unseres sexuellen Handelns auf die uns Nächsten und auf den ganzen Kosmos, mit dem wir untrennbar verwoben sind.

Dieses Buch zeigt uns die lustvollen Raffinessen der erotischen Kultur des Ostens. Aber es bleibt nicht bei der grobkörperlichen Ebene der Lust stehen. Es sind die sehr schnell einsehbaren und nachvollziehbaren Erklärungen über die feinstofflichen, energetischen Vorgänge bei der sexuellen Begegnung, die uns eine klare Richtschnur geben für spirituelle Entwicklung in und durch die Partnerschaft.

Anders als bei den westlichen – und auch den meisten östlichen – Versuchen, die «rohe» Sexualität durch asketische Methoden zu zähmen, zu sublimieren und zu transzendieren, schliesst der tantrische Weg zu Ganzheit und «Heil» den körperlichen Vollzug der Liebe mit ein. Der Eingeweihte wendet sich von der Natur nicht ab, sondern er benützt sie. «Wenn jemand zu Boden fällt, dann muss er mit Hilfe des Bodens wieder aufstehen», sagt das Kularnava-Tantra. Es geht nicht darum, die Welt, die Frau, den Körper aufzugeben, sondern sie in ihrer wesenhaften Göttlichkeit zu erkennen. Das ist die Spiritualisierung der Sexualität. Das lehrt dieses Buch in Worten und Bildern.

Aber ist dies alles, was Tantra ist? Ist Tantra nicht mehr als eine Art Kultivierung des Sex, nicht mehr als eine vergeistigte Variante der sinnlichen Lust? – Dieses Buch zeigt auch den anderen Aspekt von Tantra; den eigentlichen Kern und die Grundlage der tantrischen Liebespraxis; die Wurzeln, die tief in die indische Philosophie und Psychologie hineinreichen. Das ist die spirituelle Ebene dieses Buches: Das Aufzeigen der sexuellen Dimension in der Struktur alles Seienden. Es gibt eine Polarität von männlich und weiblich, die alles durchdringt. Daraus ist das Netz der Maya, der kosmischen Illusion, gewoben. Maya aber ist nichts anderes als *Shakti*, die «Kraft» Gottes (Shiva). Die ganze Welt der Materie – und diese schliesst nach indischer Philosophie auch die Psyche mit ein – ist die nie endende Manifestation des dynamischen Aspekts des Göttlichen. Dieser Energieaspekt Gottes ruht als (sexuelle) «Schlangenkraft» (kundalini) in jedem Menschen. Sie gilt es zu erwecken und zu vereinigen mit dem Shiva-Prinzip, das die geistig-spirituelle Essenz jedes Wesens ist.

Shakti nimmt auch Gestalt an in jeder Frau. Und genau so, wie die kosmische Shakti das Universum gebiert, ihre Kinder aber auch voll Liebe zu sich zurücknehmen kann, so ist die Frau – als Mutter – für jeden geborenen Menschen das Tor in diese Welt, aber auch das Tor, das über sie hinausführt – als Geliebte.

Wie in allen Dingen das Prinzip von männlich (yang) und weiblich (yin) wirkt, so existiert die Polarität von Mann – Frau natürlich auch innerhalb eines jeden Menschen.

Aber es ist vor allem in der zwischenmenschlichen Beziehung von Mann und Frau, dass die sexuelle Spannung zu einem Heilsweg werden kann. Zentral ist vor allem die Haltung des Mannes der Frau gegenüber. Denn Tantra als religiöser Kult ist ein Kult der Shakti. Und wer den Weg des Tantra geht, ist ein «Shakta». Er sieht in jeder Frau die kosmische Shakti und seine Partnerin *ist* die Göttin für ihn.

Es ist das Verdienst von Nik Douglas und Penny Slinger, dass sie diesen zentralen geistigen Hintergrund der tantrischen Lehren in seinem vollen kulturellen Kontext wiedergegeben haben. Sie haben der Versuchung weitgehend widerstanden, ein «modernes» Tantra aus einigen indischen und einigen psychologischen Fäden zu stricken. Gleichzeitig haben sie aber ein äusserst praktisches Buch verfasst, das denjenigen, die bereit sind, geführt zu werden, den Weg zum geistigen Zentrum der Tantras weist. Und einen spirituellen Weg zu gehen, sind heute viele Menschen bereit – sei es der Weg der «Enstase» durch Meditation oder der Weg der Ekstase durch das tantrische Ritual.

Nicht dazu bereit sein wird aber ein materiell orientiertes Gesellschaftssystem oder gar eine Religion mit weltlich-historischer Perspektive. Diese werden Tantra ablehnen, so wie sie jede unmittelbare Spiritualität ablehnen. Denn diese Systeme leben davon, dass sie Kontrolle ausüben durch das «kleine Ego». Spirituelles Leben aber transzendiert das Ego in Richtung «grosses Selbst». Wer führt dann den Menschen? – Nicht mehr gesellschaftliche und religiöse Normen, sondern die natürliche Tendenz der Evolution, die das Leben zu immer höheren Stufen der Bewusstheit geführt hat und weiter führt. Diese Kraft ist «Mutter Natur», ist die Shakti, ist die «Kraft» Gottes, die sich im Menschen als Frau manifestiert.

Dieses tantrische Bild der Frau und die damit verbundene Rolle des Weiblichen überhaupt ist für patriarchalische Denkformen sehr schwer zu akzeptieren. Denn damit verbunden ist eine Umsetzung der Werte, welche die traditionelle Art, Probleme zu lösen, in Frage stellt.

Mit dieser Rolle der Frau verbunden ist die tantrische Auffassung von Sexualität. Im tantrischen Liebesritual spielt die rekreative Funktion des Sex so gut wie keine Rolle. Die Sexualität als Kraft der Evolution fliesst im Tantra nicht mehr «horizontal» in die Fortpflanzung und damit in eine Art «physische Unsterblichkeit» durch Nachkommenschaft, sondern «vertikal» in die spirituelle Realisierung des Selbst, in die geistige Unsterblichkeit. Das Gefüge der Gesellschaft aber wurde geformt und wird zusammengehalten durch eine von der Gesellschaft genormte Regulierung – und sicher auch Unterdrückung – der Sexualität. Wir würde eine Gesellschaft sich entwickeln mit einer tantrischen Sexualethik als Richtschnur für soziale Beziehungen anstatt einer katholischen, muslimischen oder hinduistischen?

Dieses Experiment wird kaum stattfinden. Denn Tantra ist von seinem Wesen her die Lebensform einer Elite. Helden (vira) gibt es wenige. Herdentiere (pashu) gibt es viele. «Göttliche» (divya), für die Sexualität nur noch auf der allerfeinsten spirituellen Ebene eine Bedeutung hat, sind kaum zu finden. Dennoch: Wenn das Leben auf «Mutter Erde» weitergetragen werden soll, muss die Schwelle zur Transformation, auf der wir heute stehen, überschritten werden. In diesem Prozess zählt jeder einzelne «divya» und jeder «vira».

Es ist kein Zufall, dass heute die Spiritualität der alten Hochkulturen wieder aufersteht. Es ist ein Ausdruck der Abwehr- und Wachstumskräfte des kollektiven Organismus. In diesen Zusammenhang muss *Das Grosse Buch des Tantra* gestellt werden. Es wird mithelfen, den Paradigmenwandel der Zeit zu formen. Und für alle jene, die den Verlust von Geheimnissen beklagen: Den «Stein der Weisen» durch die Alchimie der Ekstase finden nur die, welche die leidenschaftliche Hingabe mit der Reinheit des Herzens und der Stille des Geistes verbinden können.

Klaus Galler

In der Tat gibt es drei Ziele, die jede Person verfolgen sollte. Es sind das Streben nach Leben, das Streben nach Transzendenz und das Streben nach Gedeihen.
CHARAKA SAMHITA

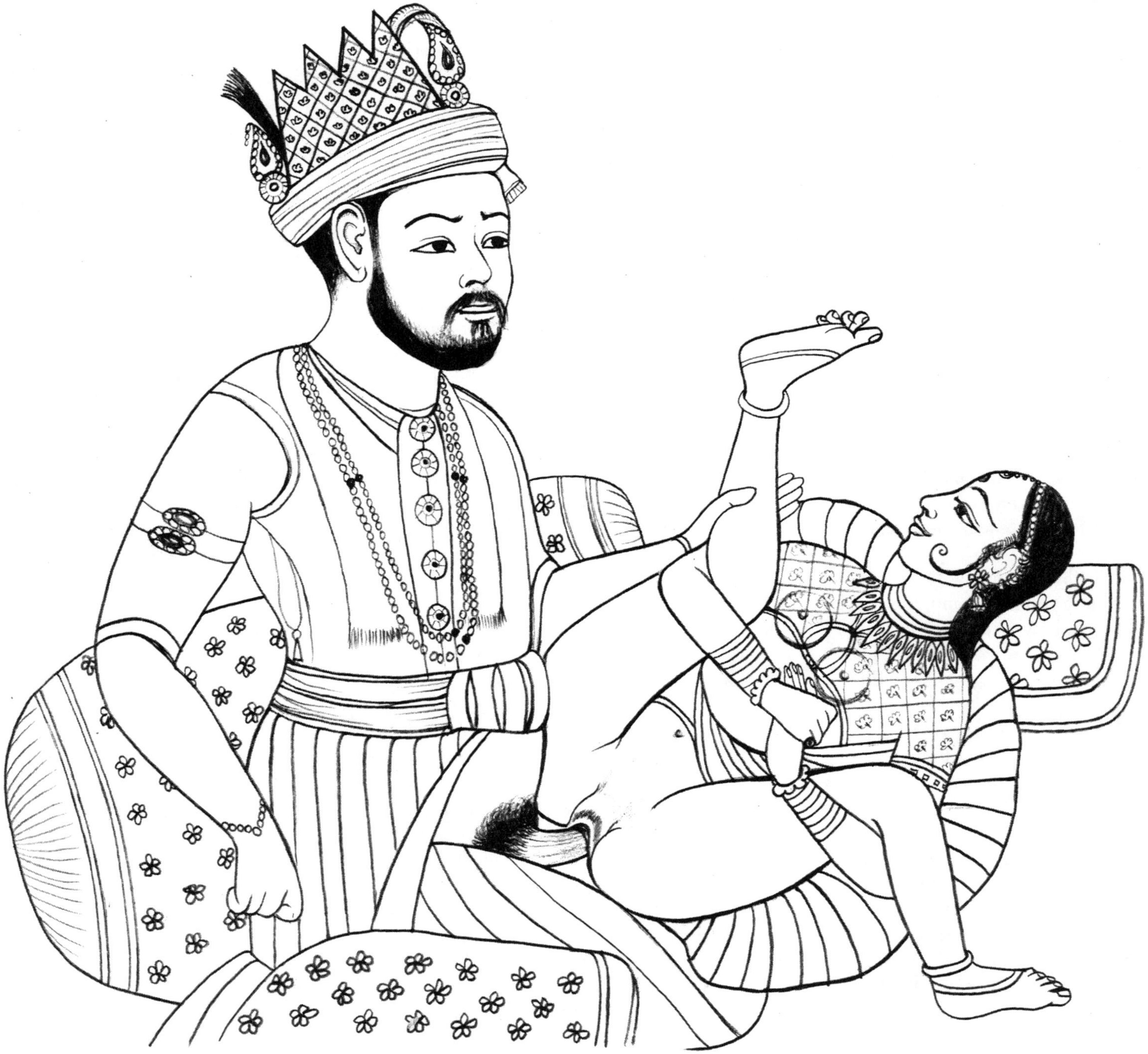

König Nadir Shah in Vereinigung mit einer Lieblings-Konkubine
Nach einer Miniatur-Malerei in der Sammlung des Königs von Nepal, ca. 1830

Einleitung

In Indien, Tibet, China und Japan ist Sexualität schon seit langem als Kunst und Wissenschaft betrachtet worden, durchaus wert, einer detaillierten Studie und Praxis unterzogen zu werden. Aus östlicher Sicht ist nämlich kein Lernen vollkommen ohne gründliche Kenntnis der sexuellen Prinzipien, die jedem Dasein zugrundeliegen. Östliche metaphysische Traditionen machen Gebrauch vom Mysterium der Sexualität als Mittel für das transzendentale Erleben der Einheit. Das Gefühl des Einsseins, das während oder nach dem Geschlechtsakt erreicht wird, ist die am universalsten erreichbare mystische Erfahrung.

Die sexuellen Geheimnisse, die hier zum erstenmal in knappem, zeitgemässen Zusammenhang enthüllt werden, sind das Vermächtnis mehrer konvergierender Traditionen. Diese Geheimnisse werden in frühen magischen Schriften der alten Ägypter erwähnt oder angedeutet, desgleichen in den mystischen Aufzeichnungen der Hebräer, Griechen und Araber. Eine Studie der alchimistischen Bücher aus dem mittelalterlichen Europa enthüllt eine Fortsetzung dieser Tradionen und Erfahrungen, die oft die Form inspirierter romantischer oder mystischer Dichtung annehmen und allgemein in Allegorien gekleidet sind. Arabische Lieder und Schriften über das Thema Liebe weisen sehr viele sexuelle Elemente auf, die am besten zu verstehen sind, wenn man in ihnen die Einflüsse aus dem Osten aufspürt. Es ist evident, dass alle abendländischen Lehren von Transzendenz durch tatsächliche oder allegorische Erotik ihren Ursprung im Orient finden.

Wir sind in der besonders glücklichen Lage gewesen, die theoretischen und praktischen Aspekte der sexuellen Geheimnisse mit östlichen Meistern erforschen zu können. Ausserdem haben wir aus unserer eigenen persönlichen Erfahrung geschöpft, die wir für einen Prüfstein halten, an dem sich sowohl die praktische als auch die theoretische Wahrheit der Lehre messen lassen. Wir haben Schriften direkt aus dem Sanskrit übersetzt; desgleichen aus dem Tibetanischen und Chinesischen. Wo immer es irgend möglich war, haben wir nach authentischen Quellen gesucht. Die Alchimie der Ekstase ist extrem einfach und gleichzeitig ungemein komplex. Dieses Paradoxon sollte aber den ernsthaften Sucher nicht entmutigen, denn die sexuellen Geheimnisse sind hier in einer hilfreichen Form für den praktischen Gebrauch zusammengestellt.

Die sexuellen Geheimnisse für die bewusse Herbeiführung und maximale Steigerung des Ekstase-Erlebnisses werden höchst beredt und anschaulich in der taoistischen Tradition von China dargestellt. Die tantrischen Lehren von Indien entwickelten sich synchron, und so gab es einen doppelseitigen Austausch von Techniken und Ideen. Tibet empfing die Lehren sowohl von China als auch von Indien; über ein Jahrtausend hinweg wurden diese Mysterien perfektioniert. Wir sind der Meinung, dass die tantrischen und taoistischen Traditionen die klarsten und bedeutungsvollsten Sexualgeheimnisse für die heutigen Bedürfnisse des Westens darstellen.

Die Entscheidung, die sexuellen Geheimnisse in dieser Form zusammenzustellen und zu synthetisieren, wurde dadurch inspiriert, dass wir beobachten, wie sich die Einstellung unserer Gesellschaft gegenüber Sexualität änderte. Das wachsende Interesse an Bewusstseinserweiterung und Selbst-Bewusstsein hat viele dazu veranlasst, nach Befreiung durch Sexualität zu suchen. Sexuelle Tabus und Hemmungen wurden durchbrochen, um Sinnenfreude von Schuldgefühlen zu befreien. Wir sind sicher, dass dies ein Schritt in die richtige Richtung ist; aber es kann auch gefährlich sein, wenn es nicht von emotionaler Reife begleitet wird.

Befreiung, vor allem sexuelle Befreiung, muss sich nach einer positiven spirituellen Richtung orientieren. Falls nicht, werden Leere und Bedeutungslosigkeit das unausweichliche Resultat sein, wenn sich die Neuheit der Erlebnisse und Erfahrungen abgenutzt hat. Westliche Psychiater und Psychologen haben festgestellt, dass die ständig zunehmende Häufigkeit dieses Leere-Gefühls die Wurzel von Neurosen in unserer allzu freizügigen Gesellschaft ist; sie sind sich durchaus der Notwendigkeit bewusst, dabei behilflich zu sein, Bedeutung und schöpferische Richtung im Leben des Individuums wiederherzustellen. Zum Teil als Reaktion auf das Gefühl spiritueller Leere ist sich der Westen der Gültigkeit und der profunden Einsicht der östlichen mystischen Praktiken bewusst geworden. In einer Zeitspanne von nicht einmal zehn Jahren sind Yoga und Meditation zu Begriffen des alltäglichen Sprachgebrauchs geworden. Encounter-Gruppen, Sensitivity-Training, T'ai Chi, Transzendentale Meditation, Gestalt-Therapie, und viele andere Bewusstseinstherapien haben sich überall in den Vereinigten Staaten und Europa durchgesetzt. Das üppige Wachstum dieser Bewegungen resultiert aus einem echten Bedürfnis, wieder zu einem tieferen und bewussteren Lebensgefühl zurückzufinden.

Die seit langem festgefügten und starren Normen sexuellen Verhaltens im Westen haben psychologische Barrieren geschaffen, die innerliches Wachstum verhindern und einschränken. Diese «Vorschriften», von Eltern oder gesellschaftlichen Institutionen eingeschärft, haben viele Leute dazu verdammt, in permanenter Frustration zu leben. Ein verzweifelter Versuch, sich einer konventionellen, obwohl möglicherweise unnatürlichen «Form» sexuellen Verhaltens anzupassen, schränkt individuelle Entwicklung ein und kann zu heimlichen Perversionen und schädlichen Schuldgefühlen führen. Ein ehrlicher Bruch mit den allgemein akzeptierten Massstäben, ausgelöst durch den Wunsch nach persönlicher Befreiung, hätte bis vor kurzem zu Entfremdung, ja sogar zu einem Scherbengericht führen können. So haben viele die Notwendigkeit eingesehen, die Auslegung der Norm zu erweitern sowie die Hemmnisse der Konvention und die Beschränkungen durch Gewohnheit aufzuheben. Durch Erforschung des sexuellen Potentials, in uns und in anderen, können wir bewusst die Alchimie der Ekstase kennenlernen. Es ist unsere Meinung und die philosophische Voraussetzung dieses Werkes, dass dieser Prozess der Selbstentwicklung in einem spirituellen Kontext, zielgerichtet und im Streben nach Höherem unternommen werden sollte.

Erst in den letzten Jahren ist sich der Westen der Tiefe der Weisheit bewusst geworden, die in den tantrischen und taoistischen Lehren in bezug auf Sexualität zum Ausdruck kommt. Unglücklicherweise aber hat das plötzlich aufflammende Interesse an dieser grösstenteils esoterischen Literatur auch zahlreiche Missverständnisse im Hinblick auf sexuelle Praktiken mit sich gebracht. Diese Missverständnisse sind aus Unwissenheit erwachsen; man hat die subtilen oder allegorischen Bedeutungen vieler Teile der ursprünglichen Texte nicht verstanden, denn diese Schriften waren ein sorgfältig gehütetes Geheimnis, das nur denen enthüllt wurde, die mit Erfolg die Einführungsriten vollzogen hatten. Ausserdem war ein Grossteil dieser Literatur nur Gelehrten zugänglich, was zur Folge hatte, dass Laien nur unzureichende Gelegenheit hatten, das Originalmaterial zu erforschen. Die Bekanntschaft mit diesen Lehren, wenn aus zweiter Hand und meistens noch ungenau verstanden, hat westliche Sexologen und populäre Schriftsteller, die sich mit sexuellem Okkultismus beschäftigten, oft dazu verleitet, voreilige und falsche Schlussfolgerungen zu ziehen.

Das Kern-Erlebnis von Tantra sind die sexuellen Geheimnisse. Tantra ist eine Philosophie, eine Wissenschaft, eine Kunst und eine Lebensart, wo sexuelle Energie bewusst und kreativ genutzt wird. Die mystischen Abhandlungen, allgemein als Tantras bekannt, enthalten ein breites Spektrum praktischer Techniken zur Erhöhung des sexuellen Bewusstseins mit dem Ziel, Transzendenz zu erreichen. Die verborgene Macht des Geschlechtsaktes ist der Samen für alle Kreativität. Durch das Verstehen der praktischen Lehren des Tantra eröffnet sich ein ganz neuer Sinn des Lebens.

Kaiser, Könige und Königinnen hatten für sich andere Sexualitäts-Massstäbe als für ihre Untertanen. Die sexuellen Geheimnisse wurden in der Vergangenheit ausschliesslich für Herrscher und Eingeweihte reserviert, die es nötig hatten, Macht intelligent auszuüben. Macht wurde durch sexuelle Erfahrungen erreicht, die dazu dienten, die Vitalität zu steigern und zu stärken. Die in diesen Praktiken gefundene Energie wurde bewusst in bestimmte Kanäle geleitet, um Integrität, Klarheit und Weisheit zu fördern.

Früher glaubte man, dass Wohlbefinden und Wohlstand eines Landes in direkter Beziehung zur Vitalität des Königs standen. Die sexuellen Geheimnisse waren nicht so ohne weiteres den Massen zugänglich, wenngleich sie in Frühlingsfesten, Fruchtbarkeitsriten und Formen heidnischer Verehrung durchaus ihren Ausdruck fanden. Das Heidentum hatte sexuelle Energie als feste Grundlage; viele der Riten und Rituale basierten auf profundem Verständnis der Sexualität.

Wir haben dieses Buch nicht für diejenigen geschrieben, die Macht über andere erlangen wollen, indem sie die Macht des Sex für rein weltliche Zwecke manipulieren oder benutzen. Die sexuellen Geheimnisse sollten nicht aus selbstsüchtigen Gründen verwendet werden. Viele dieser Geheimnisse wurden eifersüchtig gehütet, um sie vor jeglichem Missbrauch zu bewahren. Als Folge dieser Verheimlichung wurden allmählich Halbwahrheiten über mystische Sexualität, über Tantra und Taoismus verbreitet, womit letzten Endes mehr Schaden als Nutzen angerichtet wurde. Wir enthüllen also Wissen, das in der Vergangenheit Einweihung erforderte. Wir glauben, dass der ethische Eckstein dieser Lehren die individuelle Verantwortung ist. Fortschritt in der tantrischen Evolution bleibt allen denen verwehrt, die diese Verantwortung nicht auf sich genommen haben.

Dies ist ein Buch für Paare oder für Einzelpersonen, die Paare werden wollen. Es ist für diejenigen bestimmt, die das sexuelle Band als ein Mittel zur Befreiung benutzen möchten und das Verlangen haben, die Grenzen und Beschränkungen des individuellen Selbst zu überschreiten. Es ist ganz besonders für diejenigen bestimmt, für die Liebe und Vertrauen synonym sind; die also gleichermassen geben und nehmen wollen. Das gemeinsame Teilhaben am ekstatischen Erlebnis ist der Schlüssel, der die sexuellen Geheimnisse erschliesst.

Struktur dieses Buches

Wir haben unser Buch in drei Teile geteilt; dies entspricht der Hindu-Dreiheit der Kräfte, die alle Aktivität durchdringen. Diese Dreieinigkeit sind der Schöpferische, der Transzendentale und der Erhalter. In unserem Dasein entsprechen diese Prinzipien der Geburt, dem Tod und dem Leben. Sie treten sowohl auf materieller als auch auf psychologischer Ebene auf und sind die Basis des Universums, das sich in einem Zustand ständigen Fliessens befindet. In der tantrischen Kosmologie werden diese Kräfte als Aspekte einer einzigen göttlichen Einheit dargestellt. Separat sind sie bekannt als *Brahma,* der Schöpferische, *Shiva,* der Transzendentale und *Vishnu,* der Erhalter oder Bewahrer. Jede dieser Kräfte wird als untrennbar von einer weiblichen Entsprechung als Energie-Aspekt oder *Shakti* betrachtet. Dem Tantra zufolge kann jedes höhere Prinzip nur durch eine Kombination von Männlichem und Weiblichem existieren.

Die Shaktis von Brahma, Shiva und Vishnu sind als Sarasvati, Kali und Lakshmi bekannt. Sarasvati ist die Schutzpatronin der Künste, Kali die Einweiherin in Transzendenz und Lakshmi die Verkörperung des Erhaltens und des Gedeihens.

Die folgende Tabelle ist eine Zusammenstellung der gegenseitigen Beziehungen. Der tantrische Novize sollte sich mit diesen drei grundlegenden Prinzipien befassen und sie begreifen. Ihre anthropomorphe Konzeptualisierung sollte kein Hindernis zum Verständnis darstellen. Das Dreieinigkeits-Konzept des Göttlichen ist ein Archetyp, der im Christentum, Buddhismus, Taoismus, Islam und sogar im kabbalistischen Judentum zu finden ist. Volkstümliche Mythen in der ganzen Welt enthalten Hinweise auf Dreifaltig-

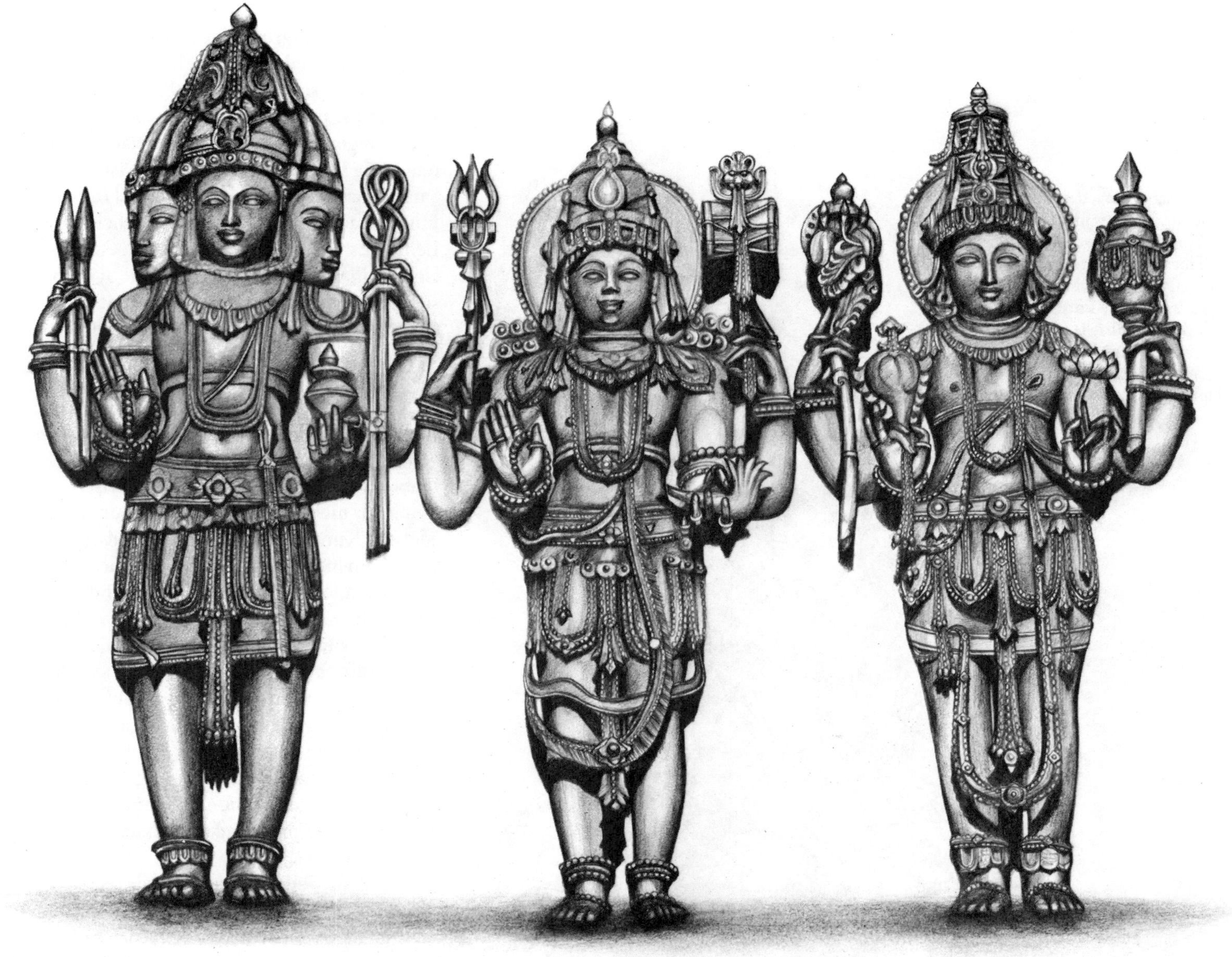

Prinzip	Beziehung	Göttl. Aspekt	Göttliche Energie
Der Schöpferische	Geburt	Brahma	Sarasvati
Der Transzendentale	Tod	Shiva	Kali
Der Erhalter	Leben	Vishnu	Lakshmi

Brahma, Shiva und Vishnu; symbolisch für die schöpferischen, transzendentalen und bewahrenden Kräfte. Werden mit Geburt, Tod und Leben in Verbindung gebracht; diese drei Kräfte zusammen bringen den Subtilen Körper von Tantra hervor.

Nach einer Steinskulptur; Hoysala, Halebid, Indien. ca. 12. Jahrhundert.

Padmasambhava, der indische tantrische Meister, der im 8. Jahrhundert n. Chr. den tantrischen Buddhismus in Tibet begründete, in ekstatischer Vereinigung mit seiner Begleiterin. Diese mystische Form feiert die Einheit der himmlischen Leere mit irdischer Weisheit.

Nach einer tibetischen Malerei aus dem 19. Jahrhundert.

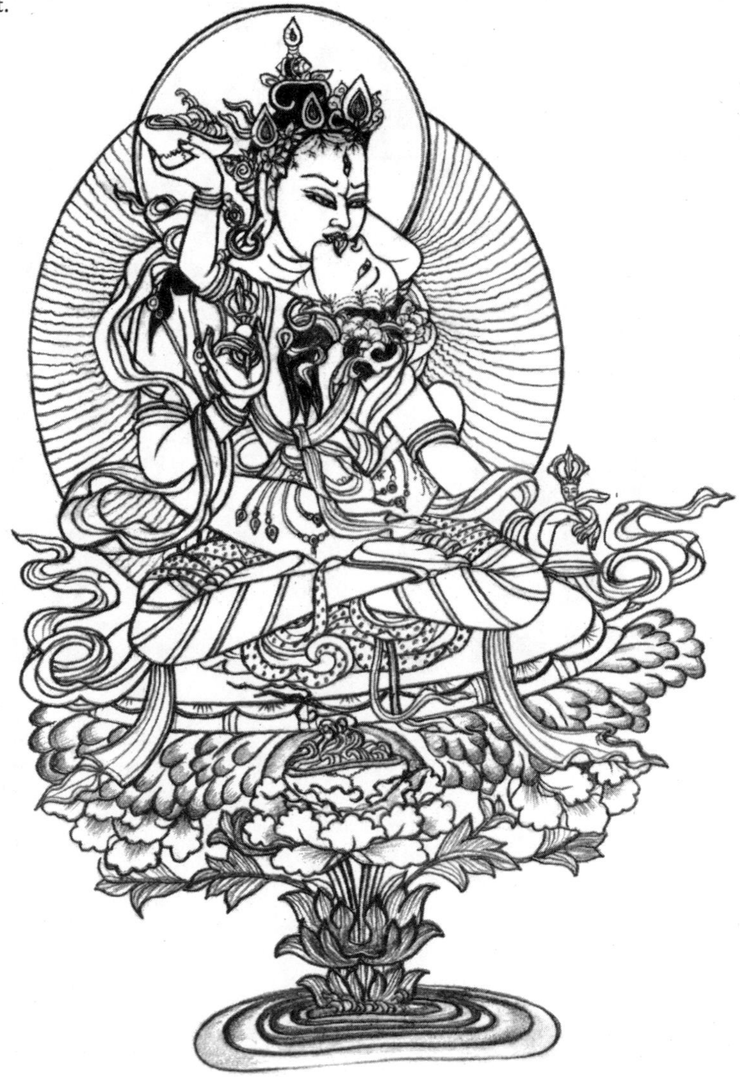

keits-Kräfte, die jeder Evolution und allen Phänomenen zugrunde liegen.

Der erste Teil dieses Buches beschäftigt sich mit dem schöpferischen Prinzip und untersucht die positiven Einstellungen und Handlungen, die für den Sucher nach Befreiung nötig sind. Das Schöpferische ist wie ein Samenkorn; es enthält das Potential für das Hineinwachsen in ein voll verwirklichtes Leben. Es wird von einer goldenen Aura – einem «Ei» – der positiven Energie symbolisiert. Die Vorbereitungen und die entsprechende geistige Einstellung für den Beginn eines tantrischen Lebensstils werden klar umrissen. Hier berichten wir von den «Vierundsechzig Künsten» und welche Rolle sie dabei spielen, den Sinnen Erregung und Freude zu geben. Die wichtigste dieser Künste ist die Liebeskunst; ohne sie wäre schöpferische Aktivität gar nicht möglich. Das Medium dieser edelsten Kunst ist der menschliche Körper mit seinen Sinnesorganen. Wir betrachten daher die Sinne unter diesem Aspekt und erläutern die kosmische Funktion von so weltlichen Aktivitäten wie Sehen, Riechen, Hören und Berühren. Wir erzählen von den wichtigsten uralten Traditionen in bezug auf Selbstprüfung, geistige Einstellung, Yoga-Technik, Essen, Trinken, körperliches Training, Baden, Schlafen, Träumen, Energie-Kreislauf, Massage, Meditation und rituale Akte. Auf den Zusammenhang mit Sexualität wird ständig hingewiesen.

Der erste Teil des Buches ist dazu bestimmt, dem Leser höhere Möglichkeiten zu eröffnen. Einige der Begriffe werden zweifellos schon bekannt sein; dagegen werden andere ungewöhnlich oder sogar aussergewöhnlich erscheinen. Wir glauben jedoch, dass jeder, der über Intuition verfügt, fähig ist, die sexuellen Geheimnisse zu verstehen. Theorie wird immer durch praktische Anwendung veranschaulicht. Unsere Leser sollten also versuchen, ihren Lebensstil anzupassen, um den angebotenen Lehren eine persönliche Bedeutung zu geben. Die sexuellen Geheimnisse werden am besten im Geist einer Einweihung aufgenommen.

Der Mittelteil dieses Buches behandelt das Transzendentale in Form eines intimen Dialogs zwischen einem tantrischen Paar, das spontan die sexuellen Geheimnisse aus der Ekstase der Vereinigung produziert. Nach einer längeren Periode des Liebens identifiziert sich das Paar durch gegenseitige Verehrung mit seinen göttlichen Entsprechungen Shiva und Shakti. Das Paar wird jetzt zu Gott und Göttin erhoben und beginnt mit der Übertragung der sexuellen Geheimnisse.

Im allgemeinen ist es die Frau (Shakti als Repräsentantin von intuitiver Weisheit/Energie), die in den Tantras den Mann (Shiva als Symbol transzendentaler Macht) bittet, die sexuellen Geheimnisse zu enthüllen und preiszugeben. Sein Standpunkt ist der eines «Herrn über den Tod»; der höchste Yogi, der alles erkannt hat. In der buddhistisch-tantrischen Tradition ist es Buddha, der sich mit einer Weisheits-Göttin unterhält. Im chinesischen Taoismus spricht ein mythischer Kaiser mit seiner Himmels-Dame. Die Botschaft ist stets die gleiche, nämlich eine esoterische Übermittlung der Funktion und der Praktiken der Sexualität.

Traditionsgemäss werden im Tantra die innersten Geheimnisse in Form eines intimen Dialogs enthüllt und weitergegeben. Diese Praxis stellt sicher, dass die Bedeutung der Lehre spontan verstanden wird. In den Texten solcher Dialoge ist die Bedeutung oft hinter Allegorie oder einer Art «Zwielicht-Sprache» von Rätseln verborgen. Alle Liebhaber teilen ein intimes Vokabular, dessen Bedeutung oft nur ihnen selber bekannt ist. Ein Aussenseiter, der ihre Unterhaltung hört, würde nichts davon verstehen. So wird im Tantra jede mächtig-wirksame Information vor Missbrauch geschützt.

Im zweiten Teil des Buches erforschen wir die Sexualität des Paares. Die Bedeutung von Sexualität und die Macht von Transzendenz werden diskutiert. Die enthüllten sexuellen Geheimnisse schliessen die Bedeutung der Archetypen Shiva und Kali ein; desgleichen mystische Formen, sexuelle Fantasie, magische Praktiken, Visualisierung, Lehren über

Fasten, Enthaltsamkeit, Orgasmus, Drogen und sexuelle Alchimie. Es werden auch andere Themen erörtert, und zwar als Antwort auf Fragen, die sich beim Lesen des ersten und dritten Teiles des Buches ergeben haben. Der zweite Teil wird dem Leser als eine zweite Einführung und Einweihung dienen. Hier «spricht das Herz», direkt und spontan.

Der dritte und letzte Teil des Buches befasst sich mit dem Thema des Erhaltens. In der Hindu-Kosmologie erhält Gott Vishnu alles, was Brahma geschaffen hat. Als Herr allen kosmischen Spiels ist es Vishnus ständiges Verlangen, Leben zu erhalten und Eros zu stimulieren. Die Göttin Lakshmi, Verkörperung allen Wohlstands, ist seine Ehefrau. Hier betrachten und erörtern wir den Pfad der Liebe in all seinen mannigfaltigen Aktivitäten und erforschen die Freude sexuellen Bewusstseins.

Die praktischen Anwendungen der geheimen Techniken zur Beibehaltung eines erhöhten sinnlichen Bewusstseins werden umrissen. Das gesamte Repertoire der Liebesstellungen wird im Detail erforscht und – wo immer dies möglich ist – auch noch illustriert. Wir untersuchen die natürlichen Zyklen des Liebesspiels, die esoterischen Lehren und Rituale der Liebe, das Vertieftsein ineinander, Ejakulation, oraler Sex, Sapphismus, Homosexualität und andere Aspekte der Sexualität ... wie dies alles in der gewaltigen Literatur von Tantra und Taoismus enthalten ist. Unser Ziel ist es gewesen, die in esoterischen Traditionen enthaltene Information zu vereinfachen und zu modernisieren und für die heutige Zeit in einer praktizierbaren Form zugänglich zu machen.

In diesem Buch zitieren wir immer wieder ausgiebig aus massgeblichen, anerkannten Schriften, um unsere Ansichten zu begründen und zu illustrieren. Wo immer dies möglich war, haben wir Manuskripte in der Originalsprache beigezogen und Texte verschiedener Perioden miteinander verglichen. In den meisten Fällen haben wir lieber neu übersetzt, statt bereits existierende englische Übertragungen zu benutzen. Wir haben zahlreiche seltene Bücher zu Rate gezogen, desgleichen Schriften, Manuskripte und bildliche Darstellungen, um das Material für dieses Werk zusammenzutragen.

Wenn die Quellen auch vielfältiger Art sind, so gibt es doch eine Beständigkeit in der Tonalität; ein direktes und spontanes Bewusstsein der kosmischen Funktion von Sex, das den Spiegel der Wahrheit trägt. Tantrische und taostische Lehren sind im allgemeinen frei von sexueller Hemmung oder Unterdrükkung. Es ist bemerkenswert, dass so esoterisches Material, erhalten und bewahrt in so vielen unabhängigen Traditionen, diese gemeinsame Grundlage hat.

Illustrationen sind geschaffen worden, um das Erleben des Textes zu steigern und bei der Übermittlung der sexuellen Geheimnisse zu helfen. Viele der Illustrationen, die wir benutzt haben, waren ursprünglich von Königen und Kaisern in Auftrag gegeben worden und befinden sich jetzt in privaten Sammlungen oder Museen überall in der Welt. Andere stammen aus traditionellen chinesischen, japanischen oder indischen Quellen.

Zahlreiche der Öffentlichkeit zugängliche Sammlungen wurden herangezogen, um Elemente der tantrischen und taostischen Lehre auszusondern und abzuleiten. Um dies alles zu bewerkstelligen, haben wir eine ungeheure Zeitspanne erfasst, angefangen vom Altertum bis in die Neuzeit. Wir haben uns einer Vielzahl von Medien bedient, von Tempel-Schnitzereien bis zu tibetanischen Malereien, dazu bestimmt, erotisches Empfinden auszudrücken.

Einige der Illustrationen haben sich auch direkt aus unserer Beschäftigung mit dem Material für dieses Buch ergeben. Wir haben moderne Formen sexuellen Ausdrucks erforscht und neue Bildnisse geschaffen, die der Steigerung der Sinnesempfindung förderlich sind. Die Zeichnungen sind einzigartige Arbeiten in sich und repräsentieren – genau wie der Text – eine Ansammlung vieler Strömungen, die alle zur selben Quelle zurückführen.

Die Gegenwart ruft danach, die sexuellen Geheimnisse für alle ohne Unterschied zugänglich zu machen, um verantwortungsbewussten Suchern den Weg zu ebnen, ihre latenten Potentiale zu erfahren. Jeder von uns ist durch die Macht eines Geschlechtsaktes auf die Welt gekommen. Jede Person, die sexuelle Liebe erlebt hat, hat zumindest einen Geschmack der Ekstase kennengelernt.

Unsere eigene Reise in die sexuellen Geheimnisse hat unsere Beziehung vertieft und bereichert. Wir hoffen, dass auch unsere Leser die Alchimie und Ekstase der Liebe in vollem Ausmass erfahren werden, wenn sie sich der sexuellen Geheimnisse bewusst sind und sie im Alltagsleben praktisch anwenden. Wir bieten die Früchte unserer Arbeit allen denjenigen an, die die Nichtigkeit eines Daseins ohne spirituelle Erfüllung erkennen.

Nik Douglas und Penny Slinger

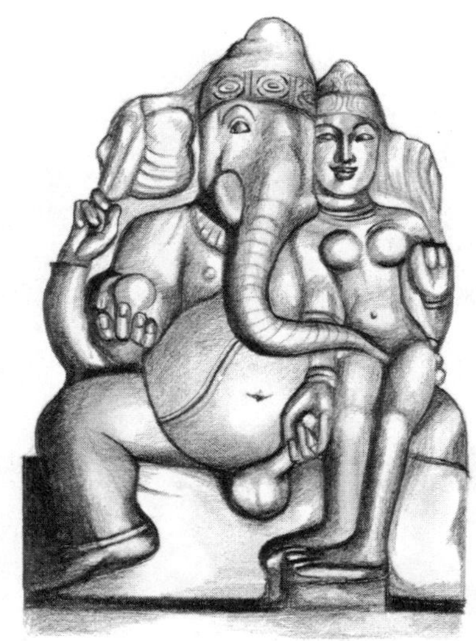

Ganesha mit seiner Gefährtin Siddhi (sie stellt übernatürliche Macht dar). Diese tantrische Form des Elefanten-Herrn symbolisiert das Erwachen der Sexualität und der spirituellen Ideale.
Nach einem Steinbildnis; Südindien, ca. 14. Jahrhundert.

Teil 1

B R A H M A

Der Schöpferische

Brahma, der Schöpfer, wünschte, dass es so sein sollte, und deshalb schuf er kraft seines Willens das Prinzip des Universums; von diesem kam die Ur-Energie und von dieser wiederum der Geist. Daraus entwickelten sich die feinen Elemente und aus diesen die vielen Welten. Durch die von den Wesen in diesen Welten begangenen Taten wurde die Kette von Ursache und Wirkung gegründet.
MUNDAKA UPANISHAD

Sarasvati, die Gefährtin von Brahma, hat einen körperlichen Glanz, der stärker ist als das Licht von zehn Millionen Monden. Ihre Kleidungsstücke werden von himmlischem Feuer gereinigt. Sie ist die Mutter der Vedas, die wahre Verkörperung der Natur und die Schutzpatronin der Künste und Wissenschaften. Sie lächelt immer und ist unaussprechlich schön; ihr Körper ist mit Juwelen und Perlen geschmückt.
SARASVATI STOTRA

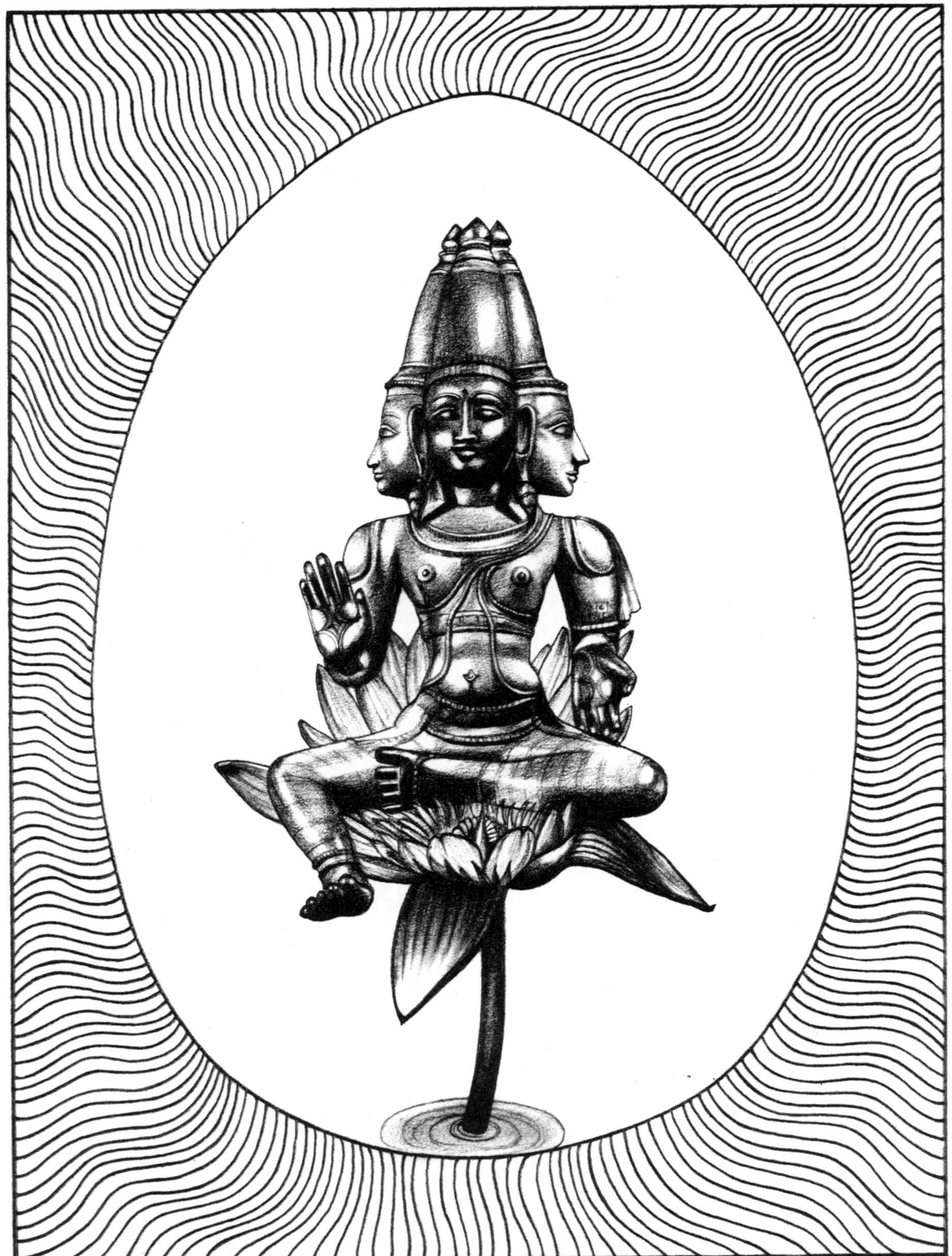

Eine Form von Brahma, der schöpferischen Kraft der Evolution; sitzend auf einer Lotosblüte innerhalb eines eiförmigen Körpers, von dem glänzende Strahlen ausgehen. Der Lotos ist ein uraltes Symbol für Spiritualität; er erhebt sich aus schlammiger Tiefe und blüht majestätisch nach oben.

Nach einer südindischen Skulptur aus dem 17. Jahrhundert.

Die kreative Haltung

Jede Person sollte eine kreative Haltung pflegen, um erfolgreich auf dem Pfad der Liebe voranzukommen. Dies ist eine positive geistige Haltung, ein dynamisch aufgeladener Geisteszustand, der seine Wirkung von der Erkenntnis ableitet, dass das Leben Sinn und Zweck hat. Diese Haltung könnte am besten kosmischer Optimismus genannt werden. Sie besteht darin, die ursprüngliche Energie, die alle Dinge geschaffen hat, zu erkennen und sich mit ihr zu identifizieren. Diese kreative Haltung bringt uns mit der Quelle unseres Seins in Berührung und stattet uns mit grenzenloser Fähigkeit zur Evolution aus.

Die kreative Haltung sollte immer von uns beibehalten werden und der Prüfstein sein, an dem wir unsere Handlungen in der Welt messen. Diese Einstellung ist ein Gefühl des Selbstvertrauens, ein Erkennen des Göttlichen in jedem von uns, eine Überzeugung, dass wir Projektionen höherer Prinzipien sind, die wir kennenlernen können. Sie ist ein Teil des Evolutionsprozesses.

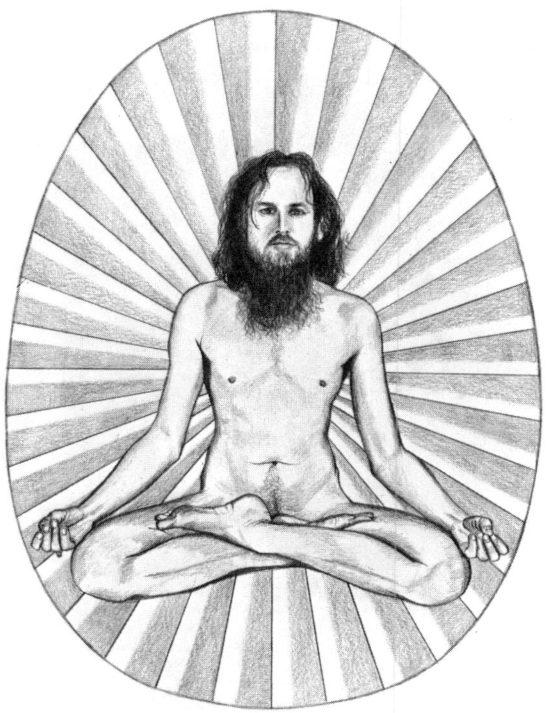

Dieses Buch wird sich bemühen, vor allem eine Lektion zu lehren: Irdische oder physische Beschränkungen können überwunden werden, wenn die kreative Haltung heraufbeschworen wird, um sie dann für uns arbeiten zu lassen. Solche geistigen Einstellungen sind dazu benutzt worden, in der Geschäftswelt Erfolge zu erringen. Leitende Angestellte und Manager bedeutender Unternehmen werden ausgebildet, sich selbst strotzend vor positiver Energie vorzustellen, die für alle Zweifel oder negativen Einstellungen eine unüberwindbare Barriere darstellt.

Auf dem Gebiet tantrischer Sexualität gilt es viele Hindernisse zu überwinden. Eine kreative Haltung wirkt Wunder, wenn es darum geht, Zweifel oder Unsicherheit zu eliminieren; gleichzeitig wirkt sie als eine vitalisierende Kraft. Impotenz und sexuelle Frustration sind direkte Auswirkungen eines Mangels an Selbstvertrauen, der wiederum von einem Gefühl der Leere herrührt, verursacht durch die Einstellung, dass das Leben keinen Zweck hat. Wenn wir uns von hohen geistigen Idealen inspirieren lassen, stärken wir die kreative Haltung. Dieser Geisteszustand wird von exquisiter Freude begleitet. Man denke also stets daran, ihn zu allen Zeiten heraufzubeschwören. Öffnen Sie sich selbst den wunderbaren Möglichkeiten, die sich manifestieren werden. Wird die kreative Haltung während des Liebens zum Tragen gebracht, entfaltet sich ein Reichtum an Abwechslung.

Brahma und Sarasvati

Aus Brahma, der das Höhere Selbst ist, kam Raum; aus dem Raum Luft; aus Luft Feuer; aus Feuer Wasser; aus Wasser Erde; aus Erde Vegetation; aus Vegetation Nahrung; aus Nahrung der Körper der gesamten Menschheit.
TAITTIRIYA UPANISHAD

Wenn man zu Sarasvati wird, sind einem alle Vierundsechzig Künste unmittelbar zugänglich. Sie ist die Mutter der Vedas, die Glückverheissende.
SARASVATI STOTRA

Brahma ist der Name des schöpferischen Aspekts des Göttlichen. Das Symbol von Brahma ist das «Goldene Ei» oder die «Goldene Aura», deren Substanz unendliche positive Energie ist. In der tantrischen Kosmologie stellt Brahma die Verkörperung aller Kreativität dar. Da Brahma über das Schicksal und über die Dinge der Welt herrscht, wird es als unbedingt notwendig erachtet, «Brahma zu werden» oder «Brahma auf seiner Seite zu haben». Die östlichen Lehren stellen fest, dass man zu dem werden kann, mit dem man sich identifiziert. Durch Identifizierung kann die Macht der Kreativität im Individuum zu allen Zeiten arbeiten.

Erkennt man die Realität des Schöpferischen als co-essentiell mit dem eigenen Wesen, so erhebt sich ein neues Bewusstsein,

Brahma in menschlicher Gestalt dargestellt, auf Lotos-Blütenblättern sitzend mit einer Lotosblume in der Hand. Vom kosmischen Ei Brahmas gehen goldene Lichtstrahlen aus. Der Lotos ist ein universelles Symbol für Spiritualität.

Nach einer indischen Malerei aus dem 18. Jahrhundert.

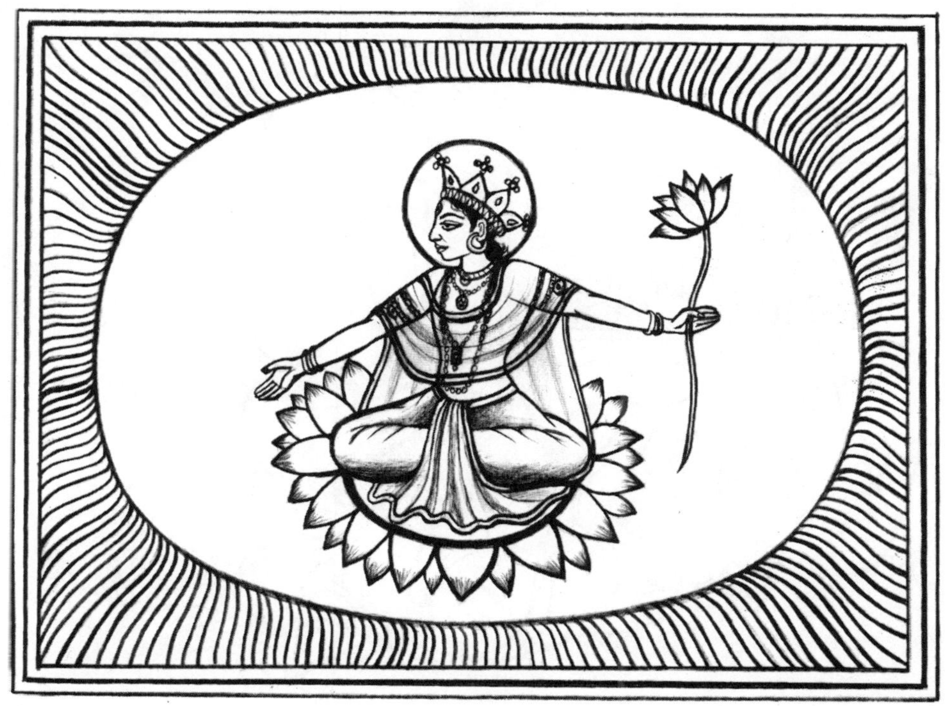

Mystische Form von Sarasvati; dargestellt, wie sie die Vina spielt. Ihre vier Arme symbolisieren, dass sie die Verkörperung der vier Vedas ist, den Zweigen von allem Wissen.
Nach einer nepalesischen Malerei aus dem 19. Jahrhundert.

Brahma begann den Prozess der Schöpfung. Geteilt in Mann und Frau, liebten sie sich. Brahma und Sarasvati zeugten gemeinsam die gesamte Rasse der Sterblichen.
SHIVA PURANA

Die Schutzpatronin der Künste.
Nach einer japanischen Malerei aus dem 17. Jahrhundert.

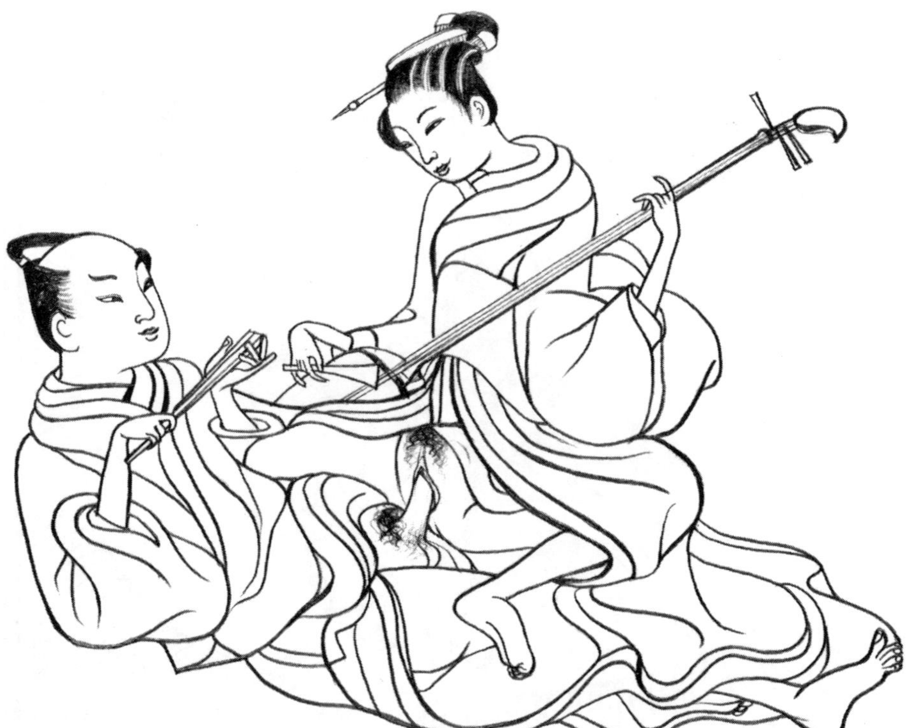

strahlend aus dem innersten «Keim» des Goldenen Eies. Es gibt eine sehr nützliche und wirksame Technik, um sich mit Brahma und der kreativen universalen Energie zu identifizieren. Sie besteht darin, sich vorzustellen, selbst von einem goldenen Ei oder einer goldenen Aura aus positiv aufgeladener Energie umgeben zu sein. Sehen Sie sich selbst, wie sie goldene Sonnenstrahlen ausschicken, die wärmen und beleben und das Leben selbst erleuchten.

Die Sinne sind das Instrument des Schöpferischen. Sie haben ihren Ursprung im subtilen inneren Bereich von Brahma. Sie manifestieren sich auf der Oberfläche der Realität und finden ihren Ausdruck in den Sinnesorganen: Augen, Ohren, Nase, Mund und Haut. Diese Instrumente müssen fein gestimmt sein, um als sensitive Leiter für das Göttliche Prinzip im Inneren zu dienen. Esoterische Traditionen halten den Geist für das Instrument des sechsten Sinnes. Wenn der Geist die kreative Haltung einnimmt, funktioniert er als das Organ des sechsten Sinnes.

Sarasvati ist der indische Name, den man der weiblichen Energie – Entsprechung von Brahma, dem Schöpferischen – gegeben hat. Sie wird immer als die Schutzpatronin der Vierundsechzig Künste bezeichnet, von denen die Liebeskunst für die wichtigste und vordringlichste gehalten wird. Die feminine Energie oder «Shakti» ist die Kraft des Schöpferischen, ohne die kein Schöpfungsakt stattfinden kann. So kommt es, dass Brahma und Sarasvati das schöpferische Kosmische Paar sind, unzertrennlich als der Schöpferische Aspekt und die Schöpferische Energie. Dieser Dualismus ist in allen weltlichen Beziehungen zu finden. Die Einheit dieser beiden Prinzipien ist für den Pfad der tantrischen Liebe von besonderer Bedeutung. Wenn Paare sich mit diesen hohen Idealen identifizieren, nehmen alle relativen Aspekte ihrer intimen Beziehung eine innere und absolute Bedeutung an. Dies ist von grosser Wichtigkeit in der Liebeskunst.

Das Symbol von Sarasvati ist ein indisches, siebensaitiges Musikinstrument, das als die *Vina* bekannt ist. Die Vina hat ausgehöhlte Kürbisse als Tonboxen an jedem Ende eines Zupfbrettes. Die sinnliche Form erinnert an einen Frauenkörper. Die Laute, die es hervorbringt, sind wie eine schöne Stimme. Es ist das «Instrument der Sinne», die Lust von Brahma. Wenn die Göttin Sarasvati auf der Vina spielt, drückt sie damit ihre Freude an Schöpfung aus.

Die sieben Saiten der Vina symbolisieren die siebenfache Natur der Evolution, die sieben Strahlen der Schöpfung, die natürliche Ordnung im Wechsel, wie sie bei allen weltlichen Phänomenen gefunden wird. In der Wissenschaft finden wir diese siebenfache Teilung im Periodensystem der Elemente, das auf den relativen Atomgewichten basiert. In der Musik erscheint sie in der Tonleiter. Ein Lichtstrahl ist von Natur aus in sieben Farben geteilt, und im Subtilen Körper des Tantra gibt es ebenfalls sieben Schichten. Dieses siebenfache Prinzip tritt in der gesamten esoterischen Literatur in Erscheinung.

Sowohl Brahma als auch Sarasvati sollte

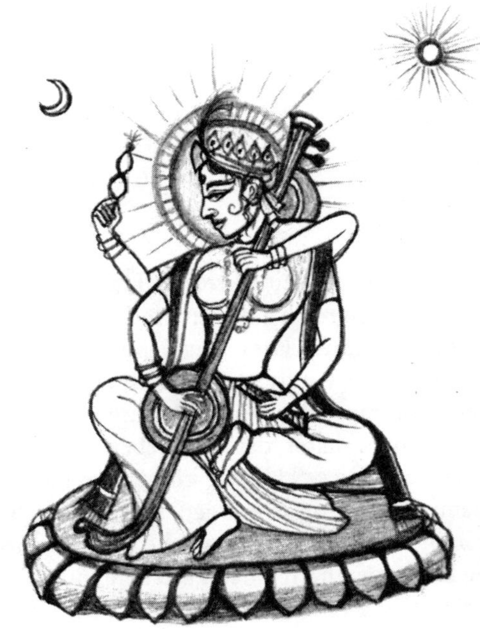

man sich als golden und strahlend vorstellen. Sie strahlen wie die Sonne kreatives, belebendes Licht aus und sorgen so für Wachstum und Evolution. Wenn ein Paar sich mit diesen höheren Kosmischen Wahrheiten identifiziert, kann es ungeheuer davon profitieren. Es ist eine abstrakte und gleichzeitig spezifische Meditation; ein riesiges Potential an Unterstützung und innerer Kraft. Wenn ein Paar «Brahma und Sarasvati wird», dann kann es den schöpferischen Archetyp der eigenen Existenz erwecken.

Die vierundsechzig Künste

Das *Kamasutra,* die klassische indische Abhandlung über die Liebeskunst, zählt die Vierundsechzig Künste auf. Der Text rät, diese Künste zusammen mit dem *Kamasutra* zu studieren, am besten unter Leitung eines Lehrers. Diese Künste und Wissenschaften (denn es wird kein Unterschied zwischen ihnen gemacht) schliessen Gesang, Musik, Tanz, Schreiben, Zeichnen, Malen, Nähen, Lesen, Rezitieren, Dichtung, Skulptur, Gymnastik, Spiele, Blumenarrangements, Kochen, Dekoration, Parfümerie, Gärtnern, Imitation, geistige Übungen, Sprachen, Etikette, Tischlerei, Magie, Chemie, Mineralogie, Glücksspiel, Architektur, Logik, Bezauberung, religiöse Riten, Haushaltsführung, Verkleidung, physischen Sport, Kriegskünste und viele andere spezielle Tätigkeiten ein, die mit Kultur und Zeit verbunden sind. Die Leistungen, die von jungen Frauen im viktorianischen Zeitalter erwartet wurden, spiegelten diese Idee wider. Heute könnten noch die Künste, die in Beziehung zu modernen technischen Neuerungen stehen, z. B. die Fotografie, hinzugefügt werden.

Die indischen Liebesabhandlungen schlagen vor, dass sowohl Mann als auch Frau in möglichst vielen der Vierundsechzig Künste bewandert sein sollten. In den Schriften werden drei Gründe dafür angeführt, warum diese Künste studiert werden sollten. Erstens wird jeder Person, die sich in diesen Künsten auskennt, automatisch ein Ehrenplatz in der Gesellschaft eingeräumt. Zweitens kann man bei Beherrschung dieser Künste leichter den Gegenstand des Verlangens gewinnen, sei es nun Ehemann, Ehefrau, Liebhaber oder Geliebte; man wird grössere Erfüllung finden. Drittens kann sich eine Person durch Anwendung dieser Geschicklichkeiten leicht selbst den Lebensunterhalt sichern. Schon die blosse Kenntnis dieser Künste steigert den Charme und das Interesse an einer Person.

In der westlichen Welt von heute ist die Überspezialisierung ein Problem, das die Fähigkeit des Geistes, die vielen Aspekte des Wissens intuitiv auszudrücken, zu hemmen droht. Doch die Liebeskunst verlässt sich auf diese anderen Künste als Unterstützung. Ohne diese Ausdrucksarten wäre unsere Existenz langweilig und restriktiv. Die Menschheit braucht diese Künste als ein Mittel der Kommunikation und des Selbstausdrucks.

In der westlichen Welt gibt es kein Äquivalent für das *Kamasutra,* und vielleicht muss aus diesem Grunde Sex als Kunstform im Westen erst heranreifen. Gesellschaftliche Repression und anerzogene Schuldgefühle haben die Bewohner der westlichen Welt bislang daran gehindert, die Sexualität offen und voller Freude zu erforschen, ungeachtet der «aufgeklärten Haltung» von heute. Was der Okzident auf diesem Gebiet heute anbietet, ist entweder Pornographie oder klinische Sex-Handbücher; hier wimmelt es derartig von anatomischen Details und «Techniken», dass es vollkommen ausreicht, um einer Person die Lust am Sex auf Lebenszeit zu nehmen. Ein Ergebnis dieser Repression ist unmenschliche sexuelle Perversion; ein Thema, das wir später noch ausführlich behandeln werden. In westlicher Kunst oder Literatur wird der Geschlechtsakt kaum geschmackvoll dargestellt. Entweder lehnen wir Sex als schickliches Ob-

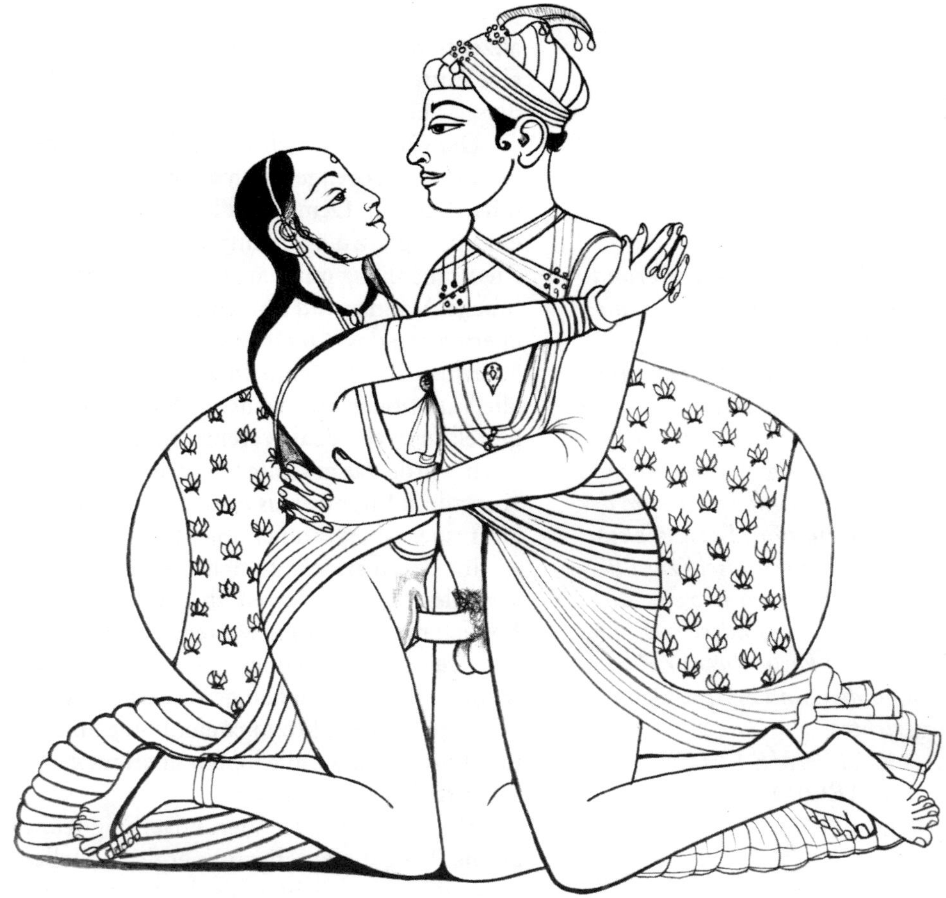

Ein königliches Paar kniet in gegenseitiger Verehrung.

Nach einer Miniaturmalerei in der Sammlung des Königs von Nepal, ca. 1830.

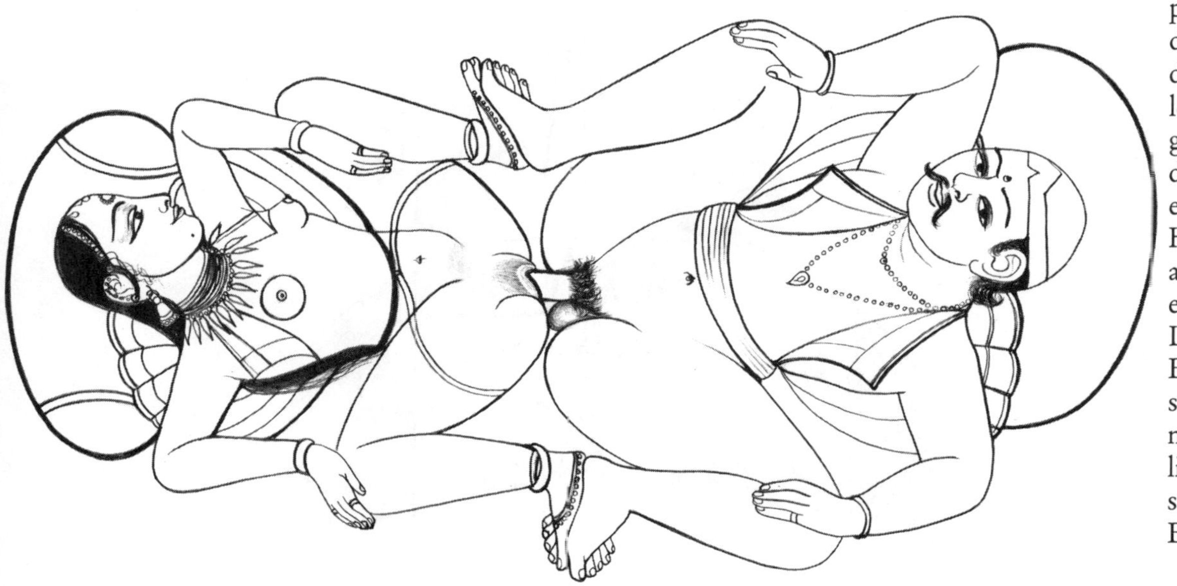

Ein Hindu-Maharaja in tantrischer Vereinigung mit seiner Gefährtin. Diese ungewöhnliche Stellung ist besonders geeignet, um bei langdauerndem Liebesspiel die Energien zirkulieren zu lassen.

Nach einer Miniaturmalerei in der Sammlung des Königs von Nepal, ca. 1830.

Eine Person sollte die Vierundsechzig Künste genauso studieren wie die vierundsechzig Aspekte sexueller Vereinigung.
KAMASUTRA

In der Nabelregion des Körpers gibt es ein subtiles Zentrum der Transformation. Es ist wie ein Lotos mit vierundsechzig Blütenblättern; oder wie eine vitale Sonne mit vierundsechzig Flammen. Die Farbe dieses Zentrums ist golden, und es ist nach oben gerichtet.
GEHEIME LEHRE VON NAROPA

jekt für Kunst gänzlich ab, oder aber wir akzeptieren in Ermangelung von Besserem eine mittelmässige oder schlechte Behandlung dieses Themas.

Der Orient betrachtete Sex nicht abseits oder gar entgegengesetzt von Spiritualität oder Religion. Dem Geschlechtsakt wurde ein Ehrenplatz eingeräumt; er wurde in einem Zusammenhang mit den anderen Künsten gebracht. Männer und Frauen studierten gleichermassen das *Kamasutra* und ähnliche Schriften. In den Tempeln wurden ganz offen alle Variationen von sexuellen Stellungen dargestellt und als Ideale verehrt. Im Privatbereich wurde das gesamte Spektrum erotischer Kunst und Literatur als normales und durchaus respektables Studienobjekt betrachtet.

Im Osten erstreckte sich die Betrachtung sexuellen Verhaltens weit über den schmalen Bereich hinaus, der im Westen noch für «normal» gehalten wird; doch deshalb wurde die sexuelle Funktion in keiner Weise herabgemindert. Zölibat, Monogamie, Polygamie und Polyandrie... alle hatten in orientalischer Kultur ihren Platz.

Man sollte sich die Vierundsechzig Künste als die Pfade der kreativen Energie vorstellen. Sie sind die Ausstrahlungen der Göttin Sarasvati, der «Anima» der Jungschen Psychologie. Sie können mit den Flammen einer inneren Sonne verglichen werden, die vom Solarplexus ausstrahlt. Diese Flammen schöpferischer Haltung verbrennen alles Negative, reinigen die Psyche und bewirken innere Transformation. Als praktische Geschicklichkeiten der äusseren Welt entzücken sie andere und gewähren demjenigen, der sie talentiert praktiziert, ein hohes Mass an Erfüllung.

Der Tempel des Körpers

Der physische Körper ist der Tempel der Seele, der Mikrokosmos des Universums. In diesem Tempel sind alle kosmischen Prinzipien zu finden. Die Tantras lehren, dass kein Tempel an Heiligkeit den «Tempel des Körpers» übertrifft. Alle Elemente – Raum, Luft, Feuer, Wasser und Erde – sind zusammen mit ihren Eigenschaften im Körper zu finden. Der körperliche Tempel hat seine «Gärten», «Flüsse», «Heiligtümer» und «Tore». Ein Tempel wird als Ort der Verehrung definiert; als ein Gebäude, das der Verehrung Gottes dient. Dieser Gott ist – gemäss Tantra – unser höchstes Selbst oder unsere Seele. Dieser Gott ist durch unseren Körper kennenzulernen, und durch den Tempel des Körpers soll ihm gedient werden.

Tantra lehrt, dass es neun «Tore» zum körperlichen Tempel gibt. Sie sind aufgeteilt zwischen dem oberen Teil und dem unteren Teil. Die «unteren Tore» sind die Öffnungen von Anus und Geschlechtsorgan. Die «oberen Tore» sind Mund, Nase, zwei Augen, zwei Ohren und die Fontanelle oben am Kopf. Die Fontanelle ist als Öffnung deutlich sichtbar zum Zeitpunkt der Geburt, schliesst sich aber während des ersten Lebensjahres allmählich. Östliche esoterische Tradition sagt uns, dass durch diese offene Stelle, bekannt als «Öffnung von Brahma», die Seele den körperlichen Tempel betritt und verlässt. Zwar mögen auch die übrigen Tore zur Reise der Seele benutzt werden, aber es ist diese oberste Öffnung, die zu höheren geistigen Bereichen führt.

Der Tempel des Subtilen Körpers enthält drei «Hauptflüsse», von denen zahllose Nebenflüsse abzweigen. «Ein Grosser Fluss» oder «Psychischer Pfad» führt von der Region der unteren Tore, dem Perineum, über das Rückgrat bis zum obersten Tor an der Spitze des Kopfes. Dies wird manchmal als «Grosse Achse», als «Heiliger Berg Meru» oder ganz einfach als «Grosser Pfad» bezeichnet. Er verbindet das Individuum mit dem Kosmos.

An jeder Seite des zentralen «Grossen

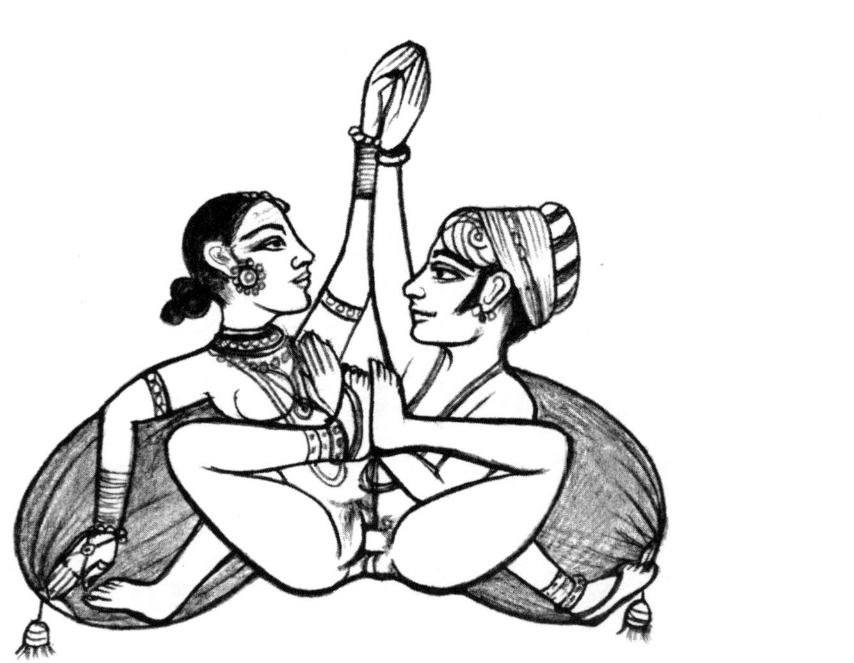

Liebhaber, dargestellt in einer tantrischen Stellung, um Energie nach oben zu leiten. Gegenseitige Verehrung gibt den Sinnen Auftrieb und fördert die Zirkulation und Transformation von Energie.
Nach einer Miniaturmalerei aus Rajasthan, Indien, ca. 1800.

Flusses» gibt es zwei «Flüsse», die der gleichen Quelle entspringen und zu den oberen «Toren» führen. Diese sind mit den solaren und lunaren Energien verbunden und beziehen sich auf die rechte oder linke Seite des Körpers. Man stellt sich vor, dass sie an verschiedenen Stufen des Aufstiegs den zentralen «Grossen Fluss» kreuzen, so wie sich zwei Schlangen um eine Mittelstange ringeln. Dieses Symbol, bekannt als Caduceus oder Merkurstab, ist vom medizinischen Berufsstand als Emblem übernommen worden.

Der Akt der Verehrung im Tempel des Körpers besteht darin, sich der kreativen Haltung bewusst zu werden, indem die sexuelle Energie nach oben geleitet wird. Dieser evolutionäre Vorgang, als ekstatischer Schauer erlebt, beginnt in der Sexualregion und flammt zum Solarplexus empor. Die vierundsechzig vitalen Flammen verbrennen alle Negativität und reinigen die psychischen Pfade. Das Feuer der Liebe fliesst durch die drei Flüsse; die solaren und lunaren Energien vereinigen sich und erleuchten so den Tempel. Dieser psycho-kosmische Vorgang manifestiert sich als die ekstatische Emotion, die mit Worten niemals richtig beschrieben werden kann. Durch die Kenntnis der psychischen Pfade wird das sexuelle Erlebnis mächtiger. Durch Anwendung und Ausübung der geheimen Techniken des Tantra kann man den Orgasmus und das nachfolgende transzendentale Entzücken bewusst erleben.

Der psycho-kosmische Vorgang oder die «Selbstverehrung» im Tempel des Körpers findet auf jeder Ebene statt, von der physischen bis zur subtilsten. Es ist wichtig, den Körper wirklich als Tempel zu betrachten. Sich seines physischen und subtilen Zustandes bewusst zu werden, ist ein integraler Bestandteil der kreativen Haltung. Der körperliche Tempel sollte rein, gesund und harmonisch gehalten werden, und zwar aus Achtung vor der Göttlichkeit darin. Man sollte ihm Freude bereiten und keine Mühe scheuen, um der Tempel-Göttlichkeit vollkommene Befriedigung zu sichern. Zurückhaltung ist nicht angebracht, denn wahre Verehrung ist ein spontaner und totaler Akt der Liebe. Wird im Tempel des Körpers während des Liebens Verehrung praktiziert, so wird alles Verlangen erfüllt. Sinnliche Liebe ist ein Akt von grosser magischer und spiritueller Wirksamkeit; dies ist eins der Hauptprinzipien des Tantra.

Hier in diesem Körper sind die heiligen Flüsse; hier sind Sonne und Mond ebenso wie alle Wallfahrtsorte. Ich bin keinem anderen Tempel begegnet, der so wonnevoll ist wie mein eigener Körper.
SARAHA DOHA

Wenn mein Geliebter nach Hause zurückkehrt, werde ich meinen Körper zu einem Tempel des Frohsinns machen. Diesen Körper als einen Altar der Freude darbietend, wird mein heruntergelassenes Haar ihn sauber fegen. Dann wird mein Geliebter diesen Tempel einweihen.
VAISNAHV BAUL SONG

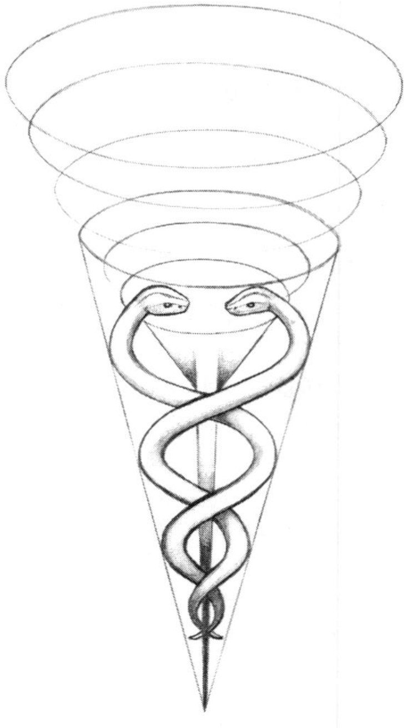

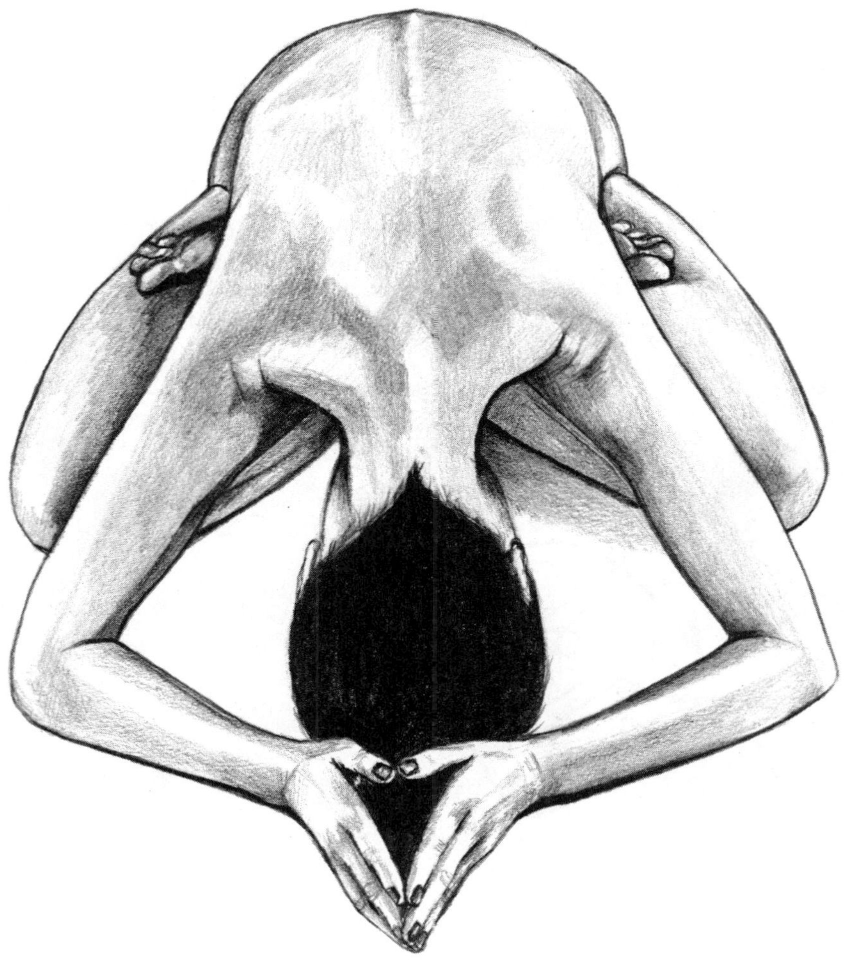

Zwillingsschlangen rund um eine Mittelsäule. Dieses altertümliche hermetische Symbol – der Caduceus – illustriert ganz klar das grundlegende Konzept des Subtilen Körpers. Die wirbelnd aufsteigenden Energien der Schlangen produzieren einen nach oben reichenden Strudel der Kraft; wird in Tantra für persönliche Transformation benutzt.

Wo nur weltliche Freude ist, gibt es keine Befreiung. Wo nur Befreiung ist, gibt es keine weltliche Freude. Aber sowohl weltliche Freude als auch Befreiung halten diejenigen in Händen, die dem Höheren Wesen ergeben sind.
KAULARAHASYA

Durch die gleichen Taten, welche die dualistisch gesinnten Wesen binden, kann man auch von den Banden dieser Welt befreit werden. Das Hauptprinzip besteht darin, dass die Handlung von einem Non-Dualismus zwischen «Kopf» und «Herz» begleitet sein muss.
ADVAYASIDDHI

Eine tantrische Liebesstellung.
Nach einer indischen Miniatur aus dem 18. Jahrhundert.

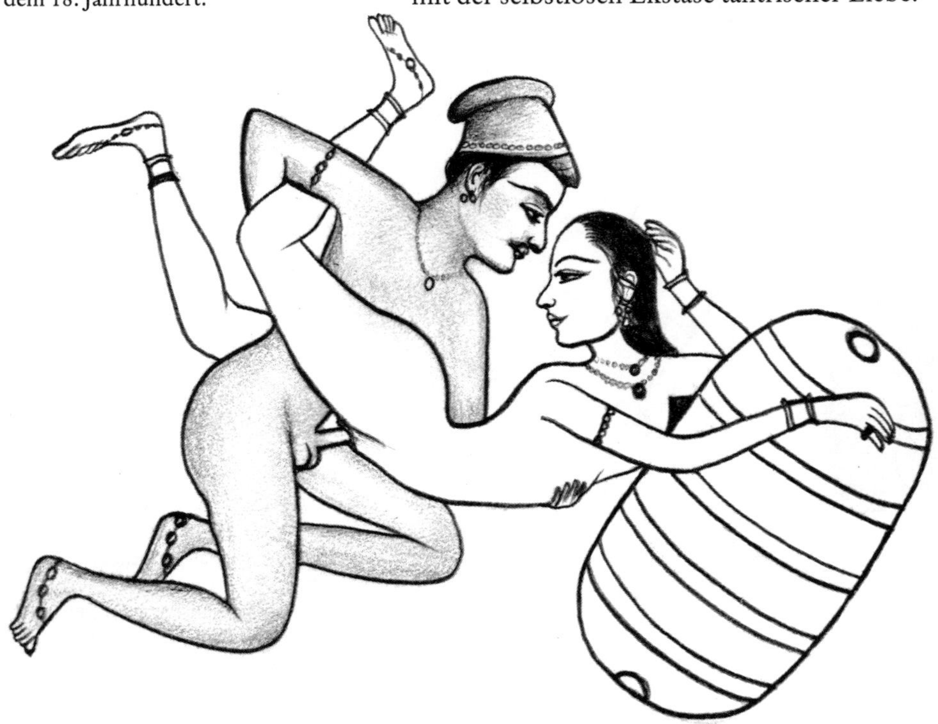

Kopf und Herz

Der Kopf und das Herz sind zwei verschiedene Körperteile, die im Westen die Ursache psychischer Uneinigkeit sind. Aber der Tempel des Körpers, wenngleich er viele Teile einschliesst, ist tatsächlich eine Göttliche Einheit. Wir sprechen davon, dass «das Herz den Kopf regiert», wenn jemand allen gesunden Menschenverstand verloren zu haben scheint und eine Beute seiner Emotionen ist. Dagegen soll der Kopf das Herz regieren, wenn der Verstand, unberührt von menschlichem Gefühl, mit kaltem Kalkül das Handeln bestimmt. In beiden Fällen dominiert ein Zentrum auf Kosten des anderen. Diese Dichotomie von Kopf und Herz bewirkt bei einer Beziehung stets einen Zusammenbruch der Vertrautheit. Das aber ist absolut unvereinbar mit der selbstlosen Ekstase tantrischer Liebe.

In westlichen mystischen Traditionen begegnet man oft der Idee, «dem Fleisch um der Seele willen zu entsagen». Dies aber ist in Wirklichkeit ein hoffnungsloses Unterfangen. Denn was auch immer unterdrückt wird, es wird unausweichlich zum Ausbruch kommen, und üblicherweise im ungelegensten Moment. Der tantrische Weg dagegen lehrt, dass wir auf dem Pfad zur Befreiung alle Begabungen des Geistes, des Körpers, des Kopfes und des Herzens benutzen müssen. Wenn wir alle Teile unseres Wesens einem höheren Zweck weihen, integrieren wir sie zu einem Ganzen. Auf diese Weise können Emotionen und Leidenschaften des Herzens in die Freude transzendenter Ekstase umgewandelt werden. Diese Umwandlung findet statt durch das Zusammenspiel von Kopf und Herz, von Verstand und Emotion. Das tantrische Bild dieses Vorgangs sieht so aus: Das «Feuer der Emotion» des Herzens schmilzt und destilliert die «Gewässer der Klugheit» des Kopfes.

Die Vorstellung von Austausch und gegenseitiger Bereicherung ist ein wesentlicher Bestandteil des tantrischen Liebens. Es ermöglicht einen echten Austausch zwischen den Liebenden. Der Pfad der tantrischen Liebe schliesst alle Aspekte der Emotionen und des Intellekts ein. Er führt zu einem Erlebnis kosmischer Ekstase durch die Vergegenwärtigung des Universalen Selbst in beiden Partnern.

Mit Gewohnheiten brechen

Persönliches Wachstum kann beschleunigt werden, indem man einfach seine Gewohnheiten ändert. Der Zustand der Abhängigkeit, der mit Gewohnheiten verbunden ist, muss gebrochen werden. Wenn man zu sich selbst sagt oder denkt: «Aber ich kann das nicht ändern ... Ich mache das doch immer so!», dann ist dies zweifellos die erste Gewohnheit, mit der Schluss gemacht werden muss. Wahlfreiheit resultiert aus der Meisterung von Gewohnheiten. Im Bereich der Sexualität sollte Unabhängigkeit von Gewohnheiten unbedingt gepflegt werden, da sexuelle Gewohnheiten die restriktivsten sind. Jeder vorsätzliche Willensakt hat magische Potenz und ist viel wirksamer als Gewohnheit oder unbeabsichtigtes Handeln. Der menschliche Körper ist einer aussergewöhnlichen Anpassung fähig, selbst dann noch, wenn er in Schablonen erstarrt zu sein scheint. Das Potential für Veränderungen ist stets vorhanden, aber es ist besser, nicht erst auf den Moment einer Krise zu warten, bevor man sich von Gewohnheiten lossagt. Unser Überleben als Spezies verdanken wir ja gerade unserer Fähigkeit, uns zu ändern und anzupassen.

Geistige Gewohnheiten sind schwieriger zu behandeln als körperliche, da sie weniger offensichtlich sind. Oft genug sind sie von den Eltern übernommen oder durch soziale Umstände erworben. Sie schränken unseren gesamten Lebensstil ein, indem sie hinterhältigerweise ein falsches Gefühl der Sicherheit verleihen. Sie veranlassen uns, unser Höheres Selbst zu vergessen; so schläfern sie unser waches Bewusstsein ein und sind verhängnisvoll für eine intime Beziehung. Die Unkenntnis von unangenehmen Gewohnheiten oder Idiosynkrasien ist oft die Quelle von Streit unter Leuten. Dabei bedarf es zur Überwindung solcher Hindernisse oft nur einer gewissen Bereitwilligkeit auf beiden Seiten, sich zu ändern, zu wachsen und sich zu entwickeln. Wenn die anfängliche Furcht vor Veränderung überwunden ist, kann man wirklich damit beginnen, sich an neuen Erlebnissen zu erfreuen. Sexuelle Gewohnheiten sind besonders einschränkend, und hier verlangt Tantra absolute Anpassungsfähigkeit. Alle östlichen Lehren über Sexualität weisen darauf hin, wie notwendig Abwechslung und ungehemmte Spontaneität sind.

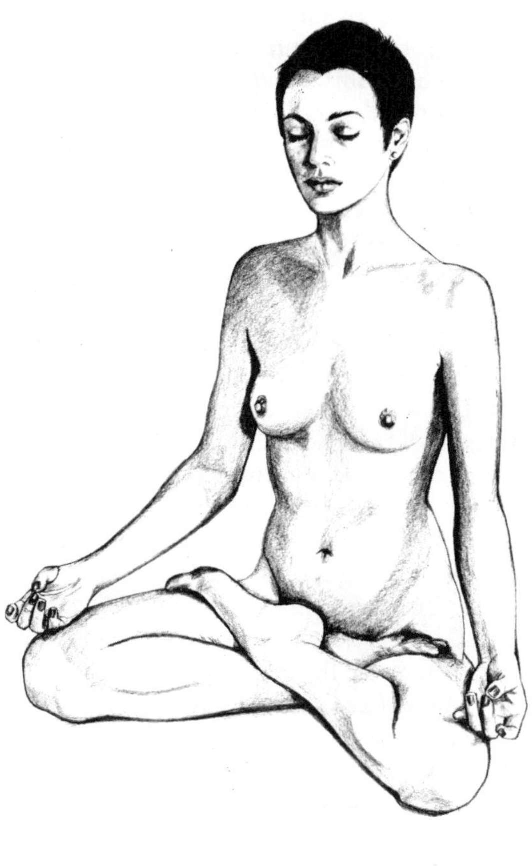

Selbstprüfung

Selbstprüfung ist ungemein wichtig für den evolutionären Pfad der Liebe. Nur in einer Atmosphäre vollkommener Ehrlichkeit können unbewusste psychische Hindernisse zu unserem Wachstum weggeräumt werden. Wenn wir unser Bewusstsein nach innen wenden, um über unser Selbst nachzudenken, dann entfaltet sich eine neue Sensitivität. Selbstprüfung hilft, die Sinne zu erneuern und fein abzustimmen. Sexuelle Gewohnheiten lullen die Sinne ganz besonders ein, und deshalb ist gerade hier die Selbstprüfung von grösstem Wert.

Wenn jemand in bezug auf Unterstützung und Komfort sich ausschliesslich auf den anderen verlässt, statt diese Dinge in sich selbst zu suchen, dann kann das Ergebnis ein belastendes Ungleichgewicht in der Beziehung bedeuten. Wahre Liebe legt keinen Wert darauf, selbstsüchtige Fantasien auf den anderen zu projizieren. Das lässt dem Spiel ekstatischer, spontaner Liebe, die das Ziel von Tantra ist, keinen Raum. Statt dessen wird die Beziehung einengend. Es kann sogar sein, dass beide Partner in einen unlösbaren Konflikt geraten.

Versagen in Liebe und Ehe resultiert oft daraus, dass ein Partner den Erwartungen des anderen nicht gerecht werden kann. Dies deutet an, dass es gar keine echte Partnerschaft ist, sondern dass ein Partner sich dem anderen gegenüber lediglich selbstsüchtig verhält. In dieser Situation lebt ein Paar zwar zusammen, aber in einem inneren Zustand der Trennung und Heuchelei.

Im *Tao Te King*, einem chinesischen philosophischen Werk aus dem 6. Jahrhundert v. Chr., gibt es eine schöne und klare Feststellung über Selbsterkenntnis. Der Verfasser – Lao-tse – erklärt: «Andere zu kennen, führt zu Klugheit. Sich selbst zu kennen, führt zu Erleuchtung. Andere zu meistern, erfordert Gewalt; das Selbst zu meistern, ruft nach innerer Kraft.»

Selbstprüfung ist sowohl ein Prüfstein als auch eine Stütze im Leben. Sie stärkt die geistige Haltung, die für Selbstentwicklung notwendig ist. Es ist eine sehr persönliche Praxis und sollte daher nicht zum Thema einer allgemeinen Unterhaltung werden; dies würde zu psychischer Zerstreuung führen und das Selbstvertrauen schwächen. Positive Selbstprüfung vertieft die Fähigkeit für intuitive Erlebnisse. Sie schafft einen Zustand verstärkter Empfänglichkeit. Wenn wir uns selbst in klarem Licht sehen, können wir Negatives und Zweifel eliminieren, die dazu angetan sind, unsere Beziehungen zu vergiften. Glaubwürdigkeit bei einem Paar fördert Spontaneität und befreit so die Beziehung vom Konventionellen und Vorhersagbaren. Man muss das ernsthafte Verlangen haben, sein wahres Selbst kennenzulernen. Man muss Selbstzweifel und Ängste ablegen.

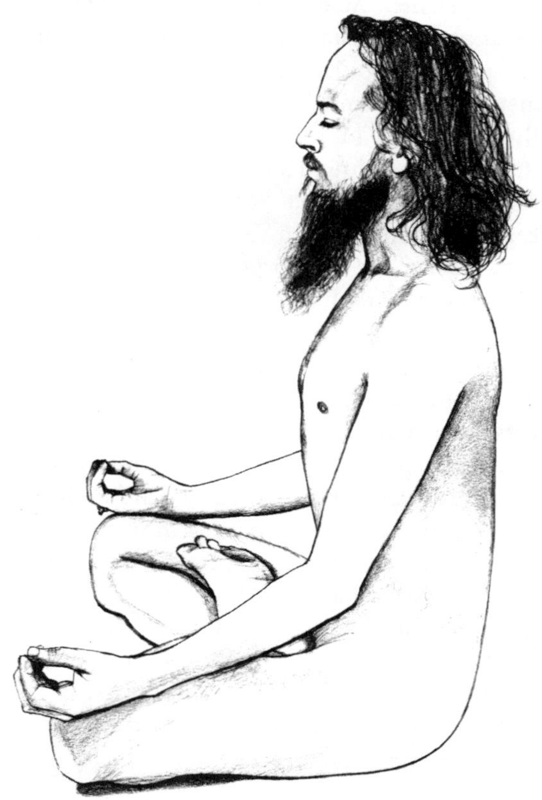

Die Laus gewohnheitsformender Gedanken ist selbsterschaffen und selbstzerstörerisch. Töte diese Laus und finde die Lehre!
TILOPA

Liebe, die aus ständigem und fortgesetztem Vollzug irgendeiner Handlung resultiert, nennt man Liebe, die durch Gewohnheit erworben wird.
KAMASUTRA

Meditationsstellung; wird traditionsgemäss als *padmasana* bezeichnet, was «Lotos-Sitz» bedeutet. Mittelfinger und Daumen sind miteinander verbunden, um die Weiterleitung psychischer Energie zu erleichtern.

Padmasana, die Lotos-Stellung des Hatha Yoga; eine angenehme und ausbalancierte Position, die in der *Shiva Samhita* auf folgende Art beschrieben wird: «Kreuze die Beine. Lege die Füsse sorgfältig auf die entgegengesetzten Oberschenkel. Richte den Blick auf die Nasenspitze und drücke die Zunge gegen den oberen Gaumen hinter die Zähne. Atme langsam ein und aus, in ungehindertem Strom. Durch diese Übung werden die vitalen Luftwege ausbalanciert und der gesamte Organismus harmonisiert.»

Halte ständig aufrecht die Wachsamkeit des Bewusstseins beim Gehen, Sitzen, Essen, Schlafen und jedem anderen Tun. Vermeide es, deine eigenen Fehler zu verbergen und von den Fehlern anderer zu reden. Sollte der Denkprozess schwierig zu kontrollieren sein, so lasse nicht in deinen Bemühungen nach, solche Schwierigkeiten zu überwinden. Wisse, dass der Meditierende, der Gegenstand der Meditation und der Akt der Meditation eine unzertrennliche Einheit bilden.
GAMPOPA

Der Geist ist wankelmütig und ruhelos, schwierig zu hüten und schwer zurückzuhalten. Die kluge Person möge ihren Geist gerade machen, so wie ein Pfeilmacher seine Pfeile gerade macht.
DHAMMAPADA

Selbstprüfung ist eine Vorbedingung für Meditation. Sie kann jederzeit vorgenommen werden und ist ein tiefinnerlicher Prozess des Nachdenkens, entfernt vom Geplapper des Geistes oder von Gedanken aufs Geratewohl.

Selbstprüfung beginnt mit der Beobachtung, welche Beziehung man zu Dingen und Ereignissen der Welt hat. Versuchen Sie, alle Erlebnisse als miteinander und mit Ihnen selbst verbunden zu betrachten. Achten Sie auf feine Details und pflegen Sie eine wissbegierige, aber doch zurückhaltende und losgelöste Einstellung. Untersuchen Sie alles, was auf Sie zukommt. Versuchen Sie, die Ursache hinter jeder Situation und Ihrem eigenen Handeln zu ergründen und zu verstehen. Es gibt eine einfache Prozedur für Selbstprüfung. Setzten Sie sich behaglich vor einen Spiegel, schliessen Sie die Augen und leeren Sie den Geist von allen Gedanken. Dann beginnen Sie allmählich damit, die Augen wieder zu öffnen und Ihr eigenes Spiegelbild zu betrachten, als begegneten Sie dieser Person zum ersten Mal. Sehen Sie, was für einen Eindruck Sie auf sich selbst machen. Achten Sie darauf, wie Veränderungen des Gesichtsausdruckes mit Gedanken und Emotionen verbunden sind. So kommen Sie ganz allmählich zum Rapport mit Ihrem Spiegelbild. Entspannen Sie langsam Ihr Gesicht, während Sie den Atem bewusst unter Kontrolle halten. Wenn Sie negative Eigenschaften in Ihrem Spiegelbild entdekken, nehmen Sie eine sorgfältige Anpassung von Haltung und Emotion vor. Benutzen Sie den Atem, um die Psyche zu stabilisieren. Stellen Sie sich vor, dass Sie eine negative Eigenschaft durch eine positive ersetzen und versuchen Sie, das «neue Ich» als real und dauerhaft zu empfinden. Danach schliessen Sie die Augen und konzentrieren sich darauf, das Erlebnis zu assimilieren, indem Sie sich vorstellen, wie es Ihr ganzes Sein durchdringt.

Die Essenz der Meditation besteht darin, den Geist zu benutzen, um das Selbst kennenzulernen. Äussere Gegenstände können bei der Meditation helfen, aber man sollte sich nicht ausschliesslich auf sie verlassen. So kann z. B. eine brennende Kerze eine nützliche Hilfe bei der Selbstprüfung sein. Betrachten Sie die Flamme und konzentrieren Sie alles Denken darauf. Dann vergleichen Sie eigene innere Eigenschaften mit dem hell tanzenden Kerzenlicht. Stellen Sie sich vor, dass die Flamme alle Unreinheiten in Ihrer Psyche verbrennt. Dann stellen Sie geistig ein Bild der Kerzenflamme zwischen Ihre Augen und lassen es im Geiste weiter brennen. Baden Sie Ihr ganzes Sein in diesem inneren Licht des Geistes und benutzen Sie es als Brennpunkt für die Selbstprüfung.

Wenn man sich selbst kennt, kann man auch dazu gelangen, andere zu kennen. Kritisieren Sie niemals andere, bevor Sie nicht eigene Fehler und Schwächen korrigiert haben. Nur durch Selbstprüfung kann man wahre Einsicht entwickeln. Wahre Einsicht erfordert Mut und unbedingte Ehrlichkeit. Eine Haltung ständiger Selbstprüfung wird sehr schnell innere Hemmnisse für Wachstum beseitigen und ein wunderbares Potential für tantrische Liebe schaffen. Selbstprüfung ist der direkteste Pfad zur Erfahrung der Non-Dualität und des mystischen Bewusstseins. Nur in dieser Erfahrung kann eine physische Beziehung dauerhafte Bedeutung gewinnen.

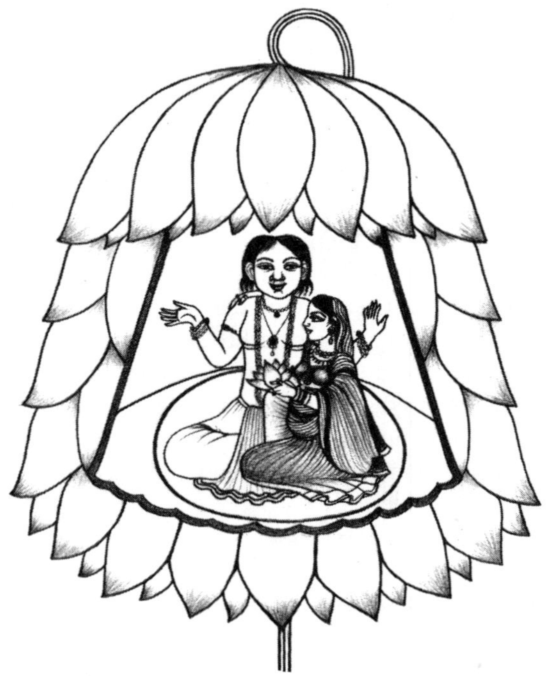

Das kosmische Paar Shiva und Shakti zusammen in geistiger Ekstase. Als Animus und Anima symbolisieren sie die Vereinigung von Bewusstsein und Energie durch die Kraft des Glaubens und der Hingabe.
Nach einer indischen Malerei; Kangra Hills, ca. 18. Jahrhundert.

Bhakti und Shakti

Für den, der sich auf die Reise des Selbstbewusstseins begibt, gibt es zwei wichtige Forderungen. Sie stellen praktisch die Vorräte dar, die man für eine solche Reise braucht.

Die erste Forderung lautet *Bhakti;* das bedeutet Glaube oder Hingabe. Diese Eigenschaft kann das Unmögliche möglich machen. Auf dem spirituellen Pfad löst Glaube Selbstzweifel auf, und Hingabe beschleunigt den Weg zum Ziel. Wenn man den Glauben an die höhere Lenkung der Evolution beibehält, wird man alle Hindernisse überwinden. Glaube hat keine Substanz, ist aber ein tiefes Gefühl. Im allgemeinen können Leute nicht sagen, *warum* sie Glauben haben; sie *wissen* es einfach und glauben.

Die erotische Empfindung stimuliert Glauben und führt zum Engagement. Erotik kann das Bewusstsein eines zeitlosen Zustands der Non-Dualität schaffen. Es gibt ein östliches Sprichwort: «In den unsteten Geist dringt Zeit ein.» Glaube ist ein zeitloses, beruhigendes Erlebnis, das eine ganz gewöhnliche physische Liebesbeziehung in die übersinnliche Vereinigung eines «Gottes» mit einer «Göttin» verwandeln kann, den höchsten Attributen unseres unkörperlichen Wesens. Das wahrhaft erotische Erlebnis ist immer zeitlos. Das Paar weckt Glauben aneinander und weckt die non-duale Essenz in seinem Inneren. So ist es mit dem Glauben an die kosmische Natur unseres Bewusstseins und an die höchsten geistigen Ideale, die jeder inneren Tradition gemeinsam sind. Testen Sie Ihren Glauben durch die Praxis der Selbstprüfung. Öffnen Sie Ihr Herz einem Feld, auf dem dauerhafter Glaube wachsen und gedeihen kann. Seien Sie dem ergeben, woran Sie glauben, und besonders der transformierenden Macht der sexuellen Energie. Ein Paar, das sich im Glauben und in gegenseitiger Hingabe miteinander vereinigt, kann seine wahren Naturen als Gott und Göttin erleben.

Der zweite Proviant für die Reise ist *Shakti,* die Göttliche Energie der Schöpfung, das erhabene weibliche Prinzip, das alle Dinge durchdringt. Der Begriff «Shakti» hat mehrere Bedeutungen, die alle mit kreativer Energie verbunden sind. Im menschlichen Körper ist diese Energie in erster Linie in der Sexualregion lokalisiert. Es ist die Macht der Transformation, eine erhebende und befreiende Kraft, die – wenn erst einmal geweckt – zur Ekstase der Erfüllung führt. Es ist die Macht des Orgasmus, des Schauers sexuellen Entzückens, das plötzliche Aufblitzen von Einsicht. Shakti existiert auf vielen verschiedenen Ebenen, angefangen vom Physischen bis zum sehr Subtilen. Wenn Shakti während der sexuellen Liebe erweckt wird, kann das Paar zu einem neuen kreativen Potential, das in ihm vorhanden ist, erwachen. Wird Shakti erkannt und anerkannt, öffnet sich der Pfad der Liebe.

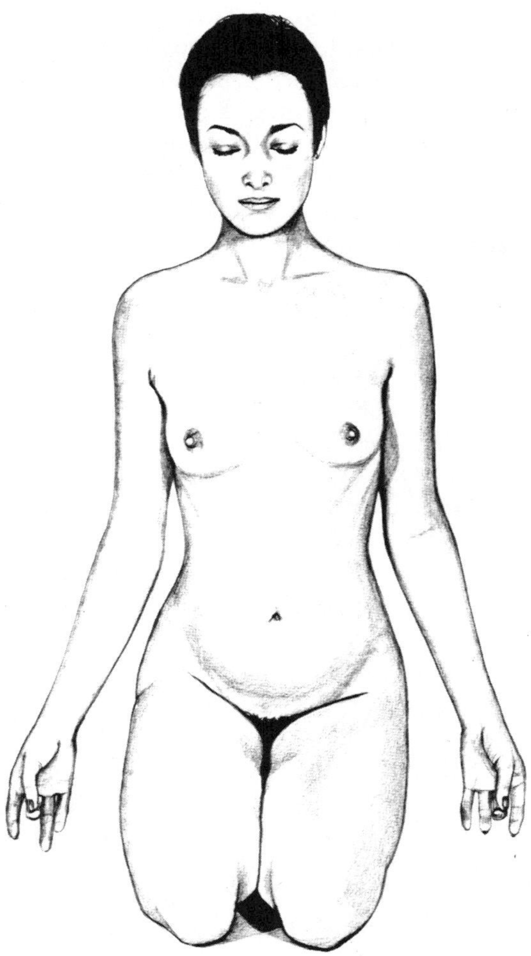

Virasana oder «die heroische Stellung» des Hatha Yoga ist sowohl leicht als auch behaglich. Sie ist ideal für Meditation und Atemübungen.

Es gibt ein wohlbekanntes tantrisches Sprichwort: «Ohne Shakti ist der Liebhaber nur eine Leiche.» Shakti ist ganz besonders in der Frau konzentriert, und es ist diese Macht, die eine Frau zur Geburt befähigt. Der Begriff «Shakti» kann sich deshalb auch gerade auf die sexuelle Partnerin beziehen, denn ohne sie kann kein Akt tantrischer Liebe vollzogen werden. Eine «innere Frau» existiert sowohl in Männern als auch in Frauen; sie manifestiert sich als sexuelle Energie. Diese natürliche (bisexuelle) Eigenschaft aller Menschen resultiert aus unserem Ursprung durch die Vereinigung der beiden Geschlechter. Der Versuch, diese natürliche Androgynie zu Gunsten einer übertriebenen Betonung von «männlich» oder «weiblich» hat im Westen ein ernsthaftes psychologisches Ungleichgewicht geschaffen. Psychiater bezeichnen sexuelle Rollenverwirrung als eine der dominierendsten Neurosen in der zeitgenössischen Gesellschaft.

Eine befreite Einstellung zur Sexualität hat die unabdingbare Voraussetzung, sich der natürlichen Bisexualität aller Menschen bewusst zu sein. Das Paar sollte vollen Gebrauch von diesem Bewusstsein machen und während des Liebens die Geschlechter-Rollen spielerisch wechseln; es sollte erkennen, dass es in jedem Mann etwas Weibliches und in jeder Frau etwas Männliches gibt. Sowohl taoistische als auch tantrische Lehren stellen fest, dass es wichtig ist, die Bedeutung der Rollen-Umkehrung zu erkennen, wenn man sich mit mystischen Sexualpraktiken beschäftigt. Das bedeutet allerdings keineswegs, dass ein Mann nun «weibisch» und eine Frau «aggresiv» werden soll. Es bedeutet eher, dass man auf vorgefasste Meinungen in bezug auf Sex verzichten und sich bei der sexuellen Rollenverteilung Spontaneität gestatten und so die Beziehung bereichern sollte. Männliche und weibliche Eigenschaften sollten gleichermassen geehrt werden. Versuchen Sie das Mysterium des Lebens durch die subtile Wechselwirkung von männlichen und weiblichen Prinzipien zu verstehen. Alles Erschaffene ist nur eine Ausstrahlung der einen Schöpferischen Naturkraft. In dieser Welt ist das weibliche Prinzip oder Adi Shakti (Ursprüngliche Shakti) besonders erhaben und sollte deshalb auch hoch geehrt werden.

Die Haltung eines Mannes gegenüber Frauen spiegelt direkt seine Einstellung dem Leben gegenüber wider. Deshalb sollte ein Mann stets sorgfältig darauf achten, das weibliche Prinzip in seiner Partnerin, in anderen Frauen und auch in sich selbst zu respektieren und zu ehren. Gleichzeitig sollte die Frau die Eigenschaften der Göttin in sich erkennen und versuchen, sie auch zu verkörpern. Ferner sollte sie versuchen, sich auf die «innere Frau» des Partners einzustellen, mit der Absicht, beide Aspekte der Einen Schöpferischen Kraft oder Shakti zufriedenzustellen. Wenn ein Mann spontan seine Partnerin als eine Verkörperung der Obersten Shakti, der Schöpferischen Göttin, betrachtet, dann wird sie mit Bhakti, also reinem Glauben und tiefer Hingabe, darauf reagieren. Sie wird seine Hohepriesterin werden und ihn in die Mysterien der Liebe einweihen. Dann wird er sich als ihr Herr und Geliebter erweisen.

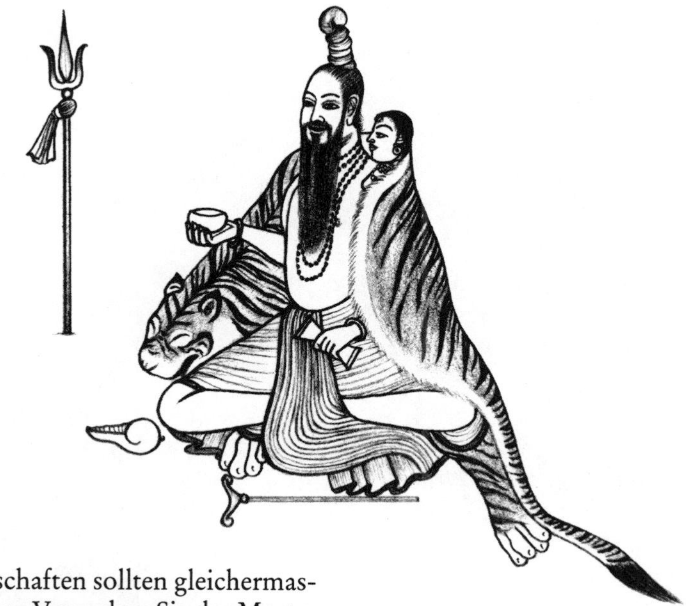

Gott Shiva, der Oberste Yogi, mit seiner Gefährtin Parvati. Diese männlich/weibliche Ikone spricht von der Macht, die sexueller Harmonisierung innewohnt; diese Ikone ist als Bhairav Raga bekannt.

Nach einer indischen Miniaturmalerei; Deccan, ca. 18. Jahrhundert.

Shakti ist die Essenz der Wonne; sie ist die Liebes-Macht. Bhakti oder Hingabe ist die erhebende Kraft des Glaubens.
DEVI PURANA

Shakti vollbringt all die physischen Bedürfnisse von Shiva. Der körperlose Shiva, dessen Natur reines Bewusstsein ist, muss die kreative Energie von Shakti zur Unterstützung haben.
KAMAKALAVILASA

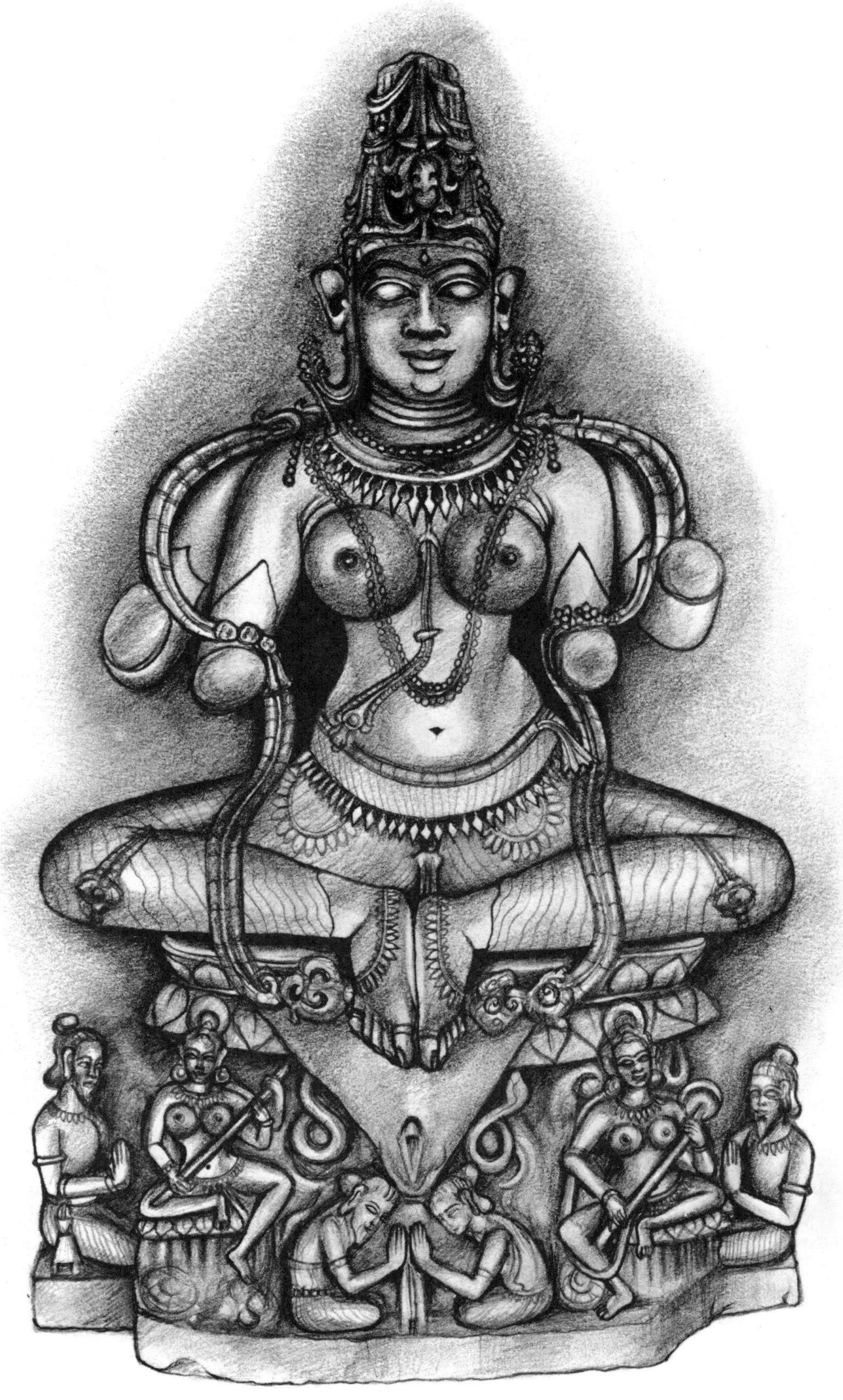

Die grosse Göttin Kameshvari in der als *bhagasana* bekannten Yoga-Stellung. Die Fusssohlen sind aneinandergelegt. Yogis erweisen der Repräsentation der Yoni Gehorsam. Kameshvari ist die ursprüngliche Shakti oder das Machtprinzip von Tantra; hier wird sie in ihrer lustvoller Form dargestellt. Dieses Bildnis aus dem 64-Yogini-Tempel von Bheraghat, Madhya Pradesh, war von Moslem-Eindringlingen total entstellt worden, die die Hindu-Erhöhung der weiblichen Energie für ketzerisch gehalten hatten.

Nach einer Steinskulptur aus dem frühen 12. Jahrhundert. (Wir haben in dieser Zeichnung einige der beschädigten Details restauriert.)

Shiva und Jiva

Im vorangegangenen Abschnitt haben wir uns mit der Beziehung zwischen Glaube/Hingabe und der Schöpferischen Energie befasst. Wir haben den Begriff der Androgynie vorgestellt, dem Männlichen und Weiblichen in jedem von uns. Jede Diskussion über die tantrische Ansicht, dass Shakti das erhabene weibliche Prinzip verkörpert, lenkt die Aufmerksamkeit ganz automatisch auf ihr Gegenstück: Shiva, das erhabene männliche Prinzip. Im Mittelteil dieses Buches erforschen wir die Bedeutung von Shiva von einem transzendentalen Standpunkt aus. Hier wollen wir kurz die Beziehung zwischen Shiva und Shakti untersuchen, damit der Leser darin das erhabene männliche Prinzip erkennen kann. Am Schluss wird die metaphysische Bedeutung von Shiva präsentiert. Die indische Terminologie mag zuerst verwirrend erscheinen, aber ein bisschen Geduld wird sie als durchaus nützlich erweisen, da die Einfachheit der tantrischen Lehre offenbar wird.

Shiva, das erhabene männliche Prinzip, ist sowohl beim Mann als auch bei der Frau zu finden. In alten Schriften wird er als der «Grosse Gott» oder das «Unsterbliche Göttliche Prinzip» bezeichnet. Shivas Symbol ist der erigierte Phallus, das Lingam, das den «Grossen Geist» in einem Zustand der Erregung repräsentiert. Der Reiz ist die «Schöpferische Energie», die Shakti; sie umwirbelt Shivas kosmische Erektion wie ein Ozean aus ständig wechselnder Vielfalt, wie ein wahres Meer des Gefühls.

Die alten Ägypter, Griechen, Römer und andere vorchristliche Völker verehrten den Phallus als Symbol des erhabenen männlichen Prinzips. Shiva ist der yogische Archetyp par excellence, der evolutionäre Herr aller Geschöpfe. Das Shiva-Prinzip steht in direkter

Beziehung zur geistigen Funktion und zum Ewigen Geist. In altertümlicher Mythologie wird der Gott Shiva als «Der den Tod besiegt» bezeichnet. Dieser Sieg wird durch die Macht des tantrischen Yoga errungen, durch die Vereinigung von Shiva und Shakti. Das gesamte Universum ist aus der Vereinigung von Shiva und Shakti erschaffen, den kosmischen männlichen und weiblichen Archetypen.

In der östlichen Ikonographie wird Shiva als ein Lingam dargestellt, eine abstrakte phallische Form; als ein Lingam mit einem Gesicht; eine Säule; ein sitzender oder stehender Yogi mit erigiertem Lingam und in mannigfachen vielarmigen anthropomorphen Gestalten. Die Tantras lehren, dass es in jeder Yoni ein Lingam gibt. Diese Feststellung bezieht sich anatomisch auf die Klitoris, die in erregtem Zustand zu einer Erektion fähig ist; auch sie erinnert uns an die angeborene Bisexualität der Frau.

Das Wissen um Shiva, den Transzendentalen, gestattet die Passage durch das Tor zu anderen Welten. Identifizieren Sie sich während des tantrischen Liebens mit der vitalen Geistesenergie von Shiva. Dies wird letzten Endes ein Erlebnis der Transzendenz auslösen, das bei weitem Ihre normale weltliche Rolle oder deren Beschränkungen übersteigt. Shiva wird als Eindringen in die Tiefen des Raumes erlebt; als würde man ins Universum hinausgezogen, weit fort über alle bekannten Dinge und Ereignisse. Die *Shiva Samhita*, eine bedeutende indische Tantra-Schrift, erklärt: «Wer das Shiva-Prinzip erlebt, ist heroisch, unternehmungsfreudig und befreit von den Auswirkungen blinder Emotionen; er ist geschickt, ausdauernd, talentiert, zufrieden und von fester Geisteshaltung.»

Wir können das Transzendentale von unserem beschränkten Alltagsstandpunkt aus nicht kennen, da es seiner Definition nach die Grenzen des sinnlich wahrnehmbaren Universums überschreitet.

Der Hindu-Begriff «Jiva» drückt ein ähnliches Konzept aus: «Die Ewige, Unveränderliche Essenz ohne Anfang oder Ende.» Die unsterbliche Seele, das wahre Lebensprinzip. Jiva wird auch als Ausdruck für die individuelle Seele benutzt und mit einem einzelnen Strahl aus der Sonnenscheibe von Brahma, dem Schöpferischen, verglichen. So betrachtet der Hinduismus die individuelle Seele als in keiner Weise von ihrer Göttlichen Quelle getrennt.

Die *Shiva Samhita* schildert genau Natur und Funktion von Jiva. Dort heisst es: «Der Jiva wohnt im Körper von Mann und Frau und ist mit einer Girlande aus endlosen Wünschen verziert. Der Jiva ist durch die verschiedenen Karmas, die in früheren Leben erworben wurden, an den Körper gekettet. Was auch immer einem Individuum widerfährt, ist aus Karma geboren. Je nach den Resultaten ihrer Handlungen erleben Menschen Freude oder Leid. Der Jiva, der einen

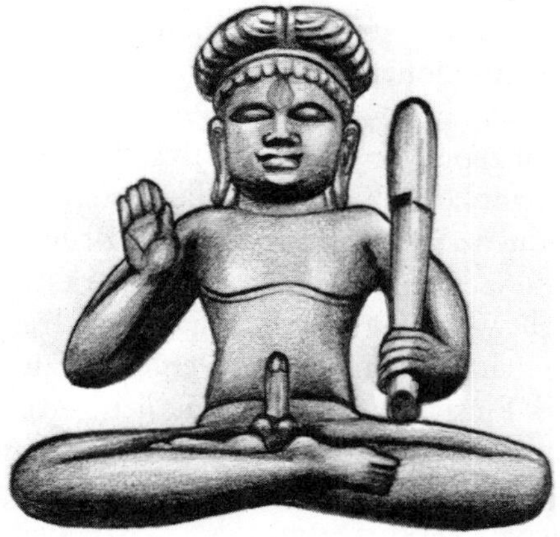

Ityphallische Figur von Shiva, dem Obersten Yogi. Er hält eine Keule in der Hand, um seine allmächtige Rolle als das Yogi-Ideal zu symbolisieren.

Steinskulptur aus Jageshwar; Uttar Pradesh, Indien, ca. 10. Jahrhundert.

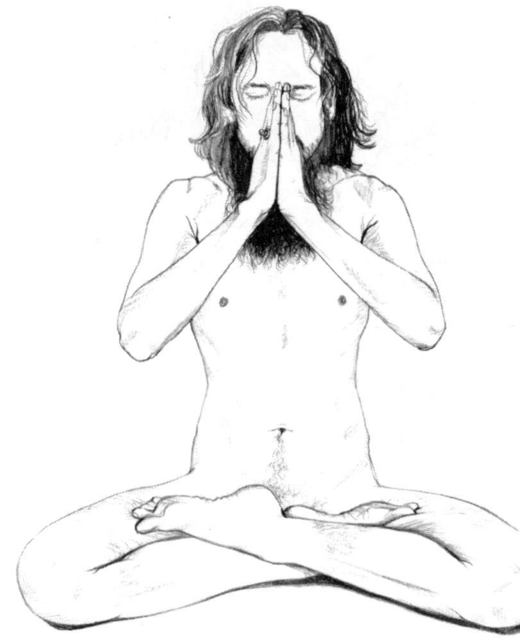

Yogische Lotos-Stellung, die Handflächen zum Gruss an das innewohnende göttliche Shiva-Prinzip aneinandergelegt.

Shivas Liebesspiel verwandelt das Universum. Die sexuelle Aktivität von Shiva und Shakti lässt den Mond zu- und abnehmen. Shiva wird seiner Gefährtin als einer Yogini (weiblicher Asket) gewahr, wann immer er Hatha Yoga praktiziert; und wenn er vom Verlangen erfüllt ist zu lieben, wird sie eine lustvolle Geliebte.

SHIVA PURANA

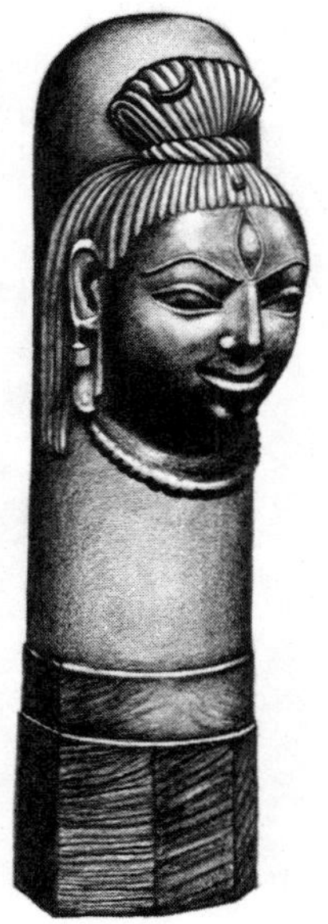

Lingam-Stein mit eingeschnitztem Gesicht von Shiva; bekannt als Ekamukhalinga (Ein-gesichtiges Lingam). Dieser Typ von Bildnis wird als Mittelpunkt bei Handlungen der Verehrung oder des Rituals benutzt. Das dritte Auge von Shiva ist offen, und das Gesicht weist ekstatische Wonne auf.

Nach einer Steinskulptur; Madhya Pradesh, ca. 4. Jahrhundert.

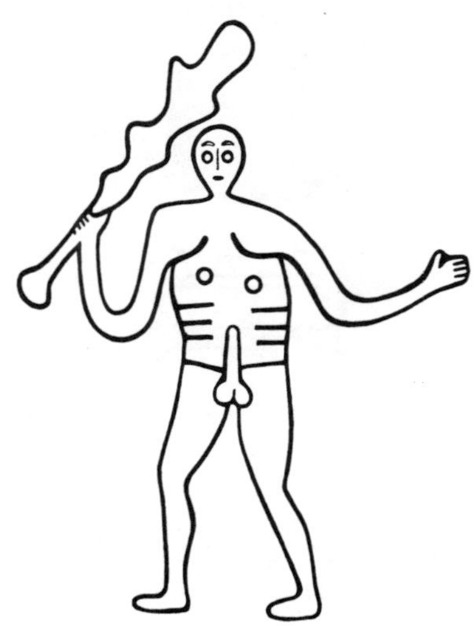

Riesenhafte primitive Gestalt mit erigiertem Phallus. Eingeschnitzt in die Oberfläche eines Kalkhügel-Abhangs. Dieser Typ von Bildnis weist auf die Bedeutung der Sexualität in heidnischen Glaubensformen hin.

Cerne Abbas, Dorset, England; wahrscheinlich aus der Zeit der frühen römischen Invasion in Britannien.

Wenn das männliche Geschlechtsorgan als Shiva-Lingam geehrt wird, bekommt Sex eine tiefe transzendentale Bedeutung.

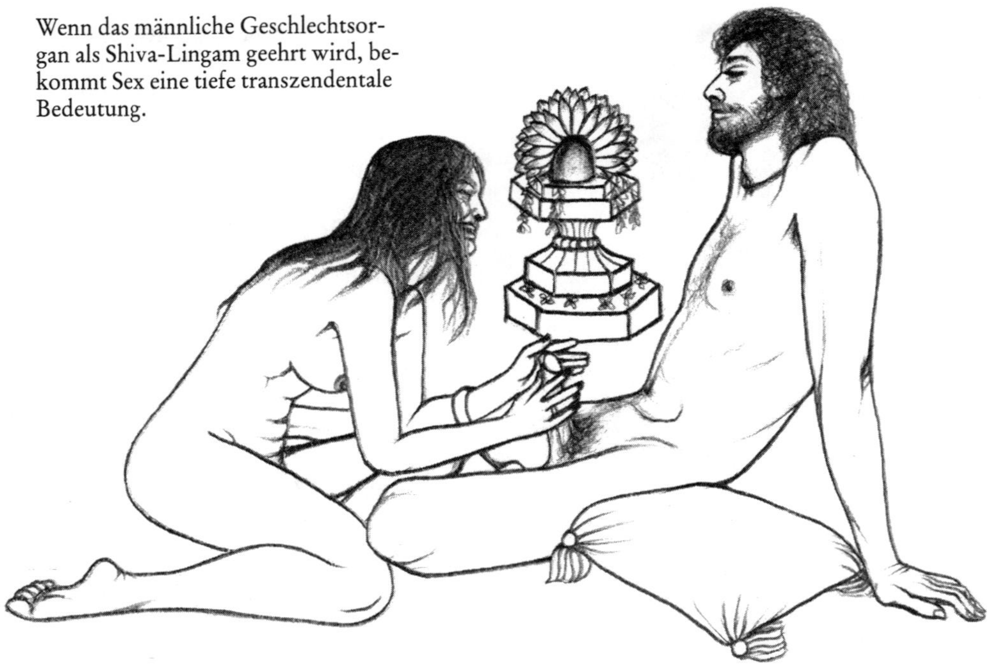

Es gibt eine Brücke zwischen Zeit und Ewigkeit; diese Brücke ist der Jiva, die individuelle Seele.
CHANDOGYA UPANISHAD

Das gesamte Universum wurde aus der Saat erschaffen, die aus dem erigierten Lingam von Shiva während seines Liebens strömte. All die Götter verehren dieses Lingam, das Symbol vom Herrn Shiva, dem obersten Yogi.
MAHABHARATA

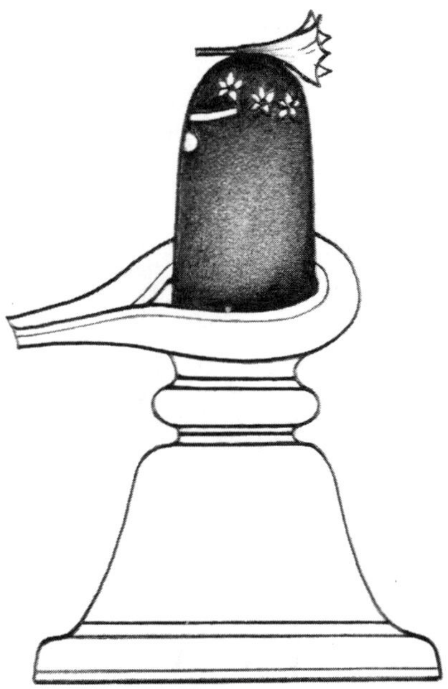

Natürlicher Lingam-Stein, eingelassen in Yoni-Unterlage. Bei Ritualen der Verehrung werden Blumen und andere Opfergaben auf den Stein gelegt und Milch, Öl oder heiliges Wasser darüber gegossen. Hier wird eine Datura-Blume als Symbol des göttlichen Rausches auf dem Lingam geopfert.

Nach einer indischen Malerei; Kangra Valley, ca. 18. Jahrhundert.

Überfluss an tugendhaften Taten angehäuft hat, empfängt ein glückliches Leben und erhält angenehme Freuden von der Welt. Der Jiva, der einen Überfluss an Schlechtem und Bösem angehäuft hat, findet niemals Ruhe und Frieden. Von welcher Natur auch immer ein Verlangen ist, diese Natur bleibt am Jiva haften und begleitet ihn durch die verschiedenen Inkarnationen.»

Die Konzepte von Shiva und Jiva, das erhabene männliche Prinzip und die unsterbliche individuelle Seele, sind von grosser Bedeutung für jeden, der tantrische Liebe praktizieren will. Wenn Sie sich mit Shiva, dem Transzendentalen, identifizieren, werden Sie zu tieferer Einsicht in die grundsätzlich göttliche Natur des Wechselspiels zwischen Mann und Frau gelangen. Wenn Sie sich Ihren jeweiligen Partner als Verkörperung des Transzendentalen vorstellen, bei weitem alles Vorausschaubare und alle bekannten Beschränkungen überschreitend, dann wird Ihrer Beziehung das Erlebnis der Transzendenz widerfahren. Wenn Sie der geliebten Person mit Glaube und Hingabe dienen, dann wird die kreative Shakti-Energie das Shiva-Prinzip darin wekken. Mit Shakti als Gegenpol wird sich die Shiva-Kraft des reinen Bewusstseins erheben. Durch die intime Vereinigung von Shiva und Shakti in ekstatischem Entzücken wird die individuelle Seele von den Bindungen aus vergangenen Leben befreit. Dann kann das Paar wahrhaft zu den Höhen der Befreiung schweben.

Atem ist Leben

Es gibt ein wohlbekanntes Sprichwort: «Atem ist Leben.» Wenn der Atmungsprozess aufhört, erlischt sehr schnell das Leben. Und doch nehmen Leute das Atmen für viel zu selbstverständlich hin. Wenn ein Baby geboren wird, ist der erste Atemzug lebenswichtig. Falls es irgendein Hindernis oder eine Verzögerung gibt, wird das Kind sterben. Am anderen Ende des Lebens markiert der letzte Atemzug das Dahinscheiden des Individuums in eine andere Dimension. Zwischen diesen beiden Punkten – Geburt und Tod – gibt es stets und ständig Atmung, die den meisten Leuten vollkommen unbewusst bleibt.

Die Yoga-Lehren betonen nachdrücklichst die enorme Bedeutung des Atems. Gemäss alten Yoga-Schriften macht der gesunde Erwachsene während eines kompletten Tages und einer Nacht im Durchschnitt 21 600 Atemzüge. Das bedeutet einen allgemeinen Durchschnitt von fünfzehn Atemzügen pro Minute oder alle vier Sekunden ein Atemzug. Üblicherweise atmet eine Person weniger häufig, wenn sie ruht, aber wesentlich schneller bei extremer Anstrengung. Der Liebesakt löst ein Ansteigen der Atemfrequenz aus, etwa vergleichbar mit der Auswirkung eines längeren Dauerlaufes. Ein besonders energischer Akt des Liebens schafft all die physischen Symptome einer sportlichen Hochleistung; das Herz hämmert, das Blut rauscht durch die Adern. Östliche mystische Lehren betonen den Wert verlängerten Liebens in Verbindung mit tiefer und kontrollierter Atmung.

Nach yogischer Tradition hängt die Lebenserwartung von der Atemfrequenz ab. Dies scheint ganz entschieden auf Reptilien und Säugetiere zuzutreffen. Die Schildkröte atmet sehr langsam und lebt sehr lange, wohingegen die Maus sehr schnell atmet und dafür auch nur ein sehr kurzes Leben hat.

Dazu die *Gheranda Samhita*, ein yogisches Quellenbuch aus der mittelalterlichen Periode: «Durch Absenken der Atemfrequenz findet eine Steigerung der Lebensenergie statt; durch Steigerung der Atemfrequenz wird die Lebensenergie vermindert.»

Eine andere bedeutende indische Schrift, die *Shiva Samhita*, stellt fest: «Der Körper einer Person, die Atemregulierung praktiziert, wird harmonisch entwickelt, verströmt süssen Duft und wird stark und schön. Der klug Praktizierende zerstört mit Sicherheit all sein Karma, ob nun in diesem Leben oder in der Vergangenheit erworben, durch die Regulierung des Atems.»

Viele Yogis widmen sich ausschliesslich dem Bemühen, bewusste Kontrolle über die Atemfunktion zu erlangen; sie glauben, dadurch Herren ihres Schicksals werden zu können.

Machen wir sofort ein Experiment. Legen Sie – ohne Ihren Atem zu ändern – eine Hand auf den Leib, unmittelbar unter dem Solarplexus. Stellen Sie fest, ob Ihr Atem bis dorthin reicht. Achten Sie darauf, ob sich Ihr Leib nach vollendetem Einatmen ausgeweitet hat. Natürlicher Atem sollte auf diese Weise wirken: Die untere Region sollte beim Einatmen vorgewölbt und beim Ausatmen zusammengezogen werden. Die meisten Leute atmen jedoch auf genau gegenteilige Art und Weise. Im allgemeinen wird der Atem nur bis zur Brustregion eingezogen. Ausserdem atmen viele Leute nur durch den Mund, statt durch die Nase, und bei physischer Anstrengung keuchen sie mit weit geöffnetem Mund. Solche Atemtechnik hat folgende Langzeitwirkung: Verlust der Konzentrationsfähigkeit, physische Schwäche und Herzbeschwerden.

Tantrische Lehren erklären: Wenn Liebende auf unnatürliche Art atmen und sich ungemein anstrengen, besteht die echte Gefahr frühzeitigen Alterns, der Impotenz, der Unfähigkeit zum Höhepunkt, emotionaler und geistiger Probleme sowie ganz allgemeiner physischer Schwäche. Sowohl tantrische als auch taoistische Lehren betonen mit Nachdruck, dass Liebes-Atmen vorzugsweise tief sein sollte; vom Zwerchfell aus, durch die Nase, das Bewusstsein auf die Aufnahme und auf die Zurückhaltung der Lebensenergie konzentriert.

Erhältlich sind viele populäre Bücher, die sich ausgiebig mit Yoga-Stellungen *(Asanas)* und Atemtechniken *(Pranayama)* befassen. Da wir dieses Thema vom Standpunkt der Sexualität aus behandeln, werden wir nicht versuchen, eine umfassende Lehre über Yoga-Atmung zu erteilen. Es ist jedoch hilfreich, hier ein oder zwei Punkte in Betracht zu ziehen. Seien Sie sich zunächst einmal der natürlichen Teilung des Atemprozesses bewusst; er hat drei Teile: Einatmen, Anhalten und Ausatmen.

Das Einatmen sollte natürlich und niemals gezwungen erfolgen. Luft sollte *als Resultat* der Ausdehnung des Leibes in den Körper strömen. Wenn der Atem angehalten wird, sollte der untere Teil des Körpers die Form eines Topfes annehmen. Der Yoga-Begriff dafür lautet *kumbhak* und bedeutet «Krug». Das Anhalten des Atems ist der Punkt der grössten Wirksamkeit. Während dieser Periode wird die inhalierte Luft zum Teil von den Lungen absorbiert und belebt den ganzen Körper. Das Ausatmen oder die Exhalation befreit das gesamte System von Schlacken und überflüssigen Abfallprodukten.

Tantrische Lehren raten, sich während des Einatmens vorzustellen, wie man die lebensspendenden Energien von Brahma absorbiert. Beim Anhalten des Atems sollte man sich darauf konzentrieren, die Lebenskraft aus der Luft zu extrahieren und durch den gesamten Körper zirkulieren zu lassen. Während des Ausatmens sollte man sich vorstellen, wie alles Negative, physische Krankheiten und Gebrechen oder Spannungen den Körper verlassen und zwecks Reinigung zur Erde zurückkehren.

Diese drei Teile des Atemprozesses sollten glatt ineinandergreifen und ohne harte, rukkende Bewegungen durchgeführt werden. Ausserdem sollte man geistiges Bewusstsein der Atembewegung pflegen, sowohl beim Ein- als auch beim Ausatmen.

Das entscheidenste Element aber ist das Anhalten des Atems. Bewusstes Atem-Anhalten kräftigt den Kreislauf und stärkt die subtilen Verbindungen zwischen allen Körperteilen. Ferner bewirkt es ein Ansteigen der Körper-Sekretionen, besonders des Speichels, der – nach yogischen Lehren – belebende und nährende Wirkung hat.

Das *Gorakshashtakam*, eine yogische Schrift aus der mittelalterlichen Periode, stellt treffend fest: «Man sollte den Atem langsam inhalieren und genauso exhalieren; das eine sollte das andere nicht übertreffen, auch nicht die Fähigkeit, den Atem anzuhalten. Vor allem sollte man nicht zu schnell ausatmen. Atemkontrolle löst die Bande des Karma und stellt im gesamten Organismus Harmonie und Gleichgewicht her.»

Der *vollkommene Atem* – bewusstes Einatmen, Anhalten und Ausatmen – ist der erste Schritt, um die Atemfunktion als Mittel zur Befreiung zu benutzen. Hat man ein gesundes und harmonisches Atemmuster entwickelt, kann man zu spezifischen Atem-*Rhythmen* übergehen. So ist z. B. der *heilende Atem* extrem einfach und kann jederzeit praktiziert werden. Er besteht in bewusster Änderung der Zeitspannen, die für jeden Teil des Atemzyklus gebraucht werden. Dieser neue Atem-Rhythmus ist besonders geeignet, um vitale Energie aus der Atmosphäre zu ziehen. Das neue Atemtempo wird zunächst unnatürlich erscheinen, und der Körper wird einige Zeit brauchen, um sich daran zu gewöhnen. Man sollte also nichts erzwingen, sondern Geduld haben.

Beim *heilenden Atem* ist das Verhältnis von Einatmen über Anhalten zum Ausatmen 1 : 4 : 2. Das Anhalten dauert also viermal solange wie das Einatmen, und das Ausatmen dauert doppelt solange wie das Einatmen. Das Einatmen setzt das Mass für die beiden anderen Zeitspannen fest. Machen Sie also zuerst das Einatmen ein wenig länger als normal; passen Sie die Perioden des Anhaltens und

Prana, *der vitale Atem, ist aus dem Selbst geboren. Wie eine Person und ihr Schatten, so sind auch Selbst und* Prana *unzertrennlich.* Prana *betritt den Körper bei der Geburt, damit die Wünsche des Geistes als Fortsetzung aus früheren Leben erfüllt werden können.*
PRANA UPANISHAD

Leute von Klugheit reden nicht von einem Sprachsinn, von einer Fähigkeit zum Hören oder Sehen oder von Meditation, sondern nur von einer Gruppe von Pranas, *die alle diese Dinge tun. Denn dies alles sind Manifestationen von* Prana.
CARAKA SAMHITA

Wer Tantra praktiziert, zielt darauf ab, den unbewussten Fluss von mikrokosmischen Kräften zu stoppen, indem er sich Kontrolle über die Atemfunktionen verschafft, die den äusseren Aspekt vitaler Energie darstellen. Der Anfänger muss den Atemprozess meistern, bis dieser ein höchst reaktionsfähiges und subtiles Werkzeug wird.
VARAHI TANTRA

Ausatmens entsprechend an. Danach steigern Sie allmählich das Einatmen und passen es allmählich den Perioden der beiden anderen Teile an. Das Ergebnis dieser Praxis ist eine Verlangsamung des Atemprozesses; dies wiederum entspannt und heilt sowohl den Körper als auch den Geist.

Praktizieren Sie jedoch die Technik des heilenden Atems niemals bis zum Punkt physischer Anstrengung. Wenn Sie müde werden, wenn Ihnen schwindelig wird, wenn Ihr Herz heftig zu schlagen beginnt, dann übertreiben Sie Ihre Atemübungen. Lassen Sie es also wieder etwas ruhiger angehen. Das Verhältnis der drei Teile kann am Herzschlag gemessen werden (indem Sie die Finger bewegen, ohne dabei zu zählen) oder an einer Uhr. Aber die Proportionen sollten niemals geistig mitgezählt werden, denn das Zählen während der Meditation könnte die guten Wirkungen der Meditation wieder aufheben. Der Grund besteht darin, dass der Geist mit dem logischen Prozess des Zählens gefüllt wird und sich so selbst vom abstrakten Prozess der Meditation abschneidet.

Es gibt eine ideale Methode, um den Atemprozess zu messen. Konzentrieren Sie den Geist auf die Geräusche, die beim Ein- und Ausatmen verursacht werden. So schaffen Sie sich mit dem Audio-Rhythmus einen Massstab.

Verschiedene yogische Schriften erwähnen unterschiedliche Atemgeräusche. So stellt z. B. die *Gheranda Samhita* fest:

«Beim Einatmen verursacht jede Person den Laut ‹SAH›, beim Ausatmen den Laut ‹HAM›. Diese beiden Laute zusammen bilden das Machtwort ‹SAHAM› (oder ‹SOHAM›, was ‹ich bin es› bedeutet) oder ‹HAMSA› (mit der Bedeutung von ‹Grosser Schwan› oder ‹Vogel der Seele›). Jedes lebende Wesen wiederholt ständig diesen Vorgang, der aber normalerweise unbewusst bleibt. Dieser subtile Laut findet an drei Stellen sein Echo; im sexuellen Zentrum (zwischen Anus und Geschlechtsorganen), im Herz-Zentrum (Herz) und im Zentrum des Dritten Auges (unmittelbar über der Stelle, wo sich die Nasenlöcher vereinigen). Der Yogi sollte diese Wiederholung bewusst vornehmen, die Zeitspanne des Einatmens messen und verlängern sowie das Anhalten und Ausatmen dementsprechend anpassen.»

Es gibt noch eine zusätzliche und wirksame Methode, um das Atemverhältnis zu messen. Schaffen Sie sich eine positiv aufgeladene Machtformel; z. B. «Ich bin von einer positiven, schützenden Aura umgeben.» Benutzen Sie die Länge dieses Satzes als Massstab, während Sie sich vorstellen, dass Ihr Körper von dieser Aura wie von einem goldenen Lichtschein umgeben wird. Auf ähnliche Weise können Sie auch ein Mantra oder ein Machtwort gebrauchen, das Sie für jeden Teil des Atemzyklus wiederholen. Das Gehen ist eine ideale Zeit, um den heilenden Atem zu praktizieren und zu entwickeln, da Sie Ihre Schritte als Zeitmass für das Verhältnis von Einatmen, Anhalten und Ausatmen benutzen können.

Das korrekte Üben des vollkommenen und heilenden Atems belebt und kräftigt den gesamten Körper. Auch der Geist profitiert davon und kann durch diese Übung unter bewusste Kontrolle gebracht werden.

Die *Hathayoga Pradipika* stellt fest: «Wenn der Atem in Bewegung ist, ist auch der Geist in Bewegung; wenn der Atem kontrolliert wird, wird auch der Geist kontrolliert.»

Das Ziel aller yogischen Atemübungen besteht letzten Endes in einer verlängerten Phase des Atem-Anhaltens; dies führt zu supernormalen Kräften und «verbrennt» alle Karmas.

Wenn die vitalen Kräfte im Körper unter die Macht des kreativen Geistes gebracht werden, so erlebt man sofort eine unmittelbare Wirkung im sexuellen Zentrum. Man verspürt plötzlich ein generelles Anwachsen der Energie und Sensitivität. Die Sinne sind aufeinander abgestimmt und können so effektiver funktionieren.

Jedes Paar, das die Ekstasen der tantrischen Liebe erfahren und erleben möchte, sollte deshalb zuerst den vollkommenen Atem entwickeln, bis dieser absolut natürlich ist. Danach sollte der heilende Atem praktiziert werden, damit die vitalen und subtilen Kanäle des Körpers gereinigt und gekräftigt werden. Dies verhindert physischen oder emotionalen Schaden durch die sehr hohen Intensitäts- und Energie-Ebenen der tantrischen Liebe.

Die Bewegungen der vitalen Luft, des Geistes und der sexuellen Energie stehen alle miteinander in Verbindung. Wird eine dieser drei Funktionen gestoppt, werden auch die beiden anderen beeinflusst. Hier können wir sehen, welch enge Beziehung der Atemfluss mit der sexuellen Funktion und mit dem subtilen Vorgang des Geistes hat, wie z. B. dem Denken und Vorstellen.

Einer der wichtigsten Aspekte der sexuellen Vereinigung ist ein gemeinsames Atem-Erlebnis, denn Emotionen sind direkt mit dem Atem verbunden. Wahre physische Liebe produziert eine totale Verschmelzung der Atem-Rhythmen des Paares. Dieses Erlebnis birgt den Schlüssel zu ungeheurer Macht.

Verschiedene andere Atemtechniken können ebenfalls helfen, ein Paar auf die tantrische Liebe vorzubereiten. So gibt es z. B. eine geheime Technik, die als «Krähenschnabel» bekannt ist. Sie besteht darin, die Seiten der Zunge nach innen zu stülpen und gleichzeitig leicht vorzustrecken. Dann wird die Luft durch die Zunge eingeatmet, um den «Topf» der Lungen und des Zwerchfells zu füllen. Den Atem solange wie möglich anhalten und dann durch beide Nasenflügel ausatmen.

In der *Shiva Samhita* lesen wir darüber: «Wenn eine Person am frühen Morgen und in der Abenddämmerung Luft durch den Krähenschnabel trinkt, werden alle Krankheiten oder physischen Schwächen vernichtet. Diese Praxis führt zu den Kräften der Hellseherei sowie anderer wunderbarer Fähigkeiten.»

Yoga-Traditionen erwähnen ständig eine fünffache Teilung des Atems, genannt *Prana* (Lebenskraft). Es wird gesagt, dass der ursprüngliche *Prana* noch vier andere *Pranas* enthält. So wie ein König Beamte beschäftigt, die über verschiedene Teile seines Königreiches herrschen, so ist auch jeder der anderen vier *Pranas* dazu bestimmt, über eine spezifische Körperfunktion zu herrschen. Von dieser fünffachen Unterteilung des subtilen Atems sind der ursprüngliche *Prana*, der sich nach oben bewegt, und der *Apana*, der sich nach unten bewegt, besonders wichtig. Der Tantrische Yoga ziehlt darauf ab, den Fluss dieser beiden Lebensströme umzukehren, sie zur Kombination zu veranlassen und so eine totale Transformation des Psycho-Organismus zustande zu bringen.

Die *Bhagavad Gita* erklärt: «Manche Yogis opfern den *Prana* in den *Apana;* andere den *Apana* in den *Prana.*»

Das *Gorakshashtakam* stellt fest: «Der Jiva (die individuelle Seele) ist der Sklave von *Prana* und *Apana.* Wer diese beiden Kräfte kennt und beherrscht, ist ein wahrer Kenner des Yoga und bekommt sehr schnell die Ekstase der Selbsterlösung zu kosten. Während man den *Apana* aufwärts zieht, sollte man ihn mit dem *Prana* vereinigen.»

Die Teilung des inhalierten Atems in die fünf subtilen Atemströme findet während der Periode des Atem-Anhaltens statt. Dieser natürliche Vorgang kann die Basis einer wichtigen Meditation sein. Stellen Sie sich vor, die Luft, die durch die Nase einströmt, wäre eine Flüssigkeit von geringerer Dichte als Wasser. Saugen Sie diese Flüssigkeit ein, indem Sie dem unteren Teil des Leibes die Form eines Topfes geben. Wenn der Vorgang des Inhalierens abgeschlossen ist, wechseln Sie über zum Anhalten des Atems; dabei stellen Sie sich vor, dass alle körperlichen Öffnungen (Ohren, Augen, Nase, Mund, Anus etc.) versiegelt sind. Stellen Sie sich vor, wie sich die Luft in fünf Teile aufteilt und die Natur der Fünf Grossen Elemente annimmt (Raum, Luft, Feuer, Wasser und Erde), um nun die verschiedenen Körperteile zu nähren. Versuchen Sie, diesen Vorgang mit dem geistigen Auge «zu sehen». Während dieser Periode der bewussten Atem-Anhaltung versuchen Sie, nur die besten Teile aus der inhalierten Luft herauszuholen. Dann wechseln Sie zum Ausatmen über und stellen sich dabei vor, wie alle Unreinheiten, Negativa oder physische Gebrechen den Körper verlassen und zwecks Regeneration zur Erde zurückkehren.

Für die korrekte Ausübung tantrischer oder taoistischer Liebestechniken ist Atemkontrolle von vitaler Bedeutung.

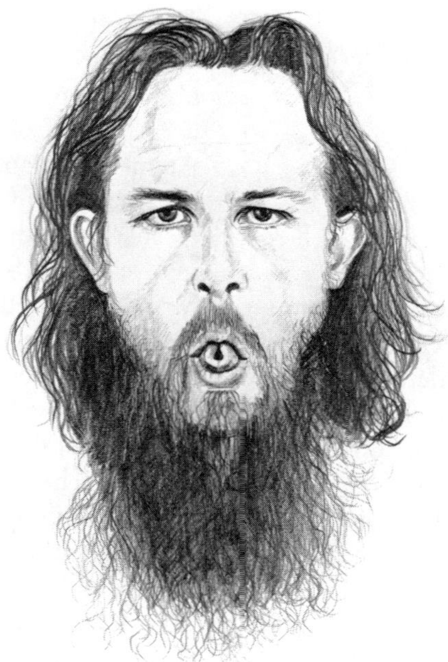

Krähenschnabel-Atemübung *(Kaki Mudra)*, um dem Körper Kühlung zu verschaffen und Krankheit zu eliminieren. Die Luft wird langsam durch die zusammengerollte Zunge inhaliert. Eine andere Bezeichnung für diese Übung lautet *shitali;* das bedeutet «kühl». Trägt dazu bei, Leber und Milz zu aktivieren, die Augen zu beruhigen, die Ohren zu besänftigen; kühlt das gesamte Körpersystem.

Atemübungen sollten niemals unmittelbar nach einer Mahlzeit oder nach schwerer Anstrengung durchgeführt werden. Im allgemeinen ist es am besten, bewusstes Atmen allmählich in Ihr Leben einzuführen. Haben Sie keine Angst vor der Macht des Atems. Lernen Sie statt dessen, ihn sorgfältig zu benutzen. Mit dem Atem als Verbündeter liegt für Sie und Ihren Partner Ekstase in Reichweite.

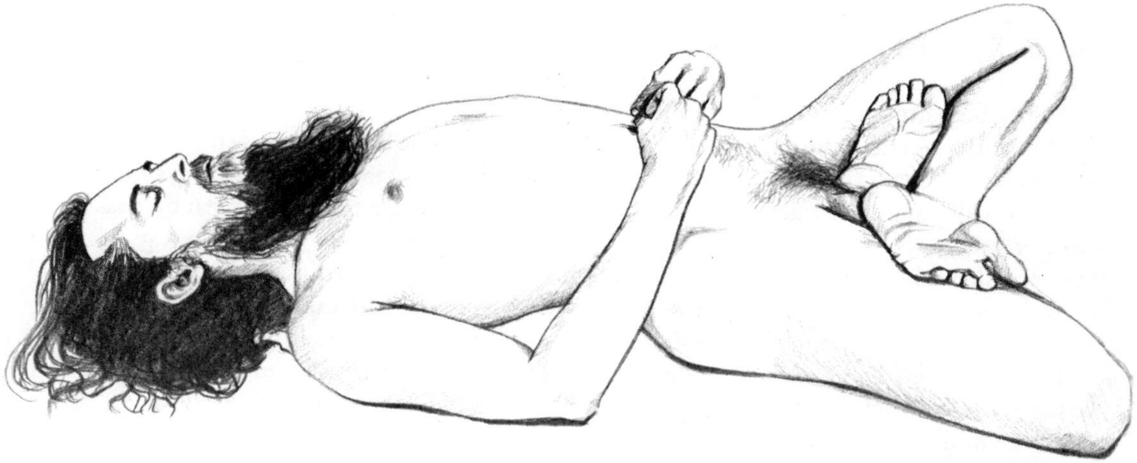

Yoga-Stellung, abgeleitet von der Lotos-Position. Flache Lage; beide Hände leiten Energie zum Nabelzentrum der Transformation zurück. Dies ist eine sehr entspannende und energetisierende Stellung, die hilft, die subtilen Energien im Körper aufwärts und abwärts zu leiten.

Solare und lunare Atmung

Der solare Atem führt zu Transzendenz; der lunare Atem ist eine form-gebende Substanz. Ihre Vereinigung ist das Erwekken des Ewigen.
PRANA UPANISHAD

Das Orakel des Atems entfaltet seine Geheimnisse denjenigen, die die Schlüssel kennen. Die Elemente im Atem sind bekannt als Feuer, Wasser, Erde, Luft und Raum.
SVARA CINTAMANI

Wenn der Atem unstet ist, ist alles unstet; aber wenn der Atem still ist, ist alles still. Also sollte man den Atem sorgfältig kontrollieren. Atme langsam ein und gleichermassen aus; halte den Atem weder exzessiv noch über deine Fähigkeit hinweg an. Atme nicht zu schnell aus. Einatmen gibt Kraft sowie einen beherrschten und gereinigten Körper; Anhalten des Atems gibt Stetigkeit des Geistes und Langlebigkeit; und Ausatmen ist total reinigend.
GORAKSHASHTAKAM

Östliche mystische Lehren verwenden eine Symbolik, die aus dem Glauben abgeleitet ist, dass die Komponenten der inneren Natur des Menschen mit äusseren kosmischen Prinzipien in Verbindung stehen. Solare und lunare Symbolik ist in allen Kulturen zu finden, die auf einer starken metaphysischen Glaubensstruktur basieren. So haben die meisten Völker des Altertums der Sonne und dem Mond spezifische Eigenschaften zugeschrieben. In hebräischer Tradition wird z. B. die Sonne als im Wesen maskulin betrachtet und mit dem väterlichen Archetyp identifiziert, während der Mond für feminin gehalten und mit dem mütterlichen Urtyp identifiziert wird.

Solare und lunare Symbolik ist in yogischen, tantrischen und taoistischen Traditionen ein sehr wesentlicher Bestandteil. Diese Lehren identifizieren die rechte Seite des Körpers mit der Sonne (solare Kräfte) und die linke mit dem Mond (lunare Kräfte). Tantra identifiziert Solarenergie mit der maskulinen «feurigen» Psyche, der Farbe Rot, dem Element Feuer und den intellektuellen Vorgängen. Im Gegensatz dazu ist Lunarenergie mit der femininen «kühlenden» Eigenschaft (Soma) verbunden, mit der Farbe Weiss, dem Element Wasser und allen intuitiven Vorgängen.

Yogis, die Jahre damit verbracht haben, die Idiosynkrasien des Atmungsprozesses zu untersuchen, haben festgestellt, dass der Atem in regelmässigen Abständen von einer Seite zur anderen wechselt. Sie können dies auf der Stelle nachprüfen, indem Sie beobachten, durch welchen Nasenflügel Sie aus- und einatmen. Wenn Sie dies nach einiger Zeit kontrollieren, werden Sie feststellen, dass inzwischen ein Wechsel zum anderen Nasenflügel stattgefunden hat. Die Tantras erklären, dass das tägliche Muster der Nasenflügel-Atmung durch die Einflüsse von Sonne, Mond und Sternen verursacht wird.

Alte yogische Lehren stellen fest, dass die Atem-Dominanz nach etwa zwei Stunden ganz natürlich von einer Seite auf die andere wechselt und die Zeitspannen dieses Wechsels in direkter Verbindung mit der Bahn des Mondes durch den Tierkreis stehen. Manchmal kommt der Atem aus dem rechten Nasenflügel, mitunter aus dem linken und gelegentlich aus beiden. Die Atem-Wissenschaft *(Pranayama)* ist der Ursprung von Hatha Yoga, was soviel bedeutet wie Zusammenschluss von Sonne und Mond. Der Ausdruck «Hatha» im Hatha Yoga bezieht sich auf den HA-Atem der Sonne und auf den THA-Atem des Mondes. Da der Atem mit himmlischen Einflüssen verbunden ist, werden durch Beherrschung des Atems auch diese Einflüsse beherrscht. Viele tantrische Schriften behaupten, dass durch einen Ausgleich des solaren und lunaren Atems ein Individuum vom Einfluss des Schicksals befreit werden kann. Diese Synthese von HA-Atem und THA-Atem im Zustand des Gleichgewichts ist das innere Ziel aller Yogas.

Im Jahre 1969 hat Dr. V. Patrap vom Kaivalyadhama Yoga Institute in Bombay ein Experiment durchgeführt, um die Muster der täglichen Nasenflügel-Atmung zu bestimmen. Er fand heraus: Es gibt ein rhythmisches Muster für die abwechselnde Nasenflügel-Atmung, und dieses Muster unterscheidet sich von einem Individuum zum anderen, aber auch beim selben Individuum von Tag zu Tag. In seinem Bericht stellt er fest:

«Die Ursache der eigenartigen Dominanz der Nasenflügel-Atmung mag für Physiologen ein Problem darstellen. Man glaubt, dass es etwas mit der Sympathikus-Innervation zu tun hat. Der Autor dieses Forschungsberichtes meint, dass die Luftströme, die die Nase passieren, gewisse Teile der Geruchsnerven-Filamente stimulieren und damit auch die Geruchs-Knolle, die ja eine Extension des Gehirns ist und eine Fortdauer von Impulsen gestattet, auch nachdem ein Stimulus aufgehört hat. Von der Geruchs-Knolle oder -Zwiebel gehen Fasern in der Geruchs-Bahn in Richtung Gehirn. Einige enden im Geruchs-Tuberkel, andere reichen bis hinüber zur entgegengesetzten Hirn-Hemisphäre. Es ist möglich, dass zentrale Mechanismen die Nasenflügel-Atmung regieren, um eine Homöostase des Organismus aufrechtzuerhalten. Deshalb dominiert manchmal die rechte Nasenflügel-Atmung und mitunter die linke Nasenflügel-Atmung. Manchmal findet die Atmung auch durch beide Nasenflügel gleichermassen statt. Es kann vermutet werden, dass die Luft, die durch den rechten Nasenflügel strömt, die anregenden Wirkungen hervorruft, während die durch den anderen Nasenflügel strömende Luft hemmende Wirkungen auslöst. Was den Anspruch dieser Atem-Wissenschaft betrifft, so könnte sie bei Familienplanung, Diagnose, Prognose von Krankheiten und deren Heilung benutzt werden.»

Es gibt eine sehr einfache Übung, um bewusste Kontrolle über die Atmung zu gewinnen. Sie ist bekannt als wechselseitige Nasenloch-Atmung oder solar-lunare Atmung. Die Technik besteht darin, einen Nasenflügel mit Daumen oder Finger zuzuhalten, während langsam durch das andere Nasenloch eingeatmet wird. Nach Beendigung der Einatmung halten Sie den Atem ein Weilchen an, nehmen dann Daumen oder Finger vom Nasenflügel und atmen durch diesen aus. Dann wiederholen Sie den Vorgang auf umgekehrte Weise. Einatmung durch das Nasenloch, durch das vorher ausgeatmet wurde; halten Sie den Atem wie zuvor an, dann atmen Sie durch das ursprüngliche Nasenloch wieder aus. Dies stellt eine komplette «Runde» der wechselseitigen Nasenloch-Atmung dar. Sie bringt den Atem ins Gleichgewicht und trägt wesentlich dazu bei, bewusste Kontrolle über parasympathische Vorgänge wie Herzschlag, Blutkreislauf und Körpertemperatur zu erlangen und eine Person zu befähigen, die Herrschaft über die Lebenskraft selbst zu gewinnen.

In der *Shiva Samhita* gibt es einen schönen

und präzisen Bericht darüber, wie der Novize die solar-lunare Atmung praktizieren sollte:

«Der kluge Anfänger sollte den Körper straff und aufrecht halten. Die Handflächen werden in bittender Haltung zusammengelegt, um die Tradition der Gurus und die früheren Mutter-Göttinnen auf der linken Seite zu grüssen und dann den elfantenköpfigen Ganesha auf der rechten Seite zu ehren. Dann lasse man den klugen Übenden den rechten Nasenflügel mit dem rechten Daumen verschliessen, Luft durch das linke Nasenloch einatmen und den Atem anhalten, solange dies ohne Unbehagen getan werden kann. Dann atme man langsam und ohne Gewalt durch den rechten Nasenflügel aus. Dann ziehe man den Atem wieder durch das rechte Nasenloch ein und halte ihn an, solange wie es angenehm ist. Anschliessend soll die Luft sorgfältig durch das linke Nasenloch ausgeatmet werden. Nach dieser Methode sollte man versuchen, den Atem zwanzigmal bei jeder Übung anzuhalten, während man den Geist von allen Ängsten, Zweifeln und Dualitäten frei hält. Diese Übung sollte viermal täglich ausgeführt werden; am frühen Morgen (vorzugsweise bei Sonnenaufgang), mittags, bei Sonnenuntergang und um Mitternacht. Wenn diese tägliche Übung drei Monate lang durchgeführt wird, werden alle subtilen Kanäle des Körpers vollkommen gereinigt und alle Karma-Rückstände zerstört sein.

Solar-lunare Atmung kann praktiziert werden, indem man für Einatmen, Anhalten und Ausatmen gleiche Zeitspannen einhält. Man kann aber auch den heilenden Atem mit seinem Rhythmus von 1 : 4 : 2 benutzen.

Die *Gheranda Samhita* gibt eine präzise Anweisung für solar-lunare Atmung unter Benutzung der Proportionen des heilenden Atems und unter Beifügung einer einfachen Meditation:

«Denke an den uranfänglichen Keim-Laut ‹YANG›, der mit dem Element Luft und mit dem Herz-Zentrum verbunden ist. Stelle dir

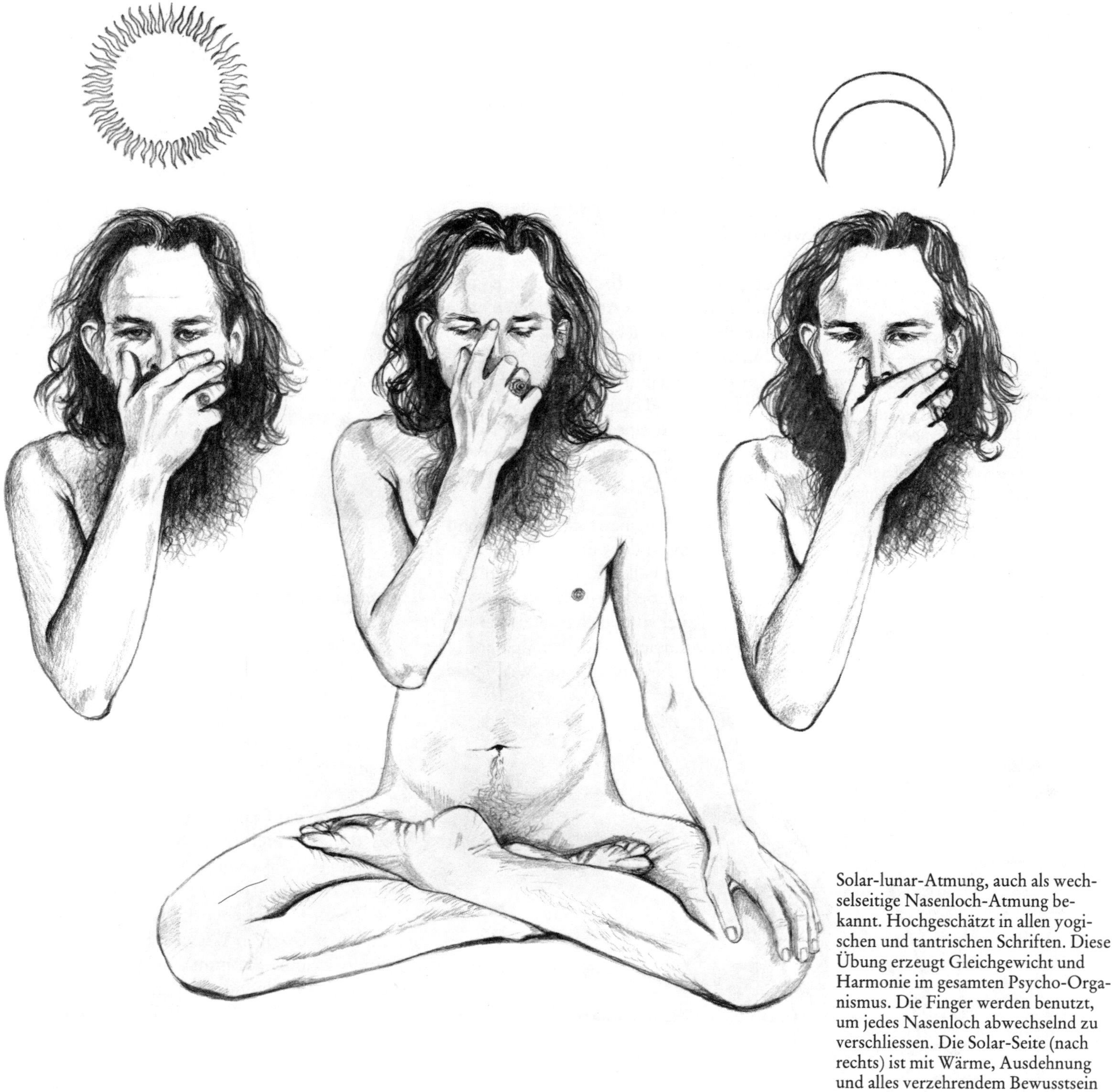

Solar-lunar-Atmung, auch als wechselseitige Nasenloch-Atmung bekannt. Hochgeschätzt in allen yogischen und tantrischen Schriften. Diese Übung erzeugt Gleichgewicht und Harmonie im gesamten Psycho-Organismus. Die Finger werden benutzt, um jedes Nasenloch abwechselnd zu verschliessen. Die Solar-Seite (nach rechts) ist mit Wärme, Ausdehnung und alles verzehrendem Bewusstsein verbunden. Die Lunar-Seite (nach links) ruft Kälte hervor, bewirkt Kontraktion und erzeugt intuitive Weisheits-Energie.

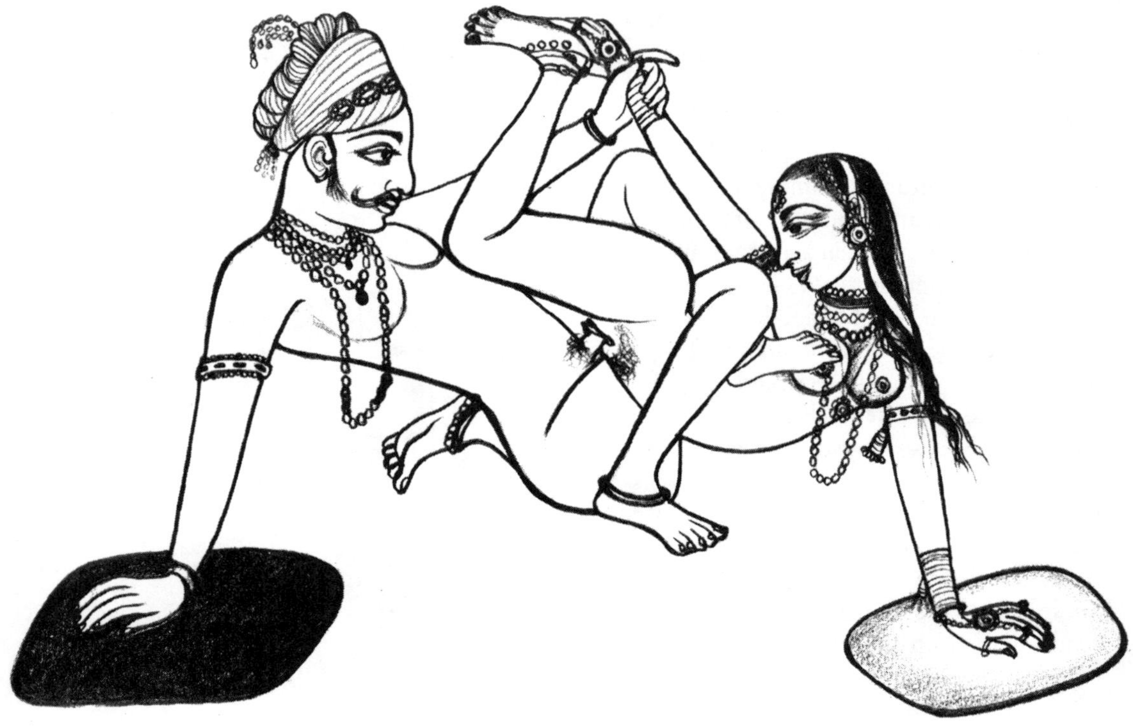

Sexuelle Stellung zur Illustration der spontanen und freudvollen Ekstase von Tantra.
Nach einer Miniaturmalerei aus Rajasthan; ca. 18. Jahrhundert.

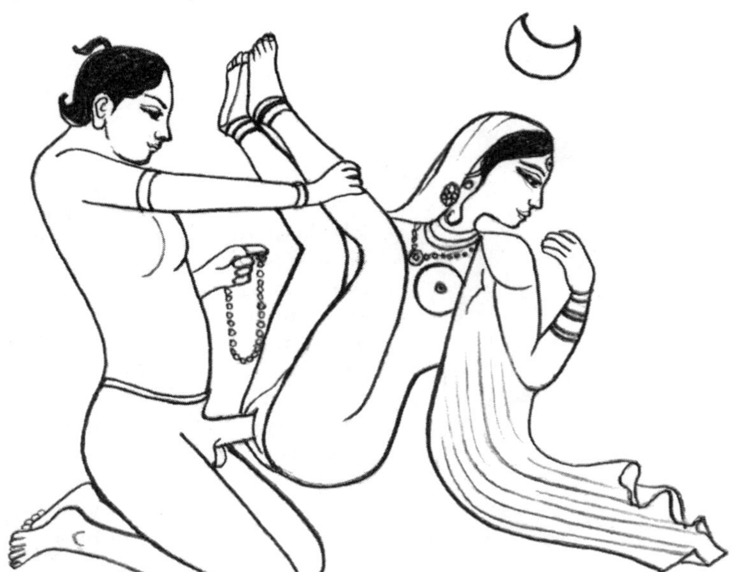

Während des Liebens gibt es eine natürliche Konvergenz und Synchronisation des Atmens zwischen dem Paar. Tantra lehrt, dass Atmen bewusst ausbalanciert werden sollte, um die ekstatischen Kräfte in die Lage zu versetzen, frei nach oben zu strömen. Hier wird gezeigt, wie der Mann seinen Atem mit Hilfe von Perlen misst und seine Partnerin sich auf die kühlende Lunar-Energie konzentriert, um auf diese Weise die Ekstase zu verlängern.
Nach einer Miniaturmalerei; Kangra Hills, spätes 18. oder frühes 19. Jahrhundert.

diese Silbe von rauchiger Farbe vor, angefüllt mit Energie. Dann ziehe den Atem durch das linke Nasenloch ein und wiederhole die Silbe im Geiste sechzehnmal. Halte den Atem zurück, während du im Geiste die Silbe vierundsechzigmal wiederholst. Dann atme die Luft durch das rechte Nasenloch aus, und zwar über eine Zeitspanne, die erforderlich ist, um die Silbe ‹YANG› zweiunddreissigmal zu wiederholen.»

In yogischen und tantrischen Schriften werden noch viele andere Atemtechniken erwähnt; alle sind dazu bestimmt, die solaren und lunaren Kräfte miteinander ins Gleichgewicht zu bringen und zu vereinigen, nämlich die Psyche und den Soma.

Pranayama ist eine exakte Wissenschaft, und Atemübungen sollten mit Sorgfalt und unter Beachtung von Einzelheiten durchgeführt werden.

Die Anwendung bewusster solarer und lunarer Atmung ist der Hauptschlüssel für die Kontrolle der sexuellen Funktion. Der solare Atem wird dem Shiva-Prinzip des transzendentalen Entzückens gleichgesetzt; der lunare Atem steht mit dem Shakti-Prinzip der kreativen Energie in Zusammenhang. Wenn beide Atem im Gleichgewicht arbeiten, betritt die Lebenskraft die «Grosse Achse», den zentralen, subtilen, psychischen Pfad, der vom Perineum an der Basis des Rückgrats zum obersten Teil des Kopfes führt. Wenn die solar-lunaren Kräfte im Gleichgewicht sind, während ein Paar sich liebt, dann wird ein ekstatischer Schauer empfunden, der die Psyche «emporhebt» und in eine evolutionäre Richtung zwingt.

Wenn ein Paar tantrische Liebe praktiziert, dann vereinigen sich seine Shiva- und Shakti-Prinzipien miteinander. Gleichzeitig gibt es eine Konvergenz und Synchronisation des Atems. Die Lebenskräfte verschmelzen zu einem einzigen Wirbel reiner, ekstatischer Energie, und es kommt zu einem Austausch der physischen und subtilen Energien.

Die tantrischen Schriften enthalten einen grossen Reichtum an Information über die verschiedenen Methoden, wie man solaren und lunaren Atem während des Liebens benutzen kann. Zunächst einmal ist es wichtig, zu wissen, dass ein Liegen auf einer Seite die Dominanz des Atems des entgegengesetzten Nasenlochs verursacht. Wenn man z. B. auf der linken Seite liegt, beginnt der Atem automatisch durch den rechten Nasenflügel zu strömen. Die meisten Leute werfen oder drehen sich nachts im Schlaf oder Traum herum. Diese Bewegung ist das Ergebnis eines unbewussten Versuches, dem solaren und lunaren Atem zu helfen, ihr natürliches Gleichgewicht zu gewinnen, das während des Tages verlorengegangen ist.

Tantrische Schriften erklären: Wenn im Moment des Orgasmus beim Mann der solare Atem und bei der Frau der lunare Atem dominiert, dann wird im Falle der Empfängnis das Kind männlichen Geschlechts sein. Im gegenteiligen Fall wird ein Mädchen gezeugt. Die Schriften stellen weiter fest: Wenn auf beiden Seiten der gleiche Atem dominiert, also entweder der solare oder der lunare Atem, dann wird das dabei gezeugte Kind wahrscheinlich sehr starke homosexuelle Neigungen haben.

Indische Liebesstellungen wurden speziell dafür geschaffen, Unregelmässigkeiten des Atems zu stabilisieren und so Bedingungen zu schaffen, die geeignet sind, gesunde und emotional ausgeglichene Kinder zur Welt zu bringen.

Die Lehren betonen ausdrücklich: Wenn der Mann *bewusst* den durch das linke Nasenloch der Frau ausgestossenen Atem durch das rechte Nasenloch einzieht, dann wird dies grosse Anziehungskraft zwischen dem Paar bewirken. Es wird ferner festgestellt: Diese Wirkung wird noch verstärkt, wenn der Mann durch das *rechte* Nasenloch ausatmet und die Frau in die Lage versetzt, diese Luft bewusst durch das *linke* Nasenloch einzuatmen. Dies geschieht oft auf ganz natürliche Weise, wenn das Paar beim Lieben auf der Seite liegt, die Gesichter einander zugewandt, denn dann arbeitet ihr Atem auf natürliche und komplementäre Weise zusammen.

In vielen alten Kulturen hatte der Atem starke mystische Bedeutungen. Im Osten ist es noch immer eine Geste tiefer Freundschaft, «den ausgeatmeten Atem eines Freundes zu geniessen».

Die Eskimos benutzen nicht den Kuss dazu, Zärtlichkeit auszudrücken, sondern sie reiben ihre Nasen aneinander, um ihren Atem auszutauschen.

Viele tantrische und taoistische mystische Schriften weisen auf die bindende Kraft des komplementären Atems hin. Rituale für die Entwicklung einer besonderen Art von Atem-Dominanz werden beschrieben, im Glauben, dass durch bewusste Atemübungen sogar das Schicksal kontrolliert und beherrscht werden kann.

Mehrere Tantras erklären, dass ekstatisches Lieben dann am stärksten ist, wenn die vitalen Atemströme ausbalanciert sind und auf komplementäre Art wirken.

Eine Schrift stellt fest: «Durch Meditation über den Atem während des Liebens sollte man die Lebenskraft des anderen mit der eigenen Lebenskraft packen und die eigene Lebenskraft der Lebenskraft des anderen verleihen.»

Dies ist der tantrische Liebes-Pakt, der Seelen bis in alle Ewigkeit zusammenbindet. Dieser Liebes-Pakt übertrifft bei weitem das Gelöbnis: «Bis dass der Tod euch scheidet.» Dieser Ehebegriff ist kosmisch pessimistisch und einschränkend.

Der Liebesakt ist eine wunderbare Gelegenheit, sein Bestes einem Partner zu geben.

Atem-Kontrolle sollte ein natürlicher Teil des Vorspiels sein; das Bewusstsein sollte auf die kosmische Tragweite des Atem-Austausches während intimen Zusammenseins konzentriert werden.

Beobachtung des subtilen Wechselspiels der Atemzüge kann eine ganz neue Realität des gegenseitigen Austausches, der Bereicherung und der gegenseitigen Verpflichtung mit sich bringen.

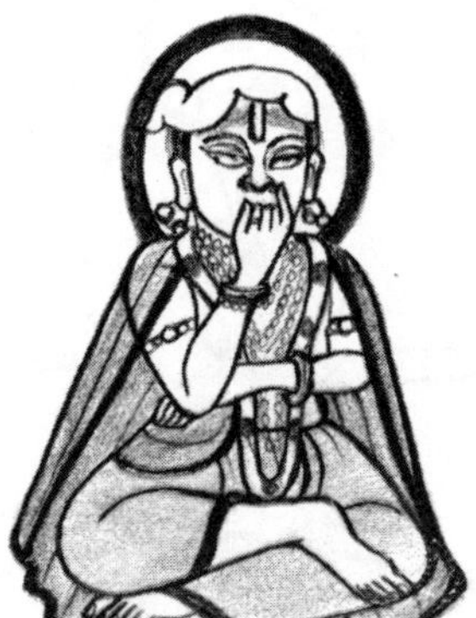

Kundalini: Die Schlangenkraft

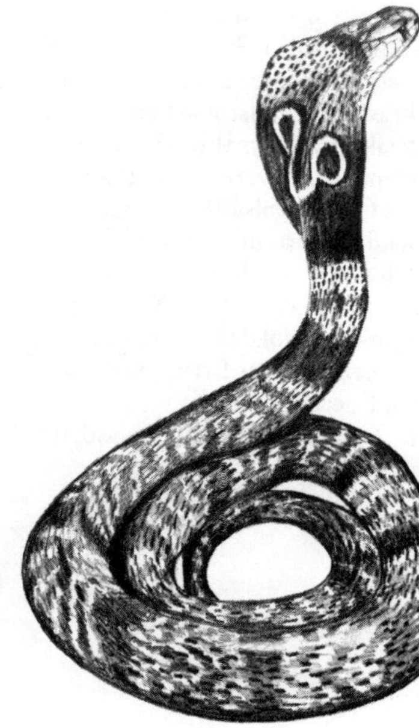

Die Kundalini wird mit einer gefährlichen, zusammengerollten Schlange verglichen, die jeden Moment angreifen kann. Schlangengift kann tödlich sein, aber bei korrekter Zubereitung auch dazu benutzt werden, ernsthafte Krankheiten zu kurieren.

Die meisten esoterischen Traditionen erwähnen eine grosse Kraft, die dem menschlichen Psycho-Organismus innewohnt. Diese Kraft wird in den Tantras als eine «innere Frau» oder *Kundalini Shakti* bezeichnet; sie wird mit einer gefährlichen, zusammengeringelten Schlange verglichen. Diese normalerweise latente Kraft kann kreativ oder destruktiv wirken, positiv oder negativ.

Kundalini kann sowohl auf einer physischen als auch auf einer metaphysischen Ebene verstanden werden. Die Wortwurzel *Kunda* bedeutet «Gefäss», und die Kundalini der Welt ist der Schmelztiegel der uranfänglichen Elemente im Kern der Erde. Diese weltliche Kundalini pulsiert mit regelmässiger Frequenz und bewirkt gelegentlich Naturkatastrophen wie Erdbeben und Vulkanausbrüche.

Die Kundalini der Menschheit ist in der Sexualregion jedes Individuums konzentriert und stellt ein «inneres Feuer» mit ungeheurem Potential dar. Diese Kundalini Shakti ist die Macht des Sex; sie kann eine Person entweder binden oder befreien.

Als latente Macht, notwendig für Vergeistigung, ist Kundalini von besonderer Bedeutung für diejenigen, die die Mysterien der Sexualität zu verstehen suchen.

Die Tantras lehren verschiedene Methoden für das «Wecken» und kanalisieren der Kundalini-Energie.

Die *Gheranda Samhita* stellt fest: «Die grosse Göttin Kundalini, die uranfängliche Energie des Selbst, schläft in der Sexualregion des Körpers. Sie hat die ungefähre Form einer Schlange, die dreieinhalb Windungen aufweist. Solange sie im Schlaf verharrt, ist die individuelle Seele (Jiva) eingeschränkt; wahres Wissen erwächst nicht. Aber so wie der rich-

Wechselseitige Nasenloch-Atmung, hier von einem Jain-Meister praktiziert.

Nach einer indischen Malerei; Mitte 18. Jahrhundert.

Kundalini-Yoga ist das bewusste Wecken und nach oben Steuern der sexuellen Energie, um die subtilen Zentren (Chakras) zu durchstossen und die innere Shakti mit dem Shiva-Prinzip der Transzendenz zu vereinigen. Hier sind die Chakras als offen und ausstrahlend dargestellt, während die Kundalini-Energie hindurchströmt. Das Nabel-Chakra ist der Konzentrationspunkt der solaren Energie; das Kopf-Chakra ist der Brennpunkt der lunaren Energie.

Nach einer Malerei aus Rajasthan; 18. Jahrhundert.

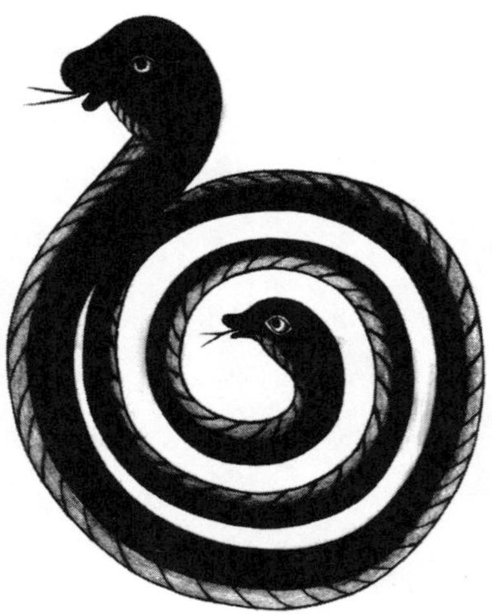

Kundalini, die Schlangenkraft, traditionsgemäss als zusammengerollte Schlange dargestellt, die an jedem Ende einen Kopf aufweist.

Nach einer Miniaturmalerei aus Gujarat; spätes 17. oder frühes 18. Jahrhundert.

tige Schlüssel eine besondere Tür aufsperren kann, so schliesst Hatha Yoga die Tür von Kundalini auf und gestattet dem Selbst, Brahman zu erfahren und zur Erlösung zu gelangen.»

Dieselbe Schrift erklärt weiter, wie Atem-Anhalten, Visualisierung, geistige Wiederholung spezifischer Klang-Schwingungen und bestimmte physische Bewegungen, alles zusammen, die allmächtige Kundalini wecken und beherrschen können:

«Sitze in einer bequemen Stellung. Atme voll ein. Stelle dir den vitalen *Prana* (die evolutionäre Lebensenergie) als vereinigt mit dem *Apana* (der abwärts fliessenden Energie des Körpers) vor. Ziehe das Rektum zusammen (durch Betätigung des analen Schliessmuskels). Stelle dir vor, wie die vitalen Atemströme in die zentrale Grosse Achse in der Region unmittelbar über der Basis des Rückgrats eindringen. Durch die Zurückhaltung des inhalierten Atems kommt sich die schlangenförmig gewundene Kundalini eingeengt und erstickt vor. Sie beginnt sich zu rühren. Dann wecke die schlafende Göttin Kundalini, indem du im Geist den allmächtigen Keim-Laut «HUM» (ausgesprochen «HUNG») wiederholst. Sage zu dir selbst: «SOHAM» (was «Ich bin Er» bedeutet), während du dir vorstellst, du wärst von Shakti erfüllt und in Vereinigung mit Shiva. Ziehe die Kundalini-Energie aus der unteren Region nach oben. Meditiere über die Vereinigung des reinen Shiva-Geistes mit der uranfänglichen Shakti-Energie.»

Yogis verbringen oft viele Jahre damit, sich auf die Freilassung der Kundalini vorzubereiten. Das bewusste Wecken und die Beherrschung der Kundalini-Kraft erfordern Geisteskraft, Bewusstheit der natürlichen evolutionären Aufwärts-Bewegung dieser ungeformten Sexualenergie und einen physischen Körper in harmonischem Gleichgewicht. Da physisches Wohlbefinden mit Diät, Übung und geistiger Haltung verbunden ist, sollte man sich mit diesen Faktoren zuerst beschäf-

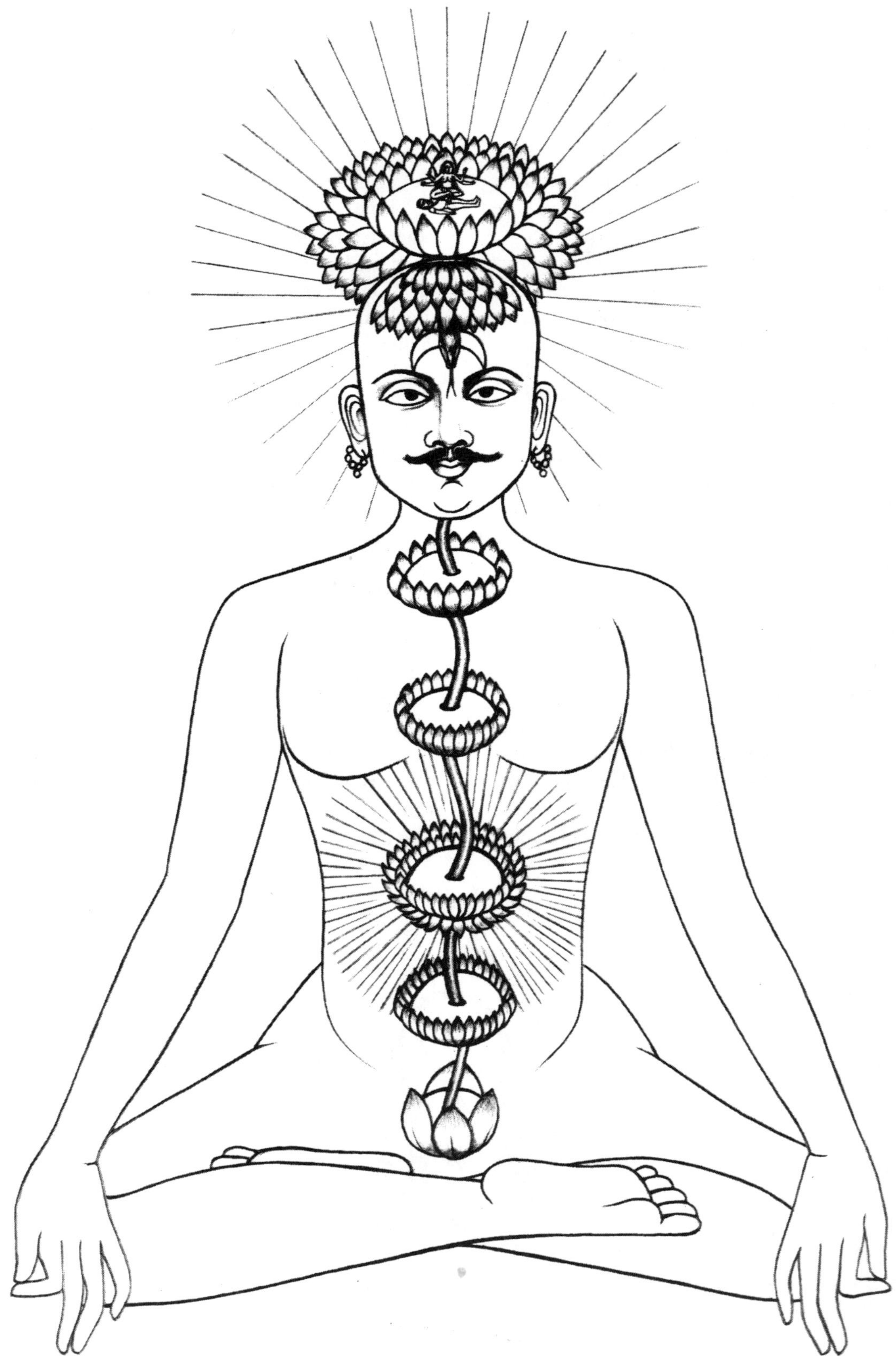

tigen und die notwendigen Vorbereitungen im Lebensstil treffen, bevor man der Kundalini gestattet, sein Leben zu verändern. Jedes Stadium der Vorbereitung ist einfach genug zu befolgen, falls man dazu bereit ist. Sind die Grundbegriffe erst einmal verstanden, sind nur noch Offenheit, ernsthaftes Verlangen und Anwendung notwendig, um zum Erfolg zu gelangen.

Sexueller Kontakt ist ganz besonders geeignet, die Kundalini im Inneren zu wecken und zu stimulieren. Liebende erleben Kundalini manchmal ganz spontan durch die natürliche Konvergenz der Lebensenergien während des Liebens. Schwere physische Anstrengung, besonders bei heterosexuellen Liebesakten, kann die für das Wecken der Kundalini notwendigen Bedingungen nachbilden; der tiefe Atem, die Bewegung der Sexualregion, Zusammenfliessen und Austausch vitaler Atemströme sowie das Keuchen und andere Liebesgeräusche (wie z. B. «Hmmm», «Hah» oder «Oooh» usw.) sind alles Faktoren, die beim Stimulieren der Schlangenkraft eine Rolle spielen.

Das Erlebnis der erwachten und aufsteigenden Kundalini ist unverkennbar. Es wird als innerer Schauer empfunden, als «flüssiges Feuer», gleichzeitig heiss und kalt, elektrisierend, nahezu lähmend, das ganze Sein öffnend, erleuchtend und erlösend, atemberaubend. Manchmal kann das Wecken von Kundalini ein furchteinflössendes Erlebnis sein, aber wenn die korrekte geistige Haltung zum Tragen gebracht wird, ist es leicht, die Energie positiv zu leiten. Visualisierung, die kreative Vorstellung, körperliche Bewusstheit und mehrere physische Techniken (siehe «Umgekehrte Kundalini», Teil III) helfen alle mit, negative Kundalini-Erlebnisse zu überwinden.

Wenn die Kundalini durch spontanes, von Freude erfülltes Lieben geweckt wird, bietet sie dem Paar eine grossartige Gelegenheit, die Höhen des Geistes zu erforschen. Für ein Paar beim tantrischen Lieben ist die Kundalini eine Verbündete, die viel dazu beitragen kann, zu Ekstase und Befreiung zu gelangen.

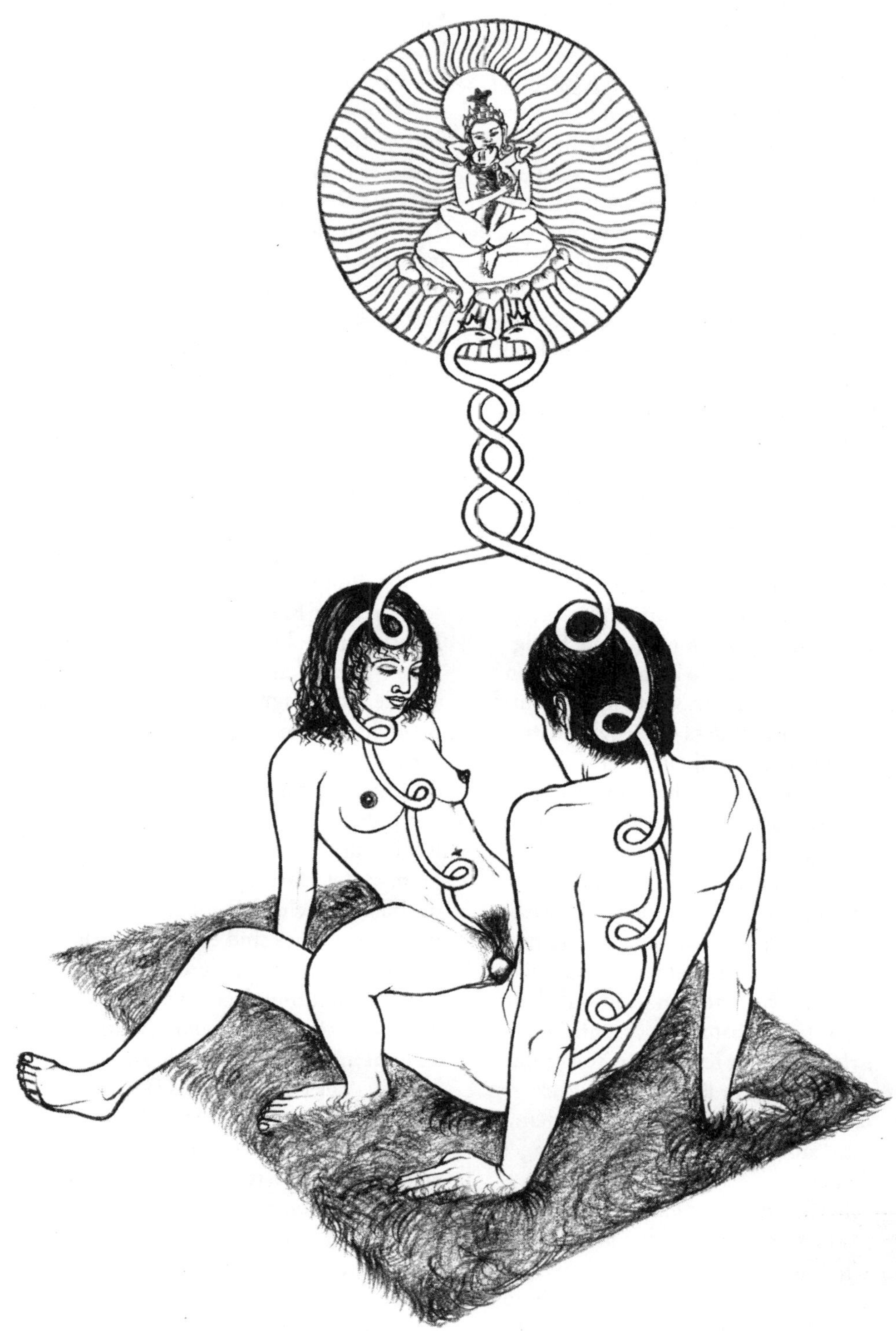

Wenn die schlafende Göttin Kundalini durch die Gnade des Meisters geweckt wird, dann werden sogleich alle subtilen Lotosse und weltlichen Bande durch und durch davon erfasst. Lasse die kluge Person kräftig und entschieden die Göttin Kundalini emporziehen, denn Sie ist die Spenderin aller wundersamen Kräfte.

SHIVA SAMHITA

Der weise und ausgezeichnete Yogi, verzückt in Ekstase, sollte die Kundalini, zusammen mit der Lebenskraft, dazu führen, die Vereinigung mit Ihrem Herrn *zu vollziehen, der sich im Ort der Befreiung im reinen Lotos des Kopf-Zentrums aufhält. Wenn die Kundalini sich erhebt, werden alle Dinge in sie absorbiert.*

SATCHAKRANIRUPANA

Wenn ein Paar es lernt, seine Kundalini-Energie bewusst zu steuern und zusammenfliessen zu lassen, wird sein Geist von einem ekstatischen Schauer erfasst und erhoben. Sitzende Liebesstellungen sind besonders hilfreich für das Praktizieren von Kundalini-Yoga.

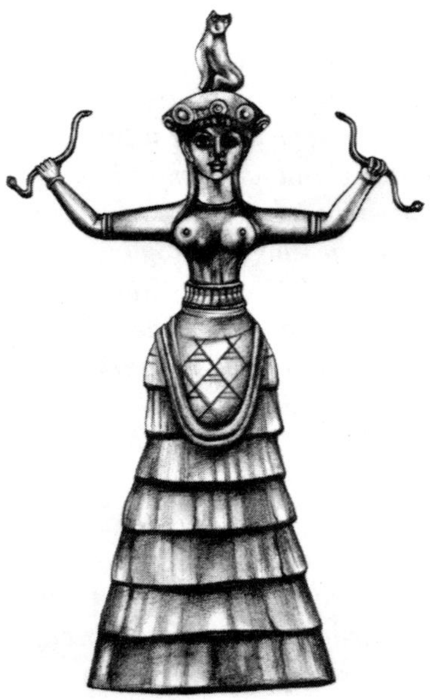

Es gibt Hinweise, dass eine Form von Kundalini-Yoga den alten Priester-Religionen im Mittelmeerraum während der vorchristlichen Zeit bekannt war. Hier wird eine Göttin von Kreta dargestellt; sie hält zwei Schlangen und deutet damit an, dass sie die Schlangen-Macht gezähmt hat. Auf dem Kopf hockt eine Katze, symbolisch für okkulte Errungenschaften.

Figur aus dem Palast von Knossos; ca. 1600 v. Chr.

Ihre Macht verwandelt biologische Instinkte in den Drang nach Transzendenz. Man stelle sich die Kundalini im eigenen sowie im Körper des jeweiligen Partners vor. Man führe SIE sorgfältig und liebevoll auf IHRER Reise nach oben. Man führe SIE während der Vereinigung von sexuellen Regionen in die Krone des Kopfes. Das Paar sollte seine Herzen mit der freudigen Energie von Shiva und Shakti überfluten. Man stelle sich vor, wie man sich erhebt, wie man sich von Bindungen und der Dualität der Welt löst.

In den letzten Jahren ist viel über Kundalini-Yoga geredet worden. Doch das ist kein theoretischer, sondern ein praktischer Gegenstand, direkt mit der Sexualität verbunden. Selbst wenn Kundalini-Yoga für sich allein praktiziert wird, so ist es doch die sexuelle Energie, die nach oben geleitet wird, und dieser Vorgang erfordert immer erotische Visualisierung. Bei manchen Leuten ist schon erotische Fantasie ausreichend, um die Kundalini zu wecken, aber es kommt nur selten vor, dass eine solche Person auch die Fähigkeit besitzt, diese Energie kreativ zu nutzen. Die zahlreichen als Tantras bekannten Schriften tragen ganz besonders dazu bei, richtig zu verstehen, wie Kundalini zu beherrschen und ihre potente Macht auf wahrhaft kreative Art zu nutzen ist. Übersinnliche Phänomene wie Hellsehen und Heilen sind Beispiele dafür, wie die Schlangenkraft angezapft werden kann, um praktisch genutzt zu werden. Aber erst im physisch heterosexuellen Zusammenhang können sich die Kundalinis beider Partner miteinander verbinden und so wahrhaft ihr Potential für Transformation enthüllen. Solche Erlebnisse des Kundalini-Yoga führen direkt zu kosmischem Bewusstsein, zur freudvollen Ekstase des Einsseins mit dem Universum, ausserhalb der Beschränkungen durch die Zeit.

In Teil III werden wir eine Anzahl von Methoden beschreiben, mit denen ein Paar körperliche Liebe zu einer mystischen Dimension erheben kann. Die Rolle der Kundalini ist für diesen Vorgang von höchster Bedeutung, denn ohne ihre übersinnliche Energie kann körperliche Liebe nicht zu den höheren Ebenen des Bewusstseins vorstossen. Die Meisterung von Kundalini, der «inneren Frau», sollte das Ziel von Yogis und Liebenden gleichermassen sein. Denn, um es mit den Worten eines populären tantrischen Sprichwortes auszudrücken: «Es gibt weder in dieser noch in der nächsten Welt etwas, was über die Domäne von Kundalini hinausgeht.»

Stellen Sie sich die Kundalini als eine sinnliche Frau vor, als eine Göttin, extrem schön und von Erotik erfüllt. Versuchen Sie, ihre besonderen Gesichtszüge und sonstigen Merkmale zu erahnen und an ihrer allmächtigen Weisheits-Energie teilzuhaben. Die Kundalini ist stets und immer bereit, das Individuum zu den Höhen des kosmischen Einsseins zu tragen. Denken Sie oft an sie. Reden Sie mit ihr. Verführen Sie sie. Teilen Sie private Wünsche mit ihr. Versuchen Sie immer, ihr zu gefallen und sie zu erfreuen. Dann wird sie Erfüllung gewähren.

Auf ihrer Reise nach oben passiert die Kundalini-Shakti die als *Chakras* bekannten psychischen Zentren. Diese Brennpunkte subtiler Schwingungen werden durch den Kontakt mit der aufsteigen Kundalini transformiert. Gelegen sind diese Zentren längs des Rückgrats in der Sexualregion zwischen den Genitalien und dem Anus, der Milz-Region über den Genitalien, in der Nabelregion, in der Herzregion, in der Halsregion und schliesslich im Kopf zwischen den Augenbrauen. Dies sind eher subtile denn physische Zentren; sie fungieren als «Umwandler» und schalten Impulse von einer Frequenz auf die andere. Sie spielen eine wichtige Rolle sowohl in der tantrischen Kosmologie als auch bei der Evolution des Geistes.

Anandagiri, ein grosser Hindu-Lehrer aus der frühen mittelalterlichen Periode, beschreibt das Aufsteigen der Kundalini wie folgt: «Die *innere* Frau betritt die *königliche Strasse* und ruht sich in Intervallen in den geheimen Zentren aus. Schliesslich umarmt *sie* den *obersten Herrn* im Lotos des Kopfes. Aus dieser Vereinigung fliesst exquisiter Nektar, der den Körper überflutet und durchdringt. Dann wird die *unaussprechliche Wonne* erlebt.»

Die Kundalini kann ausser durch die hier beschriebenen Techniken auch noch durch viele andere geweckt werden. Drogen können die Kundalini wecken; desgleichen Körperübungen, Tanzen (besonders Herumwirbeln), plötzlicher Schock oder bestimmte Töne, die in Harmonie mit der Kundalini-Frequenz widerhallen. In solchen Fällen besteht aber die Gefahr, dass diese machtvolle Energie ausser Kontrolle geraten und psycho-physische Probleme schaffen kann. Der sicherste Weg, die Kundalini-Energie in die richtigen Bahnen zu leiten, besteht immer noch in tiefer Verpflichtung zur transzendentalen Liebe.

Wenn das Erleben der Kundalini verlängert wird, ist es möglich, einiges von Ihrer Energie ins Herz-Zentrum zu destillieren und dort zu speichern. Die Wirkung besteht darin, dass Emotionen verstärkt werden; leidenschaftlich mitfühlende Liebe erfüllt das Herz-Zentrum.

Die Tantras lehren, dass es einen subtilen Nerv gibt, der das Herz mit den beiden Augen verbindet. So kann destillierte Kundalini-Energie durch die Augen nach aussen geleitet und auf eine Person gerichtet werden, um auch in ihr die Kundalini-Energie zu wecken. Solche Erlebnisse sind selten von Dauer, es sei denn, dass die betreffende andere Person selbst die bewusste Kontrolle über ihre eigene «innere Frau» gewinnen kann.

Wenn ein Paar lernt, die Kundalini-Energie bewusst zu wecken und zu leiten, dann nimmt sein Lieben eine vollkommen neue Dimension an. Wird die Kundalini als Freundin und Verbündete behandelt, kann das Paar in einem Moment reiner, spontaner Freude über die Grenzen des gewöhnlichen Bewusstseins hinausgehoben werden und die mystische Bedeutung von Liebe erleben.

Der Subtile Körper

Esoterische Lehren behaupten, dass Mann und Frau ausser dem physischen Körper auch noch einen subtilen oder «Feinstofflichen Körper», eine Art «Aura-Körper», haben. Normalerweise erzeugen die verschiedenen Lebensenergien im Körper so etwas wie ein subtiles «Feld» oder eine Aura, die von sensitiven Menschen gesehen werden kann. Die Aura wechselt als Resonanz auf die Emotionen oder auf den allgemeinen physischen Zustand sowohl Farbe als auch Form; sie kann sich zusammenziehen oder ausdehnen. Eine glückliche Person hat eine «volle» Aura, während die Aura einer traurigen Person zusammengezogen und von negativer Emotion gefärbt ist.

In letzter Zeit ging die wissenschaftliche Forschung in Richtung Unterstützung der traditionellen Ansicht über die Aura. Farbfotografien unter Benutzung einer als Kirlian-Fotografie bekannten Technik illustrieren Veränderungen in der Aura. Verschiedene Theorien erklären Telepathie oder andere Phänomene der aussersinnlichen Wahrnehmung (ASW) mit der Existenz eines «aurischen» oder «Psi-Plasma»-Feldes.

Dr. Andrija Puharich bewies die biologischen und physischen Grundlagen des Psi-Plasma-Feldes in seinem Buch *Beyond Telepathy;* es ist eine gute Synthese von traditionellen schamanistischen und yogischen Lehren sowie wissenschaftlichen Experiementen und Analysen. Seine Entdeckungen und Erkenntnisse werden durch die neuesten Beobachtungen über die Natur subtiler Energie-Felder gestützt und werfen Licht auf die Lehren über den Subtilen Körper, wie sie in den Tantras umrissen werden.

Die *Shiva Samhita* gibt einen klaren Bericht über die Natur des Subtilen Körpers:

«In diesem Körper ist die zentrale Grosse Achse (Berg Meru, das Rückgrat) von sieben Inseln umgeben (Lebenskraft, Blut, Fleisch, Fett, Knochen, Mark und Samen/Ovum). Es gibt ‹Flüsse›, ‹Seen› und so weiter; ebenso Seher, Weise, Götter, Göttinnen, Intelligenzen, all die Sterne und Planeten, heilige Pilgerstätten, Schreine und herrschende Gottheiten. Sonne und Mond, die Agenten von Schöpfung und Zerstörung, bewegen sich auch durch den Körper; genau wie die Fünf Grossen Elemente Raum, Luft, Feuer, Wasser und Erde. Alle Wesen, die in allen Welten existieren, sind auch im Körper zu finden und umgeben die zentrale Grosse Achse.

In diesem Körper, der *Brahmanda* (das ‹Ei› oder die ‹Aura› von Brahma), der Mikrokosmos, genannt wird, gibt es den Nektar verströmenden Mond an der ihm gebührenden Stelle an der Spitze der Wirbelsäule; sein Gesicht ist nach *unten* gerichtet und er lässt Tag und Nacht Nektar regnen. Die Ambrosia vom Mond unterteilt sich in zwei subtile Teile. Einer von ihnen ernährt den Körper, wie die Wasser des himmlischen Flusses Ganges, und führt als subtiler Kanal an der linken Seite nach unten. Der andere Ambrosia-Strahl, brillant wie die reinste Milch, dringt in den Zentralnerv der Wirbelsäule ein, um den Mond an seinem gebührenden Platz oben an der Spitze der zentralen Grossen Achse aufrechtzuerhalten und neu zu schaffen.

In der tieferen Region der Grossen Achse von Meru ist die Sonne innerhalb des Körpers selbst gelegen. Von der inneren Sonne, die sich am Nabel befindet, führt ein subtiler Kanal zur rechten Seite des Körpers und trägt die solare Flüssigkeit dank der Strahlungskraft nach oben. Dieser Nerv auf der rechten Seite ist eine andere Form der Sonne und bewegt sich durch den Körper, wobei er vitale Sekretionen schluckt und letzten Endes den Geist zur Befreiung führt. Der Herr der Schöpfung und Zerstörung ist die Sonne, die sich durch das Gefäss des Körpers bewegt.

Im menschlichen Körper gibt es mehrere hunderttausend subtile Kanäle, aber die hauptsächlichsten betragen vierzehn an der

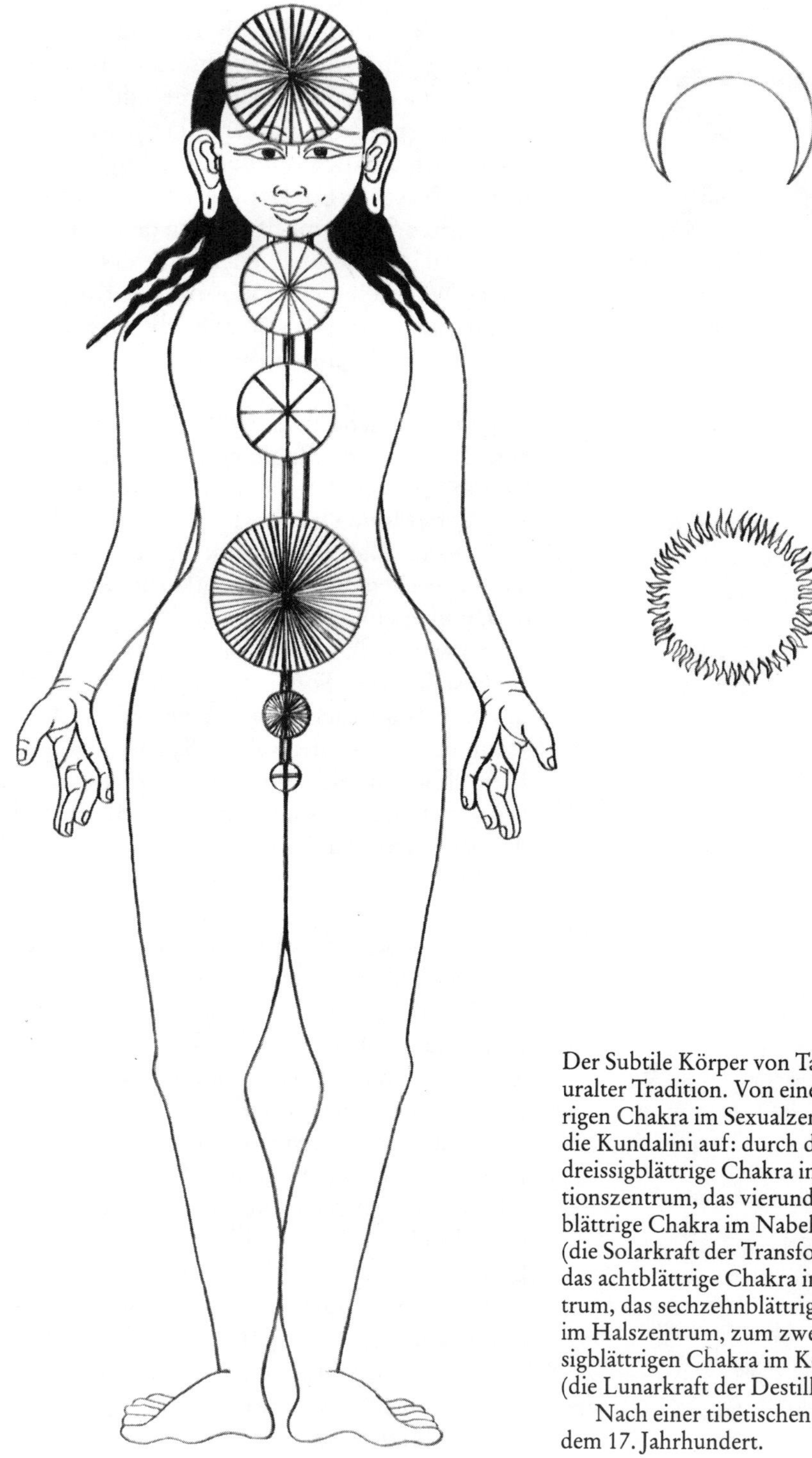

Der Subtile Körper von Tantra gemäss uralter Tradition. Von einem vierblättrigen Chakra im Sexualzentrum steigt die Kundalini auf: durch das zweiunddreissigblättrige Chakra im Assimilationszentrum, das vierundsechzigblättrige Chakra im Nabelzentrum (die Solarkraft der Transformation), das achtblättrige Chakra im Herzzentrum, das sechzehnblättrige Chakra im Halszentrum, zum zweiunddreissigblättrigen Chakra im Kopfzentrum (die Lunarkraft der Destillation).

Nach einer tibetischen Malerei aus dem 17. Jahrhundert.

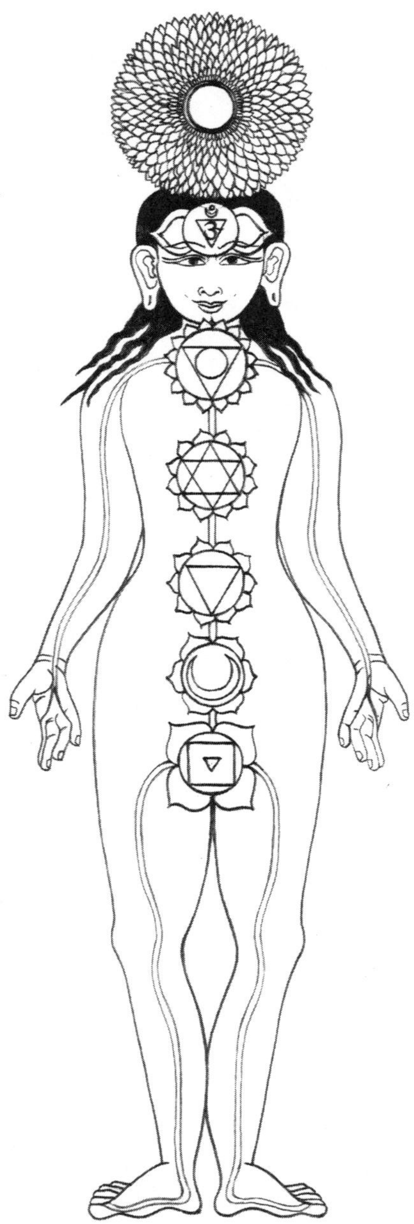

Der Subtile Körper der späteren Hindu-Tradition mit symbolischer Darstellung der Elemente in jedem Chakra. Dieser Typ von Psycho-Kosmogramm illustriert die natürliche Ordnung der Elemente gemäss den yogischen Lehren. Subtile Nerven führen von den Füssen zum Sexualzentrum und von den Händen zum Halszentrum.

Nach einer nepalesischen Malerei aus dem 17. Jahrhundert.

Zahl. Von diesen wiederum sind drei ganz besonders wichtig: *ida* (auf der linken Seite), *pingala* (auf der rechten Seite) und *sushumna* (in der Mitte). Von diesen drei ist allein *sushumna* der höchste und von den Yogis am meisten geschätzte und geliebte; alle anderen subtilen Kanäle sind ihm untergeordnet. Der Nerv namens *ida* ist auf der linken Seite, ringelt sich um die *sushumna* und führt zum rechten Nasenflügel. Der Nerv *pingala* ist auf der rechten Seite, ringelt sich um den zentralen Kanal und mündet in den linken Nasenflügel. Wer diesen Mikrokosmos des Körpers kennt und dessen Mysterien erlebt, erreicht wahrhaft den höchsten Zustand.»

Es gibt zahlreiche ähnliche Berichte über den Subtilen Körper. Alle alten tantrischen Abhandlungen betonen die solar-lunare Symbolik – der «Mond» im Kopf-Zentrum und die «Sonne» im Nabel-Zentrum. Ohne Ausnahme werden die drei Hauptkanäle erwähnt *(ida, pingala* und *sushumna).*

So wird z. B. in der *Gheranda Samhita* festgestellt: «Die Sonne wohnt an der Wurzel des Nabels und der Mond an der Wurzel des Gaumens.» Es ist der Subtile Körper, der die Menschheit mit den himmlischen Körpern verbindet und als Brücke zwischen dieser und der nächsten Welt dient.

Tantrische Schriften geben verschiedene Berichte über die psychischen Zentren, die als «Chakras» bezeichnet werden, was soviel wie «Räder» bedeutet, die in der Hauptsache in der Sexualregion sowie in Milz, Nabel, Herz, Hals und Kopf gelegen sind. Diese Chakras existieren nicht tatsächlich *im* Körper, sondern sind «Plasma-Felder», die in spezifischen Frequenzen vibrieren und subtile Formen, Farben und Laute annehmen. Beschreibungen der Chakras gibt es in westlicher esoterischer und okkulter Literatur zuhauf. Die meisten basieren auf dem Bericht, den C. W. Leadbeater veröffentlicht hat, einer der Gründungsmitglieder der Theosophischen Gesellschaft. Andere stammen aus den publizierten Werken von Sir John Woodroffe, einem Engländer und High-Court-Richter, der in Indien

Die altertümliche Ansicht vom subtilen Körper

Kraft	*Chakra*	*Blütenblätter*	*Richtung*	*Teilungen*
	S U B T I L			
Mond	Kopf-Zentrum	32	abwärts	–
–	Hals-Zentrum	16	aufwärts	–
–	Herz-Zentrum	8	abwärts	24
Sonne	Nabel-Zentrum	64	aufwärts	–
	G R O B			
–	Milz-Zentrum	32	abwärts	–
Kundalini	Sex-Zentrum	4	aufwärts	12

lebte und mehrere spätere Hindu-Tantras übersetzte. Unglücklicherweise gibt es in diesen späteren Werken Fehler und Irrtümer; so hat die derzeit populäre Ansicht über den Subtilen Körper und über das Chakra-System nur noch wenig Ähnlichkeit mit den präzisen Beschreibungen in zahlreichen frühen yogischen und tantrischen Schriften.

Der wichtigste Aspekt des Subtilen Körpers und des mit ihm verbundenen Chakra-Systems ist die solar-lunare Symbolik sowie die Lage der himmlischen Energien an ihren korrekten Stellen im Mikrokosmos. So liegt der «Mond» im Kopf-Zentrum, während sich die «Sonne» beim Nabel-Zentrum befindet. Die frühesten tantrischen Schriften erwähnen vier Haupt-Chakras, die ihr Zentrum in Nabel, Herz, Hals und Kopf haben. Jedes dieser Chakras hat «Blütenblätter»; sie symbolisieren die natürliche Teilung der Kraft dieses Chakra. Das Nabel-Zentrum wird als ein aufwärts gerichteter Lotos mit vierundsechzig Blütenblättern beschrieben, das Herz-Zentrum als abwärts weisender Lotos mit acht Blütenblättern, das Hals-Zentrum als ein aufwärts zeigender Lotos mit sechzehn Blütenblättern und das Kopf-Zentrum schliesslich als ein nach unten weisender Lotos mit zweiunddreissig Blütenblättern. Dies ist eine sehr einfache Ansicht des Subtilen Körper-Systems.

Es werden auch Zentren unterhalb des Nabel-Zentrums beschrieben. Dabei handelt es sich um das Milz- und Sex-Zentrum. Beide werden jedoch traditionsgemäss eher als vorherrschend *physisch* denn als *subtil* betrachtet und getrennt von den vier anderen Chakras betrachtet.

Den meisten Traditionen zufolge hat das Sex-Zentrum vier Blütenblätter und zeigt nach oben, während das Milz-Zentrum zweiunddreissig Blütenblätter aufweist und nach unten zeigt. Tantrische Schriften stellen fest, dass jedes der Blütenblätter des Herz-Zentrums in drei unterteilt ist, um so insgesamt vierundzwanzig Blütenblätter zu bilden. Ähnlich ist jedes Blütenblatt des Sex-Zentrums unterteilt, so dass sich zwölf Blütenblätter ergeben.

Meditation über den Subtilen Körper, als zusammengesetzt aus diesen psychischen Zentren, trägt dazu bei, den Energiefluss durch den Psycho-Organismus wahrzunehmen. Kundalini Yoga zielt darauf ab, sexuelle Energie durch eine Reihe von Chakras nach oben zu leiten, um sich mit dem Shiva-Prinzip im Kopf-Zentrum zu vereinigen. Die einfachste Meditation über die Zentren des Subtilen Körpers besteht darin, Nabel-, Herz- und Kopf-Zentren zu isolieren, indem man sich einen einfachen Lotos vorstellt, der an jeder Stelle blüht. Dann sollte man die Übungen durchführen, die erforderlich sind, um die Kundalini zu stimulieren (Kontraktion des analen Schliessmuskels, geistige Wiederholung des Ur-Lautes «HUNG», Atem-Anhalten und erotische Visualisierung) und durch das Nabel-Chakra nach oben zu ziehen. Stellen Sie sich dabei vor, dass Brahma aus diesem Lotos geboren und mit dem Glanz der Kundalini ausgestattet wird. Visualisieren Sie die vielköpfige Gestalt von Brahma, dem Schöpfer, dem solaren Himmelskörper, der gleissenden Helligkeit und identifizieren Sie sich damit. Dann ziehen Sie die Kundalini zum Herz-Chakra empor. Stellen Sie sich vor, wie ihre erotische Energie den Lotos durchdringt und Vishnu (dem Herrn der Gewässer, der Emotion und des Blutstromes durch den Körper) zur Geburt verhilft. Ferner visualisieren Sie die Gestalt von Vishnu, dem Erhalter, und identifizieren Sie sich mit ihr. Dann ziehen Sie die Kundalini noch höher empor zur Krone des Kopf-Chakra, bis sie den Lotos durchstösst und den Bereich von Shiva, dem Transzendentalen, erreicht. Halten Sie den Atem an. Sollten Sie sich in sexueller Vereinigung befinden, vermeiden Sie es, zum Höhepunk zu gelangen. Versuchen Sie, eins zu werden mit der Vereinigung der Kundalini-Shakti und dem Shiva-Prinzip.

Mehrere spätere Tantras geben komplexe Beschreibungen von Chakras und benutzen dazu Formen, Farben, Gottheiten, Keim-Laute, Anzahl von Blütenblättern, Elemente und psychologische Eigenschaften, um eine Synthese der Innen-Aussen-Beziehung zu bilden. Wenn jemand nicht einer einzelnen Ansicht der «Realität» folgt, wie sie von einem Lehrer gelehrt wird, der imstande ist, direkte Führung bei den kniffligen Verwicklungen dieser Synthese zu gewähren, so kann eine so komplexe Kategorisierung leicht in ein Dogma degenerieren. Da der Subtile Körper und das Chakra-System praktische Hilfen für die Befreiung sind, ist es ratsam, sich an die Grundstruktur zu halten und es der Intuition zu überlassen, die Details zu enthüllen.

Esoterische Lehren behaupten: Wenn jemand wahrhaft wünscht, spirituell voranzukommen, dann muss er bewusst daran arbeiten, den Subtilen Körper zu aktivieren. Zwar sind die grundlegenden Ingredienzen und rohen Energien bei jedermann vorhanden, aber sie müssen bewusst konzentriert und geleitet werden. Der Körper, die Emotionen, der Geist... das alles sollte gemeinsam eingesetzt werden, um einen allmächtigen Subtilen Körper zu manifestieren, der dann als eine Quelle für Kraft, Intelligenz und Transzendenz dienen kann. Dies ist eins der wichtigsten Geheimnisse der tantrischen Tradition.

Die *Shiva Samhita* liefert eine schöne Meditation für das Erwecken der Kundalini und des Subtilen Körpers:

«Fixiere den Geist auf das Sex-Chakra und ziehe den Anus zusammen, während du den Atem anhältst. Denke daran, dass der Gott

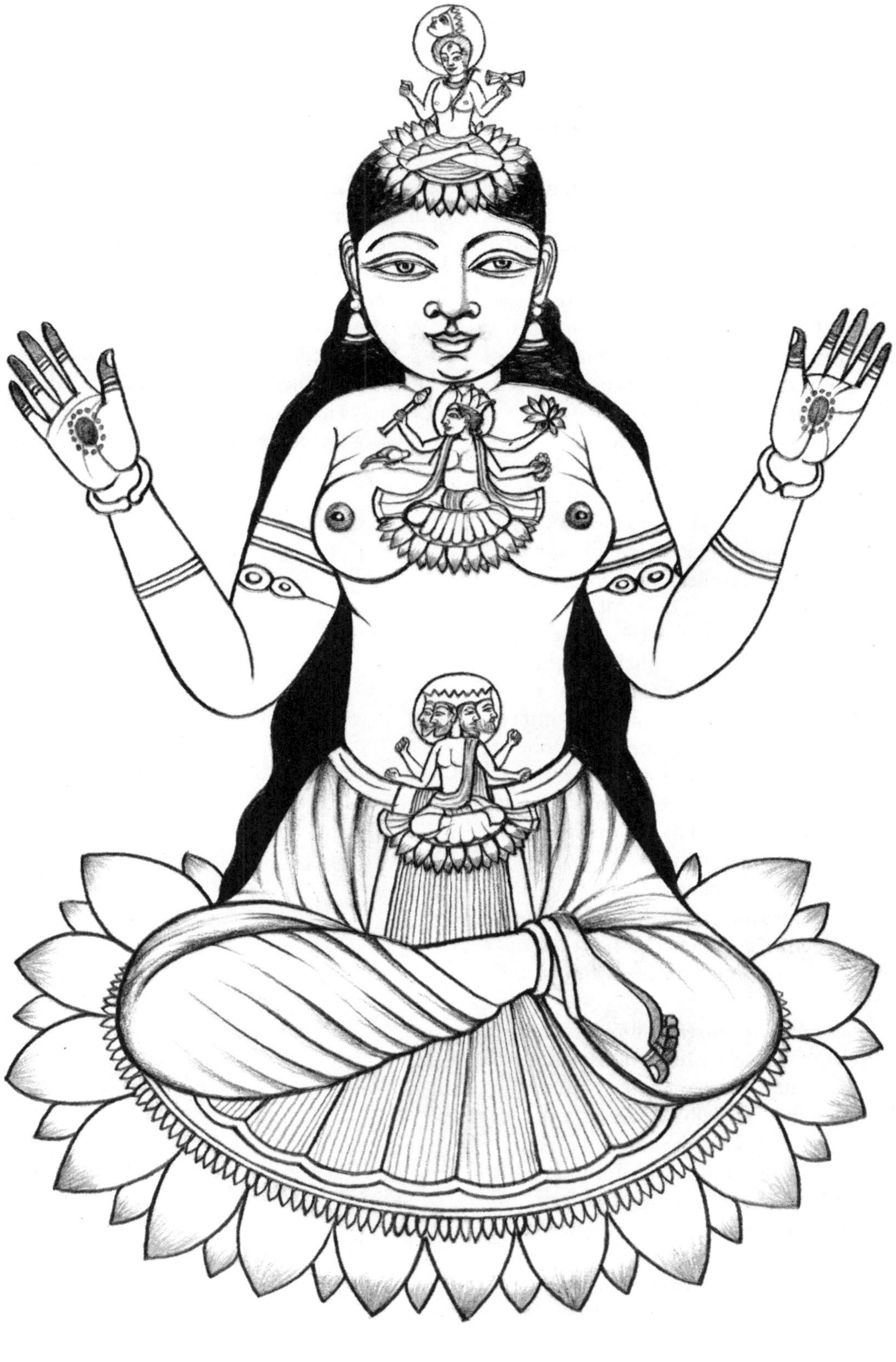

Einfache Darstellung der Dreiheit der Kräfte innerhalb des Subtilen Körpers: Brahma im Nabelzentrum, Vishnu im Herzzentrum und Shiva im Kopfzentrum. Das Meditieren über diese Kräfte der Schöpfung, Erhaltung und Transzendenz in diesen Chakras löst alle Dualitäten und persönlichen Beschränkungen auf.

Nach einer indischen Malerei aus dem 19. Jahrhundert.

Kontemplation gibt es von dreierlei Art; grob, leuchtend und subtil. Wenn über eine besondere Gestalt, zum Beispiel über den Guru oder die persönliche Wunsch-Gottheit nachgedacht wird, dann ist dies bekannt als grobe Kontemplation. Wenn Brahma oder das Natur-Prinzip als eine Masse von Licht betrachtet wird, dann ist dies leuchtende Kontemplation. Wenn über die Kundalini-Kraft kontempliert wird, so nennt man dies subtile Kontemplation. Diese dritte Art der Kontemplation dauert bis in alle Ewigkeit.

GHERANDA SAMHITA

Der Subtile Körper verbindet diese Welt mit der nächsten. Es gibt keinen einzigen Gegenstand oder keine Doktrin, die so wichtig und dauerhaft ist wie der Subtile Körper, der einen ständigen Zugang zur Befreiung bietet.

KAULA TANTRA

Wenn eine Person die höheren Lehren des Tantra praktiziert, wird sie fähig, alle Schwingungen auf den zentralen Pfad, auf die Grosse Achse des Subtilen Körpers, eindringen, dort bleiben und sich auflösen zu lassen. Wenn die vier Omen – ein Glitzern vor den Augen, Rauch, ein Glühen und ein kühlendes, strahlendes Licht – auftauchen, dann erlebt diese Person Wiederauferstehung.
NARO CHOS DRUG

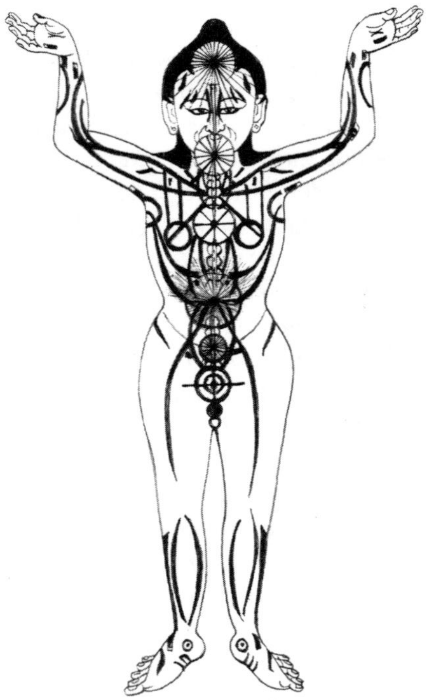

Tibetische medizinische Ansicht des Subtilen Körpers; Nerven und Zentren sind klar markiert. Östliche Medizin-Systeme halten physische und subtile Aspekte des Wesens bei der Diagnose für gleich wichtig. Neuere medizinische Forschung im Westen hat die Existenz subtiler Lebensenergien und Nervenzentren angedeutet.

der Liebe (Kama) beim Sex-Chakra residiert; dass die Kundalini als eine leuchtende, aber subtile Flamme erwacht, deren Natur Intelligenz ist. Stelle dir vor, dass eine sexuelle Vereinigung zwischen dem Gott der Liebe und der Kundalini-Flamme stattfindet und so die sexuelle Energie dazu veranlasst, in den zentralen Subtilen Nerv *(sushumna)* einzudringen und durch die aufeinanderfolgenden Chakras aufzusteigen. Stelle dir die roten und weissen Subtilen Nerven links und rechts vor; an jedem Chakra laufen sie der Reihe nach zusammen und strahlen rosig schimmerndes Licht aus, das nun das ganze Sein nährt und harmonisiert.»

Tantrische Schriften erwähnen ein Chakra oberhalb des lunaren Kopf-Zentrums. Es wird poetisch als «Lotos mit tausend Blütenblättern» beschrieben, von dem die *Shiva Samhita* erklärt: «Er liegt ausserhalb vom Mikrokosmos des Körpers.» All die grossen Lehrer der tantrischen Tradition sollen – gemeinsam mit dem ursprünglichen archetypischen Shiva – dieses Chakra bewohnen.

Verschiedene Traditionen haben unterschiedliche Meditationen über dieses oberste Chakra, aber alle stimmen darin überein, dass man mit der Quelle der Lehren in Verbindung treten kann, wenn man das Bewusstsein auf dieses Zentrum konzentriert.

Durch das Erwecken der *natürlichen* Mächte in einem selbst, helfen die Selbst-Transzendenz-Techniken des Tantra, die Psyche in Harmonie mit dem Kosmos zu bringen.

Über mehrere tausend Jahre hinweg haben Menschen tantrische Meditationstechniken praktiziert, und viele von ihnen haben wahrhaft Befreiung und Selbsterlösung gefunden. Zum gegenwärtigen Zeitpunkt sind mehr Menschen denn je mit diesen Techniken vertraut und beweisen deren Wirksamkeit. Für Individuen, die ernsthaft wünschen, ihre Psyche zu erforschen, ist es ungeheur wichtig, den Subtilen Körper zu verstehen.

Liebende müssen mehr tun, als nur gegenseitig ihren Körper zu erforschen. Jeder muss sich in die Psyche des anderen vertiefen, und jeder muss zu den Höhen des Geistes gelangen. Körperliche Liebe bietet zahlreiche Gelegenheiten, neue Dinge an sich selbst zu entdecken. Als besonders bedeutsamer Akt, der die Macht hat, Leben zu verleihen, hat die sexuelle Liebe eine tiefe mystische Bedeutung. Wenn ein Paar lernen kann, die Macht des Sex kreativ zu nutzen, und zwar auch in anderen Bereichen als in dem der Zeugung, so werden sie Mysterien entdecken, die weit über diese Welt hinausreichen.

Der Subtile Körper ist das *Fahrzeug*, das allen Teilnehmern gestattet, frei durch dieses Leben ins nächste zu passieren und die freudvollen Wonnen des Geistes zu teilen.

Oben und unten

Die «oberen» und «unteren» Tore des Körpers wurden bereits im Abschnitt *Der Tempel des Körpers* erwähnt. Hier eine kurze Rekapitulation: Die *oberen Tore* sind die Öffnungen des Kopfes; Mund, Nase, zwei Augen, zwei Ohren und die Fontanelle. Die *unteren Tore* sind die Öffnungen von Anus und Geschlechtsorgan. Durch all diese Stellen kann das Bewusstsein oder die Lebenskraft passieren, entweder beim Eindringen in den Körper oder beim Verlassen. Die oberen Tore werden im allgemeinen für günstiger gehalten als die unteren, denn sie führen zu den höheren evolutionären Bereichen. Tantra lehrt, dass die unteren Tore das Bewusstsein in niedere oder sub-humane Daseinsformen führen.

Die Lebenskraft teilt sich von Natur aus in zwei Haupt-Energieströme: *Prana*, die Aufwärts-Bewegung, und *Apana*, die Abwärts-Bewegung. Der Prana bewegt sich üblicherweise in die Herzregion und residiert dort als ein intelligenter, Leben erhaltender Strom. Der *Apana* verbleibt üblicherweise in der tiefergelegenen Verdauungsregion und erstreckt sich zur Analöffnung, um die Funktion als instinktiver Ausscheidungs-Strom zu erfüllen. Drei andere primäre Lebensströme bewegen sich in den Regionen des Nabels, des Halses und rund um den ganzen Körper. Ihre Namen lauten *Samana, Udana* und *Vyana.*

Die Unterteilung der fünf Lebensströme sieht also folgendermassen aus:

Prana:
bewegt sich aufwärts und ruht im Herzen.
Apana:
bewegt sich abwärts und ruht in der Anus-Region.

Samana:
umkreist die Nabelregion.
Udana:
ruht im Hals.
Vyana:
durchdringt den ganzen Körper.

Jeder der fünf Lebensströme übt vitale Funktionen für die Gesundheit des Körpers aus.

Yogische Lehren stellen fest: Getrieben von *Prana* und *Apana,* bewegt sich die individuelle Seele (der Jiva) durch die rechten und linken Kanäle des Subtilen Körpers auf- und abwärts.

Das *Gorakshashtakam,* eine bedeutende yogische Schrift, gibt folgende allegorische Beschreibung von der Bewegung des Jiva durch den Körper: «Genau wie ein Ball, wenn er den Boden trifft, wieder zurückprallt, so folgt der Jiva dem *Prana* und *Apana,* wenn er von ihnen hin und her geworfen wird.»

Wenn jemand Kontrolle über die Bewegung der individuellen Seele (des Jiva) gewinnt und ihn an einen Ort konzentriert, dann kann er wahrhaft sein eigenes Leben regieren.

Tantra lehrt: Auf diese Weise kann das Individuum sein Schicksal selbst *gestalten,* statt sich passiv den jeweiligen Umständen zu unterwerfen.

Die Tantras lehren, dass die auf- und abwärts fliessenden Energieströme bewusst kontrolliert und durch die Willenskraft sowie durch Körpertechniken und Visualisierungen vereinigt werden sollten. Gewisse Stellungen von Hatha Yoga, wie etwa umgekehrte Positionen und Kopfstand, dienen der Erreichung dieses Zieles.

Die *Gheranda Samhita* beschreibt, wie umgekehrte Stellungen helfen können, die Energieströme zu kontrollieren: «Die Solarkraft wohnt normalerweise im Nabel-Zentrum, während die Lunarkraft dem Kopf-Zentrum entspringt. So wie die Sonne den Nektar verbrennt, der vom Mond verströmt wird, so wird das Individuum dem Tod unterworfen. Wird der Kopf auf den Boden gestellt, der Körper mit den Händen abgestützt, und werden die Beine nach oben gestreckt, so wird der Energiefluss umgekehrt. Durch das Praktizieren dieser Stellung werden die Lebenskräfte kontrolliert; Verfall und Tod werden niedergehalten.»

Das Zusammenziehen der analen Schliessmuskeln und Unterleibs-Kontraktionen tragen ebenfalls dazu bei, die sich nach unten bewegenden Lebens-Energien nach oben zu ziehen. Desgleichen hilft es, sich die Umkehrung des Energieflusses vorzustellen.

Wenn *Prana* und *Apana* miteinander vereinigt werden, wird die individuelle Seele in der Herzregion konzentriert und wird dort durch Intellekt und Emotionen wahrgenommen.

In Extremfällen von Erotik werden die subtilen Lebensenergien zum Schwingen gebracht und dehnen sich aus. Dies wird als ein elektrisierendes Gefühl wahrgenommen, als Schauer oder ausgiebiger Schock, der einem beinahe den Atem verschlägt. Das Herz schlägt schneller. Das Gesicht wird lebhaft gerötet. Energie strömt aus den körperlichen Öffnungen, und der mystische Moment der «Seelen-Gemeinsamkeit» ist verloren. Die ekstatisch schwingenden Gefühle scheinen «zu verfliessen», und der Körper kommt sich kalt und leer vor. Gedanken erheben sich im Geist, wo es vorher keine gab. Ein Gefühl der Kontraktion durchdringt einen, und der Körper zuckt unwillkürlich. Gelegentlich kann das Paar sich dem Tode nahe fühlen.

«Der kleine Tod» ist ein Thema, das sowohl in östlichen als auch in westlichen erotischen Schriften immer wieder auftaucht. Zwar hat dieses Erlebnis eine attraktive Eigenschaft, weil es einen Vorgeschmack auf das endgültige Vergessen anzubieten scheint, aber Tantra lehrt, dass der «kleine Tod» eine negative Form von Mystik ist, verbunden mit dem *Verlust* der individuellen Transzendenz und der Seelen-Verbindung.

Tantra lehrt: Bevor das expansive Gefühl verlorengeht, sollte das Bewusstsein dazu gebracht werden, die körperlichen Öffnungen zu verschliessen und Lebensenergien zwischen dem Paar zirkulieren zu lassen. Zu oft verlieren Liebende das volle Potential der Ekstase, weil die Übereinstimmung ihres Bewusstseins zu kurz ist.

Das *Geheimnis der unteren Tore* besteht darin, entweder die Analöffnung zusammenzuziehen oder einen Finger, Fuss oder anderen Körperteil auf die Öffnung zu drücken. In sitzender Position kann die Ferse dazu benutzt werden, diese untere Öffnung zu verschliessen. Wenn Lingam und Yoni Kontakt

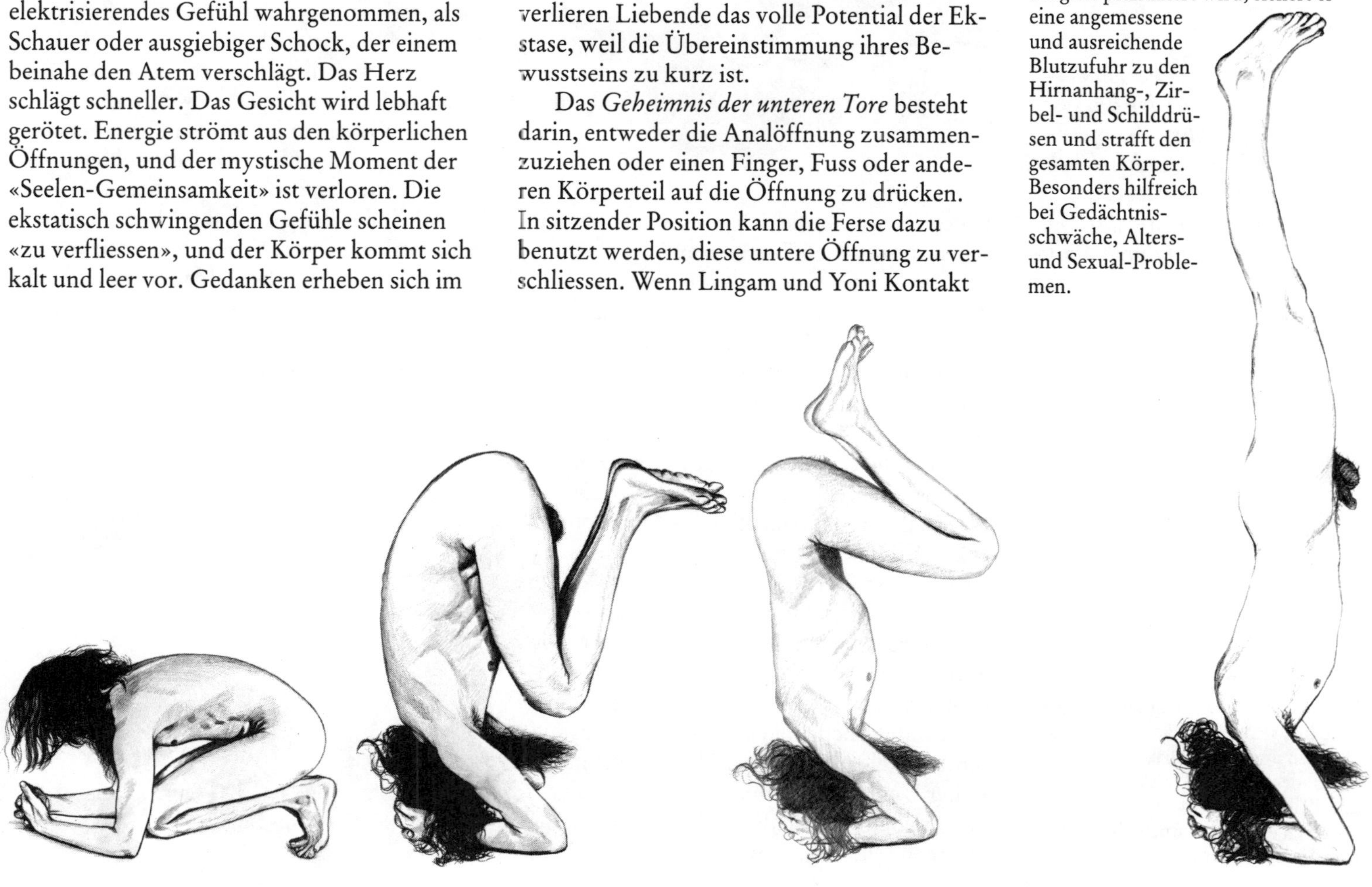

Der Yoga-Kopfstand *(shirshasana)* hilft, den unwillkürlichen Auswärtsfluss von Energie umzukehren. Zuerst sollten die Hände eine bequeme und angenehme Stütze für den Kopf bilden, wobei die Finger miteinander verschränkt werden. Mit Händen und Ellbogen sollte eine dreieckige Form gebildet werden. Der obere Teil des Kopfes wird sorgfältig in die Handfläche gestützt, um allmählich das gesamte Körpergewicht aufzunehmen. Dann sollten die Füsse langsam in die Nähe der Ellbogen gebracht, angehoben und ausgestreckt werden. Beim Yoga-Kopfstand sollte nichts überstürzt werden. Die «Basis» der miteinander verschränkten Hände und der beiden Ellbogen sollte sorgfältig beibehalten werden. Das Atmen sollte sich auf die Nabelregion konzentrieren. Wenn der Yoga-Kopfstand mit Sorgfalt praktiziert wird, sichert er eine angemessene und ausreichende Blutzufuhr zu den Hirnanhang-, Zirbel- und Schilddrüsen und strafft den gesamten Körper. Besonders hilfreich bei Gedächtnisschwäche, Alters- und Sexual-Problemen.

Während des Liebens sollte Energie bewahrt werden und zwischen dem Paar zirkulieren. Wenn die oberen und unteren Öffnungen des Körpers versiegelt sind, wird ekstatische Energie aufgebaut.

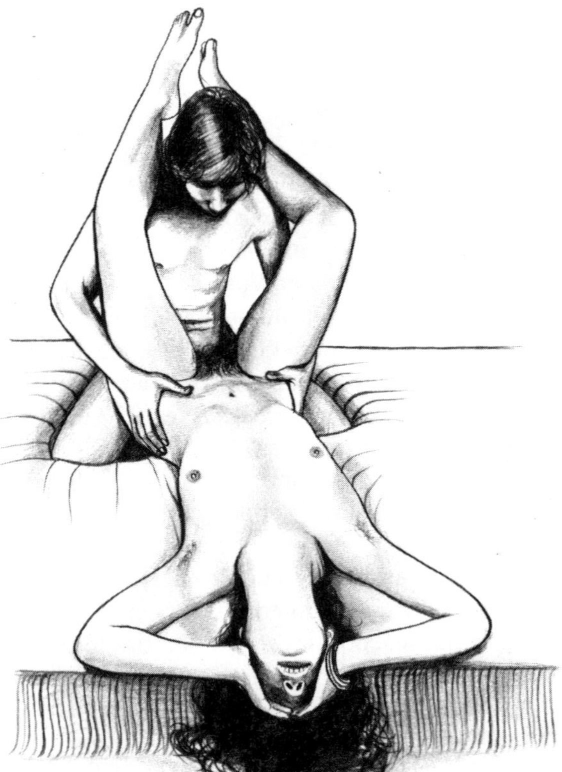

Die oberen und die unteren Tore sollten geschlossen gehalten werden, damit Lebensenergien den Körper nicht verlassen. Indem die ekstatischen Kräfte im Inneren konzentriert werden, dämmern wundervolle Visionen im Himmel des Geistes herauf. Dies ist ein ganz spezielles Geheimnis, das die Reise der Befreiung verkürzt.

YOGINI TANTRA

Tod wird durch die Person verzehrt, die den Fluss der Energien im Körper umkehrt. Energiefluss kann umgekehrt werden durch Stellungen, durch «Siegel», durch «Emporziehen», durch Atemkontrolle und durch Meditation.

KAULA TANTRA

haben, versiegeln sie sich gegenseitig und tauschen automatisch Energien aus.

Das *Geheimnis der oberen Tore* besteht darin, entweder körperlich oder geistig die Öffnungen von Mund, Nase, Ohren, Augen und Fontanelle zu verschliessen. Wenn die Münder des Paares Kontakt haben, versiegeln sie sich gegenseitig. Wenn sich die Partner direkt in die Augen schauen, werden Energien eher ausgetauscht denn verloren. Die Nase kann durch Anhalten des Atems oder engen Kontakt mit der Nase des Partners verschlossen werden. Die Öffnungen der Ohren kann man dadurch schliessen, dass man sie mit irgendeinem Körperteil verdeckt. Die Fontanelle lässt sich am besten schliessen, indem man eine Hand auf den Kopf legt.

Yogische Schriften erwähnen ein «mystisches Siegel», das als *Yoni Mudra* bekannt ist. In der *Gheranda Samhita* wird es wie folgt beschrieben: «Verschliesse die Ohren mit den Daumen, die Augen mit den Zeigefingern, die Nasenlöcher mit den Mittelfingern, die Oberlippe mit den Ringfingern und die Unterlippe mit den kleinen Fingern. Ziehe den *Prana* ein und vereinige ihn mit dem *Apana*. Denke an den Subtilen Körper und an die Chakras der Reihe nach.»

Obwohl die Yoni Mudra nicht grundsätzlich für Liebende bestimmt ist, kann sie im sexuellen Zusammenhang angewendet werden. Wichtig ist nur, sich an folgendes zu erinnern: Wenn Ekstase heranrückt, wird es eine Tendenz zu Energieverlust geben. Ihr kann entgegengewirkt werden, indem alle körperlichen Öffnungen verschlossen werden. Am besten ist es, dies jeweils für den Partner zu tun, indem man ihm eine Hand auf den Kopf legt und sich dabei vorstellt, dass ein Weiheakt oder eine mystische Initiation stattfindet. Dann kann der ekstatische Moment verlängert werden; mystische Bewusstheit wird sich entwickeln.

Wenn ekstatisches Entzücken in den Körpern des Paares beibehalten werden kann, wird der Geist damit beginnen, Visionen zu «sehen», und das Herz wird sie «fühlen». Beide Partner werden eine mystische Bewusstheit der Bedeutung ihres Lebens miteinander teilen. Schöne Visionen werden vor dem geistigen Auge heraufdämmern und auf diese Weise helfen, die Seelen aneinanderzubinden. Eine übliche mystische Vision im Zusammenhang mit sexueller Ekstase ist die *Insel der Juwelen*, eine archetypische Manifestation von Seelen in Harmonie. Diese Vision kann entwickelt und stabilisiert werden, indem man ihr hinzufügt, was im Geiste auftaucht.

Die *Gheranda Samhita* gibt eine schöne Visualisierungstechnik für die Entwicklung der Inseln der Juwelen:

«Schliesse die Augen. Stelle dir vor, dass es einen Ozean von Nektar in der Herzregion gibt. Mitten in diesem Ozean ist eine Insel aus kostbaren Juwelen; mit Sand aus pulverisierten Diamanten; mit Felsen aus Smaragden und Rubinen, mit Bergen aus Saphiren. Stelle dir weiter vor, dass es auf allen Seiten dieser Insel Bäume gibt, die mit süss duftenden Blumen überladen sind. Lotosse bedecken ausge-

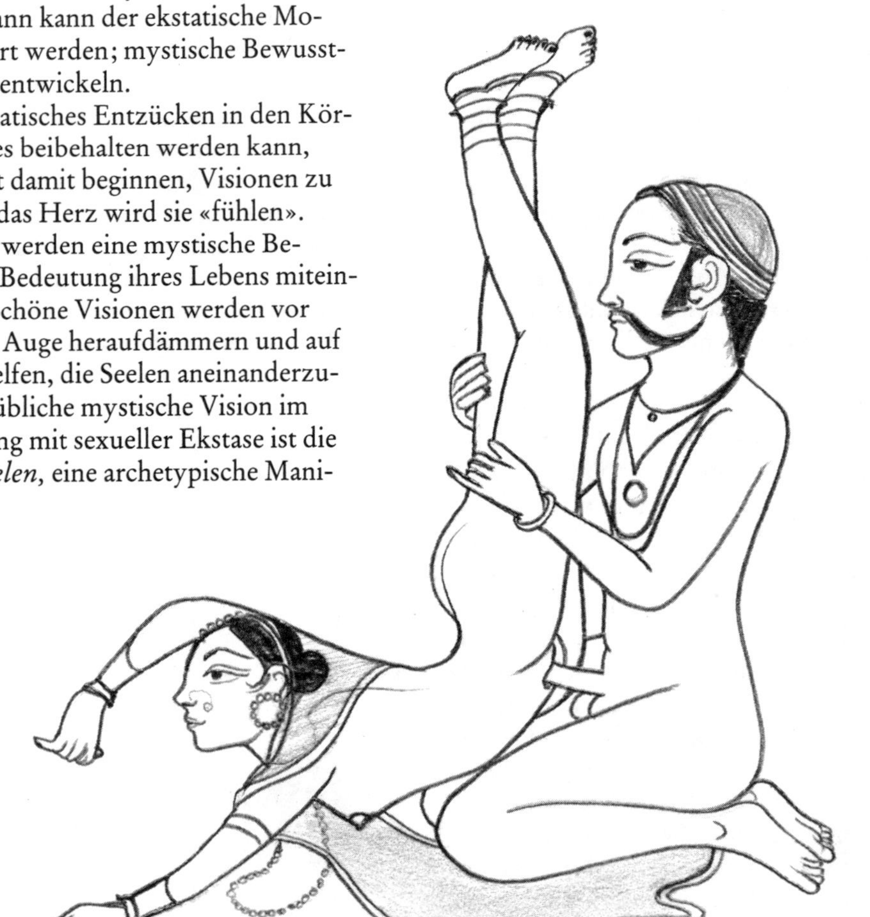

Umgekehrte Sexualstellungen tragen dazu bei, sexuelle Energie zum Kopf zu leiten und so die Drüsen zu stimulieren, desgleichen Kreislauf, Nerven und Zellen.

Nach einer Miniaturmalerei aus Rajasthan; 19. Jahrhundert.

wählte Teile des Bodens. Der Yogi stelle sich vor, dass es inmitten dieses glückverheissenden Gartens den einzigartigen Wunsch-Baum gibt. Vier Äste repräsentieren die vier Veden (die uralten Lehrbücher). Auch dieser Baum ist mit Obst und Blumen gefüllt. Bienen summen um diesen Baum herum und nippen am Nektar. Um den Wunsch-Baum herum und über ihn hinweg schwirren wunderbare Vögel und andere fliegende Geschöpfe. Stelle dir vor, dass es unter diesem Baum eine exquisite Plattform gibt, die aus den kostbarsten aller Edelsteine auf der Insel errichtet ist. Betrachte die verschiedenfarbigen Lichter, die von dieser wundervollen Plattform ausgestrahlt werden. Betrachte die Reflexionen davon im Himmel des Geistes und im Meer des Herzens. Dann stelle dir deine Wunsch-Gottheit (oder deinen Liebespartner) vor, wie sie auf dieser kostbaren Plattform sitzt. Achte auf all die feinen Details und meditiere darüber.

Wenn Liebende sich während des Liebens der oberen und unteren Tore ihrer Körper bewusst werden, können sie das Ausströmen von Lebensenergien stoppen. Wenn Lebensenergien bewahrt werden und zwischen dem Paar zirkulieren, wird das Erlebnis der Vereinigung intensiviert und erhaben.

Yoga

Yoga-Lehren sind im Westen recht bekannt geworden. Es gibt eine grosse Anzahl von Büchern über die verschiedenen Aspekte von Yoga, angefangen von theoretischen bis zu praktischen. Es gibt Rundfunk- und Fernsehprogramme, die sich ausschliesslich mit Yoga befassen. Es wird jetzt allgemein akzeptiert, dass Hatha Yoga gesund ist. Es gibt zahlreiche Beispiele dafür, dass ernsthaften Krankheiten mit yogischen Mitteln entgegengewirkt werden kann.

Das Wort «Yoga» bedeutet «zusammenschliessen», «Vereinigung herstellen». In tantrischer Tradition wird sexuelle Vereinigung als die höchste Form von Yoga angesehen. Wenn Yoga allein praktiziert wird, findet eine interne «Ehe» zwischen den verschiedenen komplementären Körperteilen statt, z. B. den oberen und unteren Lebensenergien, den solaren und lunaren Vitalitäten, dem Kopf und dem Herz. Yoga ist die Praxis des Transzendierens von Dualität durch bewusstes Handeln. In diesem Sinne findet es sowohl auf physischen als auch auf metaphysischen Ebenen statt.

Der Yoga des physischen Körpers – oder *Hatha Yoga* – fördert dynamisch die Gesundheit und das Wohlbefinden des Individuums. Wird er ständig und korrekt praktiziert, wird er das meiste von Anstrengung und Stress des modernen Lebens eliminieren. Yoga verjüngt den Körper und Geist durch Entspannung verkrampfter Muskeln, durch Beruhigung strapazierter Nerven sowie durch Kräftigung der inneren Organe und des Drüsensystems. Auf diese Weise wird der ganze Körper darauf vorbereitet, ein Vehikel für das Erleben tantrischer Evolution zu sein. Ein strahlender, gesunder Körper ist Vorbedingung für das korrekte Praktizieren von Tantra.

Hatha Yoga kann aus Büchern oder in Kursen erlernt werden; aber welche Instruktionsmethode man auch immer wählt, stets müssen Mässigung und gesunder Menschenverstand Vorrang haben. So sollte man z. B. niemals versuchen, komplexe Yoga-Stellungen zu praktizieren, wenn man ernsthaft krank ist. Desgleichen sollte man es nicht unmittelbar vor oder nach Mahlzeiten tun. Yoga sollte auch nicht unmittelbar vor oder direkt nach extremer physischer Anstrengung praktiziert werden. Frauen sollten umgekehrte Stellungen nicht während der Menstruation üben.

Der Geisteszustand, mit dem eine Person irgendeine Ubung beginnt, wird grösstenteils das Resultat bestimmen. Seien Sie also nicht zu ehrgeizig. Erzwingen Sie keine Stellungen.

Menschliches Unglück resultiert daraus, dass die Menschheit die niedrigsten Konditionen unseres Geistes akzeptiert. Durch das Praktizieren von Yoga können alle Konditionierungen überwunden werden.
PATANJALI YOGA SUTRAS

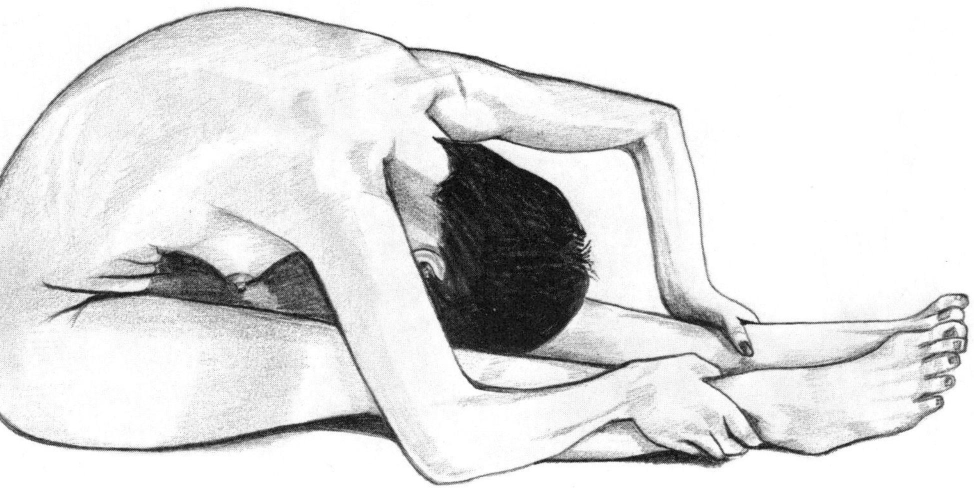

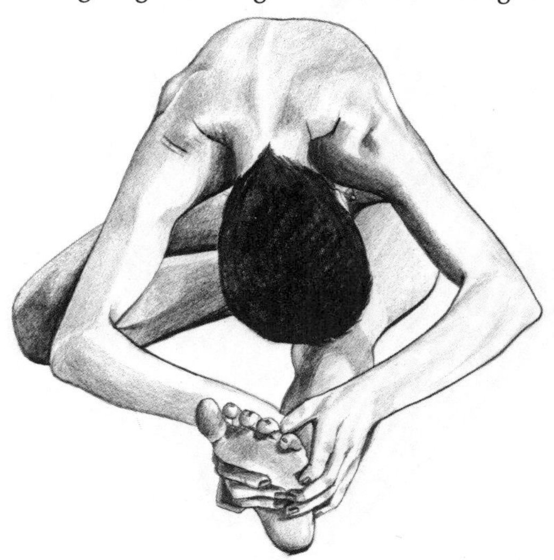

Diese «Strenge Position» *(ugrasana)*, auch als *pashimottanasana* bezeichnet, streckt und dehnt den Rücken. Sie wird auf dem Boden sitzend ausgeführt. Die Beine sollten ausgestreckt gehalten werden, während der Kopf von den Armen nach unten gezogen wird. Diese Position verhilft dazu, die Kundalini-Energie freizusetzen; gleichzeitig fördert sie die bewusste Kontrolle der Sexualfunktion.

Diese stehende Position, wobei ein Bein angehoben wird, hilft der Entwicklung von Gleichgewicht und Haltung. Die als Kranich-Stellung *(goldasana)* bekannte Position stimuliert alle inneren Organe und verbessert Hüften und Beine.

Durch abwechselndes Anziehen der Knie und Strecken des restlichen Körpers werden die Bauchmuskeln gekräftigt. Der Kreislauf wird verbessert, und das innere «Feuer» wird stimuliert. Sexuelle Kraft ist zum grossen Teil abhängig von gesundem Zustand der Unterleibsgegend und dem Nabel-Chakra.

Hatha Yoga sollte stets mit einfachen Streck- und Dehnübungen beginnen, um den Blutkreislauf zu aktivieren und das Fliessen vitaler Energie zu begünstigen.

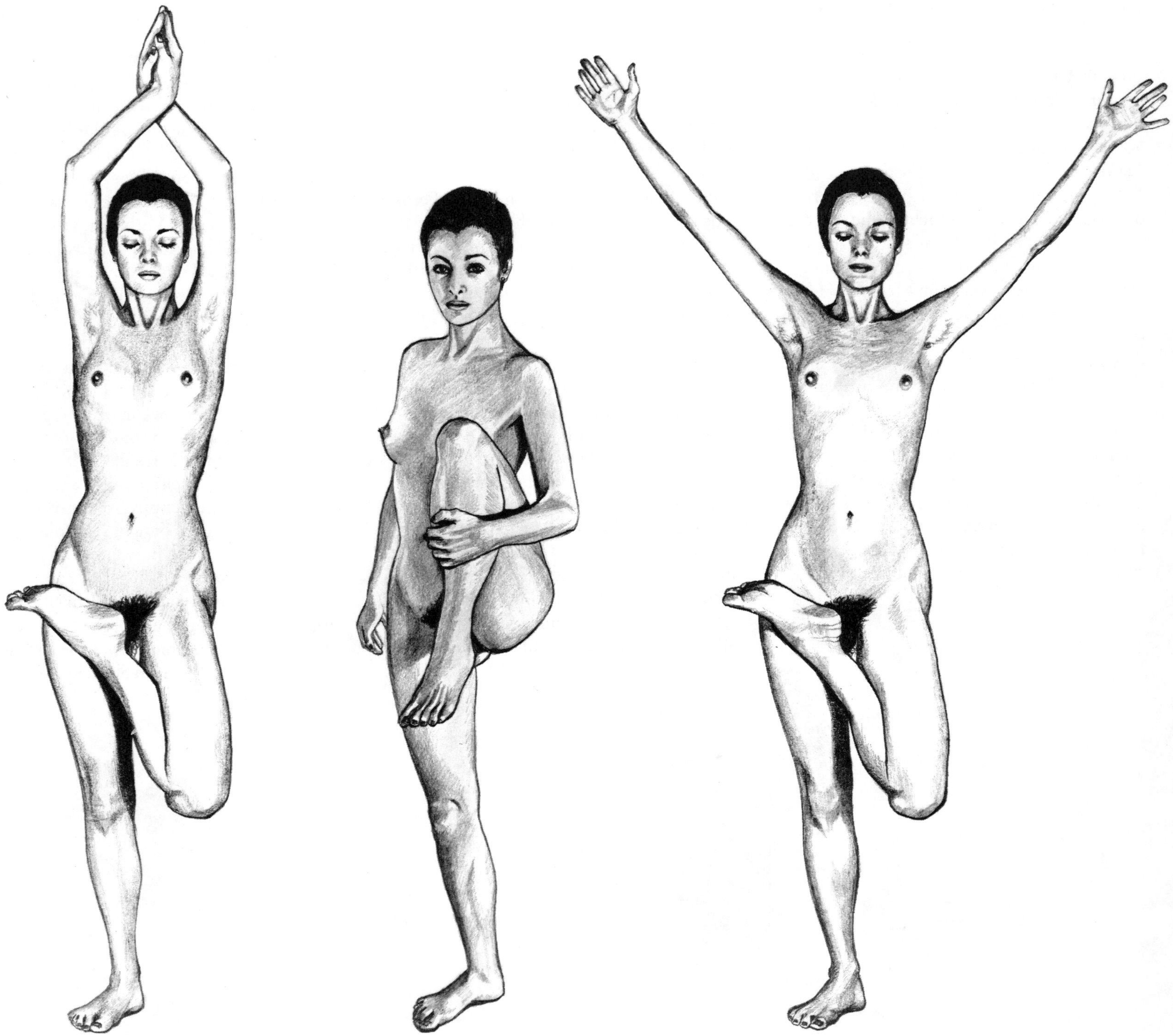

Lassen Sie den Körper allmählich und natürlich dazu kommen, wenn er bereit ist. Die besten Zeiten für das Üben von Hatha Yoga sind der frühe Morgen und der frühe Abend. Versuchen Sie, zu einer regelmässigen Routine zu gelangen. Es ist wirklich nicht nötig, tagtäglich Stunden mit physischem Yoga zu verbringen. Zehn Minuten oder eine halbe Stunde sind vollkommen ausreichend; vorausgesetzt, dass es regelmässig und mit Konzentration geschieht. Denken Sie daran, dass die Übungen von Hatha Yoga nicht Ziele in sich sind, sondern nur Mittel, um Körper und Geist zu stärken und zu entwickeln.

Viele Leute, die sich mit yogischen Übungen befassen, werden zu schnell durch das enttäuscht, was sie als ihre eigenen Beschränkungen erleben. Dies ist ein Fehler, denn jedes Individuum hat unbegrenzte Kapazitäten. Übungen oder Stellungen, die an einem Tag unmöglich erscheinen mögen, können vielleicht schon eine Woche später leicht und mühelos durchgeführt werden. Wichtig ist vor allem Ausdauer. Man muss den festen Glauben haben, letztendlich davon zu profitieren. Die Macht einer kreativen Haltung und eines entsprechenden Willens ist ungeheuer. Da alle Techniken von Hatha Yoga hervorragend für den menschlichen Organismus geeignet sind, gilt es vor allem, den *unnatürlichen* Zustand von Körper und Geist zu überwinden; danach muss gestrebt werden. Jeder von uns ist ein natürlicher Yogi oder eine Yogini; wir müssen uns nur selbst gestatten, es zu sein. Lernen Sie Ihren Körper kennen und seine realen von seinen eingebildeten Bedürfnissen zu unterscheiden. Seien Sie empfänglich. Lassen Sie sich von Ihrem Körper direkt ansprechen. Vor allem aber behandeln Sie ihn wie einen intelligenten Freund und Verbündeten. Lernen Sie jeden Teil davon kennen und – falls notwendig – bringen Sie ihn entweder durch Aufmunterung oder gutes Zureden in einen Zustand der Harmonie.

Wenn zwei Leute zusammenleben, ist Spontaneität ein entscheidendes Element für das Überleben als Paar. Yoga fördert diese Spontaneität und kann eine gemeinsame und von beiden Seiten geschätzte Praxis sein. Yogische Stellungen beschwören die natürlichen Elemente und Kräfte herauf; viele von ihnen sind nach Tieren benannt, nach Vögeln oder anderen Geschöpfen. Hatha Yoga-Stellungen können eher für Ihren Partner denn für Sie allein praktiziert werden. Wenn Sie beobachten, wie Ihr Partner die verschiedenen Stellungen einnimmt, wird das erotische Gefühl stimuliert. Wenn diese Stellungen mit Zuversicht und im rechten Geist praktiziert werden, sind sie ganz gewiss erotisch.

Viele der sexuellen Stellungen, die im drit-

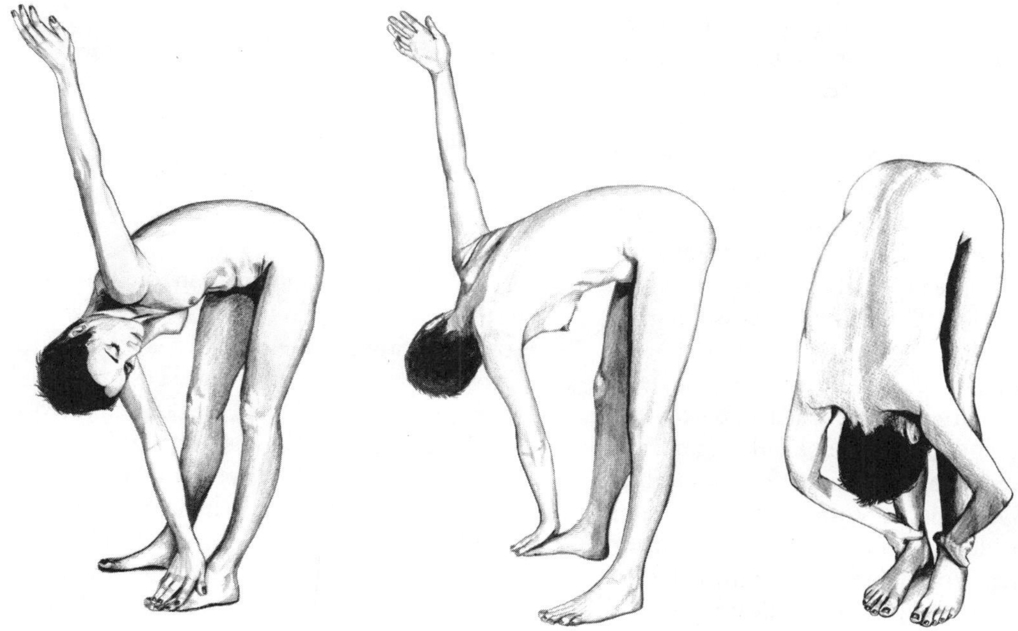

Die Zehen-Berührung ist eine empfohlene Anfangsprozedur für jede Serie von Hatha Yoga *asanas*. Sie fördert den Kreislauf, streckt die Muskeln und bereitet den Körper für komplexere Übungen vor. Die hier illustrierte Übungsserie verlängert die Beinsehnen und ermöglicht es, später schwierige Positionen einzunehmen.

Eine Person sollte Zuflucht nehmen zu Yoga, der wie eine Frucht vom Wunsch-Baum ist. Der Yogi vernichtet Krankheiten durch Stellungen, Karma durch Atemkontrolle und geistige Störungen durch ein Zurückziehen der Sinne aus der äusseren Welt. Ein Yogi im höchsten Zustand von Samadhi wird weder von Zeit noch von irgendeiner anderen Handlung berührt.
GORAKSHASHTAKAM

Ruhe und Stetigkeit von Körper und Sinnen, das ist als Yoga bekannt.
KATHA UPANISHAD

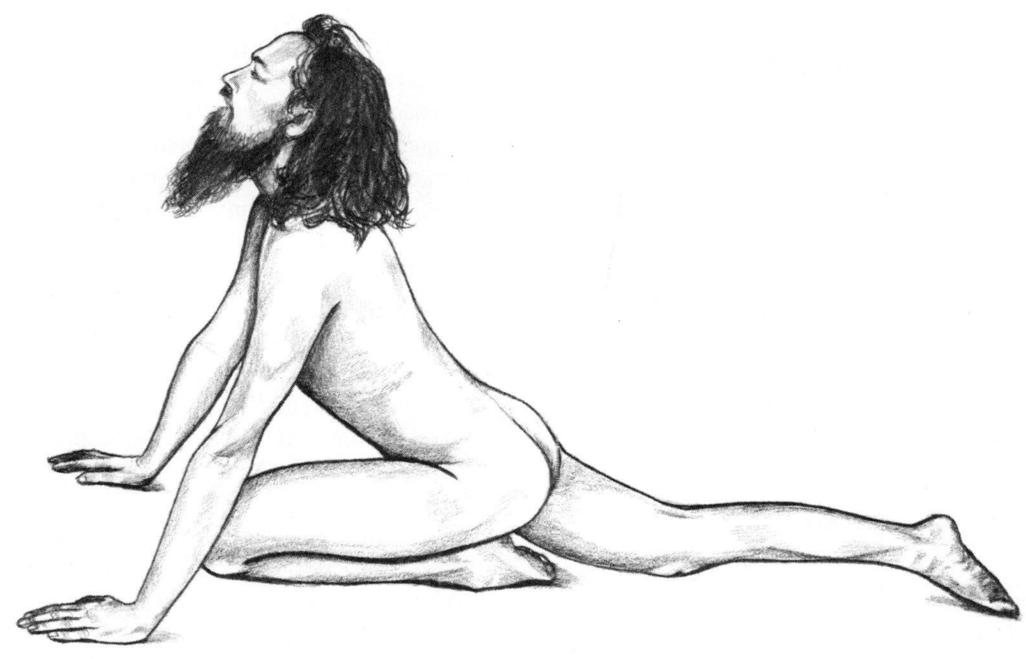

Durch abwechselndes Anziehen der Knie und Strecken des restlichen Körpers werden die Bauchmuskeln gekräftigt.

Die «Bogen-Stellung(*(dhanurasana)* entwickelt sich aus der Bauchlage. Beide Hände werden nach hinten gestreckt, umfassen die Knöchel und ziehen die Unterschenkel nach oben, als wären Arme und Beine eine Bogensehne. Diese Stellung ist sehr wirksam für die Kräftigung der Geschlechtsdrüsen, die für die Sexualität verantwortlich sind. Bauch- und Rükkenmuskeln werden gespannt. So wird Müdigkeit wirksam bekämpft.

Diese stehende Position erfordert Gleichgewicht und sollte dazu benutzt werden, den Geist zu konzentrieren und Lebensenergie zu den verschiedenen Chakras zu leiten; dazu benutzt man eine Hand oder beide Hände. Die «gebundene» Körperstellung erzeugt einen speziellen Kreislauf, der Energie konzentriert. Die beiden Positionen straffen die inneren Organe (Leber, Milz und vor allem die Eingeweide) und fördern die Entwicklung geistiger und spiritueller Intensität.

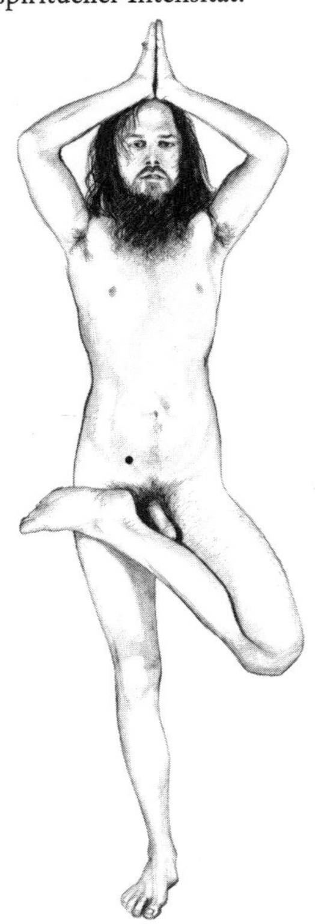

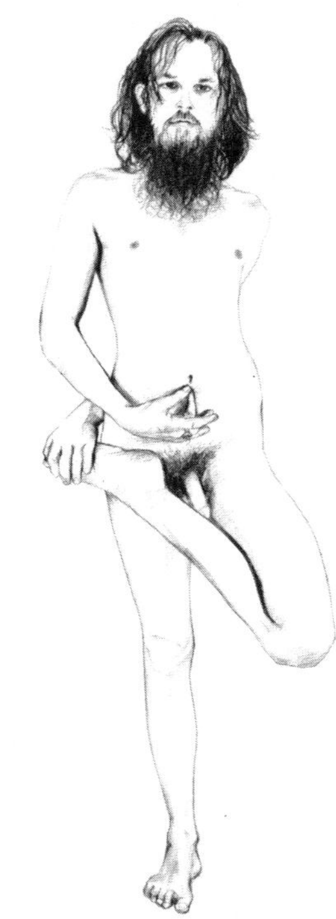

ten Teil dieses Buches umrissen sind, werden auf der Grundlage von Hatha Yoga wesentlich erleichtert und gefördert.

Wir empfehlen, bei Yoga entweder nackt oder nur minimal bekleidet zu sein. So wird einerseits der ästhetische Wert gesteigert, andererseits wird ein Maximum an Bewegungsfreiheit gewährleistet. Wenn der Körper nackt ist, zirkulieren die Lebensenergien viel freier als in bekleidetem Zustand. Ausserdem schafft Yoga, wenn nackt praktiziert, eine Atmosphäre, die mit erotischer Energie geladen ist. Natürlich ist es ratsam, bei kalten Temperaturen leichte Bekleidung zu tragen, aber sie darf auf gar keinen Fall hinderlich sein. Synthetische Stoffe sind nicht geeignet, weil sie den freien Fluss von vitalen Energien hemmen. Vorzuziehen sind natürliche Stoffe wie Baumwolle, dünne Wolle oder Seide.

Wenn Hatha Yoga ein natürlicher Bestandteil Ihres Lebensstiles wird, werden viele Hindernisse auf dem Wege zu geistigem Fortschritt entfernt, und so können tantrische und taoistische Yogas der Liebe leichter gemeistert werden.

Asanas und Techniken des Yoga

«Asana» bedeutet eine Position, die sowohl fest als auch angenehm ist. Das Praktizieren von Yoga-Stellungen oder Asanas hilft bei der Entwicklung eines stabilen und gesunden Körpers und stärkt seine Fähigkeit, machtvollen ekstatischen Erlebnissen standzuhalten. Zwar soll es, wie behauptet wird, Hunderttausende von Stellungen geben, aber die authentischen Schriften stellen ausdrücklich fest: Wenn nur ein paar von ihnen korrekt praktiziert werden, so wird man zu mehr als ausreichenden Resultaten gelangen.

Die eine Stellung mag sich für eine Person als leicht, für eine andere dagegen als schwierig erweisen. Die eine Person wird vielleicht die Lotos-Stellung für vollkommen natürlich halten, während eine andere Person sie als schwierig oder gar unmöglich empfindet. Man sollte sich deshalb nicht gleich entmutigt fühlen, wenn gewisse Asanas ausser Reichweite liegen. Üben Sie alle diejenigen Stellungen, die Ihnen natürlich vorkommen. Entwickeln Sie vor allem Selbstvertrauen und Zuversicht. Lassen Sie die schwierigeren Übungen für später, wenn sich die Muskeln mehr gelockert haben werden und flexibler geworden sind. Manchmal kann eine neue Stellung spontan ausgeübt werden. Es ist erstaunlich, wie der Körper sich plötzlich einer neuen Form anpassen kann.

Viele der Yoga-Asanas wurden durch Blumen oder Tiere inspiriert, deren Namen sie jetzt tragen, z. B. die Lotos-Stellung, die Löwen-Stellung, die Schlangen-Stellung.

Yoga-Stellungen sind eine Art Körpersprache, die mit der innewohnenden Göttlichkeit kommuniziert. Ihrer Form wohnt eine magische Potenz inne. Jeder, der sich die Mühe macht, Yoga-Asanas zu praktizieren, wird sich dessen sehr schnell bewusst werden.

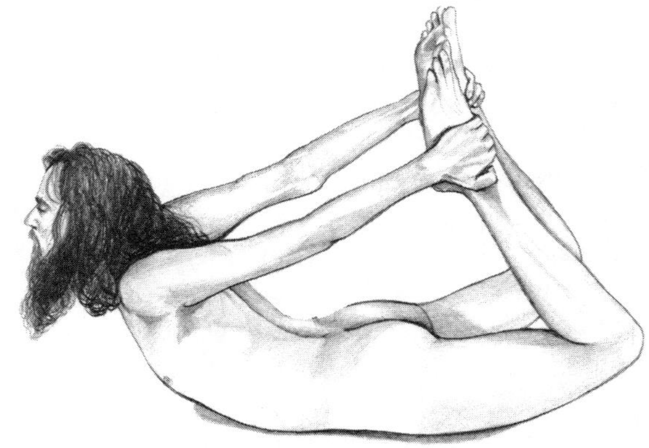

Viele primitive Stämme ahmen die Bewegungen, Stellungen und Laute von Tieren nach; man glaubt, dadurch einen magischen Kontakt zu ihnen herstellen zu können. Es mag durchaus sein, dass Yoga-Asanas, die anderen Geschöpfen nachgeahmt werden, uns einen Kontakt zu früheren Formen in unserem evolutionären Erbe gestatten.

Zahlreiche sexuelle Stellungen (im dritten Teil dieses Buches beschrieben) basieren auf anderen Lebensformen als den unseren. Wenn durch tantrische Liebesstellungen Energien ausgetauscht und gelenkt werden, so verursachen sie eine Resonanz, die über die Dimensionen unserer Welt hinausreicht.

Mehrere tantrische Schriften erwähnen Liebesstellungen als *Vehikel* für paranormales oder ausserkörperliches Reisen.

Der Hauptzweck der Yoga-Asanas besteht darin, subtile Energien auf präzise Weise zirkulieren zu lassen. Ein gut ausbalancierter Körper in fester Position stösst auf keine Hindernisse bei Meditation oder bewusster Ekstase. Stellungen schaffen eine besondere *Form* für den Körper; sie dient als Medium für die Kommunikation mit dem Selbst. Bei fortgeschrittenen tantrischen Übungen werden präzise Körperstellungen dazu benutzt, bei Ritualen besondere Archetypen zu erwekken und den Yogi mit ihnen bekannt zu machen.

Wie bereits zuvor erwähnt, sind der frühe Morgen (vor allem bei Sonnenaufgang) oder der frühe Abend (vor allem bei Sonnenuntergang) besonders gute Zeiten, um Yoga-Asanas zu üben. Wenn Sie am Morgen aufstehen,

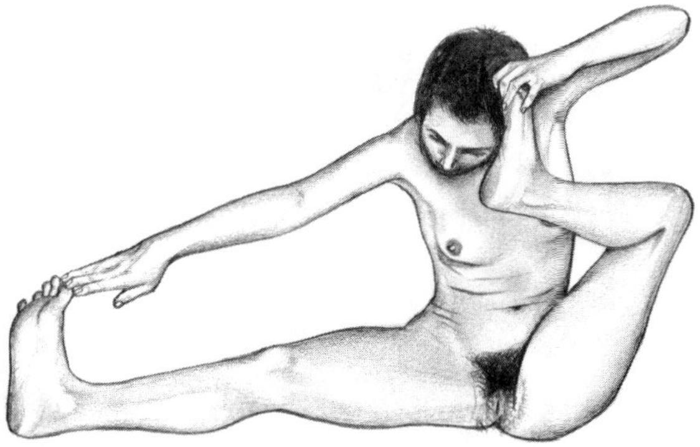

trinken Sie zuerst etwas frisches Wasser, um die Organe einzustimmen. Dann nehmen Sie ein Bad. Oder stellen Sie sich unter die Dusche. Reinigen Sie die Nasenlöcher und die Zunge. Die entsprechenden Techniken dafür werden im Abschnitt «Baden» beschrieben. Strecken Sie den Körper und machen Sie ein paar leichte Freiübungen. Danach gehen Sie zu den einfachsten Asanas über, z. B. zur Toten-Stellung *(shavasana)*, die in der Hauptsache darin besteht, flach auf dem Rücken zu liegen und sich vollkommen zu entspannen. Sie können eine eigene Reihenfolge der Übungen entwerfen oder die Instruktionen eines guten Yoga-Lehrbuches befolgen. Generell sollten Sie allmählich zu komplexeren Positionen übergehen, wenn Sie sich während der Übungsperioden entsprechend aufgewärmt haben.

Atemtechniken sind ein wichtiger Bestandteil der Yoga-Asanas und sollten gleichzeitig praktiziert werden. Aber erzwingen Sie sie nicht. Benutzen Sie stets Ihren gesunden Menschenverstand. Wechseln Sie z. B. nicht von einem Asana, das Anstrengung verlangt, zu einer Atemtechnik. Gönnen Sie Ihrem Körper stets genügend Zeit, sich entsprechend anzupassen. Umgekehrte Positionen, wie z. B. der Yoga-Kopfstand, sollten erst dann versucht werden, wenn Sie sich wirklich dazu bereit fühlen. Am besten führt man diese Übung mit Unterstützung eines Freundes aus, oder man nimmt eine Wand oder ein Kissen zu Hilfe. All die feinen Details von Hatha Yoga können in vielen derzeit erhältlichen guten Büchern gefunden werden.

Im allgemeinen nehmen Leute Stellungen von Hatha Yoga ein und verzichten dabei auf die Wohltat von Visualisierungen, die ihnen helfen könnten, Muskeln und Sehnen zu lokkern sowie die Lebensströme durch den Körper zu lenken. Viele Yoga-Asanas wurden zum grossen Teil dafür entwickelt, latente Energien *freizusetzen*, die sehr effektiv sind, um physische und psychische Transformationen zu vollbringen. Es bekommt also Ihrem Üben, wenn Sie die Pfade kennen, die von den Lebensenergien benutzt werden; Sie sollten diese Wege im Gedächtnis behalten. Bewusste Visualisierung der subtilen Pfade des Körpers wird Ihren Fortschritt beschleunigen, während Sie die Stellungen von Hatha Yoga üben. Die komplexeren Asanas können leicht erreicht werden, wenn Sie erst meditieren und sich die Form und den Fluss der Energie durch die Stellung lebhaft und intensiv vorstellen. Wenn Sie dann die Übung körperlich real durchführen, werden Sie überrascht sein über die neuentstandene Leichtigkeit und Geschicklichkeit. Der Körper öffnet sich und wird flexibel, wenn der Geist erst einmal verstanden hat, wie er auf eine Stellung Einfluss nehmen kann.

So ist es z. B. beim Yoga-Kopfstand hilfreich, sich goldene Fäden vorzustellen, die vom Nabel-Zentrum ausgehen, sich an Fussboden, Wänden, Zimmerdecke festhaken und so Unterstützung verleihen. Diese Visualisierung sollte geistig ins Nabel-Zentrum re-absorbiert werden, wenn der Körper sich daran gewöhnt hat, diese Stellung beizubehalten.

Hatha Yoga sollte am besten als kreative Beschäftigung und weniger als blosse Aufgabe ausgeübt werden. Lassen Sie die Positionen zu ihnen «sprechen». Lernen Sie, auf ganz natürliche Art und Weise von einer Stellung in die andere überzuwechseln, und zwar möglichst fliessend. Das Praktizieren von Yoga-Asanas wird Ihre Einsicht in die Bedeutung des Lebens vertiefen und Ihren Körper in die Lage versetzen, effektiv und harmonisch zu funktionieren. Es wird Ihnen helfen, eine tiefe Bewusstheit des Subtilen Körpers und dessen Energien zu entwickeln.

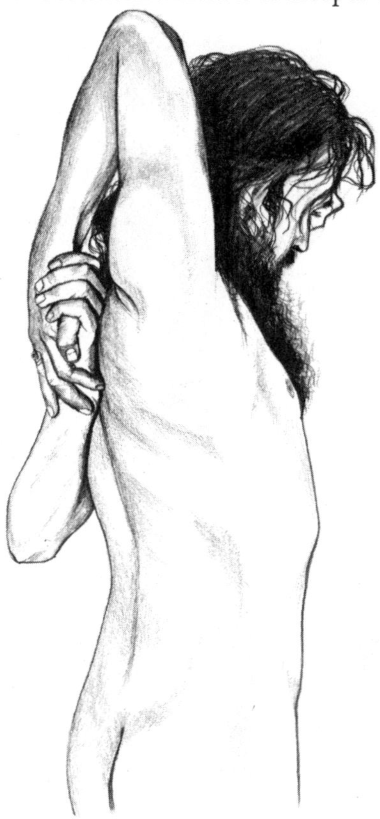

Die «Nahe-Ohr-Bogen-Stellung» *(akarna dhanurasana)* sollte mit jedem Bein abwechselnd geübt werden. Das macht Beine und Rücken sehr flexibel, verbessert die Haltung und hilft bei der Kontrolle der sexuellen Energie. Man sollte sich bei dieser Übung vorstellen, dass man ein Bogenschütze ist, der Pfeile auf ein fernes Ziel abschiesst. Während der Spannungsperiode, also wenn die Stellung beibehalten wird, sollte die Atmung möglichst natürlich sein und auf die Bauchregion konzentriert werden.

Lege die Hände flach und gleichmässig unter das Nabel-Zentrum. Während du so in der Lotos-Stellung sitzt, richte die Wirbelsäule auf, recke das Zwerchfell nach vorn und krümme den Nacken zu einem Haken, so dass das Kinn dicht an den Hals gepresst wird. Lege die Zunge gegen das Dach des Mundes, direkt hinter die Zähne. Alle diese Faktoren helfen dem Yoga-Übenden, echte Meditation zu erleben.

GEHEIME DOKTRINEN VON MAHAMUDRA

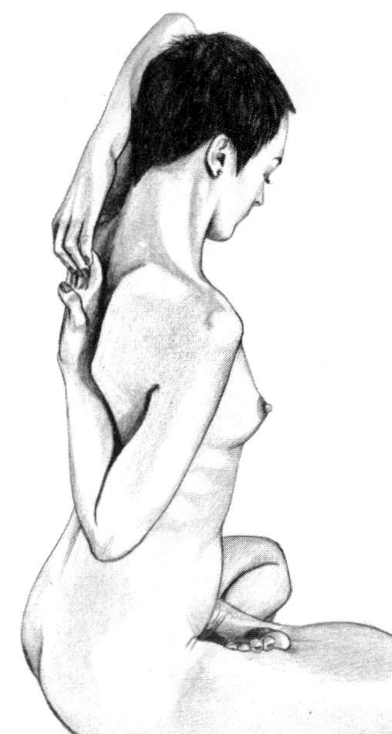

Diese Stellung ist bekannt als der «Kopf einer Kuh» *(gomukhasana)*. Sie wird eingenommen, indem man die Hände – wie abgebildet – abwechselnd auf dem Rücken verschränkt. Das erzeugt einen speziellen Energiekreislauf, öffnet Herz- und Halszentren und beseitigt wirkungsvoll Spannungen. Mehrere Variationen dieser Stellung beziehen auch den unteren Teil des Körpers mit ein; dabei werden entweder die Beine gekreuzt (Lotos-Stellung) oder direkt übereinandergeschlagen wie bei der «Heroischen Position» (virasana).

Der Yoga-Kopfstand *(shirshasana)* ist eine der wirksamsten Stellungen, um das nach aussen Fliessen der sexuellen Energie umzukehren. Bei der Ausübung sollte man sich vorstellen, dass alle Energie in den Kopf strömt.

Die «Abgestützte komplette Körper-Stellung» *(salamba sarvangasana)*, oder auch Schulterstand genannt, ist eine umgekehrte Position, die eine direkte wohltuende Wirkung auf das gesamte Drüsensystem hat, besonders auf die Schilddrüse. Diese Übung fördert den Ausgleich der Hormonspiegel im Körper, kräftigt die Organe und verhilft zu Erleichterung bei Asthma, Bronchitis, Erkältung und Kopfschmerzen. Sie belebt das ganze Wesen und verbessert überall Gesundheit und Schönheit.

Die «Gebundene Lotos-Stellung» *(bandha padmasana)* schafft Flexibilität in Nacken, Schultern und Rücken. Wenn diese Position erlangt ist, sollte der Kopf zurückgeworfen und ein paarmal sehr tief durchgeatmet werden. Beim Ausatmen nach vorn beugen und mit der Stirn den Boden berühren. Das trägt dazu bei, die latente Kundalini zu wecken. Diese Übung sollte von Zusammenziehen des Afterschliessmuskels begleitet werden.

Die «Kuhhirt-Stellung» *(gorakshasana)* ist nach dem Guru Gorakhsha benannt, einem indischen tantrischen Lehrer, der als Kuhhirt Befreiung erlangte, indem er einem Yogi-Prinzen namens Chaurangi sowie seinem eigenen Lehrer Mina diente. Die Legende besagt, dass Chaurangi in dieser Position schweben konnte. Zunächst sollte die Lotos-Position eingenommen werden. Dann sollte man auf die Knie springen und die Hände über dem Kopf zusammenschlagen. Diese Übung erzeugt starken Gleichgewichtssinn, kräftigt die Drüsen und hilft bei der Kontrolle von Sexualenergie.

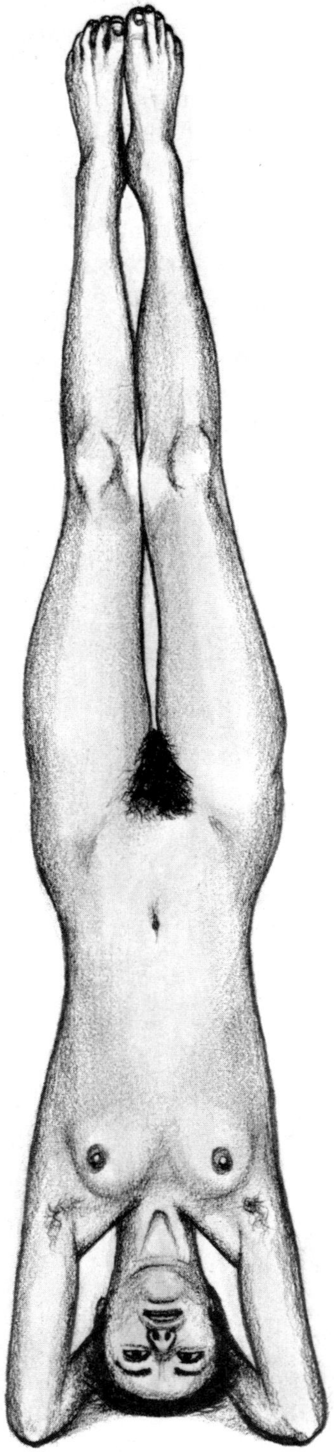

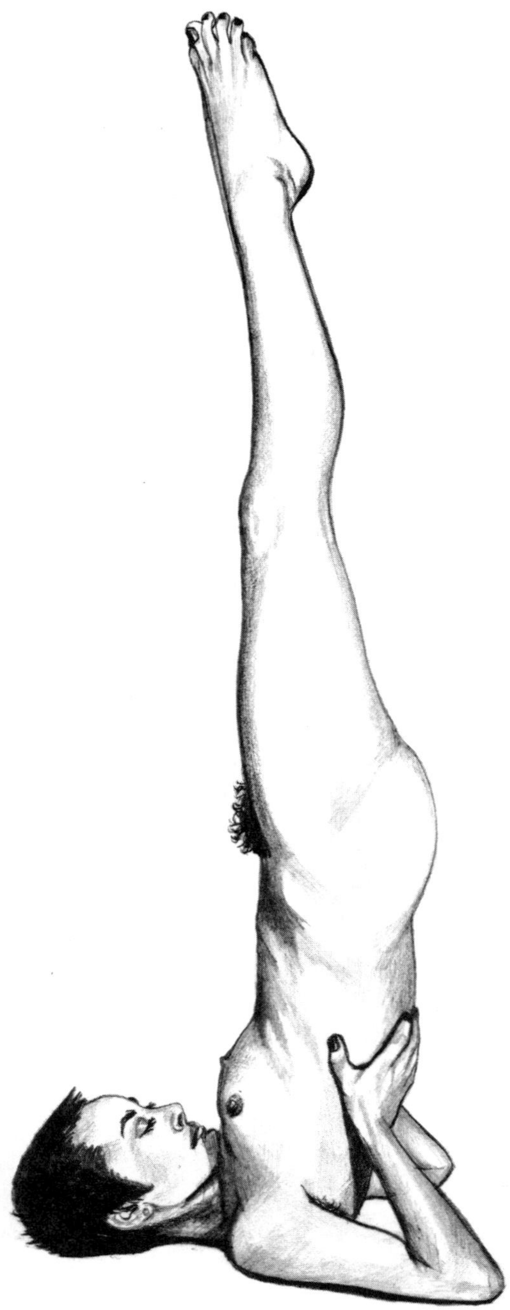

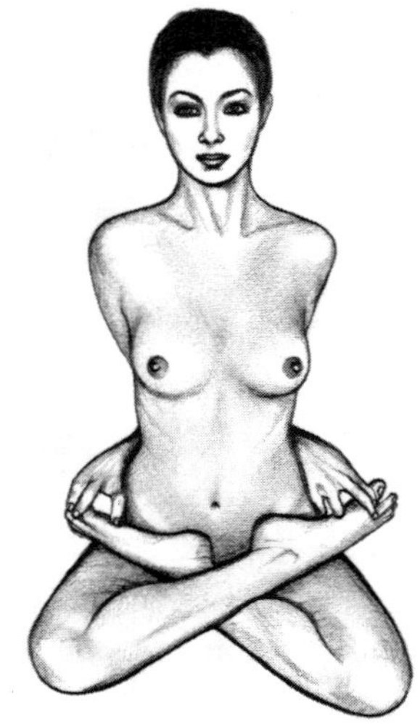

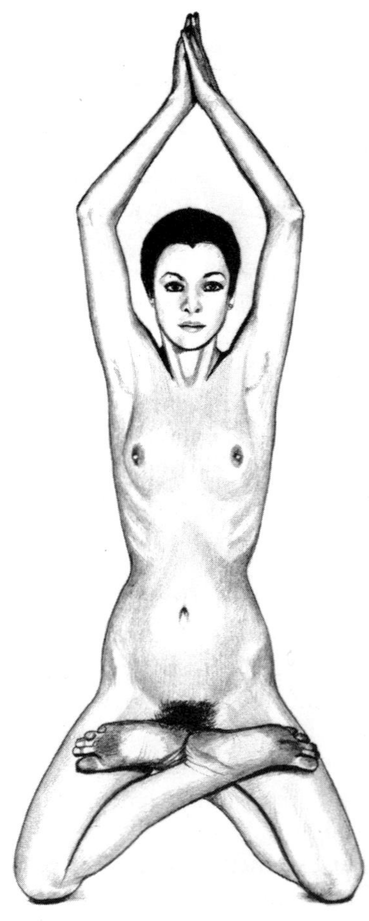

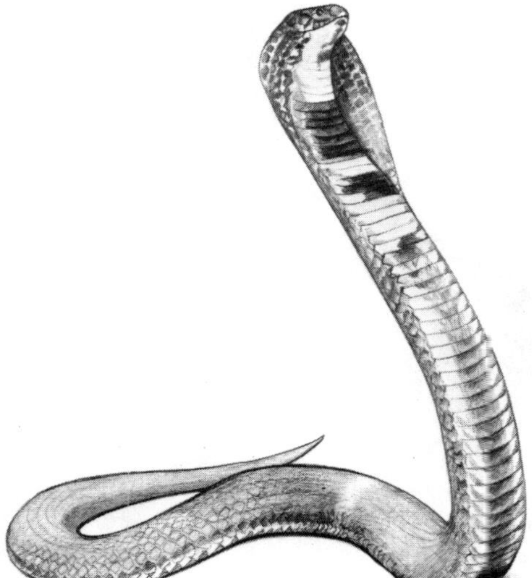
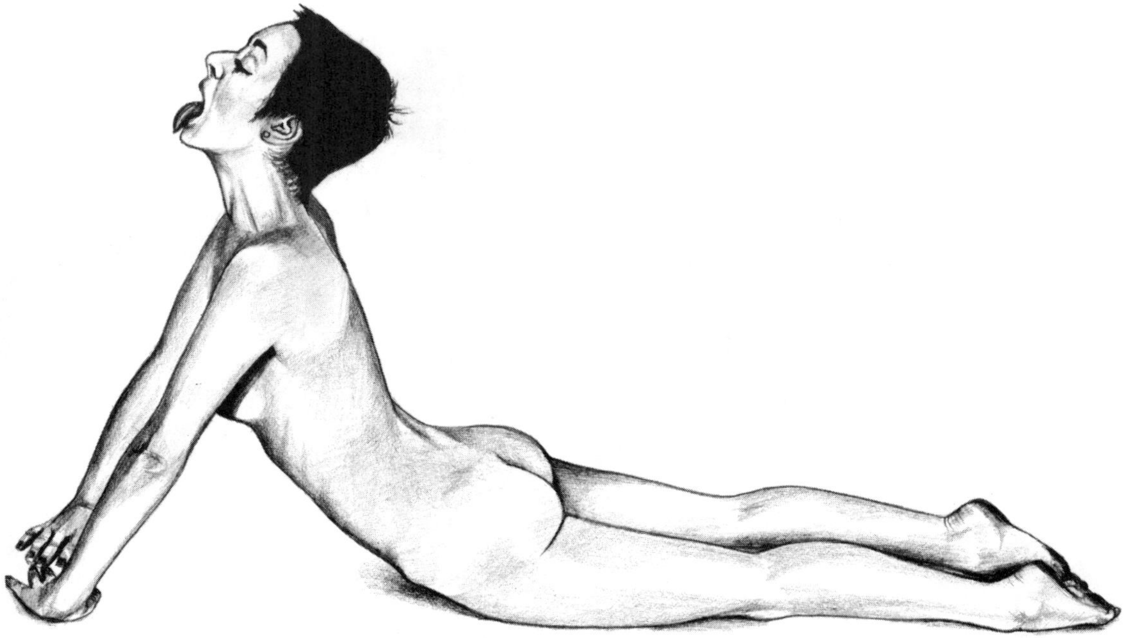

Bhujangasana – nach der Kobra benannt – ist eine Übung für das Rückgrat und strafft die inneren Organe. Von einer total entspannten liegenden Position aus wird der Körper gestreckt und gespannt, während der Atem angehalten wird. Die Schlangen- (oder Kobra-) Stellung erzeugt bewusste Spannung und Entspannung. Sie verursacht eine Ausweitung des Bewusstseins und erhöht sinnliches Bewusstwerden. Sie verbessert den Kreislauf und stimuliert die Geschlechtsorgane.

Die «Katzen-Stellung» löst Flexibilität von Körper und Geist aus. Beides ist sehr wichtig für die korrekte Ausübung von tantrischem Yoga. Die räkelnden und gähnenden Mätzchen von Katzen sollten während dieser Stellung nachgeahmt werden. Man beginnt diese Position während des Ausatmens und entspannt die Stellung beim Einatmen.

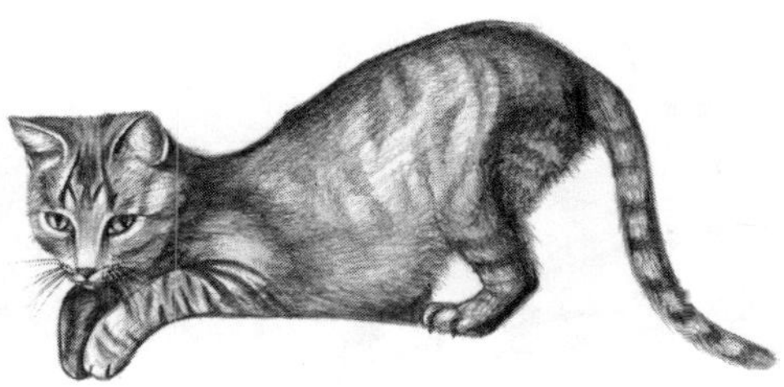
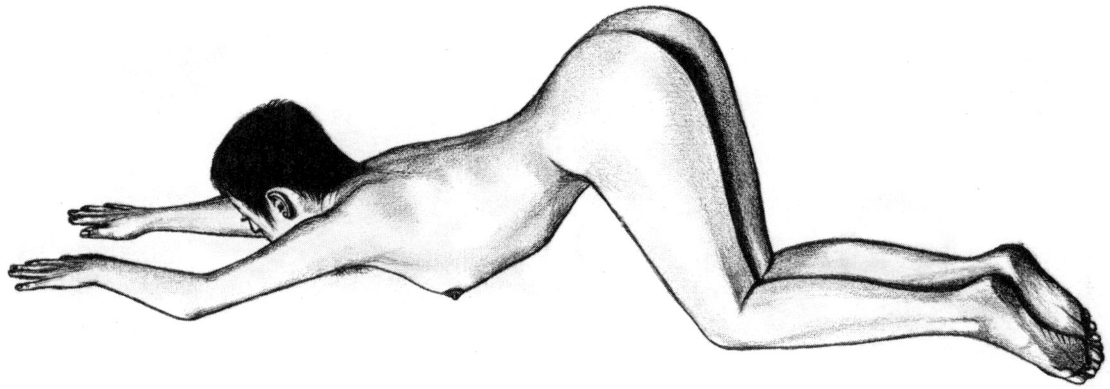

Die «Fisch-Stellung» *(matsyasana)* ist ideal für totale Entspannung und Meditation. Zuerst wird die volle Lotos-Position eingenommen. Dann lehnt man sich allmählich nach hinten zurück, bis der Kopf den Fussboden berührt. Man übe, den Rücken nach oben durchzukrümmen, während der Kopf in der Position bleibt. Diese Stellung hilft, falsches Atmen zu korrigieren. Sie kräftigt die Lungen und stimuliert den Kreislauf. Ausserdem hilft sie, unwillkürlich verlorene Sexualenergie zurückzugewinnen.

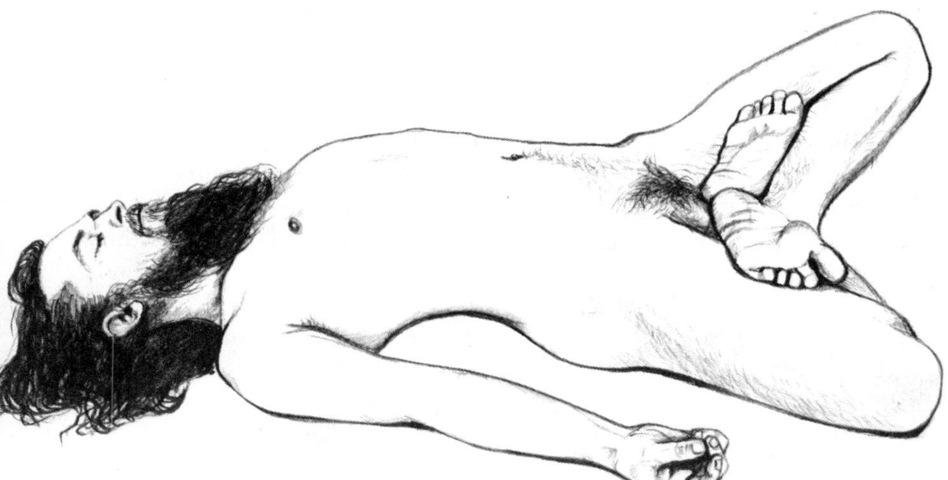
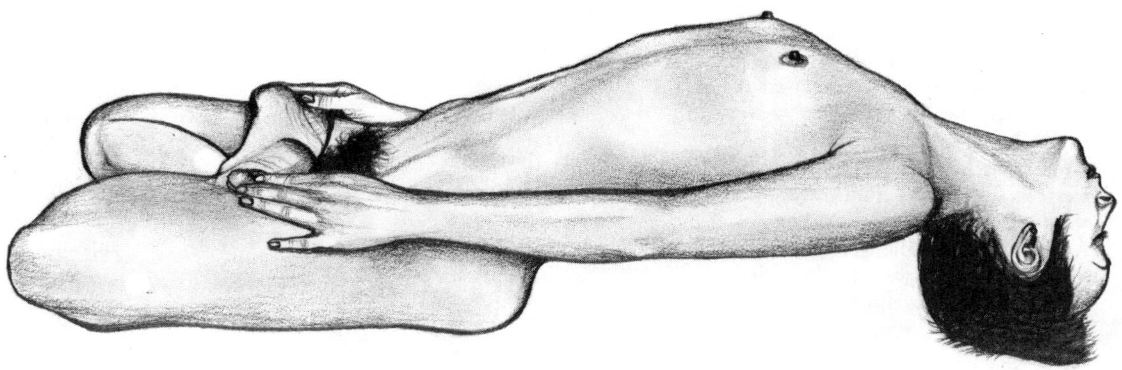

Sequenz, die von der Lotos-Stellung zur «Pfau-Stellung» *(mayurasana)* führt. Die Handflächen werden auf den Boden gestemmt, wie abgebildet; die angewinkelten Ellbogen werden in die Unterleibsregion gedrückt. Die natürliche Hebelwirkung hebt den Körper in horizontale Lage. Das *mayurasana* ist sehr wirksam bei der Ausscheidung von Giften aus dem Körper. Es hilft die Verdauung regulieren, strafft die inneren Organe und stimuliert die Geschlechtsdrüsen. Sie ist nach dem Pfau benannt, der die Fähigkeit besitzt, Gifte zu verdauen; er ist ein Feind der Schlangen. Das *mayurasana* sollte stets nur für wenige Momente eingenommen und dann wiederholt werden. Sie hilft der Entwicklung starker Willenskraft und trägt wesentlich dazu bei, den Körper jugendlich zu erhalten.

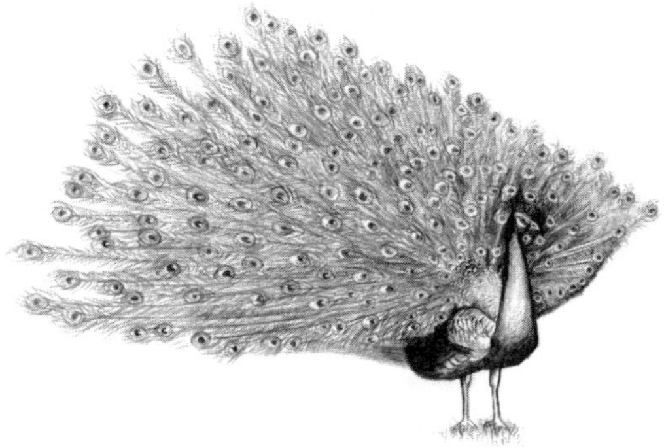

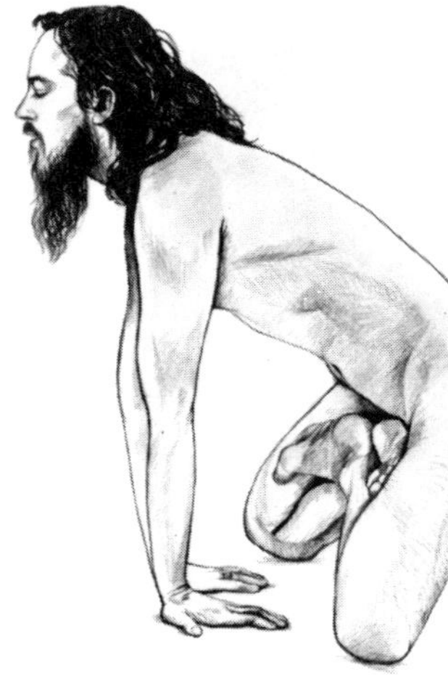

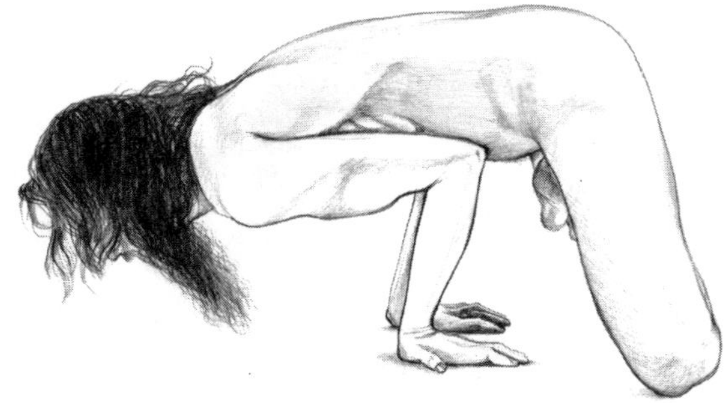

Die «Kamel-Stellung» *(ushtrasana)* entwickelt sich aus einer bogenähnlichen Gestalt. Hände und Füsse sind geschlossen. Die Hände werden angehoben und – wie illustriert – zusammengebracht. Diese Stellung ist sehr wohltuend für den Rücken und stimuliert das Drüsensystem. Sie trägt auch dazu bei, Kontrolle über die Sexualenergie zu gewinnen.

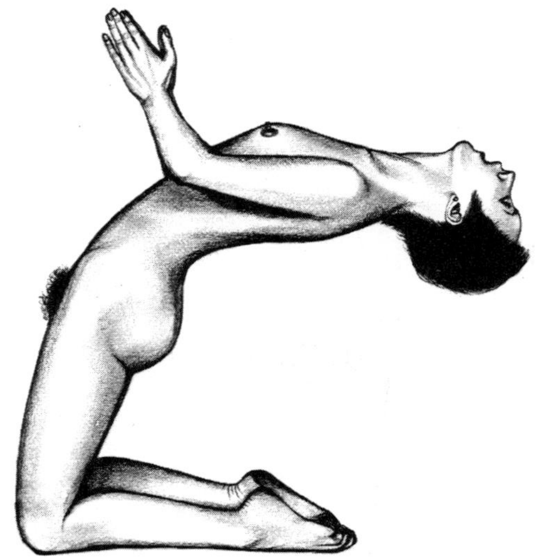

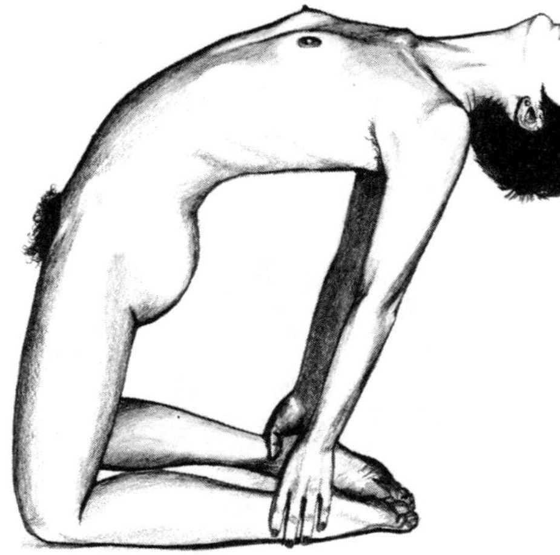

Die «Löwen-Stellung» *(simhasana)* entwickelt sich aus der knienden «Heroischen Stellung» *(virasana)*. Der Hauptwesenszug besteht darin, dass die Kiefer weit geöffnet und die Zunge soweit wie irgend möglich herausgestreckt werden, und zwar nach unten zum Kinn. Die Hände werden auf die Knie gestemmt und die Arme durchgedrückt. Dies ist eine Stellung der Spannung; die Augen werden weit aufgerissen; der Blick wird entweder auf die Nasenspitze oder auf den Punkt zwischen den Augenbrauen fixiert. Es sollte das Gefühl geweckt werden, «ein Löwe zu sein». Der Atem sollte durch den geöffneten Mund eingezogen werden. Diese Stellung verhilft zu psychologischer Kraft, putscht die Sinne auf und wirkt schleimlösend.

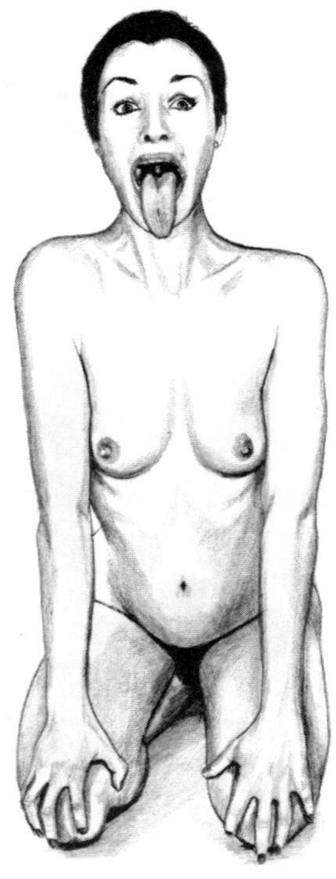

In allen transzendentalen sexuellen Erlebnissen ist ein gesunder und entspannter Körper ein guter Verbündeter. Dagegen stellt ein steifer, verkrampfter Körper ein echtes Hindernis für sexuelle Erforschung dar; er reflektiert eher Körperlichkeit, Schuld und psychologische Zurückhaltung als Ekstase oder Befreiung. Hatha Yoga ist die Antithese zu schwerem körperlichen Üben. Ein guter Yogi ist kein Muskelprotz. Seine Stärke liegt vielmehr in seinem Inneren; sie steht ihm jederzeit zur Verfügung.

In diesem Abschnitt haben wir einige der einfachsten Yoga-Asanas illustriert, dazu aber auch ein paar schwierige. Im allgemeinen ist folgendes am besten: Man lerne mindestens zwei sitzende Stellungen, mehrere strekkende, einfache zurücklehnende, ein hockendes, ein umgekehrtes (wie etwa Kopfstand) und mindestens ein komplexes Asana.

Wenn Hatha Yoga zu einem natürlichen, festen Bestandteil Ihres Lebens wird, werden Sie erstaunt sein, wieviel zusätzliche Energie für Ihre alltäglichen Aktivitäten Sie finden werden.

Für Paare, die den Wunsch haben, ihre körperliche Beziehung zu vertiefen und auszuweiten, gibt es dafür keine grossartigere Vorbereitung, als gemeinsam Hatha Yoga zu praktizieren.

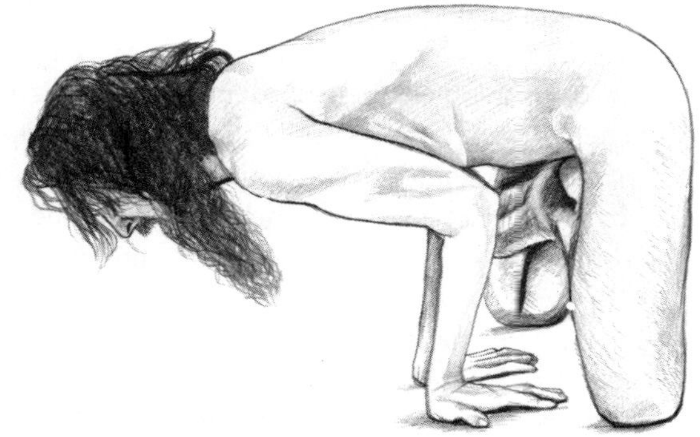

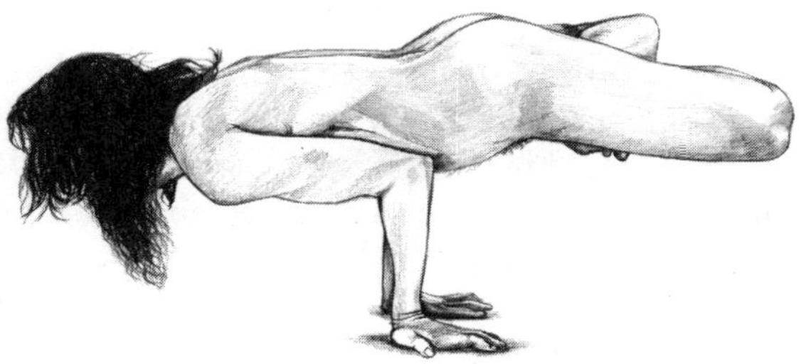

Es gibt so viele Yoga-Asanas, wie es Spezies von Tieren und anderen Geschöpfen gibt. Von diesen Asanas sind vierundachtzig Positionen von besonderer Bedeutung. Wenn man diese betrachtet, so gehören die Lotos-Stellung und die halbe Lotos-Stellung mit zu den allerbesten.
GORAKSHASHTAKAM

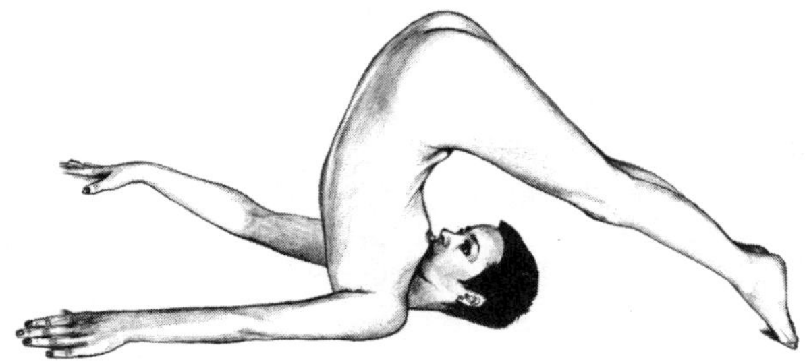

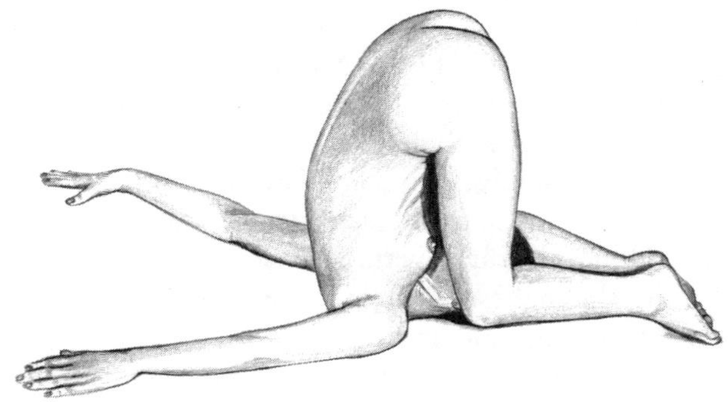

Die «Pflug-Stellung» *(halasana)* sollte so langsam wie möglich praktiziert werden. Sie ist hilfreich für Rücken- und Nackenmuskeln, steigert den Blutzufluss zu den Beinen und reduziert wirksam Müdigkeit.

In dieser Variation der «Pflug-Stellung» *(halasana)* werden die Beine richtig nach hinten gebracht, während die ausgestreckten Hände Unterstützung geben. Diese Übung stimuliert die inneren Organe und beseitigt Müdigkeit.

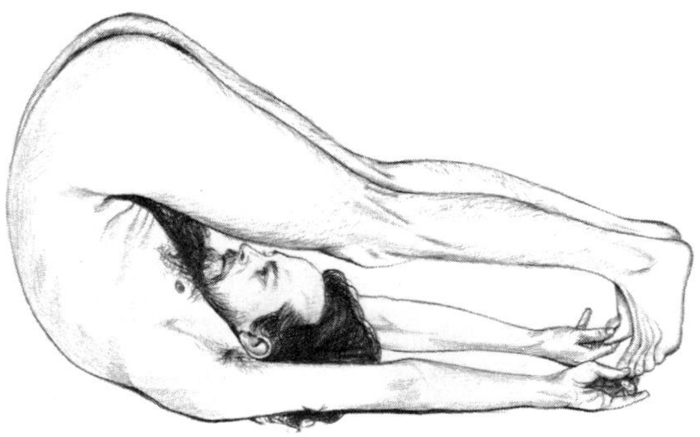

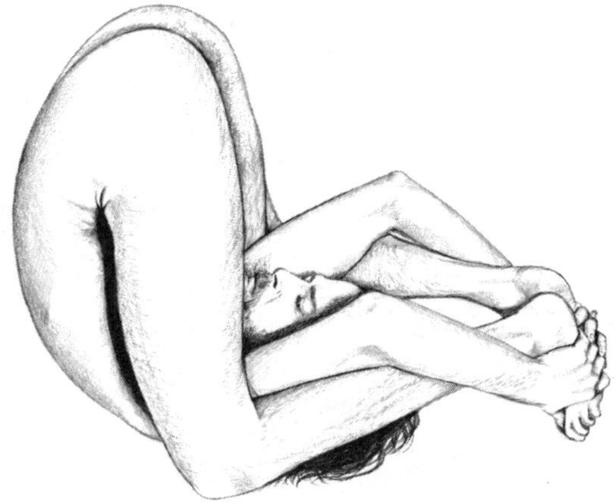

Wenn die Vorbeuge-Stellungen perfekt sind, wird der Körper flexibel genug, um *yoganidrasana* zu erreichen. Das ist Vishnus Schlafstellung (auch als Stellung des Zwischenzustands bekannt). Dies ist extrem wirksam für den Ausgleich innerer Disharmonien und stimuliert gleichzeitig die Sexualität.

Vorbeuge-Stellungen (Variationen von *pashimottanasana*, der Rückendehnung) sind von grundlegender Bedeutung, um vorzeitiges Altern zu vermeiden. Diese Stellungen stimulieren die inneren Organe, setzen latente Energien frei und dienen der Etablierung einer schöpferisch geistigen Einstellung dem Leben gegenüber.

Natürliche Triebe

Eine Person sollte sich stufenweise von schädlichen und unnatürlichen Gewohnheiten befreien. Auf ähnliche Weise sollte man versuchen, gesunde, natürliche Gewohnheiten zu entwikkeln. Um dies zu erreichen, ersetzt man am besten Unnatürliches durch Natürliches. Wenn ein Entzug allmählich stattfindet, tritt Sucht nicht mehr in Erscheinung. Gesunde, natürliche Gewohnheiten, allmählich und stufenweise erworben, werden fest eingepflanzt.
CARAKA SAMHITA

In tantrischen Schriften taucht wiederholt ein generelles Prinzip auf: Man soll vermeiden, natürliche Triebe zu unterdrücken. Jeder Unterdrückung unserer physischen Natur löst eine innere Reaktion aus, eine Art von Verzerrung, die innere Harmonie zerstört. Der gesamte Bereich der physischen, emotionalen und geistigen Triebe sollte in diese Ermahnung eingeschlossen werden, auch wenn eine solche Feststellung wie ein Freibrief für Sichgehenlassen erscheinen mag. Sichgehenlassen ist selten das Produkt eines Naturtriebes. Es resultiert eher aus einem Mangel an emotionaler und physischer Reife. Natürlich ist es unbedingt wichtig, zwischen Natürlichem und Unnatürlichem unterscheiden zu können. Unterscheidungsvermögen ist der Schlüssel, um dieses Prinzip in die Praxis umsetzen zu können.

Dieser Standpunkt ist typisch für die tantrische Tradition. Die anderen spirituellen Lehren schreiben fast ausnahmslos strikte Regeln für die Unterdrückung natürlicher Funktionen wie Hunger, Schlaf und vor allem Sex vor.

Tantra lehrt: Die Unterdrückung natürlicher Triebe ist ganz entschieden schädlich für geistige und physische Gesundheit und kann zu Neurosen und Krankheit führen. Zwar mag die Unterdrückung natürlicher Triebe vorübergehend die gewünschten Wirkungen bringen, aber auf lange Sicht gesehen wirkt sie beschränkend. Mit diesen Mitteln kann echte spirituelle Evolution kaum erreicht werden.

Es gibt die weitverbreitete, aber vollkommen falsche Vorstellung, dass die tantrischen Lehren Ausschweifungen und Zuchtlosigkeit begünstigen. Genau das Gegenteil ist der Fall. Tantra erfordert grosse Disziplin. Es auferlegt einem z. B. die disziplinierte Anstrengung, unnatürliche und ungesunde Gewohnheiten auszurotten. Wenn ein natürlicher Trieb erst einmal richtig verstanden wird, kann er entweder befriedigt oder überwunden werden. Tantrische Schriften erklären eindeutig, dass unnatürliche Triebe durch natürliche ersetzt werden sollten, statt sie zu unterdrücken.

Eine tibetanische Geschichte handelt von einem Mann namens Sarvabhaksha. Er hatte den umbezähmbaren Drang, alles zu essen, was er in die Finger bekam. Eines Tages begegnete er einem tantrischen Guru namens Saraha und bat ihn um Rat. Saraha sollte Sarvabhaksha helfen, mit seinem Problem fertig zu werden. Der Guru weihte ihn ein und lehrte ihn, sich den Bauch als leeren Himmel vorzustellen und sein Verdauungsfeuer als die letzte Feuersbrunst aller Welten. Er empfahl ihm, alles Essen und Trinken nur als irdische Phänomene zu betrachten und sich während des Essens vorzustellen, das ganze Universum zu verschlingen. Schliesslich riet ihm der Guru noch, über die grundlegende Leere aller Phänomene zu meditieren.

Sarvabhaksha befolgte die Anweisungen seines Lehrers. Statt den Essensdrang zu unterdrücken, ersetzte er eine gefrässige geistige Haltung durch Meditation. Nach einigen Jahren erreichte er Selbsterkenntnis und wurde nun seinerseits als Lehrer verehrt.

Diese Geschichte illustriert, dass es nicht so sehr darauf ankommt, *was* wir tun, sondern *wie* wir es tun. Dies verhilft uns dazu, uns zu ändern.

Selbstdisziplin sollte freiwillig und bewusst unternommen werden, und zwar aus einer Position innerer Stärke heraus. Man muss zu unterscheiden lernen; das Unreale vom Realen, das Natürliche vom Unnatürlichen in einem selbst. So ist es z. B. ganz natürlich für den Körper, alle paar Stunden nach Nahrung zu verlangen; aber es ist unnatürlich, sich alle zehn Minuten danach zu sehnen. Der erste Drang sollte befriedigt, der zweite umgewandelt werden. Wenn man den unnatürlichen Trieben des Körpers und Geistes nachgibt, verliert man die Fähigkeit, echte Bedürfnisse zu erkennen.

Wiederholen wir noch einmal: Unterdrücken Sie nicht authentische physiologische Triebe. Wenn Sie den Drang verspüren, zu niesen, sich zu erbrechen oder zur Toilette zu gehen, so tun Sie dies unter allen Umständen so schnell wie möglich. Wenn Sie diesen natürlichen Trieben nicht gehorchen, kann die Akkumulation von Druck auf die inneren Organe zu Krankheiten führen.

Das gleiche Prinzip trifft auch auf den Sexualtrieb zu. Auch er sollte mit gesundem Menschenverstand betrachtet werden.

Wenn Sie sich von einer ungesunden, schädlichen Gewohnheit befreien wollen, so tun Sie dies allmählich und stufenweise; ersetzen Sie die negative Gewohnheit durch eine positive.

Himmel und Erde

Die mystischen Lehren des Ostens anerkennen die Kräfte des Himmels und der Erde als die zwei fundamentalen Prinzipien, die alles durchdringen. Der Hinduismus nennt sie *Shiva* und *Shakti*, die tiebetanischen Buddhisten *Yab* (Vater) und *Yum* (Mutter), und der Taoismus bezeichnet sie als *Yang* und *Yin*.

Diese beiden Kräfte sind überall in der irdischen Erscheinungswelt am Werk: hell und dunkel, heiss und kalt, trocken und nass. Sie sind voneinander abhängig und erhalten sich gegenseitig.

Die *Kraft des Himmels* bestimmt die Struktur des männlichen Geschlechtsorgans, während die *Kraft der Erde* die Form des weiblichen Geschlechtsorgans schafft.

Wenn die Yang-Kraft vom Himmel herabsteigt, verleiht sie dem Lingam die äussere Form. Umgekehrt schafft die Yin-Kraft der Erde, wenn sie von unten aufsteigt, die innere Form der Yoni.

Der *Yajur Veda*, eine frühe Hindu-Schrift, enthält folgende Schilderung über die jeweilige Bewegung von Himmel und Erde: «Diese Erde kreist durch die Himmel und den Weltenraum; sie dreht sich mit ihrer Mutter, den Wassern. Drehend und ständig drehend bewegt sie sich um ihren Vater, die Sonne.»

Ein alter taoistischer Text verbindet die Rotation des Himmels und der Erde mit dem von Mann und Frau vollzogenen Geschlechtsakt. Die japanische Version davon, als *Ishimpo* bekannt, stellt dazu fest: «So wie der Himmel nach links rotiert und die Erde sich nach rechts dreht, so sollte ein Mann seinen Körper nach links und die Frau ihren Körper nach rechts bewegen, während sie Liebe machen. Sexuelle Vereinigung, in dieser Form vollzogen, wird genannt: *Himmel befriedet und Erde gelöst.*»

Wenn männliche und weibliche Kräfte ausgeglichen sind, ergibt sich als Resultat kosmische Harmonie. Der Orgasmus löst die Bipolarität von «innen» und «aussen» auf; von Expansion und Kontraktion, von positiv und negativ, von solar und lunar.

Rumi, ein Sufi-Mystiker des 13. Jahrhunderts, riet: «Himmel ist Mann, und Erde ist Frau; Erde pflegt, was Himmel fallen lässt. Betrachte Himmel und Erde als mit Intelligenz ausgestattet, denn sie verrichten das Werk intelligenter Wesen.»

Die esoterische Funktion sexueller Liebe ist die Auflösung der komplementären Intelligenzen von Himmel und Erde.

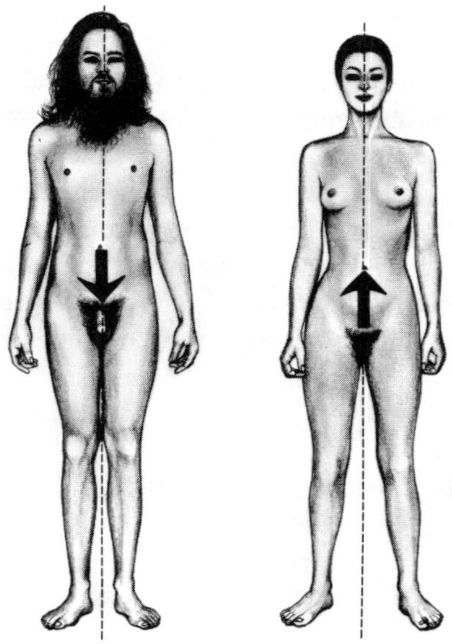

Die Yang-Kraft des Himmels dominiert im Mann und die Yin-Kraft der Erde in der Frau. Erstere gibt dem Lingam eine nach aussen dringende Form, während die letztere der Yoni eine nach innen gehende, empfängliche Gestalt verleiht. So ergänzen sich die Kräfte von Himmel und Erde gegenseitig während des sexuellen Kontaktes.

Der Baum der Ewigkeit hat seine Wurzeln oben im Himmel, und seine Zweige hängen herab zur Erde. Es ist der reine Unsterbliche Geist, auf dem alle Welten beruhen.
KATHA UPANISHAD

Das Samenspenden des Himmels und das Formen dieses Samens durch die Erde sind die natürlichen Aufgaben von Mann und Frau; so natürlich wie ein Feuer, das nach oben brennt, und Wasser, das nach unten rinnt. Es gibt eine Methode, die als das Irdische und Himmlische «Netz» bekannt ist, wobei Männer und Frauen dem sexuellen Verkehr frönen wie die Vögel und Tiere, um auf diese Weise irdische Kalamitäten zu vermeiden.
TS'AN-T'UNG-CH'I / TAO AN

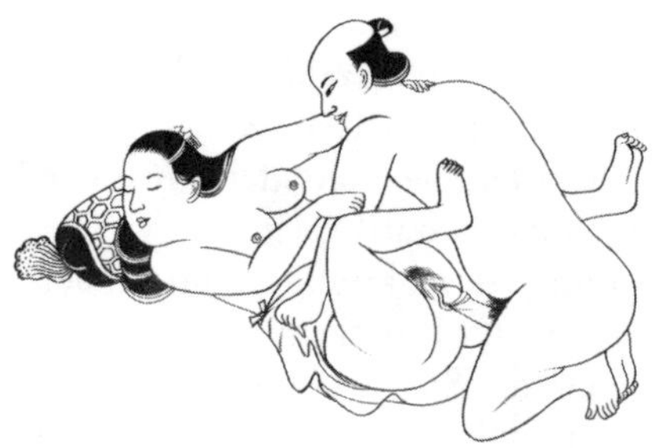

Der Taoismus lehrt, dass die Kraft des Himmels natürlicherweise nach links rotiert, während die Kraft der Erde sich nach rechts wendet. Weise sahen diese Bewegung im Geschlechtsakt widergespiegelt.
Nach einem japanischen Holzschnitt von Torii Kiyonobu; ca. 1703.

Nahrung ist die Hauptsache aller materiellen Dinge. Sie ist die Medizin für jede Art von Krankheit. Aus Nahrung werden alle Dinge geboren.
TAITTIRYVA UPANISHAD

Man muss mit Mass essen, und das Ausmass der Nahrung wird durch die Kraft des gastrischen Feuers bestimmt. Eine ausreichende Nahrungsmenge ist diejenige, die in angemessener Zeit verdaut wird. Die tägliche Kost sollte aus Essen bestehen, das nicht nur hilft, das Wohlbefinden aufrechtzuerhalten, sondern zugleich als Prophylaktikum gegen Krankheit dient. Vom Moment der Empfängnis an sind manche Leute in bezug auf das Verhältnis der elementaren Prinzipien im Körper wohlausgeglichen; bei anderen gibt es eine Vorherrschaft des einen Elementes über das andere. Nur die Person, die ein inneres physisches Gleichgewicht hat, kann sich perfekter Gesundheit erfreuen, während alle anderen gegen Krankheit anfällig sind.
CARAKA SAMHITA

Eine Person, die Hatha Yoga praktiziert, ohne beim Essen Mass zu halten, wird das Opfer verschiedener Krankheiten. Der Yogi sollte Reis, Graupe, Bohnen, Nüsse, Obst und andere bekömmliche Dinge essen. Reine, süsse und kühlende Nahrungsmittel sollten gegessen werden, um den Magen zur Hälfte zu füllen. Dies nennt man Masshalten beim Essen.
GHERANDA SAMHITA

Nahrung: Die Erhaltung des Lebens

Obwohl Essen und Trinken als primäre physische Lebenserhalter unentbehrlich sind, nehmen viele Leute dies wie selbstverständlich hin. Auf der anderen Seite grassiert die Diät-Sucht. Zu den populärsten Diäten zählen heutzutage Vollwertkost, Zen-Makrobiotik und Vegetarismus.

Unglücklicherweise sind die yogischen Lehren über das Thema Essen und Trinken im Westen noch nicht völlig erforscht. Östlich orientierte Gesundheits-Kulte haben sich etabliert, aber diese neigen dazu, nur teilweise Wahrheiten über die Philosophie der Nahrung zu präsentieren, die in den Yoga-Schriften ausführlich erörtert werden.

Orientalische Medizin und Yoga haben zum Thema Diät sehr viel anzubieten. Der einmalige Vorzug ihres Diät-Systems ist die Kategorisierung der Nahrungsmittel nach «Geschmack». Man glaubt, dass alle in Lebensmitteln enthaltenen Qualitäten von sechs primären Geschmacks-Nuancen bestimmt werden. Durch verschiedene Kombinationen kann man jeden bekannten Geschmack erzeugen. Diese sechs Geschmacks-Nuancen – süss, sauer, salzig, scharf, bitter und zusammenziehend – bestimmen durch Proportion, Balance oder Unausgeglichenheit die Bekömmlichkeit oder Unbekömmlichkeit von Speisen und deren Schmackhaftigkeit für das Individuum.

Yogische Lehren erklären: Die Geschmacksknospen extrahieren die Nahrungsessenz, bevor die Speisen zum Magen weitergeleitet werden, wo dann der physische Verdauungsprozess stattfindet.

Wir im Westen kümmern uns in der Hauptsache um Protein-, Stärke- und Vitamingehalt der Speisen, die wir zu uns nehmen, aber wir ziehen nur selten die subtile Umwandlung des Essens von physischer Materie in emotionale, geistige oder spirituelle Energien in Betracht.

Im Westen neigen die Leute zu Übergewicht. Erst essen wir unmässig, dann plagen wir uns mit Diäten herum.

Die Yoga-Tradition rät zu Essen mit Mass, regelmässig und zur richtigen Zeit. Wir sollen uns der Verdauungsfunktion bewusst werden und die Einnahme von Speisen unseren jeweiligen Bedürfnissen anpassen.

Yogischen Schriften zufolge hat der Geschmack der Nahrung eine direkte Auswirkung auf die Gefühle und die subtilen Einflüsse des Geistes. Eine Geschmackskombination kann ein erhebendes Gefühl und Erotik auslösen, während eine andere Reizbarkeit oder Zorn verursachen kann. Die Beziehung zwischen «Geschmack» und «Empfindungen» ist über eine Periode von zweitausend Jahren erforscht worden. Yogis, die ihre körperlichen Funktionen in einem erhöhten Zustand des Bewusstwerdens beobachten konnten, haben ausführlich darüber berichtet.

Da wir wissen, dass Individuen sich in ihren Temperamenten unterscheiden, scheint es doch nur logisch zu sein, dies auch bei jedem Ernährungsstudium in Betracht zu ziehen.

Yogis halten einen fein abgestimmten Ernährungsausgleich für eine grosse Hilfe beim Streben nach spiritueller Entwicklung und letztendlicher Befreiung.

Nahrung der Götter

Viele verschiedene Kulturen haben Rituale entwickelt, die sich um das Einnehmen von Nahrung als Sakrament drehen. Sakramentale Nahrung ist im allgemeinen ganz normale Nahrung, von der man aber glaubt, dass sie spirituelle Eigenschaften besitzt, weil ein Priester, Schamane oder irgendeine andere religiöse Gestalt diese Nahrung bewusst mit einer spirituellen Quelle identifiziert hat. Der Begriff, Nahrung «mit Macht zu versehen» und sie dann als Sakrament einzunehmen, ist sowohl in der christlichen als auch in der hebräischen Tradition zu finden und wird üblicherweise mit Gebeten oder «Segnungen» verbunden, die man über der Nahrung ausspricht. Von einem anderen Standpunkt aus könnten alle gesunden und bekömmlichen Speisen als geheiligt betrachtet werden, weil sie ein Geschenk sind, das Leben erhält. In der tantrischen Philosophie sind alle Speisen der Pflege und dem Wachstum von Spiritualität gewidmet.

Essen ist aber auch ein hocherotisches Erlebnis, in vieler Hinsicht dem Lieben verwandt. Man achte darauf, das Beste aus gemeinsamen Mahlzeiten herauszuholen. Man soll mit Mass essen und Nahrungsmittel wählen, die der Jahreszeit entsprechen. Man lerne aus Erfahrung, was geeignet oder ungeeignet ist.

Die *Gheranda Samhita* sagt: «Wer damit anfängt, Hatha Yoga zu praktizieren, vermeide beim Essen exzessiv saure, bittere, salzige oder scharfe Speisen.» Dieselbe Schrift gibt auch einen guten Rat hinsichtlich der *Quantität* und empfiehlt: «Der Magen sollte zur Hälfte mit Nahrung, zu einem Viertel mit Wasser oder einer anderen Flüssigkeit gefüllt werden; ein Viertel sollte leer bleiben, um beim Üben der Atemkontrolle zu helfen.»

Die Yoga-Lehren weisen darauf hin, dass die geistige Haltung der Person, die das Essen zubereitet, auf subtile Weise in die Speisen eindringt. Ein guter Yogi kann an einer Mahlzeit, die er verzehrt, das Temperament der Person feststellen, die das Essen zubereitet hat.

Gleicherweise beeinflusst die geistige Haltung des Essers den Verdauungsprozess. Vermeiden Sie also, beim Kochen oder Essen Gereiztheit oder schlechte Laune aufkommen zu lassen. Am besten ist es, zu meditieren, nachzudenken oder zu singen, während man eine Mahlzeit zubereitet; diese Beschäftigungen tragen dazu bei, den Geist zu konzentrieren und die sakramentale Eigenschaft der Mahlzeit zu steigern. Versuchen Sie auch, sich der Bestandteile der Lebensmittel bewusst zu werden, wenn Sie die verschiedenen Zutaten mischen. Vor allem aber kosten Sie das Essen nicht während der Zubereitung, denn dies beraubt es seiner sakramentalen Qualität. Keine Mahlzeit kann wahrhaft als Opfer serviert werden, wenn sie bereits gekostet wurde. Wenn im Osten von einer Mahlzeit eine Kostprobe genommen wurde, werden die Speisen als bereits gegessen betrachtet; man hält sie nicht mehr für geeignet, noch serviert zu werden.

Yoga-Lehren kategorisieren die Nahrung in drei Haupttypen, je nach ihrer Wirkung auf Körper und Geist. Diese drei Typen stehen im Zusammenhang mit der Dreiheit oder der *Dreifaltigkeit der Kräfte*, die alle Dinge durchdringen.

Die erste Kategorie ist als *sattvisch* bekannt und nährt direkt kreative Energie und Haltung. *Sattvische* Nahrung schliesst ein: Milchprodukte, Honig, Nüsse, Getreide, die meisten Früchte und alles Gemüse, das über dem Boden wächst. Alle diese Lebensmittel werden mit dem «süssen» Hauptgeschmack in Verbindung gebracht. Man schreibt ihnen die Fähigkeit zu, kreative und erotische Empfindungen zu stimulieren. Die höhere Natur des Geistes wird ebenfalls *sattvisch* genannt und hat als essentielle Eigenschaft *bewusstes Gewahrwerden*. Alle *sattvische* Nahrung stimuliert die uranfänglichen Elemente Raum und Luft im körperlichen Vehikel und fördert daher Wachstum und Kreativität. Diese Kategorie wird allgemein als die «Nahrung der Götter» bezeichnet; als «Milch und Honig» der biblischen Tradition.

Indische medizinische Schriften erklären, dass die Geschmacksessenz von Nahrung sukzessive in Blut, Fleisch, Fett, Knochen, Mark und schliesslich in Samen oder Ovum verwandelt wird. Der Geschmack von Speisen beeinflusst daher den Geschmack der Sexualsekretionen In den Schriften heisst es: «Der beste Samen (für gesunde Nachkommen) ist derjenige, der süss, nichtreizend und von transparentem, weissem, kristallklarem Aussehen ist.»

Der zweite Typ von Nahrung, *rajasisch*, fördert das leidenschaftliche Empfinden. Diese Kategorie schliesst alle Lebensmittel ein, die erwärmend und stimulierend wirken; zum Beispiel Wurzelgemüse, Gewürze, Salze, die meisten Fischarten, rotes Fleisch und Hühnchen. Diese Nahrungsmittel werden besonders dem salzigen und scharfen Hauptgeschmack zugeschrieben, aber auch Geschmackskombinationen, die Süsses enthalten.

Tierische Produkte werden für den menschlichen Verzehr nur dann für geeignet gehalten, wenn sie noch sehr frisch und sorgfältig zubereitet sind. Ansonsten können auf lange Sicht hin Nebenwirkungen eintreten. *Rajasische* Lebensmittel stimulieren die Sinne, haben erhitzende und verbrennende Wirkung, sind schwerverdaulich und hinterlassen viele Abfallprodukte.

Yogische Texte raten denjenigen, die Vögel oder Tiere essen möchten, diese zu jagen, weil diese Übung sowohl das gastrische Feuer der Verdauung als auch die Ausscheidung von Abfallprodukten durch Hautatmung stimuliert. Die Wirkung solcher Nahrungsmittel auf die Sexualsekretionen variiert und hängt von der Fähigkeit des Individuums ab, diese morbiden Aspekte zu transformieren. Im allgemeinen wird der Samen dick und schleimig; er weist salzige, fleischige oder übelriechende

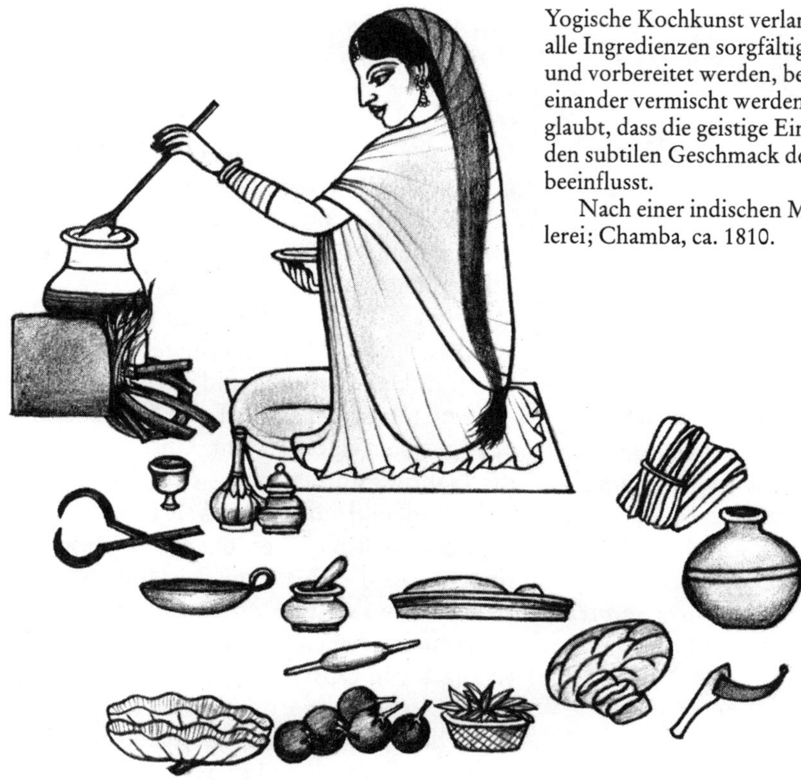

Yogische Kochkunst verlangt, dass alle Ingredienzen sorgfältig gesäubert und vorbereitet werden, bevor sie miteinander vermischt werden. Man glaubt, dass die geistige Einstellung den subtilen Geschmack der Speisen beeinflusst.

Nach einer indischen Miniaturmalerei; Chamba, ca. 1810.

Eigenschaften und Geruch auf. Die Yoni-Sekretionen zeigen die gleichen Merkmale.

Der dritte Typ von Nahrung, *tamasisch*, ruft die wütenden und destruktiven Empfindungen hervor. Zu dieser Kategorie gehören alle Lebensmittel, die die Sinne trüben oder verwirren, sei es durch den exzessiv scharfen, bitteren oder zusammenziehenden Geschmack oder durch innere Fäulnis. Besonders kräftige Nahrungsmittel wie Zwiebeln, Knoblauch oder Chili-Pfeffer, desgleichen Speisen, die in dickem Öl gekocht oder stark gebraten sind, erzeugen destruktive Gefühle, es sei denn, dass sie mit grosser Kenntnis und Sorgfalt zubereitet werden. Schwerere Fleischsorten und Eier fallen ebenfalls in die *tamasische* Gruppe. Ganz allgemein gehören alle Lebensmittel, die exzessiven Körpergeruch oder Blähungen auslösen, in diese Kategorie.

Tamasische Lebensmittel bewirken schliesslich noch ein Ansteigen bei den Elementen Erde und Wasser; dies manifestiert

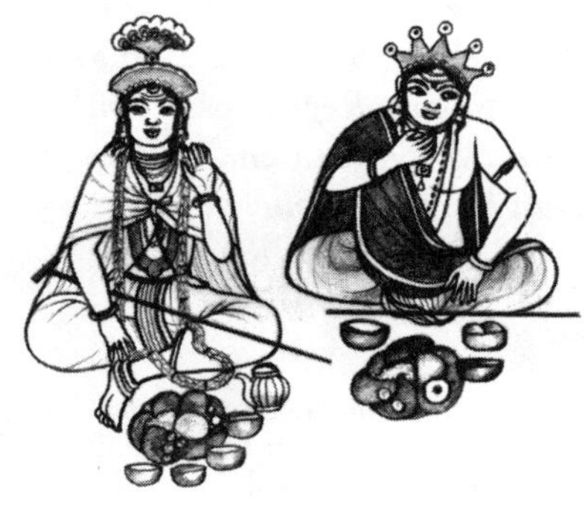

In Indien wird die Nahrung im allgemeinen immer noch mit den Händen gegessen, die vor jeder Mahlzeit sehr gründlich gewaschen werden. Für die Mahlzeiten werden oft Blätter als Teller verwendet, wie es in alten Zeiten Brauch und Sitte war.

Nach einer Miniaturmalerei; Bilaspur, ca. 18. Jahrhundert.

Die kluge Person, die Glück sowohl in dieser als auch in der nächsten Welt sucht, sollte bei der Auswahl von bekömmlichen und kräftigenden Speisen sehr grosse Sorgfalt walten lassen. Leichte Nahrungsmittel enthalten vorwiegend die Eigenschaften von Raum, Luft und Feuer. Die schwereren Lebensmittel enthalten einen grösseren Anteil der Qualitäten von Erde und Wasser.
CARAKA SAMHITA

Wasser nährt und erhält sowohl den Geist als auch den physischen Körper, Wasser wird für das wichtigste der Elemente gehalten, weil es reinigt und das Individuum vom Weltlichen zum Transzendentalen erhebt. Gebirgswasser, Quellwasser und gesammeltes Regenwasser sind höchst wohltuend und werden vom Klugen für edel gehalten.
GARUDA PURANA

sich im Körper als (Nasen-)Schleim, Fett und allgemeiner physischer Schwere. Sensitivität wird sehr stark herabgemindert; eine sehr materialistische Einstellung dem Leben gegenüber herrscht vor. Sexualsekretion nehmen unangenehme Merkmale an. Geschlechtsverkehr hört auf, sensitives Lieben zu sein; er verwandelt sich in blindes Streben nach purer körperlicher Befriedigung.

Diese so kluge und einfache Einteilung von Lebensmitteln in drei Kategorien macht sie zu einem nützlichen und zuverlässigen System, um zu bestimmen, was für den Verzehr geeignet ist oder nicht. Unsere Auswahl der Nahrungsmittel sollte sich auf unseren Lebensstil und auf unsere Ziele beziehen. Eine materialistisch gesonnene Person wird finden, dass die «Nahrung der Götter» fade schmeckt, während ein yogisch eingestelltes Individuum den einfachen und subtilen Geschmack von Obst und Gemüse geniessen wird. Der Sportler wird üblicherweise die tierischen, proteinhaltigen Lebensmittel vorziehen, z. B. Steak und Eier, denn diese werden durch extreme physische Anstrengung einerseits notwendig, andererseits aber auch wieder entsprechend abgebaut.

Sattvische oder «spirituelle Nahrung» ist für das tantrische Paar am besten. Dieser grundlegenden Diät können Nahrungsmittel aus der *rajasischen* Kategorie hinzugefügt werden, vor allem dann, wenn zusätzliche Stimulierung vonnöten ist. Eine grundlegende Mischung dieser beiden Kategorien liefert einen grossen Bereich und viel Abwechslung; das Geheimnis besteht darin, einen korrekten Ausgleich der Elemente zu bewirken. Unkorrekt ausbalancierte oder schale Nahrung fällt in die *tamasische* Kategorie.

Experimentieren Sie mit verschiedenen Kombinationen; benutzen Sie behutsam die Gewürzstoffe, um unendliche und subtile Variationen von der «Nahrung der Götter» zu schaffen.

Wasser

Frisches Wasser ist für das Wohlbefinden des Körpers notwendig. Das meiste Wasser ist mit Fluor und Chlor durchsetzt und durch den Fluss durch kilometerlange Metallrohre verunreinigt. Falls Sie in einer Grossstadt leben, ist es daher durchaus lohnens- und empfehlenswert, frisches Quell- oder Mineralwasser in Flaschen zu kaufen. Im Durchschnitt brauchen wir etwa sieben Glas Flüssigkeit pro Tag. Frisches Wasser ist das reinigendste und belebendste aller Getränke. Wird es am frühen Morgen als erstes getrunken, wirkt es wohltuend auf Organe und Sinne. Das hat ihm in der tantrischen Tradition den Namen «Nektar» eingebracht.

Regenwasser ist besonders reinigend. Alte yogische Lehren behaupten, dass sich die Qualität des Wassers je nach Jahreszeit ändert; damit ändert sich zugleich die therapeutische Wirkung. Mineralwasser mit einem hohen Gehalt an Kalzium oder Kieselerde ist besonders für den Tisch geeignet, desgleichen das natürlich sprudelnde Wasser aus Heilquellen. Man vermeide es, grössere Mengen Wasser nahe bei oder während den Mahlzeiten zu trinken. Zuviel Flüssigkeit verdünnt die Verdauungssäfte. Dies wiederum schadet der Speisenverdauung. Trinken Sie lediglich ausreichend, um die Geschmacksknospen während der Mahlzeit zu reinigen. Im allgemeinen ist es auch nicht ratsam, Wasser – vor allem sehr kaltes – am späten Abend zu trinken. Bei Verdauungsproblemen wirkt ein Glas warmes Wasser wahre Wunder.

Obstsäfte und flüssige Nahrung haben einen sehr hohen Wassergehalt. Deshalb werden sie besonders leicht vom Körper aufgenommen und sind ideal für Revitalisierung und Stärkung eines ermüdeten Körpers. Frische Obstsäfte, die auch reich an natürlichem Zucker, an Vitaminen und Mineralstoffen sind, können für die yogische Lebensart nur wärmstens empfohlen werden. Moderne Saftpressen machen frische Obst- und Gemüsesäfte jederzeit leicht erhältlich. Solche flüssige Nahrung ist ungemein energiefördernd und heilend. Die gesunde Gewohnheit, den Körper mit bekömmlichen Flüssigkeiten zu versorgen, wird sich als ein bemerkenswertes Vorbeugungsmittel gegen körperliche und geistige Krankheiten jeder Art erweisen.

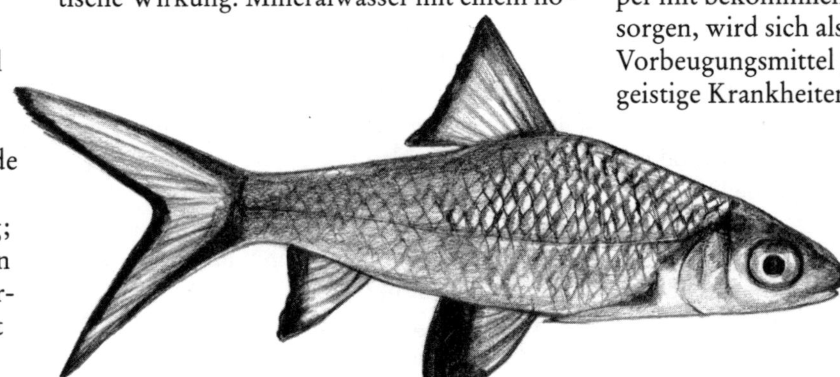

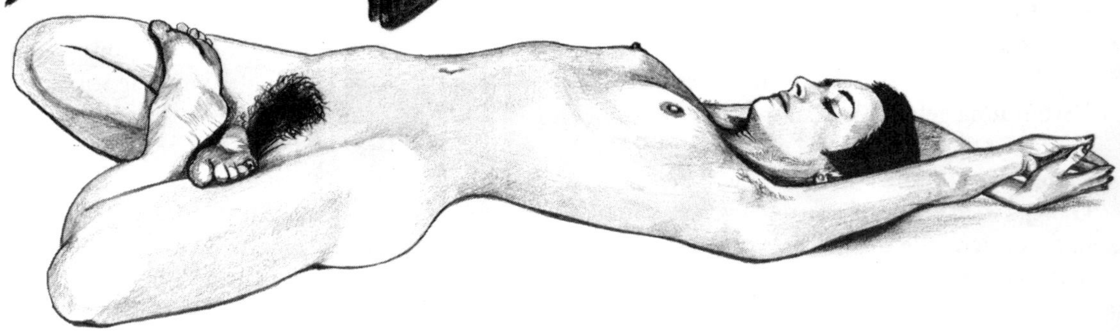

Die «Fisch-Stellung» *(matsyasana)* entwickelt sich aus der Lotos-Stellung und ist ideal für Entspannung. Besonders angebracht ist sie nach einem Bad vor dem tantrischem Ritual. Während dieser Übung sollte man sich selbst als Fisch vorstellen, der gegen den Strom schwimmt. Dabei sollte man leicht die Hüften bewegen und die Fingerspitzen aneinanderlegen. Das hilft, Kontrolle über wässerige Elemente im Körper zu erlangen. Es stattet das gesamte Wesen mit Vitalität aus.

Baden

Wasser ist ein machtvoller Helfer für die Reinigung von Körper und Geist. Viele Religionen haben Taufrituale und schreiben auch präzise Bademethoden vor. Im Westen duschen oder baden wir an jedem Morgen oder Abend, aber wir denken uns nichts weiter dabei. Es ist eine Gewohnheit, die im Namen der Hygiene ausgeübt wird. Nichtsdestotrotz hat das Baden sowohl spirituelle als auch erotische Qualitäten, ob nun unter der Dusche, in einer Wanne, in einem See, in einem Teich oder in einem Ozean.

Jede beabsichtigte Handlung hat eine Macht, die weit über die spezifische Natur der Tat selbst hinausgeht. Wenn man Baden als einen Prozess spiritueller Reinigung betrachtet und diese Praxis absichtlich ritualisiert, dann werden die Wohltaten grösser sein, als wenn man nur um der Hygiene willen badet. Fangen Sie mit Kopf und Händen an; hören Sie mit den Füssen auf. Wenn es Ihnen lieber ist, können Sie das natürlich auch umgekehrt machen. Hauptsache, dass eine bestimmte Ordnung und Reihenfolge beibehalten wird. Achten Sie aber darauf, sich ständig vorzustellen, dass Sie mehr als nur den physischen Körper reinigen.

Eine kalte Dusche bewirkt eine plötzliche Ladung negativer Ionen, die sehr gesund, belebend und wirksam sind, um ein Gefühl der Entspannung und psychischen Erneuerung zu erzeugen. Wasser ist «negativ» und «magnetisch»; es hat einen mächtigen Aufladungseffekt auf den Psycho-Organismus. Benutzen Sie die natürlichen Eigenschaften des Wassers, um Stress und Anstrengung des Grossstadtlebens zu überwinden. Ein Bad oder ein Duschbad vor Yoga ist sehr wohltuend und nützlich; seine reinigende Kraft verhilft dem Körper zu seiner natürlichen Reaktionsfähigkeit.

In der Bibel gibt es viele Berichte über Fusswaschungen. Maria Magdalena, als sie Jesus die Füsse wusch, zollte damit einem geehrten Gast den üblichen Respekt. Im Osten ist es immer noch Brauch, Hände und Füsse zu waschen, wenn man das Innere eines Hauses betritt. Eine Schüssel mit Wasser steht auch vor und nach jeder Mahlzeit zum Waschen bereit. Die Gründe hierfür sind teilweise kultureller Art, denn im Osten werden die meisten Mahlzeiten immer noch mit den Händen eingenommen, aber die physischen und psychischen Aspekte der Hygiene sind auch von Bedeutung. Dies spiegelt sich in den meisten spirituellen Traditionen wider, wo das Waschen von Händen und Füssen vor dem Beten obligatorisch ist.

Nach allen weltlichen Beschäftigungen ist Waschen ratsam, besonders aber vor jeder Intimität. Büro oder Küche «ins Schlafzimmer mitzubringen» löst die Kraft des Liebens auf. Die einfache Geste, Hände und Füsse zu waschen, kann einen grossen Unterschied in Ihrem geistigen Zustand bewirken und zugleich angehäufte Spannungen lockern oder beseitigen.

Es gibt einen einfachen yogischen Trick, um das natürliche Gleichgewicht zu erhalten: Man atme eine kleine Menge kühles oder lauwarmes Wasser getrennt durch jedes Nasenloch ein und blase es wieder in die Schüssel zurück. Zunächst halten Sie ein Nasenloch mit einem Finger zu und ziehen Wasser hoch, das sie in der hohlen Hand halten. Dann blasen Sie es heraus und wiederholen den Vorgang mit dem anderen Nasenflügel. Das reinigt die Hohlräume und gleicht die Polarität des Atems aus.

Hier noch eine andere Technik zur Wiederherstellung der Vitalität: Halten Sie Ihre Füsse ein paar Minuten unter fliessendes kaltes Wasser. Dies ist besonders wirksam, wenn man den ganzen Tag lang in Schuhen herumgelaufen ist; es wird eine sofortige Spannungs-Entladung bewirken.

Yogische Schriften weisen darauf hin, wie wichtig es ist, die Anal-Öffnung mit kaltem Wasser zu waschen. Das hilft einerseits bei der Kontraktion des Anus und ist andererseits vernünftige Hygiene. Da Anal-Kontraktion eine wichtige Übung von tantrischem Yoga ist, weil sie hilft, ekstatische Energien hervorzurufen, ist diese Übung von ganz gesonderer Bedeutung.

Wenn Sie ein Bad nehmen oder sich unter die Dusche stellen, rufen Sie den Herrn der Wasser an, Ihnen zu helfen, Ihre innere Vitalität und Freude aufrechtzuerhalten. Tun Sie dies auch für Ihren Partner.

In der Hindu-Tradition ist Vishnu, der Herr der Wasser, auch der Bewahrer und zugleich der Herrscher über das erotische Empfinden (s. Teil III). Seine weibliche Entsprechung wird Lakshmi genannt, die Göttin des Wohlstands und Lieferantin aller materiellen Güter.

Wenn Sie im Meer baden, rufen Sie die Wasser an, Ihren Geist zur Quelle der Wiederauffrischung zu tragen.

Hauptsache aber ist es, Ihre täglichen Waschungen mit dem Heiligen zu verbinden und zu erfüllen.

Viele der komplexen Liebesstellungen werden am besten im Meer oder in einem Teich praktiziert, da Wasser den Körper viel leichter macht. Wenn Sie dies tun, werden Sie es später viel leichter finden, diese Stellungen auch im Schlafzimmer einzunehmen. Im Osten war es durchaus üblich, Liebesstellungen in Flüssen oder Teichen zu praktizieren, aber durch den fortschreitenden Einfluss des Westens ist dies immer seltener geworden.

Heisse Bäder oder Duschbäder sind sehr entspannend und veranlassen den physischen und subtilen Körper zur Ausdehnung. Sie können aber auch einschläfernd wirken und den Geist durch die exzessive Hitze einlullen. Das Einwirken von heissem Wasser auf die Haut öffnet die Poren und gestattet eine Ausstossung angehäufter Giftstoffe. Der Körper wird gereinigt, der Geist geklärt. Die Kombination aus heissem Bad und kalter Dusche wirkt dem Ermüdungseffekt entgegen. Wenn Sie Ihren Körper längere Zeit im heissen Wasser der Badewanne eingetaucht hatten, steigen Sie heraus und giessen sich kaltes Wasser über

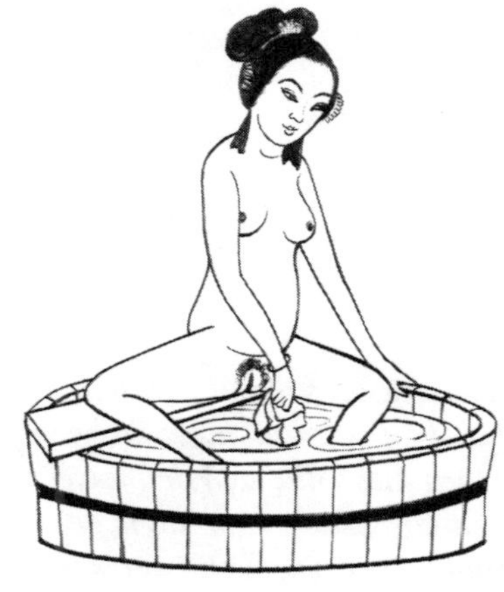

Baden ist belebend und hat sowohl geistige als auch erotische Qualitäten.
Nach einem chinesischen Druck aus dem 18. Jahrhundert.

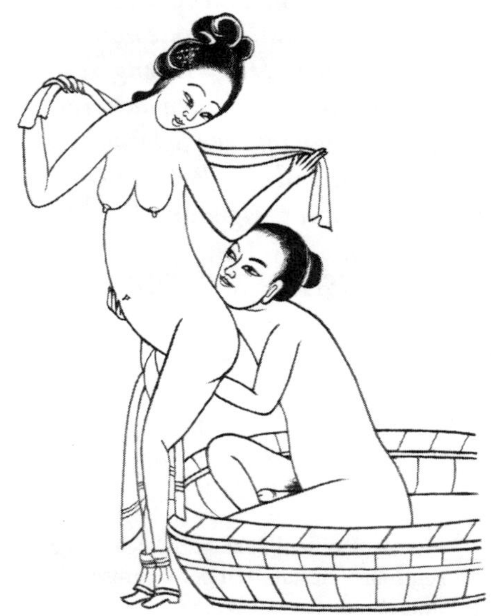

Gemeinsames Baden verhilft zu tiefer und dauerhafter Kommunikation.
Nach einem chinesischen Druck aus der Ming-Periode.

Badewasser sollte warm sein, nicht zu kalt und nicht zu heiss. Doch dies sollte von den jeweiligen Umständen abhängig gemacht werden. Wenn der solare Atem dominiert, ist es gut, im Wasser zu bleiben. Hat jedoch der lunare Atem Vorrang, dann ist es am besten, aus dem Wasser zu steigen. Schütze deine Augen vor der Hitze während eines Dampfbades; benutze für diesen Zweck ein kühles Tuch.
SVARA CINTAMANI

Man sollte den Körper zuerst unter fliessendem Wasser reinigen; dann bringe man Parfüme oder Ornamente an. Solches Baden sollte mit Atemkontrolle kombiniert werden. Die Wirkung besteht darin, sowohl den äusseren als auch den inneren Schmutz zu zerstören und eine Person für Spiritualität geeignet und bereit machen.
LAKSHMI TANTRA

den Körper. Das wird den Körper zusammenziehen und das Bewusstsein schärfen. Für Yogis ist es eine traditionelle Übung, in eiskaltes Wasser zu tauchen, um den Körper mit einem Schock wachzurufen und um den Geist zu konzentrieren.

Die allgemein verbreitete Neigung, nach dem Lieben ins Badezimmer zu eilen, um sich zu waschen oder um zu duschen, wird in östlichen Abhandlungen über Liebe verurteilt. Die beim Lieben auf dem Körper produzierte Ausscheidung enthält subtile Mineralien und vitale Sekretionen, die sehr wohltuend sind, wenn sie absorbiert werden. Yoga-Schriften raten einem Paar, mindestens eine Stunde nach dem Höhepunkt nicht zu baden oder zu duschen. Die Absorption der Liebes-Sekretion ist für das Paar eine Wohltat und von grossem Nutzen. Diese Essenzen enthalten viele vitale Elemente, die sowohl für den Körper als auch für den Geist wohltuend sind.

Gewisse Yoga-Techniken (s. Teil III) verstärken die natürliche Fähigkeit der sensitiven Membranen der Geschlechtsorgane, Liebessäfte zu absorbieren.

Unser Körper besteht in der Hauptsache aus Wasser, und das Element Wasser bedeckt den grössten Teil unseres Planeten. Ohne Wasser können wir nur sehr kurze Zeit leben. So ist Wasser eins der wichtigsten Elemente für unser Wohlbefinden und spielt in unserem Leben eine reinigende, erhaltende Rolle. Deshalb ist es sowohl wegen seiner Symbolik als auch wegen seiner physischen Eigenschaften durchaus der Verehrung wert.

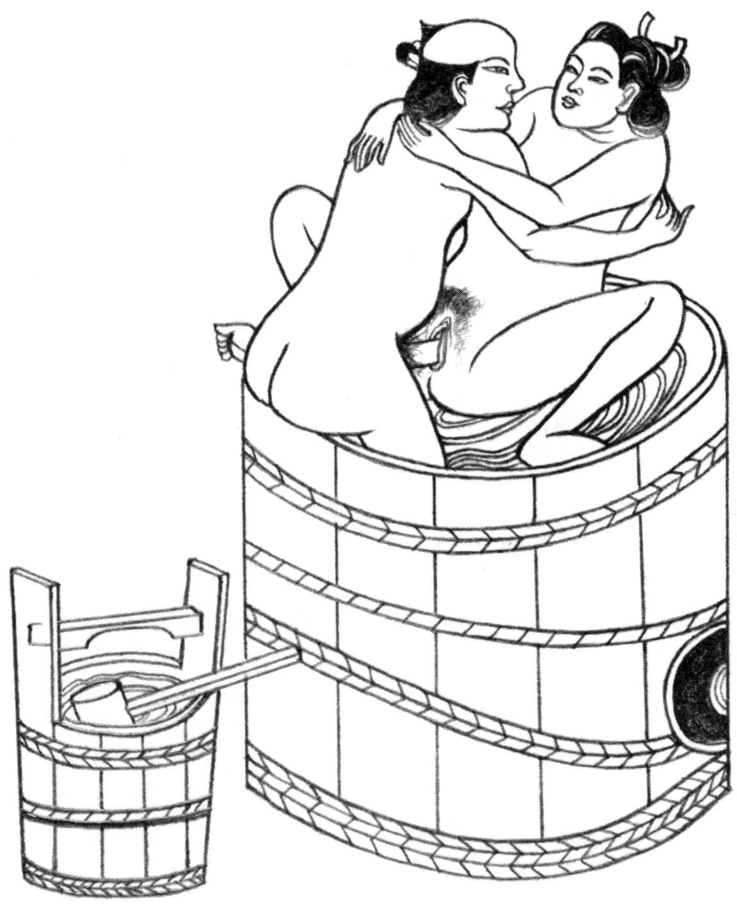

Heisse Wannenbäder sind ein sehr wesentlicher Bestandteil der japanischen und chinesischen Hygiene. Diese humorvolle Illustration stammt aus einem japanischen Buch aus dem späten 17. Jahrhundert und zeigt eine traditionelle Wanne im unorthodoxen Gebrauch.

Heiliges Feuer

Unsere Vorfahren unterschieden sich durch den Gebrauch von Feuer von den Tieren. So wurde Feuer als heilig anerkannt; ein Attribut, das spirituelle Traditionen überall beeinflusste. Ein wohlbekannter griechischer Mythos beschreibt, wie Prometheus und sein Bruder die Anweisung erhielten, Wissen unter den Menschen zu verteilen. Prometheus fiel auf, dass Tiere genügend vor den Elementen geschützt waren, Menschen aber nicht. Da stahl er Feuer von den Göttern und gab es der Menschheit. Die Griechen setzten das Geschenk des Feuers dem Geschenk der Kultur gleich, denn Feuer ist notwendig für die Entwicklung von Künsten und Wissenschaften. Die Gottheit des Feuers, Hephaistos, war der Sohn von Zeus (dem Herrscher der Welt) und Hera (Göttin aller Frauen), aber er wurde hässlich und lahm geboren. Die letzte seiner drei Frauen, Aphrodite, war ihm untreu; später wurde sie mit Erotik in Verbindung gebracht und wurde zur Liebesgöttin. Feuer ist in vielen alten Mythologien mit erotischer Liebe verknüpft.

Der Hinduismus schliesst in seinem Pantheon eine Anzahl «feuriger» Götter ein; zu diesen gehören *Surya* (der Sonnengott), *Mitra* (der solare Freund) und *Agni* (der Feuergott). Agni, der jüngste der vedischen Götter, war der Sohn von Himmel (Dyaus) und Erde (Prithivi), der Bruder von *Indra* (dem Weltherrscher) und der Hüter dieser Welt. Er wurde immer als doppelköpfig, siebenzüngig und rotgefärbt dargestellt. Seine Ehefrau ist die Dämmerung (Ushas), und er repräsentiert Feuer in dreifacher Form; als glühende Sonne, als gleissender Blitz und als Opferflamme.

Im Menschen repräsentiert er das Nabel-Chakra (den Solarplexus), die Sehkraft und das Verdauungsfeuer.

Tantrische Schriften erwähnen Feuer oft als Ursprung und Ende aller Phänomene.

Westliche Kosmologen spekulieren, dass Feuer als Hauptelement im Moment der Schöpfung und im Moment der endgültigen Zerstörung jeder Sonne ist. Feuer hat die Macht, alles, was geschaffen ist, einzuebnen und so neue Schöpfungsakte zu erlauben.

Viele grosse Yogis haben Jahre damit verbracht, vor einem Feuer zu sitzen. Sie erreichten schliesslich transzendentale Vollkommenheit durch den Vorgang der Identifikation mit und der Absorption in die Flammen.

Mit der Ankunft des Christentums verlor der Westen den Sinn für die heilige Natur des Feuers. Statt dessen wurde Feuer nur noch eine nützliche Hilfe oder ein ästhetisches Mittel zum Zweck. Die meisten modernen Häuser verfügen über Elektro-, Gas- oder Ölheizungen. Die Leute sitzen nur noch höchst selten vor einem offenen Feuer. So hat sich der Begriff des heiligen Feuers ins Unterbewusstsein zurückgezogen. Dies ist unglückselig, denn Feuer war lange Zeit eine Quelle der Inspiration für Künstler, Dichter, Mystiker, Yogis und auch Liebende.

Östliche Lehren erwähnen aber nicht nur ein äusseres, sondern auch ein inneres Feuer. Beide sind gleich heilig. Das innere Feuer ist das vitale Prinzip, das – wenn durch den Atem angefacht – auflodert und alle Unreinheiten des Körpers und Geistes verzehrt. Inneres Feuer soll auch die Fähigkeit haben, das Schicksal oder Karma zu verschlingen. Wenn es sich in der Magengegend konzentriert, ist es das gastrische Feuer, das die Speisen verdaut und dem Körper gestattet, lebenerhaltende Ingredienzen zu assimilieren. In den Augen manifestiert sich inneres Feuer als das Funkeln von Klarheit und Freude. In der Sexualregion ist es die uranfängliche Kundalini, die wie der Blitz durch das Rückgrat zuckt. Hauptbrennpunkt des inneren Feuers ist die Nabelregion; dort lodert es hellauf. Von diesem Punkt der Transformation wandert das innere Feuer durch den Körper und gibt dem Bewusstsein Kraft.

Wenn Sie vor einem offenen Feuer sitzen, versuchen Sie es als lebendes Wesen zu betrachten. Betrachten Sie Feuer als einen ehrfurchtgebietenden Lehrer, von dem man viel lernen kann. Wenn Sie daran denken, dass Feuer sowohl heilig als auch transzendental ist, dann wird dies dazu beitragen, den Geist entwickeln und reifen zu lassen. Behandeln Sie Feuer sorgfältig und rücksichtsvoll.

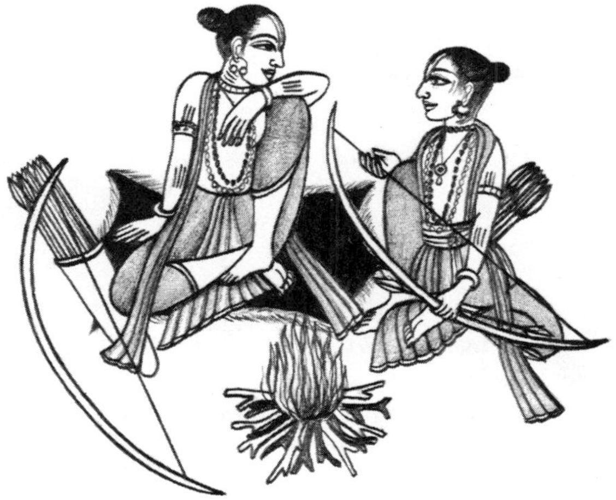

Zwei Helden sitzen vor einem heiligen Feuer.

Aus einem illustrierten Ramayana; Kulu, ca. 1670.

Im Osten bieten Yogis und Priester im allgemeinen dem Feuer Nahrung an, und sei es auch nur eine kleine Portion von jeder Mahlzeit. Dies hilft ihnen, ihr Bewusstsein mit dem Feuer zu identifizieren. Während Sie ein Feuer betrachten, meditieren Sie über Ihr inneres Feuer, das in der Nabelregion konzentriert ist. Stellen Sie sich vor, wie es alle physischen Unreinheiten, geistige Verwirrung und psychischen Hindernisse verbrennt. Stellen Sie sich Ihr ganzes Wesen als von heiligem Feuer erfüllt vor. Konzentrieren Sie es in die Region des Dritten Auges an der Stirn. Tantrische Schriften stellen fest: Wenn das innere Feuer vergeistigt und in die Stirn konzentriert wird, dann kann eine Vision der spirituellen Welten erreicht werden.

Der flackernde Feuerschein und die rotglühende Asche sind der Meditation und Visualisierung sehr förderlich. Ausserdem kann Feuer das erotische Empfinden wachrufen, und seine ausstrahlende Hitze ist sehr wirksam, um die Kundalini zu stimulieren.

Yogis rücken oft sehr dicht an die rotglühende Asche eines lange brennenden Feuers heran und geben ihre Gentialregion dem ausgestrahlten Glanz preis, von dem sie auf diese Weise Energie aufnehmen.

Die *Gheranda Samhita* erwähnt folgende Meditation und Atempraxis für besonders geeignet, das innere Feuer zu kultivieren:

«Während du durch das rechte Nasenloch einatmest, wiederhole im Geiste den Keimlaut ‹RANG› sechzehnmal und kontempliere über das Nabel-Zentrum. Halte den Atem an, während du vierundsechzigmal den gleichen Keimlaut wiederholst. Dann lasse den Atem durch das linke Nasenloch ausströmen, während du den Keimlaut zweiunddreissigmal wiederholst. Als nächstes richte den Blick auf die Nasenspitze und stelle dir den inneren Mond aus dem Kopf-Zentrum als dort widergespiegelt vor. Wiederhole den Vorgang in umgekehrter Weise. Stelle dir vor, dass subtiler Nektar aus dem widerspiegelnden Mond

Das Unvergängliche ist das Reale. So wie Funken von einem lodernden Feuer auffliegen, so erheben sich alle Dinge aus den Tiefen des Unvergänglichen, und in die Tiefe des Unvergänglichen kehren sie wiederum zurück. Zu dem Feuer, aus dem man kam, woraus man geboren wurde.

MUNDAKA / CHANDOGYA UPANISHADS

Wenn die Kundalini vom Nabel-Zentrum aus auflodert, verbrennt sie alle psychischen Hindernisse; das Ego schmilzt und wird verwandelt.

CHANDAMAHAROSANA TANTRA

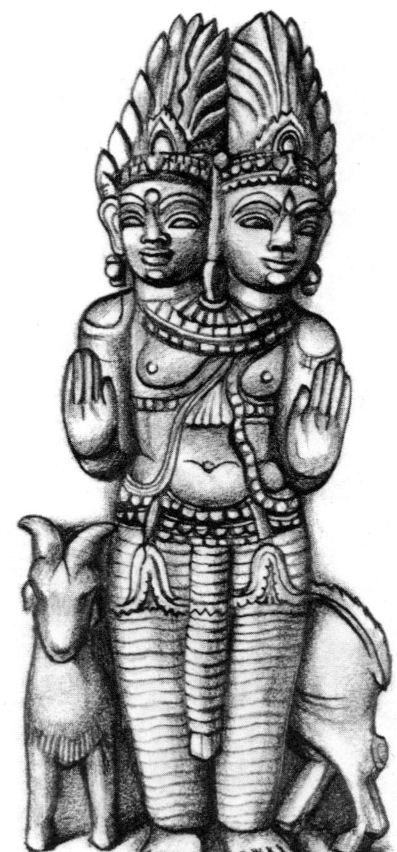

Agni, der indische Feuergott, ist zweiköpfig und versinnbildlicht inneres und äusseres Feuer. Zur Fortbewegung bedient er sich eines Widders.

Nach einer südindischen Schnitzerei aus dem 18. Jahrhundert.

an der Nasenspitze träufelt und durch alle körperlichen Kanäle zurückläuft, um sie auf diese Weise zu reinigen und zu revitaliseren.»

Tantrische Schriften behaupten, dass Feuerschein in ganz spezifischen Frequenzen schwingt, je nach seiner Farbe.

Nach tantrischer Ansicht kann das Feuer als Kommunikationsmittel und Orakel verwendet werden. Wenn präzise Schwingungen des Feuerscheins verinnerlicht werden, resultieren daraus psychische Kräfte.

Erotik ist direkt mit dem feurigen Element verbunden. Die Visualisierung eines inneren Feuers, das vom Nabel-Zentrum aus auflodert, wirkt stimulierend auf das Drüsensystem und hilft so, das erotische Empfinden zu erhöhen.

Äusseres Feuer ist ebenfalls erotisch stimulierend. Lassen Sie Feuerschein über Ihren nackten Körper flackern und damit spielen, wann immer Sie Gelegenheit dazu haben. Teilen Sie dieses Erlebnis mit Ihrem Partner und lassen Sie davon Ihr Liebesleben bereichern.

Gestatten Sie den Feuern der Leidenschaft, physisches Verlangen in spirituelle Erfüllung zu verwandeln.

Die Pigmentation des Organismus, die Verdauung von Speisen, die Vitalisierung und Ernährung von Zellen, der Ursprung und die Erhaltung des Augenlichts, das Aufkeimen von Wärme und die Beibehaltung der Körpertemperatur sowie die Entstehung der intellektuellen Fähigkeit ... alles dies sollte als die Funktionen der fünf Abteilungen des inneren Feuers im menschlichen Körper betrachtet werden.
SUSHRUTA SAMHITA

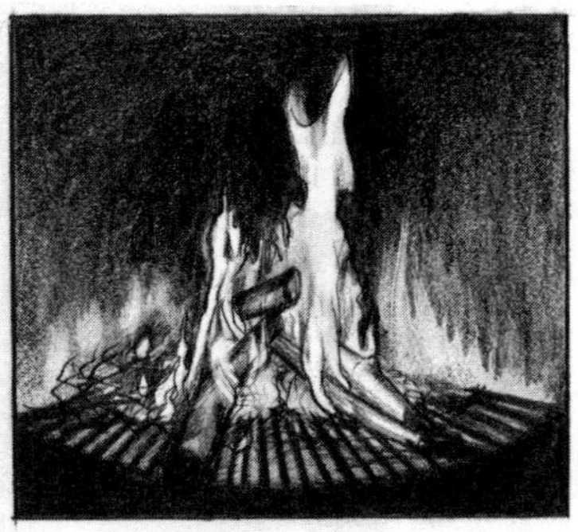

Feuer ist ein potenter Gegenstand der Meditation und steht in Beziehung zum Keim-Laut «RANG», dessen Zentrum sich in der Nabelregion des Körpers befindet.

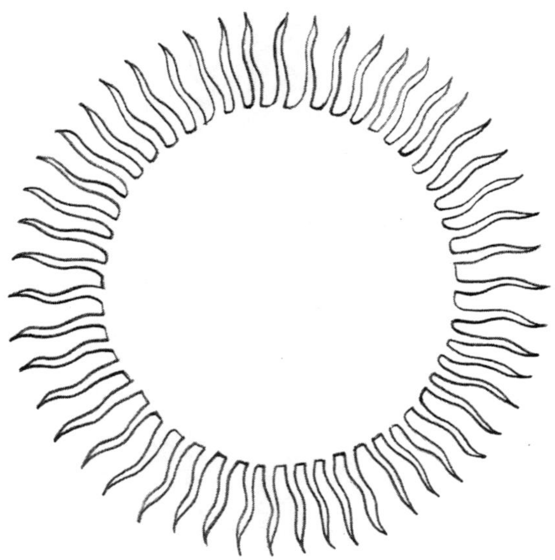

Das innere Feuer wird als glühende Sonne gedacht, deren Zentrum sich in der Nabelregion befindet.
Nach einer Malerei aus Deccan; 18. Jahrhundert.

Karma und Sex

Für jede Person, die tantrische Lehren im eigenen Leben anwenden will, ist es besonders wichtig, das östliche Konzept von *Karma* zu verstehen und zu akzeptieren. Das Wirken von Karma im Alltagsleben sollte ständig studiert werden. Die Ursachen von Ereignissen scheinen oft mysteriös zu sein, aber wenn wir das Spiel der Kräfte von einem karmischen Standpunkt aus betrachten, können wir die subtilen Geschehnisse des Schicksals leichter verstehen. Zwar ist die allgemeine Vorstellung von Karma, dem Gesetz von Aktion und Reaktion, im zeitgenössischen westlichen Denken akzeptiert worden, aber eine hochentwickelte Intuition des Karma-Wirkens ist nur sehr selten anzutreffen.

Nach östlicher Ansicht formt Karma die Wirklichkeit. Die Ereignisse, die wir fortlaufend erleben, sind ein Ergebnis unserer vergangenen Aktionen, sei es nun in diesem oder in einem früheren Leben. Und unsere gegenwärtigen Taten und Einstellungen bestimmen auch unsere Zukunft. Dieses Prinzip trifft sowohl auf die physische Welt als auch auf das Schicksal des einzelnen und auf das kollektive Leben zu.

Tantrischen Lehren zufolge durchdringen die Kräfte des Karma die Welt. Wie bereits in «Shiva und Jiva» erörtert, wird die individuelle Seele (der Jiva) von den ihm anhaftenden Wünschen und Begierden durch alle Inkarnation hindurch begleitet. Der Jiva erntet die Früchte unserer Aktionen, sei es nun Freud oder Leid. Die Jivas, durch ihr Karma an die Ketten der Materie gefesselt, erleben wieder und immer wieder neue Inkarnationen. Dabei erhalten sie verschiedene Namen und Identitäten. Erst wenn all ihr Karma endgültig ausgelöscht ist, wird der Jiva wieder von seiner Quelle absorbiert, die in Sanskrit-Schriften als *Parabrahma* (über Brahma hinaus) bezeichnet wird, also als die universale Gottheit.

Karma wandert – wie Vögel – von Leben zu Leben und hält sich an der Lebenskraft fest. Diese karmischen Kräfte werden durch bewusstes Handeln während der sukzessiven Lebenszeiten modifiziert.

Die *Prana Upanishad* erklärt: «Was auch immer im Moment des Todes gedacht wird, vereinigt eine Person mit ihrem primären *Prana*. Dann vereinigt sich der *Prana* mit der Seele und führt das Individuum zur Wiedergeburt in irgendeinen dafür geeigneten Bereich.»

Wir haben in den vorangegangenen Abschnitten die Körper-Vitalitäten erwähnt, die sich aufwärts und abwärts bewegen; wir haben auch den Begriff der oberen und unteren Tore unseres körperlichen Tempels vorgestellt. Durch diese Tore dringen *Prana* (Lebenskraft, Atem) und Karma ein und verlassen den Körper auch wieder; ohne eine Kombination dieser beiden würde ein Individuum nicht wiedergeboren werden.

Die *Prana Upanishad*, eine frühe Hindu-Schrift, stellt fest: «Der *Prana* betritt den Körper bei der Geburt, damit die Wünsche des Geistes, eine Fortsetzung aus vergangenen Leben, erfüllt werden können.»

Persönliche Motivationen sind die «Wünsche des Geistes»; üblicherweise dringen diese unbewussten Motivationen zu Zeiten der Qual oder Ekstase an die Oberfläche.

Die Tantras erklären: «Eine Person kann lernen, Karma durch die Aktion des inneren Feuers aufzulösen; durch Zurückziehen der Sinne, durch Meditation und absolute innere Stille sowie durch Beteiligung an denselben Aktivitäten, die auch Karma schaffen, aber letzteres muss mit solcher Sorgfalt und mit derartigem Bewusstsein getan werden, dass die ursprünglich bindenden Wünsche überschritten werden. Ausserdem können Einflüsse aus der Vergangenheit transzendiert werden, wenn eine Person dynamisch ‹in der Gegenwart› leben kann.»

Karmische Kräfte bewegen sich durch die

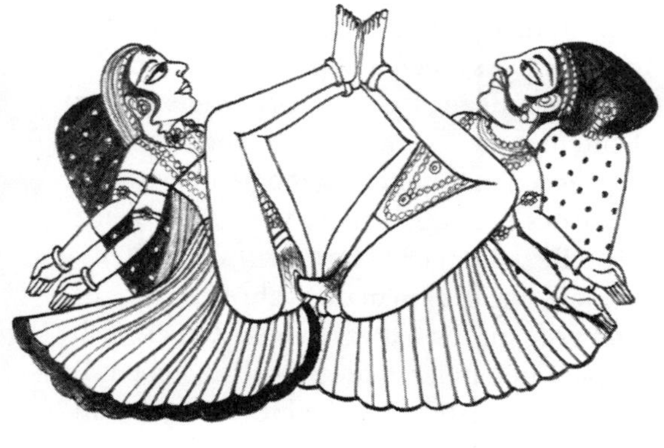

Tantrische Liebesstellung zur Energie-Steuerung. Die Fussohlen werden gegeneinandergelegt, so dass ein geschlossener Kreislauf zwischen dem Paar entsteht.

Nach einer Miniatur aus Rajasthan; ca. 18. Jahrhundert.

Kanäle des Subtilen Körpers und durchdringen auch die Aussenwelt; sie manifestieren sich in alltäglichen Geschehnissen. Jeder Moment ist ein karmisches Erlebnis. Wenn wir über diese Momente nachsinnen und sie miteinander in Verbindung bringen, können wir das «Ewige Jetzt» in uns selbst wiederentdecken.

Die *Brihadaranyaka Upanishad,* eine andere frühe Schrift, gibt uns eine interessante Ansicht über Karma: «Wenn ein Mann den Geschlechtsverkehr ausübt und *dabei die Formel von Karma und seinem Wirken kennt,* dann nimmt er das akkumulierte gute Karma der Frau in sich auf; wer aber liebt, *ohne eine solche Formel zu kennen,* geht das Risiko ein, sein akkumuliertes gutes Karma an sie zu verlieren.»

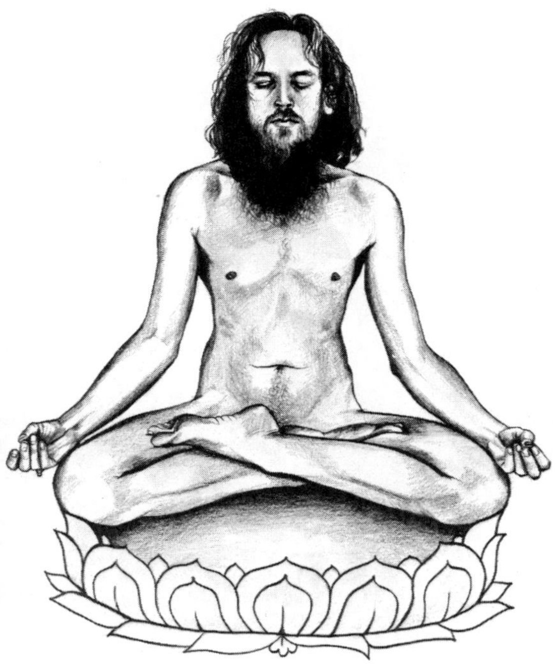

Die «Lotos-Stellung» *(padmasana)* ist ideal für Meditation und Kontemplation. Wenn man sich einen «Lotos-Sitz» vorstellt und alle Wünsche aus dem Geist verbannt, kann Einfluss auf die Schicksalsmächte erreicht werden.

Während des Liebens vermengen sich die Lebenskräfte des Paares. Seine individuellen Karmas konvergieren und es findet ein Austausch statt, der das individuelle oder gemeinsame Schicksal berühren kann. Was tatsächlich geschieht, das hängt vom Grad des Bewusstseins des Paares ab. Wenn einer von ihnen bewusster ist als der andere, wird Selbstsucht in einem negativen karmischen Austausch enden. Wenn dagegen liebevolles Mitgefühl dominiert, wird ein positiver karmischer Austausch geschaffen. Das ist eins der subtilen Ziele hinter sexuellen Einweihungen; eine geheime Praxis, die in den meisten Mysterien-Lehren vorkommt.

Eine tibetische Legende berichtet von einem berühmten Lehrer namens Gandapa (oder Chantapa), der unbeabsichtigt den König des Landes beleidigte, indem er ihm eine Einweihung verweigerte. Der König beschloss, dem Yogi eine Falle zu stellen, in der Hoffnung, ihn in der Öffentlichkeit lächerlich machen zu können. Der König wusste, dass Gandapa eine Disziplin des Zölibats praktizierte. Deshalb bezahlte der König einer Prostituierten eine grosse Geldsumme, um eine Verführung des Yogis zu arrangieren. Die Prostituierte bildete ihre junge Tochter für diese Aufgabe aus. Dann schickte sie eine Botschaft an Gandapa und teilte ihm mit, dass sie eine Witwe war und sich ein Verdienst erwerben wollte, indem sie – wie es Sitte war – ein Festmahl für den Yogi vorbereitete.

Die Tochter hiess Darima und war in jeder Hinsicht exquisit. Ihre Mutter bereitete ein enormes Festmahl vor, das männliche Diener, von Darima begleitet, zu Gandapa brachten. Darima sollte die Delikatessen servieren. Als die Schüsseln aufgestellt waren, verliessen die Diener den Ort, wie es ihnen von der Prostituierten aufgetragen worden war.

Gandapa war ein bisschen schockiert, als er sich von einem so jungen und schönen, jungfräulichen Mädchen bedient sah. Er wollte jedoch eine Kränkung oder gar Beleidigung vermeiden, und deshalb machte er kein weiteres Aufheben davon. Als er seine Mahlzeit beendet hatte, wollte er Darima wieder fortschicken. Sie aber befolgte die erhaltenen Instruktionen und sagte: «Es wird regnen. Ich möchte lieber noch ein bisschen warten, wenn du nichts dagegen hast.» Sie blieb bis zum Anbruch der Dunkelheit, dann sagte sie: «Oh, ich habe solche Angst vor der finsteren Nacht. Meine Mutter hatte versprochen, eine Begleitung herzuschicken. Ich überlege, wann sie kommen werden.» Als es immer später wurde, sagte Gandapa zu ihr, dass sie die Nacht vor seiner Hütte verbringen könnte. Er versorgte Darima mit Decken und einem Kissen. Während der Nacht gab Darima jedoch vor, Angst vor Dämonen zu haben. Immer wieder schrie sie laut auf. Da forderte Gandapa sie schliesslich auf, in seine Hütte zu kommen und seine Schlafstätte mit ihm zu teilen.

Nun war die Hütte aber so klein, dass die Körper sich sehr eng aneinanderschmiegen mussten. Gandapa vereinigte sich spontan mit Darima, und liebte sie leidenschaftlich. Gemeinsam gingen sie durch die vier Ebenen erotischer Ekstase, und gemeinsam wanderten sie über den Pfad der Befreiung bis zu dessen Ende. Durch ihre Gandapa erwiesenen Dienste beseitigte Darima ihre eigenen karmischen Hindernisse und wurde vollkommen erlöst.

Später traf der König mit seinem Gefolge ein. Statt jedoch – wie beabsichtigt – Gandapa als Heuchler entlarven zu können, wurde er Zeuge einer Reihe von Wundern, die ihn veranlassten, seinen bisherigen Standpunkt zu überdenken.

So bewirkte der subtile karmische Austausch zwischen Darima und Gandapa eine totale Veränderung im Schicksal von Darima und auch in dem des Königs.

Diese Legende ist eine Allegorie, die illustrieren kann, wie ein einziger Geschlechtsakt unter den richtigen Umständen den Lauf des Schicksals zu verändern vermag.

Selbstsüchtige Motivation sollte während

Karma führt, Karma bewegt,
Karma nimmt, Karma folgt;
Karma bindet, Karma löst,
Karma gibt, Karma ruht niemals. Der intelligente Yogi beobachtet Karma und lernt seine Wege kennen; dann tritt er durch die Macht der Spiritualität vom Karma zurück.

VARAHI TANTRA

Es wird folgendes gesagt: Wenn eine Person eifrig auf den Befehl einer anderen wartet und fest entschlossen ist, auch auszuführen, was befohlen wird, dann wird diese Person durch die Intensität von Eifer und Entschluss einen Zustand inneren Gleichgewichts erlangen. Durch eine solche Geisteshaltung betritt der inhalierende und exhalierende Atem die zentrale Grosse Achse. Dann verblassen alle Geisteszustände, und es ergibt sich ein ruhiges Bewusstsein.
SPANDA KARIKA

Wenn eine Person fälschlicherweise einer Sache beschuldigt wird, dann gehen die Vorzüge des Beschuldigers auf diese Person über, und das schlechte Karma des Beschuldigten wird auf den Beschuldiger übertragen. Man darf einen Gast niemals schlecht behandeln, denn dann nimmt der Gast das gute Karma vom Gastgeber und lässt dafür sein oder ihr schlechtes Karma zurück.
PASHUPATA SUTRA / SHIVA PURANA

des Liebens nicht vorhanden sein; statt dessen eher ein Verlangen, der geliebten Person etwas Gutes zu tun und spirituelle Ideale zu erreichen. Auf diese Weise wird der Beziehung zwischen Karma und Sex am besten gedient. Weihen Sie Ihre Vereinigung der Bereicherung des Liebes-Partners. Ein solcher Austausch findet spontan und natürlich statt, wenn zwei Leute sich vollkommen und total lieben. Aber sich *bewusst* darüber im klaren zu sein, wie sich die Energien von Karma und Sex miteinander vermischen, wird sehr viel zur Evolution des Paares beitragen.

Leichtfertiger Sex löst eine rapide Akkumulation von Karma aus. Das wiederum kann Veränderungen im Charakter bewirken, die der grundlegenden Natur einer Person ansonsten vollkommen fremd sind.

Eine andere Art von negativem karmischen Austausch nimmt die Form einer Art Vampirismus an. Dabei wird das positive Karma im Partner vorsätzlich angezapft und durch negatives Karma ersetzt.

Hemmungslose, verworrene Sex-Riten bei Schwarzer Magie machen von diesem Typ von Vampirismus Gebrauch, um ein Individuum auf Kosten eines anderen zu erheben. Solche Praktiken setzen sich glücklicherweise selbst ihre Grenzen; sie führen zu Täuschung und Korruption.

Karmischer Austausch findet statt, wenn die Lebenskraft sich längs der zentralen Grossen Achse (der *Sushumna)* des Subtilen Körpers bewegt. Im allgemeinen wird diese Bewegung durch Emotionen ausgelöst.

Tantrische Schriften stellen fest: Wenn eine Person wahrhaft zornig ist, betritt die Lebenskraft üblicherweise die Grosse Achse, und ein unausweichlicher karmischer Austausch mit der Person, gegen die der Zorn gerichtet ist, ist das Resultat. Angst kann gleichermassen Lebenskraft in die Grosse Achse zwingen und einen Zustand karmischen Austausches schaffen. Zorn und Angst sind zwei Seiten einer an sich ähnlichen Erfahrung, und wenn diese Emotionen im Rollenspiel eines Paares zum Tragen kommen, findet karmischer Austausch statt. Sadomasochistische Beziehungen drehen sich um diese Art von Austausch. Durch dominierend-unterwürfiges Rollenspiel kann transzendentale Ruhe erreicht werden, aber auf lange Sicht hin ist das Ergebnis ein ungelöstes karmisches Ungleichgewicht, das dazu neigt, sich in Selbstzerstörung zu manifestieren.

Durch Entwicklung der Fähigkeit, sich des subtilen Wirkens von Karma im menschlichen Schicksal bewusst zu werden, schaffen wir einen Bezugsrahmen, der es uns ermöglicht, die – wie es manchmal scheinen mag – regellosen und unberechenbaren Geschehnisse des Alltagslebens zu verstehen. Viel zu viele Beziehungen nehmen ein schlechtes Ende, ohne dass man die wahre Ursache davon erkennt. Es hat gar keinen Zweck, sich selber oder anderen die Schuld zu geben. Ein Paar sollte vielmehr seine Hoffnungen und Ängste miteinander teilen und diskutieren; es sollte beobachten, wie die miteinander verschlungenen Karmas die Ereignisse formen. Wenn das Paar seine Wünsche bewusst steuert, kann es zum Herrn und Meister seines eigenen Schicksals werden.

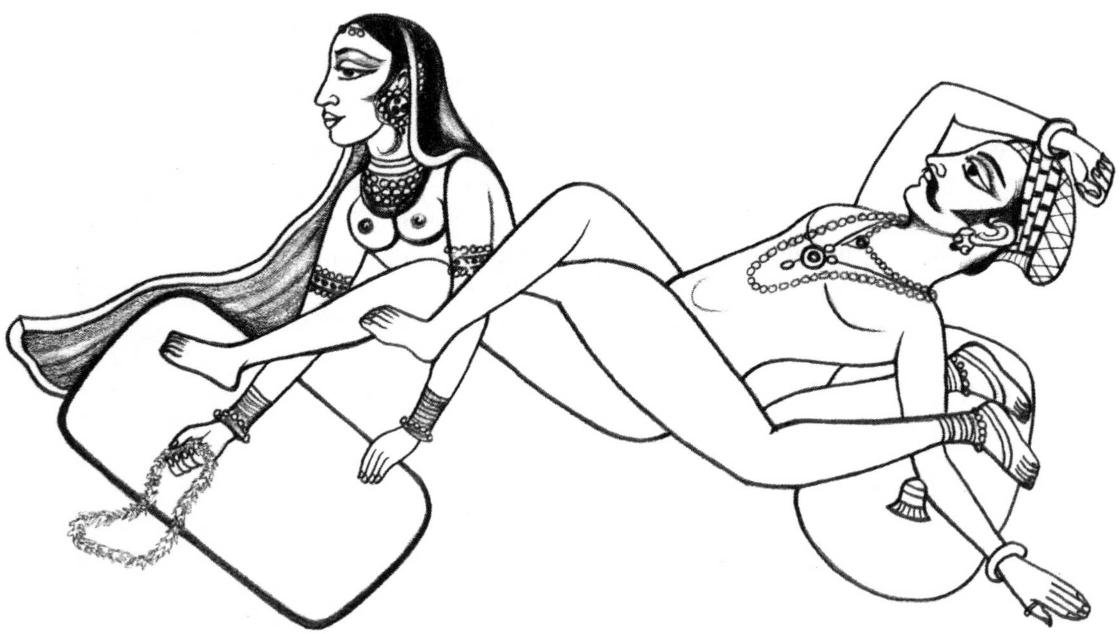

Liebesstellung für Energie-Austausch zwischen dem Paar. Die Frau hält einen Rosenkranz aus Blumen.
Nach einer Miniaturmalerei aus Rajasthan; 18. Jahrhundert.

Schlaf

Es ist weniger wichtig, wie lange jemand schläft; es kommt mehr darauf an, wie *gut* er schläft. Die meisten modernen Stadtbewohner finden im Schlaf längst nicht so viel Entspannung und Ruhe, wie es in einer natürlichen Umgebung der Fall sein würde. Weil viele Umweltfaktoren die Qualität des Schlafes vergiften und verzerren, wachen manche Leute am Morgen auf und haben das Gefühl, sich kaum ausgeruht zu haben. Aus diesem Grunde nehmen viele Leute Schlaftabletten und Tranquillizer ein, die ihnen helfen sollen, ausreichende Ruhe zu finden, was ihnen sonst nicht möglich ist. Das ist natürlich keine Lösung. Auf solche Weise herbeigeführter Schlaf unterscheidet sich qualitativ von natürlichem Schlaf. Viele Probleme, die einen gesunden Tiefschlaf verhindern, können durch ein wenig bewusste Vorbereitung überwunden werden.

Es ist nicht ratsam, eine grosse Mahlzeit am späten Abend oder unmittelbar vor dem Schlafengehen einzunehmen. Die Verdauung funktioniert am besten in Harmonie mit der Sonne; am Morgen, am Mittag oder am frühen Abend ist noch viel Verdauungs-«Feuer» erhältlich. Bei Nacht arbeitet der Körper in einem ganz anderen Rhythmus. Er kann Nahrung nicht so leicht verdauen wie am Tage.

Zwar macht übermässiges Essen schläfrig, aber solchermassen induzierter Schlaf ist die Folge physischer Krankhaftigkeit und deshalb ungesund. Die Giftstoffe in der unverdauten Nahrung verstopfen das System und hemmen den Fluss der Vitalität. Überessen führt schliesslich zu physischen Fehlfunktionen und Krankheit.

Geistige und emotionale Bedingungen beeinflussen ebenfalls die Qualität des Schlafes. Jeder, der in einem Büro oder mit Maschinen arbeitet, sollte vor dem Schlafengehen versuchen, diese «Vibrationen» aus Körper und Geist zu vertreiben. Nehmen Sie ein Wannen- oder Duschbad. Schalten Sie geistig von der Tagesarbeit ab. Strecken Sie den Körper. Machen Sie ein paar Yoga-Übungen. Meditieren oder tanzen Sie. Tun Sie, was Sie nur irgend können, um zu Ihrem natürlichen inneren Rhythmus zurückzufinden. Wenn der Tag besonders anstrengend war und vielleicht emotionale Aufregungen beschert hatte, dann versuchen Sie, irgendeinen inneren «Schaden» durch bewusstes Regulieren der Atmung zu beheben und zu korrigieren. In solchen Fällen ist solar-lunare Atmung besonders hilfreich, genau wie das Praktizieren des heilenden Atems.

Die kreative Haltung hat auch die Macht, negative Energien umzuwandeln und so ein natürliches Einschlafen zu ermöglichen.

Als Vorbereitung auf den Schlaf gibt es noch eine weitere sehr hilfreiche Methode, nämlich das als *shavasana* (Toten-Stellung) bekannte Yoga-Asana; es besteht darin, ohne Kissen auf dem Rücken zu liegen und jeden Teil des Körpers abwechselnd zu straffen und zu entspannen.

Manchmal ist es schwierig, Schlaf zu finden, weil der Geist «rast» und sich mit Gedanken und Problemen herumschlägt. In solchen Fällen hilft es, den Geist «rückwärts zu schalten», und zwar mit folgender Technik: Versuchen Sie, *visuell* (nicht verbal oder geistig) den letzten Gedanken aufzuspüren, der Ihren Geist beschäftigt hat; dann den Gedanken davor und so weiter. Schliesslich wird so etwas wie eine «neutrale Zone» erreicht werden. Natürliche Ruhe wird den Geist überkommen und in den Schlaf führen.

Lieben ist die machtvollste Art, Körper und Geist zu entspannen. Die natürlichen Energien der Liebe miteinander zu teilen ist eine Form von Verbindung, die den Geist klärt und den Körper wiederaufrichtet. Die Zeit, die im Bett verbracht wird, bevor man einschläft, birgt einige der kostbarsten Momente des Tages. Man ist weit entfernt von allen weltlichen Sorgen und kann Kontakt mit den eigenen natürlichen Energien und denen des Partners aufnehmen.

Schlaf ist eine der natürlichsten Beschäftigungen und sollte niemals nur als eine Einladung zum Vergessen betrachtet werden. Wer *bewusst* schlafen geht, kann die Traumwelt betreten und von ihr viel Freude und Wissen ableiten.

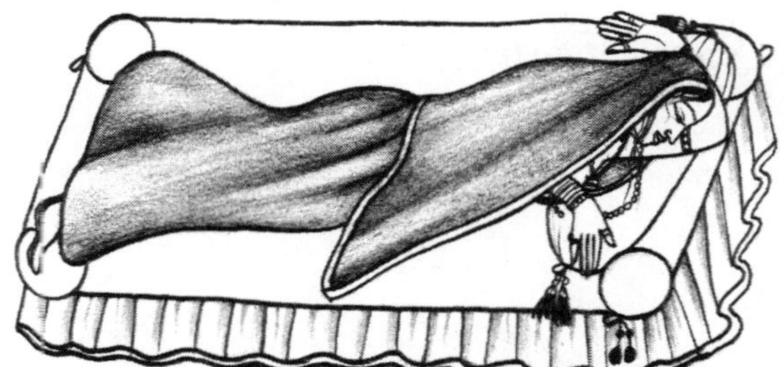

Schlafen auf der linken Seite macht den Atem auf der rechten Seite dominierend und umgekehrt. Normalerweise wälzen und werfen sich Leute im Schlaf herum, da der Atem versucht, ein Gleichgewicht zwischen rechts und links herzustellen.

Nach einer Basohli-Miniaturmalerei aus dem frühen 18. Jahrhundert.

Wenn eine Person in den Tiefschlaf versinkt, dann geht alles Bewusstsein durch die zweiundsiebzigtausend subtilen Kanäle, die zum Herz-Zentrum führen. Zu dieser Zeit ruht die Seele in der Hülle rund um das Herz.
BRIHADARANYAKA UPANISHAD

Wenn jemand von einer lieben Frau umarmt wird, dann weiss er nichts mehr; weder etwas Äusseres noch etwas Inneres. Und so weiss ein Mensch, wenn er vom inneren Selbst innig umschlungen wird, nichts mehr; weder etwas Äusseres noch etwas Inneres.
BRIHADARANYAKA UPANISHAD

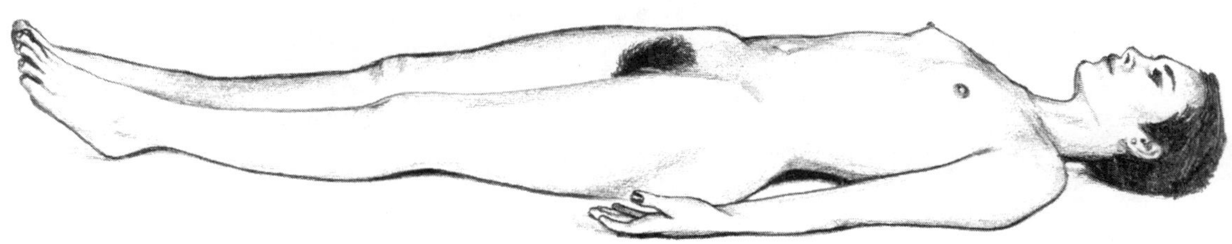

Die «Toten-Stellung» *(shavasana)* erfordert totale Entspannung aller Körperteile nacheinander. Sie beseitigt Spannungen und ist eine wunderbare Vorbereitung für den Verjüngungsschlaf.

Süsse Träume

Der Geist des Menschen hat zwei unterschiedliche Wohnungen; in dieser Welt und in der zeitlosen Welt dahinter. Es gibt aber auch noch einen dritten Ort, nämlich die sich ständig verändernde Welt der Träume. Wenn der innere Geist im Land der Träume weilt, dann gehören alle Welten diesem Geist.
BRIHADARANYAKA UPANISHAD

Zur Zeit des tiefen, traumlosen Schlafes hält sich das Bewusstsein in der Herzregion auf. Zur Zeit des Träumens bewegt sich das Bewusstsein zum Nacken. Wenn jemand nicht schläft, befindet sich das Bewusstsein üblicherweise in der Nabelregion, und wenn Mann und Frau sich in vollkommener Harmonie und Erfüllung miteinander vereinigen, dann ruht das Bewusstsein in den Köpfen des Paares.
BRAHMOPANISHAD; auch YIG CHUNG von TSONGKHAPA

Von Schlaf und Träumen wird oft gesprochen, als wäre es ein und dieselbe Sache, doch in Wirklichkeit sind es zwei sehr verschiedene Zustände. Während des Schlafs ruht sich der physische Körper aus und passt sich wieder dem Rhythmus der Natur an. Östliche Lehren stellen fest, dass sich das Bewusstsein während dieser Zeit in die Herzregion verlagert und sich dort von allen Körperteilen her konzentriert. Der Atem-Rhythmus wird von der Lage des Körpers beeinflusst und bestimmt. Der Körper dreht sich von einer Seite auf die andere, bis der Schlaf eintritt. Während des Träumens bewegt sich das Bewusstsein nach oben und tritt – gemäss esoterischen Lehren – durch das Hals- oder Kopf-Zentrum nach aussen. Schnelle Augenbewegungen begleiten die meisten Traumstadien; genau wie subtile Bewegungen von Gesicht, Mund, Hals und Extremitäten.

Wir verbringen etwa ein Drittel unseres Lebens entweder in tiefem Schlaf oder im Traumzustand. Meistens bleibt uns jedoch die Bedeutung dieser Zeitspanne völlig unbewusst. Schlaf ist – genau wie Atmung – eine natürliche Lebensfunktion, die wir für selbstverständlich hinnehmen. Mit Ausnahme der Erinnerung an einen besonders lebhaften Traum oder erfrischenden Schlaf verschwenden wir kaum einen Gedanken daran, was eigentlich während all der Jahre von Schlaf und Traum vor sich geht.

Für das Liebespaar ist diese Zeit von ganz besonderer Bedeutung, denn es kann dadurch entweder fest zusammengebunden oder aber auch entfremdet werden.

Leute sind im allgemeinen recht verschwiegen, was die Träume betrifft, an die sie sich erinnern können. Aber an die überwiegende Mehrzahl aller Träume erinnert sich niemand mehr; sie sind nach dem Erwachen einfach vergessen. Doch jeder Traum übermittelt eine Botschaft, die direkt mit vergangenen oder zukünftigen Ereignissen in Verbindung steht. In einem Traum strebt der unbewusste Geist danach, bewusst zu werden. Tantra betrachtet unseren normalen Wachzustand als eine Art von Traum. Um uns zu befreien, müssen wir aus diesem Traumzustand erwachen und der Realität ins Gesicht sehen, so wie sie wirklich ist. Deshalb müssen wir uns auch unserer Träume bewusst werden. Dies kann erreicht werden, indem wir uns nach dem Erwachen an die Träume erinnern. Das müssen wir lernen. Nehmen Sie sich vor dem Einschlafen fest vor, dass Sie sich an Ihre Träume erinnern wollen und werden. Am Morgen versuchen Sie langsam aufzuwachen und einige Ihrer Träume ins erwachende Bewusstsein zu bringen. Die meisten Träume gehen durch ein zu schnelles Erwachen verloren.

Wenn Sie gelernt haben, sich an Ihre Träume zu erinnern, sprechen Sie mit Ihrem Partner darüber. Verheimlichen Sie nichts. Dann wird sich zwischen Ihnen ein subtiles Verständnis entwickeln, das allmählich anfangen wird, die Traumwelt zu durchdringen. Vielleicht werden Sie manchmal feststellen, dass Sie beide den gleichen Traum hatten. Ein andermal werden nur Teile von Träumen miteinander übereinstimmen. Es ist ein wundervolles Erlebnis, einen Traum mit jemandem zu teilen, den man liebt. Es hilft, das Verständnis zu vertiefen, und gibt der Beziehung eine ganz neue Bedeutung.

Versuchen Sie, Ihre Träume sofort nach dem Erwachen miteinander auszutauschen, solange sie noch frisch im Gedächtnis sind. Ein Traumbuch oder Tagebuch der Träume ist hilfreich und kann zu einem tieferen Verständnis des persönlichen Schicksals führen.

Mit einem Traumtagebuch werden Sie imstande sein, die Entwicklung der Träume über einen Zeitraum hinweg zu beobachten und abzuschätzen, welche Beziehungen sie zu Ihrem Leben haben. Versuchen Sie nicht, Ihre oder Ihres Partners Träume zu analysieren, sondern geniessen Sie einfach dieses Geschehen und erleben Sie Ihre Träume beim Erzählen noch einmal. Verzichten Sie auf eine Interpretation der Träume; legen Sie zumindest kein besonderes Gewicht darauf. Statt zu versuchen, sich alle Träume genau zu erklären, beschwören Sie lediglich das Bild dieser Träume noch einmal herauf.

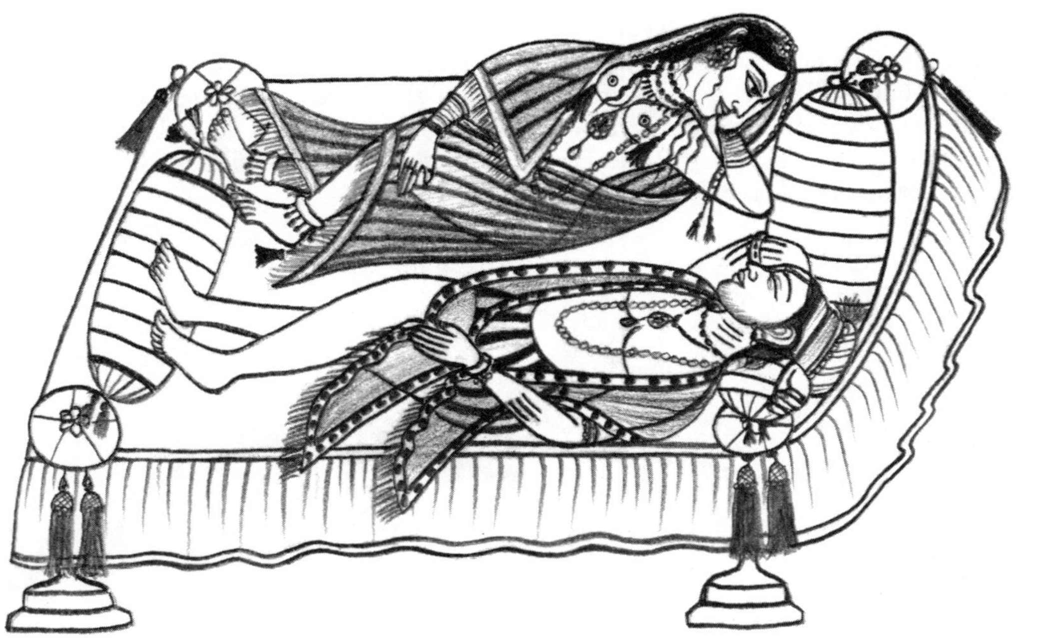

In der indischen Literatur wird der Traumdeutung grosse Wichtigkeit beigemessen. Tantra lehrt, dass durch das Praktizieren von Traum-Yoga tiefe Einsicht sowohl in die Vergangenheit als auch in die Zukunft erreicht werden kann.

Illustration aus dem Rasamanjari; Basohli-Schule, ca. 1695.

Hören Sie auf die Kommunikationen des unbewussten Geistes. Lernen Sie davon, während Sie Kontrolle darüber gewinnen. Betrachten Sie den Inhalt von Träumen nicht im Lichte von Persönlichkeit oder Ego, denn wenn Sie dies tun, so wird dies Probleme für Sie beide schaffen und zu kleinlichen Vorwürfen führen. Es ist erstaunlich, wie eifersüchtig ein Partner auf das werden kann, was der andere in seinen Träumen erlebt. Statt heuchlerisch zu sein, ist es am besten, wenn jeder sich total mit der inneren Welt des anderen vertraut macht.

Achten Sie aber sorgfältig darauf, über Träume nicht wie nebenbei zu sprechen oder nur flüchtige Bekannte damit zu unterhalten. Träume sollten nur demjenigen erzählt werden, dem man durch Vertrauen und Verpflichtung eng verbunden ist.

Die Traumwelt bietet eine reiche Schatzkammer an Symbolen, Bildern und Einsichten. Dies alles sollte mit dem Partner eher geteilt denn eifersüchtig vor ihm gehütet werden. Wenn eine Person ihr Traumerlebnis bewusst erfasst, so hilft ihr dies, ein erfüllteres Leben zu führen. Viele Enthüllungen und plötzliche Inspirationen entspringen direkt einem erinnerten Traum, einer Ebene der Bewusstheit, die ausserhalb der Grenzen von Zeit und Umständen liegt. Träume können uns mit der Vergangenheit oder Zukunft verbinden; sie können uns lehren, die Gegenwart bewusster zu erleben. Sie sind eine wunderbare Quelle der Einsicht in die Natur unseres Geistes. Eine besonders wirksame Art, die Traumwelt auf entspannte Weise zu betreten, besteht darin, den Geruchssinn zu stimulieren. Dieser alte Volksbrauch führt zu «süssen Träumen» und ist sowohl entspannend als auch therapeutisch. Suchen Sie sich ein Parfüm aus; süss duftende Kräuter oder Blütenblätter. Man kann ein Kissen mit Blumen und Kräutern füllen und unter den Kopf legen. Notfalls genügt auch ein kleiner Beutel, den man in die Nähe des Kopfes legt. Man kann auch Parfüm direkt auf die Bettdecke spritzen. Es ist ein wunderbar entspannendes Erlebnis, wenn man vom süssen Duft von Blumen oder Kräutern in den Schlaf geweht wird. Der süsse Duft schafft so etwas wie psychischen Schutz und führt den Geist zu süssen Träumen. Rosenblütenblätter, Lavendel, Rosmarin, Thymian, Jasmin, Lotos, Sandelholz, Marihuanablätter, Patschuli und andere exotische Duftstoffe wirken alle entspannend und verhelfen zu natürlichem Schlaf.

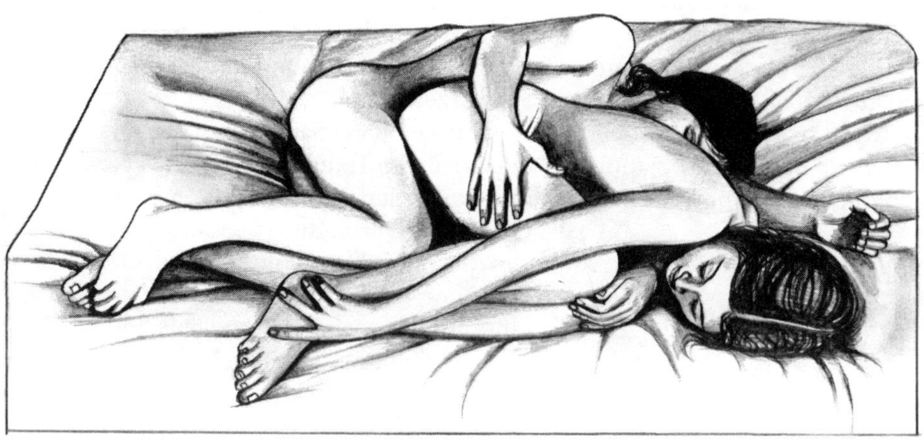

Traum-Yoga

In einer speziellen Abteilung der tantrischen Lehren wird eine Anzahl spezifischer Techniken erwähnt, um bewusste Kontrolle über den Traumzustand zu gewinnen. Diese Techniken werden unter dem Sammelbegriff *Traum-Yoga* zusammengefasst. Die Übungen stehen in direktem Zusammenhang mit der natürlichen Fähigkeit des Geistes zur Visualisierung.

Diese Übungen sind sehr einfach, direkt und besonders gut geeignet für die hochentwickelten intellektuellen Fähigkeiten des westlichen Geistes. Es ist tatsächlich überraschend, dass bislang keine gleichwertige Technik in den zeitgenössischen Psychologie-Schulen entwickelt wurde.

Traum-Analyse ist etwas ganz anderes als Traum-Yoga und führt eher zu komplexer Spekulation über die Bedeutung von Träumen als zur Freisetzung transzendentaler Einsicht. Das Ergebnis von Traum-Analyse ist oft eher verwirrend denn befreiend.

Das erste Prinzip von Traum-Yoga besteht darin, *alles* als Traum zu betrachten. Das bedeutet: Wenn Sie wach sind, sehen, essen, riechen, gehen und so weiter, dann sollten Sie eine Art Traum-Bewusstheit kultivieren; den Gedanken, dass «dies alles ein Traum ist». Natürlich müssen Sie auch weiterhin mit Unterscheidungsvermögen und Verantwortungsbewusstsein handeln. Gegenstand von Traum-Yoga ist es, eine ungebrochene Kontinuität des Bewusstseins aufrechtzuerhalten, sowohl im Wach- als auch im Traumzustand. Schöpferische Haltung und der Glaube an einen endgültigen Erfolg sind die beiden wichtigsten Elemente dieser Praxis. Am besten vermeidet man üppiges Essen und anstrengende Beanspruchung des Körpers, während man Traum-Yoga praktiziert. In der Ge-

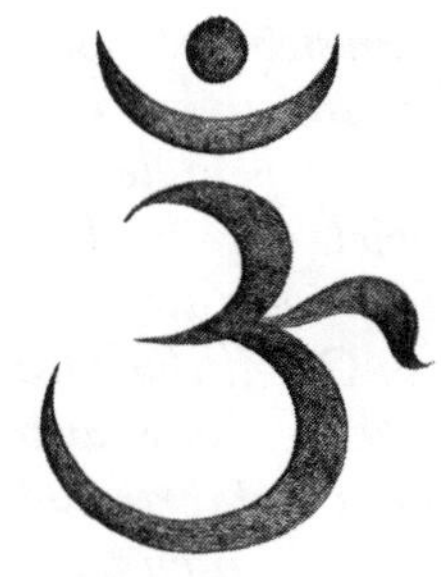

Das Sanskrit-Wort «OM» kann auf mehrere verschiedene Arten geschrieben werden. Alle haben eine gewisse Ähnlichkeit mit der Ziffer 3.

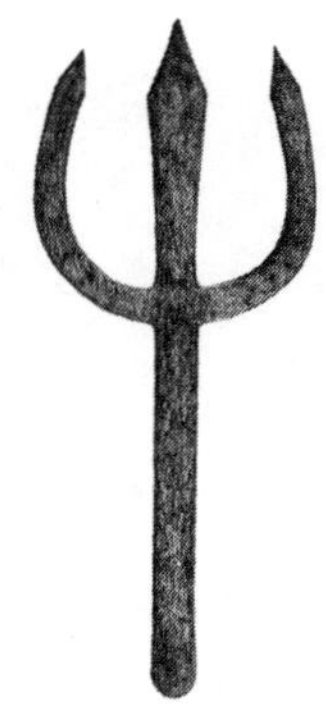

Der Dreizack ist ein Symbol von Shiva, dem höchsten Yogi. Er ist auch symbolisch für die Kreuzungen von Nerven in jedem psychischen Zentrum.

Embryo-Positionen können sehr wirksam sein, um bewusste Kontrolle über Träume zu erlangen.

Wenn man sich im Traumzustand auf und ab bewegt, kann der höhere Aspekt des Traum-Geistes viele verschiedene Fromen annehmen; dies kann zur Freude in Gesellschaft schöner Frauen werden, aber auch zum Lachen mit Gefährten oder sogar zum Betrachten wunderbarer oder schrecklicher Anblicke.
BRIHADARANYAKA UPANISHAD

Tibetanische Schriften weisen darauf hin, dass Traumkontrolle durch Liegen auf der rechten Seite erlangt werden kann, weil dann der linke Atem dominant ist. Das Bewusstsein soll dabei auf den Hals konzentriert werden.

schichte sind viele Beispiele aufgezeichnet, wie Menschen während des Träumens zu tiefen Einsichten oder gar ganzen Lehren gelangt sind. Beispiele wie Coleridges *Kublai Khan,* Edgar Cayces medizinische Diagnosen und Watson und Cricks Vision von der Struktur der DNA-Doppelhelix sind Beweise für die offenbarende Natur von Träumen.

Bevor Sie zu Bett gehen, nehmen Sie ein Wannen- oder Duschbad, um den Körper zu entspannen. Zusätzlich machen Sie ein paar leichte Atemübungen und etwas Meditation. Dann legen Sie sich auf die rechte Seite. Durch das Liegen auf der rechten Seite dominiert der lunare Atem (verbunden mit dem linken psychischen Kanal); dies ist am besten geeignet, kreative Träume herbeizuführen. Der lunare Atem, verbunden mit der Shakti-Macht der kreativen Energie und der intuitiven Fähigkeit, fördert das Erlernen von Künsten und Wissenschaften sowie aller friedfertigen Beschäftigungen.

Benutzen Sie ein duftendes Kissen von entsprechender Grösse; es darf nicht zu weich und nicht zu hart sein. Vermeiden Sie es, den Nacken zu überanstrengen. Achten Sie darauf, dass Ihre Füsse warm sind.

Wenn Sie Traum-Yoga mit Ihrem Partner praktizieren, dann sollten Sie beide auf der rechten Seite liegen und die Körper eng umschlungen halten. Der Mann sollte sich dann vorstellen, dass die Kundalini, «die innere Frau», erwacht und die Gestalt einer Göttin annimmt. Stellen Sie sich vor, dass Sie zwei Schwestern sind, der linke und der rechte subtile Nerv miteinander verschlungen, wie der Caduceus, der von zwei Schlangen umwundene Heroldsstab des römischen Gottes Merkur (des griechischen Gottes Hermes); jeder verstärkt die besten Eigenschaften des anderen. Ziehen Sie leicht die Knie an. Verbinden Sie Füsse und Hände miteinander. Versuchen Sie, einen leichten Druck auf die rechte Seite von Gesicht und Hals auszuüben; dies kann entweder mit dem Kissen oder mit der rechten Hand oder dem rechten Arm getan werden. Sie werden feststellen, dass in dieser Stellung reichlich Speichel produziert wird. Sammeln Sie den Speichel im Mund und schlucken Sie ihn langsam. Dabei stellen Sie sich ständig vor, dass er das Hals-Chakra speist und ernährt. Pressen Sie das Kinn dicht an den Hals. Konzentrieren Sie sich auf die Region der Kehle. Der wichtigste Faktor während dieses Zustands von Traum-Yoga besteht darin, einzuschlafen, während Sie den ernsthaften Wunsch aufrechterhalten, bewusst die Traumwelt zu betreten.

Konzentrieren Sie sich auf das Hals-Chakra. Stellen Sie es sich im geistigen Auge als rot vor; visualisieren Sie einen roten Dreizack oder ein rotes OM innerhalb des leuchtend strahlenden roten Hals-Zentrums. Diese Visualisierung stimuliert die Verbindung der Nerven im Hals und hilft, das Bewusstsein auf diese Stelle zu konzentrieren. Dies wiederum führt zu bewusstem Betreten der Traumwelt.

Diese Konzentration des Geistes wird auch helfen, sich an die Träume zu erinnern.

In tantrischen Schriften ist auch noch eine andere Technik zu finden. Stellen Sie sich selbst in der Gestalt einer tanzenden roten Göttin oder *Dakini* vor. Die Dakini ist ein erotischer Weisheits-Archetyp, dargestellt als ein junges Mädchen, sehr sinnlich, mit prallen Brüsten und ausladenden Hüften sowie mit einem Dritten Auge, das vor Leidenschaft funkelt. Diese rote Dakini hält eine Schale und ein mystisches Haumesser als Symbole für leidenschaftliche, ekstatische Nicht-Anhänglichkeit sowie für das Durchschneiden egoistischer Beschränkungen und Dualitäten. Sie werden feststellen, dass sich Emotionen leicht mit diesem Bild identifizieren und auf diese Weise angeregt werden. Wenn die Emotionen auf solche Art hervorgerufen werden, wird eine vorherrschend unbewusste emotionale Reaktion unter bewusste Kontrolle gebracht.

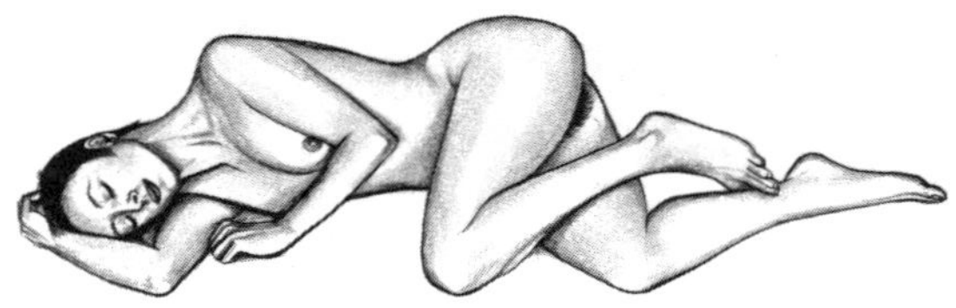

Ein Grund für die Beibehaltung des Bewusstseins beim Träumen besteht darin, die Fähigkeit zu entwickeln, ein Traumbild in ein anderes umzuwandeln. Wenn Sie sich erst einmal Ihrer Traumwelt bewusst sind, wird sich die Fähigkeit zur Umwandlung von Traumbildern ganz natürlich ergeben. Durch solche Übungen wird sich eine tiefe Einsicht in die Natur des Daseins entwickeln.

Verschiedene initiatorische Formen werden sich in Träumen als klar zu unterscheidende Wesen mit Persönlichkeit manifestieren. Diese können eine sexuelle Bedeutung haben und die Gestalt von extrem schönen Männern oder Frauen annehmen. Wenn Sie sie mit Ihrem menschlichen Partner identifizieren, statt sie nur als Quelle privater Fantasien zu bewahren, werden sie die Beziehung bereichern.

Eine Anzahl magischer Schriften im Westen erwähnen solche initiatorische männliche oder weibliche Gestalten als Inkubus und Sukkubus, als böse Geister, die schlafende Personen verführen.

Die mittelalterlichen Zauberer und Hexen (die im Grunde genommen sensitive oder psychische Medien waren) wurden beschuldigt, mit solchen Phantomwesen im Bunde zu sein.

Östliche Lehren weisen darauf hin, dass diese Geister mit vergangenen Leben in Zusammenhang stehen; es sind Schutzwesen, mystische Formen von esoterischen Lehrern oder ausserweltliche Wesen.

Westliche Inkubus/Sukkubus-Folklore findet sich in Verbindung mit sexuellem Aberglauben, mit Tabus, mit Hexenkraft und Schwarzer Magie.

Unfreiwilliger Samenerguss bei Nacht oder «feuchte Träume» wurden bis vor kurzer Zeit noch mit dem Teufel oder mit bösen Geistern in Verbindung gebracht. Die christliche Kirche mit ihrer nachdrücklichen Betonung von Schuld sowie mit der sexuellen Unterdrückung war grösstenteils für die Missverständnisse und falschen Auffassungen von Inkubus und Sukkubus verantwortlich.

Zeitgenössische Psychoanalyse akzeptiert

voll und ganz die sexuelle Natur der meisten Träume. Ob sexuelle bildliche Vorstellungen von unerfüllten Wünschen stammen (die Freudsche Theorie) oder vom kollektiven Unterbewusstsein (die Jungsche Theorie) – ihre Bedeutsamkeit steht ausser Zweifel.

Die Tantras lehren: Wenn man von diesen mystischen Traumwesen Kenntnis hat und ihnen begegnet, kann man tatsächlich alle zukünftigen Leben ausleben und auf diese Weise der Notwendigkeit einer Wiedergeburt vorbeugen.

Statt Traumwesen mit einer magischen oder ausserirdischen Quelle in Verbindung zu bringen, versuchen Sie lieber, sich selbst damit zu identifizieren. Vor allem aber verbergen Sie solche Traumerlebnisse nicht vor einem geliebten Partner, denn dies könnte ein Gefühl der Trennung auslösen. Das Traumbuch und alle Diskussionen über Träume müssen absolut offen und aufrichtig sein.

Yu-fang-pi-chuch, die klassische chinesische Schrift über taoistische Sexualpraktiken, beschreibt ein Experiment als Beweis für die Existenz von Inkubus und Sukkubus. Diese Schrift rät:

«Man sollte weit fort von anderen Menschen an einen Ort gehen, wo man für sich allein leben kann. Dort sollte man in vollkommener Ruhe verharren, ins Leere starren und seine Gedanken auf Geschlechtsverkehr konzentrieren. Nach drei Tagen und Nächten wird der Körper sich plötzlich abwechselnd heiss und kalt fühlen; das Herz wird Mühe haben, und das Gesichtsfeld wird zu verschwimmen beginnen. Dann wird ein Mann, der dieses Experiment durchführt, plötzlich einer Frau von grosser Schönheit zu begegnen scheinen; falls eine Frau das Experiment vornimmt, wird ihr ein stattlicher Mann begegnen. Wenn man mit einem solchen Sukkubus oder Inkubus Geschlechtsverkehr erlebt, wird es einem vorkommen, als wäre das Lustempfinden dabei grösser als mit einem normalen menschlichen Wesen. Zu gleicher Zeit wird aber physische Lethargie einsetzen, die nur schwer zu heilen sein wird.»

Die Schrift erklärt später weiter: Man sollte sich vor Geschlechtsverkehr zurückhalten und sexuelle Energie konservieren, damit man «mit einer menschlichen Frau (oder mit einem menschlichen Mann) einen ganzen Tag und eine ganze Nacht unaufhörlich lieben kann; wenn der Körper zu müde ist, dass man unfähig ist, den Geschlechtsakt fortzusetzen, dann sollten die Geschlechtsorgane miteinander vereinigt bleiben.» Dies wird sicherstellen, dass jede durch Sukkubus oder Inkubus verursachte Krankheit geheilt werden wird.

Wenn ein Traum sich dem Höhepunkt nähert, sollte eine einheitliche Linie des Traumes festgesetzt werden. Suchen Sie sich das bedeutsamste Bild oder die Bilder aus, die einem Traum Zusammenhang verleihen. Versuchen Sie, dieses Bild beizubehalten und es als Einweihung in den Bereich des Unbewussten zu schätzen. Diese Methode wird Sie in die Lage versetzen, beim Erwachen vollkommenes Wissen über den Traum und über die subtile *Bedeutung* des Erlebnisses zu haben.

Traum-Yoga ist eine Quelle der Inspiration und Einweihung ausserhalb der Grenzen von Zeit und Raum.

Der Yogi, der Träume ziemlich gut erkennen kann, sollte die Traum-Umwandlung *praktizieren. Dies bedeutet: Im Traumzustand solltest du versuchen, dich in einen Vogel zu verwandeln, in einen Tiger, in einen Löwen, in einen König, in einen Wald, in ein Haus oder sonst etwas nach deinem Belieben. Dann verwandele dich in einen Buddha-Körper, sitzend oder stehend, gross oder klein. Versuche auch, die Dinge, die im Traum zu sehen sind, in andere Gegenstände zu verwandeln; zum Beispiel ein Tier in einen Menschen, Wasser in Feuer, Erde in Raum; ein Ding in viele oder viele Dinge in eins. Übe die verschiedenen übernatürlichen Kräfte, zum Beispiel Feuer aus dem Oberkörper und Wasser aus dem unteren Teil schiessen oder spritzen lassen, auf Sonne und Mond herumzutrampeln oder deinen Körper in Millionen oder Billionen zu vervielfachen, um damit den ganzen Kosmos zu füllen.*

SECHS YOGAS VON NAROPA

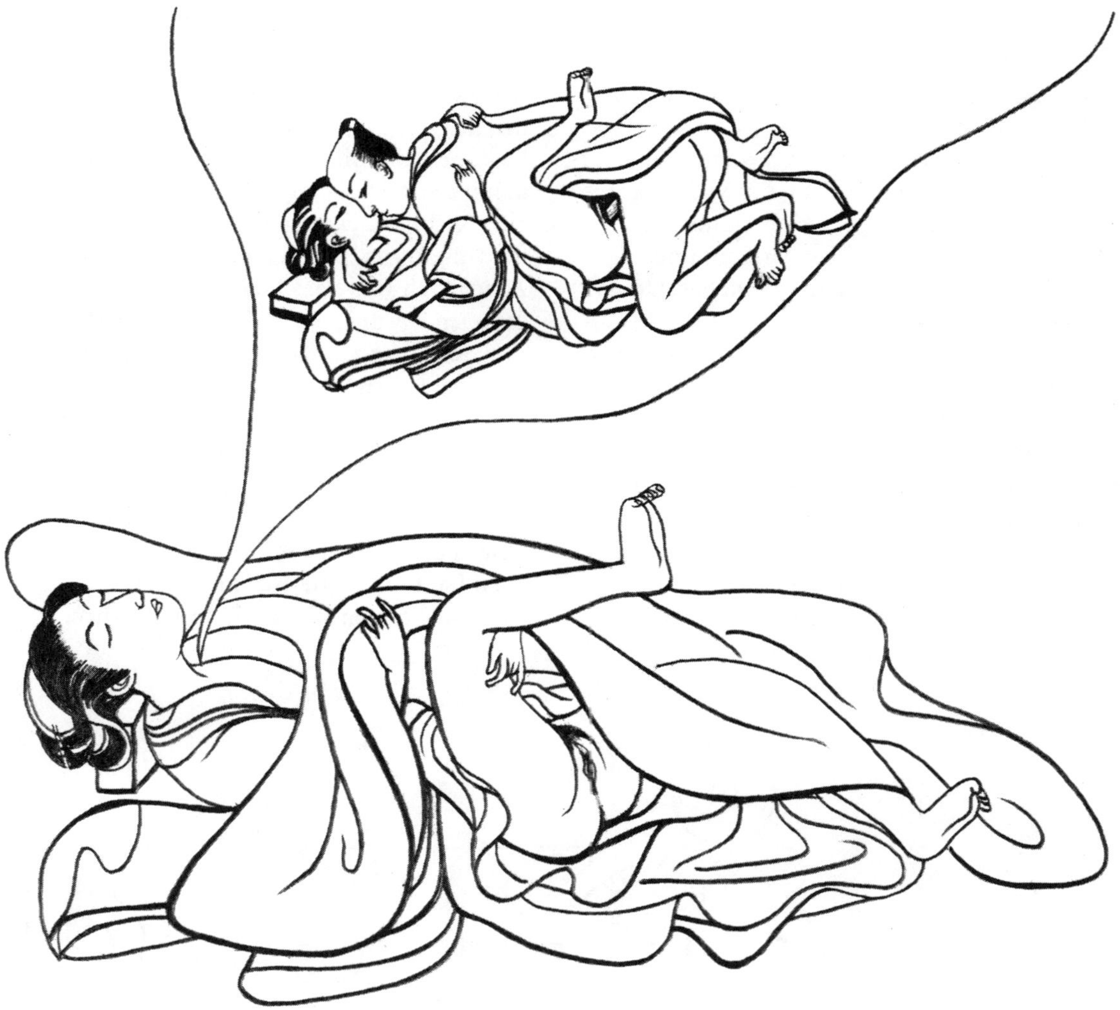

Die Schriften über Traum-Yoga sind der Meinung, dass Träume ihren Ursprung im Halszentrum haben. Diese Illustration stellt eine Dame dar, die einen erotischen Traum hat. Nach einem japanischen Druck aus dem 18. Jahrhundert.

Mantra und Yantra

Die spezielle Beziehung zwischen Laut und Form hat Philosophen und Wissenschaftler schon seit frühesten Zeiten fasziniert. Östliche spirituelle Lehren haben das Studium dieser Beziehung in die Wissenschaft der Metaphysik einbezogen. Nach östlicher Anschauung soll sich das ganze sichtbare Universum aus einem uranfänglichen Laut entwickelt haben, der sich während des Ausdehnungsprozesses in annähernd fünfzig «Matrix-Energien» aufteilte. So ist also alles, was wir wahrnehmen können, mit einem uranfänglichen Laut verbunden.

Die tantrischen Lehren erwähnen vier verschiedene Stadien der Laut-Entwicklung: Unmanifestierter Laut; manifestierender Laut, leuchtender eingeschlossener Laut und geschlossener Laut, der auch Form hat. Unmanifestierter Laut wird als «nicht angeschlagen», also ohne Schwingung, vorgestellt; vergleichbar dem Moment, bevor ein Gedanke im Geist an die Oberfläche dringt.

Das *Narada Purana,* eine Schrift, die sich besonders mit den Laut-Eigenschaften befasst, stellt fest: «Angeschlagener Laut gibt Vergnügen, während nicht angeschlagener Laut zur Befreiung führt.»

Yogis der fernen Vergangenheit entdeckten viele natürliche Beziehungen zwischen Aspekten der Erscheinungswelt und der Quelle aller Erscheinungen. Jahre einsamer Meditation halfen diesen Yogis, sich von physischen, emotionalen und geistigen Aktivitäten zu lösen und die Wirklichkeit so wahrzunehmen, wie sie ist. Sie erkannten eine Anzahl uranfänglicher «Keim-Silben» oder *Matrix-Lautschwingungen,* die miteinander verbunden werden konnten, um eine Reihe von Mantras zu produzieren.

Ein *Mantra* ist ein *Beschützer des Geistes* und wird dazu benutzt, das Bewusstsein zu steigern. Beim Gebrauch eines Mantras gibt es drei Stadien: Das äussere Stadium, in dem ein Laut auch laut geäussert wird; das mittlere Stadium, in dem ein Laut leise (kaum hörbar) geäussert wird; und schliesslich das innere Stadium, in dem der Laut stumm im Geiste wiederholt wird. Das dritte Stadium ist das mächtigste, aber es ist notwendig, damit zu beginnen, das Mantra laut zu wiederholen, damit seine Schwingungen in jedem Chakra eine Resonanz erzeugen und die eigene Schwingung eines jeden Chakras umwandeln. Allmählich sollte das Mantra dann einwärts gezogen werden, wo es die Psyche stärken und den Geist zur Wiedervereinigung mit der uranfänglichen Quelle führen wird.

Traditionsgemäss werden Mantras von einem Lehrer oder Guru empfangen. Es gibt viele Arten von unterschiedlicher Macht und Wirkung. Manchmal werden sie intuitiv empfangen oder durch das Hören eines natürlichen Lautes oder tierischen Geräusches inspiriert. Sie können aber auch durch Trance, Vision, Telepathie und Traum sowie durch einen Zustand verlängerter yogischer Absorption erworben werden. Sie werden dazu benutzt, den Körper vor negativen psychologischen Einflüssen zu schützen und den Geist während der alltäglichen Beschäftigungen zu konzentrieren. Sie werden auch in rituellen oder magischen Werken eingesetzt. Es wird gesagt, dass ein echter Ausübender von Tantra immer ein Mantra im Sinn hat, auch wenn es nicht laut ausgesprochen wird.

Mantras werden in Verbindung mit Atemübungen, Meditation, Ritualen und Lieben angewendet. Sie helfen, die Kundalini zu wecken und zu kanalisieren; auch sollen sie helfen, die Sexualenergie zu kontrollieren.

«OM» ist das bekannteste Mantra; seinem Wesen nach ist es die Laut-Manifestation der schöpferischen Haltung, der «Sphäre von Brahma».

Jedes Element und jede Wesenheit ist Teil einer spezifischen evolutionären Ordnung, einer kosmischen «Hierarchie». Die *Wissenschaft vom Laut (Mantrayana)* und die subtile Beziehung von Laut zu Form und Farbe liefern einen Schlüssel zum Verständnis dieser Hierarchie und zur Kontaktaufnahme mit ihr. Spuren dieser Anschauung werden in westlichen mittelalterlichen Theorien wie der «Doktrin der Signaturen» gefunden, wo Kräuter, Früchte, Mineralien und andere natürliche Gegenstände durch Farbe, Form oder Namen mit Teilen des menschlichen Körpers oder von Himmelskörpern in Verbindung gebracht werden. So wurde z. B. eine Walnuss, die in der Form dem zerebralen Kortex äh-

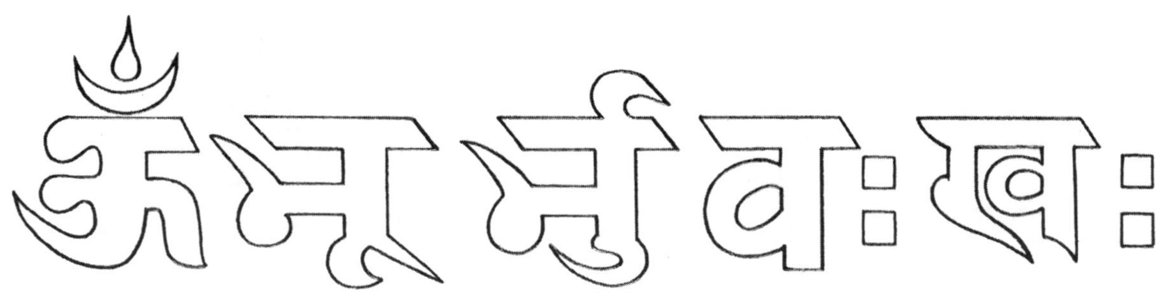

Das Sanskrit-Mantra, «OM-BHUR-BHUVAH-SVAH», geschrieben in traditioneller Devanagri-Schrift; auch bekannt als das kürzere *Gayatri-Mantra.* Beschwört die drei Bereiche (diese Welt, die nächste Welt und die Ewigkeit) und ist sehr wirksam, um magischen Handlungen eine spirituelle Richtung zu geben.

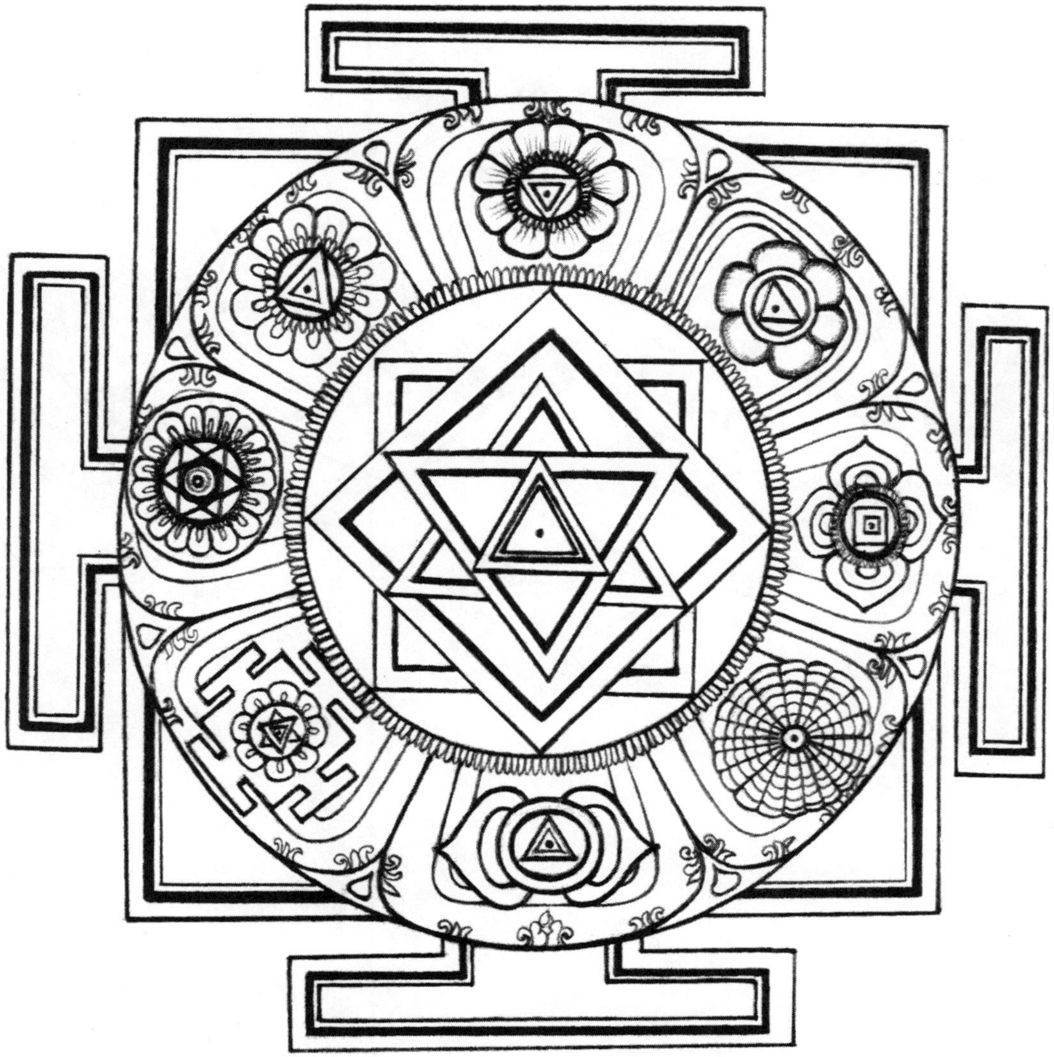

Achtfaches Yantra des Herzzentrums mit Symbolen der Elemente auf den acht Blütenblättern. Dieses Yantra ist ein tantrisches Meditations-Mittel, um natürliche Harmonie der Emotionen zu erzeugen.

Nach einer nepalesischen Malerei aus dem späten 17. oder frühen 18. Jahrhundert.

nelt, dazu benutzt, Kopfschmerzen und Gehirnkrankheiten zu kurieren. Eine Anzahl wichtiger medizinischer Entdeckungen entstanden aus dieser oberflächlich betrachtet einfältigen Ansicht.

Die Tantras behaupten, dass Laut und Form direkt miteinander verbunden sind. So wie bewiesen werden kann, dass jede Musiknote oder jeder Farbton ein ganz bestimmtes Muster hat, so hat auch jedes Mantra eine unterschiedliche, aber ganz bestimmte Form. Diese ist als *Yantra* bekannt. So kommt es, dass ein Mantra oder eine Matrix-Form sowohl die Form eines Lautes als auch ein Mittel dafür ist, das Denken auf die subtile Quelle zu richten, aus der alle Phänomene entstehen.

Die Tantras sprechen von unserem Körper als von unserem persönlichen Yantra und vom Laut des Atems als von unserem persönlichen Mantra. Und wenn wir einem evolutionären Pfad folgen, so wird die Art, wie wir unser Leben führen, zu unserem persönlichen Tantra.

Unser persönliches Yantra kann sich ändern, wenn wir die Stellung wechseln, und unser Atem-Mantra kann sich ändern, wenn wir uns übermässig anstrengen. Aber jeder von uns unterscheidet sich vom anderen durch eine charakteristische Form und einen besonderen Laut.

Der tantrische Standpunkt empfiehlt, sich ständig der inneren und äusseren Laute und Formen oder Haltungen bewusst zu sein. Dies gilt besonders für das Mantra und Yantra unseres Körpers und Geistes. Wenn Sie gehen, stehen, sitzen, liegen oder irgendwelche Tätigkeiten ausüben, so denken Sie stets daran, sich der Form Ihres Körpers bewusst zu sein. Lauschen Sie auf den Laut Ihres Atems; lernen Sie die subtilen Variationen des Atems erkennen. Wenn Sie lieben, bringen Sie sich bewusst in die jeweilige Position und denken Sie über die Form der miteinander verschlungenen Körper nach. Achten Sie auf die Laute Ihres Atems. Versuchen Sie, entweder innere oder äussere Wiederholung der tantrischen Mantras zu praktizieren.

Wenn man beim Lieben den Geist auf das Praktizieren eines Mantras konzentriert, so hilft dies, das Erlebnis sowohl erhebend als auch befreiend zu machen. Wiederholen wir abermals: Die richtige geistige Einstellung ist wichtig. Mantras sind Werkzeuge, die dazu verhelfen, die Konzentration aufrechtzuerhalten; es kann darauf verzichtet werden, wenn geistige Ablenkung kein Problem darstellt.

Aber denken Sie immer daran, dass ein Mantra den Geist schützt. Zögern Sie also nicht, während des Liebens ein Mantra in dieser Absicht zu benutzen; besonders aber dann, wenn negative Gedanken Sie stören und beunruhigen. Das wird Klarheit und Richtung in das Erlebnis bringen.

Verschiedene Liebesstellungen, die im letzten Abschnitt dieses Buches beschrieben und illustriert sind, beziehen sich auf Tiere. Das Üben dieser Stellungen kann von den

Die Quelle aller Namen ist das Wort, denn durch das Wort werden alle Namen ausgesprochen. Die Quelle aller Formen ist das Auge, denn durch das Auge werden alle Formen gesehen. Die Quelle allen Handelns ist der Körper, denn durch den Körper werden alle Handlungen ausgeführt.

BRIHADARANYAKA UPANISHAD

Das Yantra ist vom Mantra beseelt, und die persönliche Gottheit ist der Ausdruck des persönlichen Mantras. Da der Körper für den Jiva (die individuelle Seele) das ist, was das Öl für die Lampe ist, so ist Yantra der etablierte Sitz aller Göttlichkeiten.

KULARNAVA TANTRA

Mantras begleitet werden; sie beschwören die Laute dieser Tiere selbst herauf. Vergessen Sie auch nicht, über das Bindeglied zwischen einer sexuellen Stellung und einer besonderen Eigenart des betreffenden Tieres nachzudenken, von dem diese Stellung abgeleitet wurde. So machen z. B. Schmetterlinge und Motten Liebe auf eine ganz bestimmte Art (im allgemeinen rückwärts zugewandt) und haben die spezielle Fähigkeit der Metamorphose von einem Wesenstyp in einen anderen. Ein ähnliches Yantra stattet uns mit einigen dieser Eigenschaften aus.

In der tantrischen Tradition gibt es viele komplexe Liebesstellungen. Einige von ihnen sind allegorische Erinnerungen an die Yantras, die die materielle Welt zusammenhalten.

Östliche Lehren weisen darauf hin, dass Mantras, Yantras und Tantras zusammen den Schlüssel bilden, der die sexuellen Geheimnisse erschliesst und uns befähigt, direkt mit der Göttlichkeit in uns zu kommunizieren.

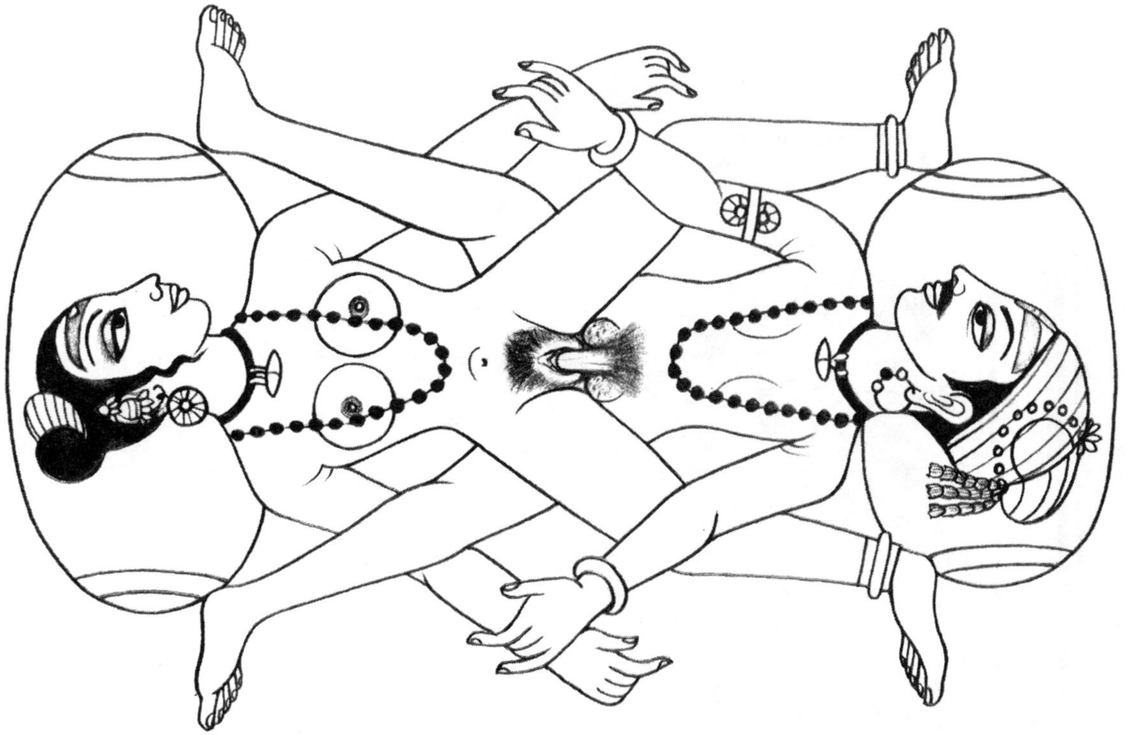

In der tantrischen Tradition werden Stellungen ausgewählt, um harmonische Formen zu schaffen, durch die Energie geleitet werden kann und in denen Energie mitschwingen kann. Diese Liebespositionen werden als Yantras bezeichnet.

Nach einer nepalesischen Malerei aus dem 18. Jahrhundert.

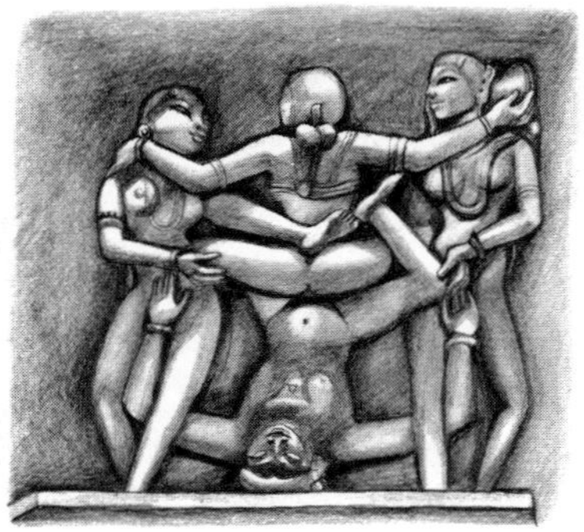

Komplexe tantrische Liebesstellung. Der Mann steht auf dem Kopf, so dass Energie dorthin geleitet wird. Seine drei Partnerinnen spielen die Rollen der drei hauptsächlichen subtilen Nerven, die Transzendenz auslösen. Diese Liebesstellung ist ein Yantra, das dazu bestimmt ist, hohe Energie-Leitung zu erzeugen.

Nach einer Steinskulptur; Khajuraho, Indien, ca. 11. Jahrh.

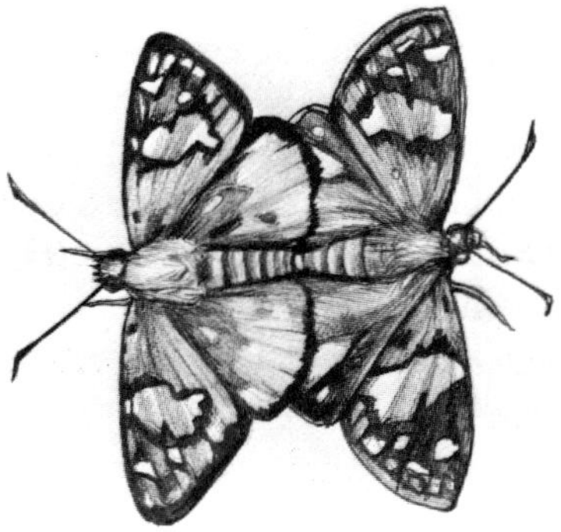

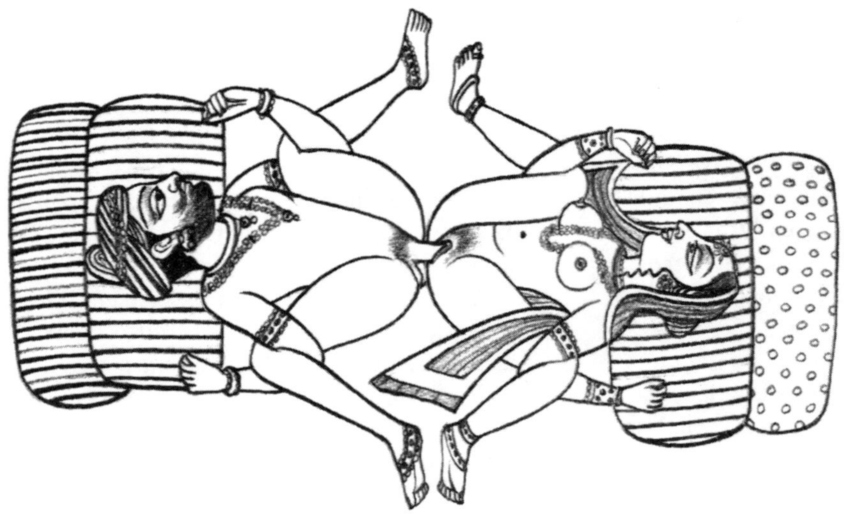

Liebesstellungen, entwickelt aus Positionen, die von Tieren und anderen Geschöpfen auf natürliche Weise ausgeübt werden. Hier ein königliches Paar, das sich so liebt wie die Motten.

Nach einer Miniaturmalerei aus Jodhpur; ca. 1830.

Das Mantra «OM»

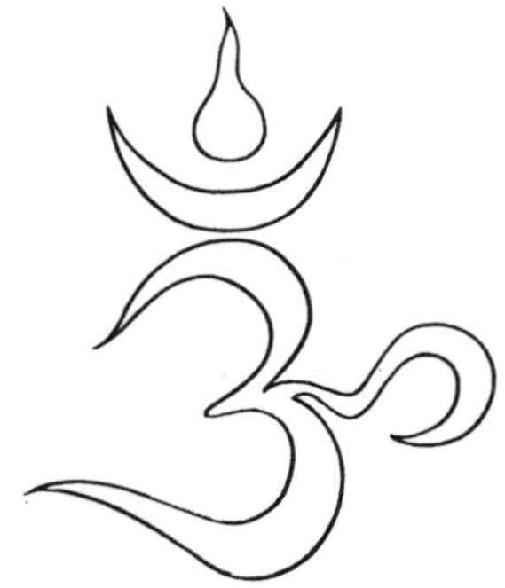

Eine Sanskrit-Version das Mantra «OM».

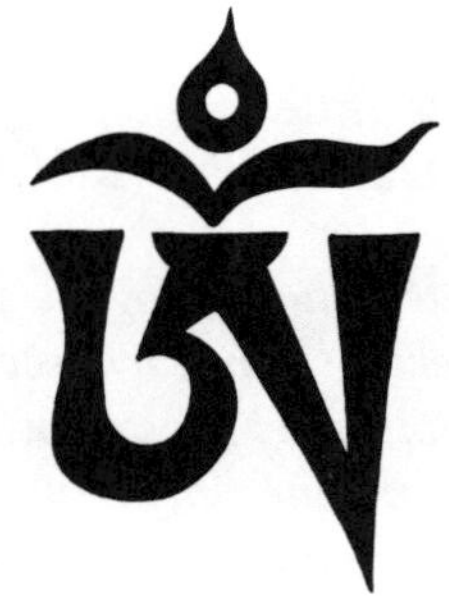

Eine tibetanische Version des Mantra «OM».

In der *Mundaka Upanishad,* einem frühen Hindu-Text, ist folgende schöne Feststellung zu finden: «OM ist der Bogen; der Pfeil ist das individuelle Wesen, und Brahman ist das Ziel. Mit ruhigem Herzen ziele. Verliere dich in Brahman, so wie der Pfeil im Ziel verloren ist.» «OM» ist das Boot, das jemanden befähigt, die Flüsse der Angst zu überqueren. «OM» ist die kreative Macht in der Evolution. «OM» ist der Klang wahrer Liebe. Alle anderen Mantras entspringen daraus und ziehen sich wieder in das Höchste Mantra zurück. Es lohnt sich daher ganz gewiss, seine Form und seine Macht zu kennen und zu perfektionieren.

Eine Analyse dieses Mantras enthüllt eine dreiteilige Zusammensetzung; die universalen «drei Kräfte in einem». Diese Dreiteilung besteht aus den Lauten «A», «U» und schliesslich «M». Der letzte Laut ist stimmhaft und wird beibehalten, bis der Klang vollkommen erlischt. Also sollte «OM» oder «AUM» sorgfältig ausgesprochen werden; der ganze Mund sollte dazu benutzt werden, mit tiefem Tonfall für Männer und mit hohem Tonfall für Frauen.

Die Schriften stellen fest: «Der erste Teil «A» sollte kurz sein, der nächste Teil «U» etwas länger, und das endgültige «M» sollte noch länger sein.

Das Mantra «OM» geht jeder komplexen Gruppe von Mantras voran. Es ist die *Unterstützung bei der Hervorbringung* aller erschaffenen Dinge; der ursprüngliche Laut von Brahma, dem Schöpfer.

Dieses Mantra kann entweder stumm oder stimmhaft praktiziert werden, aber in jedem Falle sollte man sich vorstellen, dass die Schwingung von «OM» das gesamte Wesen durchdringt.

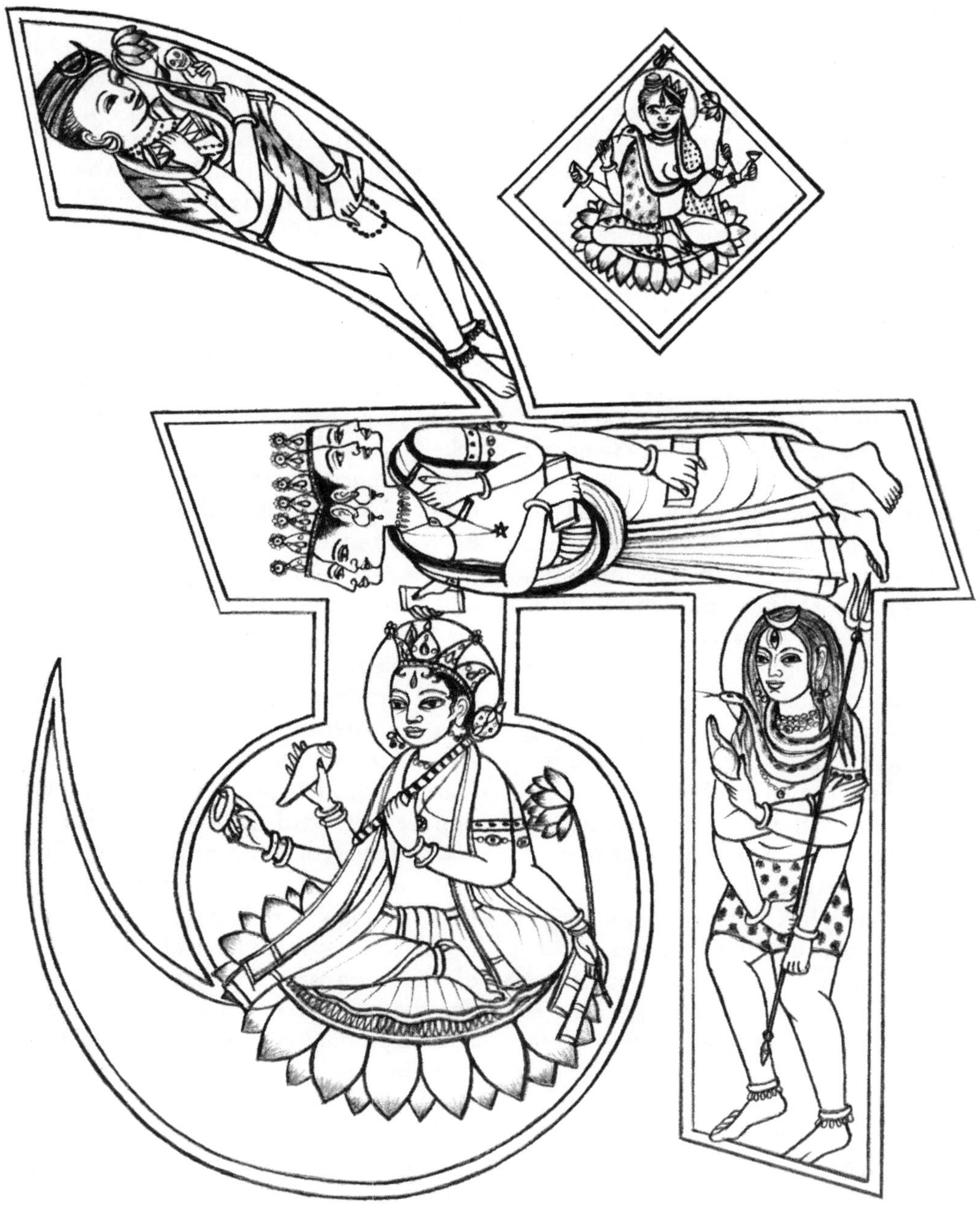

Das Mantra «OM», verziert gezeichnet. Brahma, Vishnu und Shiva werden im Hauptteil der Sanskrit-Buchstaben abgebildet. Darüber eine tantrische Gestalt, die als *Sadashiva* bekannt ist, bei ihrer Herabkunft. Im stummen «M» dieses Keim-Lautes eine androgyne Shiva/Shakti-Form. Traditionelle Schriften stellen fest, dass das Mantra «OM» die Dreiheit der Götter enthält.

Malerei aus Rajasthan; ca. 18. Jahrhundert.

Es gibt zwei Wege der Kontemplation über Brahman, die Ursprüngliche Quelle. Diese Wege bestehen in Laut und Stille. Durch den Laut gehen wir zur Stille. Der Laut von Brahman ist «OM». Am Ende von «OM» steht die Stille.
MAITRI UPANISHAD

Lasse den klugen Yoga-Übenden die Vielzahl von Karmas durch das Mantra «OM» vernichten. Lasse ihn seine Körperfunktionen mystisch neu arrangieren. So wird er aufhören, an den Folgen der Handlungen teilzuhaben, und braucht nicht mehr wiedergeboren zu werden.
SHIVA SAMHITA

«OM» hilft, die physischen, emotionalen, geistigen und subtilen Aspekte des Selbst zu reinigen und bringt noch viele andere Wohltaten mit sich.

Die traditionelle Sanskrit-Schreibweise von «OM» ähnelt der Ziffer 3 oder einem Dreizack, der im Uhrzeigersinn eine Vierteldrehung gemacht hat. Die Ähnlichkeit mit der Ziffer 3 erinnert uns an die drei subtilen Pfade, die sich um die Chakras winden.

Über dem tibetischen oder Sanskrit-Wort «OM» wird nach alter Tradition das Emblem von Mond und Sonne unter einer Flamme dargestellt. Dieses Zeichen repräsentiert die volle Auflösung aller Dualitäten: Mann und Frau in harmonischer Vereinigung, Sonne und Mond auf ihrer Bahn, Konsonanten und Vokale zu ihrer ursprünglichen Stelle des Entstehens zurückgekehrt. Für das tantrische Paar symbolisiert «OM» den Vollzug der Liebe.

«OM» ist auch ein Zeichen des Subtilen Körpers. Die Sonne symbolisiert die Solar-Energie am Nabel-Chakra und ihren subtilen Nerv, die *pingala,* die vom Sex-Chakra an der Basis bis zum Kopf-Chakra führt. Der Mond symbolisiert den Lunar-Glanz des Kopf-Chakras und seinen subtilen Nerv, die *ida,* die auf der linken Körperseite von der Sexregion bis zum Kopf reicht. Die Flamme symbolisiert die aufgestiegene Kundalini, die in ekstatischer Vereinigung tanzt. So ruft der Schöpfungs-Laut «OM» auch die Kosmologie der Befreiung hervor.

Tropfen der Weisheit

Weil solare und lunare Kräfte in den Himmeln vorherrschen, werden sie in allen metaphysischen Abhandlungen erwähnt. Als sich im Menschen das Bewusstsein der Beziehung zwischen Innerem und Äusserem, zwischen Mikrokosmos und Makrokosmos, entwickelt hatte, war es nur natürlich, diese Beziehung mit solaren und lunaren Kräften in Verbindung zu bringen. Die solaren Kräfte residieren im Nabel-Zentrum und werden als Lotos mit vierundsechzig Blütenblättern dargestellt; oder als eine glühende Sonne mit vierundsechzig Flammen, von denen jede einzelne eine besondere Funktion und Charakteristik hat. Diese «Solar-Flammen» werden als *Shaktis* oder *Dakinis* bezeichnet. Sie repräsentieren die transformierende Macht der Psyche.

Der innere Mond ist im Kopf-Chakra lokalisiert. Er wird als Lotos mit zweiunddreissig Blütenblättern dargestellt; oder mit zweiunddreissig gleissenden Strahlen, die nach unten ausstrahlen. Der abwärts zeigende «innere Mond» vergiesst subtile Sekretionen oder «Soma-Tropfen», die den Psycho-Organismus ernähren.

Tantrische Schriften bezeichnen diese Sekretionen als «Tropfen der Weisheit» und betonen, dass ein Yogi sich bemühen sollte, diese Tropfen daran zu hindern, «von der inneren Sonne verbrannt zu werden».

So stellt z. B. die *Gheranda Samhita* fest: «Die Sonne wohnt an der Wurzel des Nabels und der Mond an der Wurzel des Gaumens. Da die Sonne den vom Mond träufelnden Nektar aufzehrt, werden Menschen dem Tode unterworfen.»

Das Konzept von den «Tropfen der Weisheit» kann dahingehend verstanden werden, dass es verschiedene Stadien einschliesst, angefangen vom rein physischen über das subtile biologische bis hin zum mystischen. Das erste Stadium betrifft die reichlichen Speichelsekretionen, die physisches Verlangen begleiten; Nahrung und Sex sind die Hauptursachen für die Speichelabsonderung. Wenn Speisen gegessen werden, mischen sie sich mit dem Speichel, der das Kauen erleichtert, bevor die Nahrung zur Verdauung in den Magen weitergeleitet wird. Im Magen hilft der Speichel beim Verdauungsprozess und wird selbst durch die Aktion der gastrischen Säfte assimiliert, also vom «Verdauungsfeuer» verbrannt.

Das zweite Stadium, das subtile biologische Stadium, ist mit dem Wirken von zwei Drüsen verbunden: Hypophyse und Epiphyse. Yogische Schriften sprechen vom «Schmelzen des inneren Mondes» und vom «Öffnen des Dritten Auges»; damit beziehen sie sich unzweifelhaft auf die biologischen Vorgänge, die in diesen beiden Drüsen auftreten, wenn das Bewusstsein im Kopf-Zentrum konzentriert ist. Es ist interessant, dass tantrische Beschreibungen anderer psychischer Zentren innerhalb des Kopfes sehr eng mit der physischen Struktur dieser beiden Drüsen übereinstimmen.

Die Hypophyse ist in zwei Teile geteilt und mitten im Gehirn gelegen («über dem Gaumen» – nach yogischen Schriften). Sie hat eine ovale Form und zwei Lappen; sie produziert Hormone, von denen Sperma-Produktion, Testosteron-Spiegel, Ovulation, Uterus-Kontraktionen, Sekretion der Brustmilch, Harnausscheidung sowie körperliches Wachstum reguliert werden. Zusätzlich beherrscht und stimuliert die Hypophyse die Schilddrüse (die den Stoffwechsel, das Wachstum und die Entwicklung kontrolliert) und die Adrenalindrüsen (die die Verdauung, den Blutdruck, die Pulsfrequenz und andere vitale Funktionen kontrolliert). Hormone, die durch die Drüsen produziert werden, sind biochemische «Boten», die den Blutstrom betreten und zu allen Teilen des Körpers wandern; durch ihr katalytisches Wirken kontrollieren und steuern sie die verschiedenen körperlichen Prozesse.

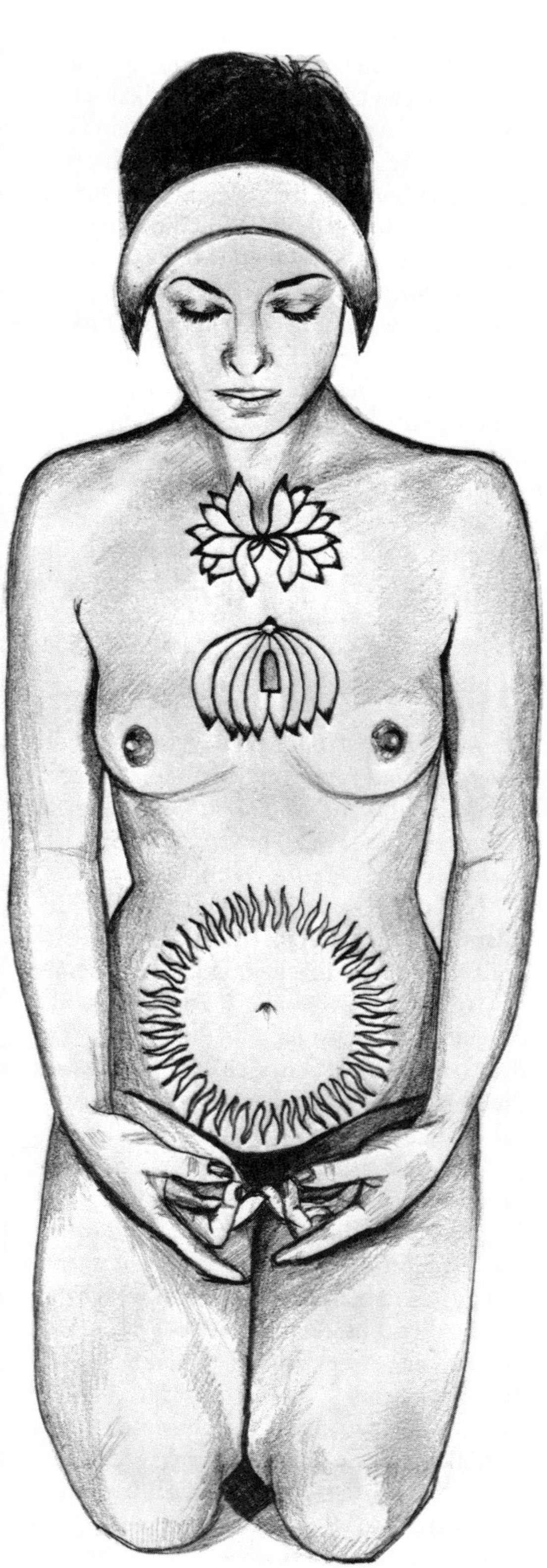

Die Epiphyse oder Zirbeldrüse ist etwas weiter vorn gelegen als die Hypophyse und weist eine konische Form mit zwei Lappen auf. Sie ist bei einem Kind grösser als bei einem Erwachsenen, und im allgemeinen ist sie bei Frauen grösser als bei Männern. Die Funktion der Zirbeldrüse wird von der westlichen Medizin noch nicht verstanden. Sie enthält jedoch Strukturen, die denen sehr ähnlich sind, die im menschlichen Augapfel gefunden werden und die Substanzen absondern, die einen hohen Spiegel an Phosphorsalzen enthalten. Bei Leuten, deren Epiphyse vergrössert oder stark aktiv war, wurden ASW-Fähigkeiten festgestellt. Es gibt viele Hinweise darauf, dass diese Drüse das «Dritte Auge» ist, das so oft im Yoga erwähnt wird.

Das dritte Stadium der Soma-Tropfen ist mystisch und agiert sowohl auf inneren als auch auf äusseren Ebenen. Auf der inneren besteht die Aktion in subtiler Verbindung mit der Traditionsfolge transzendentierter Lehrer, abgeschiedener Weisheits-Geister derjenigen, die sich selbst von dieser Welt befreit haben, die aber immer noch als subtile Hüter und Führer agieren und die Menschheit durch das Unterbewusstsein beeinflussen. Es sind ihre «Weisheits-Tropfen», die man bei blitzartiger Einsicht oder Inspiration empfängt. Auf der äusseren Ebene sind mystische Soma-Tropfen Tränen, die aus liebevoller Vereinigung, Ekstase und Transzendenz-Erfahrung verschüttet werden.

Yogis der fernen Vergangenheit verstanden die subtilen Arbeitsweisen ihres Körpers und benutzten psycho-kosmische Symbolik, um ihre eigenen Einsichten auch anderen zu erklären. Meditationen und Übungen wurden entwickelt, um das Fliessen von Weisheits-Tropfen auf allen Ebenen gleichzeitig auszulösen. So kann dem physischen Körper geholfen werden, Nahrung zu verdauen und vitale Funktionen zu kontrollieren; das Drüsensystem kann seine regulierende und motivierende Rolle ausüben; das emotionale System kann an der mystischen Befreiung beteiligt werden, und die Traditionsfolge von «Vorfahren, Hütern, Geist-Führern und vollrealisierten Wesen» kann die Psyche durchdringen und beeinflussen.

Mehrere tantrische Meditationen wurden entwickelt, um die Sekretion von Weisheits-Tropfen aus dem Kopf-Chakra zu stimulieren. Bei den meisten von ihnen wird zuerst das innere Feuer des Nabel-Chakras stimuliert, üblicherweise durch Atemtechniken. Indem das psychische Feuer alle körperlichen Unreinheiten und karmischen Hindernisse verbrennt, baut sich ein Druck auf, der sich erhebt und den «Mond im Kopf schmilzt».

Das *Chakrasambhara Tantra* gibt die folgende Beschreibung eines solchen Vorganges: «Stelle dir ein blendend weisses ‹OM› in invertierter Position vor und darauf den ersten Buchstaben dieser Vokale ‹A›; daraus taucht eine Mondscheibe auf. Der aufsteigende Dampf der inneren Hitze des Nabel-Chakra veranlasst das ‹OM› und die Mondscheibe, Nektar tropfen zu lassen und Lichtstrahlen auszusenden. Dies – so sollte man sich weiter vorstellen – nährt und transformiert das gesamte psychische System.»

Yogische Schriften betonen nachdrücklich, dass man versuchen sollte, die Sekretion von Weisheits-Tropfen zu stimulieren und sie gleichzeitig daran zu hindern, vergeudet zu werden. Das *Gorakshashtakam* erklärt:

«In der Region des Nabels gibt es eine brennende Sonne, während es an der Basis des Gaumens einen glänzenden Mond voller Nektar gibt. Der nach unten schauende innere Mond versprüht Nektar, den die Sonne mit ihrem nach oben zeigenden Mund verschlingt. In diesem Zusammenhang sollten die geheimen Praktiken bekannt sein, mit denen der Nektar erlangt und bewahrt werden kann. Wenn eine Person vermeiden kann, dass der Nektar des Mondes in die offenen Münder der inneren Sonne gelangt, dann hört der Körper auf, von Verfall berührt zu werden, und ist ausser Reichweite des Todes. Ausserdem steigt der Samen eines Yogi, dessen Körper mit diesem Nektar erfüllt wird, nach oben und löst viele wunderbare Kräfte aus.»

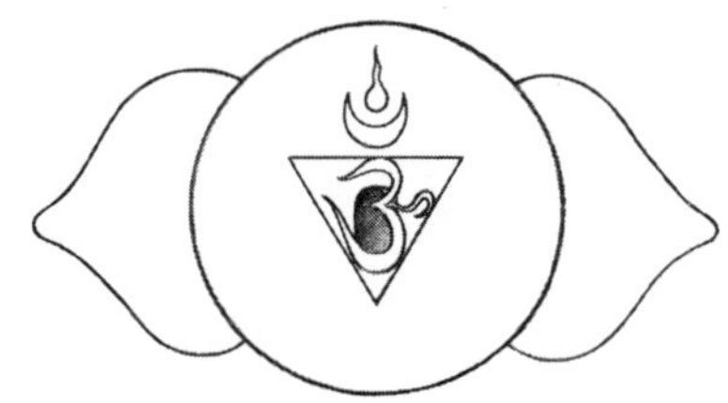

Darstellung des *Ajna* oder Stirn-Chakra der späteren Hindu-Tantras. Die Abbildung zeigt einen zweiblättrigen Lotos, der in einem Kreis ein Dreieck enthält, dazu die Silbe «OM» und einen Lingam, die Zirbeldrüse symbolisierend.

Einfache Darstellung des Subtilen Körpers. Vier psychische Zentren werden gezeigt: Eine strahlende Sonne beim Nabel, ein nach unten zeigender Lotos beim Herzen, ein nach oben zeigender Lotos am Hals und ein Mond in der Kopfregion. Vergeistigung findet statt, wenn die psychischen Zentren sich gegenseitig beeinflussen.

Der weise Yogi sollte die Khechari Mudra praktizieren, um imstande zu sein, die lunaren Sekretionen ohne Verlust zu trinken. Drehe die Zunge um, richte sie auf die Höhle des Halses und lege sie mit grosser Sorgfalt auf den Mund des Nektar-Brunnens darin. Wisse, dass dies die Quelle jeglichen Erfolges ist. So erlangt man Macht über den Mikrokosmos und alle einschränkenden Dinge.
SHIVA SAMHITA

Es gibt mehrere der erwähnten geheimen Praktiken. Die direkteste und wirksamste ist der Yoga-Kopfstand (shirshasana), der den natürlichen Fluss solarer und lunarer Strömungen im Körper umkehrt. Durch solche umgekehrten Stellungen werden die Hypophyse und die Epiphyse aktiviert; es wird Speichel produziert und in der Kopfregion konzentriert.

Yoga-Schriften erwähnen umgekehrte Stellungen als *viparitakarani* (umgekehrtes System), und die *Gheranda Samhita* stellt fest: «Durch das ständige Praktizieren solcher Stellungen werden Verfall und Tod vernichtet. Man wird ein Eingeweihter und kann nicht untergehen, nicht einmal bei der Feuersbrunst am Ende eines Zeitalters.»

Sexuelle Inversions-Stellungen werden ebenfalls in diese Kategorie eingereiht.

Eine andere der geheimen Praktiken nennt sich *khechari* (Himmels-Flieger) und besteht darin, allmählich die Zunge zu verlängern (über einen Zeitraum von Wochen oder Monaten) und sie dann umzudrehen, um den Verlust von Soma-Tropfen zu verhindern. Die *Gheranda Samhita* beschreibt diese Technik wie folgt:

«Die Zunge wird gemolken und herausgestreckt, bis sie lang genug ist, um die Stelle zwischen den Augenbrauen zu berühren. Dann wird sie nach hinten umgelegt und nach oben gekrümmt, bis sie die Nasenöffnungen im Kopf erreicht. Diese Löcher werden nun mit der Zunge versiegelt; die Einatmung wird gestoppt; der Blick ist auf die Stelle zwischen den Augenbrauen gerichtet. Wenn die Zungen die Löcher im Inneren des Kopfes berührt, empfängt sie verschiedene Säfte, und man erlebt dabei neue Empfindungen; zuerst einen salzigen Geschmack, dann alkalisch, dann bitter, dann scharf; dann folgt ein Geschmack nach Butter, dann nach geläuterter Butter, dann nach Milch, dann nach Quark, dann nach Molke, dann nach Honig, dann nach Palmensaft, und schliesslich ergibt sich der Geschmack von Nektar. Diese Übung eliminiert die Gefühle von Hunger, Durst und Trägheit. Sie verhindert Krankheit, Verfall und Tod. Der Körper wird göttlich, und die Elemente können ihm keinen Schaden mehr zufügen.»

Offensichtlich ist eine so fortgeschrittene Technik von den meisten Leuten wohl kaum zu erreichen. Sie sollte auch nicht ohne Anleitung eines geschickten Lehrers versucht und geübt werden. Voraussetzung ist eine totale Kontrolle über die Atemfunktion.

Es gibt eine viel einfachere geheime Übung, um die Tropfen der Weisheit aus dem inneren Mond zurückzuhalten. Es ist die yogische Technik, die als *Jalandhara* (Flüssigkeit halten) *Mudra* (Siegel) bekannt und mit der *Nabho* (Nabel) *Mudra* verbunden ist.

Nach der *Gheranda Samhita* besteht die Jalandhara Mudra ganz einfach darin, «den Hals zusammenzuziehen, indem man dem Nacken eine hakenähnliche Form gibt und das Kinn möglichst nahe an die Brust drückt». Dies verschliesst sehr wirkungsvoll die Kanäle, durch die Soma-Tropfen verlorengehen. Die Nabho Mudra sollte gleichzeitig praktiziert werden, und die *Gheranda Samhita* beschreibt dies wie folgt: «Womit der Yogi sich auch immer beschäftigt und wo er sich gerade aufhalten mag, er möge immer die Zunge nach oben dem Gaumen zugekehrt halten, direkt hinter den oberen Vorderzähnen und den Atem beharrlich und bewusst zurückhalten.»

Es gibt eine Anzahl von geheimen Praktiken, die spezifisch für das Lieben geeignet sind. Die wichtigste Regel lautet: Erkenne und begreife, dass der während sexueller Erregung produzierte Speichel reich an Spuren-

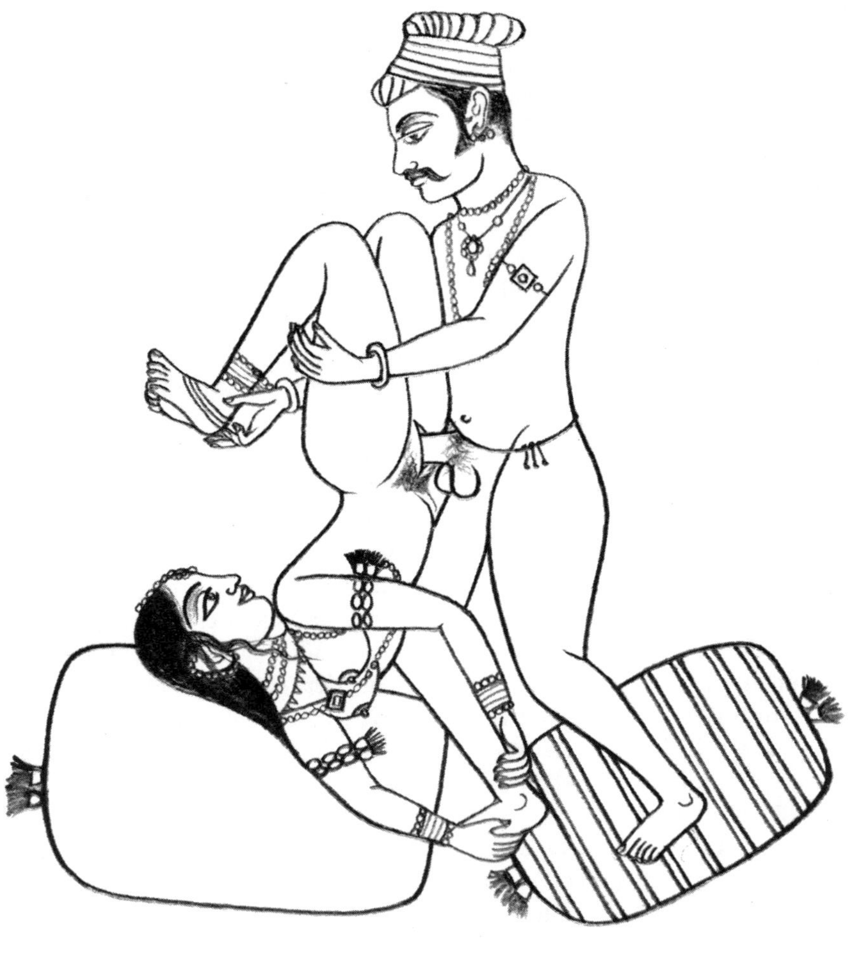

Umgekehrte Stellungen stimulieren die Zirbel- und Hirnanhang-Drüsen im Kopf. Als Folge wird der gesamte Körper belebt und aktiviert.

Nach einer zentralindischen Miniaturmalerei aus dem frühen 19. Jahrhundert.

elementen ist und daher mit dem Partner ausgetauscht werden sollte.

Die taoistischen Lehren Chinas erwähnen ebenfalls die Bedeutung von Speichel für mystisches Lieben; es wird behauptet, dass dieser Speichel einen einmaligen «Weisheits-Charakter» hat.

Der Klassiker *Fang-nei-pu-i* aus der T'ang-Dynastie empfiehlt, den Speichel der Partnerin während der Liebes-Riten zu schlucken, und zwar wegen seiner Fähigkeit, Gesundheit und Weisheit zu vermitteln. Es heisst: «Um lange zu leben, ohne alt zu werden, sollte ein Mann mit einer Frau spielen, sie in Erregung versetzen und ihren Speichel trinken. Er sollte sich vorstellen, dass sich seine Essenz in Sonne und Mond teilt. Wenn sein Geschlechtsorgan tief in der Frau ist, sollte er es dort ruhen lassen, während er oben den Speichel der Frau einsaugt und unten ihre Sexual-Sekretionen absorbiert.»

Man sollte sich vorstellen, dass die Tropfen der Weisheit vom Kopf-Chakra ausgehen und sowohl Körper als auch Geist nähren und transformieren.

In sexuellem Zusammenhang statten sie beide Partner mit der Macht der Transzendenz aus. Ein gesunder Körper, ein klarer Geist, reine Emotionen und spirituelle Führung sind die Wohltaten, die gewonnen werden, wenn man die Tropfen der Weisheit erkennt und kanalisiert.

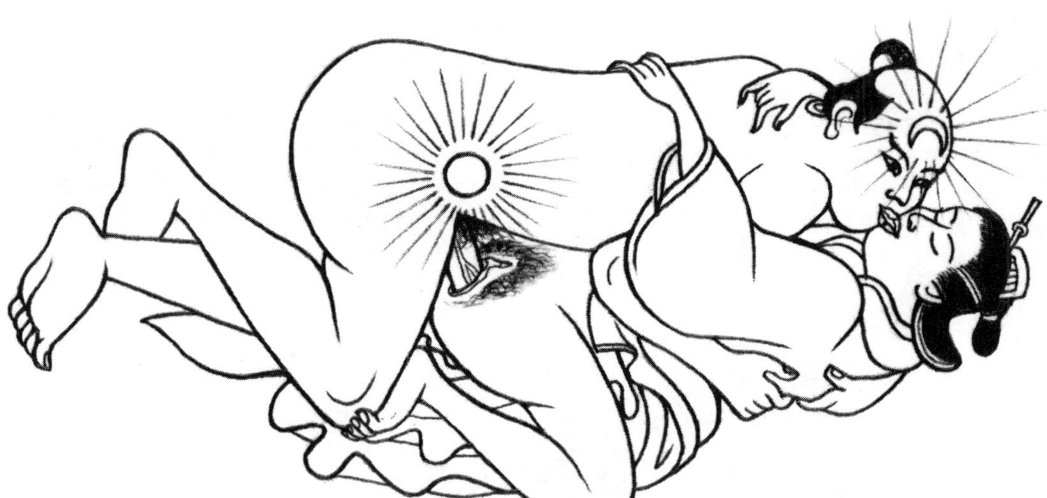

Energie-Kreislauf

Die orientalische medizinische Wissenschaft betrachtet den harmonischen Kreislauf der Lebensenergien durch den Körper als wesentlich für die Gesundheit. Wenn die Lebenskraft blockiert wird oder stagniert, tritt Krankheit auf. Es ist das natürliche Fliessen von Energie, das sowohl Körper als auch Geist verjüngt und erneuert. Wir alle erleben in unserem Alltagsleben Energie-«Tiefs». Wir wissen aber auch, dass wir fast alles vollbringen können, wenn wir uns vital und «energiegeladen» fühlen. In der Tat ist die Aufrechterhaltung vitaler Energie der bestimmende Faktor zwischen Jugend und Alter. Energie sollte so durch den Körper zirkulieren, dass es keinem Teil an Vitalität mangelt. Es gibt eine sehr einfache Methode, dies zu tun: Man bewege sich rhythmisch und stelle sich dabei vor, wie Vitalität zirkuliert und den ganzen Körper mit Energie versorgt. Das Geheimnis besteht darin, den Körper in ständiger harmonischer Bewegung zu halten, etwa wie beim Tanzen. Bewegung kann sehr subtil sein, sollte aber mit der bewussten Visualisierung des Energie-Flusses verbunden werden. Die als T'ai Chi bekannten chinesischen Bewegungen tragen sehr viel dazu bei, eine Bewusstheit des natürlichen Energie-Flusses durch den Körper zu entwickeln.

Zunächst sollte man sich des Nabel-Chakra bewusst werden und sich vorstellen, wie Lebenskräfte sich wirbelnd darin bewegen und so ein gyroskopisches Gleichgewicht herstellen, um nach aussen in die Glieder, in den Kopf und in die Sexualregion auszustrahlen. Atmen Sie tief und rhythmisch. Konzentrieren Sie sich auf das Anhalten des Atems. Spüren Sie gleichzeitig die subtilen Kanäle auf, die vom Nabel aus nach aussen in die vier Gliedmassen und auch nach oben und unten

Es gibt einen gewölbten Gang vom inneren Mond zu einer Höhle in der Gaumenregion; dieser ist als shankini-*Nerv bekannt, der zur Oberlippe führt. Dies ist der gewölbte Gang, durch den der Nektar oder das Elixier des Mondes fliessen kann. Er wird als schlangenähnlich mit je einem Mund an beiden Enden beschrieben. Der Mund dieses* shankini-*Nervs, durch den der* Soma *vom Mond herunterströmt, wird die «zehnte Tür» des Körpers genannt. Es ist ein grosses Geheimnis.*

GORAKSHAVIJAYA

Der Yogi möge den inneren Mond betrachten, der im Kopf-Chakra gelegen ist. Er möge den Nektar enthaltenden Mond visualisieren und dann lernen, den Nektar zu trinken, der aus ihm fliesst. Durch diese Übung werden die Tropfen der Weisheit aufgenommen, und es wird schnell Befreiung erlangt.

SHIVA SAMHITA

Taoistische Schriften empfehlen die Visualisierung von solaren und lunaren Kräften im Körper als Hilfe zur Vergeistigung.

Nach einer japanischen Buchillustration; ca. 1750.

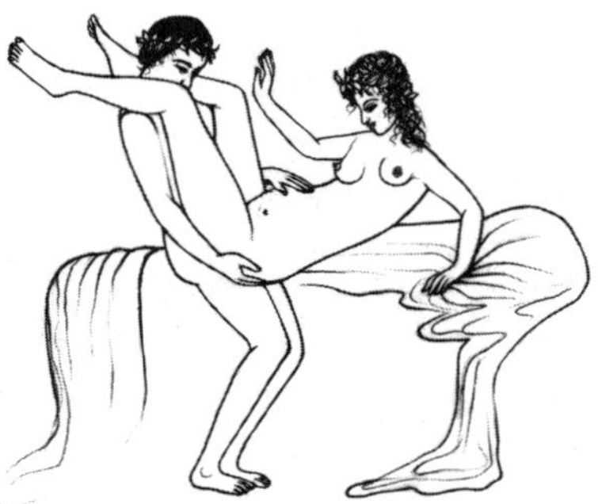

Während des Liebens sollte Energie idealerweise hin und her geleitet werden.

Illustration nach einem römischen Freskogemälde im Museum von Neapel.

Wenn Liebende sich in inniger Umarmung befinden, fliesst subtile Energie zusammen und wird ausgetauscht. Tantra lehrt, dass Lebensenergien in den Strudeln konzentriert sind, die sich von der Sexualregion zum Kopf erstrecken.

in den Körper führen. Wohin auch immer das Bewusstsein gerichtet wird, dieser Teil des Körpers wird die Energie des Nabel-Zentrums empfangen.

Jüngste Tests von Yogis haben gezeigt, dass die Kontrolle des Blutkreislaufs möglich ist, und Biofeedback macht Gebrauch von diesen geistigen Techniken. Die westliche Medizin hat erst vor kurzem damit begonnen, mit Erfolg die Visualisierungs-Techniken für die Behandlung von Krebs und auch bei psychologischen Störungen wie tiefer Depression zu benutzen.

Liebende können gegenseitig Energie für sich in Umlauf bringen. Legen Sie sich ausgestreckt auf den Fussboden oder aufs Bett. Während Sie aus der Unterleibsregion atmen, versuchen Sie sich den Fluss von Energie vorzustellen. Achten Sie auf irgendwelche Spannungspunkte, die den Fluss zu behindern scheinen. Es ist erstaunlich, wie leicht der Geist den Energiefluss spüren und wahrnehmen kann; vorausgesetzt, dass man seiner Intuition erlaubt, Kontakt mit dem Körper des Partners aufzunehmen. Der aktive Partner sollte stehen, danebensitzen oder sogar rittlings über dem Körper des anderen hocken; mit einer Reihe streichender Gesten mit den ausgestreckten Fingerspitzen fährt er über die Energiepfade. Dies ähnelt dem «mystischen Streichen», wie es von Heilmagnetopathen, Hypnotiseuren und psychischen Heilern benutzt wird. Es ist sehr wirksam, um Energie zu kanalisieren, vorausgesetzt, dass eine positive geistige Einstellung zum Tragen gebracht und der Geist daran gehindert wird, von Selbstzweifeln beeinflusst zu werden. Sie werden überrascht sein, wie schnell Sie Ihren Partner wieder «aufladen» können! Manchmal hilft es auch, den ganzen Vorgang zu verbalisieren und laut zu sagen: «Ich kanalisiere Lebensenergie. Sie soll alle müden Teile des Körpers und Geistes erreichen und so die Organe und Gewebe entspannen und regenerieren, die Drüsen anregen, die Emotionen harmonisieren und dem Geist zur Ruhe verhelfen.»

Der Empfänger sollte sich vollkommen entspannen. Trivialer Dialog sollte auf ein absolutes Minimum beschränkt werden. Lassen Sie die subtilen Bewegungen Ihres Partners sich Ihnen mitteilen, während Sie sich beide vorstellen, wie die Energie zwischen Ihnen und durch Sie fliesst. Konzentrieren Sie das Bewusstsein gleichzeitig auf den Atem. Ein Mantra wie «OM-BHUR-BHUWAH-SWA» (eine Anrufung der drei Bereiche: Diese Welt, die nächste Welt und die Ewigkeit) kann dazu benutzt werden, den Geist am Abschweifen zu hindern.

Lieben ist eine ideale Zeit für die bewusste Energie-Zirkulation. Die beiden Partner können dies gleichzeitig füreinander tun, oder ein Partner kann die aktive Rolle übernehmen. Während des Liebens wird Energie automatisch in Umlauf gebracht, geht aber durch einen Mangel an Bewusstheit oft verloren. Es ist wichtig, sich mit dem *Gefühl* vertraut zu machen, wie Energie frei durch den Körper strömt, damit man sie bewusst erkennen kann.

Tiefe Atemzüge und das Anhalten des Atems werden Sie in die Lage versetzen, den Energiefluss zu erleben. Sie werden feststellen, dass bestimmte Körperteile sich wach fühlen, während andere Körperteile sich schläfrig oder ganz einfach «faul» fühlen. Wenn Sie sich dieser Körperteile bewusst werden, versorgen Sie sie mit Energie. Atemkontrolle und Visualisierung lenken sehr wirksam den vitalen Fluss von Energie.

Behalten Sie die Vorstellung eines allmächtigen inneren Feuers, der Kundalini, im Gedächtnis. Stellen Sie sich vor, wie die Schlangenkraft im Sex-Chakra erwacht. Stellen Sie sich weiter vor, wie Energie durch das Milz-Chakra (der assimilierenden Funktion) nach oben zum Nabel-Chakra strömt. Dort flammt sie wie eine innere Sonne auf und schickt reinigende Lichtstrahlen in alle Körperteile. Stellen Sie sich die subtilen Pfade und deren Kanäle als dünne, strahlende Röhren vor, durch die nun frei und ungehemmt Energie fliesst. Lenken Sie vor Ihrem geistigen Auge die Vitalität nach oben bis zur Herz- und Halsregion. Wecken Sie das Herz-Chakra. Stellen Sie sich vor, dass sich der innere Lotos nach oben wendet, glühend zu strahlen beginnt und dabei Liebe ausströmt, die gereinigte Energie der Gefühle. Erwecken Sie das Hals-Chakra mit der Kraft des Herzens und stellen Sie sich vor, dass das ganze psycho-

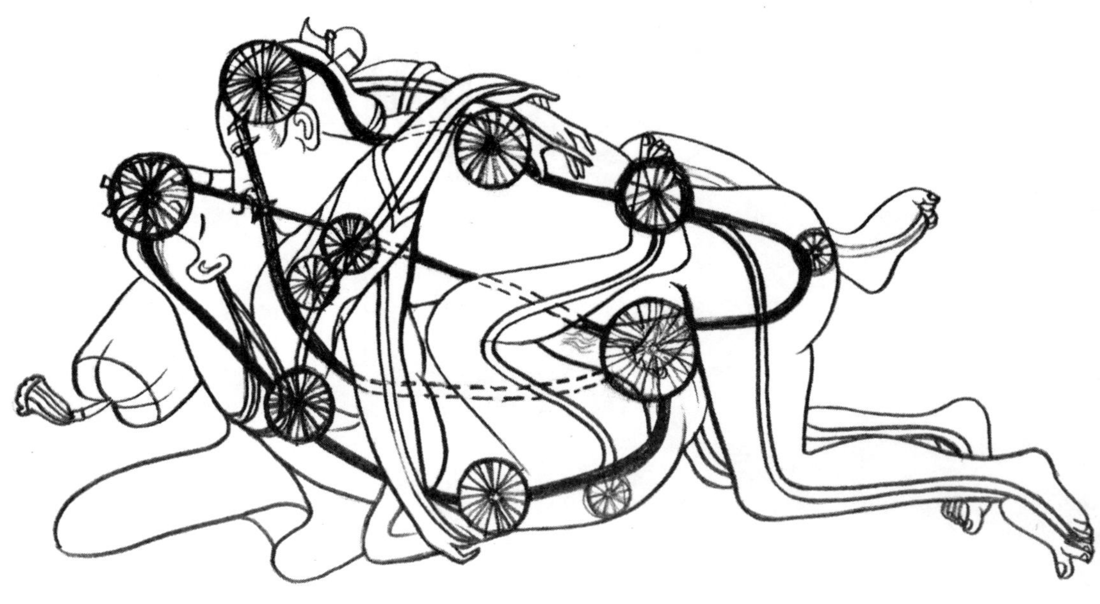

physische System gereinigt und mit Energie aufgeladen wird. Leiten Sie die Energie zum Kopf-Chakra und sehen Sie, wie es sich für das zeitlose Erlebnis der Ekstase öffnet. Stellen Sie sich den oberen Teil des Kopfes als eine Mondkugel vor, die die leidenschaftliche Psyche kühlt und verfeinert. Dann konzentrieren Sie sich darauf, wie die Tropfen der Weisheit herabkommen und die Seele bereichern.

Verfolgen Sie den Fluss der Energie den Rücken hinauf und an Armen und Beinen entlang. Benutzen Sie dabei sehr leicht die Finger. Stellen Sie sich vor, dass Strahlen von Lebensenergie von den Fingerspitzen ausströmen. Schütteln Sie sie ständig behutsam, um die Energie vibrieren zu lassen. Weben Sie einen Liebestanz über den Körper des Partners. Öffnen Sie sich selbst dem Kreislauf der Energie und seien Sie für deren Wohltaten empfänglich.

Die subtilen Vitalitäten konzentrieren sich in den Nabel-, Herz-, Kopf- und Sexualregionen und fliessen von einer zur anderen. Achten Sie also darauf, diese Bereiche zu stimulieren, wenn Sie Energie durch den Körper des Partners führen.

Diese Übung ist besonders geeignet als Zusatz für die Kunst der Massage. Sie hilft, die Stimmung zu harmonisieren; ausserdem ist sie ein essentieller Bestandteil des Vorspiels.

Hände und Füsse

Die Hände und Füsse sind die «äusseren Terminals» des Körpers. Alle lebenswichtigen Organe, Drüsen und Nerven können über die vielen subtilen Pfade, die von Händen und Füssen zur Herz-, Kopf-, Hals-, Nabel-, Milz- und Sexregion führen, kontaktiert und manipuliert werden; man kann sich auf diese Weise mit ihnen in Verbindung setzen. Diese Pfade, auch als *Meridiane* bekannt, stehen im Mittelpunkt der Akupunktur, der Akupressur und der orientalischen Medizin. Sie haben stimulierende und beruhigende Eigenschaften und werden entweder als Yin oder Yang eingeordnet, je nachdem, ob der Energiefluss durch sie nach oben führt, also von «Erde zum Himmel», oder nach unten, also von «Himmel zur Erde».

Die Hände und Füsse werden als Mikrokosmos des Körpers betrachtet und können dazu benutzt werden, Kontakt mit dem Inneren des Körpers aufzunehmen. Shiatsu (japanische Fingerdruck-Therapie), Do-in (orientalische Selbstmassage) und die artverwandten westlichen Therapietechniken sind alle auf das Wissen und den Gebrauch von den Meridianen gegründet.

Die tantrischen und taoistischen Lehren gebrauchen die äusseren Terminals für das bewusste Dirigieren des Energieflusses. Es werden Stellungen beschrieben, die dazu dienen, die rohe Sexualenergie über spezifische Meridiane in Umlauf zu bringen, sei es von einem Körperteil zum anderen oder von einem Partner zum anderen.Tantrische und taoistische Liebesstellungen sind eigens dafür entworfen, Energie präzise zirkulieren zu lassen, und die Hände und Füsse werden oft dazu benutzt, um diese Energie zu kanalisieren.

Rituelle Gesten der Hände sind in allen Priesterkulturen zu finden. Auch sie sind Methoden, um Energie kurzzuschliessen und durch Meridiane zu leiten. Sie sind potente Yantras; bewusst geschaffene Formen, um Kräfte auf spezifische Weise zu konzentrieren.

Die Tantras enthalten viele Lehren, die durch mystische Gesten (Mudras) übertragen werden können. Das Unaussprechliche kann durch mystische Gesten mitunter sehr direkt übermittelt werden; diese Gesten konzentrieren Energie und erreichen Bewusstseinsbereiche, die ausserhalb der Ausdrucksfähigkeit durch Worte liegen.

Die Linien an Händen und Füssen sollen – wie man sagt – unser Schicksal reflektieren. Viele Leute sind vertraut mit den «Kopf»-, «Herz»- und «Lebens»-Linien der Hände, und es ist auch allgemein bekannt, dass jedes Individuum ein einmaliges Fingerabdruck-Muster besitzt.

Auch die Füsse haben präzise Markierungen, die sich bei jedem Individuum grundlegend unterscheiden.

In alten Zeiten war es eine gesellschaftliche Konvention, Hände und Füsse einer Person zu prüfen, um diese Person besser kennenzulernen. Diese Körperteile wurden vom Gastgeber gewaschen, bevor ein Gast zum Platznehmen aufgefordert wurde. Sanfte und

Diese Hand enthält alle heilenden Balsame und integriert den gesamten Körper durch die Macht der bewussten Berührung. Mit den zehn Zweigen der zwei Hände streicheln diese Krankheitsheiler mit ihrer sanften Zärtlichkeit alle Beschwerden hinweg.
ATHARVA VEDA

Die vitale Essenz strömt in unsichtbaren Bahnen von wirbelnden Zickzack-Mustern durch den Körper. Diese sind wie Schallwellen; nach oben wie Feuerflammen, nach unten wie Wasserbächlein.
SUSHRUTA SAMHITA

Das innere Herz breitet sich in selbstentzündeter Glut aus. Äusserlich manifestiert sich dies in zinnoberrotem Licht, das den Körper umhüllt; innerlich ist es eine fünffarbige strahlende Energie, die ausströmt und sich in Linien verbreitet, stumm vibrierend wie die gespannte Sehne eines Bogens.
SECHS YOGAS von NAROPA

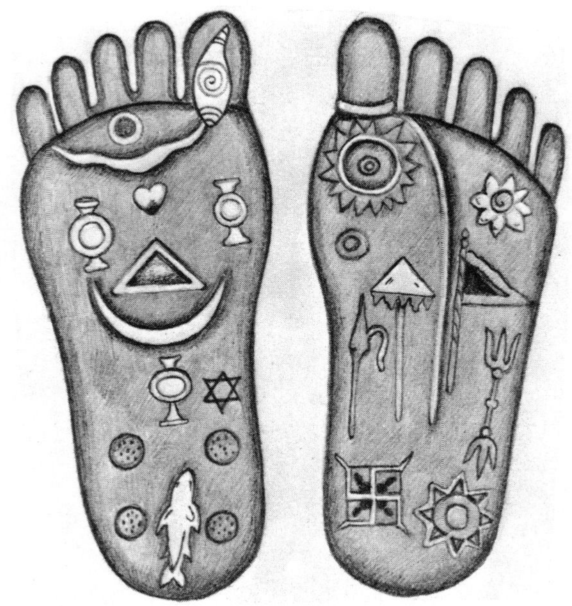

Mythologische Fussabdrücke der Götter; auf den Sohlen sind glückverheissende Symbole abgebildet.
Nach einer Miniaturmalerei aus Rajasthan; Mitte des 18. Jahrhunderts.

Subtile Nerven verbinden die Finger mit inneren Organen. Tantra lehrt, dass Handgesten sehr wirksam sind, um Kreisläufe zu erzeugen, durch die Energie geleitet werden kann. Diese Geste, bei yogischer Meditation allgemein angewandt, verbindet die nach aussen fliessende Sexualenergie mit der Atemfunktion und hilft dadurch, den Geist zu stabilisieren.

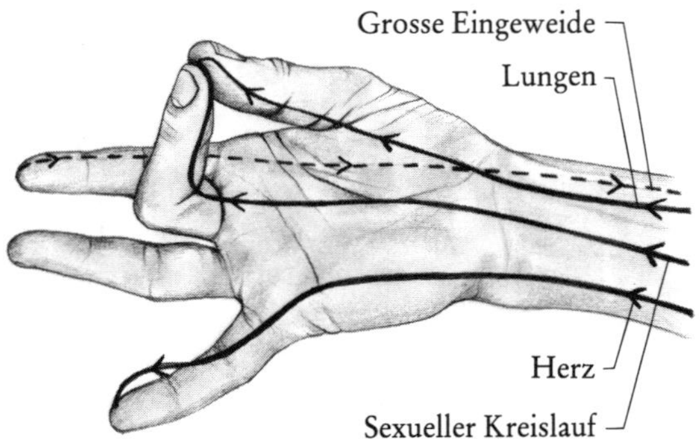

Taoistische Liebestechniken schliessen auch umgekehrte Positionen ein, die Hände und Füsse miteinander verbinden, so dass Sexualenergie konzentriert und gesteuert werden kann.

Nach einem chinesischen Druck aus der Ming-Periode.

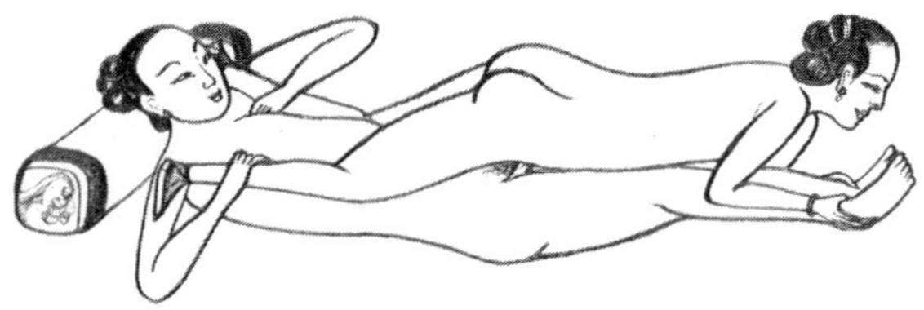

Eine mystische Geste (Mudra); bei tantrischer Meditation als Mittel zur Leitung von Energie benutzt.

Nach einer zeitgenössischen Fotografie.

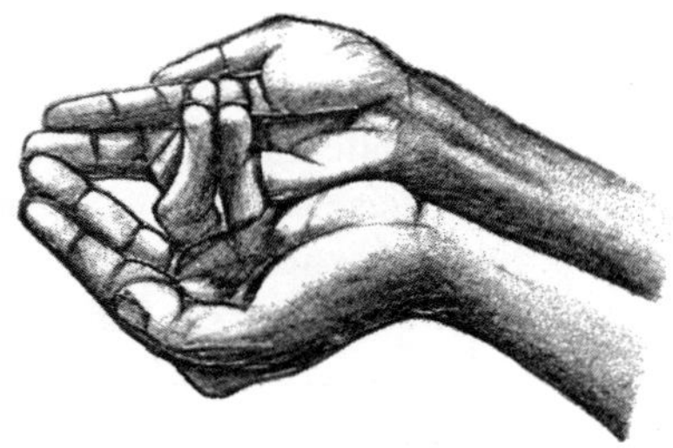

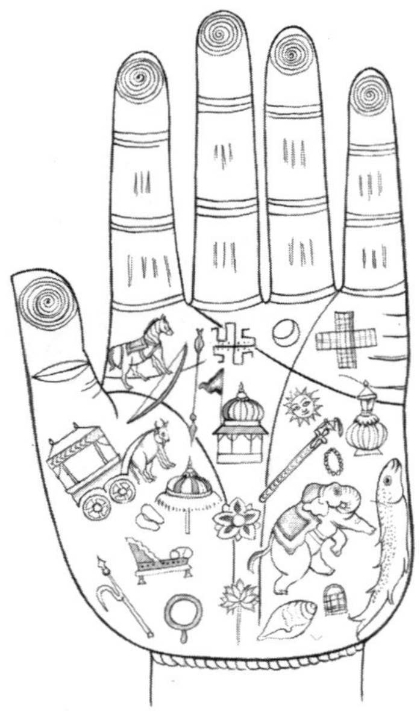

Zwei indische Tabellen, die als *Hastakara Yantra* bekannt sind; sie illustrieren die Beziehungen subtiler Kräfte, die das Individuum beeinflussen. Die Symbole werden mit kosmologischen Kräften in Verbindung gebracht.

Nach Malereien aus Rajasthan; 18. Jahrhundert.

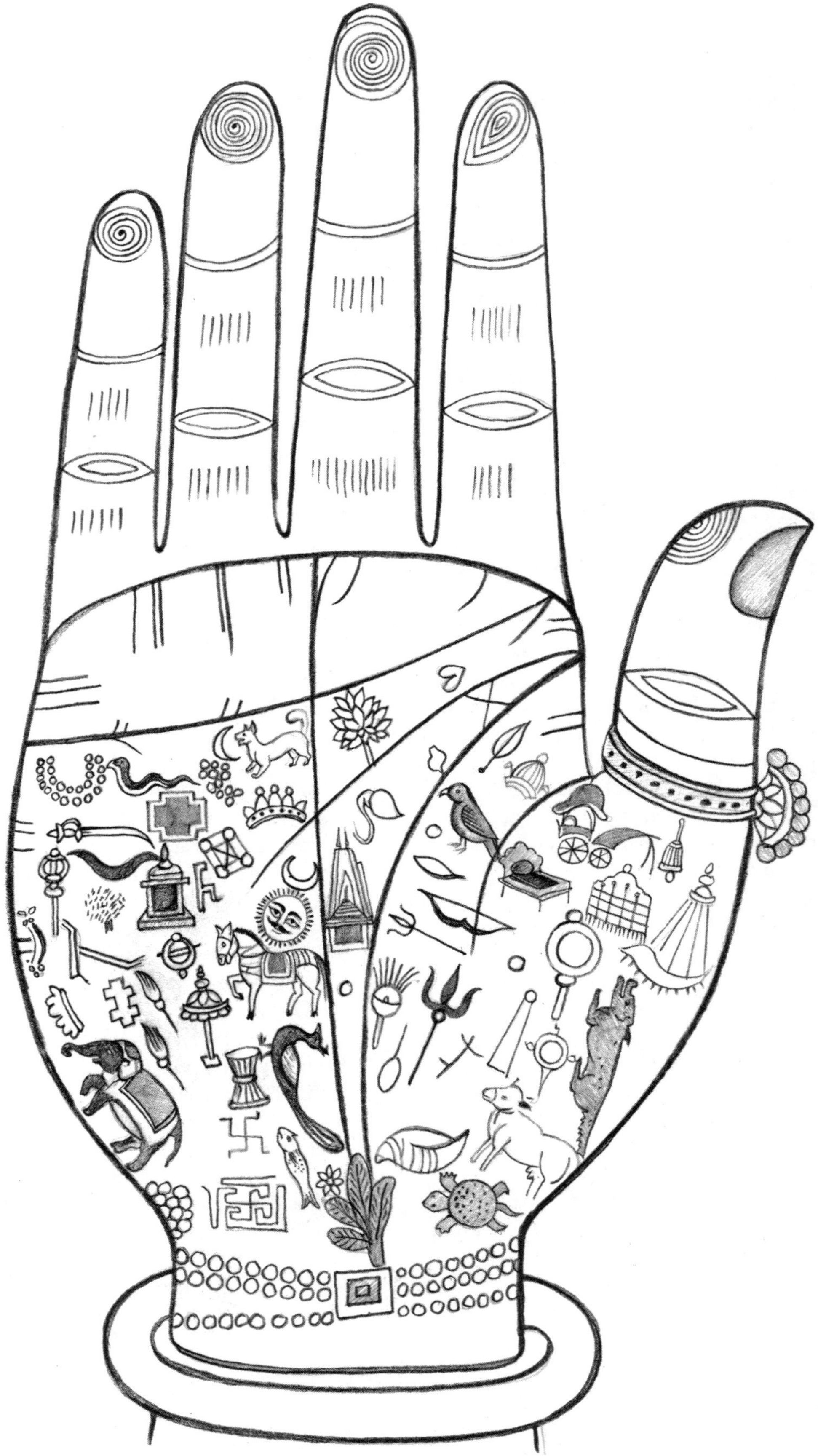

doch feste Massage von Händen und Füssen, sei es durch zärtliches Streicheln, Kitzeln oder Fingerdruck, hat einen beruhigenden und wohltuenden Effekt auf die betreffende Person. Dazu kommt noch folgendes: Wenn man sich auf spezifische Körperteile konzentriert und auf die damit in Verbindung stehenden Zonen von Händen und Füssen bestimmten Druck ausübt, ist es möglich, eine Heilung herbeizuführen, indem das innere Gleichgewicht der Energien hergestellt wird. Viele Krankheiten und Fehlfunktionen von Körper und Geist können auf diese Weise korrigiert werden. Darüberhinaus ist es auch ein höchst erfreuliches und stimulierendes Erlebnis.

Für das Paar ist es eine natürliche Art der Kommunikation, sich gegenseitig Hände und Füsse einzuölen und zu massieren. Ausserdem ist es ein grundlegendes Werkzeug in der Kunst der Liebe.

Normalerweise haben die Füsse eine Massage viel nötiger als die Hände, weil die Füsse ja den ganzen Tag in Socken und Schuhen stecken, während man herumläuft. Sie haben ständigen Kontakt mit hartem Pflaster und Fussböden, aber sie bekommen nur selten Gelegenheit zum Kontakt mit natürlichen Oberflächen wie Erde, Sand und Gras. Leute, die durch ihren Beruf gezwungen sind, ihre Hände exzessiv zu benutzen, oder diejenigen, die den ganzen Tag auf den Füssen sein müssen, leiden im allgemeinen unter inneren Fehlfunktionen, die durch den ständigen Druck auf die äusseren Terminals verursacht werden können.

Innerliche Blockierungen oder Verkrampfungen können durch Massage von Händen und Füssen beseitigt oder gelockert werden, wenn man den Geist ausschliesslich darauf konzentriert. Wer so behandelt wird, sollte offen bleiben, sich entspannt geben und den anderen über jeden Schmerz informieren, der durch lokalisierten Druck ausgelöst wird. Wenn Schmerz auftritt, so zeigt dies ein Ungleichgewicht, Stress oder Störungen im inne-

Das linke Bein sollte nach aussen und dicht an das rechte gelegt werden; dies bedeutet, dass Negatives von Positivem umarmt wird. Der Daumen der linken Hand sollte deren Mittelfinger berühren, und die rechte Hand sollte mit der Handfläche nach oben daruntergelegt werden. Der Daumen der rechten Hand sollte über die linke Handfläche gebeugt werden; dies bedeutet, dass Positives von Negativem umarmt wird. Das meinten die Alten, wenn sie davon sprachen, «einen Kreislauf von acht psychischen Kanälen zu bilden». Die taoistischen Schriften sagen, dass die Verbindung der vier Gliedmassen die vier Tore schliesst, so dass man sich am Zentrum festhalten kann.
CHAO PI CH'EN

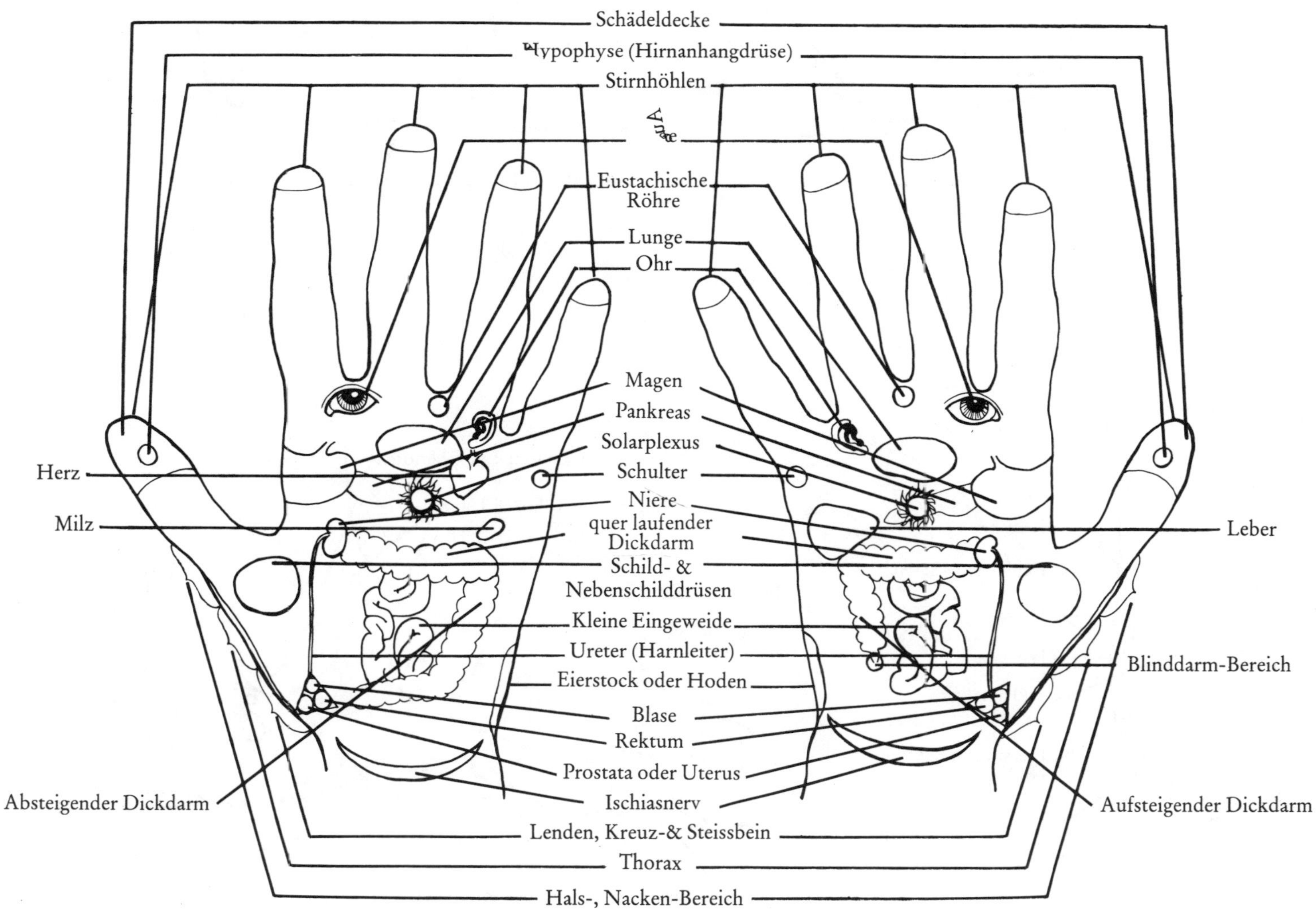

Die Reflexologie-Skizze zeigt die Beziehung der inneren Organe zu Stellen der rechten und linken Handfläche. Fester Druck auf eine solche Stelle erzeugt eine Reflex-Reaktion im betreffenden Organ und kann Heilung verursachen.

Die Reflexologie-Skizze zeigt die Beziehung von inneren Organen zu den Handrücken.

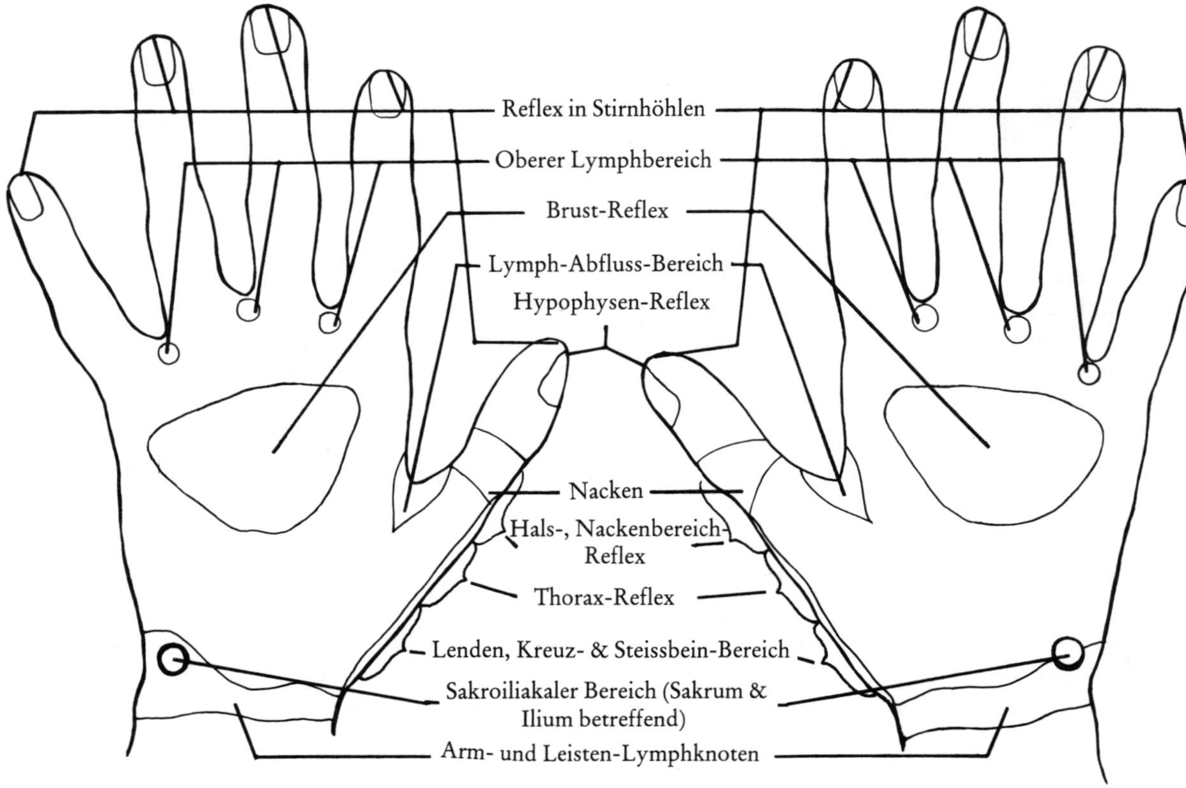

Die Reflexologie-Skizze zeigt die Beziehung von inneren Organen zu den Füssen (an den Seiten und oben).

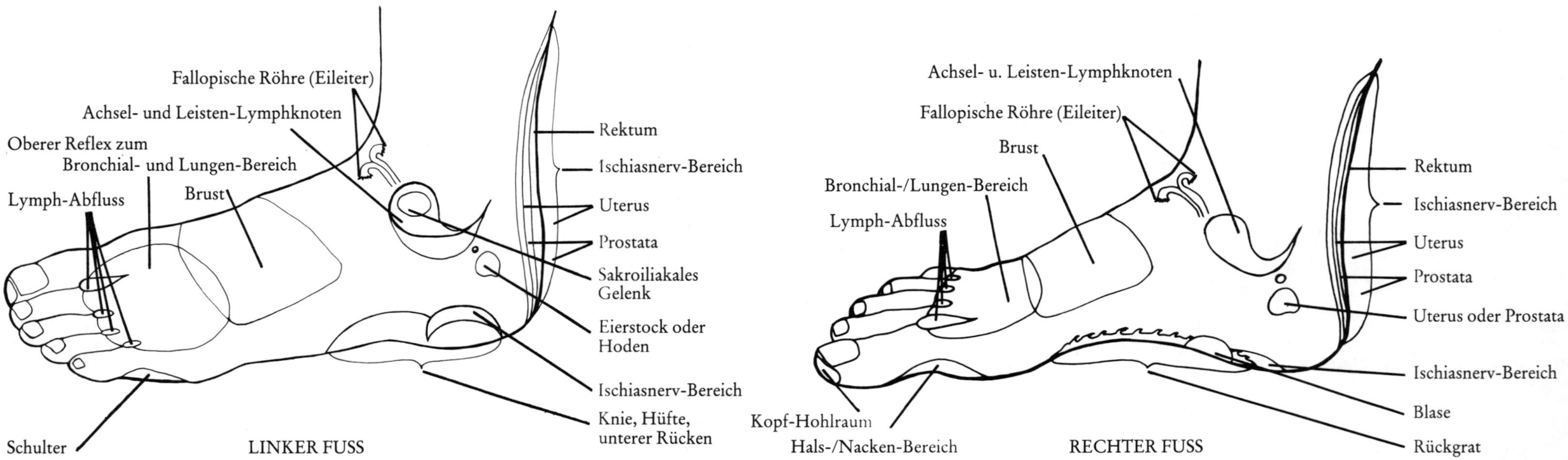

ren Organ oder Bereich an, die diesen Punkten an Hand oder Fuss entsprechen.

Vermeiden Sie zuviel Druck bei der Massage von Händen und Füssen, weil sonst leicht unangenehme Nebenwirkungen auftreten könnten. Wir stellen diese Technik deshalb vor, um zu zeigen, wie Hand- und Fussmassage zu Entspannung verhelfen, den Kreislauf stimulieren, die Vitalität steigern und die innere Harmonie des Paares fördern kann.

In alten Zeiten war es Brauch, Hände und Füsse zu massieren, um eine harmonische Stimmung herzustellen und eine andere Person «besser kennenzulernen». Wir dürften gut beraten sein, uns an diese alten Sitten zu erinnern, da die intensiven Belastungen der modernen Gesellschaft gerade dieses alte Brauchtum heute wertvoller denn je machen.

Lieben erhöht den Pegelstand der Energie, die durch die feinen Körper-Meridiane des vereinigten Paares fliesst. Dies trifft auch auf Atemtechniken, Meditation und Yoga-Stellungen zu. Wenn die Energie nicht kontrolliert wird, fliesst sie nach aussen, besonders von den Händen und Füssen, aber auch von den Geschlechtsteilen, aus dem Mund sowie aus anderen Körperöffnungen.

Tantrische Liebesstellungen, als *bandhas* (Schlösser) bekannt, wurden eigens dafür entwickelt, die nach aussen fliessende Energie zurückzuleiten; für diesen Vorgang wurden Hände und Füsse oft als Hilfen benutzt.

Es ist wichtig, die Sexualenergie in Umlauf zu bringen, statt sie verlorengehen zu lassen; dies kann vollbracht werden, wenn man die Hände bewusst auf das Sex-Chakra, Nabel-Chakra, Herz-Chakra oder Kopf-Chakra legt und die Energie geistig zu diesen Chakras dirigiert.

Liebende werden es als ein entzückendes und stimulierendes Erlebnis empfinden, gegenseitig den Fluss der Energien zu entdecken und den Kreislauf von einem zum anderen wahrzunehmen.

Ein Fussabdruck ist ein Mandala; ein komplettes Universum in sich selbst.
HEVAJRA TANTRA

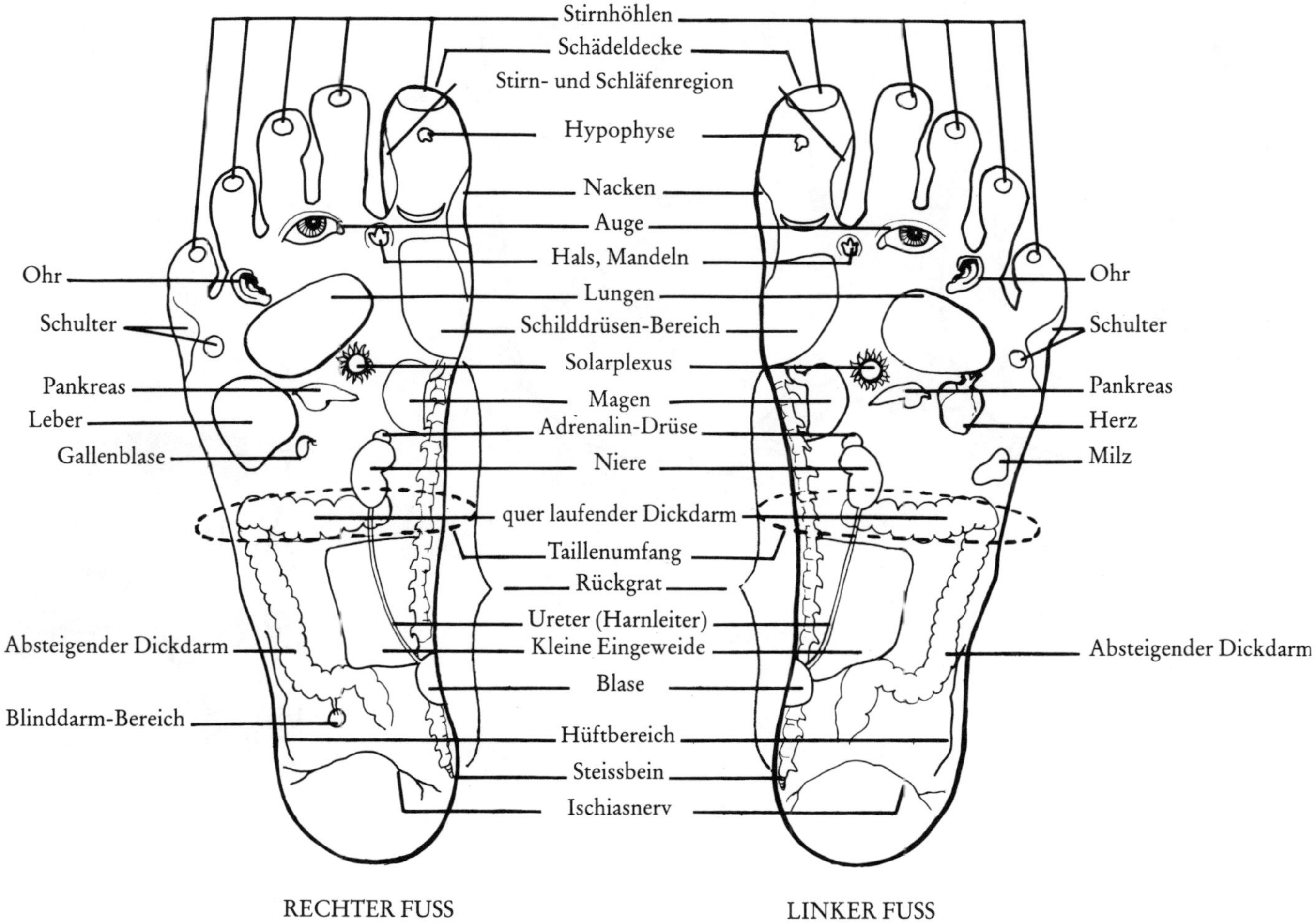

Die Reflexologie-Skizze zeigt die Beziehung von inneren Organen zu den Fusssohlen. Diese werden gezeigt, wie die Füsse jemandem erscheinen, der sie massiert.

Mythologische Fussabdrücke mit glückverheissenden Symbolen, die auf himmlische Beziehungen zwischen dem Makrokosmos und dem Mikrokosmos hindeuten.

Nach einer Malerei aus Rajasthan; 18. Jahrhundert.

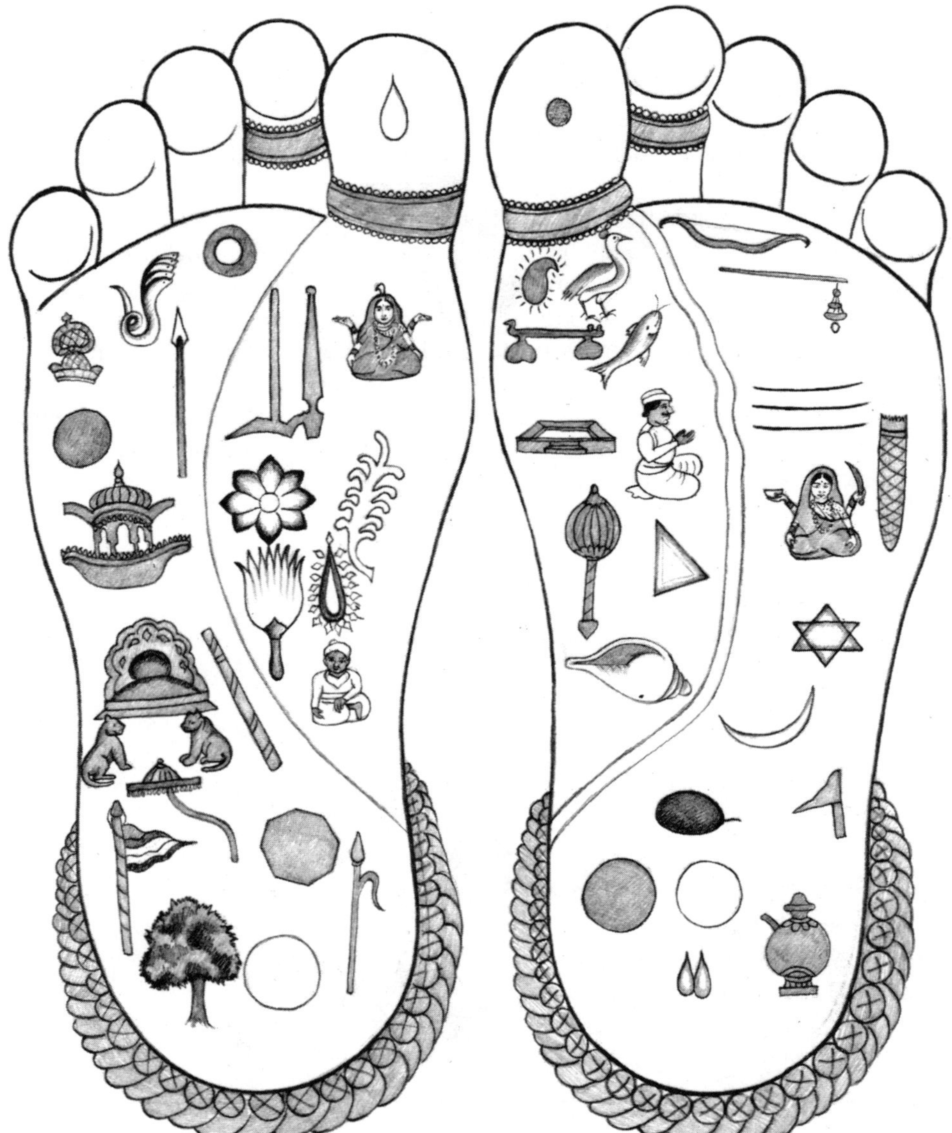

Denken Sie daran, dass Hände und Füsse der Mikrokosmos des Körpers sind. Lernen Sie, die Zeichen innerer Fehlfunktionen zu erkennen, indem Sie sich deren Zustands bewusst werden. Wenn die Hände oder Füsse plötzlich anschwellen, heiss werden oder an bestimmten Stellen zu schmerzen beginnen, dann versuchen Sie, Klarheit über die inneren Gründe dieser Zeichen zu gewinnen und Ihr Leben dementsprechend einzurichten. Es ist viel besser, Krankheit durch leichte äussere Anpassung als durch langwierige, unangenehme und kostspielige Medikation zu bekämpfen.

So dienen Hände und Füsse als Wächter für das innere Selbst und erfüllen eine wichtige Funktion bei der Diagnose und Heilung von körperlichem Ungleichgewicht.

Tantrische Liebesstellungen erzeugen subtile Energiekreisläufe, um unfreiwilligen Orgasmus zu vermeiden. Positionen von Händen und Füssen spielen bei diesem Vorgang eine wichtige Rolle.

Nach einer nepalesischen Malerei aus der Mitte des 18. Jahrhunderts.

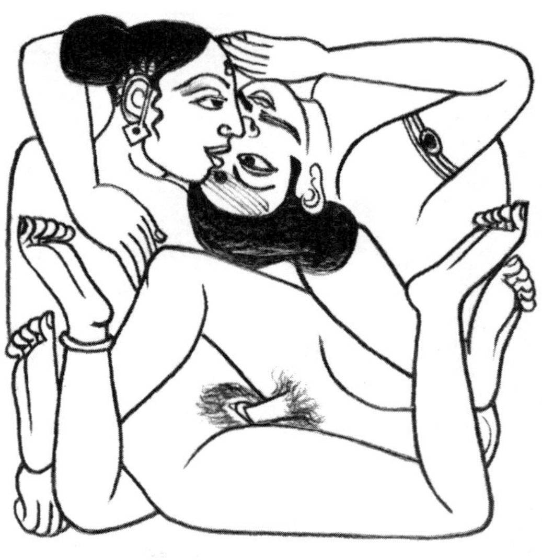

Massage

Massage ist eine der einfachsten Arten, den Körper zu entspannen. Sie ist zugleich eine der direktesten Methoden, tiefe Kommunikation mit einem anderen herzustellen. Massage ist auch ein Mittel, um Liebe und Mitgefühl auszudrücken. Als solches nimmt sie eine wichtige Position unter den Liebeskünsten ein.

Es gibt ein wichtiges Prinzip, an das man sich erinnern sollte, wenn man jemanden massiert: Im Körper soll ein angemessenes Gleichgewicht geschaffen werden. Massieren Sie also nicht nur eine Hand oder einen Fuss, ohne sich um die andere Hand oder um den anderen Fuss zu kümmern oder die entsprechenden Meridiane auf der anderen Seite zu stimulieren. Die Reflexe des linken Fusses betreffen die verschiedenen Teile auf der linken Körperseite bis zum Hals hinauf; an dieser Stelle wechseln sie zur rechten Seite über. Umgekehrterweise betreffen die Reflexe des rechten Fusses die rechte Körperhälfte bis zum Hals hinauf, wo sie beginnen, die linke Seite zu berühren.

Die rechte grosse Zehe ist durch einen Meridian mit dem Kopf verbunden; das Zentrum des Fusses steht in Verbindung mit dem Mittelteil des Rückens, mit der Taille, mit den Nieren, mit dem Magen und mit der Bauchspeicheldrüse, der Bereich um die Ferse führt zur Sexualregion. Die präzisen Positionen können aus den Skizzen gelernt werden; natürlich auch durch Beobachtung der Reflexe im Körper. Von gleichzeitiger Massage der beiden grossen Zehen wird der gesamte Kopf profitieren; diese Art von Massage kann Kopfschmerzen kurieren und Beschwerden an Augen, Ohren und Nase mildern. Die Massage der beiden grossen Zehen ist auch erotisch stimulierend und sorgt bei einer entspannten Person für reichliche Speichelproduktion.

Gegen allgemeine Müdigkeit und Depression sollten die Drüsen-Reflexe massiert werden; diese sind die Meridiane, die Verbindung haben zur Hypophyse, zur Epiphyse, zu Adrenalin-, Milz- und Sexualbereichen. Sie sind in beiden Händen und Füssen zu finden. Menstruationsschmerzen können durch Massage der Meridiane gelindert werden, die zum Uterus, zum Eileiter und zum Geschlechtsorgan führen; desgleichen durch sanfte, aber konzentrierte Massage des unteren Rückenbereiches und der Rückgrat-Basis.

Es sind sehr viele gute Bücher erhältlich, die sich mit therapeutischer Massage befassen; wir raten unseren Lesern, ein solches Buch für spezifische Probleme zu Rate zu ziehen.

Die Japaner haben besser als irgendeine andere Nation ausführliche Massage-Therapien entwickelt. In neuerer Zeit sind ausgezeichnete Werke veröffentlicht worden, in denen die spezifischen Shiatsu-Punkte und die Meridiane, die für Akupressur-Massage verwendet werden, im Detail geschildert werden. Die bei weitem beste Methode, Massage-Techniken zu erlernen, besteht jedoch in der Demonstration durch eine erfahrene Person.

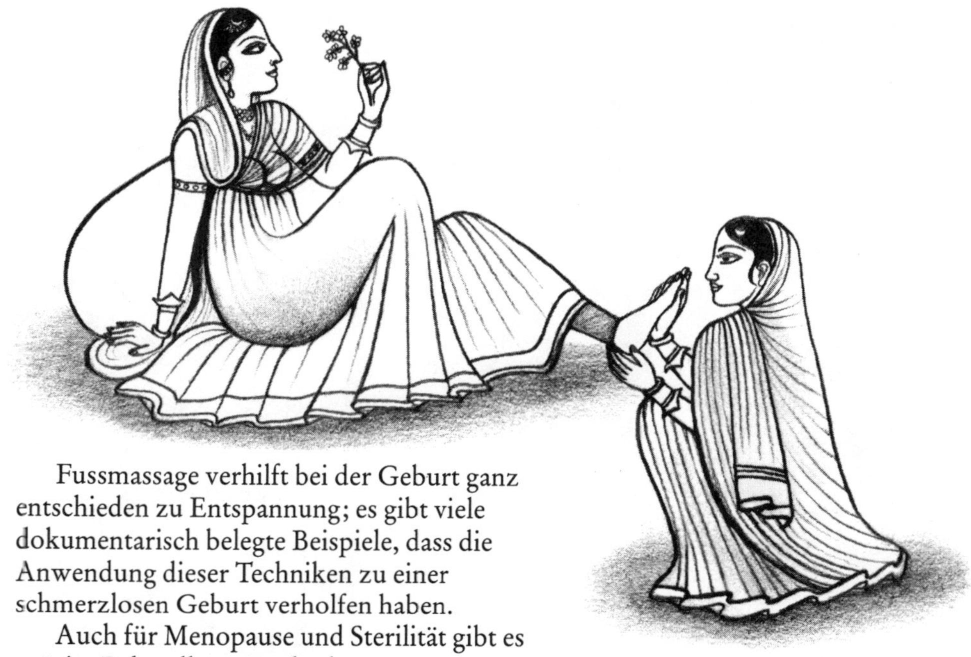

Fussmassage verhilft bei der Geburt ganz entschieden zu Entspannung; es gibt viele dokumentarisch belegte Beispiele, dass die Anwendung dieser Techniken zu einer schmerzlosen Geburt verholfen haben.

Auch für Menopause und Sterilität gibt es präzise Behandlungsmethoden.

Verstopfung, die natürliche sexuelle Aktivität sehr stark zu behindern vermag, kann mit Fuss- oder Handmassage leicht behoben werden.

Regelmässige Anwendung von Massage hilft dem Kreislauf und befreit den Körper von Giftstoffen.

Fussmassage gehört zum Alltagsleben in Indien.
Nach einer Guler-Malerei; ca. 1810.

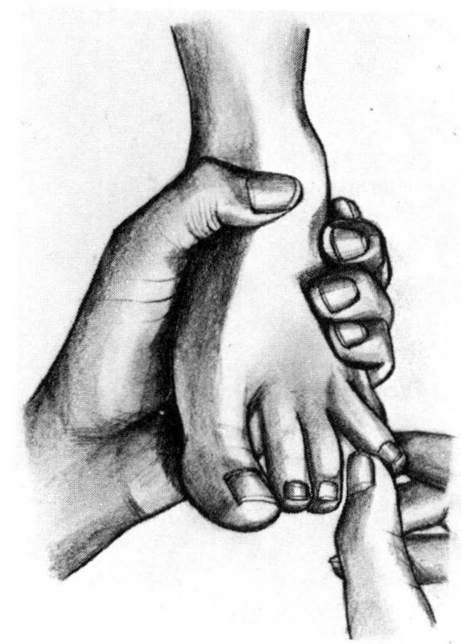

Jeder Zeh ist direkt mit den Kopf-Hohlräumen verbunden.

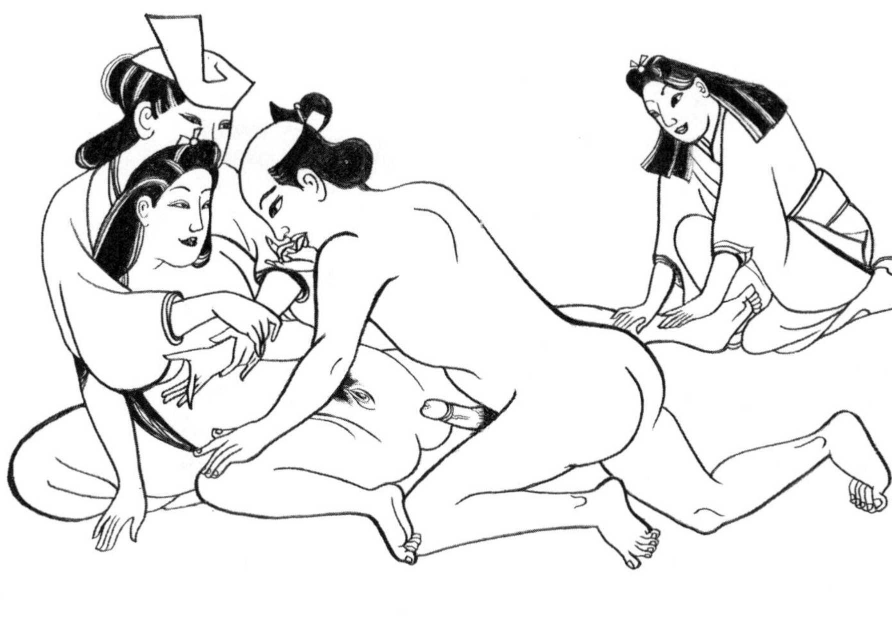

Massage ist eine wichtige Hilfe, um sexuelle Energie zu steuern.
Nach einem japanischen Druck aus dem 18. Jahrhundert.

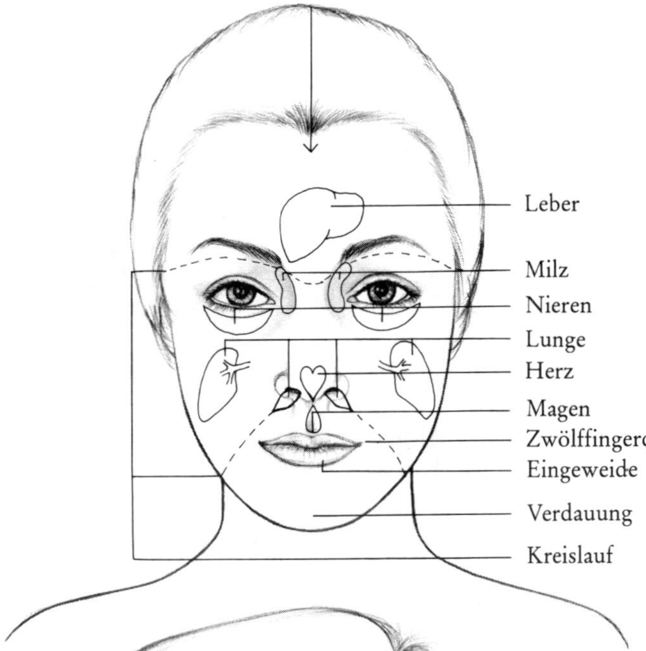

Die Reflexologie-Skizze zeigt die Beziehung der inneren Organe zu Gesichtsbereichen. Der obere Teil des Kopfs steht mit dem Nervensystem im Zusammenhang, der mittlere Teil mit dem Blutkreislauf und der untere Teil mit der Verdauung.

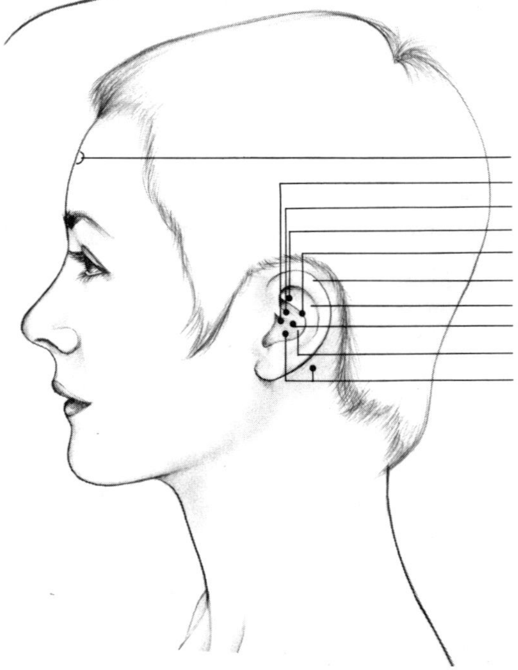

Einige der Hauptdruckstellen am Kopf und Ohr, die durch subtile Meridiane mit den inneren Organen im Zusammenhang stehen.

Unsere Gesellschaft würde immens davon profitieren, wenn wir den Brauch, gegenseitig entspannende und therapeutische Hand- und Fussmassage auszuüben, entwickeln würden. Im Orient lernt jedermann ein paar Massage-Techniken. Für einfache Dorfbewohner, für Grossstädter, für Kurtisanen der Maharadschas und für Yogis ist Massage ein fester Bestandteil des Lebensstils.

Meridiane erstrecken sich auch vom Kopf zu den inneren Organen. So kann der innere Zustand der Organe durch ein Studium der Gesichtszüge diagnostiziert werden. Kontakt zur Leber kann durch Massage zwischen den Augen hergestellt werden. Dafür gibt es eine Yoga-Technik, die als *kapala randhra dhauti* (Kopfhöhlenreinigung) bekannt ist.

Die *Gheranda Samhita* beschreibt es auf folgende Art und Weise: «Reibe mit dem Daumen der rechten Hand die Delle in der Stirn in der Nähe des Nasenrückens. Wenn diese Übung täglich gemacht wird, so können Krankheiten, die sich aus vitalen Unausgeglichenheiten ergeben, kuriert werden. Die inneren Gefässe werden gereinigt. Das Sehvermögen wird gestärkt. Diese Übung sollte tagtäglich praktiziert werden; nach dem Aufwachen aus dem Schlaf, nach den Mahlzeiten und auch am Abend.»

Dies trägt dazu bei, die Leber und andere innere Organe zu kräftigen; es ist eine grossartige Hilfe für die Gesundheit.

Die Milz kann erreicht werden, indem man beide Seiten der Nase reibt. Den Nieren tut es gut, wenn man die Einwölbung unter den Augen (diese «dunklen Ringe» als Folge langer Nächte, Überarbeitung oder ermüdeter Nieren) leicht massiert. Kontakt mit dem Herzen kann durch leichte Massage der Nasenspitze erreicht werden; mit den Lungen durch Druck auf die Nasenflügel nach aussen auf die beiden Wangen zu. Das Geschlechtsorgan ist mit der Oberlippe bis hinauf zur Nase verbunden. Das ist einer der Gründe, warum der Kuss ein natürlicher Bestandteil des sexuellen Vorspiels ist.

Die Hypophyse steuert die meisten hormonalen Sekretionen und kann durch die Massage der Stirnmitte stimuliert werden; die Epiphyse (das «Dritte Auge») durch Massage der Schädeldecke und die Schilddrüse durch leichte Massage um den Hals herum. Die Schläfen können leicht massiert werden, um Stress und geistige Spannungen zu mildern. Die meisten Kopfschmerzen können durch rücksichtsvolle Kopfmassage gelindert werden. Die Ursache von Kopfschmerzen ist meistens eine Spannung der Muskeln um den Schädel herum. Dem kann man leicht abhelfen, indem man die Kopfhaut massiert. Das führt zur Entspannung. Die Ohren sind auch gute Massagepunkte; sie sind mit der Sexualregion und mit dem Ischiasnerv verbunden.

So ist jeder Teil des inneren Körpers mit den äusseren Terminals verbunden, die dazu benutzt werden können, alle Teile des inneren Körpers zu stimulieren und zu entspannen. Da das Gehirn die Sexualtätigkeit kontrolliert, ist dieser Bereich von grosser Wichtigkeit für Liebende. Eine entspannende Kopfmassage kann rasch aufgestaute Spannungen beseitigen und so den Körper für erotische Befreiung öffnen.

Gesichtsmassage kann entspannen, beleben und sexuell stimulieren. Die verschiedenen Stellen um den Mund herum sind mit verschiedenen Teilen des Verdauungssystems verbunden; die Oberlippe mit dem Magen, die Unterlippe mit den Eingeweiden und die Mundwinkel mit dem ersten Teil des Dünndarmes. Im Osten kann ein Arzt Probleme diagnostizieren, indem er das Gesicht eines Patienten studiert.

Eine komplette Körpermassage ist eins der besten Mittel, um die Spannkraft zu erhöhen. Sie ist gleichzeitig ein guter Weg, um den Körper Ihres Liebespartners einzustimmen und gegenseitig die Idiosynkrasien der erogenen Zonen kennenzulernen.

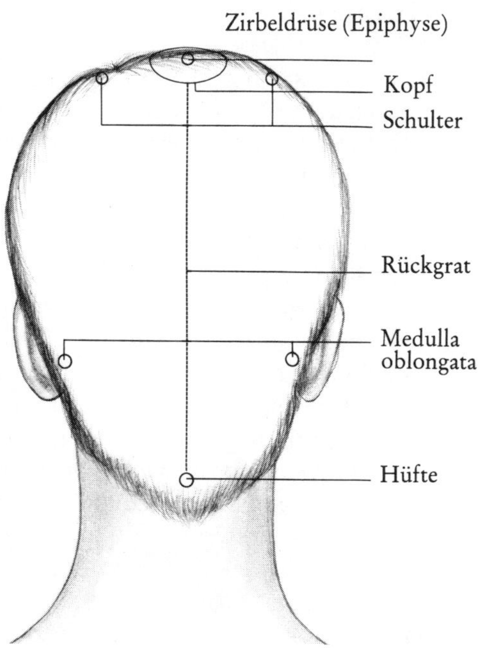

Die Reflexologie-Skizze zeigt den Hinterkopf und seine Beziehung zu Teilen des Körper.

Aber jede Massage sollte – genau wie das Lieben – reziprok sein. Es ist empfehlenswert, auf Stellen hinzuweisen, wo Massage ein besonders angenehmes Gefühl auslöst; dies lässt sich durch unartikulierte Laute besser bewerkstelligen als durch Worte, denn spezifische Anweisungen wie «linke Hand ein bisschen weiter nach unten» können den erotischen Effekt abzuschwächen. Mit der Zeit wird sich ein persönlicher Code aus Laut und Bewegungen entwickeln, darüberhinaus ein intuitiver Rapport. Aber Zustimmung und Bestätigungen sind für beide Liebende wichtig, desgleichen für den Masseur oder die Masseuse. In einer intimen Situation hängt Massage nicht von vorgeschriebenen Regeln oder Techniken ab. Kompetenz ist grösstenteils intuitiv und wird sich spontan ergeben; vorausgesetzt, dass ein Gefühl des Vertrauens vorherrscht.

Heilende und entspannende Massage sollte zu einem integralen Teil Ihrer Beziehung werden. Wird Massage beim Vorspiel angewendet, wird sie den Körper von aufgestauten Spannungen befreien und ihn in einen Zustand der Entspannung versetzen, der für das Praktizieren evolutionärer Liebe bestens geeignet ist. Benutzen Sie Massage, um Ihre Empfindungen auszudrücken. Haben Sie keine Angst davor, Ihre Gefühle durch die Fingerspitzen kundzutun. Effektive Massage kann von kräftiger Muskelbearbeitung bis zu einfachem Handauflegen reichen. Das Geheimnis ihrer Wirksamkeit liegt in der *Intention*, in der Konzentration und in der Zuversicht der Person, die massiert; gepaart mit Vertrauen und Hingabe der Person, die massiert wird. Die Hände des Heilers strahlen eine Art «elektrischer Aufladung» aus, die dazu angetan ist, die Lebensenergie beim «Patienten» positiv zu beeinflussen.

Benutzen Sie Massage, um den physischen und subtilen Körper zu wecken und aufzufrischen. Werden Sie sich der Veränderungen der Hauttemperatur bei verschiedenen Körperbereichen bewusst. Achten Sie darauf, wie dies mit Unausgeglichenheiten und Spannungen in Verbindung steht. Erkennen Sie darin Signale, die Ihnen bei Ihrem intuitiven Wissen über den Körper Ihres Partners helfen werden.

Massage kann zum Heilen, zum Entspannen und zum generellen Einstimmen der Körpers eines Paares benutzt werden. Es ist auch ein machtvolles Mittel für erotische Erregung. Massage kann benutzt werden, um Sexualenergie zu sublimieren oder zu konzentrieren, und zwar als integrierter Aspekt des Vorspiels.

In den Harems des Ostens wurden Methoden entwickelt, bei denen der ganze Körper mit den Körpern anderer massiert wird. Diese Technik wird heutzutage als «orientalische», «Thai»- oder «Ganzkörper»-Massage bezeichnet; der passive Körper wird vom aktiven Körper über und über gerieben. Beide Körper werden mit parfümiertem Öl oder Schaum befeuchtet und schlüpfrig gemacht. Dann legt sich der Masseur oder die Masseuse obenauf und benutzt seinen oder ihren Körper dazu, den Körper des oder der anderen zu stimulieren und zu beleben. Dazu werden Ellbogen, Knie, Oberschenkel, Brüste, Kinn, Stirn, Füsse und andere Körperteile benutzt. Diese Art sinnlicher Massage kann in der Vereinigung gipfeln, es kann aber auch ein Akt des liebenden Dienstes sein. Es war lange Zeit die Lieblingsmassage von Herrschern und ist es noch heute für die Geschäftsleute im Osten. Sie kann auch vom modernen Liebespaar benutzt werden, vorzugsweise in einer exotischen Umgebung, begleitet von Musik. Man kann es gegenseitig tun oder aber auch als Spezialbehandlung für den Partner. Die Wohltaten werden von beiden Teilnehmern empfunden werden, ganz gleich, wer die aktive Rolle übernimmt.

Behandeln Sie Massage als ein Ritual. Fangen Sie mit dem Kopf, mit den Füssen oder mit dem Rückgrat an. Wiederholen Sie im Geiste Ihre Absicht, im Körper des Partners alle Hindernisse oder Blockierungen zu beseitigen, ihn aufzufrischen und mit Energie aufzuladen. Versuchen Sie, Ihren Atem zu harmonisieren. Benutzen Sie Atemkontrolle als Hilfe für Ihre Konzentration.

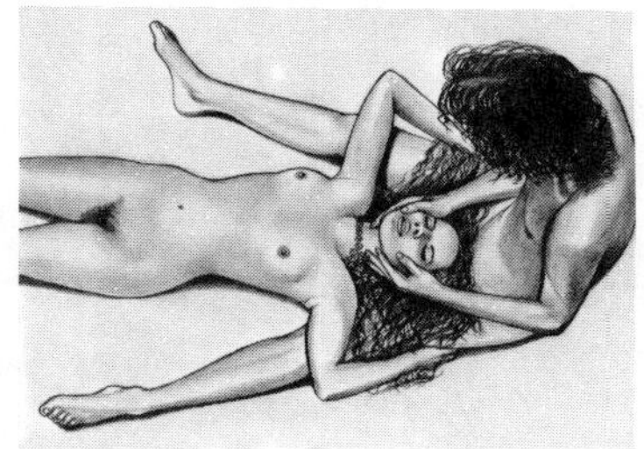

Kopfmassage ist ein sehr wirksames Heilmittel gegen Kopfschmerzen und nervöse Erschöpfung.

Eine Person, die den Kopf mit Öl eingesalbt hat, bekommt weder Kopfschmerzen noch eine Glatze noch graue Haare. Die Kraft der Schädelknochen ist verstärkt, die Sinnesorgane bekommen Schwung, die Gesichtshaut leuchtet schön, und die Person schläft gut und wird glücklich.
CARAKA SAMHITA

Unter den Sinnen ist es der Tastsinn, der alle anderen durchdringt; in ihm wohnt der Geist. Der Bereich des Geistes dehnt sich parallel zum Tastsinn aus.
CARAKA SAMHITA

Rauhe, steife, trockene, müde und taube Füsse werden durch regelmässiges Ölen und Massieren rasch von diesen Beschwerden befreit. Auch die inneren Organe profitieren davon. Massage des restlichen Körpers beseitigt lästigen Körpergeruch, Schwere, Erstarrung, Betäubung, Juckreiz, Appetitlosigkeit, physische Müdigkeit und sexuelle Schwäche. Es ist eine wunderbare Übung; sie hilft, die Probleme dieser und der nächsten Welt zu überwinden.
SUSHRUTA SAMHITA

Kreative Massage birgt ein spezielles Geheimnis. Es lautet: Die massierende Person kanalisiert Energie aus dem *ganzen Körper* durch die Hände nach aussen. Ziehen Sie diese Energie bewusst in Ihrem Körper hoch. Stellen Sie sich vor, wie diese Energie durch die Fingerspitzen ausgestrahlt und weitergeleitet wird.

Während der Massage sollten Öle verwendet werden. Idealerweise sollten sie leicht erwärmt sein, vor allem im Winter. Auf dem Markt sind viele Massageöle erhältlich, aber sehr gute Resultate können mit eigenen Mischungen erzielt werden. Als Grundbestandteil wählen Sie ein nicht zu klebriges Öl, z. B. Sesamöl; fügen Sie einige essentielle Öle aus Blumen und Kräutern hinzu, etwa Sandelholz, Rosen, Jasmin, Thymian, Lavendel, Rosmarin und Patschuli; das sind jedoch nur einige Möglichkeiten. Auch Baby-Öl ist als Grundstoff gut zu verwenden, weil es einerseits rein, andererseits leicht erhältlich ist. Mandelöl ist gut für Kopf, Hände, Füsse und Augen. Ein indisches Massageöl, als Amla bekannt, ist besonders wohltuend.

Seien Sie beim Massieren kreativ und einfallsreich. Stellen Sie sich die subtilen Kanäle und Chakras vor. Konzentrieren Sie sich auf Reinheit des Atems und der Gedanken. Mantras helfen, einen guten Rhythmus herzustellen und die Konzentration zu verstärken. Denken Sie auch daran, dass Berühren ein grosses Potential für Heilung und Belebung hat.

Massage ist ein wunderbares Mittel, um Gefühle auszudrücken und weiterzugeben, ausserdem ein guter Verbündeter in Notzeiten. Für das Paar ist die Kunst der Massage ein wertvoller Weg, sich gegenseitig zu dienen.

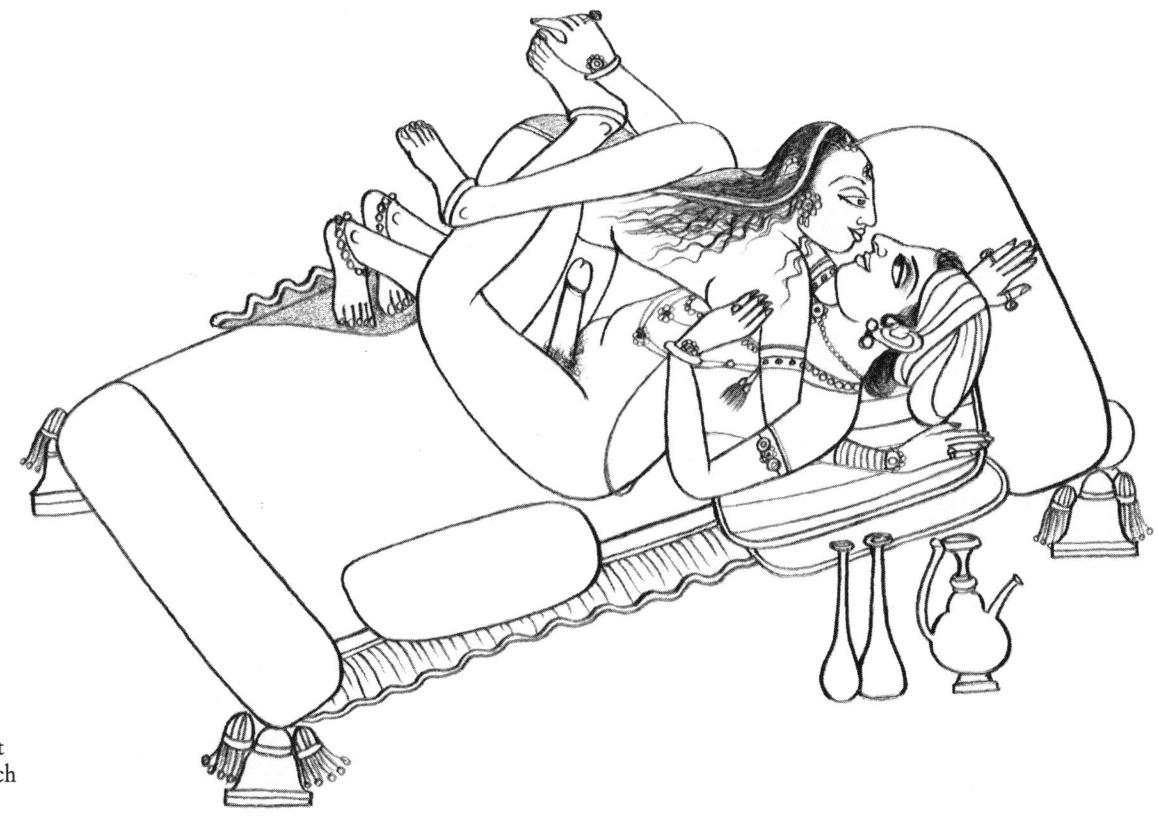

Massage des ganzen Körpers ist eine Kunstform und ein wichtiger Aspekt sowohl für das Liebesvorspiel als auch für das Nachspiel.

Der parfümierte Garten

Yogische Lehren betonen nachdrücklich die Bedeutung des Geruchssinnes, der mit dem Haupt-*Prana,* der sich aufwärts bewegenden Lebenskraft in Verbindung steht; desgleichen mit dem Herz-Chakra und dem Kohärenzprinzip. Süss duftenden Kräutern, Ölen und Weihrauch schreibt man die Fähigkeit zu, die kreative Haltung zu stimulieren und den Geist zu erheben. Es sind diese Eigenschaften, die den Duft zu einem integralen Teil religiöser Riten und Rituale machen. Der süsse Duft von Rosen, Jasmin, Safran, Sandelholz, Nelken, Zeder, Patschuli und Marihuana besitzt die gleiche inneren Auftrieb gebende *(sattvische)* Eigenschaft wie süsser Geschmack; erotische und spirituelle Empfindungen werden dadurch hervorgerufen.

Angenehm duftende Parfüme und Öle sind ein wesentlicher Bestandteil des tantrischen Lebensstils; sie werden dazu benutzt, das Herz und den Geist zu erheben. Parfüme und duftende Öle besitzen ferner die Fähigkeit, eine Atmosphäre des psychischen Schutzes zu schaffen. Wissentliche Anwendung von Düften kann helfen, eine harmonische emotionale Atmosphäre im Heim zu fördern. Duft wirkt in der Hauptsache auf die instinktiven Zentren und stimuliert viele Urtriebe des Menschen.

Einer der wichtigsten Faktoren bei der Entwicklung von Selbstbewusstheit ist die bewusste Beobachtung von Körpergerüchen, die mit verschiedenen physischen, emotionalen oder psychischen Zuständen verbunden sind. Jede Person hat einen ganz bestimmten Geruch, und wenn er sich auch ständig ändert, so ist er doch so speziell und einmalig wie die Farbe der Augen oder die Art des Gehens. Körpergeruch steht in direktem Zusammenhang mit der Ernährung und bis zu

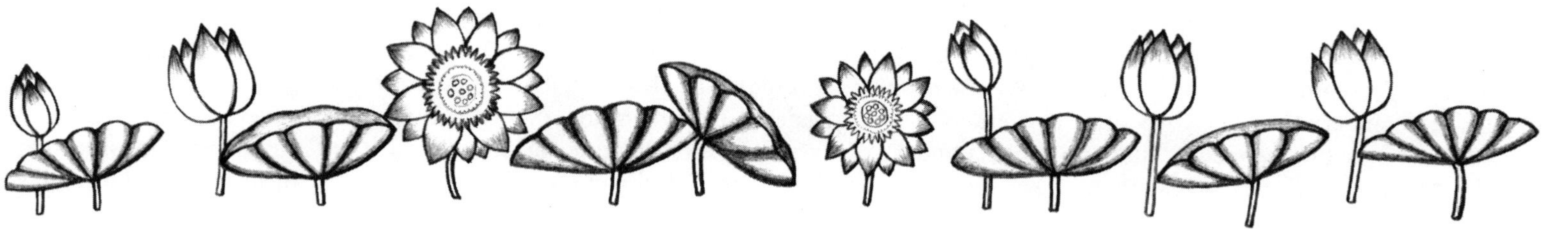

Lotosse nach einer Miniaturmalerei aus Bundi; ca. 18. Jahrhundert.

einem gewissen Grade auch mit dem allgemeinen Lebensstil einer Person. Eine Person, die regelmässig Zwiebeln oder Knoblauch isst, wird selbst feststellen, dass dieser Geruch den Atem, den Schweiss und die sexuellen Sekretionen durchdringt. Ähnlich werden Fleischesser, Vegetarier, Raucher und Alkoholiker charakteristisch unterschiedliche Körpergerüche haben. Körpergerüche werden aber auch von den spirituellen Eigenschaften einer Person beeinflusst und bestimmt.

Der Geruch einer Frau ändert sich entsprechend ihrem Monatszyklus und nach dem Grad ihrer sexuellen Erregung. Bei einem Mann vollziehen sich ähnliche Geruchsveränderungen bei plötzlicher Aufregung, bei Zorn, bei physischer Anstrengung, bei sexuellem Verlangen oder bei Abstinenz. Eine sensitive Person kann tatsächlich allein mit dem Geruchssinn schon sehr viel über einen vollkommen Fremden erfahren.

Primitive magische Traditionen überall in der Welt bringen unangenehme Gerüche mit niederen Geistern und Dämonen in Verbindung. Von schlechten Gerüchen glaubt man, dass sie eine Schwingungseigenschaft haben, die körperlose Wesen von einer tiefen Entwicklungsstufe anlockt; Wesen, von denen man «besessen» werden kann. Die Riten der Schwarzen Magie machen oft Gebrauch von widerwärtigen Substanzen, die verbrannt werden und als Opfergaben dienen; so z. B. eingetrocknetes Blut, roter Pfeffer und Asafötida (Teufelsdreck), durchweg Dinge, die sehr unangenehm riechen.

Wenn die inneren Kräfte von Körper und Geist in Harmonie sind, strömt ein subtiler, entzückender Duft aus den Poren der Haut. Von Yogis und spirituellen Führern wird allgemein berichtet, dass sie eine natürlich duftende Aura haben, die eine Manifestation des spirituell Erreichten ist. So wurde z. B. berichtet, dass der Körper des grossen indischen Lehrers Swami Yogananda noch acht Tage nach seinem Tode in Amerika den süssen Duft von Rosen verströmte. Diese Tatsache wurde von vielen Ärzten bescheinigt, die von diesem Phänomen total verblüfft waren; normalerweise verwest eine Leiche sehr schnell und beginnt schon nach einigen Tagen stark und schlecht zu riechen.

Die orientalische Sitte, prominente Lehrer oder hochgeschätzte Freunde mit Blumengirlanden zu schmücken, ist eine Art Anerkennung für die solchen Leuten innewohnende Spiritualität.

Viele östliche Abhandlungen über die Liebeskunst schildern im Detail die verschiedenen Kategorien von Geschlechtsorganen; man klassifiziert sie nach Form, Geschmack und Geruch.

In der als *Ananga Ranga* bekannten Hindu-Schrift wird die «Lotos-Frau» von anderen unterschieden durch ihre Yoni, die «einer Lotos-Knospe ähnelt, parfümiert wie eine süss duftende Lilie, die eben erst aufgebrochen ist»; die «Kunst-Frau» durch ihre «nach süssem Honig duftende Yoni», die «Muschel-Frau» durch ihre «salzige Yoni» und so weiter.

Ähnlicherweise hat der «Hase»-Mann einen «süss riechenden, süss schmeckenden Samen», und der «Pferde»-Mann hat einen «salzigen Samen, der nach Ziegen schmeckt».

Sexuelle Erregung löst alle Sorten exotischer Gerüche aus, die dem Körper, dem Atem, der Haut und besonders den Geschlechtsorganen entströmen. Es wird zu Recht behauptet, dass der natürlichste Duft, den eine Frau überhaupt haben kann, ihr eigener natürlicher Geruch ist. Ein spezieller Trick der Kurtisanen im mittelalterlichen Europa bestand darin, ihre sexuellen Sekretionen als Parfüm zu benutzen; hinter den Ohren oder um den Hals herum. So wollten sie Kunden anlocken.

Sehr viel zwischenmenschliches Handeln geschieht auf der unbewussten Ebene, und hierbei spielt der Geruchssinn eine bedeutsame Rolle.

Einer der grossen Nachteile der Antibabypillen besteht darin, dass sie die Frau des speziellen Sex-Geruchs ihrer Yoni-Sekretionen berauben, die eine so grosse Rolle bei der Stimulierung des männlichen Geschlechtstriebes spielen.

Viele wohlbekannte Kreationen von Parfümherstellern verlassen sich auf wirkungskräftige animalische Extrakte als «Grundschwingung», der man dann subtilere Duftstoffe hinzufügen kann. In der Hauptsache stammen diese grundlegenden Ingredienzen von den Geschlechtsdrüsen. Moschus wird aus der Sekretion in einem Drüsenbeutel von männlichem Wild gewonnen, und Zibet stammt aus der Analdrüse der Zibetkatze. Die meisten Blütenparfüme sind von pflanzlichen Essenzen abgeleitet, die mit den Sexualsekretionen von Tieren vergleichbar sind.

Parfüm und Weihrauch sind schon zu allen Zeiten und in allen Kulturen mit Sexualität verbunden gewesen. Wissenschaft hat schon vor langem bewiesen, dass die sexuellen Instinkte durch Geruch stimuliert werden, sowohl bei Menschen als auch bei Tieren. Der Geruchssinn ist bei Tieren viel stärker als bei der Menschheit ausgeprägt, die durch unnatürliche Gewohnheiten desensibilisiert wurde. Eine natürliche Lebensweise steigert bedeutsam die Geruchs-Sensitivität und eröff-

Im Frühling werden die runden Hüften verliebter Frauen mit seidener safrangelber Kleidung geschmückt. Schmachtend vor Leidenschaft reiben sie Sandelholz-Paste, gemischt mit süssen Blumen, Safran und Moschus auf ihre Brüste.
RITUSAMHARA

Diejenigen, die Shiva Girlanden aus Blumen, Oleander oder süss duftendem Jasmin schenken, werden den Gegenstand ihrer Wünsche bekommen.
KALIKAPURANA

Die schädlichen Unreinheiten widerwärtiger Dinge wie Zwiebeln und Knoblauch werden in den vier grossen Bereichen wahrgenommen. Sie produzieren einen unsauberen Geruch in den Buddha-Feldern und missfallen den Göttern des Raumes. Die schützenden Wesen reiner Abstammung werden sich niemals einer Person nähern, die nach solchen Dingen riecht.
THE WAY OF SHEN/BON TEXT

net eine ganz neue Welt subtiler Düfte, deren Existenz von einer Durchschnittsperson gar nicht mehr wahrgenommen werden.

Plötzliche Veränderungen des Körpergeruchs deuten auf Veränderungen der Laune oder der Emotionen hin. Tiefe Entspannung und die Befreiung von inneren Spannungen bewirken eine Veränderung der gesamten Körperchemie. Auch unser Geruch ändert sich, und uns fällt auf, dass wir plötzlich besonders gut zu riechen scheinen. Dies ist ein Zeichen, dass der Tempel unseres Körpers zu einem «parfümierten Garten» geworden ist, in dem der Geist voller Freude innere Harmonie erlebt.

Wissenschaftliche Analyse von Gerüchen hat ergeben, dass die *Form* der Molekularstruktur der Duftstoffe deren Wirkung bestimmt. So haben alle Geruchstypen von Kampfer sphärische Moleküle. Moschusdüfte haben scheibenförmige Moleküle. Blumendüfte haben scheibenförmige Moleküle mit verlängertem Schwanz. Pfefferminzgerüche haben keilförmige Moleküle, und die meisten Alkoholgerüche haben stäbchenförmige Moleküle.

Der innere Teil der Nase besteht aus Knorpel, Schleimhäuten, Riechnerven und feinen Härchen. Die Schleimhäute weisen eine grosse biochemische Ähnlichkeit mit einigen der Sekretionen auf, die von der Hypophyse produziert werden, die sowohl den Geschlechtstrieb als auch metabolische Funktionen steuert. Wenn wir einen Geruch einatmen, bewirkt die molekulare Schwingung und Form Veränderungen in den Schleimhäuten, weckt einen Widerhall der feinen Härchen und Riechnerven und stimuliert die innere Geruchsknolle des Gehirns. So ist der Geruchssinn sehr vielschichtig und direkt mit der Körperchemie verknüpft.

Vor allem aber schaffen und erhöhen Parfüm, Weihrauch und duftende Öle die Stimmung. Sie wirken auf die Gefühle und stimulieren die übersinnlichen Fähigkeiten. Tantrische Praktiker benutzen diese Eigenschaft bei Liebesritualen. Für verschiedene Riten gibt es ganz spezifische Parfüme. Vor der sexuellen Vereinigung wird die Partnerin als Verkörperung der kreativen Kraft, der Shakti oder Weisheits-Energie, verehrt. Ihre Körperteile werden mit verschiedenen Parfümen eingerieben, um der kreativen Rolle Ehrerbietung zu erweisen und der Psyche zu Aufschwung zu verhelfen, so dass sich die Frau wahrhaft als Göttin manifestieren kann.

Bei dem als *Ritus der fünf Hauptsachen* (s. Teil III) bekannten Sexualritual wird das feinste Jasminöl auf die Hände aufgetragen; Patschuli oder Keora auf Hals und Wangen; Amber oder Hina-Moschus auf die Brüste; Lavendelöl- oder Baldrian-Extrakt aufs Haar; Moschus vom Moschus-Wild auf die Sexualregion; Öl von Sandelholz auf die Oberschenkel und Safran-Essenz auf die Füsse der Frau. Für den männlichen Partner wird Öl oder Paste von Sandelholz auf die Stirn, auf den Hals, auf die Brust, auf den Nabel, auf die Sexualregion, auf die Oberarme, auf die Oberschenkel, auf die Hände und Füsse aufgetragen.

Nach islamischer Tradition hatte Prophet Mohammed einmal erklärt: «Drei Dinge sind mir besonders lieb und teuer: Frauen, Parfüm und Gebet.»

In arabischen Ländern wird Parfüm hochgeschätzt. Man schreibt ihm zu, das Gehirn zu stärken und das Herz und die Geschlechtsorgane zu kräftigen. Die spirituelle Bedeutung des Parfüms war den Arabern, Griechen, Babyloniern und alten Ägyptern wohlbekannt; sie benutzten zahlreiche aromatische Öle sowohl im Alltagsleben als auch für die Mumifizierung der Toten.

In letzter Zeit gibt es ein erwachendes Interesse an den heilenden und verschönernden Eigenschaften von Ölen aus Blumen und Kräutern. Reine Essenzen sind leicht erhältlich. Vermeiden Sie also die Verwendung synthetischer Parfüme, denn sie haben niemals die gleiche Wirkung wie natürliche Essenzen. Machen Sie sich mit den verschiedenen wesentlichen Ölen vertraut. Lernen Sie, gute Qualitäten von minderwertigen zu unterscheiden.

Experimentieren Sie beim Mischen Ihrer eigenen Duftstoffe. Benutzen Sie Mandelöl oder Sesamsamenöl als Grundlage; fügen Sie andere wichtige Öle ganz nach Wunsch bei. Von den natürlichen Parfümen, die für tantrische Liebesriten geeignet sind, seien hier nur einige der wichtigsten aufgezählt: Essenzen aus Lotos, Rosen, Jasmin, Patschuli, Rosmarin, Lavendel, Safran, Amber, Myrrhe und Sandelholz.

Benutzen Sie Parfüm als Hilfe für Ihre natürliche Sinnlichkeit. Ob nun auf den Körper aufgetragen, als Weihrauch verbrannt, in Massageöl gemischt, in Saunas verwendet oder mit Wasser verdünnt in Räume gesprüht ... natürliche Parfüme werden viel zur Harmonisierung von Körper und Geist beitragen. Benutzen Sie Duftstoffe, um die äussere Atmosphäre zu steigern und den inneren Geist zu stimulieren.

Umgebung

Die Umgebung schafft die Stimmung und sollte sowohl den Sinnen als auch dem Geist gefallen. Mit ein wenig Arbeit kann fast jeder Raum in einen erotischen Tempel verwandelt werden. Die harten Linien und Ecken der westlichen Architektur sind durch eine sorgfältige Auswahl von Vorhängen, Wandbehängen, Baldachinen, Ornamenten und Beleuchtung leicht zu ändern. Durch Verwendung solcher Materialien kann innerhalb des Heimes ein «Privatgemach» geschaffen werden; ein Ort, der wahrhaft in natürlicher Harmonie mit dem Geist ist.

Östliche Tempel weisen in ihrer Architektur im allgemeinen Kuppeln, Bögen, Gewölbe und sonstwie gekrümmte Oberflächen auf. Diese Formen steigern durch ihre harmonischen Beziehungen zum menschlichen Körper die spirituellen Gefühle. Für die Erzeugung einer harmonischen Atmosphäre sind Farben ebenfalls von Bedeutung. Rot und Purpur wirken stimulierend, Dunkelblau und Violett sind entspannend und belebend. Farbe berührt direkt die subtilen Zentren (Chakras) der Psyche. Deshalb sollte man idealerweise Farbkombinationen wählen, die dazu angetan sind, Sexualität eher zu stimulieren statt zu hemmen.

Bett und Möbel sollten sich möglichst dicht auf dem Boden befinden; das trägt wesentlich dazu bei, ein Gefühl der Intimität zu schaffen, und ist ausserdem sehr praktisch für das Lieben. Teppiche und Kissen sind unabdingbare Voraussetzungen für den modernen tantrischen Liebestempel. Kerzen sind leicht zu beschaffen; werden sie kunstvoll aufgestellt, ergibt sich eine ganz spezielle Umgebung.

Offene Feuer und Brunnen werden nicht immer und überall möglich sein, aber Kerzenlicht, frisches Obst, Weihrauch und Blumen sind stets zu haben.

Pflanzen und Blumen sind leicht zu pflegen, sogar in der Stadt; sie verleihen ein sofortiges Gefühl der Naturverbundenheit. Idealerweise sollten so viele natürliche Elemente wie nur irgend möglich in der häuslichen Umgebung zu finden sein. Ausser Pflanzen können organische Materialien verwendet werden; z. B. seidene Gehänge, handgewebte Läufer und Brücken oder Daunenkissen. Hauptsache ist, Kontakt mit den natürlichen Elementen aufrechtzuerhalten.

Da sowohl Laut als auch Licht eine bedeutsame Rolle in der Umgebung spielen, sollten auch diese Faktoren mit Bedacht berücksichtigt werden.

Kerzenschimmer ist elektrischem Licht vorzuziehen, weil der elektrische Strom eine unorganische Frequenz hat, die nicht mit den subtilen Veränderungen harmoniert, die während erotischer Stimulierung im Körper auftreten. Das klare und weiche Licht von Kerzen kann helfen, den Geist zu konzentrieren, zu beruhigen und ihn von weltlichen Gedanken abzulenken. Kerzenlicht schmeichelt besonders der Hauttönung und kann auch sehr gut in Verbindung mit Spiegeln gebraucht werden. Spiegel wiederum können helfen, ein Gefühl der Geräumigkeit zu schaffen, und wenn sie strategisch aufgestellt sind, haben sie ein grosses erotisches Potential.

Nackte Körper, bunte Vorhänge, Teppiche und Kissen, Raucherstäbchen, Spiegel

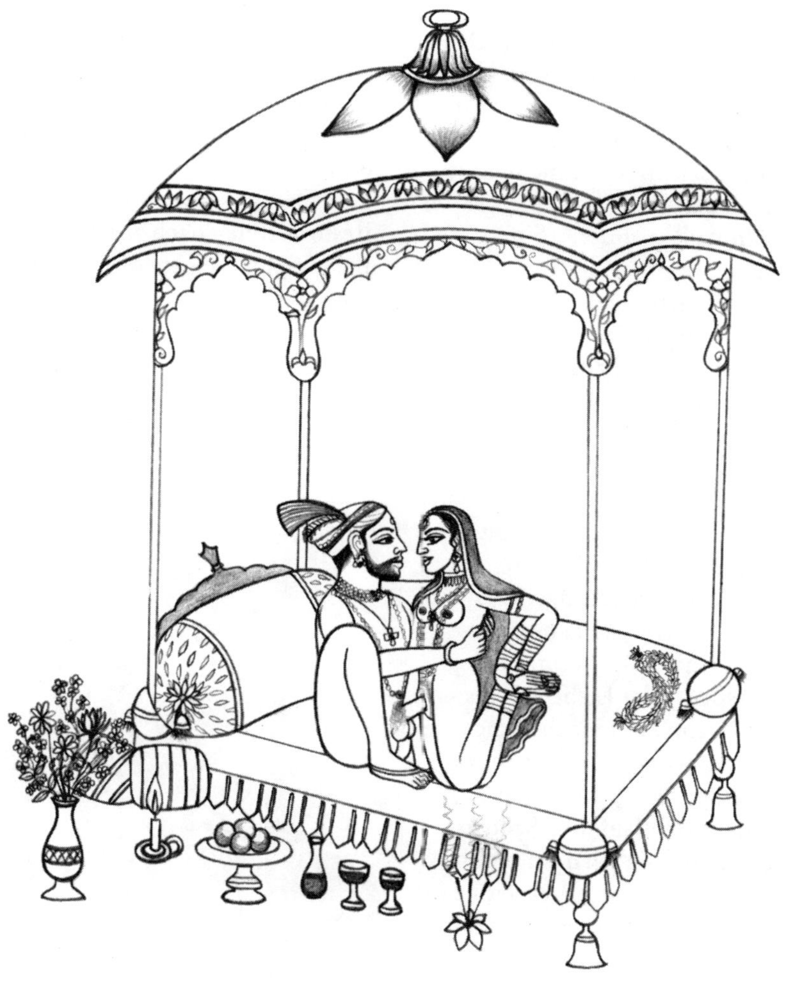

Eine exotische indische Umgebung. Nach einer zentralindischen Miniaturmalerei aus dem späten 18. Jahrhundert.

Schmücke die Wände des Liebesgemaches mit Bildern und anderen Gegenständen, auf denen der Blick mit Wohlgefallen ruhen kann. Verstreue ein paar Musikinstrumente und Erfrischungen, Rosenwasser, Essenzen, Fächer sowie Bücher, die Liebeslieder und Illustrationen von Liebesstellungen enthalten. Prächtige Wandlichter sollten schimmernd glänzen, von breiten Spiegeln zurückgeworfen. Mann und Frau sollten keinerlei Zurückhaltung oder falsche Scham zeigen, sondern sich in vollkommener Nacktheit ihren ungezügelten Leidenschaften hingeben; auf einem schönen Bett, mit vielen nützlichen Kissen verziert und von einem Baldachin überdacht. Die Laken sollten mit Blumen bestreut und mit Duftwässern besprüht sein. Süsser Weihrauch sollte verbrannt werden. In solch einer Umgebung sollte der Mann den Thron der Liebe besteigen und sich mit Ungezwungenheit und Behagen der Frau erfreuen, auf dass ihm und ihr jeder Wunsch und jede Laune erfüllt werde.
ANANGA RANGA

Natürliche Umwelteinflüsse können erotisch stimulierend sein.

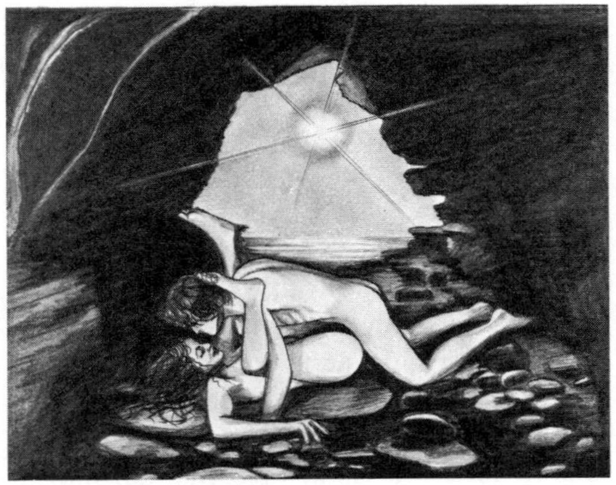

Die Wohnung sollte idealerweise in der Nähe von irgendeinem Gewässer gelegen und in verschiedene Gemächer für verschiedene Zwecke geteilt sein. Wenn möglich, sollte sie von einem Garten umgeben sein und innere sowie äussere Räumlichkeiten enthalten. Der Hauptraum sollte balsamisch nach kräftigen Parfümen duften und ein Bett enthalten, weich, angenehm anzuschauen, mit einem sauberen Laken überzogen, mit einer Vertiefung in der Mitte, mit Girlanden und Blumensträussen darauf, mit einem Baldachin darüber, mit zwei Kissen, davon eins am oberen und das andere am unteren Ende. Es sollte auch so etwas wie eine Polsterliege geben; an ihrem oberen Ende einen Hocker, auf dem duftende Salben, Parfüme und Blumen liegen.
KAMASUTRA

und sanft flackernder Kerzenschein ... dies alles passt ausgezeichnet zueinander, um ein Theater der erotischen Wonne zu schaffen.

Die fünf Sinne sind die «Instrumente» der Liebenden. Deshalb müssen wir lernen, sie meisterhaft und mit Finesse zu spielen. Der sechste Sinn – der Geist – ist der vermittelnde Agent. Er ist der Sinn mit dem grössten Unterscheidungs-und Wahrnehmungsvermögen und daher auch der sensitivste. Eine schöne Umgebung befreit den Geist und versetzt ihn in die Lage, sich mit allen anderen Sinnen zu vereinigen.

Lieben in der Umgebung der Natur ist ein ganz besonderes Erlebnis. Allen Schöpfungen der Natur wohnt eine natürliche Shakti oder Energie inne. Wenn das Paar Verbindung mit dieser natürlichen Kraft aufnimmt, dann wird sie deren Shakti erheben und als machtvolles Stärkungsmittel wirken. Die transzendentalen Aspekte körperlicher Liebe können gesteigert werden, wenn man die mystische Vereinigung mit den Elementen der Natur eingeht. Durch solche Erlebnisse auf dem Lande oder am Strand können auch die unkonventionellen und spontanen Aspekte der Liebe von neuem geweckt werden. Wenn Sie danach in die Stadt zurückkehren, werden Sie imstande sein, sich an die Vereinigung unter den Sternen, auf den Feldern oder auf dem Sand zu erinnern; diese Erinnerung wird ein besonders deutlicher Beweis für die gegenseitigen Gefühle sein. Ein Stein, eine Muschel oder sonst irgendein Gegenstand, den Sie von einem solchen Ausflug zurückbringen, kann in den Beschränkungen des Heims eine sehr tiefe Bedeutung bekommen.

Yogis gehen oft zu Verbrennungsstätten, um tantrische Sexualrituale zu vollziehen. Diese Umgebung soll – wie behauptet wird – der Transzendenz dienlich sein, weil sie den Yogi an den Tod erinnert, an das grosse Tor zum Jenseits.

Versuchen Sie, in Ihrem Heim, wo Sie üblicherweise Lieben, eine einmalige Atmosphäre zu schaffen. Halten Sie diesen Bereich – wenn irgend möglich – von der übrigen Wohnung getrennt und benutzen Sie ihn nur für sich privat, damit das Liebesgemach eine magische und heilige Eigenschaft bekommt, die bestens dafür geeignet ist, die Erotik zu erhöhen. Liebende brauchen ein privates Allerheiligstes, wo sie sich entspannen und wo sie experimentieren können, ohne irgendeine Störung befürchten zu müssen.

Versuchen Sie, Ihrer Umgebung soviel wie nur irgend möglich von Ihrem eigenen Geist und von Ihrer eigenen Kreativität zu verleihen. Dies wird wesentlich dazu beitragen, das Beste in Ihnen nach aussen zu holen; es wird Ihr Heim mit eigenem Leben und mit eigener Stimmung ausstatten.

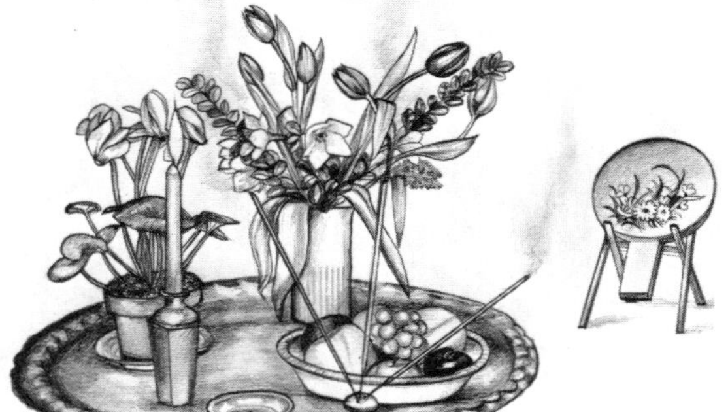

Natürliche Elemente sollten in jedem Heim vorhanden sein, um Umwelt und Sinne zu harmonisieren.

Kleidung

Die meiste westliche Kleidung ist sehr einengend und unbequem. Natürlich gibt es auch Ausnahmen, aber im allgemeinen ist die heutige Kleidung dazu angetan, den Körper in verschiedene Abschnitte zu teilen. Das ist weder gesund noch praktisch für das Lieben. Wenn man erst lange und umständlich mit Knöpfen und Reissverschlüssen herumfummeln muss, so ist das spontaner Erotik kaum förderlich. Versuchen Sie also, sich anzugewöhnen, sofort lose, lockere Kleidung anzuziehen, wenn Sie nach Hause kommen.

Der grösste Teil der sogenannten erotischen Unterwäsche, die im Handel erhältlich ist, besteht aus synthetischem Material. Boutiquen produzieren im allgemeinen teure Schlafzimmerkleidung, die aber mehr dem Fetischismus dient als dem Komfort oder der natürlichen Schönheit. Aber glücklicherweise ist es relativ leicht, sich seine eigene «Fantasie-Kleidung» zu schaffen. Man benutzt dafür einfache Seide oder Satin, und man braucht diese Sachen nicht einmal zu nähen. Es gibt auch viele Kleidungsstücke östlichen Stils zu kaufen, z. B. Kaftane, Kimonos, lose «Thai»-Pyjamas, Wickelgewänder und so weiter.

Wir haben die Angewohnheit, unser «Bestes» oder die anziehendste Kleidung immer nur dann zu tragen, wenn wir gesellschaftlich ausgehen, sei es zu Partys oder ins Theater und so fort. Das ist gut und schön, aber die Sorge um unser Aussehen in der Öffentlichkeit sollte nicht Vorrang davor haben, wie wir zu Hause in unseren eigenen vier Wänden für die geliebte Person aussehen.

Im *Kamasutra* wird festgestellt: «Wenn eine Frau sich ihrem Ehemann privat nähert, sollte ihre Kleidung aus vielen Ornamenten bestehen, aus verschiedenen Blumen und einigen süss duftenden Salben, aus einem Umhang in verschiedenen Stoffen und Farben.» Diese Schrift gibt ferner den guten Rat, dass eine Frau ihre beste Kleidung für den Ehemann reservieren sollte; und er sollte es genauso machen. Jede Frau, die ihrem Partner ständig gefallen und ihn reizen und erregen will, sollte eine hinreichende Auswahl an intimer Kleidung besitzen; sie sollte auch stets daran denken, sich für ihn genauso sorgfältig und gepflegt anzuziehen, wie sie es für gesellschaftliche Anlässe tut.

Im Westen werden Ober- und Unterkörper im allgemeinen durch einen engen Gürtel getrennt. Dies ist unbequem und ungesund, denn es hindert den freien Fluss von Energie durch den Körper. Versuchen Sie lieber, zu Ihrem Körper nett und freundlich zu sein, besonders dann, wenn er durch yogischen Lebensstil besonders sensitiv geworden ist. Lose Kleidungsstücke sind attraktiv und ausserdem leicht und billig herzustellen. Sie sind auch als Fertigware erhältlich und oft viel billiger als reguläre Masskleidung.

Enge Hosen sind besonders unbequem und ungesund. Sie können der Sexualregion tatsächlich Schaden zufügen. Östliche Ärzte bezeichnen dies ganz offen als eine der Hauptursachen für sexuelle Probleme wie Impotenz und Sterilität, aber auch für Krebs in den unteren Körperteilen. Die psychischen Zentren werden durch zu enge Kleidung in Unordnung gebracht; der Fluss vitaler Energie von einem Körperteil in den anderen wird gehemmt.

Versuchen Sie also, sich anzugewöhnen, Ihre Arbeitskleidung mit lockeren, bequemeren Sachen zu vertauschen. Lassen Sie Ihren Körper zu Hause frei atmen und im weichen, sinnlichen Gefühl lockerer Gewänder schwelgen.

Kleidung sollte stets gut gereinigt, gelüftet und sauber sein. Duftbeutelchen verleihen Kleidungsstücken eine sinnliche Aura und sind so ungemein leicht herzustellen. Gefühl und Geruch der Kleidung tragen genau wie deren Aussehen sehr viel zu erotischem Gefühl bei.

Schmuckstücke wie Armreifen, Halsketten, Ringe oder auch nur Blumen haben in der tantrischen Tradition symbolische Bedeutung. Sie fungieren als psychischer Schutz und dienen zugleich der Verschönerung. Im Osten schmücken sich die Frauen mit besonderem Schmuck mehr zum Entzücken ihrer Geliebten als für die Öffentlichkeit. Die Liebeskunst verlangt, dass wir von allen erotisch stimulierenden Hilfsmitteln Gebrauch machen, um die Sinne einzufangen und zu reizen.

Es gibt eine arabische Liebesabhandlung mit dem Titel *The Perfumed Garden*; sie wurde von Sir Richard Burton ins Englische übersetzt und 1886 veröffentlicht. Darin gibt es ein Beispiel für eine Liebesstellung, in der die Kleidung als sexuelle Hilfe benutzt wird: «Die Frau trägt eine Haremshose, die sie bis auf die Fersen hinabfallen lässt. Dann bückt sie sich und bringt den Kopf zwischen ihre Füsse, so dass ihr Hals in der Hose ist. In diesem Moment sollte der Mann ihre Beine ergreifen, die Frau auf den Rücken abrollen und sie einen Purzelbaum machen lassen. Dann sollte er mit angewinkelten Beinen sein Geschlechtsorgan gegen das ihre bringen, es zwischen ihre Beine schieben und dann voll und ganz einführen.»

Chinesische Frauen aus der mittelalterlichen Periode entwickelten aussergewöhnlich schöne und erotische Schlafzimmerkleidung, dazu bestimmt, gleichzeitig zu enthüllen und zu verbergen, um auf diese Weise die Fantasie zu stimulieren. Einige der provozierendsten und exquisitesten sind unserer Meinung nach die lose gebundenen Seidenmieder und die bauschigen Beinkleider aus fliessender Seide, normalerweise noch mit bunten Bändern verziert.

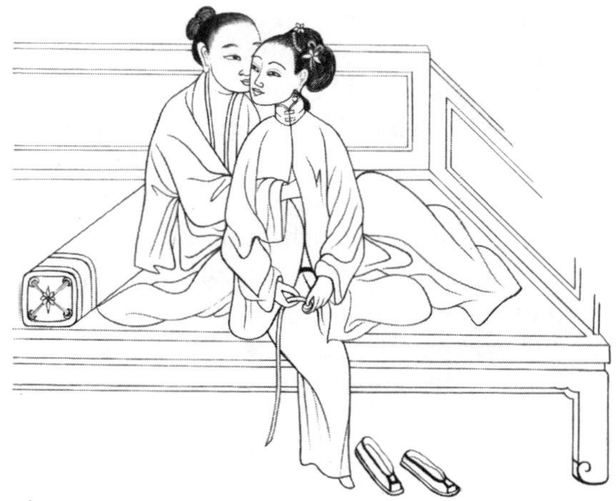

Orientalische Kleidung ist im allgemeinen lose und locker, um Bewegungsfreiheit zu gewährleisten und leichten Zugang zu ermöglichen.
Nach einem chinesischen Aquarell aus dem 17. Jahrhundert.

Die Frau hat ihr Haar zu einem hohen Chignon frisiert; sie trägt seidene Beinkleider und sieht aus wie eine Königin. Die diensttuenden Hofdamen tragen grünblaue Seidengürtel, gefältelte Röcke und Pantoffeln mit breiter Spitze.
CHANG CH'OU

Wandschirme sind im Kreis um das Polsterbett aufgestellt; die Kissen sind bereitgelegt. Dann legt die Frau ihr seidenes Mieder ab und öffnet ihre rote Seidenhose, die mit Blumen bestickt ist.
TA-LO-FU

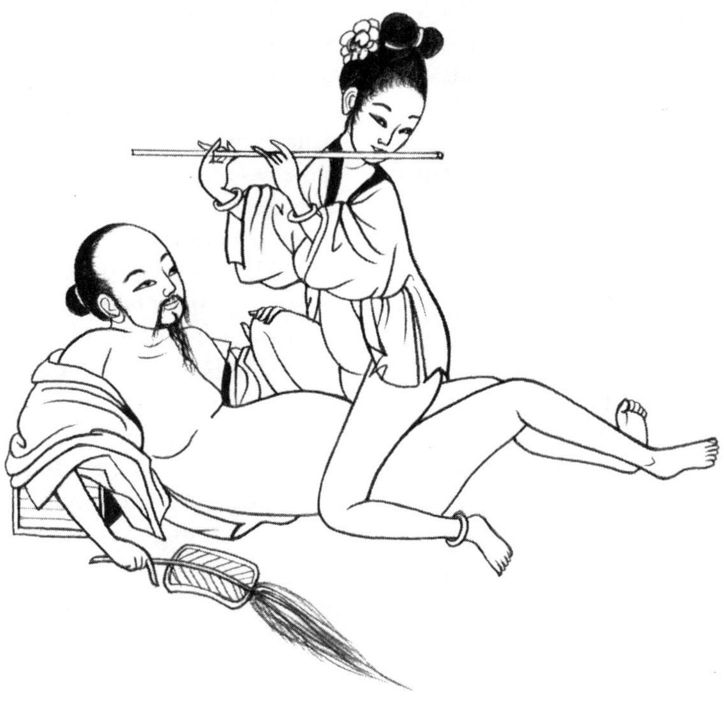

Kleidung ist ein integraler Bestandteil orientalischer erotischer Darstellung.
Nach einer chinesischen Malerei auf Seide; ca. 18. Jahrhundert.

Wenn weltliche Leidenschaft nachzulassen beginnt, schaut eine Ehefrau ihrem Ehemann nicht direkt in die Augen.
ANANGA RANGA

Wenn ein Mann liebt, ohne zu ejakulieren, wird seine Lebenskraft gestärkt, sein Körper wird harmonisiert, und sein subtiles Gehör und Sehvermögen geschärft. Obwohl solch ein Mann seine Leidenschaft unterdrückt hat, wird seine Liebe zur Frau anwachsen; es ist, als könnte er nicht genug von ihr bekommen.
YU-FANG-PI-CHUCH

Löse deinen ganzen Körper in das Schauen auf; so wirst du nur noch sehen, sehen, sehen …
RUMI

Im ganzen Orient gibt es viele Beispiele für einfache und doch erotisch anregende Kleidung, die sowohl eine Freude für das Auge als auch eine Wohltat für den Körper ist.

Da Kleidung ein so grosser Bestandteil des Lebens ist, sollte sie auch dafür entworfen werden, die Reize der Träger zu erhöhen, statt die Bewegungsfreiheit einzuengen. Farbe und Gewebe sind genauso wichtig wie der Stil; alles sollte ausgewählt werden, um die Sinne zu stimulieren.

Kleidung sollte ein Ausdruck der Persönlichkeit sein und die Sensitivität eher erhöhen als sie hemmen.

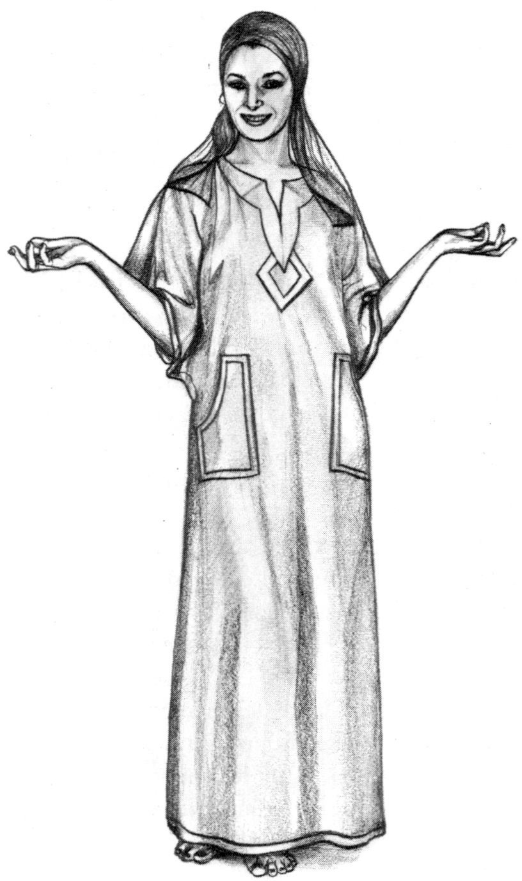

Kaftane sind bequem, billig und sehen immer gut aus.

Das innere Auge

Die Augen sind lange Zeit die Fenster der Seele genannt worden. Sie sagen sicher viel über den inneren Zustand einer Person aus, sowohl physisch als auch psychisch. Aus diesem Grunde wird Ärzten gelehrt, die Augen ihrer Patienten als Hilfe für die Diagnose zu inspizieren. Tantrische Lehrer untersuchen die Augen von zukünftigen Schülern, um deren Bedürfnisse zu erkennen und zu bestimmen.

Wir alle empfangen unbewusst Eindrücke, vor allem immer dann, wenn wir einer Person zum erstenmal begegnen. Dieser «erste Eindruck» wird durch den *Blick* in die Augen und durch den *Ausdruck* in den Augen erzeugt. So hinterlässt unerklärlicherweise manchmal ein «Blinzeln» oder ein «Aufblitzen» einen ungewöhnlich lange anhaltenden Eindruck. Ein andermal wird die Meinung vom «Funkeln» oder einem «gewissen Blick» der Person nachhaltig beeinflusst.

Tantra hält solche Zeichen für bedeutsam und unterscheidet verschiedene Kategorien von «Blicken».

Tantrische Lehren zählen vier Haupttypen von «Blicken» auf, die mit verschiedenen Augenstellungen und Atempraktiken verbunden sind.

Beim *umwerfenden Blick* des Tantra sind die Augen nach oben gerichtet, auf die Stirn zu, während der Atem ausgestossen wird. Beim *unterwerfenden Blick* schauen die Augen nach links, während der Atem eingezogen wird. Für den *beschwörenden Blick* sind beide Augen nach rechts und leicht nach oben gewandt, während der Atem angehalten wird. Für den *versteinernden Blick* schliesslich, der «Starrheit verursachen soll», schauen die Augen geradeaus zur Nasenspitze, während der Atem entspannt, aber regungslos ist.

Solche Techniken, tantrischen Yogis längst bekannt, sind im Westen nur professionellen Hypnotiseuren, Magiern und gelegentlich Händlern oder auch Gaunern vertraut, die sich Vertrauen erschwindeln wollen.

Wenn diese Techniken wahrhaft effektiv sein sollen, müssen sie von vorgeschriebenen Meditationstechniken begleitet werden. Glücklicherweise sind gerade diese Techniken im grossen und ganzen ein Geheimnis geblieben.

Die Augen haben Nervenstrukturen, die denen im Gehirn sehr ähnlich sind. In ihrer Funktion gleichen sie einem Computer; sie können Bewegungen voraussagen, bevor diese gemacht werden. Die Augäpfel stehen niemals ganz still, nicht einmal für einen Moment. Während Traumerlebnissen machen sie schnelle Bewegungen. Es scheint eine direkte Verbindung zwischen Augenbewegungen und Fantasie zu geben. Ob eine Person zuhört, kann man leicht feststellen, indem man ihr in die Augen sieht. Gleichermassen kann eine Lüge oder eine Halbwahrheit festgestellt werden, wenn man aufmerksam auf die Augenbewegungen achtet.

Die *Gheranda Samhita* erwähnt eine einfache Technik, um bewusste Kontrolle über die Augen zu erlangen. Diese Technik ist als *trataka* oder «Schauen» bekannt und wird in der erwähnten Schrift wie folgt beschrieben: «Schaue ruhig und ohne zu blinzeln auf einen kleinen Gegenstand, der in einiger Entfernung gehalten wird. Leere den Geist. Schaue weiter, bis die Tränen zu fliessen beginnen. Durch diese Übung können alle Augenkrankheiten bekämpft und Hellsichtigkeit entwikkelt werden.»

Eine übliche Meditationstechnik im Osten besteht darin, «auf die Nasenspitze zu schauen». Dies dient dazu, sowohl die Augen als auch den Geist zu beruhigen; es gestattet, den Sinn des «Sehens» nach innen zu ziehen. Bei dieser Übung sollte man sich auf den Atem konzentrieren und darauf achten, wann man einatmet, den Atem anhält oder ausatmet.

Ein Hellseher kann die Elemente im *Atem*

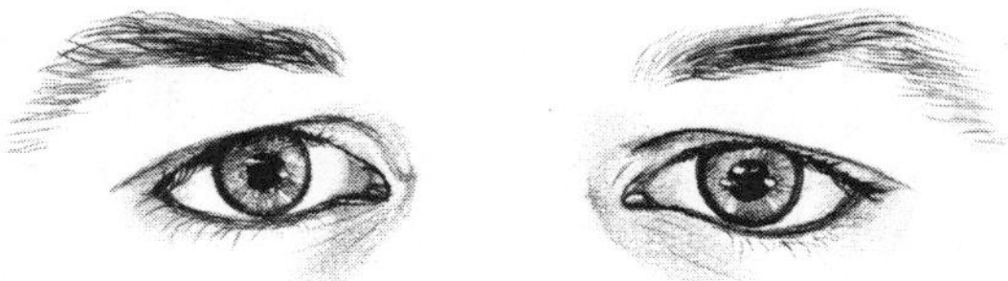

Die Augen schaffen einen intensiven *ersten Eindruck.*

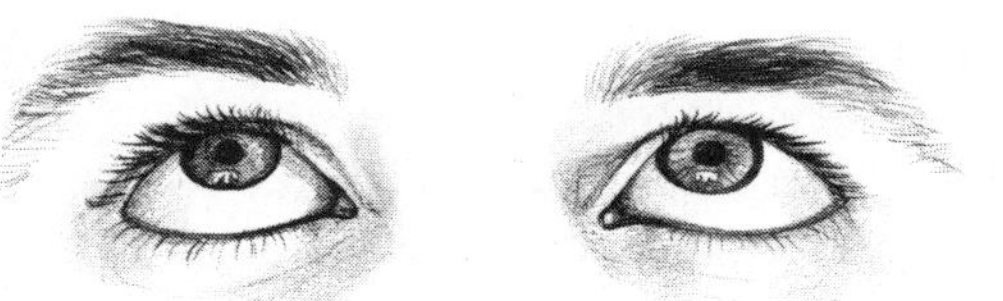

Der *umwerfende* Blick in Verbindung mit Ausatmen.

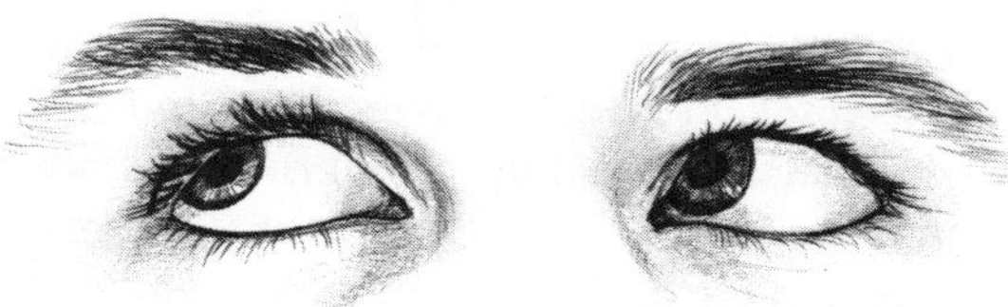

Der *unterwerfende* Blick in Verbindung mit Einatmen.

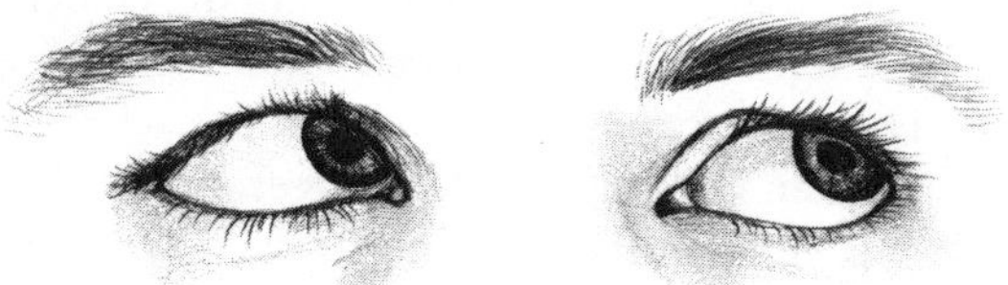

Der *beschwörende* Blick bei angehaltenem Atem.

wahrnehmen, und zwar nach Farbe und Form, wenn der Atem inhaliert wird. Wenn der Körper im Gleichgewicht ist und der Geist sich im Ruhezustand befindet, wird eine *innere Vision* geweckt, die normale Beschränkungen von Zeit und Raum übersteigt.

Gefühle sind leicht in den Augen zu erkennen; besonders Zorn, Freude, Humor und Erotik. Die «Reflexion» von Emotionen in den Augen ist auf einen subtilen Nerv zurückzuführen, der sie mit dem Nabel-Chakra verbindet. Sie können bewusst ein Gefühl wecken, indem Sie Atemtechniken und Visualisierung benutzen; unbewusst gibt es ständig Gefühle, die entstehen und sich ändern. Das Anhalten des Atems schafft eine Kraft, die vom Nabel-Chakra zu den Augen wandert. Wenn diese Kraft mit einer Visualisierung verbunden ist, zeigen die Augen das entsprechende Gefühl. Wenn Sie z. B. Erotik hervorrufen möchten, stimulieren Sie zuerst das *innere Feuer* durch eine Anzahl tiefer Atemzüge. Konzentrieren Sie sich auf das Anhalten des Atems und kanalisieren Sie die Energie aufwärts. Dann stellen Sie sich irgend etwas Erotisches vor. Konzentrieren Sie sich auf alle Details. Sie werden feststellen, dass Sie «emotional beteiligt» werden. Regulieren Sie Atem und Emotionen. Sie werden dann imstande sein, erotische Energie durch die Augen bewusst nach aussen zu kanalisieren. Behandeln Sie diese Kraft mit Sorgfalt. Versuchen Sie, diese Kraft mit tiefer, mitfühlender Liebe zu erfüllen. Dies wird sehr wirksam erreicht, indem Sie sich einen anderen subtilen Nerv vorstellen, der das Herz-Chakra mit den Augen verbindet und Mitgefühl nach aussen kanalisiert, um es mit der Kraft des Nabel-Chakras zu vereinigen.

Die rechte Seite des Gehirns ist mit dem linken Auge verbunden, die linke Seite des Gehirns mit dem rechten Auge. Durch Überarbeitung ausgelöste Kopfschmerzen können oft behoben werden, wenn man einen sanften Fingerdruck auf die Stellen unmittelbar über den Augäpfeln ausübt. Stirnhöhlenbeschwerden lassen sich durch leichte Massage der Region direkt unter den Augen beheben, desgleichen Migräne; streichen Sie mit den Fingern von der Nase weg nach aussen. Den Augen selbst kann durch Kopfmassage, kaltes Wasser, frische Luft und ganz besonders durch umgekehrte Yoga-Stellungen geholfen werden, die die Blutzufuhr zum Kopf steigern.

Östliche Lehren betonen, wie wichtig es ist, den Augen sorgsame Pflege angedeihen zu lassen. Da Hitze den Augen besonders schaden kann, ist es ratsam, sie mit einem kühlen Tuch zu schützen, wenn man ein Dampfad oder eine heisse Dusche nimmt. Einer der ältesten Augenbalsame, die der Menschheit bekannt sind, ist sogenanntes «Kohl», also Antimonpulver; Schwärze, die zum Dunkelfärben der Augenlidränder dient. Dieses Mittel wird sowohl von Männern als auch von Frauen im Nahen und Fernen Osten benutzt. Heutzutage gibt es viele künstliche «Kohls» auf dem Markt. Diese «Kohls» sind aber lediglich schwarze Präparate, die aus dunklen Substanzen hergestellt und mit einem Grundstoff gemixt werden. Sie haben nur wenig wohltuende Wirkung, und einige dieser Präparate sind sogar gefährlich. Echtes «Kohl» wird durch Verbrennen wohltuender, kühlender Kräuter, von Ölen und sonstigen Bestandteilen hergestellt; der Russ wird auf einer kühlen Oberfläche gesammelt, z. B. auf der Aussenseite eines mit Wasser gefüllten Topfes. Eins der besten «Kohls» wird aus Kampfer gemacht, der mit Kräutern vermischt verbrannt wird. Wenn «Kohl» richtig zubereitet wird, kühlt, reinigt und schützt es die Augen; gleichzeitig schwärzt es die Ränder auf eindrucksvolle und erotisch angenehme Weise.

Sowohl tantrischen als auch taoistischen Lehren zufolge haben die Augen eine Funktion, die in direkter Beziehung zur Kontrolle des Geistes steht. Um z. B. eine vorzeitige Ejakulation zu verhindern, können die Augen mehrmals rundum verdreht werden. Die Texte stellen fest: «Dies kontrolliert sehr wirksam den ‹Aufstieg von Feuer› beim Nabel-Chakra und schafft eine Stabilisierung des Dranges zum Orgasmus.»

Eine andere tantrische Technik besteht darin, die Augen nach oben zu verdrehen, während der Atem angehalten wird. Dies lenkt den Geist von den Sinnen ab und verhindert unfreiwilligen Orgasmus.

Harmonisches Lieben ist wohltuend für die Augen und verhilft ihnen zu Glanz und Macht. Durch das Bewusstwerden der «inneren» Qualitäten des Sehens kann das Paar erhöhte Sensitivität und Kreativität erlangen. Statt die Augen als selbstverständlich hinzunehmen, sollte man lieber versuchen, sich mit ihrer geheimen Macht vertraut zu machen.

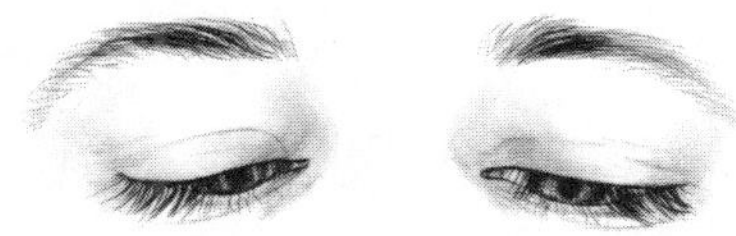

Der *versteinernde* Blick; der Atem ist entspannt, aber regungslos.

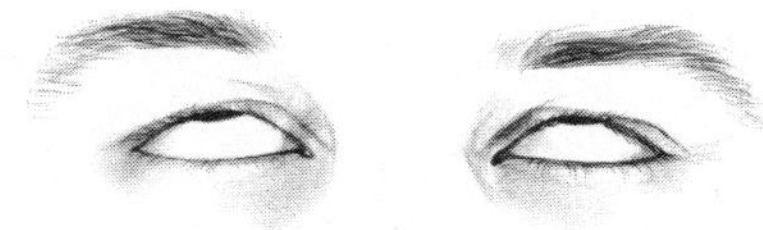

Werden die Augen nach oben verdreht, während der Atem angehalten wird, konzentriert sich Energie in eine transzendentale Richtung und hilft, den Orgasmus zu beherrschen. Diese Technik ist sowohl im Taoismus als auch im Tantra bekannt.

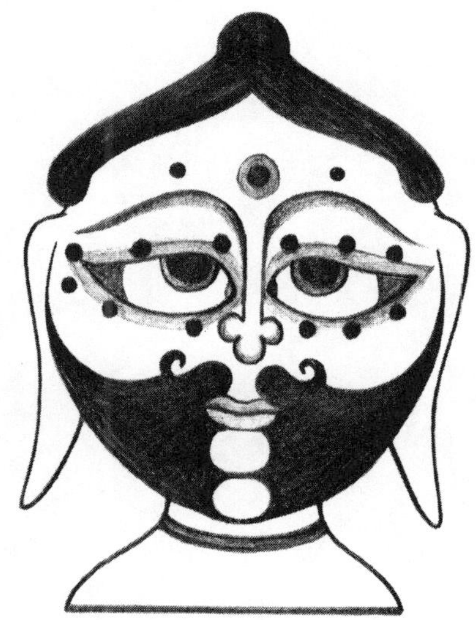

Dieses tantrische Diagramm zeigt die subtilen Energiepunkte rund um die Augen. Druck auf diese Stellen löst Augenverkrampfung und hilft bei der Entwicklung hellseherischer Fähigkeiten.

Nach einer Miniaturmalerei aus Rajasthan; spätes 18. Jahrhundert.

Innere Szenerie

Der Geist hat ungeheure Kräfte der Fantasie, die aber beim Erwachsenen im allgemeinen verlorengehen. Diese natürliche Fähigkeit kann wiedererweckt werden, um sie in den Dienst der sexuellen Geheimnisse zu stellen. Alle grossen Dichter, Maler, Wissenschaftler und Philosophen besitzen die natürliche Fähigkeit zu kreativer Fantasie. Viele ihrer Entdeckungen und Werke sind Produkte einer vorgestellten inneren Welt.

Östlichen Lehren zufolge wird in der Welt der Fantasie Kontakt zu den wahren Quellen der Weisheit und Intelligenz hergestellt. Die mystischen Traditionen schreiben spezifische Techniken vor, um eine *innere Szenerie* zu schaffen, in der Kreativität blühen kann.

Wenn wir *visuell* denken statt durch inneren Dialog oder «geistiges Geplapper», dann wird die Gelegenheit zur Entfaltung einer inneren Szenerie enorm gesteigert.

Die *Kena Upanishad*, eine frühe Hindu-Schrift, stellt dazu fest: «Durch das Wissen um das Selbst erlangen wir Macht; durch die innere Vision erreichen wir Ewigkeit.»

Diese metaphysische Feststellung ist sehr hilfreich, um zu verstehen, warum tantrische Lehren so nachdrücklich die Visualisierung betonen, und zwar als Hilfe zur Befreiung. Das Wissen um das Selbst weckt ganz sicher unser enormes inneres Potential, aber eine entwickelte Visonsfähigkeit ist erforderlich, um unsere innere Macht kreativ zu kanalisieren. Glücklicherweise ist jedermann zur Entwicklung der inneren Vision als Werkzeug der Selbstentdeckung fähig.

Bei Tantra ist die Entwicklung der Visionsfähigkeit ein zweifacher Prozess; eine offene *Introspektion von Bildern, die sich im Geist ergeben*, und eine eifrige *Stimulierung der Fantasie durch Visualisierung*. Zwei grundlegende philosophische Prinzipien dienen als Grundlage für tantrische Visualisierung.

Da ist zunächst das Prinzip der *Expansion und Kontraktion*. Alle erschaffenen Dinge dehnen sich aus und ziehen sich schliesslich wieder zusammen. Dieser Vorgang wiederholt sich immer von neuem. Sterne, Sonnen, ganze Milchstrassen, desgleichen Atome, Verbindungen, unorganische und organische Lebensformen sowie alle Einzelwesen weisen die Neigung auf, sich auszudehnen oder zusammenzuziehen. Beim Geschlechtsakt spielen Expansion und Kontraktion eine grosse Rolle.

Das zweite Prinzip besteht darin, dass alle Phänomene an sich «leer» sind. Wie auch immer wir die Realität betrachten, immer wieder entdecken wir Leere. Tantra sieht diese «Leere» keineswegs negativ, sondern sieht statt dessen, wie sich aus dieser Leere Eigenschaften des Bewusstseins und der Wonne erheben. Dies scheint ein merkwürdiger Widerspruch zu sein, doch die tantrische Anschauung ist, dass Bewusstsein gegenwärtig sein muss, *um Leere erleben zu können.*

Um das 2.–3. Jahrh. n. Chr. tauchte Tantra als eigenständige metaphysische Lehre auf; die philosophische Basis bildet die dreifache Wechselwirkung von Leere, Bewusstsein und Glückseligkeit. Ganz gleich, auf welchen inneren oder äusseren Gegenstand sich der Geist konzentriert, immer wird er als erstes Merkmal Leere entdecken, als zweites Bewusstsein und als drittes schliesslich Glückseligkeit. Leere – oder das Raumelement – durchdringt den Gegenstand und ist quantitativ grösser als die anderen Elemente. So ist z. B. der weitaus grösste Teil des Universums nichts weiter als leerer Raum. Ähnlicherweise besteht ein einzelnes Atom grösstenteils aus Leere. Der menschliche Körper, durch ein riesiges Vergrösserungsglas betrachtet, würde ebenfalls nur eine grosse ausgedehnte Fläche darstellen, die von kleinen Konzentrationen pulsierender Energie ausgefüllt ist. Leere beherrscht auch die Psyche, doch in der Innenschau entdeckt man, dass diese Leere mit Bewusstsein und Wonne erfüllt ist. Diese mystische Betrachtung der Realität ist allen entwickelten spirituellen Traditionen eigen, und es ist nur ein anderer Ausdruck für die Feststellung, dass das ganze Universum durch den glückseligen Willen Gottes erhalten wird.

Diese Aussage wird dem buddhistischen tantrischen Lehrer Aryadeva zugeschrieben: «So wie ein klarer Edelstein gefärbt wird durch die Farbe anderer Gegenstände rundherum, so wird auch der Edelstein des Geistes durch konstruktive Fantasie gefärbt.»

Wenn Sie die Visionsfähigkeit wecken und kanalisieren wollen, so ist es nur notwendig, Ihren Geist mit Ihrer eigenen inneren Szenerie zu färben.

Nehmen Sie eine gemütliche Stellung ein. Setzen oder legen Sie sich hin. Entspannen Sie den Körper, indem Sie tief und kräftig durchatmen. Wenn das Entspannen für Sie ein Problem ist, so konzentrieren Sie den Geist abwechselnd auf verschiedene Teile des Körpers. Fangen Sie bei den Füssen an. Spannen und entspannen Sie jeden Körperteil. Spannen (Kontraktion) und Entspannen (Expansion) helfen dem Psycho-Organismus, sich zu harmonisieren. Wenn der Körper sich wohl fühlt, verlangsamen Sie den Atem. Konzentrieren Sie den Geist auf die Luft, die in den Körper eindringt und ihn wieder verlässt.

Stellen Sie sich vor, dass der Körper vollkommen geräumig ist; leer wie der entfernte-

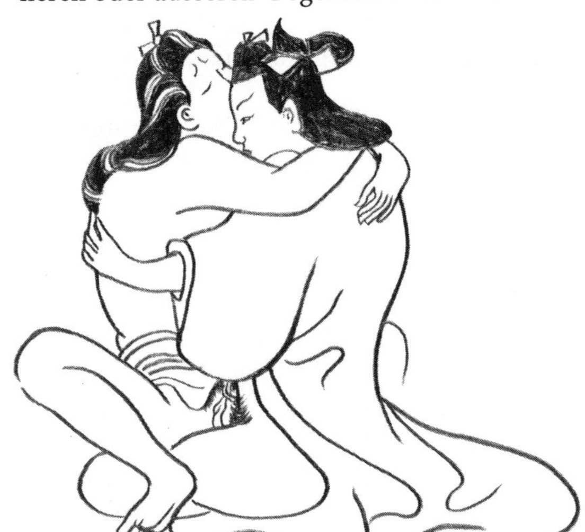

Intime Liebesstellung.
Nach einem japanischen Holzschnitt von Moronobu; 17. Jahrhundert.

ste Winkel des äusseren Raumes. Sehen Sie nur die *Oberfläche* des Körpers, die äussere Haut. Behalten Sie die *äussere Form* in Ihrem geistigen Auge. Konzentrieren Sie sich fest auf die dem Körper innewohnende Leere. Stellen Sie sich folgendes vor: Wenn Sie einatmen, dehnt sich die äussere Oberfläche aus; wenn Sie ausatmen, zieht sie sich zusammen. Beobachten Sie diese Vision von sich selbst mit dem inneren Auge. Versuchen Sie, ganz ruhig und emotional unbeteiligt zu bleiben. Werden Sie sich die ganze Zeit über mehr und mehr der Kontraktion und Expansion bewusst. Erkennen Sie, dass sich auch das äussere Universum zusammenzieht und ausdehnt. Sehen Sie sich selbst als Spiegel für diesen Vorgang der Wechselwirkung zwischen Yang und Yin. Versuchen Sie, sich in diesen widerspiegelnden Prozess zu vertiefen. Spüren Sie, dass Ihr Herzschlag das Zentrum des Universums ist. Stellen Sie sich vor, dass Brahma als das innerste Selbst dort wohnt und Strahlen visionären Lichts aussendet, um die «Leere» darin zu füllen. Identifizieren Sie sich mit Brahma (dem schöpferischen Geist) als dem Laut «OM» im Zentrum des Körpers. Erkennen Sie, das *Brahma darin* sich nicht vom *Brahma im Zentrum des Makrokosmos* unterscheidet.

Wenn Sie sich Brahma sowohl im Körper als auch im Universum bewusst geworden sind, stellen Sie sich die innere Szenerie vor. Genau wie die äussere Welt besteht sie aus Elementen, Energien, Hitze und Kälte, Feuer und Wasser, Bergen, Vulkanen, Ozeanen, Wüsten, Wäldern, Hügeln, Tälern, Flüssen, Gärten und Heiligtümern. Vom Brennpunkt des Herzens aus lassen Sie kreative Lichtstrahlen zur äusseren Oberfläche des Körpers strömen. Stellen Sie sich die äusseren Konturen des Körpers als Hügel vor, die Haare als Bäume, das rechte und linke Auge als Sonne und Mond. Stellen Sie sich die Arterien und Venen als Flüsse und Ströme vor, die inneren Organe als Schreine und Heiligtümer, das Gehirn als Berg Meru, den Gipfel eines inneren heiligen Berges. Stellen Sie sich den Subtilen Körper mit seinen Myriaden subtiler Kanäle vor. Denken Sie an die Kundalini, die innere Sonne im Nabel-Chakra und an den inneren Mond im Kopf-Chakra. Stellen Sie sich dies alles so vor, *als ob Brahma, der in Ihrem Herzen residiert, all das erschafft.*

Wenn Sie einatmen, stellen Sie sich vor, wie die Lebenskraft aus dem Zentrum des Universums in Ihren Körper eindringt. Während Sie den Atem anhalten, stellen Sie sich vor, wie die ursprüngliche Vitalität von Brahma sich in die Lebensströme *Prana, Apana, Samana, Udana* und *Vyana* teilt. Jeder von ihnen nimmt das Aussehen farbigen Lichtes an; es erleuchtet das innere Wesen und erhält es. Es kontrolliert die vitalen Körperfunktionen und Fähigkeiten der Sinne. Die folgende Aufstellung zeigt die jeweiligen Beziehungen:

Lebensstrom	Farbe	Vitale Körperfunktion	Sinnes-Fähigkeit
Prana	Smaragdblau	Kreislauf und Atmung	Riechen
Udana	Rotviolett	Gefühle und Schlucken	Berühren
Samana	Gelbrot	Assimilation und Verdauung	Sehen
Vyana	Blauweiss	Muskeln und Haltung	Hören
Apana	Orangerot	Alle Ausscheidungen	Schmecken

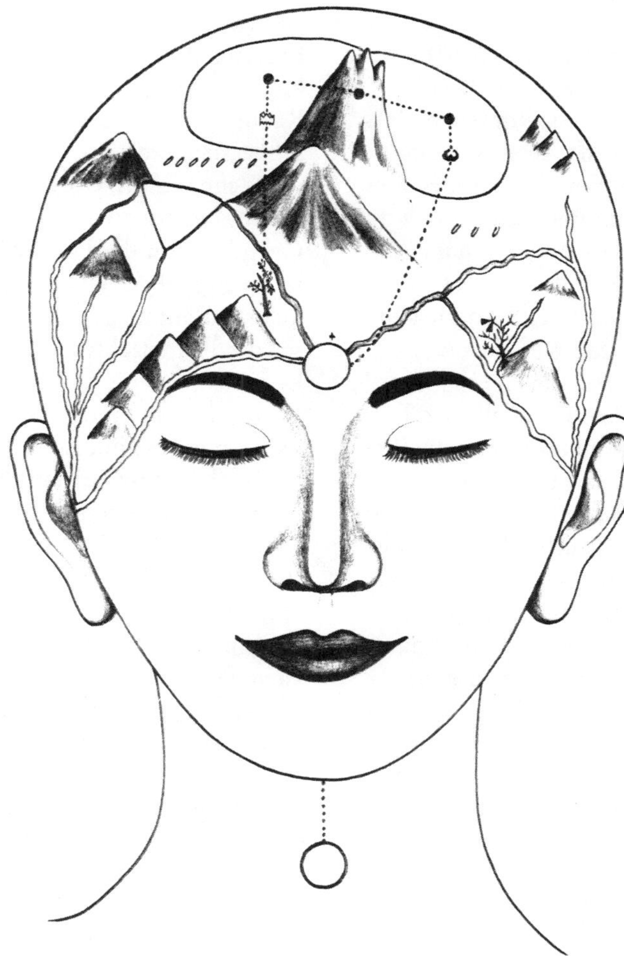

Der Fluss des Lebens rauscht ungestüm dahin. Er hat fünf Ströme von Sinnes-Gefühlen, die aus den fünf Quellen kommen, den fünf grossen Elementen. Seine Wellen werden von fünf Arten von Winden bewegt, und sein Ursprung ist der fünffache Brunnen des Bewusstseins. Der Fluss hat Wirbel und Stromschnellen.
SVETASHVATARA UPANISHAD

Dies sind die imaginären Formen, die vor der endgültigen Vision der Auflösung vor dem geistigen Auge erscheinen: Nebel, Rauch, eine Sonne, Wind, Leuchtkäfer, ein Feuer, Blitz, klarer Kristall, ein Mond.
SVETASHVATARA UPANISHAD

Innere Szenerie ... das ist des Geistes Entdeckung der Beziehungen zwischen Mikrokosmos und Makrokosmos. Diese Zeichnung – nach einer zeitgenössischen balinesischen Malerei – zeigt den Geist, wie er sich als Meru betrachtet, als der «Heilige Berg»; es gibt Pilgerrouten zum Dritten Auge und zur Öffnung von Brahma.

Brahma wohnt im Herz-Lotos, wo sich die subtilen Nerven – wie die Speichen eines Rades an der Nabe – treffen. Meditiere über Brahma als «OM» und überquere den Ozean der Dunkelheit.
MUNDAKA UPANISHAD

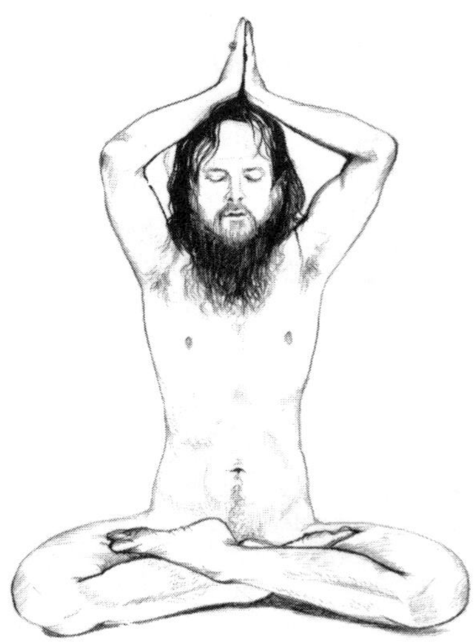

Yoga-Stellungen sind hilfreich bei der Entwicklung von geistiger Konzentration und Visualisierung.

Wenn Sie erst einmal imstande sind, die innere Szenerie nach Belieben zu erschaffen, können Sie sie dazu benutzen, die Erotik zu erhöhen. Üben Sie das Ausdehen und Zusammenziehen der Vision der inneren Szenerie; steigern oder vermindern Sie das Ausmass. Stellen Sie sich nicht Hügel und Täler, sondern Felsspitzen und tiefe Schluchten vor; nicht Flüsse und Teiche, sondern reissende Ströme und Meere. Verbinden Sie Ihre Emotionen mit diesen inneren Visionen; dann werden sie stärker und realer werden.

Stellen Sie sich vor, dass der Körper das Universum ausfüllt; dann stellen Sie ihn sich klein wie ein Atom vor. Konzentrieren Sie sich auf die feinen Details. Suchen Sie stets nach mehr Perfektion in der Vision. Während Sie die Vision des Selbst ausdehnen und zusammenziehen, wird sie konzentrierter, kontrollierter und transzendentaler werden.

Prajnopaya, eine mittelalterliche tantrische Schrift, gibt zu diesem Vorgang einen guten Rat: «Man muss in der Weise vorgehen, dass der Geist nicht abschweift, denn wenn ein edelsteingleicher Geist von der transzendentalen Einheit abschweift und sich in Widersprüche verwickelt, wird Perfektion nicht erlangt.»

Die Visualisierung innerer Szenerie kann bei der Erotik eine wichtige Funktion ausüben. Während des Liebens sollte sich die aktive Person Yang-Dinge vorstellen, z. B. Feuer, Berge und Vulkane, während die Person in der passiven Rolle Yin-Dinge im Geist behalten sollte, z. B. Wasser, Täler und Teiche. Dies hat eine sehr reale und machtvolle Wirkung auf die Qualität des Liebens. Die meisten Leute fantasieren während des Liebens, aber wenn diese natürliche Neigung kontrolliert und wie geschildert dirigiert wird, sind die Wirkungen ganz anders.

Ist die Fähigkeit zur Visualisierung erst einmal entwickelt, eröffnet sich eine neue Reichweite der Möglichkeiten für kreatives Lieben.

Visualisierung

Tantrische Lehren werden grösstenteils in visuellen Begriffen ausgedrückt, die auf natürliche Weise zum Verständnis der tiefen intuitiven Wahrheiten beitragen. Wenn wir mit der uns eigenen Natur klarkommen wollen, müssen wir lernen, wie man das «geistige Geplapper abschalten» und so dem Geist Gelegenheit verschaffen kann, offen zu bleiben.

Die *Chandogya Upanishad*, eine bedeutende frühe Hindu-Schrift, erklärt: «Woher tauchen alle diese Welten auf? Sie kommen aus dem Raum. Alle Wesen und Dinge tauchen aus dem Raum auf, und in den Raum kehren sie letzten Endes wieder zurück; Raum ist in der Tat ihr Anfang, und Raum ist schliesslich ihr Ende.»

Wenn wir uns der Weite des inneren Raums bewusst werden können, ist die Grundlage für das Praktizieren von Visualisierung gegeben. Durch das Ausfüllen des inneren Raumes mit kreativer Visualisierung schaffen wir effektiv «unsere eigene Wirklichkeit».

Obwohl es tantrische Visualisierung in vielerlei Form gibt, ist allen ihr Ursprung in Leere und Raum gemeinsam. Wie wir bereits im Abschnitt *Innere Szenerie* erklärt haben, ist die Leere von Tantra paradoxerweise mit Bewusstsein und Glückseligkeit erfüllt. Es ist eine volle Leere.

Eine einleitende tantrische Visualisierung sieht den Körper als innerlich geräumig und äusserlich als eine Oberfläche mit Sinnesorganen, Elementen und Energien.

Tantrische Schriften umreissen verschiedene Wege, um durch Visualisierungs-Techniken erhöhte Empfänglichkeit und Spontaneität zu entwickeln.

Das *Chakrasambhara Tantra*, eine bedeutende metaphysische Abhandlung aus dem 6.–8. Jahrh. n. Chr., nennt folgende Visualisierung für das Wecken und die Steigerung der Sinne:

«Suche dir einen ruhigen Ort und nimm eine behagliche Position ein. Denke an die allen Phänomenen innewohnende Leere. Erkenne, dass Bewusstsein und Glückseligkeit im inneren Raum gefunden werden. Visualisiere Lichtstrahlen, die vom Herz-Zentrum ausgehen. Diese Lichtstrahlen breiten sich durch den Körper aus, erstrecken sich in den Raum und überschütten alles, was ihnen begegnet, mit Licht. Ziehe die Strahlen ins Innere zurück und sammle sie dort. Ziehe den männlichen und weiblichen Atem von links und rechts ein und konzentriere sie auf die Region des Herz-Chakra. Stelle dir vor, wie du mit Heroismus und Furchtlosigkeit erfüllt wirst. Visualisiere einen Stammbaum tantrischer Lehrer über deinem Kopf. Bete zu ihnen um Hilfe beim Prozess des inneren Erwachens. Stelle dir eine rote und weisse Scheibe vor, die auf dem Zusammenschluss der Nerven im Herz-Chakra ruht. Auf dieser Scheibe stelle dir einen Lichtpunkt von der Grösse eines Sesamsamenkorns vor. Konzentriere deinen Geist intensiv darauf. Reguliere den Atem, sorge für einen Ausgleich des rechten und linken Atems, bis ein sanftes Gleichgewicht vorherrscht. Halte den Geist unter Kontrolle, damit er nicht abschweifen kann. Wonnevolle Klarheit wird das Resultat sein. Dann übertrage die Vorstellung auf die anderen Sinnesorgane.

Stelle dir zwei feine, helle, *weisse* Punkte in den Pupillen der Augen vor. Schliesse die Augen und stelle dir vor, dass diese Punkte immer noch vorhanden sind. Wenn der Geist sich daran gewöhnt hat, konzentriere dich auf andere Gegenstände. Behalte aber diese beiden weissen Punkte ständig im Geist. Mit einiger Übung werden diese Lichtpunkte immer lebhafter werden, ganz gleich, worauf der Blick fällt. Wenn Stabilität erreicht ist, ziehe diese Punkte in die Höhle des Herzens. Stelle dir vor, wie das Herz Brillanz und Klarheit gewinnt. Als nächstes übertrage die

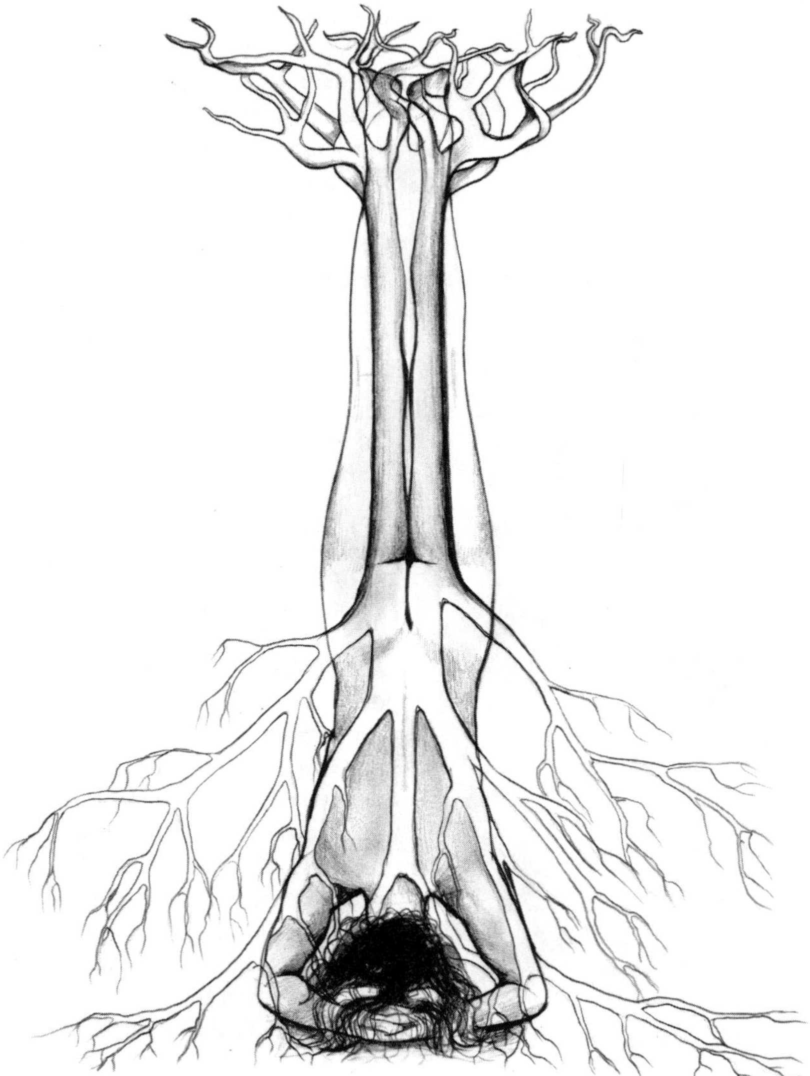

Vorstellung auf die beiden Ohren. Stelle dir in jedem Ohr einen feinen *blauen* Punkt vor. Meditiere an einem total stillen Ort darüber. Wenn du den Geist mit Erfolg darauf fixiert hast, suche einen Ort auf, an dem es Geräusche gibt. Behalte aber immer diese beiden feinen blauen Punkte im Gedächtnis. Mit einiger Übung werden auch diese Punkte lebhafter werden, ganz gleich, was man hört. Wenn Stabilität erreicht ist, zieh diese Punkte nach innen und konzentriere sie im Herz-Chakra. Danach übertrage diese Vorstellung auf die Nase.

Stelle dir einen feinen *gelben* Punkt in jedem Nasenloch vor. Meditiere darüber an einem Ort, wo es absolut keine Gerüche gibt. Konzentriere den Geist darauf. Wenn die Visualisierung nicht mehr wankt, begib dich an einen anderen Ort, wo es Gerüche gibt. Halte den Geist aber ständig auf diese beiden feinen gelben Punkte konzentriert. Lasse dich durch nichts beirren oder davon abbringen. Die Punkte werden immer lebhafter werden. Wenn Stabilität erreicht ist, ziehe die Punkte in das Herz-Chakra ein. Als nächstes übertrage die Vorstellung auf die Zungen.

Stelle dir einen feinen *roten* Punkt an der Wurzel der Zunge vor. Meditiere darüber, ohne irgend etwas zu kosten oder zu schmekken. Konzentriere den Geist auf diesen roten Punkt. Wenn die Visualisierung konstant ist, koste mehrere Dinge von unterschiedlichem Geschmack. Aber was du auch immer kostest, denke stets daran, den Geist auf diesen roten Punkt zu konzentrieren, damit der Punkt immer leuchtender wird. Wenn Stabilität erreicht ist, ziehe den Punkt in das Herz-Chakra hinein.

Übertrage die Vorstellung auf den Körper und konzentriere dich auf einen feinen *grünen* Punkt in der Sexualregion, zwischen Anus und Geschlechtsorgan. Fixiere den Geist darauf, ohne irgend etwas zu berühren. Wenn der Geist die Konzentration auf den grünen Punkt erlangt hat, versuche verschiedene Dinge zu berühren. Behalte aber ständig den grünen Punkt im Gedächtnis, damit er immer brillanter wird. Wenn Lebhaftigkeit errreicht ist, stabilisiere die Konzentration und ziehe den Punkt in das Herz-Chakra hinein.

Mische die verschieden gefärbten Lichtpunkte im Herz-Chakra. Stelle dir vor, dass sich einer in den anderen und alle schliesslich in nichts auflösen.

Dann erhebe dich aus dem Zustand der «Inneren Ruhe». Stelle dir vor, wie die farbigen Punkte gleichzeitig und spontan auftauchen, nach aussen strahlen und sich zu den Sinnesorganen erstrecken.

Durch solche Meditation wird das gesamte Sein gereinigt; die Sinne werden erhöht.

Diese Visualisierung entwickelt sich aus der Leere, zieht sich in die Leere zurück und ist doch wahrhaft erfüllt von der bewussten Erfahrung von Sein und Seligkeit.»

Diese psycho-sinnliche Art der Visualisierung ist typisch für die tantrische Methode, Einfluss auf Fähigkeiten zu gewinnen, die normalerweise rein mechanisch bleiben. Sie führt zu einer Ausweitung des Bewusstseins und zu erhöhter Bewusstheit. Alle Visualisierung entwickelt sich stets aus dem Spiel der Sinne mit dem Geist.

Hatha Yoga ist für Visualisierung beson-

Die *Bhagavad Gita* stellt fest: «Eine Person, die den Heiligen Baum kennt, der im Ur-Sein wurzelt, dessen Stamm der Körper von Brahma ist, dessen Blätter die Heiligen Lehren sind … der ist ein wahrer Kenner der Wirklichkeit.» Wenn eine Person den Yoga-Kopfstand *(shirshasana)* praktiziert, dann sollte sie sich das ganze Sein als einen umgekehrten Baum vorstellen, durch den Energie von den Füssen (Wurzeln) zur Krone (obere Äste) geleitet wird.

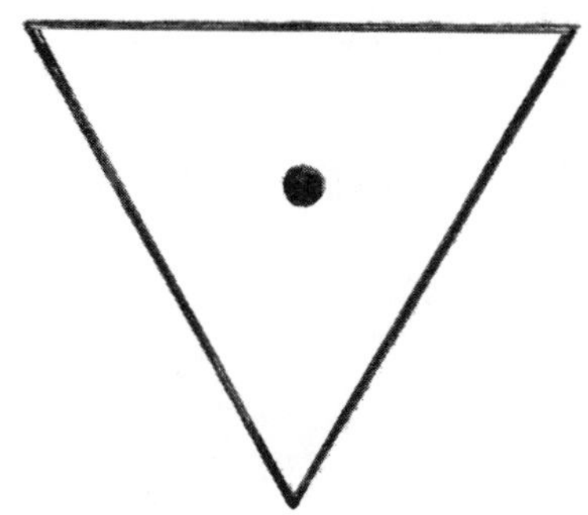

Die Basis des Yoga-Kopfstandes ist ein gleichseitiges Dreieck, das von den beiden Ellbogen und den miteinander verschränkten Händen gebildet wird. Wenn man sich vorstellt, dass dieses Dreieck die natürliche Dreiteilung aller weltlichen Phänomene symbolisiert, kann Aufstieg erreicht werden. Der Geist sollte sich auf einen imaginären Punkt in der Mitte konzentrieren, also physisch im Stirnbereich des Dritten Auges gelegen.

ders hilfreich. Viele der Stellungen sind direkt mit spezifischen Meditations-Übungen verbunden.

Die *Katha Upanishad,* eine frühe Hindu-Lehrschrift, stellt fest: «Der Baum der Ewigkeit hat seine Wurzeln oben im Himmel, und seine Zweige reichen zur Erde hinab. Er ist reines Brahman, der Unsterbliche Geist, auf dem alle Welten beruhen. Wenn man dies weiss, kann Unsterblichkeit erlangt werden.»

Diese rätselhafte Feststellung ist direkt mit dem Yoga-Kopfstand *(shirshasana)* verbunden. Um diese Stellung korrekt praktizieren zu können, muss sie von *Visualisierung* begleitet werden. Das bezieht sich auch auf die tantrische Methode, Lebensenergien zu kontrollieren, indem man ihren autonomen unwillkürlichen Fluss umkehrt.

Der Yoga-Kopfstand braucht zur Unterstützung eine dreieckige Form, nämlich durch Kopf, Hände und Ellbogen. Dadurch soll der Yogi gleichzeitig daran erinnert werden, dass allen Phänomenen drei Kräfte zu Grunde liegen. Wenn Sie ein gleichseitiges Dreieck mit einem zentralen Brennpunkt visualisieren, kann der Yoga-Kopfstand leicht beibehalten werden. Es wird eine natürliche Resonanz geschaffen zwischen der Form, die dem Geist vorschwebt, und der physischen dreieckigen Gestalt, die – auch *Yantra* genannt – die äussere Unterstützung für diese Stellung ist.

Der *Baum der Ewigkeit,* dessen «Wurzeln oben im Himmel sind, während die Zweige zur Erde hinabreichen», ist ein sehr eindrucksvolles Symbol, das in mehreren metaphysischen Traditionen gefunden werden kann. Eine ähnliche Meditation über den Mikrokosmos als umgekehrten Baum, dessen Wurzeln im Himmel sind, während seine Zweige zur Erde hinabreichen, ist Teil der kabbalistischen Lehre.

In diesem Buch haben wir immer wieder einfache Visualisierungen illustriert, die Bestandteil tantrischer und taoistischer Traditionen sind. Der einzige Weg, das «Wie» und «Warum» der Visualisierung zu verstehen, ist das Ausprobieren. Die beachtliche Kraft der Vorstellung wird mehr über die wahre Natur des Geistes enthüllen, als es eine ganze Bibliothek psychologischer Bücher vermag. Transzendentale Visualisierung erfordert lediglich einen entspannten und bereitwilligen Geist, der vollkommen frei ist von weltlichen Gedanken oder geistigem Geplapper. Wenn sich der Geist erst einmal in absoluter Ruhe befindet, kann er auf eine innere Vorstellungswelt gerichtet und konzentriert werden.

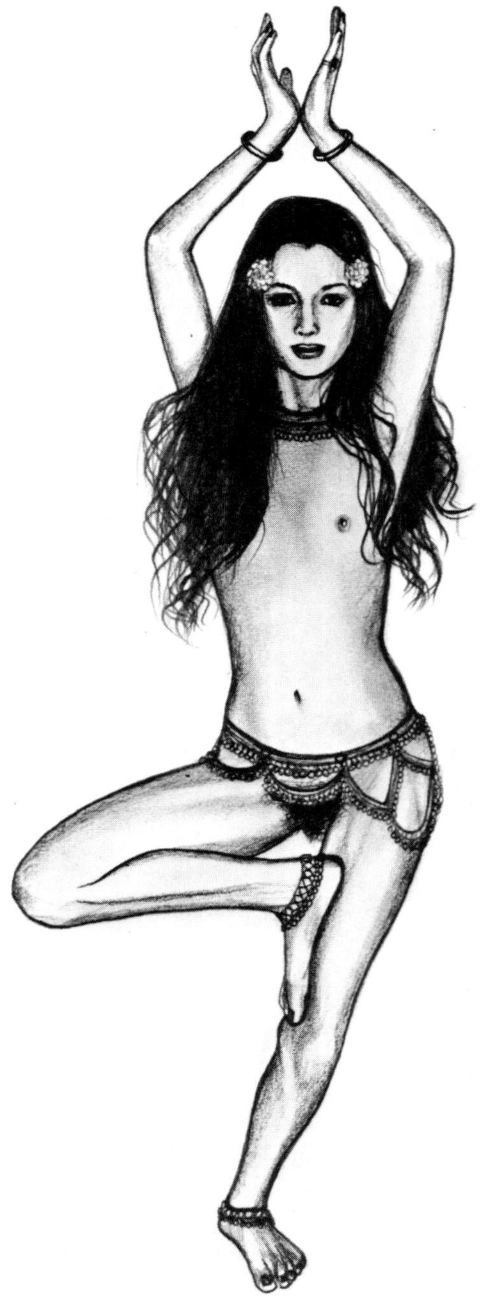

Tanzende Yogini, die den traditionellen tantrischen symbolischen Schmuck trägt. Erotische Visualisierung ist eine wichtige Hilfe zu bewusster Vergeistigung.

Versuchen Sie erotische Visualisierung als Energiespender. Tantra lehrt, dass Visualisierung von Bewusstheit ausgehen muss, die ihrerseits so etwas wie einen subtilen Kanal bildet, durch den sich natürliche Energien in Formen, Farben und Symbolen enthüllen.

Ein als *Der Yoga psychischer Hitze* bekannter tibetischer Text umreisst eine einfache erotische Visualisierung für die Erzeugung einer inneren transzendentalen Leidenschaft:

«Stelle dich als eine erotische rote Göttin in der vollen Blüte jugendlicher Kraft vor, tanzend und von Flammen der Weisheit umgeben. Identifiziere dich mit ihr; äusserlich in der Gestalt einer Gottheit, innerlich durch und durch raumartig, wie das Innere einer leeren Hülle, transparent und strahlend; innen leer wie ein Zelt aus roter Seide oder wie eine Röhre, die durch Atem ausgeweitet wird. Lasse diese klare Visualisierung zunächst von deiner eigenen Körpergrösse sein, dann gross wie ein Haus, dann gross wie ein Hügel. Mache sie schliesslich riesengross genug, um das ganze Universum aufnehmen zu können. Konzentriere deinen Geist auf diese Projektion; verwandle dich in sie. Dann reduziere sie wieder.»

Das *Chakrasambhara Tantra* gibt eine andere Version von diesem Typ erotischer Visualisierung:

«Die Göttin ist als rot zu visualisieren; das ist symbolisch für Hingabe und Leidenschaft. Das Gesicht der Göttin ist ein Hinweis auf die grundsätzliche Natur aller Dinge; ihre beiden Hände symbolisieren, dass Wahrheit sowohl «absolut» als auch «relativ» ist. Ihre drei Au-

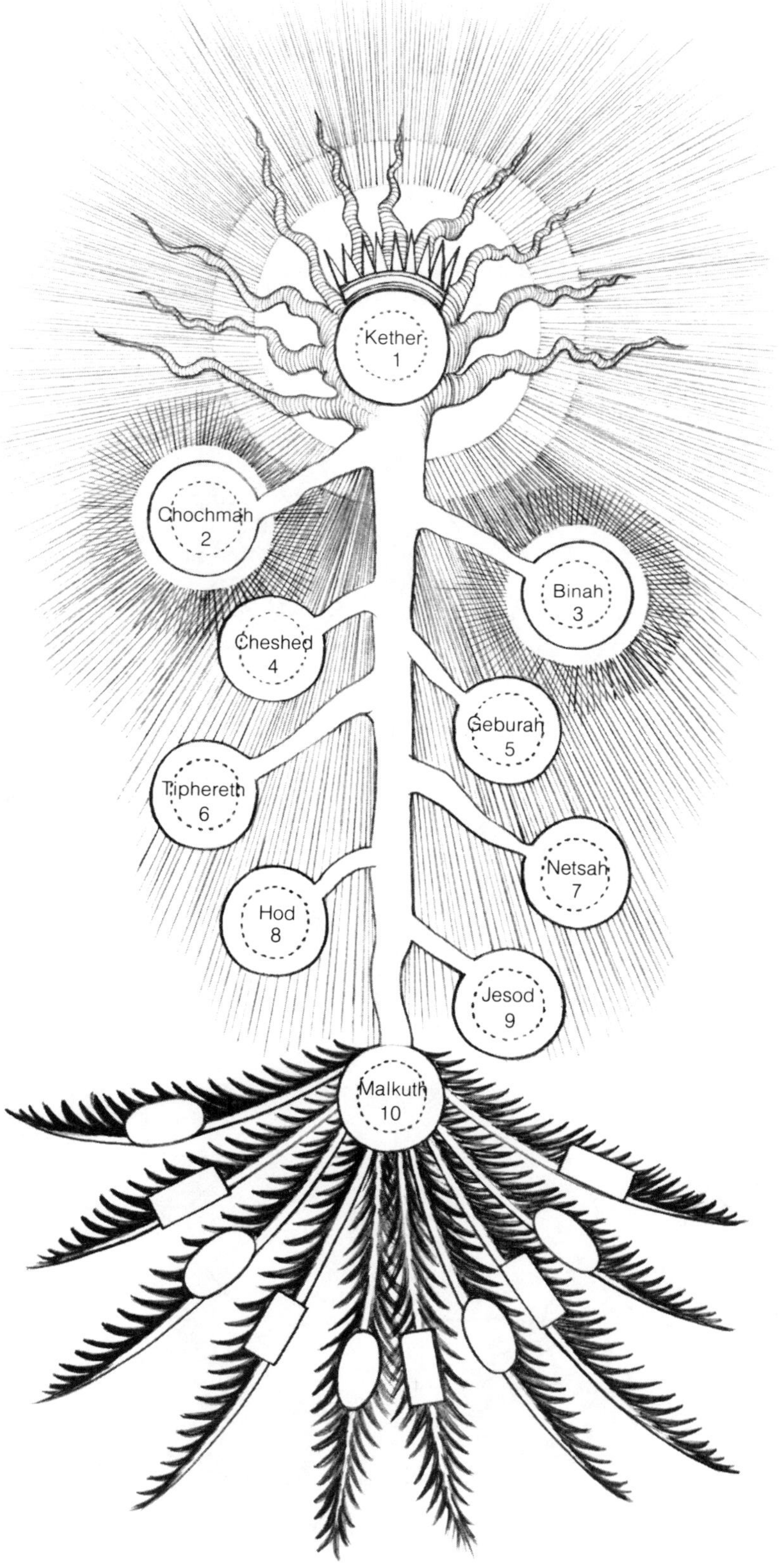

gen funkeln vor Leidenschaft. Ihre Zunge ist lustvoll, verschlingt alle Gifte und reinigt sie durch inneres Feuer. Sie ist nackt und hat zerzaustes Haar, symbolisch für Freisein von allen Banden der Täuschung. Sie ist das Symbol der Intuition und erinnert uns daran, dass Erscheinungen nicht von ewiger Dauer sind. Lodernd wie Feuer drückt sie ihre Weisheits-Essenz aus, indem sie ihren Partner ohne jegliche Zurückhaltung umarmt.»

In allen tantrischen Lehren werden ähnliche Visualisierungen beschrieben, versehen mit Kommentaren über die Symbolik der Bestandteile. Alle mystischen Traditionen machen von der Visualisierung für die psychische Umwandlung Gebrauch. Durch Verzicht auf verbale Erklärungen, an deren Stelle man sich auf symbolische Formen konzentriert, nutzt Tantra die höheren Fähigkeiten des Geistes aus, um das Verständnis der Natur der Realität zu fördern.

Meditation über einfache Farben oder bunte Lichter kann sehr viel dazu beitragen, die Fähigkeit für komplexe Visualisierung zu entwickeln.

Stellen Sie sich vor, dass Sie durch die Poren Ihrer Haut buntes Licht ausstrahlen. Versuchen Sie, Ihren Geist darauf zu konzentrieren, eine konsistente Tönung und Qualität für die Visualisierung zu schaffen. Sie werden feststellen, dass dieses Licht während der Periode des Atemanhaltens intensiver wird.

Erst sollte man über Liebe meditieren, dann über Mitgefühl, gefolgt von Freude und Nichtunterscheidung. Dann sollte man im Herzen die Keim-Silbe «HUNG» visualisieren, auf einem Lotos, auf einer Mond- und Sonnenkugel befindlich. Man sollte visualisieren, wie sich die Schutzgottheit Chandamaharosana vor einem materialisiert, bestehend aus Lichtstrahlen, die vom eigenen Herzen ausgehen. Eine weise Person sollte der Gottheit imaginäre Opfer darbringen, mit Blumen, Weihrauch und so weiter. Wenn man Chandamarharosana schliesslich gehuldigt hat, sollte man die Gottheit in Lichtstrahlen auflösen und sich wieder auf die Leere konzentrieren, aus welcher alles auftaucht.
CHANDAMAHAROSANA TANTRA

Beziehungen:

1 KETHER	Himmel	Gottheit
2 CHOKMAH	Weisheit	Erste Bewegung
3 BINAH	Verständnis	Der Tierkreis
4 CHESED	Gnade	Rechte Seite
5 GEBURAH	Strenge	Linke Seite
6 TIPHARETH	Schönheit	Herz
7 NETZACH	Sieg	Rechtes Bein
8 HOD	Ruhm	Linkes Bein
9 JESOD	Gründung	Generatives System (männliche Energie)
10 MALKUTH	Das Königreich	Die Sinne (weibliche Energie)

Mystischer Baum der Kabbala; die Wurzeln in Gott, die Zweige nach dem Mikrokosmos des Menschen ausgestreckt. Die zehn grösseren Abschitte – als *Sephiroth* bekannt – beziehen sich auf Teile des Körpers und höhere Qualitäten des Geistes.
Nach einem Kupferstich, R. Fludd, *Divine Numbers,* 1626.

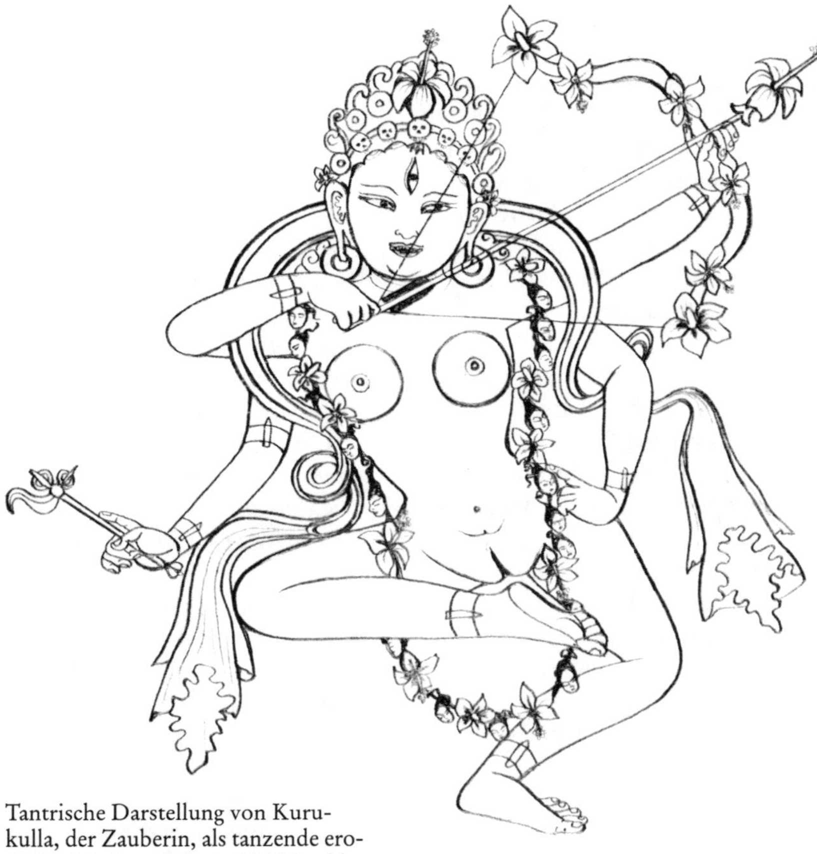

Tantrische Darstellung von Kurukulla, der Zauberin, als tanzende erotische Göttin, mit roten Hibiskusblumen bekränzt; sie schiesst von ihrem mit Blumen verzierten Bogen Liebespfeile aus Blumen ab.

Nach einer nepalesischen Malerei aus dem 16. Jahrhundert.

Diese Technik hat viele praktische Anwendungsmöglichkeiten, deren nützlichste wohl das psychische Heilen sein dürfte. Halten Sie Ihre Hände über eine Verletzung. Verlängern Sie die Zeitspanne des Atemanhaltens. Visualisieren Sie blaues Licht, das von den Fingerspitzen ausstrahlt. Dies heilt viele physische Störungen.

Solche alte Techniken können für physische und psychische Probleme von grossem Nutzen sein.

Für das Paar ist die wichtigste Visualisierung, sich gegenseitig als Gott oder Göttin vorzustellen. Wenn Sie an Ihren Partner auf idealisierte Art und Weise denken, so wird dies ein effektive Hilfe für die Realisierung dieses Ideals sein. Stellen Sie sich gegenseitig als Shiva und Shakti vor. Schaffen Sie eine alternative innere Realität, die den Veränderungen des Alltagslebens standhalten kann.

Tantra lehrt, dass konzentrierte visuelle Gedanken wahrhaft ewig sind; sie können von den an Zeit gebundenen Gesetzen des Verfalls und der Veränderung nicht berührt werden.

Visualisierung, angetrieben von der Kraft des Glaubens und von transzendentaler Liebe, kann ein Vehikel der Befreiung sein.

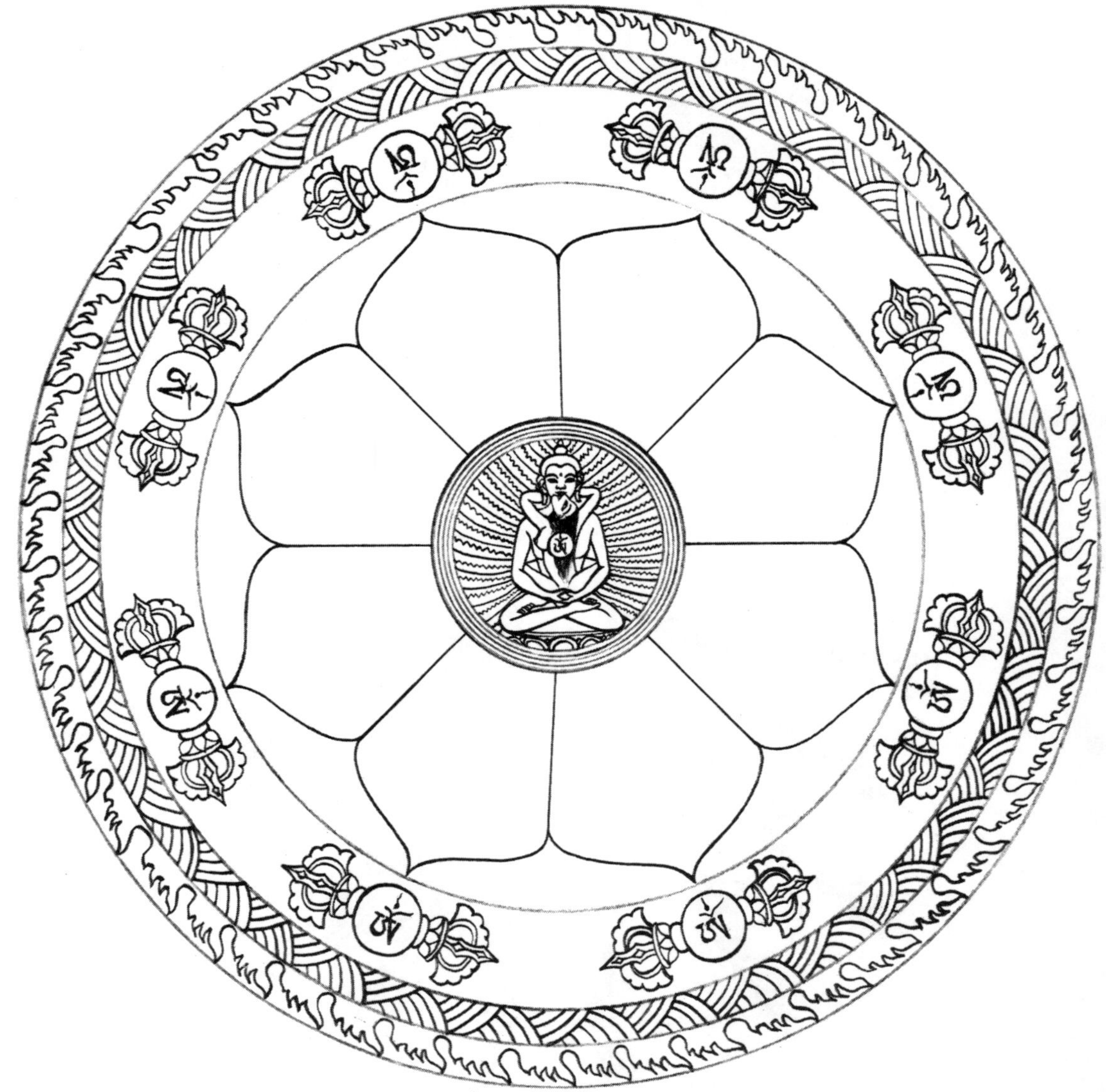

Tantrische Visualisierung für ein Paar in Umarmung: es zeigt das Hervorgehen eines achtblätterigen Lotos aus einer zentralen Silbe «OM» an des Paares gemeinsamem Herz-Chakra. Acht Zepter, jedes mit der Silbe «OM» im Zentrum, tauchen aus den Spitzen der Blütenblätter auf und rahmen den Lotos kreisförmig ein. Ein Ring aus Wasser und einer aus Feuer schaffen eine psychische Isolierung rund um die Darstellung.

Nach einem tibetanischen Holzschnitt aus dem 17. Jahrhundert.

Psychischer Schutz

Es ist ein integraler Bestandteil tantrischer Ausbildung, auch zu lernen, wie man für sich und seinen geliebten Partner psychischen Schutz bewirken kann.

Psychischer Schutz verhindert, dass Energie von «innen» verlorengeht oder schädliche Einflüsse von «aussen» eindringen. Man kann es für sich selbst tun, aber ideal ist es, wenn Liebende es gegenseitig füreinander tun, und zwar als Einleitung für das Lieben.

Psychischer Schutz spielt eine grosse Rolle bei allen rituellen Handlungen und verleiht der Person ein Gefühl des Selbstvertrauens und der Unverletzlichkeit.

Energie kann durch die neun Körperöffnungen verlorengehen: Mund, Nase, Augen, Ohren, Fontanelle, Anus und Geschlechtsorgan. Energie kann aber auch durch die Poren der Haut, aus den Fingerspitzen, aus den Zehen, aus der Nabelregion und ganz besonders durch den Subtilen Körper verschwendet werden.

Tantrische Yogis entwickelten einfache Techniken, um solche Energieverluste zu verhindern. Das Hauptprinzip besteht darin, das Bewusstsein auf verschiedene Teile des physischen und Subtilen Körpers zu richten und zu konzentrieren; man sollte den Körper «sehen» und sich den Subtilen Körper vorstellen als ein Kraftfeld mit Energiestrudeln in den psychischen Zentren. Durch einen Willensakt, verbunden mit leichter Berührung bestimmter Körperteile mit den Fingerspitzen, können alle Öffnungen «versiegelt» werden. Dieses Ritual der Berührung verschiedener Körperteile ist als *Nyasa* bekannt, was soviel wie «plazieren» bedeutet. Es sollte von der Visualisierung begleitet werden, wenn die «Öffnungen» versiegelt werden. Jedes Schutz-Mantra, zum Beispiel «OM» oder «OM-BHUR-BHUWAH-SWA» können bei diesem Akt helfen, den Geist zu konzentrieren. Das Ritual des psychischen Schutzes setzt ein geordnetes Wecken des Bewusstseins im gesamten Körper voraus. Die im Ritual identifizierten Teile entsprechen den erogenen Zonen. Die Wirkung ist zweifach: Erstens Schutz gegen Energieverluste oder «psychische Verschmutzung»; zweitens gibt es eine allumfassende Erregung, die ein Ansteigen erotischer Energie erzeugt.

Verschiedene Traditionen lehren verschiedene Reihenfolgen bei den Körperteilen, die berührt werden sollten. Einige raten, mit den Füssen anzufangen und die Berührungen nach oben bis zum Kopf fortzusetzen. Andere empfehlen, beim Kopf zu beginnen und Körperteile zu berühren, bis man bei den Füssen angelangt ist. Wieder andere Traditionen schlagen vor, mit dem rechten Fuss anzufangen, an der rechten Körperseite nach oben zu gehen, bis der Kopf erreicht ist, dann die Prozedur umzukehren, bis man beim linken Fuss angelangt ist.

Die folgende, zwar typische, aber doch recht komplexe Reihenfolge ist im *Mahanirvana Tantra* zu finden, einem späten Hindu-Werk: Schädeldecke, Stirn, Augen, Ohren, Ohrläppchen, Nasenflügel, Wangen, Lippen, Zähne, Kinn, Nacken, Fingerspitzen, Handteller, Handgelenke, Unter- und Oberarme, Schultern, Brust, Herzregion, Nabel, Oberschenkel, Knöchel, Spann, Zehen und schliesslich Geschlechtsorgan. Eine vereinfachte Version – Schädeldecke, Hals, Hände, Nabel, Füsse und Geschlechtsorgan – ist gleichermassen effektiv, vorausgesetzt allerdings, dass der Geist korrekt konzentriert ist. Vor allem aber ist es die *geistige Einstellung*, die ein wirkungskräftiges Schutzfeld schafft.

Geschützt werden möge der Kopf und das Gesicht, das Herz, der Hals, die beiden Augen und Ohren, Nase, Lippen, Zähne, Wangen, Kinn, Nacken, Arme, Hände, Schultern, Rücken, Seiten, Hüften, Nabel, Oberschenkel, Füsse, Geschlechtsorgan und alle körperlichen Teile. Möge die Oberste Macht dies alles gründlich schützen.
MAHANIRVANA TANTRA

Mit den ersten beiden Fingern berühre deines Partners Kopf, Stirn, Augen, Hals, Ohrläppchen, Brüste, Oberarme, Herz, Nabel, Oberschenkel, Füsse und Geschlechtsorgan. Lade diese Stellen auf mit der vitalen Energie der Transformation.
YOGINI TANTRA

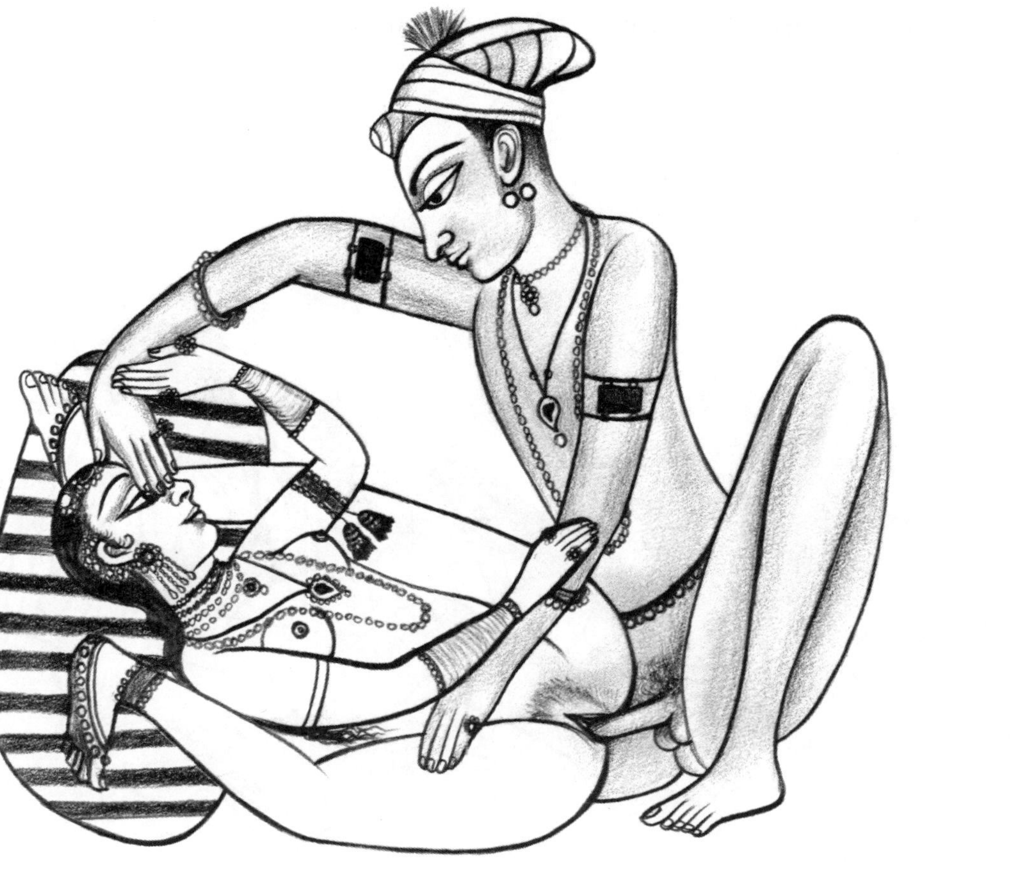

Psychischer Schutz wird durch bewusste Konzentration des Geistes erreicht, während abwechselnd Körperteile berührt werden. Magische Handlungen erfordern Absicht und Zweck, wenn sie wahrhaft wirksam sein sollen.

Nach einer indischen Miniaturmalerei aus der Mitte des 18. Jahrhunderts.

Der Kenner sollte alle Finger mit Ausnahme des Zeigefingers zur Faust ballen und mit den Händen eine kreisende Bewegung machen, als wollte er das geheiligte Feuer einkreisen. Dies überträgt psychischen Schutz und hilft dem Verehrenden.
LAKSHMI TANTRA

Die Herstellung eines psychischen Schutzfeldes sollte ein Teil jedes Liebesaktes sein; es ist ausgezeichnet für das Vorspiel geeignet. Viele Paare erleben ganz plötzlich unerklärliche Angstgefühle und – besonders bei leidenschaftlichem Lieben – Energieverluste. Einfacher psychischer Schutz wird dies verhindern.

Beide Partner sollten eine sie umhüllende positive Aura oder ein goldenes kosmisches Ei visualisieren, das gegen das Eindringen vergiftender oder störender Kräfte von aussen schützt und gleichzeitig die innere Vitalität erhält. Dieser mystische «Kreis» oder die «Schutzsphäre» wird in allen magischen Traditionen gelehrt. Er sollte von beiden Partnern visualisiert werden; man kann ihn noch realer machen, indem man die Hände so bewegt, dass die Umrisse der Visualisierung vor dem geistigen Auge klar definiert werden. Dies kann im Geiste stattfinden, aber auch äusserlich durch ein Ritual, indem man weitausholende Gesten mit Händen und Armen macht, um ein Schutzfeld um beide Partner zu erzeugen. Das Berühren verschiedener Körperteile sollte in dieses Ritual einbezogen werden; so wird erotische Energie stimuliert und freigesetzt.

Eine der einfachsten Methoden für Selbstschutz besteht darin, die Arme mit kreisenden Bewegungen vom Nabel nach aussen zu schwingen, während man den Energiefluss visualisiert und sich vorstellt, dass er den gesamten Psycho-Organismus schützt. Dieser schützende «Tanz der Hände» kann auch auf dem Körper des Partners ausgeübt werden. Bei einer entsprechend positiven geistigen Einstellung werden beide ein unmittelbares Gefühl der Unverletzlichkeit und Energieaufladung erleben. Bei der Berührung irgendeines Körperteils sollte das Bewusstsein konzentriert und die Aufmerksamkeit auf diesen Teil gerichtet sein.

Auch Tanz kann eine Form psychischen Schutzes sein, und viele Kulturen benutzen Tanz auf diese Weise, zum Beispiel als ein Präludium für die Riten der Weihe. Der Kuss, das Kratzen und die Umarmung können durchweg Aspekte psychischen Schutzes sein.

Das *Kamasutra* zählt als besonders für das Küssen geeignete Stellen auf: Stirn, Augen, Wangen, Hals, Brüste, Lippen, Mund, Oberschenkel, Arme und Nabel. Küssen mit der Absicht, psychischen Schutz zu übertragen, ist eine sehr effektive Massnahme und trägt dazu bei, die Liebesenergien auf ausgeglichene und harmonische Art und Weise zu verteilen.

Während des Vorspiels oder vor der Trennung wünschen sich Paare unbewusst «psychischen Schutz» in Ihre Beziehung einzubauen, ohne Verschämtheit, aber auch ohne Übertreibung. Es ist ein wunderbares Mittel, die Intimität zu steigern und dafür zu sorgen, dass Liebesenergien nicht vergeudet werden.

Psychischer Schutz bewahrt wirkungsvoll vor negativen Einflüssen und steigert die Kraft des Liebens.

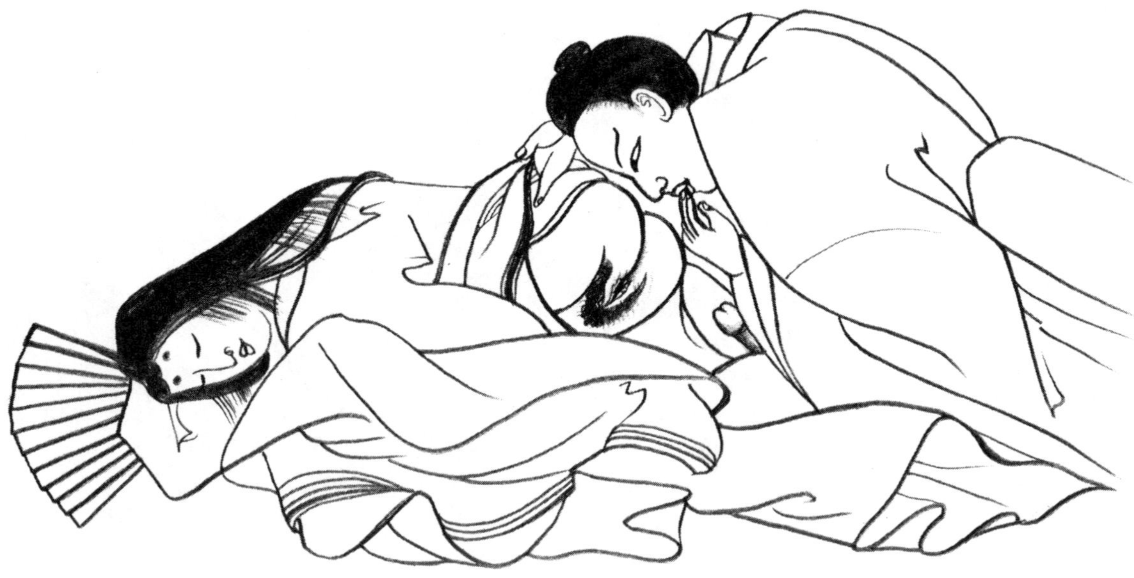

Speichel hat eine natürliche Schutzkraft. In taoistischen und tantrischen Traditionen wird Speichel für psychischen Schutz benutzt; ferner auch dafür, Amulette mit Schutzkraft zu versehen.

Nach einem japanischen Holzschnitt aus dem frühen 18. Jahrhundert.

Die sinnlichen Elemente

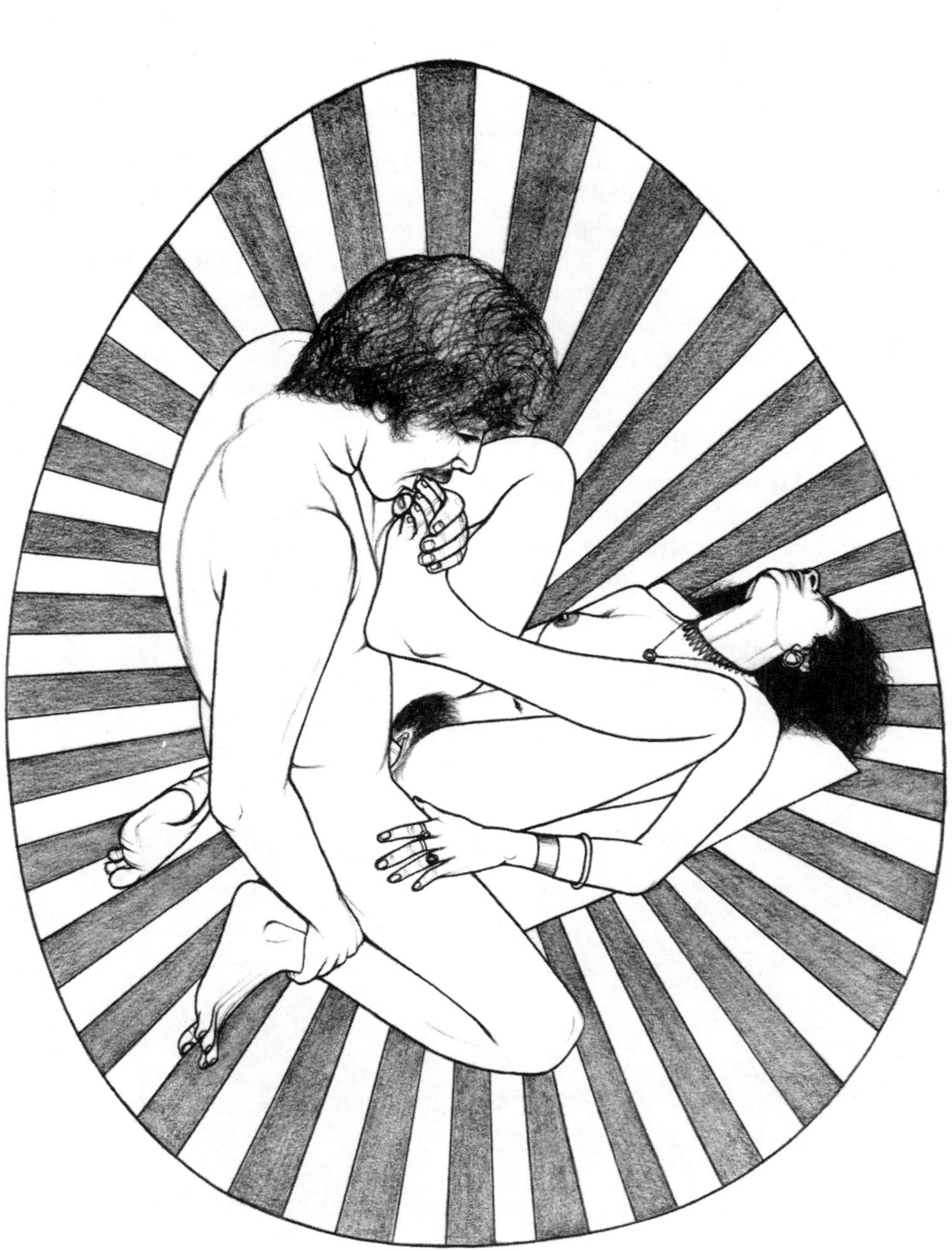

Das Berühren von Körperteilen vor oder während des Liebens wird als *Nyasa* bezeichnet und hat die Macht, psychischen Schutz zu verleihen.

Die *Prana Upanishad*, eine frühe Hindu-Schrift, stellt fest: «Die Kräfte, die diesen Körper zusammenhalten und ihn durchs Leben bringen, sind bekannt als Raum, Luft, Feuer, Wasser und Erde.» Diese *Fünf Grossen Elemente* sind allen alten metaphysischen Systemen vertraut. Unglücklicherweise hat die moderne Wissenschaft die ursprüngliche Bedeutung und Wichtigkeit dieser fünf Elemente missverstanden; desgleichen ihre subtile Beziehung zum Mikrokosmos und Makrokosmos. Mit dem Aufkommen der Atomtheorie und mit der Aufsplitterung der Wissenschaft in Fachrichtungen haben die *fünf grossen Elemente* aufgehört, für den Wissenschaftler noch eine Bedeutung zu haben.

Die *Sushruta Samhita*, ein bedeutendes medizinisches Hindu-Werk, etwa aus dem 3. Jahrh. v. Chr., stellt fest: «Die fünf fundamentalen Prinzipien Raum, Luft, Feuer, Wasser und Erde sind in der Zusammensetzung aller Substanzen zu finden. Die Vorherrschaft eines dieser Prinzipien bestimmt die Charakteristik einer besonderen Substanz.»

In yogischen Schriften werden die Elemente wie folgt in Beziehung gesetzt: *Raum* mit Subtilität und Diffusion, *Luft* mit Formation und Bewegung, *Feuer* mit Hitze und Ausdehnung, *Wasser* mit Kohäsion und Kontraktion, *Erde* mit Dichte und Festigkeit.

Das Raum-Element beherrscht den Gehörsinn, das Luft-Element den Tastsinn, das Feuer-Element die Sehfähigkeit, das Wasser-Element den Geschmackssinn und das Erd-Element den Geruchssinn.

Nach tantrischer Ansicht des menschlichen Mikrokosmos stellt man sich das *innere Feuer* und *innere Wasser* als komplementär vor; beide stehen mit dem Prinzip der Expansion und Kontraktion im Zusammenhang.

Das beste Mittel, um Virilität zu stimulieren, ist eine anregende Sexualpartnerin. Wenn die begehrten Sinnesobjekte grosse Lust gewähren, sogar dann, wenn einzig und allein von den Sinnen erlebt, was braucht dann noch von der Frau gesagt zu werden, in der die ergötzlichen Objekte der Sinne alle miteinander zu finden sind! Solch eine Kombination von Sinnesobjekten ist nur in der Person der Frau zu finden. Daher kommt es, dass die Lust des Mannes in der Hauptsache bei der Frau ist und dass in ihr die Quelle aller Nachkommenschaft eingerichtet ist. Eine Frau, die gut aussieht, die jung ist, die mit günstigen Merkmalen ausgestattet ist, die freundlich ist, die sich geschickt in den Vierundsechzig Künsten auskennt, ist also am besten dafür geeignet, zu Virilität zu verhelfen.

CARAKA SAMHITA

Himmel und Erde haben ihr Öffnen und Schliessen; Yin und Yang entwickeln sich eins aus dem anderen. Die Menschheit ist nach Yin und Yang geschaffen und verkörpert die Reihenfolge der Jahreszeiten und Elemente. Wer sich vor sexueller Vereinigung zu stark zurückhält, dessen Geist wird sich nicht entwickeln, da das Wechselspiel zwischen Yin und Yang zum Stillstand gekommen sein wird. Es ist möglich, von der Sinnenfreude durch Geschlechtsverkehr sehr viel zu profitieren, denn so werden alte Elemente durch neue ersetzt.
I-HSIN-FANG

Die fünf subtilen Elemente, das Ego, der Intellekt, der Geist, die fünf Sinnesorgane und deren Objekte sind die Prinzipien, die das Universum der Erscheinungswelt ausmachen.
BHAGAVAD GITA

Der Taoismus kennt diese Kräfte als Yang und Yin. Gemäss Tantra sind die Fähigkeiten des Sehens und Schmeckens Ausdruck der kosmischen Prinzipien Expansion und Kontraktion, die wiederum die männlichen und weiblichen Geschlechtsorgane im Zustand der Erregung charakterisieren. Die den Elementen Feuer und Wasser innewohnende orgasmische Natur dient als potentes Symbol transzendentaler Erotik. Die tantrische Kosmologie weist darauf hin, dass in der Entstehung der Welten das Wasser-Element eine wichtige Rolle spielt, indem es das Feuer-Element genügend abkühlt, um das Entstehen von Lebensformen zu gestatten.

Geschlechtliche Vereinigung verursacht eine Harmonisierung des inneren Feuers und des inneren Wassers; so wird das Lebens-Potential geschaffen.

Gemäss Tantra werden die fünf Elemente tatsächlich während des Liebens im Körper geschaffen.

Das *Hevajra Tantra,* eine bedeutende buddhistische Schrift aus dem 9. Jahrhundert, stellt fest: «Durch die Harmonisierung der männlichen und weiblichen Geschlechtsorgane werden Härte und Erektion produziert; das ruft das Erd-Element hervor. Aus dem Fluss der Sexualsekretionen taucht das Wasser-Element auf; das Feuer-Element entwickelt sich durch die Leidenschaft sowie durch die Reibung beim Lieben. Das Luft-Element wird aus den Liebesbewegungen produziert, und das Raum-Element entspricht der ekstatischen Wonne.»

Jedes der Fünf Grossen Elemente ist mit Farbe, Form, Laut und Geschmack verbunden. Visualisierung dieser Attribute kann helfen, spezifische Element-Prinzipien hervorzurufen und zu konzentrieren, um so eine Veränderung im Psycho-Organismus zu bewirken.

Bedeutende yogische Schriften wie die *Patanjali Yoga Sutras,* die *Gheranda Samhita* und die *Shiva Samhita* weisen darauf hin, dass paranormale Kräfte entwickelt werden können, wenn diese Elemente individuell im Herz-Chakra konzentriert werden.

Element	*Sinnesorgan*	*Fähigkeit*	*Keim-Laut*		*Farbe*
Raum	Ohren	Gehör	Hang	Flammenpunkt	Weltraum-Schwarz
Luft	Haut	Berührung	Yang	Halbmond	Dunkel
Feuer	Augen	Sehen	Rang	Dreieck	Rot
Wasser	Zunge	Geschmack	Vang	Kreis	Weissblau
Erde	Nase	Geruch	Lang	Viereck	Gelb

Elemente können durch Visualisierung und Atemkontrolle konzentriert und in präzise Bereiche des physischen und Subtilen Körpers kanalisiert werden. Aus der folgenden Aufstellung ist die traditionelle Ansicht über die Beziehung zwischen den Fünf Grossen Elementen und deren Attributen ersichtlich.

Tantra lehrt, dass der Atem die subtilen Aspekte der Fünf Grossen Elemente enthält. Wenn man den Geist auf Form, Farbe und Laut der Elemente konzentriert, ist es möglich, ganz bewusst spezifische Elemente aus der Luft zu extrahieren. Wenn die Sinne beim intensiven Lieben ungezügelt sind, wird der Atem auf ganz natürliche Weise einen Ausgleich zwischen den Elementen im Körper schaffen.

Orientalische medizinische Schriften erklären, dass die sexuellen Sekretionen sich ändern, je nachdem, welches der Elemente dominierend ist. Das ganze Wesen wird durch ekstatisches Lieben ausgeglichen und harmonisiert; gleichzeitig gewinnt es die Kraft, sich selbst zu heilen.

Die *Shiva Samhita* erklärt: «Das innere Wesen ist von pulsierender Natur; mal dehnt

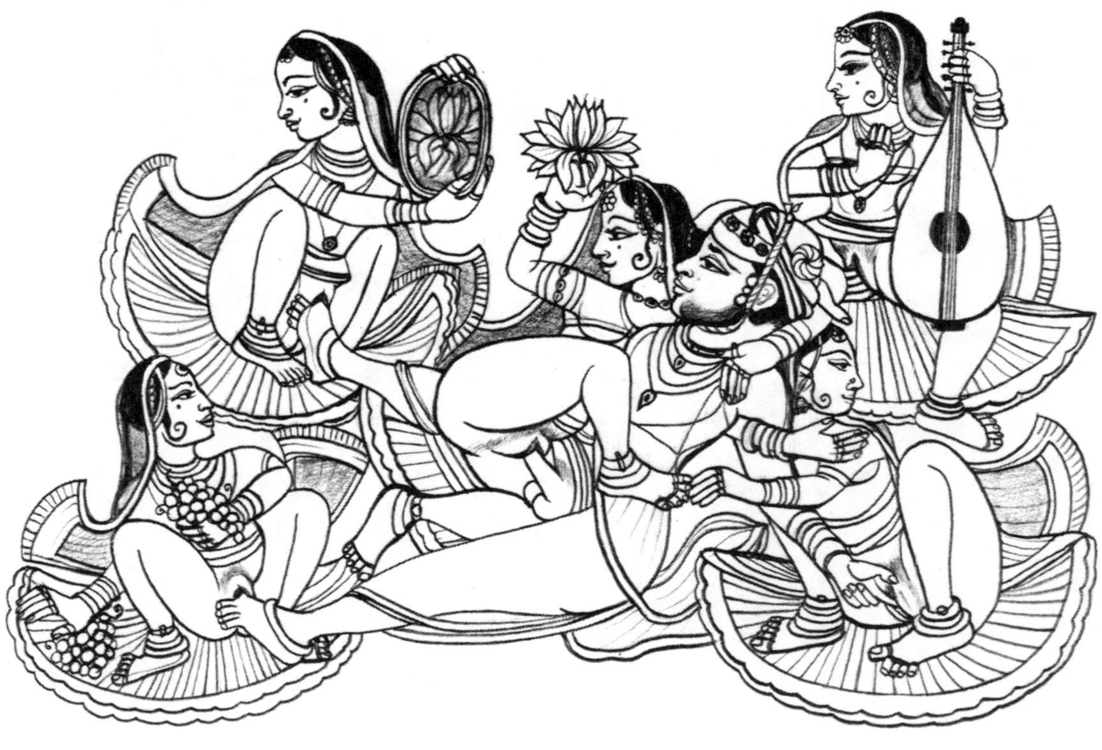

Im tantrischen Symbolismus wird Erotik oft dazu benutzt, um kosmische Wahrheiten zu verbergen. Hier liebt ein Maharadja fünf Frauen gleichzeitig. Sie halten ein Musikinstrument, einen Spiegel, eine Frucht, eine Blume und berühren seinen Körper, sie symbolisieren die fünf Sinne: Hören, Sehen, Schmecken, Berühren und Riechen. Tantra lehrt, dass Befreiung erreicht werden kann, wenn die sinnlichen Elemente bewusst hervorgerufen werden.

Nach einer Miniaturmalerei aus Rajasthan; Mitte des 18. Jahrhunderts.

es sich aus, mal zieht es sich zusammen. Im Grunde genommen besteht es aus einer Mischung aus Kraftvoller Leere und Kreativer Energie; es lebt im Tempel des Körpers.»

Es sind die sinnlichen Elemente, die das innere Wesen nähren und transformieren; auf diese Weise findet Evolution statt. Der menschliche Körper enthält alle die Elemente, die wesentlich sind für Selbstverwirklichung, und wenn dies erst einmal erkannt ist, gibt es für das individuelle Potential keine Grenzen.

Verpflichtung

Verpflichtung schliesst absolutes Vertrauen ein. Das Band der Verpflichtung hält ein Paar zusammen. Ist Verpflichtung erst einmal hergestellt, hilft sie dem Paar, viele Schwierigkeiten des Lebens zu überwinden, indem ein schier unerschöpflicher Vorrat an Kraft geliefert wird, auf den ständig zurückgegriffen werden kann.

Ob Verpflichtung nun formell oder informell, im Schlafzimmer oder vor Gericht oder in einer Kirche eingegangen wird, sie muss aufrichtig sein, und jeder Partner muss absolutes Vertrauen in ihre Gültigkeit haben. Gegenseitige Verpflichtung ist ein grundlegender Bestandteil der sexuellen Geheimnisse.

Nach tantrischer Tradition muss der Verpflichtung ernsthaftes Bemühen vorausgehen. Verpflichtung eröffnet Potenz. Sie ist aber auch ein integrales Element in jeder Initiation. Für den tantrisch Liebenden bedeutet Verpflichtung, seiner inneren Ralität *treu zu sein* und diese Wahrheit mit der geliebten Person zu teilen.

Das Paar sollte seine innersten Gefühle, die es gegenseitig empfindet, miteinander teilen, und zwar in Zusammenhang mit dem heiligen Band gegenseitigen Vertrauens. Entledigen Sie sich aller Selbstvorwürfe und Schuldgefühle. Gönnen Sie sich das Erlebnis, durch Gemeinsamkeit zu freudvoller Entspannung zu gelangen. Wenn Sie Ihre innersten Gefühle in Worte kleiden, wird dies ein mystisches Band des Vertrauens schaffen. Eindeutige Verpflichtungen können eingegangen werden, ohne darüber auch nur ein einziges Wort zu verlieren. «Öffnen Sie lediglich Ihr Herz», lassen Sie es auf direkte Weise Verbindung aufnehmen mit dem Herzen der geliebten Person.

Lieben ist eine perfekte Gelegenheit, ein dauerhaftes Band der Verpflichtung zu knüpfen. Während des Liebesaktes dringt die Lebenskraft in den zentralen Subtilen Nerv ein und steigt zur Kopfregion empor.

Tantrischen Lehren zufolge wird unausweichlich alles zustande kommen, was der Geist bei einer solchen Gelegenheit visualisiert. Ein Wunsch, der auf dem Gipfel der Ekstase ausgedrückt wird, soll eine sehr gute Chance auf Erfolg haben.

Viele Leute fantasieren unbewusst beim Lieben und wünschen sich dabei so allerlei. Wird diese Tendenz bewusstgemacht, wird es möglich sein, ekstatisches Lieben dazu zu benutzen, dauerhafte Verpflichtungen von befreiender Natur zu schaffen.

Verpflichtung kann viele Formen annehmen, aber idealerweise sollte sie weltliche Werte und selbstsüchtige Wünsche übersteigen und sich an höheren Idealen orientieren. Verpflichtung gegenüber einem höheren spirituellen Ideal trägt dazu bei, das Paar zu vereinigen und die Liebe auf eine höhere Dimension zu heben. Verpflichtung stärkt Selbstvertrauen und führt zu gesteigerter Bewusstheit der Spiritualität in einem selbst und auch im

Ehe unter dem Gesetz von Shiva gibt es auf zweierlei Art. Eine ist auf den Abschluss des Ritus begrenzt, die andere ist lebenslang. Beide erfordern eine hohe Ebene von Verpflichtung. Eine Eheverpflichtung ist wahrhaft eingegangen, wenn laut festgestellt wird: «Anerkenne unsere Ehe gemäss dem Gesetz von Shiva.»
MAHANIRVANA TANTRA

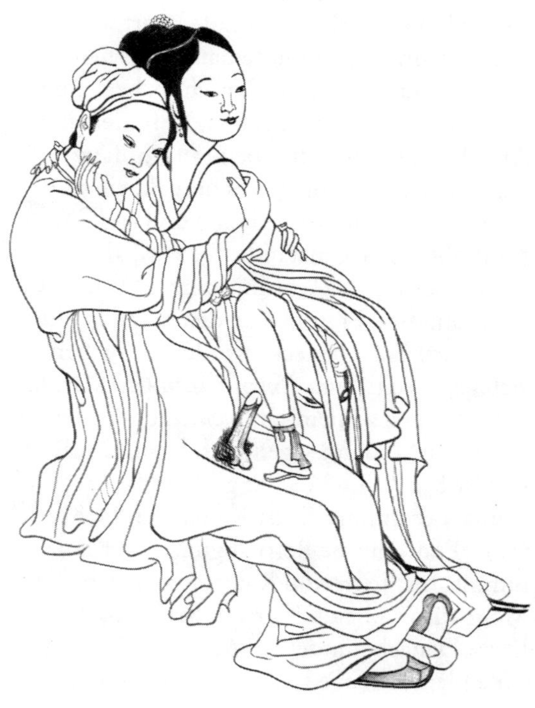

Verpflichtung bedingt absolutes Vertrauen und gegenseitiges Dienen. Sowohl Taoismus als auch Tantra lehren, wie wichtig Verpflichtung ist, um durch sexuelle Handlungen Befreiung zu erlangen.

Nach einer chinesischen Malerei aus der Kang-hsi-Periode (1662 bis 1722).

Ganz allgemein gesagt: Verpflichtung ist es, wenn jemand nicht dem zuwiderhandelt, was er sich selbst auferlegt hat. Verpflichtung spielt eine Rolle in der Mantra-Lehre und besonders in der tantrischen Disziplin; man darf seine Verpflichtung, die Welt als ein göttliches Gebäude und alle Wesen als Götter und Göttinnen zu betrachten, nicht mehr verletzen, sobald man die erste Bestätigung bekommen hat. In der höchsten Anwendung von Verpflichtung sollte man versuchen, so zu leben, dass das Einheitserlebnis nicht in Stücke fällt, dass man niemals von Dienst und Aufmerksamkeit getrennt wird, dass man an spiritueller Nahrung teilnimmt, dass man den mystischen Charakter beibehält und dass man die Authentizität seines Wesens hütet.
NARO CHOS DRUG

Seitliche Ansicht von *virasana* (heroische Position) mit demütigem Fussfall; dies hilft, Energie in evolutionäre Richtung zu leiten.

anderen. Wahre Liebe schliesst absolute Verpflichtung ein, basierend auf dem Wunsch des Paares nach *gemeinsamer* spiritueller Evolution.

In tantrischer Tradition wird Verpflichtung in vielerlei Weise geformt. Verpflichtung einem Lehrer gegenüber erfordert selbstlosen Dienst. Verpflichtung einem spirituellen Pfad oder einer spezifischen Lehre gegenüber verlangt bedingungslosen Glauben und Geduld. Sexuelle Verpflichtung gibt es von zweierlei Art; entweder für ein Leben lang oder nur für die Dauer eines bestimmten Ritus. Die lebenslange Verpflichtung ähnelt der westlichen Ehe, aber in der tantrischen Glaubensstruktur erstreckt sie sich über den Tod hinaus. Hindus glauben, dass ein Paar, wenn es sich wahrhaft verpflichtet ist, die Ewigkeit miteinander teilen wird.

Verpflichtung «auf Dauer» bedeutet, dass ein Paar für eine bestimmte Periode und für einen spezifischen Zweck zusammenkommt. Sie gehen eine gegenseitige Verpflichtung ein und unterziehen sich einem kurzen «Heirats-Ritual», das ihre Übereinkunft festlegt, einer dem anderen das Beste zu geben. Die Sexualriten des Tantra erfordern im allgemeinen eine formelle Verpflichtung von den Partnern, selbst wenn sie nicht miteinander verheiratet sind und auch nicht die Absicht haben, eine gemeinsame Ehe einzugehen. Es findet eine Art Mini-Heirat statt. Die Frau empfängt einen neuen Sari, einigen Schmuck, ein paar Ornamente, Blumen, Früchte und andere symbolische Gegenstände. Sie wird als eine Verkörperung der Göttin verehrt. Dann halten Mann und Frau sich an den Händen, die mit einem Tuch bedeckt werden. Sie geben sich gegenseitig eine Verpflichtungserklärung ab und sagen gemeinsam *Swasti;* das bedeutet: «Es ist gut.» Dann sagen sie folgendes auf: «Es ist Kama (Liebe), der gibt, und es ist Kama, der nimmt. Es ist Kama, der die Kamini (Frau) für die Befriedigung von Kama nimmt. Inspiriert von Kama, nehme ich dich. Möge für uns beide Kama in Erfüllung gehen.» Danach zündet der Mann ein Feuer an. Eine kleine Menge Essen wird zubereitet; einiges davon wird dem Feuer als Opfer dargeboten. Dann wandert das Paar gemeinsam um das Feuer herum und meditiert über Brahma, Shiva und Vishnu in Vereinigung mit ihren Göttinnen. Das Paar identifiziert sich mit ihnen. Dann macht die «Braut», begleitet von ihrem Partner, sieben Schritte. Beide werden mit Girlanden geschmückt, und damit ist die Zeremonie vollendet.

Verpflichtung stärkt eine Beziehung und verleiht ihr Bedeutung. Ob formell oder informell, Verpflichtung ist ein wesentlicher Bestandteil des tantrischen Lebensstils. Sexuelles Ritual erfordert Verpflichtung, um dauerhaften Erfolg sicherzustellen.

Wenn Verpflichtung von wahrer Liebe motiviert wird, dann ist ein Paar bereit, die sexuellen Geheimnisse zu erforschen.

Dienst

Selbstloser Dienst ist ein wahrhaftes Zeichen von Spiritualität. Er unterscheidet sich radikal von Unterwürfigkeit oder «Beugen vor dem Willen eines anderen». Es ist das echte Verlangen, Dienst als einen Liebesakt zu geben. Dienst bedeutet Geben ohne Vorbedingungen oder selbstsüchtige Motivationen. Er sollte gepflegt werden, vor allem in einer intimen Beziehung.

Wenn ein Paar in seiner Beziehung Dienst kultiviert, dann wird es zu einer integrierten, gegenseitig voneinander abhängigen Einheit. Liebevoller Dienst führt zu tieferer Verpflichtung, die wiederum die Beziehung stärkt. Dienst sollte freudig geleistet und akzeptiert werden, ohne jegliches Gefühl von Verärgerung oder Erwartung.

Es ist wichtig, ein Gleichgewicht zwischen «Dienendem» und «Bedientem» aufrechtzuerhalten. Das bedeutet nicht, dass man automatisch etwas *erwarten* sollte, nur weil man selbst etwas gegeben hat. Es wird unausweichlich andere Bedürfnisse und Situa-

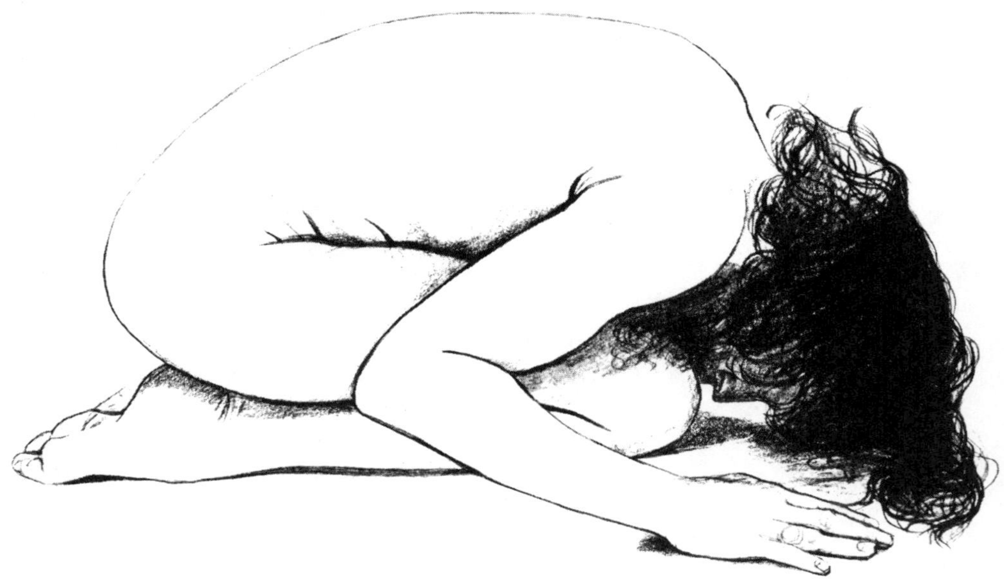

tionen geben. Dienst sollte spontan sein, echtes Geben, das von Herzen kommt

Wenn einer von Ihnen beiden gespannt oder erschöpft von der Arbeit nach Hause kommt, kann der andere Dienst in Form von Massage anbieten. Dies wird die Spannung beseitigen und gleichzeitig Sie beide miteinander in Berührung bringen.

Ähnlicherweise wird *unerwartete* Hilfe bei der Hausarbeit zu einem spontaneren Erlebnis der Freiheit führen als irgendein starr ausgearbeitetes System von Pflichten und Aufgaben.

Wenn jeder Partner einer Beziehung vom Geist selbstlosen Dienstes beseelt ist, so wird die Kommunikation sehr stark gesteigert werden; die Liebe wird noch mehr wachsen.

Selbstloser Dienst schafft eine positive Aura oder psychische Atmosphäre, die mit erhebender spiritueller Energie geladen ist. Plötzlich scheinen sich Dinge wie von selbst zu ergeben und zu erledigen; dies ist die spirituelle Wirkung von wirklichem Dienst.

Sexueller Dienst ist die Fähigkeit, die sexuellen Bedürfnisse des anderen intuitiv zu erfassen und durch offenherziges Geben zu befriedigen, ohne dabei an irgendeine Gegenleistung zu denken.

Wahrer Dienst ist ein Akt der Verehrung und als solcher ein machtvolles Werkzeug für Liebende.

Die Kunst der Verehrung

Verehrung ist der *Geist der Liebe* und ein sicherer Weg, die Götter im Inneren zu wekken. Eine kreative Haltung ist der Keim der Verehrung; Ekstase ist die Frucht. Die Tantras lehren, dass Mann und Frau stets danach streben sollten, ihren göttlichen Ursprung zu ehren. Verehrung ist fundamental für Spiritualität, ohne Rücksicht darauf, welche Form sie annimmt.

Der Tempel des Körper ist ein Ort der Verehrung; dort können Sie sich mit Ihrer ursprünglichen Natur vertraulich unterhalten. Es gibt keinen heiligeren Tempel als den körperlichen Tempel mit seinen neun «Toren», mit seinen solaren und lunaren Energien, mit den fünf Elementen, mit den fünf Sinnen und mit dem Geist. Blumen, Weihrauch, Kerzenlicht, Musik, Parfüm und Speise werden bei tantrischer Verehrung benutzt, um den Geist behutsam zum Wissen über die Seele zu führen.

Tantra zufolge kann Verehrung dreierlei Form annehmen, nämlich äusserlich, innerlich oder beides miteinander kombiniert. Die Lehren erklären: «Diese gleichen Aktionen, die uns an Weltlichkeit und Unbewusstheit binden, können – korrekt benutzt – uns auch befreien.»

Ein anderer Standpunkt wird in einem populären tantrischen Aphorismus ausgedrückt: «Man kann sich durch die gleiche Sache erheben, durch die man fällt.» Dies ist ein Kriterium für tantrische Verehrung, die sowohl Äusseres als auch Inneres sowie eine Mischung aus beidem einschliesst. Schon allein das Wort «Tantra» bedeutet ja nichts anderes als bewusstes Zusammenweben von äusserer und innerer Realität.

Selbst so grundlegende Tätigkeiten wie Essen, Trinken, Gehen und Schlafen können vom Geist der Verehrung durchtränkt werden, indem man sie ganz einfach bewusst ausübt. Es gibt keine menschliche Aktivität, die vom Kontakt mit dem Geist der Verehrung nicht profitiert. Verehrung im Tempel der Liebe durch Liebesakte ist der direkteste Weg, um ekstatisches Einssein zu erleben.

Tantrische und taoistische mystische Lehren heben die einweihende Macht der Göttin hervor, des göttlichen Prinzips der transzendentalen intuitiven Weisheit. Diese weibliche Kraft oder Shakti existiert sowohl im Mann als auch in der Frau, desgleichen in allen Dingen der Erscheinungswelt, ob nun belebt oder unbelebt. Die Göttin wird durch die weibliche Gestalt symbolisiert und kann eine Vielzahl von Namen annehmen ... Isis, Hohepriesterin, Göttliche Mutter, Kali, Innere Frau, Anima oder ganz einfach die Mitfühlende. In allen Kulturen ist ihre Kraft anerkannt worden; sie wurde entweder durch Verehrung erhoben oder durch Furcht in Verruf gebracht.

Die Rolle der Frau ist vielfältig. Sie ist die Gastgeberin und Ernährerin jedes menschlichen Wesens, das diese Welt betritt. Ausserdem ist sie die Verkörperung der Erotik. Wir verbringen etwa neun Monate im Schosse unserer Mutter; wir wachsen darin und werden während der Schwangerschaft von ihrer Vitalität ernährt, während wir durch ihre subtile

Der Geist, erfüllt von Liebe und Mitgefühl in Gedanken und Tat, sollte stets darauf gerichtet sein, anderen zu dienen.
GAMPOPA

Leute sind nur dann durch die Fesseln von Karma gebunden, wenn sie sich mit anderen Handlungen als mit der Arbeit beschäftigen, die um der Sache des Dienstes willen vollbracht wird.
BHAGAVAD GITA

Wisse, dass die Handlung nicht vom gleichen Charakter ist wie ihr Resultat. Ein geleisteter Dienst ist nicht gleichbedeutend mit einer Gegenleistung. Alles wird liebreizend, wenn es dich zur geliebten Person führt.
RUMI

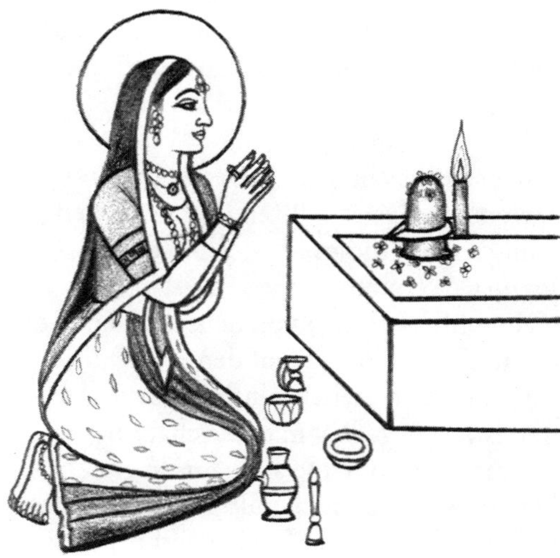

Rituelle Verehrung trägt dazu bei, Energie zu steuern. Im Hinduismus werden Idole und Symbole dazu benutzt, den Geist auf transzendentale Ziele zu konzentrieren und den Verehrer an die unbeschreibbare Natur der Gottheit zu erinnern.

In dieser Mughal-Miniatur wird die Verehrung an einem Shivá-Schrein dargestellt; ca. 1735.

Ikone der Yoni, Energiestrahlen verströmend.

Nach einer südindischen Holzschnitzerei aus dem 19. Jahrhundert.

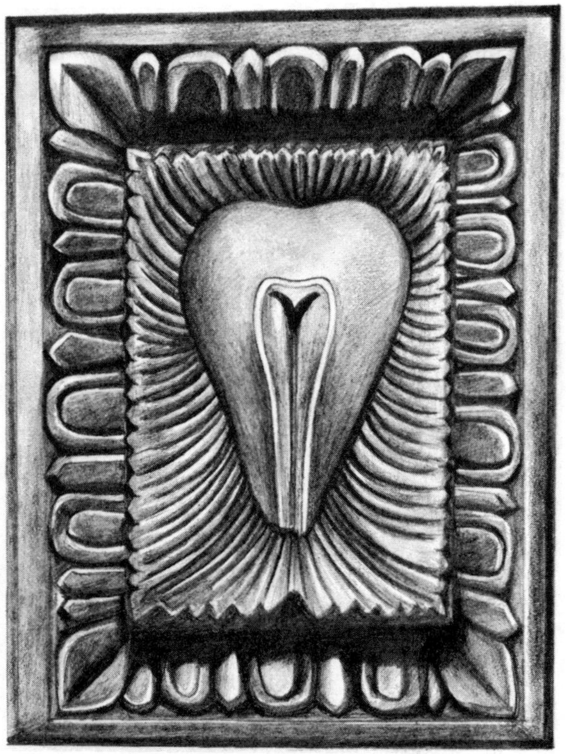

Der Kenner des Yoga sollte immer die weibliche Macht verehren, und zwar gemäss der Enthüllung der Tantras. Man sollte verehren: Mutter, Schwester, Tochter, Ehefrau und alle Frauen. Während dieser Art von Verehrung sollte es Kontemplation über die grundlegende Einheit von Weisheit und Mitteln geben, von weiblichen und männlichen Prinzipien.

ADVAYASIDDHI

Der kluge Mann sollte immer und zu allen Zeiten die Dame ehren und verehren; ob nun beim Waschen der Füsse, beim Essen, beim Ausspülen des Mundes, beim Händereiben, beim Umgürten der Hüften mit einem Lendenschurz, beim Ausgehen, beim Gespräch, beim Gehen, beim Stehen, im Zorn, im Lachen.

HEVAJRA TANTRA

Ernährung Organe und Sinne erwerben. Jeder von uns ist wie eine Frucht aus dem Schosse unserer Mutter. Wenn wir reif sind, werden wir in die Welt geboren. Wir betreten diese Welt durch die Yoni unserer Mutter; damit unterziehen wir uns unserer ersten sexuellen Weihe und bereiten uns auf die Schmerzen und Freuden des Lebens vor.

Verehrung der Yoni, des weiblichen Geschlechtsorgans, ist in den meisten altertümlichen Kulturen zu finden; genau wie die Verehrung des Lingam, des erigierten männlichen Geschlechtsorgans.

Grosse Einsichten können gewonnen werden, wenn der Geist während der sexuellen Vereinigung auf dieses Mysterium der *ursprünglichen Ursache* konzentriert wird.

Obwohl das Indien von heute dazu neigt, puritanisch zu sein, was auf den moslemischen und europäischen Einfluss zurückzuführen ist, so begegnet man durchaus noch Verehrern von Yoni und Lingam. In ganz Indien ist es immer noch gültiger Brauch, das weibliche Prinzip als in Frauen verkörpert zu ehren. Das trifft auf tantrische Rituale wie *Kumari-puja* zu, bei denen jungfräuliche Mädchen verehrt werden.

Das männliche Prinzip wird ebenfalls geehrt, und zwar durch die Art und Weise, wie eine Ehefrau ihren Ehemann behandelt; oder durch die Verehrung von *Sadhus*, der heiligen Männer, die durch ganz Indien wandern.

Die Sitte, Öl und Wasser über den erigierten Lingam eines Yogis oder Sadhus zu schütten, wird zu bestimmten Jahreszeiten immer noch praktiziert, um Wohlstand zu sichern.

In der tantrischen Tradition werden die Geschlechtsorgane auf Amuletten abgebildet. Manche Amulette werden am Körper getragen, andere treten als Skulpturen an Tempelwänden in Erscheinung.

Visualisierung des Geschlechtsaktes sowie Meditation darüber ist ein allgemeiner Bestandteil heidnischer und animistischer Religionen.

Eine frühe Hindu-Schrift gibt folgende schöne Meditation: «Denke an die Sexualregion einer Frau wie an einen Opferaltar; an

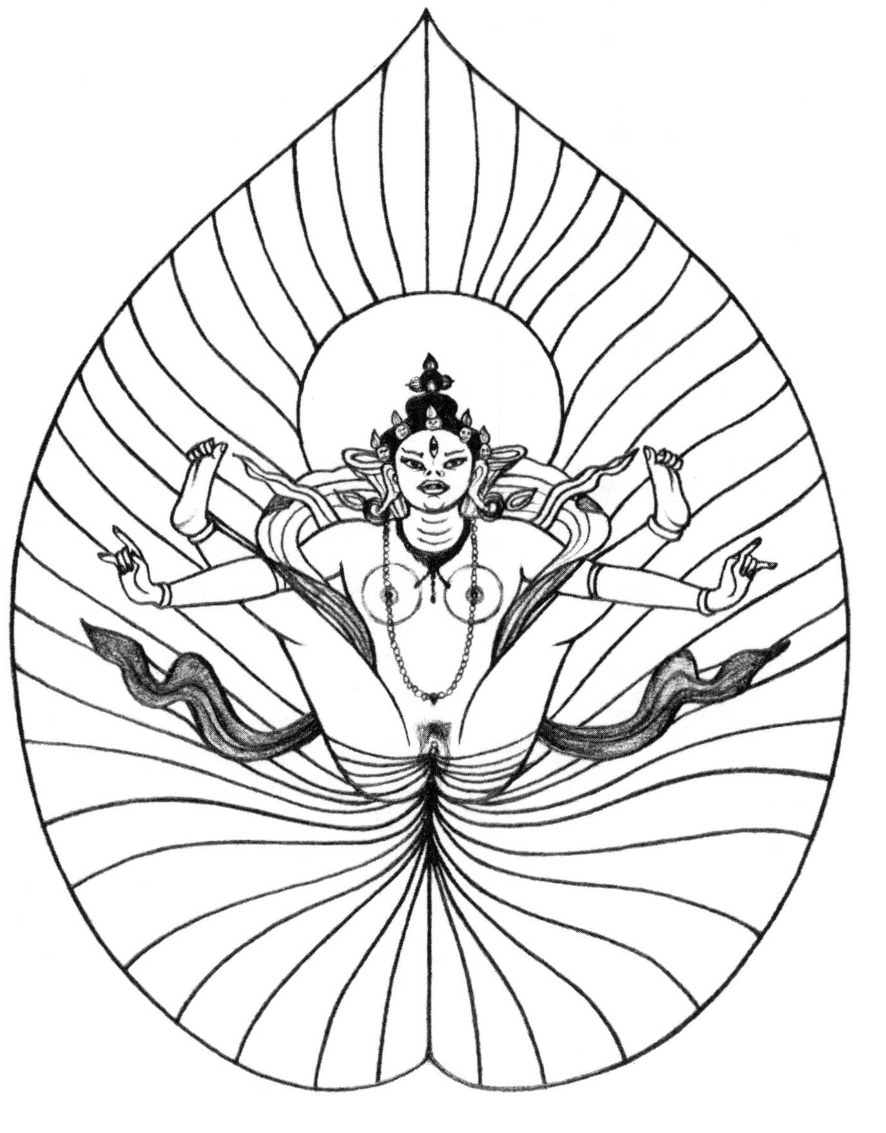

Visualisationsbild einer Weisheitsgöttin der tantrischen Kargyudpa-Sekte des Lamaismus. Energie fliesst von ihrer Yoni nach aussen und bildet die Form eines Blattes vom Bodhi-Baum, unter dem Buddha die Erleuchtung zuteil wurde. Dieses Initiationsbild drückt die spontane Natur erotischer Energie aus.

Nach einer tibetanischen Malerei aus dem späten 18. Jahrhundert.

ihr Haar wie an Opfergras; an ihre Haut wie an einen Elixierspender; an die beiden Lippen ihrer Yoni wie an Flammenzungen, die von den Opfergaben lodern.» Die Schrift erklärt weiter: «Wer seine Verehrung respektvoll ‹auf diesem Altar der Liebe› darbringt, dessen Wünsche werden in Erfüllung gehen.» Andere Schriften heben die Macht des Lingam hervor und raten einer Frau, das Lingam als die lebende Verkörperung von Shiva, der Kraft der Transzendenz, zu ehren.

Tantrische Visualisierungen beginnen im allgemeinen mit hocherotischen Themen, die dazu angetan sind, die Emotionen zu wecken und zu stimulieren. Eine geheime Visualierungs-Technik der tantrischen Sekte *Schwarzer Hut* des tibetischen Buddhismus beginnt folgendermassen:

«Stelle dir vor, dass dein Körper die Form der Weisheitsgöttin hat, eines jungfräulichen Mädchens, nackt, mit wehendem Haar. Stelle dir vor, du bist sie... im Zentrum von Lichtglanz, eine Elixierschale dicht ans Herz gedrückt, mit Girlanden aus roten Blumen geschmückt. Denke dir, dass der Guru dich durch deine offene Yoni betritt und in deinem Herzen residiert. Dann stelle dir die Weisheitsgöttin über der Krone deines Kopfes vor. Die Göttin hat soeben den Liebesakt vollzogen. Sie ist nackt. Ihr Haar ist zerzaust. Ihre Yoni ist feucht und fliesst über von sexuellen Säften. Ihre drei Augen sind von erotischer Emotion erfüllt und blicken zur ungeheuren Weite des Himmels empor, der sich mit ihr ähnlichen Gestalten füllt, während sie zu tanzen beginnt.»

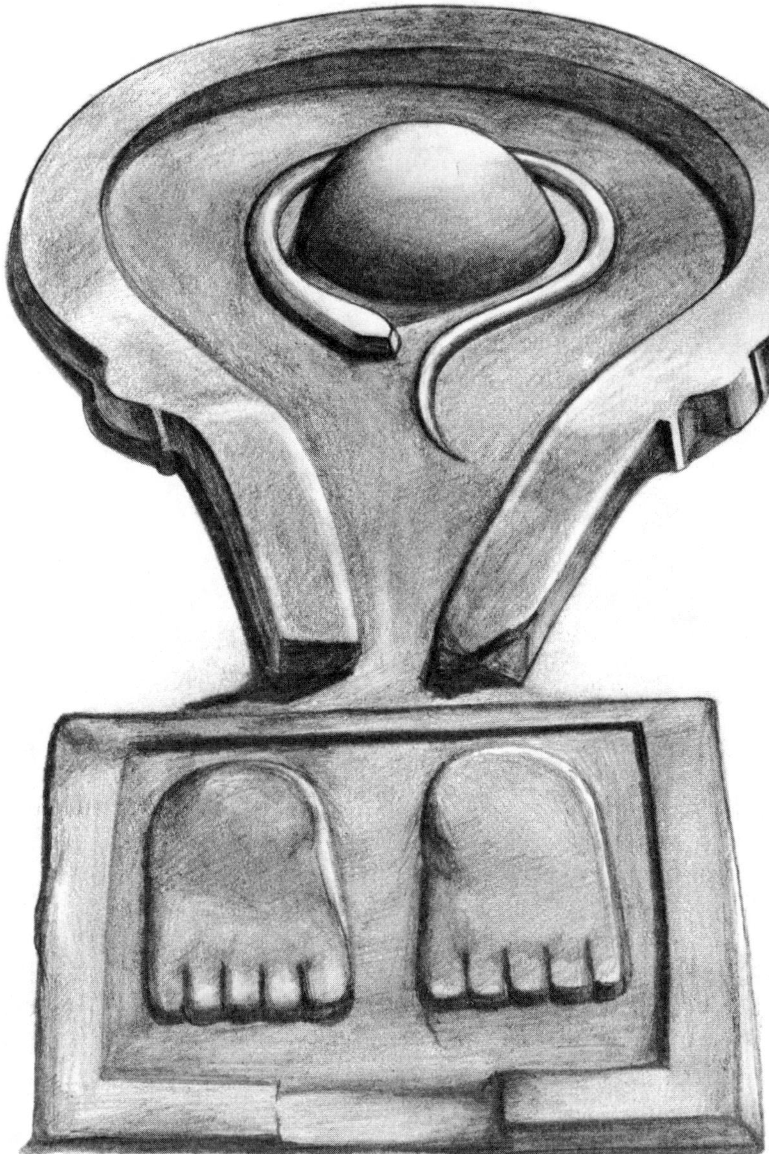

Diese präzise und relativ einfache Visualisierung dient dazu, die Weisheitsgöttin mit dem Meditierenden zu identifizieren. Diese Visualisierung ist ein typisches Beispiel von tantrischer innerer Verehrung und höchst effektiv, um Emotionen und Fantasie zu fesseln.

In der tantrischen Tradition wird die Haltung der Verehrung als *Sadhana* bezeichnet, was «der direkte Weg» bedeutet. Sadhana ist die Kunst der Verehrung eines Individuums und schliesst Verpflichtung und tatsächliche Ausübung ein. Das Potential, von rein weltlichen Aktivitäten zurückzutreten und Sadhana zu praktizieren, ist in jedem von uns vorhanden. Um Sadhana vollkommen zu machen, sollten *alle* Aktivitäten einbezogen werden; man sollte sie nicht getrennt vom allgemeinen Lebensstil sehen.

In diesem ersten Abschnitt haben wir Wege aufgezeigt, wie der einzelne oder das Paar lernen kann, Energie zu erkennen und kreativ zu kanalisieren. Die Kunst der Verehrung ist sehr wesentlich für den Erfolg dieser Praktiken. Verehrung des inneren Geistes während des Liebens führt zu mystischer Bewusstheit und Selbstverwirklichung. Dann nimmt Liebe ihren befreienden und wahrhaft ewigen Charakter an.

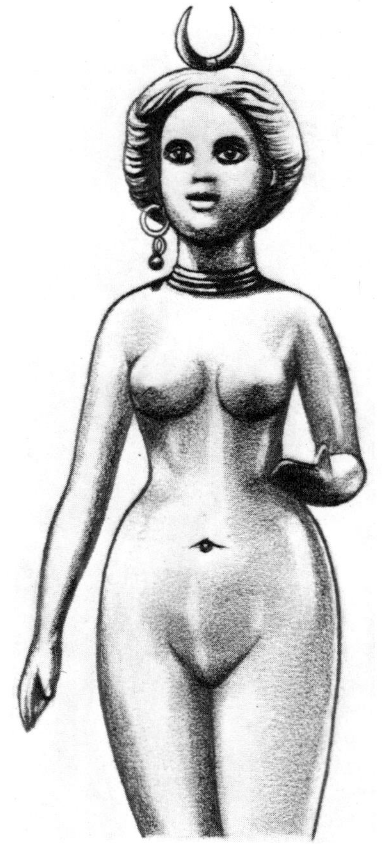

Bildnis von Ishtar/Isis, dem idealisierten Priesterinnen-Archetyp; nackt und mit einer nach oben gekrümmten Mondsichel auf dem Kopf.
Babylon; ca. 3. Jahrhundert v. Chr.

Dieser Hindu-Schrein zeigt das Lingam und die Yoni. Eine Kundalini-Schlange ist um das Shiva-Lingam geringelt, und zwei Fussabdrücke sind am Eingang zur Yoni. Dies ist ein Zeichen für das Ideal der Verehrung. Die Füsse symbolisieren die Tradition der Lehrer, die Yoni die allmächtige Energie der Weiblichkeit, die Schlange die gezähmte und beherrschte Kundalini und das Lingam die höchste Transzendenz.
Steinskulptur aus Bagh in Indien; ca. 14. Jahrhundert.

Teil 2 SHIVA
Der Transzendentale

Shiva ist reine Existenz, das unsterbliche Göttliche Prinzip. Shiva ist reines Bewusstsein, unbedingt und transzendental. Shiva ist die Gottheit des Geistes, der Herr des Yoga, der Meister der Drei Welten und der Besieger des Todes. Das gesamte Universum ist geschaffen von der Shakti Shivas.
SHIVA PURANA

Kali ist die Befreierin. Kali gibt Schutz denjenigen, die sie kennen. Kali ist die Fürchterliche, die Zerstörerin der Zeit. Als die Dunkle Shakti von Shiva ist Kali Raum, Luft, Feuer, Wasser und Erde. Kali verrichtet alle physischen Bedürfnisse von Shiva. Sie ist die Besitzerin der Vierundsechzig Künste und steigert die Freude des Herrn der Schöpfung. Kali ist die Reine Transzendentale Shakti. Kali ist die Nacht der Dunkelheit.
KALIKA PURANA

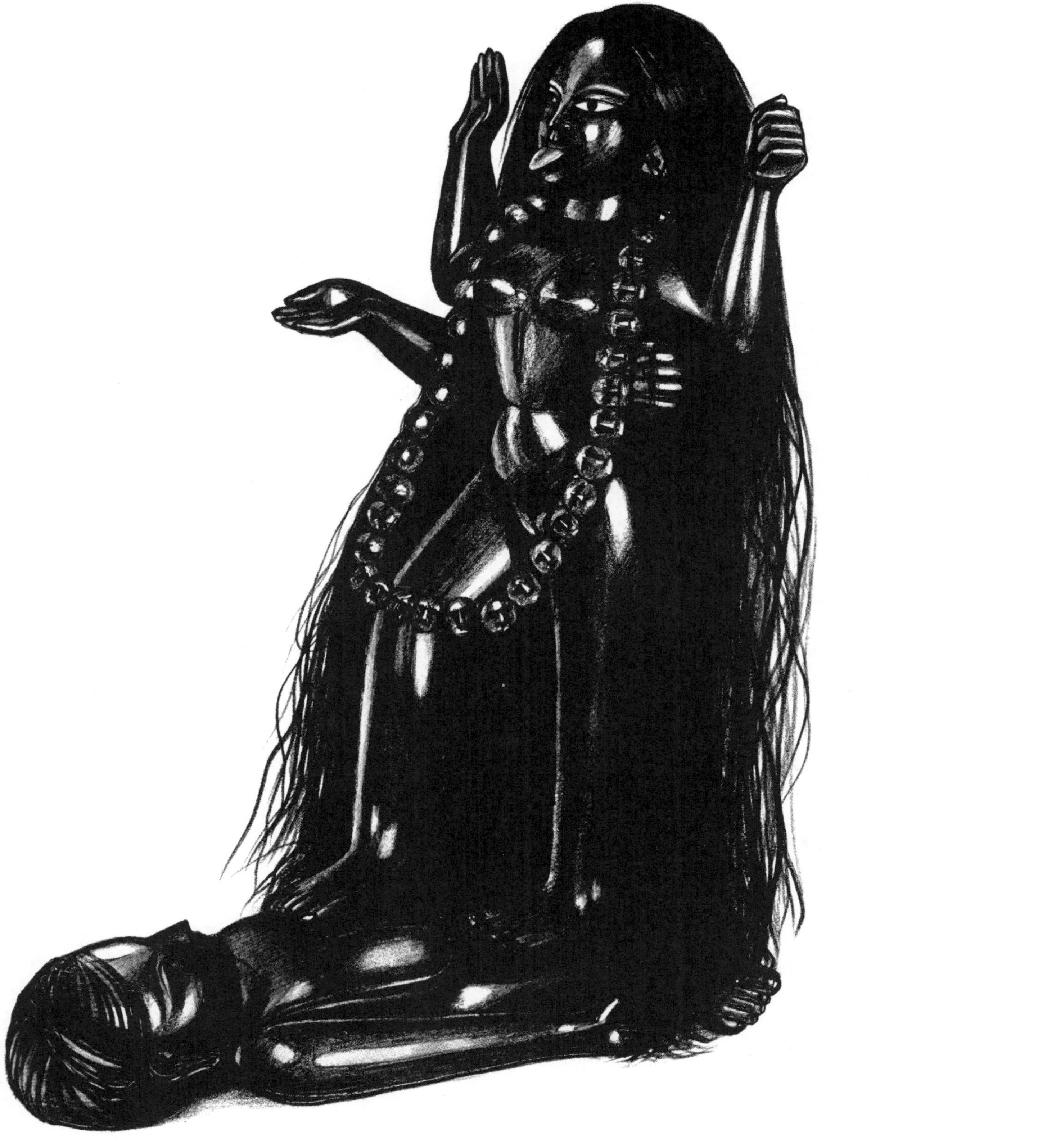

Kali auf Shiva. Diese Ikone drückt die transzendente Macht von Tantra aus. Kali steht auf dem leichenähnlichen Shiva und streckt als Ausdruck sinnlicher Ekstase die Zunge heraus. Sie trägt eine Girlande aus Köpfen um den Hals. Damit soll die Loslösung von der Welt versinnbildlicht werden. Kali ist die Chiffre des Transzendentalen. Ihre Ehrfurcht gebietende äussere Gestalt verbirgt das innerliche mitfühlende Naturell.

Zeichnung nach einer Steinskulptur aus dem 17. Jahrhundert; Bangla Desh.

Shiva

Hoch auf dem Gipfel vom Berg Meru, im Zentrum dieses Universums, betrachten Shiva, der Oberste Yogi, und Shakti, seine sinnliche weibliche Entsprechung, gemeinsam die Welt und ihre Bewohner. Befreit von aller Weltlichkeit durch selbstlose sexuelle Vereinigung miteinander, ist das Kosmische Paar erfüllt vom transzendentalen Frieden, der auf Ekstase folgt.

Die Göttin, noch von ihrem Geliebten, Shiva, umarmt, wendet sich ihm zu und fragt: «O Shiva, um unserer Liebe willen und zum Nutzen für die Menschheit ... wirst du ein paar Geheimnisse über die Natur der Sexualität preisgeben?»

Shiva erwidert: «Liebste, ich bin von der Liebe berauscht und von deiner Leidenschaft erfüllt. Wie könnte ich dir da so eine Bitte abschlagen? *Sexuelle Geheimnisse* sind sicherlich die bedeutsamsten aller Gesprächsthemen, die zwischen Liebenden diskutiert werden sollten, kein anderes Thema kommt an Wichtigkeit den sexuellen Geheimnissen auch nur annähernd gleich. Durch die Macht von Sex werden Menschen und alle anderen Geschöpfe ins Leben gerufen. Angetrieben durch sexuelle Energie entwickeln sich Wesen und gelangen zu voller Blüte. Sex ist die Lebenswelle, die Macht des Erfolgs, die Kraft der Evolution und Transzendenz. Das gesamte Universum verdankt seine Existenz der Macht von Sex. Wenn die sexuellen Geheimnisse bekannt sind, kann die ursprüngliche Macht von Sex, die uns ins Dasein gerufen hat, benutzt werden, um Befreiung zu erlangen.»

Die Göttin fragt: «Erzähle mir etwas über die Bedeutung von Transzendenz. Welche Beziehung hat sie zu den kreativen und bewahrenden Funktionen von Brahma und Vishnu? Welche Bedeutung hat die Kräfte-Dreiheit von Brahma, Shiva und Vishnu für die Sexualität? Warum sind die sexuellen Geheimnisse in diese drei Teile geteilt?»

Shiva erwidert: «Das ganze Dasein kulminiert in Transzendenz, die das Ziel aller Yogas ist. Transzendenz bedeutete über etwas hinaus gehen, das Überschreiten aller Begrenzungen der Erscheinungswelt und aller Bedingtheit durch Dualitäten. Transzendenz ist das wahre Ziel der Evolution und das endgültige Schicksal allen physischen Daseins. Die kreativen und erhaltenden Funktionen von Brahma und Vishnu sind rein phänomenale und dualistische Kräfte, solange sie nicht durch die Shiva-Funktion der Transzendenz ausgeglichen werden. Die kreative Kraft von Brahma bringt alle Wesen ins Dasein, und die bewahrende Kraft von Vishnu hütet und schützt ihr Leben. Die transzendentale Kraft von Shiva ist wie eine Türöffnung, die hinter die Weltlichkeit führt; sie erstreckt sich vom Irdischen zum Metaphysischen und weckt das Verständnis für die wahre Natur des Daseins. Auf höchster Ebene ist Transzendenz eine totale Teilhabe an der Realität, jenseits von Weltlichkeit und Tod.

Die Kraft Brahmas manifestiert sich durch den Kanal auf der rechten Seite des Subtilen Körpers. Dieser psychische Kanal, als *Pingala* bekannt, kontrolliert den Fluss der Solar-Energie im menschlichen Organismus. Seine Eigenschaften sind wild, expansiv, aggressiv und arrogant; wenn die kreative Kraft von Brahma in der Region des Solarplexus, also im Nabel-Chakra, konzentriert ist, versucht sie sich selbst zu erfüllen, indem sie ihr intellektuelles Potential weckt. Brahmas Kraft ist patriarchalisch, logisch und konventionell.

Die Kraft Vishnus manifestiert sich durch den Kanal auf der linken Seite des Subtilen Körpers. Dieser psychische Kanal, als *Ida* bekannt, kontrolliert den Fluss der Lunar-Energie im menschlichen Organismus. Seine Eigenschaften sind wässerig, kontraktiv, unterwürfig und bescheiden; wenn die bewahrende Kraft von Vishnu in der Region des Gehirns, im Kopf-Chakra, konzentriert ist, dient sie dazu, tiefe und intuitive Weisheit in die wilde Psyche zu legen. Vishnus Kraft ist matriarchalisch, instinktiv und unkonventionell.

Die Kraft Shivas manifestiert sich durch den Zentralkanal des Subtilen Körpers. Dieser psychische Kanal, als *Sushumna* bekannt, kontrolliert die spirituelle Evolution. Er ist die ‹Bahn›, die diese Welt mit der nächsten verbindet. Shiva ist die durchdringende Kraft des reinen, unterschiedslosen Bewusstseins. Shiva ist die ekstatische, transzendentale Eigenschaft der Evolution.

Brahma, Vishnu und Shiva zusammen bilden eine Dreiheit der Kräfte, die ganz einfach durch ein gleichseitiges Dreieck dargestellt werden kann; die Shiva-Kraft der Transzendenz an der Spitze und die kreative Kraft von Brahma und die bewahrende Kraft von Vishnu an den beiden Basispunkten. Dieses einfache Diagramm symbolisiert das eindringende, erigierte Lingam, das sich von einer festen Grundlage erhebt.

Der dritte und letzte Teil der sexuellen Geheimnisse befasst sich mit dem Bereich Vishnus, der die bewahrende Kraft ist. Das erotische Empfinden ist Vishnus erstes Geheimnis; eine Erotik, die verbunden ist mit der nährenden, kühlenden Macht von Soma, mit dem Wasser-Element und mit der natürlichen, intuitiven Weisheit der Sinne. Die Sinnlichkeit von Vishnus Bereich durchschneidet alles Konventionelle und erlaubt es den vielfältigen Rollen der Frau, richtig verstanden und spontan ausgedrückt zu werden. Die zahlreichen sexuellen Stellungen helfen, sinnliche Energien zu kanalisieren; die geheimen Riten des Tantra liefern einen Brennpunkt für das Bewusstsein, um sich davon ausgehend zu erheben. Der dritte Teil der sexuellen Geheimnisse dient als eine Einführung in Vishnus Paradies auf Erden und verschafft Paaren die Gelegenheit, das wahre Potential ihrer Sexualität zu erforschen.

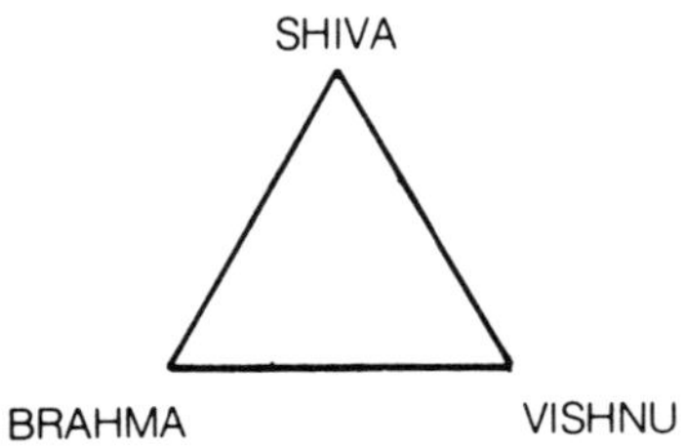

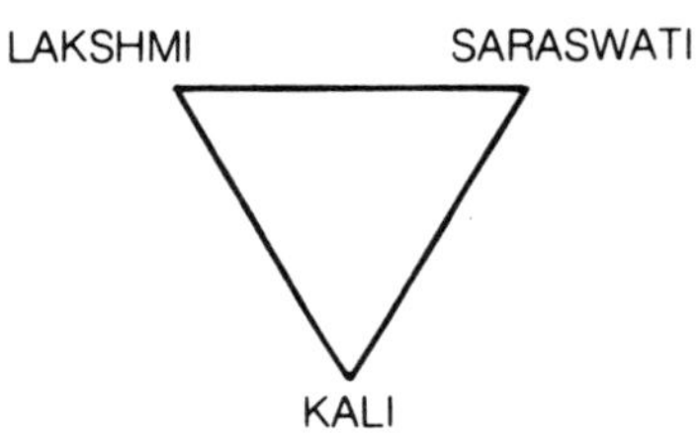

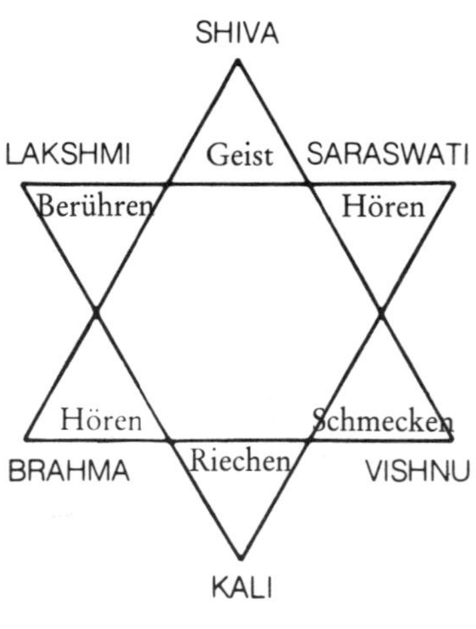

Der zweite und zentrale Teil der sexuellen Geheimnisse befasst sich mit der transzendentalen Ekstase von Shiva. Dies ist der spontane Bereich reinen yogischen Entzückens, die zeitlose Freude der selbstlosen Liebe. Mit Worten lässt sich die Natur des Shiva-Erlebnisses nicht beschreiben. Verbunden mit dem zentralen Kanal von Tantra, ist es Shiva, der dich durchbringt. Die Struktur der sexuellen Geheimnisse ist auf Shiva, den Transzendentalen, konzentriert. Diesem zentralen Teil sollte man sich idealerweise erst dann nähern, wenn die ersten und letzten Teile der Geheimnisse absorbiert sind. Die drei Teile, die gemeinsam die sexuellen Geheimnisse ausmachen, dienen als eine figürliche Darstellung spiritueller Evolution durch den Subtilen Körper von Tantra.»

Die Göttin fragt: «Du hast die Funktionen von Brahma, Vishnu und Shiva erwähnt, aber was ist mit ihren weiblichen Ergänzungen? Repräsentieren sie auch eine Dreiheit der Kräfte? Und falls ja, in welcher Beziehung steht sie dann zu der Dreiheit, die von den Kräften der Schöpfung, der Bewahrung und der Transzendenz gebildet wird?»

Shiva erwidert: «O Sinnliche Göttin! Weder Brahma noch Vishnu noch ich existieren ohne weibliche Gegenpole, die am besten als Formen von Shakti verstanden werden, was ‹Energie› bedeutet. Ohne ihre Shaktis würden Brahma, Vishnu und Shiva in der Erscheinungswelt machtlos sein. Obwohl die Shaktis von Brahma, Vishnu und Shiva zahlreiche verschiedene Namen und Gestalten haben, bezeichnen die Tantras sie einfach als Sarasvati, Lakshmi und Kali. Sie bilden ebenfalls eine mächtige Dreiheit der Energien. Sie können ganz einfach durch ein auf der Spitze stehendes gleichseitiges Dreieck dargestellt werden; Kali an der Spitze, Lakshmi und Sarasvati an den beiden anderen Punkten.

Die Göttinnen-Dreiheit symbolisiert die Yoni der Frau. Wird sie über die Dreiheit gelegt, die von Brahma, Vishnu und Shiva gebildet wird, den Kräften der Schöpfung, der Bewahrung und der Transzendenz, so ist das Resultat ein sechszackiger Stern. Dieses *Yantra* oder mystische Diagramm, das durch zwei umgekehrte Dreiecke gebildet wird, symbolisiert die Vereinigung der fünf Sinne mit dem Geist und ist eine figürliche Darstellung der männlichen und weiblichen Eigenschaften in harmonischem Gleichgewicht.

In diesem allmächtigen schützenden Yantra gibt es folgende Verbindungen: Lakshmi mit dem Tastsinn, Brahma mit dem Sehsinn, Kali mit dem Geruchssinn, Vishnu mit dem Geschmackssinn, Sarasvati mit dem Gehörsinn und Shiva mit dem Geist. Jeden dieser sechs ‹Sinne› stellt man sich in einem der sechs kleinen Dreiecke gelegen vor, die von einem sechszackigen Stern gebildet werden, mit der vorherrschenden männlichen oder weiblichen Funktion an der Spitze. Dieses Yantra kann als Meditations-Objekt benutzt werden, als Hilfe bei der Einrichtung von Ritualen oder auch als potenter Schutz-Talisman. Schon seit uralten Zeiten ist dieses Symbol als ein Schild gegen negative Einflüsse benutzt worden.»

Die Göttin sagt: «O Shiva! Bitte enthülle mir die innere Bedeutung meiner mystischen Form von Kali! Sie, die schwarz ist wie der endlose Nachthimmel, erschreckend, furchteinflössend und doch mitfühlend. Sage mir, wie sie sich von Parvati unterscheidet, meiner besser bekannten Form. Sage mir, wie jede Frau eins werden kann mit Kali, und wie sie als solche am besten ihrem Geliebten dienen kann. Sage es mir, o Shiva, bevor diese Nacht zu Ende geht!»

Shiva erwidert: «O Kostbare Göttin! Es gibt nur sehr wenige, die wahrhaftig die Bedeutung von Kali verstehen. Nur wenige sind es, die ihrer furchterregenden Gestalt ins Gesicht sehen können, ohne um ihr Leben fürchten zu müssen. Und noch weniger sind es, die ihr dienen, wie ich es tue; die jede subtile Nuance, jeden Schatten der Bedeutung kennen.

Kali ist schwarz, weil sie den Zugang durch die Leere des inneren und äusseren Raumes darstellt. Ihre Schwärze ist aus allen Farben zusammengesetzt, und wie die schwarzen Löcher des Universums absorbiert sie alles, was jemals erschaffen wurde. Alle Helligkeit verblasst letzten Endes zu Schwärze, so wie alle Spiritualität sich schliesslich mit dem Kali-Bewusstsein mischt.

Kali ist vollkommen nackt; so wie dein Geist ursprünglich nackt war und am Ende wieder zu Nacktheit zurückkehren wird. Wie Shivas Nacktheit zieht auch Kalis Nacktheit an und stösst gleichzeitig ab. In ihrer ursprünglichen Nacktheit sind alle Dinge möglich. Kalis drei Augen künden von ihrer absoluten Macht über die drei Zeiten: Vergangenheit, Gegenwart und Zukunft. Sie deuten zugleich an, dass ihre innere Natur von tiefster Empfänglichkeit ist. Die drei Augen von Mutter Kali symbolisieren die überragenden Kräfte von Sonne, Mond und Blitz; sie zeigen ihre Kontrolle über dieses Universum.

Ihre vier Arme symbolisieren die vier Himmelsrichtungen: Norden, Süden, Osten und Westen; sie erinnern uns daran, dass die vier hauptsächlichen psychischen Zentren im Nabel, im Herzen, im Hals und im Kopf durchdrungen und harmonisiert werden müssen, bevor dauerhafte Befreiung erreicht werden kann. Kalis obere linke Hand hält das Schwert, mit dem sie Zweifel und dualistische Beschränkungen zerstört. Ihre untere linke Hand schwingt einen frisch abgetrennten Kopf an den Haaren; damit wird die Trennung von Ego und normalerweise restriktiven Schicksalskräften symbolisiert. Ihre obere rechte Hand macht eine mystische Geste; sie soll schützen und alle Ängste ihrer Anbeter vernichten. Ihre untere rechte Hand macht eine Geste, die Wünsche gewähren soll.

Ihre lang herausgestreckte Zunge spricht von ihrer sinnlichen und alles verzehrenden Natur. Ihre Girlande aus abgeschnittenen Menschenköpfen erinnert an die fünfzig Buchstaben des Sanskrit-Alphabets, und es sind deren Schwingungen, die die Welt der Phänomene zusammenhalten. Kali ist reine

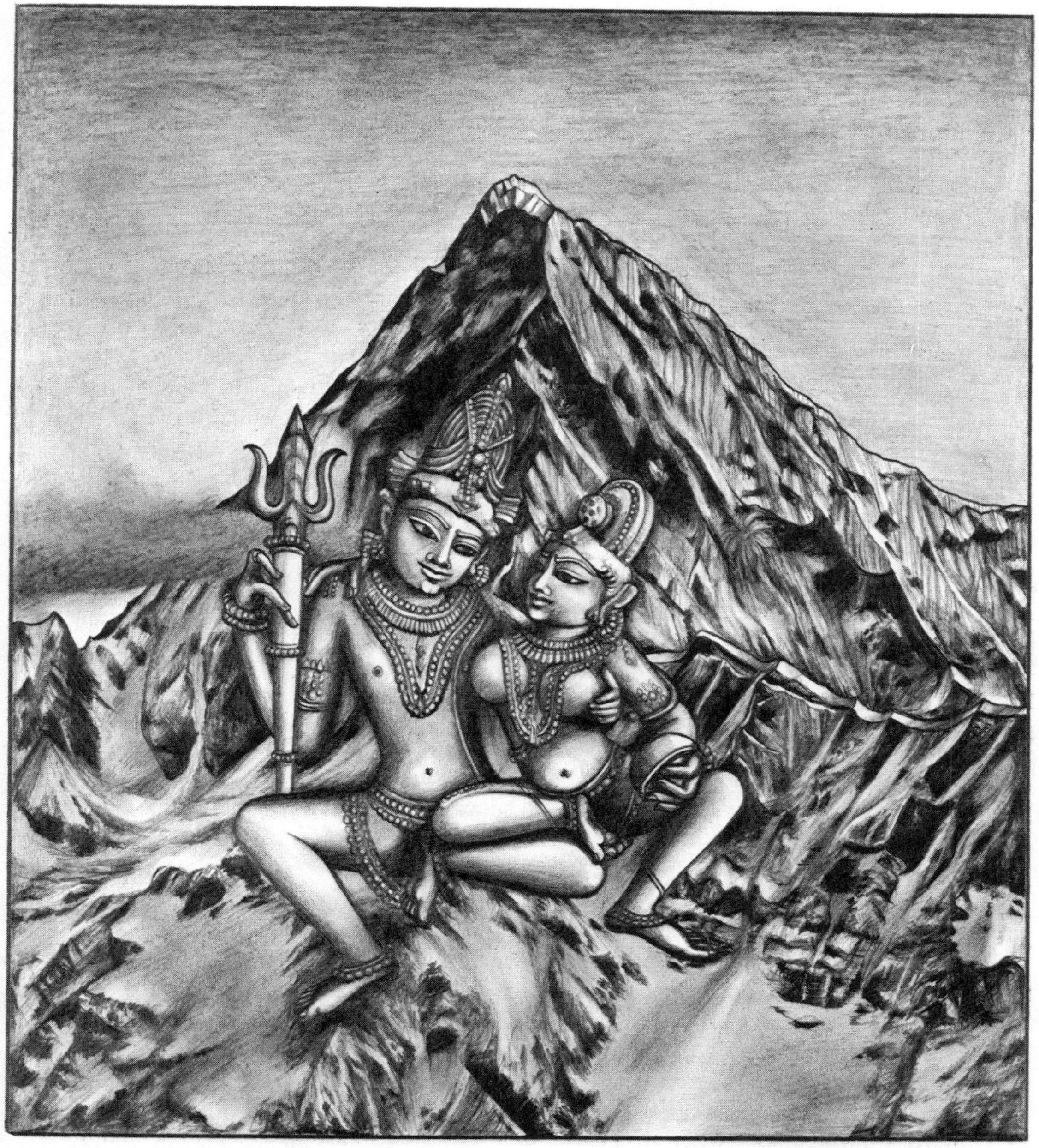

Shiva und Parvati sitzen unterhalb des Gipfels vom Berg Meru, dem Zentrum des Universums. Der Yogi hält einen Dreizack als Symbol der Macht, die er gezähmt hat; seine Gefährtin hält eine Schädel-Schale, das Symbol der Entsagung und Wonne.

Nach einer Steinskulptur aus dem 10. Jahrhundert; Zentralindien.

Energie in ihrer ursprünglichen Form, der transzendentale Ausdruck der Weiblichkeit. Kali ist die erweckte Kundalini-Energie, die transzendentale Macht von Sex, die lustvolle Verkörperung ungehemmter, verzehrender Liebe. Ihre Feinde sind Heuchelei, Zweifel, Selbstsucht und Neid. Ihre Freunde sind alle diejenigen, die ihr treu dienen und die sie innig lieben. Da sie Shiva als Unterstützung hat, gibt es nichts in dieser oder der nächsten Welt, was ausserhalb ihrer Domäne ist. Obwohl sie äusserlich furchterregend wirkt, ist sie innerlich von freundlicher und mitfühlender Natur.

Parvati ist auch leidenschaftlich und sinnlich. Sie ist die Tochter des Himalaya-Gebirges, weiss wie die schneebedeckten Gipfel, die Verkörperung der Weiblichkeit. Ihr Gesicht strahlt wie die aufgehende Sonne. Ausgestattet ist sie mit einer schönen Figur, mit hohen Brüsten, mit breiten Hüften und mit all den Eigenschaften und Vorzügen überragender Fraulichkeit. Parvati ist das göttliche Ideal der keuschen Ehefrau, während Kali die lustvolle Geliebte verkörpert. Parvati symbolisiert das glänzende Licht des Vollmondes und Kali die dunkle Mondnacht. Obwohl die meisten Menschen das Parvati-Vorbild idealisieren und den Kali-Archetyp fürchten, sind beide nur Aspekte und Seiten eines einzigen Wesens, das für unterschiedliche Funktionen verschiedene Gestalten annimmt.

Eine Frau wird eins mit Kali, wenn sie sich mit ihrer eigenen kolossalen Macht der Initiation einigt. Als Initiatorin in die sexuellen Mysterien von Kali ist die Frau der höchste Guru des Mannes. Wenn Heuchelei, Selbstzweifel, Selbstsucht und Neid aus der Psyche der Frau eliminiert werden, taucht die tiefe intuitive Weisheit von Kali auf. Kalis Weisheit, aufgeladen mit sexueller Energie, wirkt als machtvolle Initiation in die Natur der Realität.

Kali ist furchtlos und leidenschaftlich. Sie hält mit ihrer Gunst nicht zurück. Wenn eine Frau wahrhaft Kali verkörpern will, muss sie sich mit ihrer eigenen Sexualität in Verbindung setzen und tief in ihren unbewussten Geist eintauchen. Kalis Eigenschaften sind nicht nur von dieser Welt, sondern auch von allen anderen Welten. Wenn eine Frau Kali werden will, muss sie ihren Mann über die irdischen Beschränkungen bringen können, über die Konvention, über das Erwartete. Während der dunklen vierzehn Tage des Mondes und zur Zeit ihrer Menstruation nimmt die Frau auf ganz natürliche Weise einige Eigenschaften von Kali an. In ihrer Kali-Rolle handelt die Frau als Zerstörerin von Illusion und als Erfüllerin von Verlangen.»

Die Göttin fragt: «Was sind die besten Mantras, um Kali im Körper einer Frau zu erwekken, o Shiva? Was ist Kalis spezielles Yantra und seine einfachste Form? Nenne mir die besten Wege, um Kali zu gefallen und sie zu

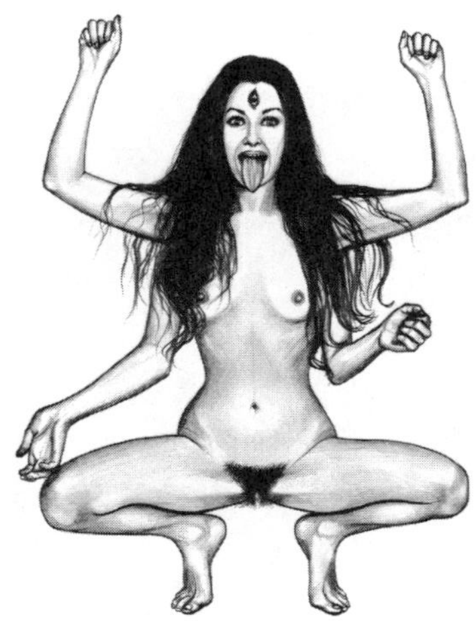

Zeitgenössische Darstellung der Kali. Die vier Arme symbolisieren die vier Himmelsrichtungen und die vier Haupt-Chakras des Subtilen Körpers. Die lange Zunge zeugt von Kalis allverzehrender Sinneslust. Das Auge in der Mitte der Stirn beschwört das allsehende Bewusstsein der erweckten Geistigkeit.

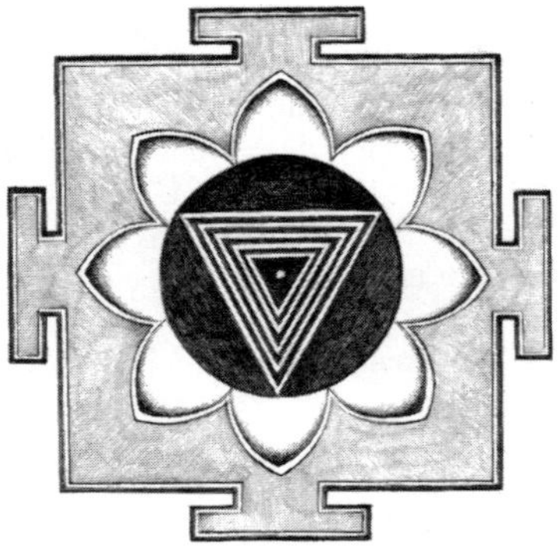

Das Kali-Yantra symbolisiert den Aufstieg über die fünf Elemente und Sinne.

Nach einer Miniaturmalerei aus Rajasthan; spätes 18. Jahrhundert.

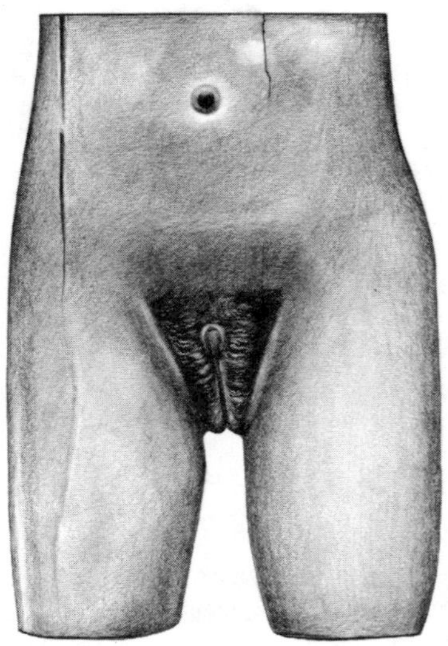

Yoni der Einweihung.

Nach einer Holzskulptur, die bei Ritualen von Stammesleuten benutzt wurde. Südindien; ca. frühes 20. Jahrhundert.

erfreuen. Zähle mir die speziellen Gegenstände für ihre Verehrung auf. Sage mir auch, warum Kali auf der liegenden Gestalt von Shiva steht oder hockt.»

Shiva erwidert: «O unersättliche Göttin! Viele verschiedene Mantras sind benutzt worden, um Kali zu beschwören. Die meisten von ihnen beginnen mit dem Buchstaben K. Die kurzen Keim-Silben ‹KLING› und ‹KRING› sind beide höchst wirksam, desgleichen das längere Kali-Mantra: ‹OM-KANG-KALIKA-NAMAH.› Kalis Name ist an sich schon ein potentes Mantra, genau wie die Keim-Silbe ‹HUNG›, welche die transzendentale Macht der fruchtbaren Leere ausdrückt, die allen Phänomenen zu Grunde liegt. ‹HUNG› weckt auch die Kundalini und trägt dazu bei, mit Kali vereinigt zu werden.

Kalis spezielles Yantra oder mystische Form ist eine Serie von fünf gleichseitigen Dreiecken, eins immer ins andere gelegt und auf einem achtblätterigen Lotos untergebracht. Die fünf Dreiecke von Kalis Yantra symbolisieren Transzendenz der fünf hauptsächlichen körperlichen Sinne und Elemente. Der achtblätterige Lotos zeigt an, dass Kali verstanden werden kann, wenn die höheren Emotionen im Herz-Chakra konzentriert werden. Im Zentrum dieses Yantra sollte man sich einen kleinen Punkt vorstellen, der die Stabilität des Bewusstseins symbolisiert.

Das Yantra von Mutter Kali ist ein potentes Meditations-Symbol und kann auch als schützender Talisman verwendet werden. Kalis einfachste Form ist die Yoni einer Frau im Zustand intensiver sexueller Erregung. Das Dreieck, das durch das Schamhaar gebildet wird, ist Kalis grundlegendes Yantra. Die offene Yoni ist Kalis stets offene Einladung. Die erigierte Klitoris ist wie Kalis herausgestreckte Zunge. Die sexuellen Gerüche sind die Macht ihrer Bezauberung, und die überreichen feuchten Sekretionen sprechen von Kalis Natur, die alles schenkt. Die Yoni der Frau ist fraglos das ursprüngliche Symbol von Mutter Kali.

Kali freut sich über die Hingabe an ihre idealen Eigenschaften, über die Wiederholung ihrer Mantras, über die Visualisierung ihres Yantra und ihrer verschiedenen mystischen Formen. Kali freut sich, wenn der leidenschaftliche Drang ernsthaften Verlangens nach Vereinigung mit ihr die Vitalität veranlasst, in die Grosse Achse einzudringen und in ihr emporzusteigen, in diesen zentralen Kanal des Subtilen Körpers. Kali freut sich über ekstatische Erlebnisse von Mann und Frau in tantrischer Vereinigung. Kali freut sich, wann immer man sich an sie erinnert. Kali freut sich über Shiva!

Kali kann mit allem verehrt werden, was ohne Heuchelei dargeboten wird. Am besten gefallen ihr sinnliche Gerüche wie Sandelholz, Moschus, Patschuli und Kampfer. Sie mag auch Girlanden aus roten Blumen, rhythmische Musik, sinnlichen Tanz, reinen Wein und Marihuana. Kali hat Gefallen an spontanem Lachen, an verehrenden Gesängen, an leidenschaftlicher Liebe und an einer geistigen ‹Alles-oder-nichts›-Haltung.

Kali kann durch den Körper einer Frau direkt verehrt werden. Tantrische Liebes-Riten sind die ideale Weise, Kali zu verehren. Während dieser Riten sollten die Yoni geehrt und selbstlose Opfer dargebracht werden. Wenn Kali im weiblichen Partner erwacht, nimmt Liebe eine erneuerte und gehobene Potenz an. Kali-Macht erstreckt sich von Erotik bis zum Anfang und Ende der Zeit.

Kali steht oder hockt auf dem liegenden Shiva, um zu zeigen, dass sie all seine physischen Bedürfnisse befriedigt. Wenn Kali auf Shiva steht, ist sie bestens darauf vorbereitet, es mit jedem Gegner aufzunehmen und denen zu Hilfe zu kommen, die es nötig haben. Wenn sie auf Shiva hockt, dient sie sexuell sowohl ihrem Herrn als auch sich selbst. In der aktiven Rolle der körperlichen Liebe verkörpert Kali die lustvolle Geliebte, die Hure, die Sex-Initiatorin, Isis, die Hohepriesterin. In der langen Nacht der Dunkelheit, vor dem Beginn eines anderen Zeitalters, beschäftigt sich Kali mit Shiva in ekstatischer Tändelei und dient als Brennpunkt für seine yogische Macht der Penetration.»

Die grosse Göttin fragt: «O Herr aller Geschöpfe! Erzähle mir von der Bedeutung und den verschiedenen Typen sexueller Initiation! Was sind die besten Zeiten für die Ausübung sexueller Initiationen und anderer sexueller Rituale? Was sind die geheimen Riten, die bekannt sind als Chakra Puja, Bhairavi Chakra und Yogini Chakra? Wie sollen sie vollzogen werden? Sage mir, o Held, was ist ihre tiefste Bedeutung?»

Shiva, der Oberste Yogi, erwidert: «Teuerste! Deine Fragen sind so direkt. Zahlreich sind die sexuellen Initiationen, die ich dir gegeben habe. Zahllos sind diejenigen, die du mir geschenkt hast. Die wahre Bedeutung sexueller Initiation ist Ermächtigung, ein selbstloser Akt des *Gebens* von einem zum anderen. Die allererste sexuelle Initiation aller Wesen geschieht während des Austritts aus der Yoni der Mutter. Die Wirkung dieser Passage besteht darin, das Vergessen vergangener Leben auszulösen. Während dieser ersten Initiation gibt die Mutter ihrem Sprössling die ganze Welt und nimmt ihm dafür alle schmerzlichen Erinnerungen an die Vergangenheit. Das Resultat der ersten Initiation hält normalerweise an bis zur Schwelle des Todes.

Andere Arten sexueller Initiation ereignen sich sowohl bewusst als auch unbewusst im Laufe einer Lebenszeit, und zwar zu Zeiten ekstatischen Liebens. Es gibt nur wenige, die von Akten physischer Liebe nicht irgendeine Art sexueller Initiation empfangen haben, aber noch seltener sind diejenigen, die bewusst *wahrnehmen*, dass sie eine sexuelle Initiation während des Liebens empfangen.

Sex hat gleichzeitig die Macht von Illusion und Befreiung; dies hängt ab vom jeweiligen Grad der bewussten Wahrnehmung der Beteiligten. Sexuelle Initiation besteht darin, seine eigene Sexualität einem anderen selbstlos zu schenken.

Wenn eine Person einen sexuellen Akt als Geschenk akzeptiert, findet ein Austausch auf verschiedenen Ebenen gleichzeitig statt. Es gibt einen physischen Austausch und ein Mischen von Sekretionen; einen psycho-physischen Austausch von Lebensenergien und Polaritäten; einen psychischen Austausch von Haltungen und Einstellungen; einen karmischen Austausch durch eine Konvergenz von Schicksalen . . . und es gibt einen spirituellen Austausch, eine Kommunion zwischen Seelen. Auf der höchsten Ebene steigert all dieses Austauschen die Qualität des Paares.

Bei allen Akten sexueller Initiation gibt es einen Fluss in zwei Richtungen, einen Austausch von Potentialen. Der Initiatior übernimmt einige ungelöste Energien, Konflikte oder Karmas. Der Initiierte empfängt Energien, Kenntnisse und positive Karmas. So ist sexuelle Initiation ein Akt tiefer Verantwortung. Während Höhepunkten von tantrischem Sex können Karmas und ungelöste Persönlichkeitskonflikte völlig transzendiert werden. Die Yoni wird zu einem alchimistischen Schmelztiegel der Transformation, und das Lingam wird ein Zauberstab mit der magischen Macht, eine Situation in eine andere zu verwandeln. Gemeinsam liefern Yoni und Lingam alle die Myriaden sexueller Initiationen. In der tantrischen Tradition wird sexuelle Inititation gegeben von Frau an Mann, von Frau an Frau oder an mehrere Frauen, von Frau an ein Paar oder mehrere Paare, von Mann an Frau oder an mehrere Frauen, von einem Paar an ein anderes Paar oder mehrere Paare. Die Person oder das Paar, die sexuelle Initiation übermitteln, werden als transzendentale Gurus betrachtet. Echte tantrische Sexualintitiationen erfordern die Anwesenheit und aktive Teilnahme von mindestens einer Frau. Sexuelle Initiation ist kein Freibrief für wilde, ausschweifende Orgien, sondern eher der sorgfältig vorbereitete Boden, auf dem eine transzendentale Spiritualität erblühen kann.

Die besten Zeiten für das Ausüben sexueller Einweihungen und anderer Sexualrituale sind während der Periode zwischen Mitternacht und drei Uhr früh, während der dunklen vierzehn Tage des lunaren Monats, besonders in der achten und vierzehnten Nacht der Dunkelperiode des Mondes, während einer solaren oder lunaren Eklipse sowie zu Zeiten purer Spontaneität, wenn es keinerlei Zweifel am Erfolg gibt. Eine sexuelle Initiation ist dann erfolgreich, wenn das Leben einer Person als direktes Resultat des Erlebnisses plötzlich zum Besseren verändert wird. Erfolglose sexuelle Initiationen richten Verheerungen in der Psyche an, sowohl beim Initiator als auch bei der Person, die eine Initiation empfangen hat.

Chakra Puja, Bhairavi Chakra und Yogini Chakra sind durchwegs ritualisierte Geschlechtsakte, die von mehr als einem Paar vorgenommen werden. Sie können jedoch auf einer rein allegorischen Ebene stattfinden, entweder durch den Gebrauch ritueller Ersatzmittel oder durch die Verinnerlichung des gesamten Vorgangs mit Hilfe der Macht der Visualisierung.

Alle sexuellen Chakras verlangen von den Teilnehmern, einen Kreis zu bilden und einem Führungspaar oder Guru zu folgen.

Chakra Puja ist ein einfacher tantrischer Begriff und bedeutet ‹kreisförmige Verehrung›; es ist eine Heraufbeschwörung der natürlichen *zyklischen* Neigung sexueller Energie, die danach strebt, durch wiederholte Aktivitätszyklen zurückzukehren. Bei der Ausübung von Chakra Puja wird sexuelle Energie bewusst kanalisiert und unter allen Teilnehmern ausgetauscht. Wenn sich ein Paar dem Drang zum Orgasmus nähert, wird es angewiesen, sich zurückzuhalten, während das nächste Paar den Aufstieg zur Ekstase beginnt. So wird ein natürlicher Aufbau von Sexualenergie produziert und ein Energiestrudel geschaffen, der die inneren psychischen Zentren oder Chakras der Teilnehmer mit Kraft versorgt und latente psychische Kräfte freilegt. Wenn korrekt ausgeübt, vermittelt dieser Typ von Chakra Puja spirituelle Ekstase, und alle Teilnehmer betreten eine neue Dimension, die über diese Welt hinausgeht.

Bhairavi Chakra ist – wie schon der Name andeutet – eine spezielle Verehrung der Göttin Kali durch einen Kreis sexuell aktiver Teilnehmer. Drei, fünf, sieben oder neun Personen sind die ideale Anzahl für ein Bhairavi Chakra, wenngleich sich an diesem Ritual mitunter auch noch grössere Personenkreise beteiligen. Wenn es neun Verehrer im Chakra gibt, werden abwechselnd die Energien von neun Planeten heraufbeschworen und dann bewusst auf die Auflösung herausragender Karmas der Teilnehmer konzentriert.

Jedes Bhairavi Chakra sollte mit der Verehrung des weiblichen Prinzips begonnen und beendet werden. Dies kann symbolisch geschehen, indem die Göttin Kali in einem Bild repräsentiert wird, in einer Ikone oder einem anderen Gegenstand, der etwas mit ihrer Verehrung zu tun hat. Eine derartige symbolische Repräsentation wird vor Beginn des Ritus in der Mitte des Kreises aufgestellt und sowohl vor als auch nach jeder sexuellen Aktivität geehrt. Das Kali- oder Bhairavi-Prinzip kann auch durch die tatsächliche Gestalt eines jungen Mädchens geehrt werden, das seine Nacktheit im Zentrum des Chakra zur Schau stellt, sich aber ansonsten nicht an den Riten beteiligt, sondern allenfalls Blumengirlanden, Wohlgerüche, Weihrauch, Obst, Speiseopfer, Schmuck, Seidenstoffe oder andere Verehrungsopfer empfängt. Das Kali-Prinzip sollte auch bei jedem weiblichen Teilnehmer erweckt und geehrt werden. Die korrekte Ausübung von Bhairavi Chakra ist ungemein schwierig, grösstenteils wegen der menschlichen Neigung, sich bei der erstbesten Gelegenheit niederen Instinkten zuzuwenden. Wer sich an diesem uralten Ritus beteiligen möchte, für den ist es unbedingt erforderlich, über gründliches praktisches Wissen von Hatha Yoga und tantrischen Sexualtechniken zu verfügen.

Das *Yogini Chakra* kann sowohl auf realistischer als auch auf symbolischer Ebene verstanden werden. Es ähnelt dem Bhairavi Chakra, nur handelt es sich bei den Teilnehmern um einen einzelnen Mann mit drei, fünf, sieben oder neun Frauen. Das idealisierte Yogini Chakra, wie es in mehreren Tantras beschrieben wird, hat den Mann mit seiner unmittelbaren Partnerin in der Mitte, umgeben von einem Kreis von acht Yoginis, die sich alle am sexuellen Spiel beteiligen und dabei das Ziel verfolgen, ein Maximum an Energie freizuset-

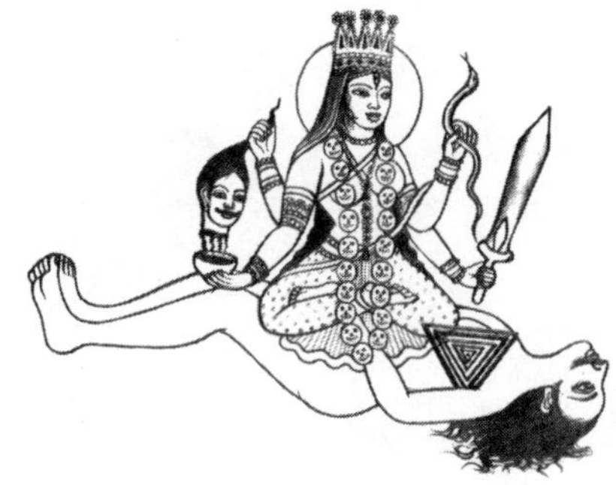

Kali sitzt auf dem lang ausgestreckten Shiva. Sie ist vierarmig und hält eine Schädel-Schale, einen abgetrennten Kopf, eine Schlange und ein Schwert. Vor ihr ist das Kali-Yantra, eine Form aus fünf ineinandergelegten Dreiecken.

Nach einer Miniaturmalerei aus Rajasthan; spätes 18. Jahrhundert.

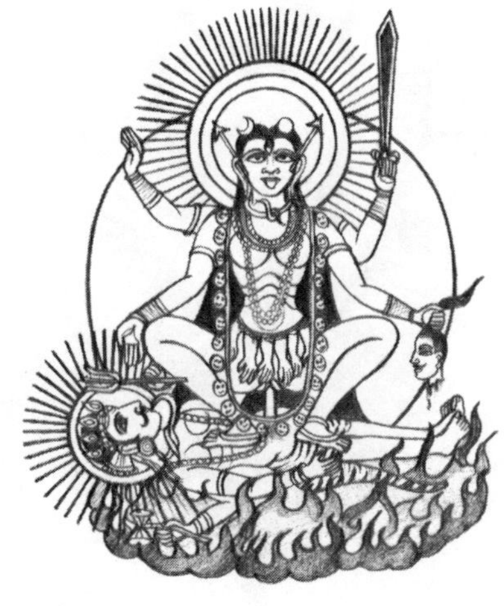

Kali hockt in sexueller Vereinigung mit Shiva, der auf einem brennenden Begräbnis-Scheiterhaufen ruht. Durch diese Ikone wird die transzendentale Anschauung der Tantra-Wahrheiten symbolisiert. Obwohl der anfängliche Eindruck erschreckend ist, strahlt dieses Bildnis friedlichen Glanz aus.

Nach einer nepalesischen Malerei aus dem späten 19. Jahrhundert.

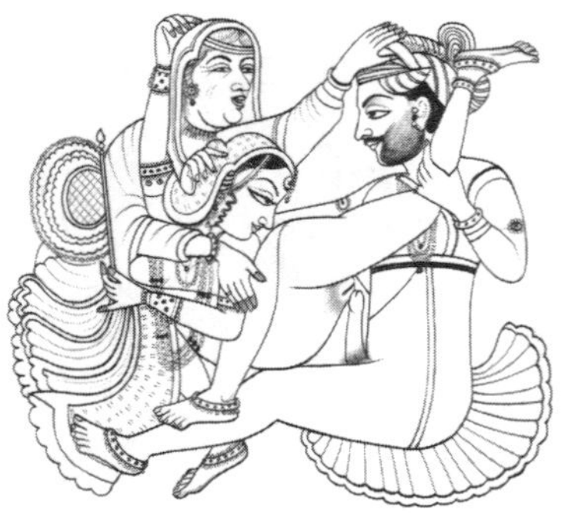

Eine ältere Frau agiert als Sex-Initiatorin und gibt einem viel jüngeren Paar geistige und praktische Führung.

Nach einer indischen Miniaturmalerei; Jodhpur, ca. 1830.

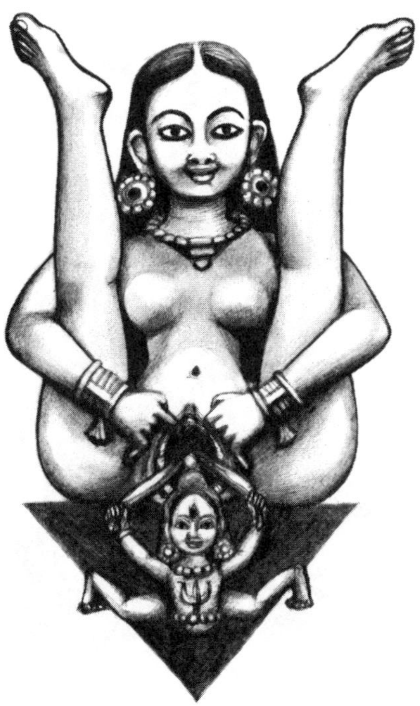

Die erste Einweihung aller Menschen geschieht durch die Yoni der Mutter. Darstellung einer geheimen Form der Göttin als Guhyeshvari, Herrin der Mysterien, bei der Geburt einer weiteren Verehrerin.

Nach einer nepalesischen Holzschnitzerei aus dem späten 17. Jahrhundert.

zen und in Umlauf zu bringen. Während der tatsächlichen Ausübung von Yogini Chakra schenken sich acht Frauen abwechselnd dem Mann, während die neunte, seine hauptsächliche und fortgeschrittenste Sexualpartnerin, dazu beiträgt, die anderen acht zum vollen Höhepunkt zu bringen. Der Mann sollte seinen eigenen Orgasmus beherrschen, bis er alle Energien der acht Yonis absorbiert hat. Dann schenkt er seinen potenzierten Initiator-Samen der neunten Yogini. Im letzten Akt der Selbstlosigkeit verteilt die Haupt-Yogini die gemeinschaftlichen Sexual-Sekretionen als ein Sakrament, das von allen Teilnehmern am Ritus eingenommen wird.

Das Yogini Chakra wurde früher weitgehend von Königen und Kaisern praktiziert, die es benutzten, um aussergewöhnliche Kräfte zu erlangen und ausserdem die Geburt von aussergewöhnlichen Kindern zu bewirken. Eine noch etwas kompliziertere Form von Yogini Chakra wurde in ferner Vergangenheit praktiziert; sie schloss das Spiel eines einzelnen Mannes mit fünfzehn Frauen ein, die alle Expertinnen in sexuellem Yoga waren. Jede der Yoginis verkörperte eine Mondphase und hatte die Macht, eine besondere Qualität spirituellen Glanzes zu verschenken.

Auf einer symbolischen Ebene ist die Yogini Chakra den Tantrikern wohlbekannt. Es ist eine dynamische Meditation über die Mondphasen; jede Phase wird als eine besondere erotische Göttin visualisiert, die spezifische Qualitäten und Attribute besitzt. Ausserdem ist jede der fünfzehn Mondgöttinnen mit den jeweiligen Vokalen verbunden, die im normalen Sanskrit-Alphabet vorhanden sind. Jeder Laut und jede Visualisierung trägt dazu bei, die rohe Energie der Psyche zu kanalisieren und zu transformieren, um sie in harmonische Verbindung mit der tiefen intuitiven Weisheit des Kopf-Chakra zu bringen.»

Die Göttin sagt: «O Geliebter! So viele Fragen erwachen in meinem offenen Herzen. So viele Antworten beginnen aus meinem erwartungsvollen Geist aufzutauchen. Bitte verschaffe mir Klarheit über die grossen Unbekannten und gib ihnen Form und Gestalt. Erzähle mir von der mystischen Bedeutung der Konsonanten und Vokale. In welcher Beziehung stehen sie zum lunaren Chakra des Kopfes und zum solaren Chakra des Nabels? Sage mir auch, wie das fünfzehnfache Yogini Chakra konstruiert ist, o kluger und grosszügiger Liebster!»

Nach einem tiefen Seufzer erwidert Shiva: «Alle Konsonanten sind nur verschiedene Aspekte von Mutter Kali, und die Vokale sind ihre getreuen Diener. Die Konsonanten und Vokale sind *Energie* und *Unterstützung* der gesamten Welt der Phänomene. Die fünfunddreissig Sanskrit-Konsonanten steigen aus dem sich ausweitenden ursprünglichen Feuer auf und durch den rechten Kanal des Subtilen Körpers nach oben. Sie sind alle als Kali bekannt, und ihre Funktion besteht darin, rohe Energiewellen oder -quanten zu liefern, um mit ihren Eigenschaften die Leere auszustatten. Wenn sie den kühlen inneren Mond des Kopf-Chakra erreicht haben, werden sie zu kristallähnlichen Formen destilliert und sublimiert. Sie nehmen physische Formen an und produzieren einen ganzen Bereich biochemischer Produkte sowie Drüsensekretionen und Weisheitstropfen.

Die ursprünglichen fünfzehn Sanskrit-Vokale entstammen den urtümlichen Gewässern, die das Produkt kosmischer Kontraktion sind. Sie steigen durch den linken Kanal des Subtilen Körpers ab. Die Vokale sind als *Ali* bekannt, und ihre Funktion besteht darin, die rohen Kali-Wellen zu modifizieren und dieser dynamischen transzendentalen Energie Form zu geben. Da dieser Aktivitätszyklus ständig wiederholt wird, werden Welten geboren, und die Sinneselemente manifestieren sich. So dienen Konsonanten und Vokale ihrer kosmischen Funktion und sind der Anfang und das Ende aller Phänomene.

Konsonanten mischen sich mit den Vokalen durch den zusammenziehenden Einfluss des kühlenden inneren Mondes des Kopf-Chakras. Vokale modifizieren Konsonanten durch den ausdehnenden Einfluss der strahlenden inneren Sonne. Kontraktion und Expansion sind die ursprüngliche Ursache der Welten, so wie Frau und Mann die Ursache von Nachkommenschaft sind.

Die Vokal-Laute des Sanskrit sind A, Ā, I, Ī, U, Ū, R, R̄, L, L̄, E·, AI, O, AU und AM; jeder Vokal ist die Keim-Silbe einer der fünfzehn Yoginis. Das fünfzehnfache Yogini Chakra wird von den Teilnehmern entsprechend der nebenstehenden Konfiguration praktiziert. Im Zentrum ist die Grosse Yogini in ewiger Vereinigung mit dem Grossen Yogi.»

Die Göttin, die Augen weit geöffnet, erwidert: «O Shiva! Wie wunderbar ist doch die Natur deines Geistes! Ganz gewiss müssen doch diejenigen, die das Yogini Chakra praktizieren, in andere Bereiche versetzt werden? Aber sage mir, o Grosser, was ist die Rolle des Guru? Und was sind die mystischen Formen des Guru? Wie können Liebende die Bedeutung der mystischen Formen für sich selbst verstehen und realisieren? Sage mir auch, wie spirituelles Sehnen eine Person näher an die dauerhafte Erfahrung der Transzendenz heranbringen kann.»

Shiva erwidert: «Mit deiner Frage hast du in der Tat die Essenz dieser Mysterien getroffen. Diejenigen, die auf solche Weise initiiert sind, können wahrhaftig durch Zeit und Raum reisen. O Geliebte, du hast recht, wenn du dich nach der Rolle des Guru erkundigst. Es ist klug von dir, meine Aufmerksamkeit auf mystische Formen zu lenken. Was das spirituelle Sehnen betrifft, so nährt es das Feuer, das alle psychischen Hindernisse verbrennt ... genauso, wie unsere Leidenschaft die Beschränkungen von Zeit und Raum durchbricht.

Die Rolle des Guru ist total. Ein Guru ist ein Führer, der Lehren über die Natur der Realität enthüllt; er liefert ein Ideal oder einen Prüfstein, wodurch man sich selbst zur Vollendung bringen kann. Ein Guru ist ein Lehrer, der eine besondere Erkenntnis perfektioniert hat, die er nun sehr wirksam mit anderen teilt. Für Leute, die grösstenteils in einer physischen Dimension existieren, sind Gurus im allgemeinen die Eltern, die Vorfahren, enge Freunde, Lehrer, Arbeitgeber, prominente Gestalten oder auch Kinder. Manche nehmen sich sogar nicht-menschliche ‹Gurus›, wie zum Beispiel Tiere, Fantasie-Ideale, leblose Gegenstände, Idole, Talismane und unkörperliche Dinge; desgleichen Orakel, Drogen, Besitztümer, Reichtum und Prestige. Obwohl die meisten dieser ‹Gurus› keine dauerhafte Lehre haben, dienen ihnen verblendete Wesen voller Hingabe.

Seit Anbeginn der Zeiten haben viele reale spirituelle Gurus gelebt. Viele leben sogar noch heutzutage, und ihre Lehren erfassen das gesamte Spektrum der Spiritualität. Jedoch sind nicht alle spirituellen Gurus auch tantrische Gurus, und nicht alle Tantriker sind auch unbedingt Gurus.

Tantrische Gurus sind Yogis oder Yoginis, die einen sehr hohen Grad der Erkenntnis erreicht haben. Sie lehren eine entwickelte sexual-yogische Technik, um innerhalb einer einzigen Lebenszeit Befreiung zu erreichen. Die von echten tantrischen Gurus gelehrte sexual-yogische Technik ist höchst praktisch, direkt und transzendental. Es gibt tantrische Gurus, die über die physische Dimension hinausgelangt sind, die aber mystische Formen von sich selbst in die physischen Bereiche projizieren und so Menschen durch Visionen, Träume und andere paranormale Mittel lehren. Diese Gurus sind als Siddhas bekannt.

Die Rolle eines tantrischen Gurus besteht darin, *zu initiieren,* Ermächtigung und Segnungen zu vergeben, Spiritualität zu verteilen und so der Evolution anderer Wesen zu dienen, bis das gegenwärtige Dunkle Zeitalter Kalis zu einem Ende kommt. Tantrische Gurus geben ihre Lehren auf vielerlei Weise preis; durch mystische Formen, psychische Projektion, Träume, Visionen, Geschlechtsakte, rituelle Gesten, transzendentale Symbole, Gesänge, Allegorien, Musik, Tanz, Verehrung und all die anderen Vierundsechzig Künste.

Tantrische mystische Formen sind höchst symbolische initiatorische Themen, die direkt den ansonsten verborgenen Pfad zur Befreiung ausdrücken. Es ist wahrhaftig schon gesagt worden: ‹Tantra ist Kontinuität, die höchste Teilnahme an der Metaphysik des Lebens.› In diesem Sinne sind mystische Formen *die Kontinuität des Gurus;* sie sind die enthüllten Expressionen der tantrischen Errungenschaften des Gurus. Mystische Formen wie *Chakrasambhara* (‹Der Herrscher der Chakras›), *Hevajra* (‹Der Unzerstörbare Herr›), *Chinnamasta* (‹Die Ego-Lose Yogini›) und andere tantrische ‹Gottheiten› sind ‹Chiffren› spezifischer tantrischer Lehren, die

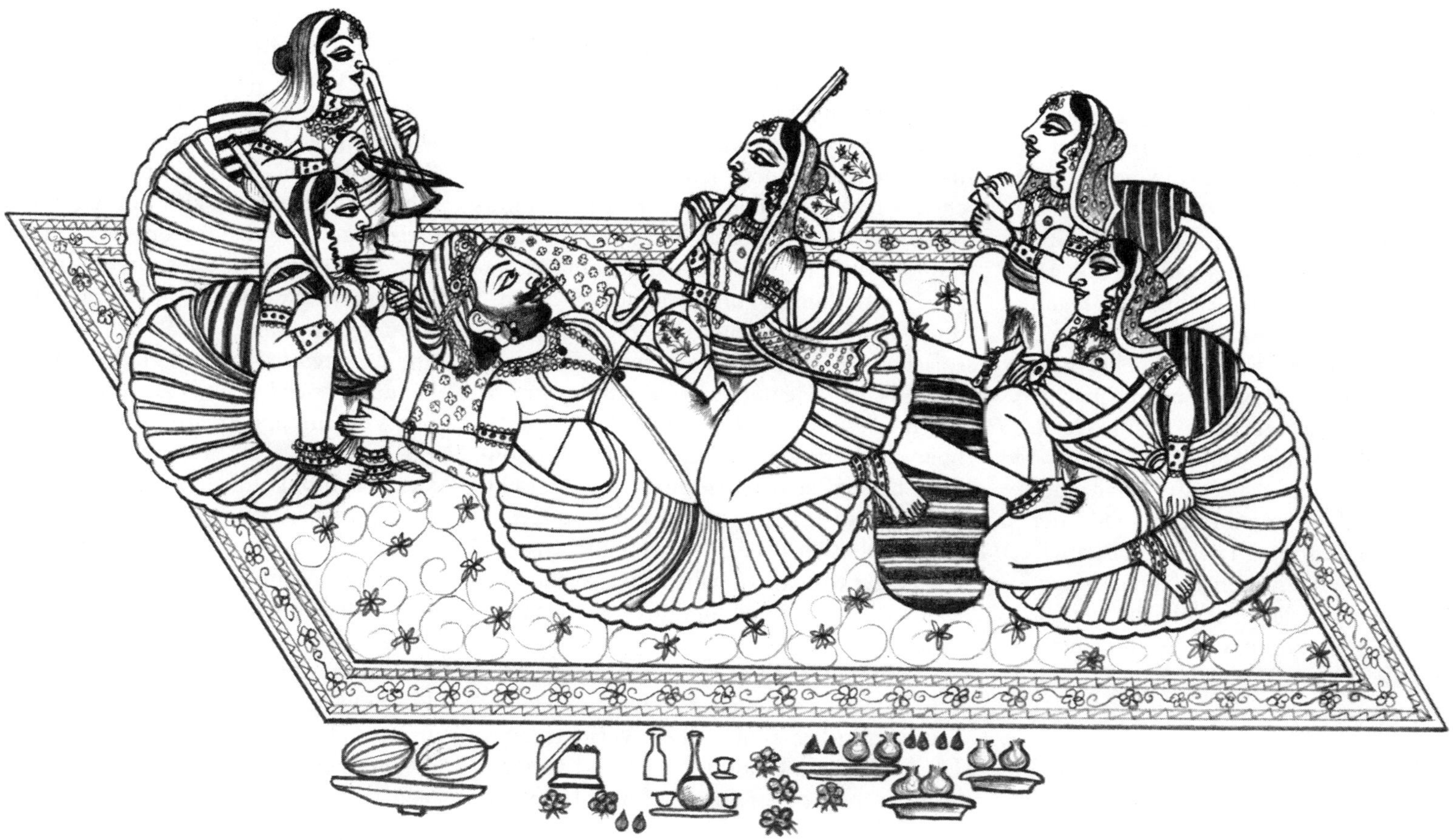

Rituelles Liebesspiel eines Maharaja mit fünf Frauen gleichzeitig. Alle Frauen spielen Musikinstrumente. Diese Version des Yogini-Chakra wurde von Königen und Kaisern praktiziert. Nahrungsmittel-Opfer und rituelle Gegenstände sind im Vordergrund abgebildet.

Nach einer indischen Miniaturmalerei; Jodhpur, ca. 1830.

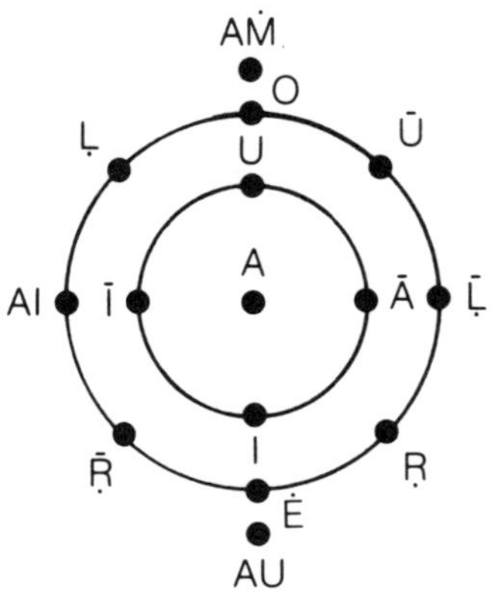

Das fünfzehnfache Yogini-Chakra.

von Gurus perfektioniert wurden. In der tantrischen Lebensart sind mystische Formen als Vehikel der Befreiung ernsthaft gesucht. Sie liefern einen transzendentalen Brennpunkt für Gefühle und Verstand; eine psychische Gravur, die bedeutungsträchtig ist und auf ekstatischem Erleben basiert; ein ‹Verbündeter› und geheimer Freund.

Liebende sollten versuchen, mystische Formen für sich selbst zu entwickeln, indem sie die Mächte erotischer Fantasie benutzen, um ihr Verständnis der tantrischen Lehren zu steigern und zu vermehren. Sie sollten mit einfachen tantrischen Visualisierungen beginnen und die echten Prinzipien der Transformation verkörpern. Wenn sie sich selbst für mystische Formen öffnen, werden Liebende ganz natürlich dazu kommen, diese Formen zu verkörpern und zu realisieren.

Da spirituell gesonnene Liebende dazu neigen, sich gegenseitig als Gurus zu sehen, sollten sie versuchen, ihre Guru-ähnlichen Eigenschaften zu entwickeln und zu pflegen. Dann können Liebende die Bedeutung mystischer Formen verstehen, indem sie sich spontan füreinander öffnen, wie Gurus es mit Schülern von grösster Hingabe tun, und indem sie sich nach Einweihung in die Lebensmysterien sehnen.

Spirituelles Sehnen ist die treibende Kraft von Tantra. Sie veranlasst mystische Formen und Ekstase, sich durch diejenigen zu manifestieren, die in ihrer Einstellung zur Transzendenz ohne Heuchelei sind. Spirituelles Sehnen veranlasst Gurus, zu erscheinen; mystische Formen und übersinnliche Ereignisse treten auf. Spirituelles Sehnen kann eine Person oder ein Paar näher an die dauerhafte Erfahrung von Transzendenz heranbringen, indem der natürliche evolutionäre Trieb stimuliert wird, sich über die rein physischen Dimensionen hinauszubewegen. Spirituelles Sehnen zieht Ekstase an und erfüllt das Leben mit dauerhafter Bedeutung.»

Die Göttin Parvati, die Shakti von Shiva, sagt: «O Herr meines Herzens, Guru meiner Seele! Es gibt keinen Monent, in dem ich nicht mit Sehnsucht nach dir erfüllt bin! Doch jetzt erzähle mir noch mehr. Erzähle mir, wie erotische Fantasie zu einem Vehikel der Befreiung werden kann. Erzähle mir, wie die Emotionen transformiert werden können, und berichte mir auch von der Rolle der Empfindungen. Dann erzähle mir einiges über die sexuellen Rollen.»

Der Oberste Yogi atmet tief durch und erwidert: «Teuerste Geliebte! Erotische Fantasie stimuliert die Emotionen und trägt dazu bei, die Empfindungen über das Irdische hinauszuheben. Erotische Fantasie ist besonders hilfreich für diejenigen, die sich gehemmt fühlen und irgendwie in weltliche Umstände verstrickt sind. Erotische Fantasie erweitert das Bewusstsein und kann deshalb wahrhaftig zu einem Vehikel der Befreiung werden.

Die Emotionen sind *Gefühle* von Ekstase, Liebe, Hass und so weiter. Wenn das Bewusstsein die *Natur* von Emotionen wahrnimmt und sie gegenwärtig sein lässt, manifestieren sich neun Empfindungen. Von der ursprünglichen Empfindung der Ruhe erheben sich die amourösen, humorvollen, mitfühlenden, wütenden, heroischen, schrecklichen, wundersamen und widerwärtigen Empfindungen. Von diesen sind die amourösen, humorvollen, mitfühlenden und wunderbaren Empfindungen von Natur aus erhebend und potentiell befreiend. Die wütenden, heroischen und schrecklichen Empfindungen spielen eine bedeutende Rolle in der tantrischen Entwicklung, weil sie Konventionen überschreiten. Was die widerwärtige Empfindung betrifft, so dient sie dazu, unerwünschte Einflüsse abzustossen. Alle Empfindungen entwickeln sich aus dem ursprünglichen Boden der Ruhe. Alle haben eine psychokosmische Funktion und führen zur Transzendenz.

Die Emotionen können kanalisiert werden, indem sie aus einer Position innerer Ruhe hervorgebracht werden. Verschiedene Emotionen und Empfindungen sind normalerweise mit den Erfahrungen eines Individuums verbunden und auch mit den psychophysischen Vorgängen. Der immerwährend fruchtbare Geist des Menschen ist ein wahrhafter Garten der Emotionen; er produziert sowohl süsse als auch bittere Früchte. Durch Denken stattet der Geist die Emotionen mit Bedeutung aus. Verbunden mit Atem und der Fantasie, sind Emotionen und Empfindungen die Ursache hinter dem endlosen Kreislauf von Geburt und Tod.

Emotionen sind Wesensbestandteil einer Person und konzentrieren sich im allgemeinen in der Herzregion. Sie erreichen alle Teile des Körpers und erzeugen in Sinnen und Organen positive oder negative Konditionen. Emotionen sind auf natürliche Weise verbunden mit Farben, Lauten, Formen, weltlichen Phänomenen, Jahreszeiten und planetarischen Bewegungen. So gibt es zum Beispiel eine Farbklassifizierung, die auf Kosmologie basiert. Das amouröse Empfinden ist traditionsgemäss mit der Farbe Grün verbunden; das humorvolle mit Weiss, das mitfühlende mit Grau, das wütende mit Dunkelrot, das heroische mit Goldrot, das schreckliche mit Schwarz, das wundersame mit Gelb und das widerwärtige Empfinden mit einem gewissen Blau. Das Ruhe-Empfinden wird als durchscheinend angesehen, als glänzend und schimmernd, doch mit Andeutungen von allen Farben. Man kann Emotionen bewusst kanalisieren und transformieren, indem man sich bestimmte Empfindungen als Farben vorstellt und die Atemtechnik des Hatha Yoga dazu benutzt, ihnen Stabilität zu verleihen. Bei diesem Vorgang sind kreative Vorstellung und eine positive geistige Haltung von allergrösster Bedeutung. Im allgemeinen wird das Einatmen mit dem amourösen und wundersamen Empfinden in Verbindung gebracht, das Anhalten des Atems mit dem heroischen, schrecklichen und ruhigen Empfinden, das Ausatmen mit dem humorvollen, mitfühlenden und widerwärtigen Empfinden; schnelles Ein- und Ausatmen mit der wütenden Empfindung. Unter den meisten weltlichen Umständen sind die Empfindungen gemischt; nur sehr selten sind sie rein.

Sexuelle Rollen sind direkt mit Emotionen und Empfindungen verbunden. Jedes Individuum besitzt das Potential, jede Art von Rolle, jeden Aspekt menschlicher Emotionen zu spielen. So wie ein Schauspieler verschiedene Charaktere darstellen kann, so sollten Paare verschiedene Rollen übernehmen, um ihre Beziehung zu vertiefen. In einer einzigen Rolle zu verharren, verbannt individuelle Evolution. Verschiedene Leben sind grösstenteils deswegen notwendig, weil Individuen dazu neigen, besondere Rollen unter Ausschluss anderer zu übertreiben.

Wer ist das Selbst? Was ist der Andere? Wie viele Rollen müssen wir kennen? Dies sind die Fragen, die einem in den Sinn kommen, wenn man in das Rätsel der Identität eindringt. Ist *sie* Mutter, Schwester, Tochter, Ehefrau? Ist *er* Vater, Bruder, Ehemann, Sohn? Man muss den anderen in all diesen Rollen sehen und den Bezugsbereich ausweiten, um alle Rollen zu erfassen und einzuschliessen: Muse, Geliebte, Jungfrau, Hure, Priesterin; Held, Liebhaber, Don Juan, Schamane, Priester. Alle diese Rollen bereiten eine Person für die grosse, ursprüngliche Rolle von Shiva/Shakti vor.»

Zitternd vor Erregung sagt die Göttin: «O Shiva! Deine Worte bringen Klarheit in den Spiegel meines Geistes! Fragen erheben sich und verlangen nach Antworten. Welche Art von sexuellen Mustern ergeben sich für das Alter und für die Menopause? Welches Heilmittel gibt es für Impotenz? Sollten Frauen auch während der Schwangerschaft Liebe machen ... und wenn ja, wann?»

Shiva macht ein ernstes Gesicht und erwidert: «Das Alter ist transzendental, herrlich und potentiell göttlich. Alter kann auch bemitleidenswert und eine Zeit für tiefes Bedauern sein. Wie kann man über Sex und Alter reden, ohne zunächst vom Alter selbst zu sprechen? Im Alter sollten Leute dem irdischen Dasein entsagen und sich auf die Begegnung mit dem Tod vorbereiten. Der Tod ist die Schwelle zu Transzendenz und Erlösung. Vorbereitung auf den Tod sollte die Pflege von Meditation einbeziehen; Bewusstwerden, Furchtlosigkeit und Spontaneität sollten kultiviert werden. Die Vierundsechzig Künste sind auch eine Hilfe, um sich mit dem Tod zu befassen und anzufreunden.

Im Alter bewegt sich der Geist ganz natürlich zur Transzendenz: körperliche Leidenschaften lassen nach; Weisheit nimmt zu, und es ergibt sich Spiritualität. Mit herannahendem Alter wird die sexuelle Liebe weniger körperlich als in der Jugend. Die männliche Sexualität neigt von Natur aus dazu, schneller abzunehmen als die weibliche Sexualität; es sei denn, dass entsprechende Gegenmassnahmen ergriffen werden. Tantrische Sexualtechniken wie bewusstes Zurückhalten und gegenseitige Absorption sollten im Alter betont werden; ein gesunder, yogischer Lebensstil sollte beibehalten werden. Dann brauchen plötzlicher Verlust des Sexualtriebes oder Neurosen nicht befürchtet zu werden.

Menopause oder Wechseljahre sind eine vollkommen natürliche Funktion der Erdenbewohner. Auf diese Weise bereitet sich der Körper auf Transzendenz vor. Menopause kann sowohl bei Männern als auch bei Frauen auftreten, wenn sie älter werden und sich in ihren weltlichen Rollen fixiert sehen. Das löst ein Gefühl des Rollenverlustes aus, oft von tiefen Depressionen begleitet. Körperübungen, Hatha Yoga, gesunde Diät und tantrische Meditation sind alle hilfreich, um die von der Menopause verursachte Depression zu überwinden. Wenn die Wechseljahre vorbei sind, unterzieht sich die Persönlichkeit einer auffallenden Veränderung zum Besseren. Wer die Menopause hinter sich hat, wird zum Initiator, zum zeremoniellen Führer und zu einem Rollen-Modell für weltliche Transzendenz; diese Menschen können ihr Leben mit und ohne sexuelle Aktivität ausleben, je nach Neigung und Vorliebe. Idealerweise sollte ein Paar gemeinsam alt werden; durch selbstlose Liebe füreinander werden sie gegenseitig ihren natürlichen Bedürfnissen gerecht und erfüllen sie.

Gegen Impotenz gibt es viele Heilmittel. Impotenz wird verursacht durch Sorgen und Ängste, durch physische Erschöpfung und Schwäche, durch übermässiges Genussleben und schliesslich auch durch das Alter. Hatha Yoga, korrekte Diät, kreative Meditation, eine positive geistige Haltung und der Gebrauch von tantrischen Sexualtechniken sind bei der Überwindung von Impotenz extrem hilfreich; desgleichen bestimmte Drogen, rituelle Akte und magische Beschwörungen. Ginsengwurzel, Marihuana und andere psycho-aktive Substanzen können bei richtiger Anwendung Impotenz heilen. Ein Henna-Breiumschlag auf Sexualregion, Kopf, Hände und Füsse ist ein uraltes Heilmittel für solche Probleme; desgleichen die Gesellschaft besonders schöner Mitglieder des anderen Geschlechtes. Vor allem aber wird Impotenz kuriert durch eine Berichtigung der geistigen Haltung und des Lebensstils, desgleichen durch den behutsamen Gebrauch von Aphrodisiaka. Die sexuellen Geheimnisse enthalten das Wunder-Allheilmittel sowohl für Impotenz als auch für andere sexuelle Probleme, die sich während der Wechseljahre oder im Alter einstellen, denn diese sexuellen Geheimnisse konzentrieren sich auf sexuelle Praktiken, die gegenseitigen Austausch und Kreislauf von Energie durch den gesamten Psycho-Organismus einschliessen. Die tantrische Einstellung zur Sexualität entfernt die Last von beiden Partnern, noch unbedingt etwas ‹leisten zu müssen›. Statt dessen wird die Wichtigkeit der Harmonisierung und der gegenseitigen Bereicherung nachdrücklichst betont. Wenn die Feuer jugendlicher Leidenschaft nicht mehr so schnell aufflackern, sind sie leichter zu kontrollieren. Tantrische Liebe gestattet den Paaren im Alter, leichter die Höhen der Ekstase zu erklimmen. Für das wahrhaft tantrische Paar braucht es niemals irgendwelche Furcht vor Impotenz zu geben.

Schwangerschaft hat viele Phasen. Ob während dieser Zeit Sex praktiziert werden soll oder nicht, dafür lassen sich nicht so ohne weiteres feste und starre Regeln aufstellen. Gesunder Menschenverstand und Intuition

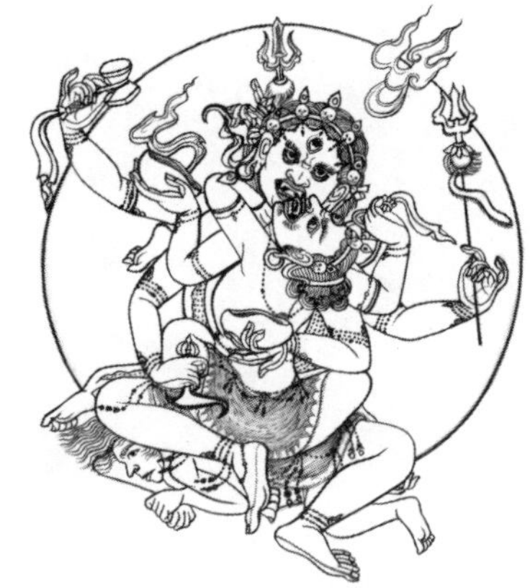

Mystische Form eines tantrischen Lehrers in Vereinigung mit seiner Gefährtin.

Nach einer tibetischen Malerei aus dem späten 18. Jahrhundert.

sollten während der Schwangerschaft *alle* Aktivitäten bestimmen und beherrschen. Falls es irgendwelche Zweifel gibt, sollte Rat eingeholt werden. Es ist jedoch wichtig, natürliche Triebe während der Schwangerschaft nicht zurückzuhalten oder gar zu unterdrücken; vorausgesetzt natürlich, dass sie dem werdenden Kind nicht schaden. Während der ersten paar Monate der Schwangerschaft kann Sex sicher unbedenklich ausgeübt werden; man sollte dabei aber lieber behutsam als sehr aktiv sein; es sollten Positionen ausgewählt werden, die ein Maximum an Komfort und Unterstützung gewähren. Es ist wichtig, sich dabei ständig bewusst zu sein, dass eine dritte Person, nämlich das Kind im Mutterleib, zugegen ist. Da Sex auf vielen verschiedenen Ebenen stattfindet, sollte mit Sorgfalt darauf geachtet werden, dass es dabei Harmonie gibt. Ein Paar, das in enger Liebesumarmung zusammenliegt, kann sowohl das physische als auch das psychische Wachstum des ungeborenen Kindes positiv beeinflussen. Liebe physisch durch sexuelle Vereinigung auszudrükken, ist nur einer von vielen Wegen, wie ein Paar während dieser Zeit seine Freude miteinander teilen kann.

Als die Göttin dies hört, sagt die lächelnd:
«O Shiva, Herr aller Geschöpfe! Wie glücklich bin ich doch, einen so erfahrenen und rücksichtsvollen Geliebten zu haben! Vielleicht wirst du mir jetzt die Bedeutung des Ausdrucks *mystisches Kind* und seine Relevanz für die tantrische Tradition erklären. Berichte mir, o Shiva, von der Beziehung der Astrologie zur Sexualität und zu den Kräften des Himmels und der Erde. Erzähle mir von der verjüngenden Kraft von Sex.»

Lächelnd erwidert der Herr vom Berg Meru:
«Der Begriff *mystisches Kind* bezieht sich auf das magische Feld, das durch sexuelle Liebe

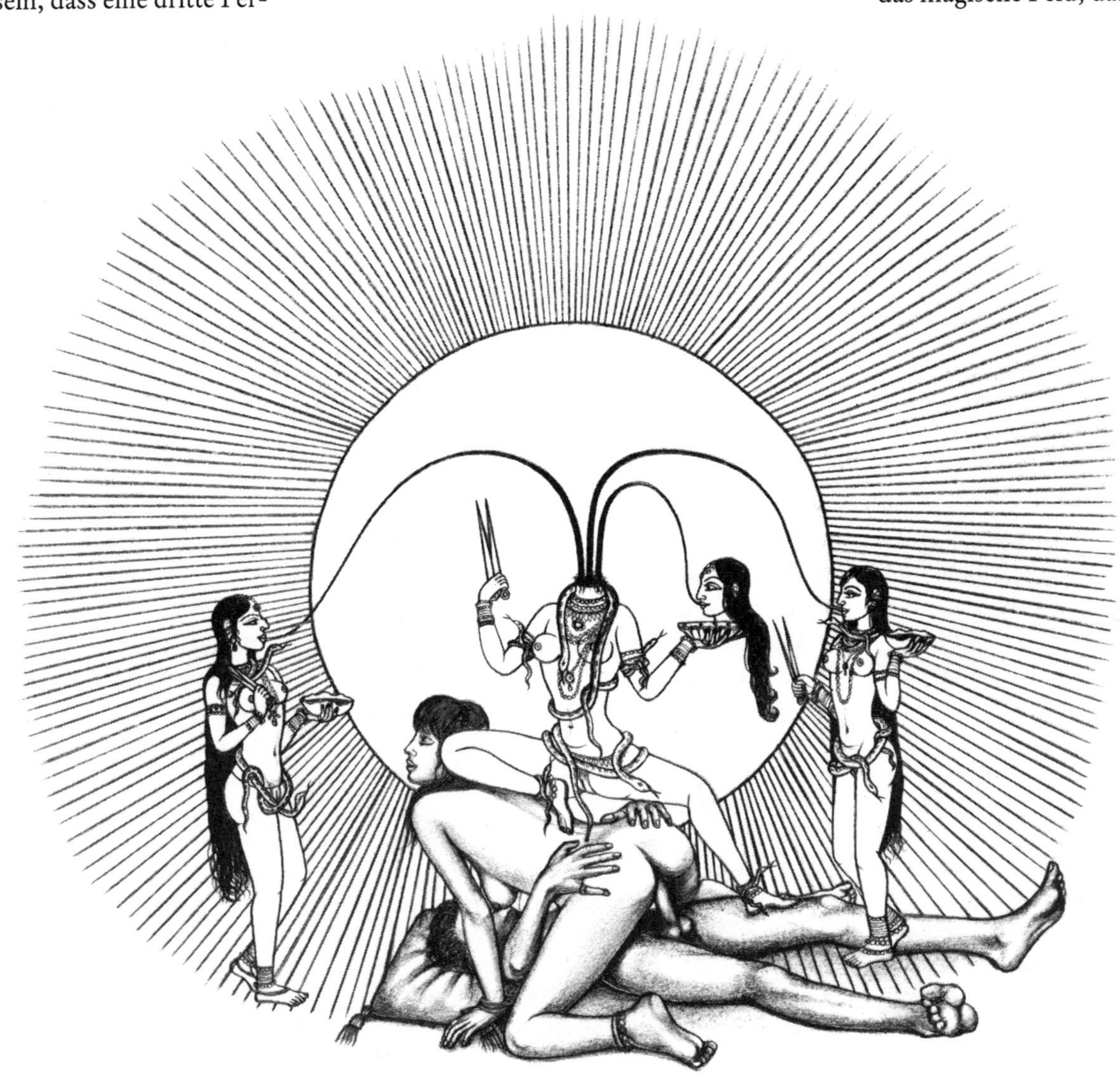

Mystische Form, als Chinnamasta bekannt; die «Ego-lose Yogini», die transzendentale Macht des Willens und der Vision. Die Göttin sitzt auf dem Rücken von Liebenden in sexueller Vereinigung und schneidet sich selbst den Kopf ab, um so das Ego zu symbolisieren. Drei Blutströme (Lebensenergie) fliessen aus ihrem Hals; der Körper ist von Schlangen bedeckt. Dieses Symbolbild spricht von der Zähmung der Kundalini-Energie und von den drei Hauptkanälen des Subtilen Körpers. Zwei Blutströme werden von Varnini und Dakini, Chinnamastas Dienerinnen, verzehrt; den dritten Blutstrom trinkt die Göttin selbst. Im Hintergrund zeigt eine strahlende Sonne die Energie, die während dieses Akts psychischer Transformation freigesetzt wird. In der tantrischen Tradition Indiens wird Chinnamasta mit den chinesischen Mysterien in Verbindung gebracht.
Nach einer Miniaturmalerei aus Rajasthan; spätes 18. Jahrhundert.

geschaffen wird. Dieses ‹Feld› oder die psychische Atmosphäre ist ein potentielles Wesen in sich selbst, und wenn sie vom Willen dirigiert wird, kann sie einer magischen Funktion dienen. Fortgeschrittene Kenner von sexuellem Yoga können ihre gebündelten ekstatischen Lebensenergien konzentrieren und hinter die weltliche Dimension richten. Ein mystisches Kind, so erschaffen, kann als ‹Verbündeter› oder dienende Einheit benutzt werden. Sein Einfluss erstreckt sich über das Physische hinaus.

In der tantrischen Tradition ist das mystische Kind ein Vehikel der Befreiung. Der Subtile Körper von Tantra ist nur eine Art von mystischem Kind, so wie es die Schutzgötter und andere mystische Formen sind. In gewisser Hinsicht sind echte, wahrhafte Schüler die ‹mystischen› Kinder von Gurus. Ein Guru wird durch seine Schüler befreit, so wie Schüler durch ihre Gurus befreit werden.

Astrologie ist die Wissenschaft vom Himmels-Schicksal. In alten Zeiten machten Priester sehr detaillierte Studien über den Einfluss von Planeten und anderen Himmelskörpern und deren Konstellationen auf das Schicksal des Individuums. Zwischen Sternen und Planeten wurden Beziehungen zu wiederholten Veränderungs-Zyklen bei Menschen herausgefunden. So wie Himmel und Erde einander ergänzen und vervollkommnen, so bringen Bewegung und Eigenschaften der Himmelskörper die Erdenmenschen zur Erfüllung ihres ausstehenden Karmas. Dies ist ein Vorgang, der über individuelle Lebenszeiten hinausreicht. Nur wenn es bewusste Kontrolle über die Lebenskraft gibt, kann ein Individuum den Einfluss des himmlischen Schicksals transzendieren.

Sexuelle Stellungen und Rollen stehen in direkter Beziehung zu astrologischen Konfigurationen. Beides sind Yantras mit natürlichen Verwandtschaften und Resonanzen, die sich gegenseitig beeinflussen. In alten Zeiten wurde die subtile Beziehung zwischen Konstellationen und sexuellen Stellungen verstanden und dazu benutzt, Kinder mit vorherbestimmten Eigenschaften zu zeugen. Sexuelle Stellungen können dazu benutzt werden, um Einfluss auf astrologische Wirkungen zu erlangen und so dazu beizutragen, bewusste Kontrolle über das Schicksal auszuüben.

Sex ist eine gewaltige Macht, die sowohl verjüngen als auch schwächen kann, je nachdem, ob sie korrekt oder unkorrekt praktiziert wird. Durch die potente Macht von Sex sind sogar Alte wieder jung geworden. Viele sexuelle Geheimnisse beziehen sich auf Verjüngung und sollten von denjenigen angewandt werden, die ihrer bedürfen. Das Hauptprinzip sexueller Verjüngung besteht darin, sexuelle Energie eher kreisen zu lassen anstatt sie zu verbrauchen. Wenn den geistigen, emotionalen und physischen Aspekten sexueller Liebe Aufmerksamkeit geschenkt und die Lebensenergien klug kanalisiert werden, kann totale Verjüngung zustande gebracht werden.»

Die Göttin lächelt vor sich hin und fragt: «Welche verschiedenen Möglichkeiten gibt es, magische Kräfte zu erlangen? Erzähle mir bitte auch vom korrekten Gebrauch von Drogen sowie von eingeschränkter Lebensweise wie Fasten. Erzähle mir von der Wirkung von Abstinenz und Zölibat. So viele Fragen und deren geheime Antworten jagen durch meinen nachdenklichen Geist!»

Shiva, der Herr, lehnt sich etwas vor, streichelt das Haar der Göttin, schaut ihr tief in die Augen und sagt dann zu seiner Begleiterin Parvati: «Kind, es mag zwar viele Fragen geben, aber nur wenige wahre Antworten. Obwohl magische Kräfte ein Teil von Tantra sind, so sind sie doch nicht ein Mittel an sich. Magische Kräfte, als *Siddhis* bekannt, waren schon der Anlass für endlose Dispute, Eifersüchteleien, Karmas und neue Leben. Sie haben sogar Yogis dazu veranlasst, ihr Gelübde zu brechen. Um magischer Kräfte willen haben viele auf gesunden Menschenverstand und Vernunft verzichtet.

Einige Formen von magischen Kräften werden schon von Natur aus bei der Geburt erlangt; sei es aus vergangenen Leben, durch astrologische Einflüsse, von den Eltern oder Vorfahren. Andere werden durch Askese erworben, durch geschicktes Zurückziehen der Sinne vom Kontakt mit der Aussenwelt und durch Umwandlung ihrer Aktionsweise. Siddhis können auch erlangt werden, indem man längere Zeiträume in intensiv konzentrierter, meditativer Abgeschiedenheit verbringt; oder durch konstante Wiederholung machtvoller Mantras sowie durch die korrekte Anwendung von Drogen. Diese fünf Methoden stehen den Sterblichen zur Erlangung von Siddhis zur Verfügung. Eine Person, die Kontrolle über magische Kräfte hat, ist als *Siddha* bekannt. Es gibt viele Siddhas, die irdische Beschränkungen überschritten haben, und zur Verkörperung von magischer Kraft geworden sind.

Drogen besitzen die Macht, einen über die weltliche Dimension hinauszubringen. Seit alten Zeiten sind bei magischen Riten viele verschiedene Drogen benutzt worden. Drogen neigen jedoch dazu, fast genauso unberechenbar wie Menschen zu sein; Drogen können – wie Sex – entweder befreien oder versklaven. Manche behaupten, dass Sex die mächtigste von allen Drogen ist; dass es kein anderes Rauschmittel gibt, das machtvoller ist als die Liebe des Mannes für eine Frau. Es ist ganz gewiss zutreffend, dass Drogen und Sex sehr vieles gemeinsam haben. Beide können dazu führen, magische Kräfte zu erlangen; beide sind von innewohnender illusorischer Natur und besitzen die Fähigkeit, bei einer Person die Wahrnehmung der Realität zu verändern. In diesem Sinne sind Drogen und Sex beide transzendental.

Es gibt viele Arten von Drogen mit zahllosen verschiedenen Wirkungen. Transzendentale Drogen haben die Tendenz, alles zu übertreiben, was direkt unterhalb der normalen Schwelle des Bewusstseins liegt. Sie heben das Bewusstsein an oder erweitern es; sie vergrössern das Wahrnehmungsvermögen und können die Kundalini-Energie veranlassen, zu erwachen und aufzusteigen. In diese Kategorie fallen Marihuana, Charas, Bhang,

Ein Zyklus sexueller Mysterien, verbunden mit der Sequenz der astrologischen Zeichen. Zwölf erotische Episoden drehen sich um Einweihungs-Themen.

Nach einem ägyptischen Papyrus, 20. Dynastie; heute im Turiner Museum.

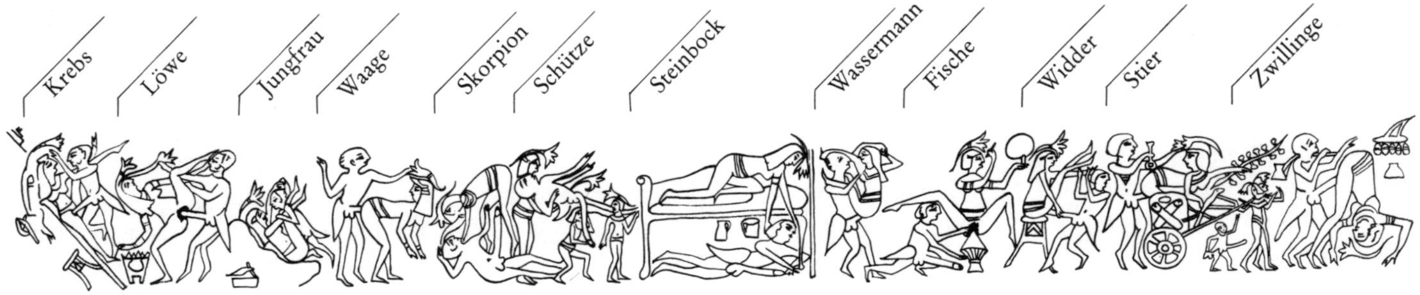

Haschisch, Meskalin, Peyote, magische Pilze, Purpurwinde und andere natürliche organische psycho-aktive Substanzen. Falls jedoch eine Person diese Drogen bei einer negativen Geisteshaltung oder in emotional instabilem Zustand einnimmt, besteht die Gefahr, dass alles Negative sowie die Instabilität immens vergrössert werden. Das Drogenerlebnis kann höchst unangenehm werden, sogar erschrekkend und resultiert im allgemeinen in Paranoia-Gefühlen. Nimmt eine Person dagegen diese Drogen bei positiver geistiger Haltung und mit einem gewissen Mass an yogischer Vorbereitung ein, dann ergeben sich als Resultat transzendentale und ekstatische Erlebnisse.

Es gibt aber auch Drogen, deren Wirkung darin besteht, das Feld des Bewusstseins einzuengen, das Wahrnehmungsvermögen zu blockieren und schliesslich zu einem Zustand des Vergessens zu führen. Das sind keine transzendentalen Drogen; ihr Gebrauch ist von klugen Lehrern niemals empfohlen worden. Zu dieser Kategorie gehören Opiate und viele synthetische Substanzen, die das Bewusstsein verändern. Solche Drogen haben eine negative Wirkung sowohl auf den Körper als auch auf den Geist, ohne Rücksicht auf den jeweiligen Geisteszustand. Sie betäuben die Emotionen und verursachen Disharmonie innerhalb des Subtilen Körpers. Zusätzlich ziehen sie negative Einflüsse und Wesen an; sie erzeugen karmische Hindernisse, die nur sehr schwer zu überwinden sind.

Drogen, die auf natürliche Weise zu *Aufschwung* verhelfen, haben eine sehr ausgeprägte spirituelle Wirkung, wenn sie korrekt als Sakrament benutzt werden. Unter Führung eines Priesters oder Guru eingenommen, dienen sie zur Einweihung in das Erlebnis der Transzendenz, indem sie das Individuum von selbstgeschaffenen Beschränkungen befreien. Transzendentale Drogen können eine Abkürzung zur Befreiung darstellen, weil sie sowohl das Selbst als auch das Ego freisetzen und gleichzeitig verstärkte Empfänglichkeit und mystische Vereinigung herbeiführen und einleiten. Diese Drogen sollten nur im Geiste der Initiation und mit positiver geistiger Haltung eingenommen werden. Diejenigen, die sich daran erinnern, bei der Einnahme solcher Drogen die transzendentalen Eigenschaften von Shiva zu vergegenwärtigen, brauchen niemals etwas zu befürchten.

Drogen sind Wesenseinheiten in sich selbst. So ist zum Beispiel der Geist von Marihuana weiblich. Sie ist verlockend und sehr verführerisch. In ihrer Gegenwart vergeht die Zeit beinahe so rasch, dass man es gar nicht bemerkt. Ihr süsser Duft berauscht die Sinne und verhilft dem Geist zu Aufschwung. Sie ist entzückt von heroischen Männern und sinnlichen Frauen. Wenn ein Paar gemeinsam Marihuana benutzt, gestatten sie ihr die Teilnahme an der gemeinsamen Beziehung. Akzeptiert der Geist von Marihuana die Einladung, so fügt er Spontaneität und Humor hinzu und handelt als machtvoller Initiator. Indem das Paar in die Dimension des Marihuana-Geistes gebracht wird, verstärkt dieser sowohl Liebe als auch Sensitivität.

Enthaltsame Lebensweise verändert bei einer Person die Wahrnehmung der Realität, indem die Sinne veranlasst werden, sich von ihrem Kontakt mit der Aussenwelt zurückzuziehen. Askese trägt dazu bei, den Willen zu entwickeln; sie ist einer der ältesten Wege, um magische Kräfte zu erlangen. Askese erfordert aber oft viel Zeit, um dauerhaften Nutzen zu bringen; ausserdem ist sie nicht ein Ziel an sich. Selbstauferlegte Härten, wie Fasten oder sich den natürlichen Elementen auszusetzen, steigern das Bewusstwerden der subtilen Beziehung zwischen dem Mikrokosmos des Körpers und dem Makrokosmos des Universums. Durch korrekte Ausübung yogischer Enthaltsamkeit ergeben sich übersinnliche Fähigkeiten. Falls Askese jedoch als eine Form von Selbstbestrafung betrachtet wird, so wird sie kaum dauerhafte Früchte tragen. Sie sollte lieber in optimistischer, kreativer Stimmung durchgeführt werden.

Fasten steigert das innere Feuer und hilft, die Emotionen zu reinigen. Viele haben durch Fasten und andere asketische Übungen magische Kräfte erlangt. Genau wie du, Parvati, während deiner Enthaltsamkeit im hohen Himalaya-Gebirge meine Aufmerksamkeit geweckt hast, so können auch Menschen ihre eigenen gottähnlichen Eigenschaften durch sorgfältig kontrolliertes Fasten wecken. Fasten strafft den Psycho-Organismus, entwikkelt den Subtilen Körper und hilft dem Geist, sich zu konzentrieren. Fasten hilft auch, einen Sinn für Loslösung zu wecken; es trägt dazu bei, sich seiner innersten Wünsche bewusst zu werden. Es ist Teil der echten Yoga-Tradition und eine wertvolle Hilfe zum Verständnis der Transzendenz. Fasten mit Mass fördert die Virilität und wirkt wie ein Aphrodisiakum.

Abstinenz ist so etwas wie sexuelles Fasten. Diese Abstinenz bis zur Dauer von einem Monat kräftigt den Körper und hilft, die Lebensenergien und Emotionen zu konzentrieren. Wenn nach einer längeren, gemeinsam verbrachten Zeitspanne eine intime Beziehung auseinanderbricht, wird eine Periode sexueller Abstinenz helfen, die emotionalen und psychischen Wunden zu heilen. Sexuelle Abstinenz ist traditionsgemäss ein Teil der Trauer; nach dem Tode eines Sexualpartners kann man drei Monate oder sogar ein Jahr abstinent leben. Bei herannahendem Alter gibt es eine ganz natürliche Neigung, für längere Perioden sexuelle Abstinenz einzuhalten, weil solche Abstinenz dazu beiträgt, die Sexualität zu stärken und wiederzubeleben.

Kurze Perioden sexueller Abstinenz, zum Beispiel drei, fünf, sieben oder neun Tage hintereinander, können helfen, sexuelle Energie zu konzentrieren und Sensitivität zu steigern; das könnte vor der Durchführung gewisser sexueller Riten sogar empfehlenswert sein. Auch wenn ein Paar die Empfängnis eines kräftigen, gesunden Kindes sicherstellen möchte, werden ihm ein paar Tage Abstinenz vor längerem, intensivem geschlechtlichem Verkehr helfen, dieses Ziel zu erreichen. Die Tantras empfehlen allerdings längere sexuelle Abstinenz nicht, da sich dadurch unnatürliche Sexual-Strömungen im Körper aufbauen könnten.

Während einer Periode sexueller Abstinenz sollte man öfter als normal Hatha Yoga praktizieren und Atemübungen machen. Sehr wichtig ist auch eine gesunde Diät, desgleichen ausreichende körperliche Bewegung. Sexuelle Energie sollte bewusst durch die subtilen Kanäle und psychischen Zentren nach oben gezogen werden; kreative Visualisierung und Atemkontrolle werden diesem Vorgang der Sublimierung helfen.

Sexuelle Abstinenz bedeutet normalerweise, sich allen Formen sexuellen Kontaktes zu enthalten. Eine andere Art, Abstinenz zu definieren, besteht darin, sie in zwei Typen einzuteilen: Totale Enthaltsamkeit von jeder Art von sexuellem Kontakt und Abstinenz von Orgasmus unter Beibehaltung von sexuellem Kontakt. Im letzteren Falle sollten tantrische Techniken für Zurückhaltung und Sublimierung sexueller Energie angewandt werden. Viele haben schon magische Kräfte erlangt, indem sie auf den Orgasmus verzichteten, während sie sexuelle Energie durch physischen Kontakt mit dem anderen Geschlecht aufnahmen und sublimierten. Diese Art von Abstinenz ist aber nicht ratsam für Perioden, die länger andauern als einen Monat, weil physische und subtile Energien frei sein sollten, um sich gegenseitig auszutauschen und zu ergänzen, falls wahre Transzendenz erreicht werden soll.

Im Gegensatz zur volkstümlichen Meinung ist das Zölibat kein Zeichen von Spiritualität. Zölibat ist unnatürlich und keine geeignete Praxis für ein gesundes Individuum. Kurze Perioden sexueller Abstinenz und totales Zölibat sind in ihrer Wirkung vollkommen verschieden. Das zölibatäre Leben von Mönchen und Nonnen ist eine Form spiritueller Heuchelei, denn es verweigert natürlichen Sexualfunktionen jegliche Ausdrucksmöglichkeit. Mönche und Nonnen trennen sich ausgerechnet von dem Akt, dem sie ihr Dasein verdanken. Zölibat führt zu Bigotterie, Fanatismus und Engstirnigkeit als Folge unnatürlicher Zurückhaltung, die dem sexuellem Ausdruck auferlegt wird.»

Da sagt die Göttin Parvati: «O grosser Yogi, Meister aller Enthaltsamkeit! Wie wunderbar ist es doch, so klare Erklärungen zu den Lebensmysterien zu hören! Mein Herz ist von Freude erfüllt, wenn ich über die subtile Bedeutung von Sexualität nachdenke. Während du noch offen und wohlwollend bist, sprich bitte zu mir über Ganesha, den Elefanten-Herrn, den ich als meinen Sohn erschaffen habe. Nenne mir die geheimen Mantras von Ganesha und die Bedeutung seiner mystischen Gestalt. Sage mir, warum Ganesha mit den sexuellen Geheimnissen verbunden ist und warum seine Begleiterin Siddhi genannt wird.»

Shiva, der nackte Yogi, wird angeregt, richtet sich auf und sagt: «Ganesha, der elefantenköpfige Herr, ist der Beseitiger aller Hindernisse. An ihn muss man denken, bevor man irgendeine Arbeit anfängt oder mit spirituellen Riten beginnt. Viele verschiedene Mantras werden benutzt, um Ganesha heraufzubeschwören. Die meisten beginnen mit dem Buchstaben ‹G›. Die kurzen Ur-Silben ‹GAM› und ‹GANG› sind sehr wirksam; desgleichen die längeren Ganesha-Mantras: ‹OM-SRI-GANESHAYA-NAMAH› und ‹OM-GANG-GANAPATAYE-NAMAH›. Ganeshas Name ist an sich schon ein potentes Mantra; es sollte von allen ausgerufen werden, die sich irgendwie in Schwierigkeiten befinden.

Ganesha ist der Pförtner und Herr des Sex-Chakra. Seine vier Arme erinnern an das vierblätterige Sexualzentrum und an das Erd-Element, das durch ein Viereck symbolisiert wird. Ganesha ist der Entferner von physischen, emotionalen und psychischen Hindernissen. Sein immenser Körper und seine anmutigen Bewegungen symbolisieren die Mischung aus innerer Kraft und Sensivität, die für ein Vorankommen auf dem spirituellen Pfad von Tantra erforderlich ist.

Elefanten sind das Symbol für Königtum, und in alten Zeiten konnten sie nur der Besitz von mächtigen Herrschern sein. Als das mystische Kind meiner geliebten Parvati ist Ganesha mein edelster Sohn. So wie ein Lieblingssohn stets Zugang zu seinen Eltern hat, so hat Ganesha auch jederzeit Zugang zu uns. Verehrer, die unsere speziellen Geheimnisse kennenlernen möchten, sollten zunächst Ganesha ehren, ohne dessen Hilfe kein magischer Akt Früchte tragen kann.

Ganeshas langer Rüssel erinnert an ein Lingam, und sein sinnlicher Mund ist wie eine Yoni – delikat und doch alles verzehrend. Ganeshas Begleiterin wird Siddhi genannt, weil magische Kräfte (Siddhis) nur beherrscht werden können, wenn Sexualität verstanden worden ist und als Hilfe für individuelle Evolution benutzt wird. Ganesha beherrscht die Geister, die den fünf Elementen vorstehen, und sein grosser Magen erlaubt ihm, die Erfahrungen seiner Anhänger zu verdauen.

Ganesha beschert Glück und Erfolg. Er ist

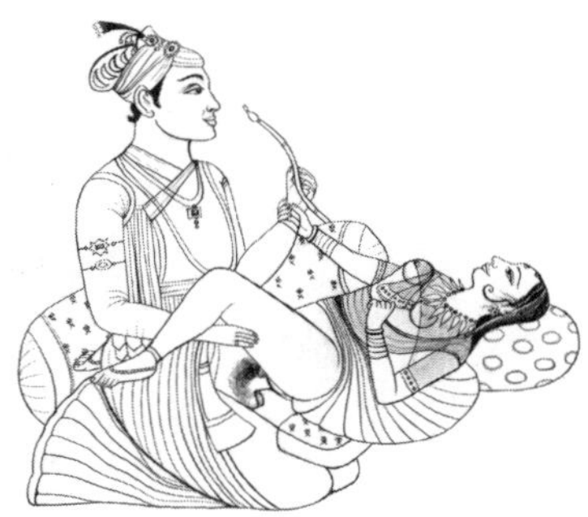

Ein Maharaja raucht eine Huka (indische Wasserpfeife) während des Liebens.

Nach einer Miniaturmalerei in der Sammlung des Königs von Nepal; ca. 1830.

das Symbol der Urteilskraft und des Zugangs zum Bereich der okkulten Macht.»

Parvati sagt: «O Shiva! Damals, als du in yogischer Zurückgezogenheit warst und ich ohne dich war, habe ich Safran und Sandelholzpaste von meinem eigenen Körper entfernt und daraus ein magisches Kind gebildet. Ich schuf das Bildnis eines schönen Knaben, perfekt in jeder Hinsicht, und durch meine magische Macht verlieh ich ihm Leben. Er hat getreulich den Eingang zu meinem inneren Allerheiligsten gehütet und meine Anweisungen befolgt, niemandem den Zutritt zu gestatten.

Aber dann hast du mich ganz plötzlich besucht, o grosser Shiva, und weil dir mein Kind den Zutritt verweigerte, hast du ihm mit deinem mächtigen Dreizack den Kopf vom Rumpf getrennt. Meine Trauer und meine Scham waren jedoch so gross, dass du in deiner mitfühlenden Klugheit mir einen wunderbaren Wunsch gewährtest. Ein königlicher Elefant wurde enthauptet und sein Kopf auf den blossen Nacken meines Kindes aufgesetzt, das dann wieder zum Leben erwachte. Dieses spezielle elefantenköpfige Kind von uns, als Ganesha bekannt, wurde zum Herrn der Hindernisse und Herrscher über das Sex-Zentrum ernannt.

Ganesha hütet immer noch den Zugang zum Allerheiligsten. Dies ist ein sexuelles Geheimnis, das alle Frauen mit mir teilen. Die Yoni ist Ganeshas Mund. Sein Rüssel ist die Klitoris und damit mein geheimes Lingam. Wahrhaftig ... Ganesha hütet das Portal zu okkulter Macht! Zum Wohl derer, die auf den Pfad der Ekstase vorankommen möchten, erkläre mir bitte, o geliebter Shiva, wie sexuelle Höhepunkte einer auf den anderen aufgebaut werden. Erzähle mir von der wahren Bedeutung der Vier Momente und Vier Freuden, und wie ein Paar Sexualmagie ohne Furcht praktizieren kann. Berichte mir von den geheimen Atemtechniken von Tantra und, wie sexuelle Energie in den Körpern von Männern und Frauen gespeichert werden kann.»

Lachend erwidert Shiva, der Meister-Yogi: «Wie unersättlich ist doch das Verlangen einer Frau! Sexuelle Höhepunkte werden einer auf dem anderen aufgebaut, indem man bewusste Kontrolle über den ansonsten unwillkürlichen Drang zum Orgasmus ausübt. Während der einleitenden Phasen des Liebens dehnen sich sowohl Lingam als auch Yoni aus. Sexuelle Spannung wird aufgebaut und aufgestaut; sie wartet auf Entspannung durch den Orgasmus. Je langsamer und sanfter die Liebesbewegungen sind, desto intensiver sind die Lustgefühle. Der sexuelle Höhepunkt nähert sich, wenn der Grenzbereich zwischen Spannung und Lust sowohl Lingam als auch Yoni zu einer Reihe von Kontraktionen veranlasst. Diese Kontraktionen beginnen in der Sexualregion und erstrecken sich durch den ganzen Körper; sie erzeugen einen erhöhten Drang, durch Orgasmus zur Entspannung zu gelangen. So sind Expanison und Kontraktion die beiden Hauptfaktoren, die zur Gipfelerfahrung des sexuellen Höhepunkts führen; sie sind Anfang und Ende aller Schöpfung.

Damit sexuelle Höhepunkte sich einer auf dem anderen aufbauen können, muss es einen hohen Grad gegenseitiger Kooperation zwischen Yogi und Yogini geben. Der Yogi muss danach streben, seinen eigenen Orgasmus zu kontrollieren, während er das Spannungs-/Lust-Erlebnis aufrechterhält und so seine geliebte Partnerin auf den Gipfel des Orgasmus bringt. Die Yogini ihrerseits sollte dem aufsteigenden Drang zum Höhepunkt nachgeben, ohne jegliche Zurückhaltung oder Hemmung; sie sollte bewusst die ansonsten unwillkürlichen Kontraktionen ihrer Yoni herbeiführen und auf den gesamten Körper übergreifen lassen, wenn er sich dem Höhepunkt nähert. Dabei sollte die Yogini ihre Aufmerksamkeit ausschliesslich darauf richten, zu totaler physischer Befriedigung zu gelangen.

Der Yogi reitet auf der bewusst herbeigeführten Ekstasewelle seiner Partnerin und hält sich zurück, während die Yogini den Höhepunkt erlebt. Um totale Kontrolle über diese Zurückhaltung zu erlangen, sollte der Yogi seine analen Schliessmuskel zusammenziehen, den Bauch einziehen und den Atem anhalten, während er die Augen verdreht oder nach oben starrt und seinen Geist auf das Ideal des Eindringens in die Transzendenz konzentriert. Falls nötig, sollte der Yogi auf die geheime Stelle zwischen Anus und Lingam drücken; dies ist eine Hilfe, um das Zurückhalten zu kontrollieren.

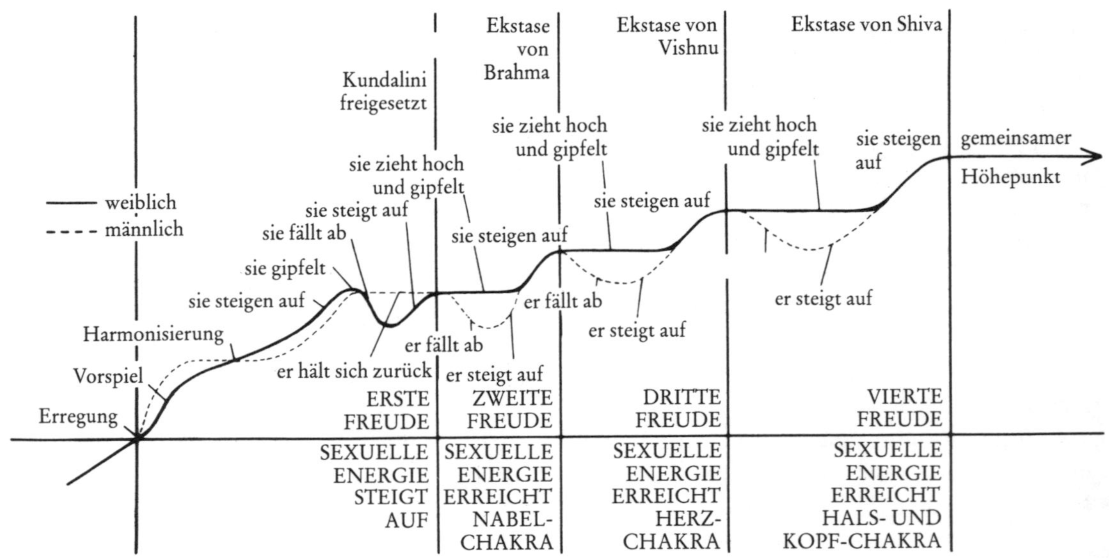

Diese Skizze zeigt die Wonne-Woge der Vier Freuden. Das Wecken der Kundalini wird durch den ersten Aufstieg dargestellt; das Durchdringen der Chakras durch die darauffolgenden Ebenen der Ekstase.

Wenn die Yogini den Höhepunkt erreicht hat, findet ein subtiler bio-elektrischer Austausch zwischen Lingam und Yoni statt. Der Yogi sollte sich vor seinem geistigen Auge vorstellen, dass er die freigesetzte sexuelle Entladung seiner Partnerin in sich aufnimmt und sie mit seiner eigenen noch unbefreiten Energie mischt. Während dieser Aufnahme sollte sich der Yogi aber immer noch zurückhalten und von neuem das Spannungs-/Lust-Erlebnis in der Yogini stimulieren.

Für die Yogini folgt ein kurzer Abstieg von der Höhe sexueller Befriedigung. Danach schwillt ihre Ekstasewelle wieder an und strebt danach, eins zu werden mit der Ursache ihrer Lust. Wenn die Yogini zum zweitenmal den Höhepunkt erlebt, werden die Rollen vertauscht. Jetzt muss die Yogini die hohe Ebene der Ekstase beibehalten, indem sie das Spannungs-/Lust-Erlebnis stimuliert, während der Yogi vorübergehend auf Zurückhaltung verzichtet und eins wird mit der abschwellenden Ekstasewelle der Yogini. Zu diesem Zeitpunkt muss die Yogini die hohe Ebene des bevorstehenden Höhepunktes aufrechterhalten, während der Yogi nahezu überwältigt wird von der abebbenden Flut des Orgasmus. Wenn der Yogi sich gerade dem Abstieg überlassen will, sollte die Yogini erneut ihre Ekstasewelle hochziehen und die eindringende Sexualität ihres Partners in Einklang bringen mit ihrer eigenen Fähigkeit für den Aufstieg zu neuen Höhen der Lust. Während der natürliche Austausch von Sexualenergien stattfindet, erhebt sich die gemeinsame Ekstasewelle noch höher und bricht durch zu neuen Gipfeln der Transzendenz. Mit Worten lässt sich dieses befreiende Erlebnis einfach nicht schildern.

Dieser Prozess des Aufstiegs, indem man sich von Ekstasewellen tragen lässt, kann über sukzessive Höhepunkte der Yogini wiederholt werden. In jeder Phase stimuliert die Yogini, und der Yogi hält sich zurück; dann werden die Rollen vertauscht. Die Yogini muss wissen, wie sie die Freisetzung maximaler Sexualenergie stimulieren kann ohne dabei die Kontrolle zu verlieren; sie muss es bei sich und auch bei ihrem Partner tun können. Doch sie muss sich auch total dem Drang zum Orgasmus unterwerfen. Dagegen muss der Yogi willentliche Kontrolle über seinen Orgasmus haben und dennoch imstande sein, sich vollkommen der nachlassenden Energiewelle seiner Partnerin hinzugeben, und zwar direkt nach ihrem Höhepunkt. Bei jedem der sukzessiven Höhepunkte der Yogini wird die Wirkungsebene des Höhepunktes ausgedehnt und dann zu einer höheren Ebene gebracht, indem die Rollen im Moment eines potentiellen Abfalls vertauscht werden. Wird dies korrekt praktiziert, führt es zum zeitlosen Erlebnis der Transzendenz, zur Vereinigung von Leere und Seligkeit.

Es gibt vier unterschiedliche Ebenen des Aufstiegs; sie sind mit den vier Haupt-Chakras in Nabel, Herz, Hals und Kopf verbunden, desgleichen mit den ‹Vier Mystischen Momenten der Vereinigung›, die ‹Abwechslung›, ‹Entwicklung›, ‹Vollzug› und ‹Transzendenz› genannt werden; ferner noch mit der Entwicklung der ‹Vier Freuden›. Auf der vierten Ebene der Höhepunkte, die aufeinander aufbauen, gibt es weder ein Gefühl von Selbst noch von Anderssein, weder Anfang noch Ende, weder Denken noch Denker.

Sexualmagie kann nur dann ohne Furcht praktiziert werden, wenn die Emotionen vollkommen verstanden werden, wenn sie gereinigt und geläutert sind, wenn sie bewusst kontrolliert werden. Das bedeutet jedoch keineswegs, dass Emotionen unterdrückt werden sollten; sie sollten vielmehr gesteuert werden. Wenn ein Paar ernsthaft Sexualmagie zu praktizieren wünscht, um auf diese Weise die Lebensumstände durch die Macht von Sex zu verändern, dann sollte es danach streben, im Widerstreit liegende Dualitäten in sich zu lösen, seine Schwächen zu beheben und seine Fähigkeit für kreative Innovation zu entwikkeln. Ein offener, schneller und flexibler Geist ist Grundvoraussetzung, um bei Sexualmagie Erfolg zu haben.

Es gibt viele geheime Atemtechniken, die mit der Kontrolle von Sexualität in Verbindung stehen. Der *vollkommene Atem* des bewussten Einatmens, des Atem-Anhaltens und des Ausatmens, eingezogen vom unteren Teil des Bauches, hilft bei der bewussten Kontrolle aller Körperfunktionen; die Anhaltephase ist ganz besonders mit der Kontrolle über unwillkürlichen Orgasmus verbunden. Der *kühlende Atem*, der zustande gebracht wird, indem nur durch das linke Nasenloch inhaliert wird, stillt den Drang zum Orgasmus; dies tut auch der *Krähenschnabel-Atem*, bei dem durch die nach oben eingerollte Zunge eingeatmet wird. Eine entgegengesetzte Wirkung hat der *erhitzende Atem*, der darin besteht, dass nur durch das rechte Nasenloch eingeatmet wird; er stimuliert den Sexualtrieb und bringt einen näher zum Orgasmus.

Wenn man bewusst den normalen Atem einer Person nachahmt, die sich dem sexuellen Höhepunkt nähert, dann werden automatisch die Leidenschaften geweckt. Eine Yogini sollte während der Annäherungsphase zu ihren verschiedenen Höhepunkten bewusste Kontrolle über ihren herannahenden Orgasmus gewinnen, indem sie Atemtechniken als mächtigen Helfer benutzt. Desgleichen sollte der Yogi, um die Kontrolle über sein Zurückhalten zu bewahren, seinen Atem beruhigen und sein Bewusstsein darauf fixiert halten, die solaren und lunaren Kräfte seines Wesens in Gleichklang zu bringen. Wann immer es nötig ist, sollte er den einen oder anderen Atem nachdrücklicher betonen, je nachdem, ob er sich in der passiven oder aktiven Rolle befindet.

Eine geheime tantrische Taktik, die als *Mutterleib-Atmung* bekannt ist, besteht darin, in der Embryo-Stellung dazuliegen und nur sehr flache Atemzüge aus der Unterleibsregion zu machen, während man sich gleichzeitig vorstellt, wie Nahrung durch die Nabelregion aufgenommen wird. Dieser Atem wirkt extrem vitalisierend und zieht Energie von jedem an, der sich in der Nähe befindet.

Sexuelle Energie wird in ihrer rohen Form im Sex-Chakra an der Basis des Rückgrats gespeichert. In ihrem transformierten Zustand kann sexuelle Energie in jedem der an-

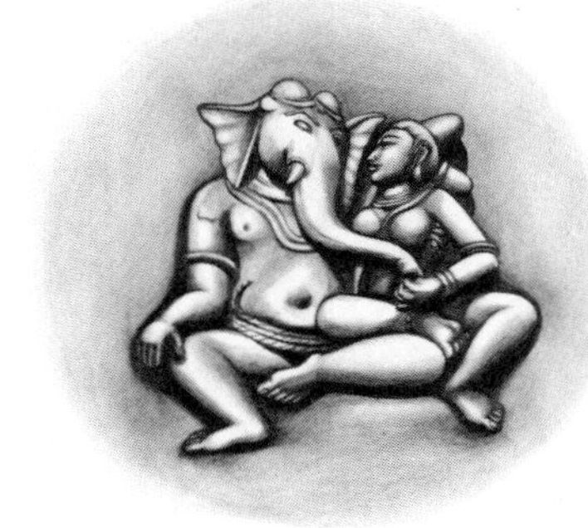

Ganesha in Tändelei mit seiner Gefährtin Siddhi, der Verkörperung der magischen Macht.

Nach einer Steinskulptur; Khajuraho, ca. 10. Jahrhundert.

deren Chakras konzentriert werden, ganz besonders aber im Kopf-Chakra. Dies trifft sowohl auf Männer als auch auf Frauen zu. Sexuelle Energie wird von Natur aus umgewandelt und in den Körpern von Mann und Frau gespeichert, wenn sie sich harmonisch lieben. Transformierte sexuelle Energie ist eine Quelle der Inspiration und Einsicht, auf die man im Bedarfsfall zurückgreifen kann. Einen gewissen Grad der Transformation von sexueller Energie kann man zwar allein durch die korrekte Praxis von Hatha Yoga und kreativer Meditation zustande bringen, aber das ist nicht zu vergleichen mit der Transformation von sexueller Energie, die durch ein Paar zustande gebracht werden kann, wenn es sich gegenseitig durch sukzessive Höhepunkte der Ekstase ergänzt und vervollkommnet. Deshalb wird gesagt: ‹Obwohl Yogis von sich aus sehr weit vorankommen können, so müssen sie doch, wenn sie zur Unsterblichkeit durchbrechen wollen, danach streben, sich durch Begleiterinnen zu ergänzen und zu vervollständigen.»

Parvati, die Augen nun weit geöffnet, wendet sich an Shiva und sagt: «O mein Gatte! Mit einem Liebhaber wie dir könnte keine Frau jemals unbefriedigt bleiben! Du verstehst so ausgezeichnet die unendliche Reichweite der weiblichen Sexualität. Für eine Frau ist das Orgasmus-Erlebnis nicht begrenzt, sondern es hat so viele Ebenen, Farben und subtile Nuancen, wie es Sterne am Himmel gibt. Du hast Techniken beschrieben für das Aufsteigen zu den Ebenen der Lust und für die Ausweitung dieser Ebenen. Das wird sicherlich die Frauen befähigen, neue Höhen der Ekstase zu erreichen und zu erforschen! Grosser Yogi, diese Lehre ist ganz gewiss ein Geheimnis, das Liebende in den Bereich der Götter versetzen kann!

Halte mich nun etwas fester, und erzähle mir von der geheimen Sprache von Tantra, von diesem mysteriösen, doppelbödigen Gerede. Bitte erzähle mir von den verschiedenen Ebenen, die es für das Verstehen tantrischer Wahrheiten gibt. Erzähle mir auch von deinen geheimen Einsichten in die zentrale Ader von Tantra. Erzähle mir von den rituellen Gesten und von der Macht der symbolischen Sprache. Vielleicht wirst du dich schliesslich sogar dazu inspiriert fühlen, die Mysterien des verlorenen fünften Veda und die sogenannten ‹Grossen Chinesischen Riten› aufzuklären.»

Shiva zieht die schöne Parvati eng an sich und ihr ins rechte Ohr flüsternd sagt der Yogi der Yogis und der Herr über alle Geschöpfe: «Geliebte meines Lebens! Die Geheimsprache ist notwendig, um eine Verwässerung der Wirkungskraft tantrischer Lehren zu vermeiden. Geheimsprache hilft, die innere Bedeutung der Mysterien zu hüten vor denen, die auf sie nicht vorbereitet sind, und auch vor denjenigen, die sie missbrauchen würden. Indem tantrische Lehren in eine Sprache von vielfältiger Bedeutung eingebettet sind, wird die Authentizität der Initiation aufrechterhalten. Genauso entwickelt sich zwischen Liebenden ganz natürlich eine Geheimsprache, die von ihnen bei Gelegenheit auch in der Öffentlichkeit benutzt wird, ohne dass andere sich der Bedeutung des eigentlichen Inhalts der Diskussion bewusst sind. So werden auch die Tantras durch Doppelsinn, dunkle Symbolik, Allegorie und Widerspruch geschützt. Geheimsprache hilft, das Unaussprechliche auszusprechen.

Innerhalb der tantrischen Tradition werden viele verschiedene Arten von Geheimsprache benutzt. Zum Beispiel können die Lehren ein Wort durch ein anderes ersetzen, wie bei einem Code. Nur Eingeweihte, die mündliche Instruktion über diesen Code empfangen haben, können sich der wahren Bedeutung der Lehren sicher sein. In diesem Zusammenhang bezeichnen mehrere Tantras den linken Kanal des Subtilen Körpers als ‹Hure›, den rechten Kanal als ‹Zunge›, das Universum als ‹Menschlichen Schädel›, das Denken als ‹Wilden Elefanten›, Geisteskontrolle als ‹Fleisch›, Atemübungen als ‹Fisch›, Samen als ‹Kampfer› das Lingam als ‹Donnerschlag›, die Yoni als ‹Palast› oder ‹Lotos›, den Urin als ‹Moschus› und den Körper als ‹Beutel›. Dies sind natürlich nur einige der Code-Worte, die in den Tantras benutzt werden.

Manche tantrische Lehrer verstecken die Bedeutung ihrer Mitteilungen, indem sie von allegorischen Liedern, Rätseln oder derben erotischen Reimen Gebrauch machen. Die wahre Interpretation wird nur von Eingeweihten verstanden. Andere verwenden Wortspiele, Mimik, mystische Gesten oder Geheimzeichen. Wenn zum Beispiel ein Yogi einen Finger zeigt, dann will er damit die Frage ausdrücken: ‹Bin ich willkommen?› Werden zur Antwort zwei Finger ausgestreckt, so bedeutet dies: ‹Du bist willkommen.› Wenn ein tantrischer Yogi seinen vierten Finger einer Yogini zeigt, sollte sie als Antwort ihren kleinen Finger ausstrecken. Damit gibt sie ihm zu verstehen, dass sie sich in geheimen Praktiken gut auskennt. Durch diesen Austausch von Geheimzeichen bestätigen sich Yogi und Yogini gegenseitig ihr Wissen um die Rolle von Himmel und Erde, während beide gleichzeitig den Wunsch zu erkennen geben, Praktiken gemeinsam auszuführen. Noch ein anderes Beispiel: Wenn ein Lehrer eine mit Wasser oder Essen gefüllte Schüssel umkippt, während er dabei gleichzeitig seinem Schüler fest und direkt in die Augen blickt, dann bedeutet dies, dass dieser sich von allen Vorbedingungen befreien muss, um die Lehren direkt empfangen zu können.

Tantrische Wahrheiten sollten auf drei Ebenen gleichzeitig verstanden werden, nämlich auf der buchstäblichen, auf der allegorischen und auf der mystischen Ebene. Idealerweise sollte eine Person diese drei Ebenen des Verständnisses als komplementär und eine einzige Wahrheit formend betrachten; genau wie die drei Hauptkanäle des Subtilen Körpers als eine komplette Einheit gesehen werden sollten. Die Wirkungskraft tantrischer Lehren geht verloren, wenn Menschen sie exklusiv auf der buchstäblichen oder auf der allegorischen oder auf der mystischen Ebene interpretieren. Wenn zum Beispiel die Riten des Yogini Chakra auf rein buchstäblicher Ebene gesehen werden, so hören sie auf, irgendeine andere Bedeutung als den Vorwand für Ausschweifung zu haben. Wird das Yogini Chakra ausschliesslich als rein allegorisch oder symbolisch betrachtet, wird es lediglich zu einer intellektuellen Übung. Wird es als exklusiv mystisch gesehen, so verliert es sowohl Zweck als auch praktischen Nutzen.

Realität ist paradox, vielfältig und ständiger Veränderung unterworfen. So etwas wie absolute Objektivität gibt es nicht. Um die Wahrheit zu betrachten, muss man viele günstige Standorte haben. Wer von den Tantras lernen möchte, sollte die Lehre sowohl von seiner eigenen Bewusstseinsebene als auch von anderen Standpunkten aus interpretieren. Vor allem sollte man sich ein Verständnis bewahren für Ansichten, die über das hinausgehen, was zu bereits etabliertem Denken passt.

Die zentrale Ader von Tantra hat viele Namen. Am besten bekannt ist die *Sushumna;* das Wort bedeutet: ‹Das, was einen mit Leichtigkeit vorwärts bringt.› Andere Namen sind *Avadhuti,* was Kennerin des sexuellen Yoga bedeutet, sowie *Sarasvati,* die Herrin der Vierundsechzig Künste, und *Nairatma,* das egolose, selbstlose, ekstatische Wesen.

Alle subtilen Adern, Nerven oder Kanäle sind der Zentralader Sushumna untergeordnet. Wie die Nabelschnur eines neugeborenen Kindes pulsiert sie vor Leben und reicht vom Basis-Chakra im Sexualzentrum des Körpers bis zum Kopf-Chakra. Die Sushumna selbst besteht aus drei zunehmend subtileren Kanälen, einer im anderen. Sie sind bekannt als *Vajrini, Chitrini* und *Brahma Nadi;* sie bilden die Zentralader von Tantra und sind Ausdruck der subtilen Phasen spiritueller Verfeinerung. Die innerste – Brahma Nadi – wird die ‹Grosse Königliche Strasse› genannt. Nur diejenigen, die ihren eigenen wahren Ursprung kennen, sind imstande, sicher auf dieser Strasse zu reisen. Gurus, Siddhas und spirituelle ‹Könige› sind die einzigen Wesen, denen man auf der Grossen Königlichen Strasse begegnen wird.

Rituelle Gesten sind eine Möglichkeit, das Unaussprechliche auszudrücken. Rituelle Gesten, als *Mudra* bekannt, tragen wesentlich dazu bei, Lehrer und Schüler enger aneinanderzubringen. Sie sind einer der direktesten und potentesten Wege, sich mit den Gottheiten im eigenen Inneren in Verbindung zu setzen und sie zu wecken. Rituelle Gesten helfen, Barrieren bei der Kommunikation zu durchbrechen; sie sind die Destillation der Weisheit.

Mudras werden dazu benutzt, die Konzentration zu steigern und Energie durch ihr Yantra oder ihre ‹Macht-Form› zu kanalisieren. In tantrischer hoher Magie sind rituelle Gesten klar definierte, beabsichtigte Handlungen, die emotionale und intellektuelle Aspekte zu einer einzigen Ausdrucksform konzentrieren. Bei Initiations-Riten spielen rituelle Gesten eine besonders wichtige Rolle.

Die geheime Bedeutung von Mudra ist die Frau in ihrer Rolle als Yogini. Gewiss hilft die Sexualpartnerin, Geist und Emotionen auf einen einzigen Zweck zu konzentrieren! Als *Karma Mudra* bekannt, ist die tantrische Yogini, Geliebte, Sex-Initiatorin und Hohepriesterin zugleich. In diesem Zusammenhang ist Karma Mudra ein Segen und eine vitale Hilfe im direkten Erlebnis ekstatischer Selbstverwirklichung. Durch ihren selbstlosen Dienst bringt sie den Yogi schnell zur Vervollkommnung, genau wie es sein Dienst ist, sie in einer einzigen Lebenszeit zu befriedigen und zu befreien. Als Verkörperung aller Sinne in ihrer gehobenen Form ist die Mudra-Frau das grösste Symbol oder ‹Siegel der Befreiung›.

Es gibt fünf verschiedene Arten von Karma Mudras oder Gefährtinnen; sie werden nach ihren physischen und psychischen Charakteristika kategorisiert. Wie man sagt, sollen sie aus den ursprünglichen ‹Fünf Grossen Familien› oder Wurzel-Rassen hervorgegangen sein. Von den fünf Karma Mudras oder Yoginis glaubt man, dass sie fünf verschiedene Farben haben: Dunkelblau, Weiss, Rot, Grün und Gelb. Alle haben die Fähigkeit, durch ihre speziellen sexuellen Eigenschaften dem Yogi zu Kraft und Macht zu verhelfen. Sie sind sowohl die Ursache des ständig wiederkehrenden Kreislaufs von Geburt und Tod, gleichzeitig aber auch das Mittel, sich von ihm zu befreien. Im Kali-Zeitalter, wenn alles durcheinandergeht und die Wahrheit auf den Kopf gestellt ist, sind Karma Mudras nicht an ihrer äusseren Erscheinung zu erkennen, sondern müssen statt dessen durch die Macht der Visualisierung heraufbeschworen werden.

Symbolische Sprache nimmt in der tantrischen Tradition viele verschiedene Formen an. So kann das Wort *Mudra* sich zum Beispiel ausschliesslich auf eine mystische Handgeste beziehen. Auf einer anderen Ebene bezieht es sich auf die Sexualpartnerin. Auf einer noch anderen Ebene deutet es auf einen gewissen Typ von Getreidekörnern hin, die eine Ähnlichkeit mit der Yoni aufweisen und beim tantrischen Ritual symbolisch benutzt werden.

Das Wort *Mudra* kann noch ausgeweitet werden, wenn man das subtile Spiel der symbolischen Sprache versteht. So ist *Mudra* zum Beispiel den Worten *Shudra* und *Rudra* sehr ähnlich, die beide die Bedeutung von Mudra ausweiten. Shudra bedeutet ‹von niederem Stand›, ‹ungebildet›, ‹direkt›. Die Tantras erkennen die Gültigkeit von Kastensystemen oder irgendwelchen anderen orthodoxen Einschränkungen nicht an. Yogis wird geraten, Standesdünkel zu durchbrechen und sich Gefährtinnen aus den sogenannten niederen Kasten auszusuchen. Einer der Gründe dafür besteht darin, dass die Karma Mudras aus den niederen Kasten frei sind von gesellschaftlichen Umständen und Zwängen. Sie sind spontan, anspruchslos und von natürlicher Shakti erfüllt. Ausserdem fällt einer solchen Person das Dienen leicht. Die Karma Mudra aus der niederen Kaste ist als Liebespartnerin ohne Scham und Schuldgefühle, sexuell aktiv, psychisch offen und karmisch unkompliziert. Wenn der Yogi sich eine solche Frau aussucht, entfernt er sich von den Einschränkungen der Konvention und erlangt sehr schnell Befreiung von Dualitäten. Die Karma Mudra ihrerseits hat alles zu gewinnen; innerhalb einer einzigen Lebenszeit hat sie die Gelegenheit,

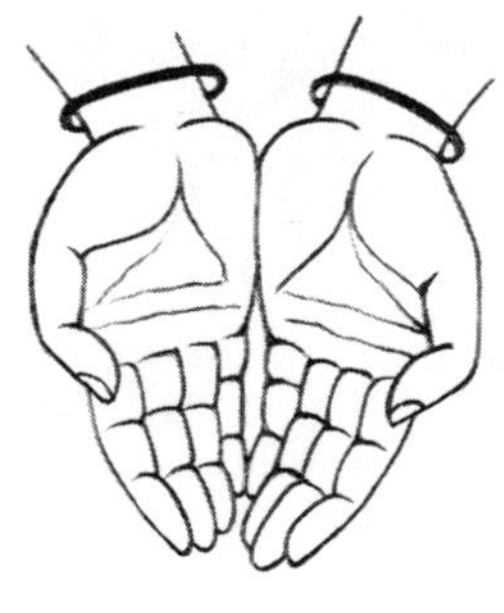

Die Yoni

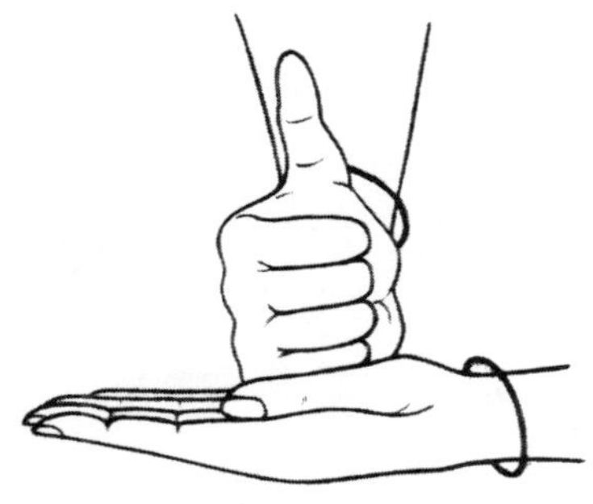

Das Lingam

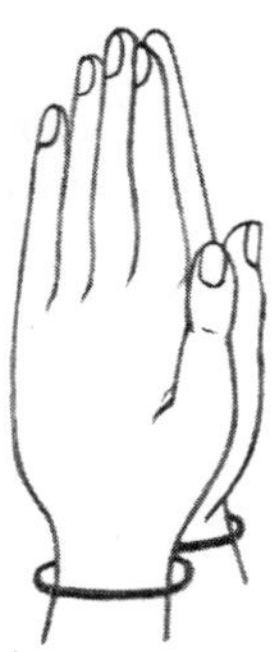

Gehorsam

Drei mystische Handgesten, die beim Odissi-Tempeltanz und auch beim tantrischen Ritual verwendet wurden. Nach traditionellen Quellen.

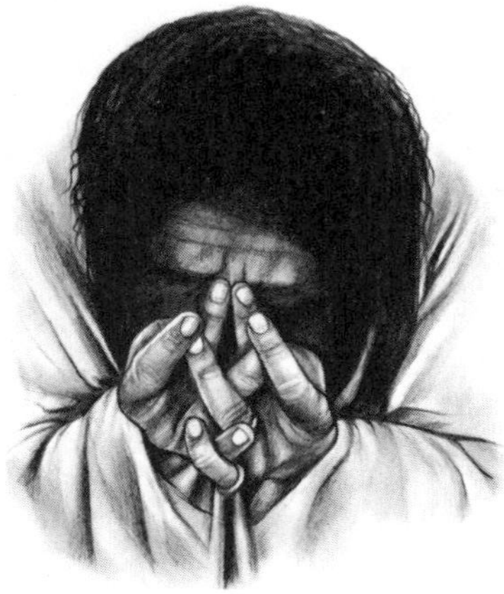

Ein tantrischer Guru zeigt die Mahayoni-Mudra, die mystische Geste der Mutter-Gottheit.
Nach einer zeitgenössischen Fotografie.

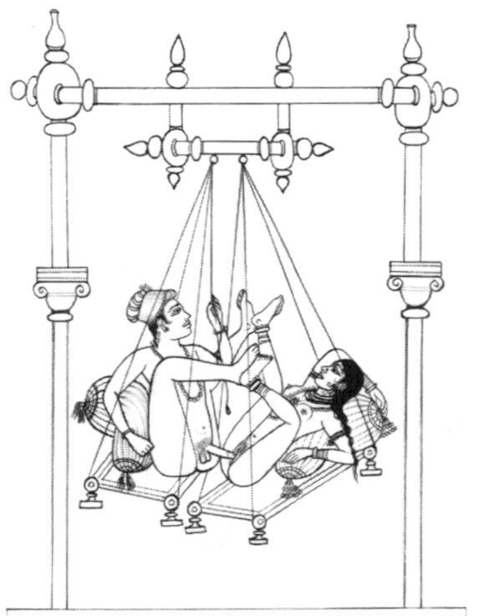

Verspieltes Lieben auf einer Schaukel.
Nach einer indischen Miniatur aus Bundi; spätes 18. Jahrhundert.

Shiva und Shakti in ekstatischer Vereinigung.
Nach einer zentralindischen Steinskulptur aus dem 11. Jahrhundert.

von der untersten zur höchsten Stufe aufzusteigen, indem sie einfach tut, was natürlich ist. *Rudra* bedeutet, ‹Kraft oder okkulte Macht schenken›. Es bedeutet auch rötlich, glänzend, lobenswert, transzendentalen Zorn und Vertreibung des Bösen. Es ist einer meiner eigenen Namen und bezieht sich auf diejenigen, die mir nacheifern. In alten Zeiten entsprang meine mystische Rudra-Form Brahmas Stirn und war in ein halb männliches, halb weibliches Wesen geteilt. Der Yogi und die Yogini in körperlicher Vereinigung unterscheiden sich nicht von Rudra, der über diese Welt hinausreicht. Wenn Mudra, der Name der rituellen Begleiterin, symbolisch ausgeweitet wird, um die Begriffe Shudra und Rudra einzuschliessen, so wird die vielschichtige Ansicht über tantrische Sexualität enthüllt. Idealerweise verkörpert die Sexualpartnerin lustvolle Spontaneität durch ihre Kaste und verleiht Kraft und okkulte Macht durch ihr Verlangen nach wiederholter Vereinigung mit der Kraft der Evolution. Als solche ist sie als Rudrani bekannt, die Königin der Rudras; sie ist das Siegel der Befreiung, meine geliebte und verspielte Gefährtin. Sie hat viele Namen und beschert viele Freuden.

Deine Frage nach dem verlorenen fünften Veda erinnert mich an einen uralten Zwischenfall, der sowohl von Göttern als auch von Menschen längst vergessen ist. Ursprünglich hatte Brahma fünf Köpfe. Als er seine Aufgabe, die Erschaffung des Universums, vollendet hatte, legte er seinen Samen tief in seine Gefährtin. Nach hundert Himmelsjahren der Schwangerschaft gebar sie die fünf Vedas, die verschiedenen Zweige des Wissens, einen von jedem seiner Köpfe. Die Lehren des fünften Veda wurden streng geheimgehalten, während die anderen vier Vedas unter den Brahmanen verteilt wurden. Brahma entschied, dass die geheimen Lehren sicher sein sollten vor jedem Zugriff der Dämonen; deshalb prägte sich Brahma den fünften Veda ein und dachte, dass er ihn der Menschheit preisgeben wollte, wenn die Zeit dafür reif sein würde.

Brahma, der Schöpfer, wurde überstolz

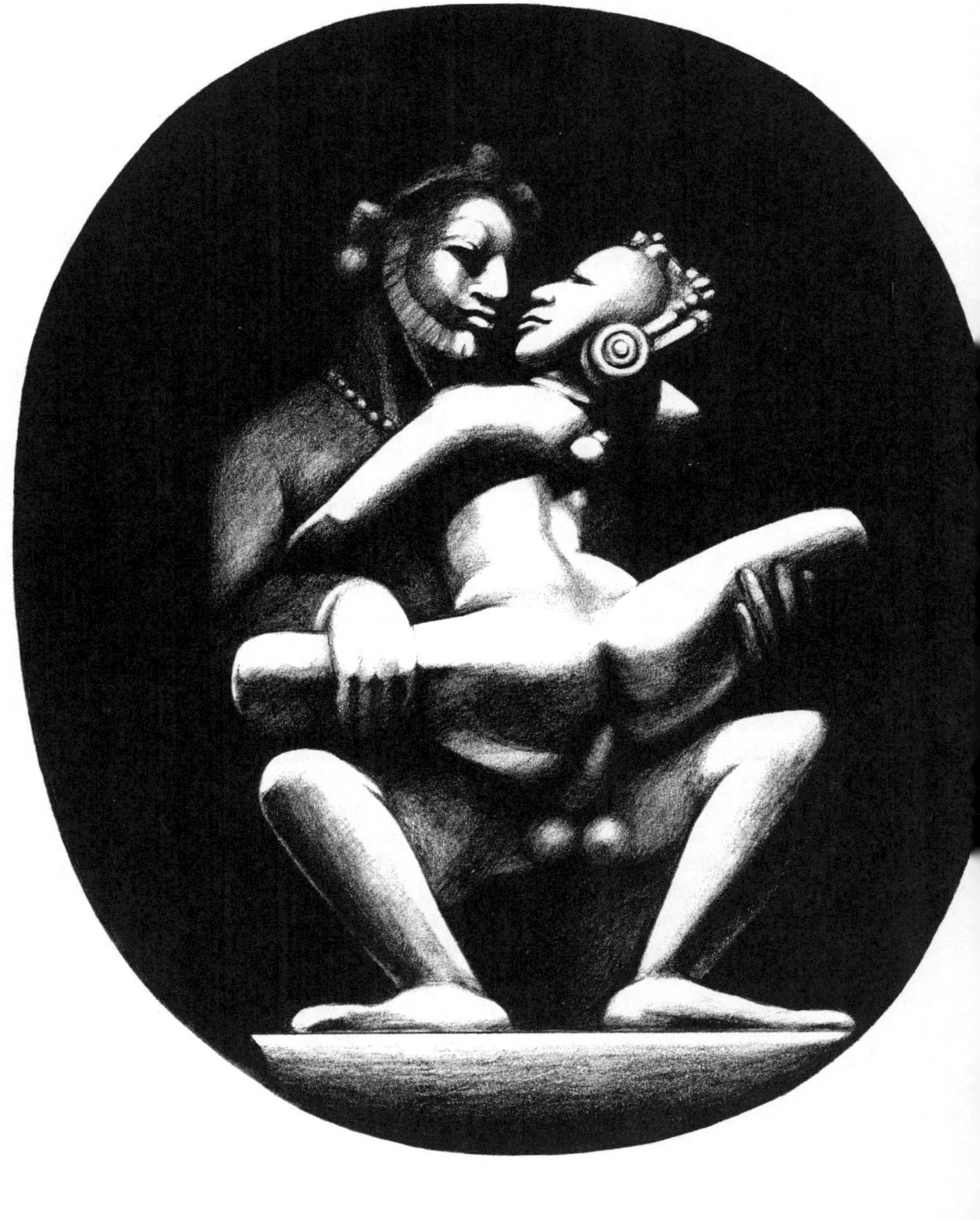

auf seine Schöpfung. Er wurde arrogant und selbstherrlich und fühlte sich als ‹Macher›. Er vergass, das Transzendentale anzuerkennen, und so machte er sich nicht einmal die Mühe, dich, Parvati, in deiner Form von Sati, oder mich selbst zu seiner grössten Feier einzuladen. In einem Wutanfall schnitt ich ihm den fünften Kopf ab, in dem der fünfte Veda vorübergehend gespeichert war.

Der Kopf gelangte nach Mahachina, dem grossen Land China, nordöstlich vom Himalaya-Gebirge. Dort wurde er aufgenommen. Und so begann die Verbreitung der unorthodoxen Lehren, die eigentlich erst für eine Zeit reserviert worden waren, wenn die Wesen die anderen vier Vedas perfektioniert haben würden. Als Resultat wurde China die Heimat für unkonventionelle spirituelle Praktiken, besonders jener mit einer starken Grundlage im Okkultismus. Bis auf den heutigen Tag werden die geheimen Lehren des fünften Veda als Bestandteil der chinesischen Mysterien-Schulen des Buddhismus und Taoismus gefunden.

Obwohl der Weise Vasistha Brahmane war, reiste er nach China, um seine spirituellen Praktiken zu perfektionieren. Dies hatte ihm die Mutter-Göttin selbst geraten. Er erreichte China über Assam im nordöstlichen Indien und war erstaunt, dort Vishnu in der Gestalt von Buddha anzutreffen, seiner neunten Inkarnation. Zu seiner Verwunderung sah er, dass Buddhas Augen rot waren vom vielen Genuss von Wein und anderen Rauschmitteln. Vor sich hatte Buddha Schüsseln, die angefüllt waren mit Fleisch und Fisch. Er amüsierte sich mit einer Anzahl schöner Frauen. Vasistha sah auch noch andere Adepten in erotischer Beschäftigung mit exquisiten Frauenzimmern, denen es vollkommen an Prüderie fehlte.

Vasistha glaubte, das Opfer einer Luftspiegelung zu sein. Er sagte sich: ‹Diese Dinge stehen doch in Widerspruch zu den Vedas. Ich billige sie nicht, und ich will auch nichts mit so verachtungswürdigen Praktiken zu tun haben, die ohnehin das Produkt von Illusion sein müssen.› Doch gerade in diesem Moment erschien ihm die Göttin seiner Verehrung in Gestalt von Tara, einer dunkelblauen Verkörperung von Sarasvati. Sie sagte ihm, nicht in Dualität zu verfallen oder seine Sache auf Bigotterie ruhen zu lassen. ‹Schau!› sagte sie. ‹Betrachte das totale Wonne-Erlebnis. Ein Baum sollte nach dem Geschmack seiner Früchte beurteilt werden, nicht aber nach seinem äusseren Aussehen. Diese Methode, zur Realisierung zu gelangen, ist direkt und macht mir Freude. Lass dich von Buddha und den anderen Wesen belehren. Folge ihrem Beispiel. Diese geheime Methode wird dich sehr schnell zur Vollkommenheit bringen.›

Vasistha blieb in China und beteiligte sich an den Praktiken des fünften Veda. Er erlangte alles, was es zu erlangen gibt und wurde schliesslich unsterblich. Zwar werden diese Praktiken von manchen Leuten missverstanden, aber sie sind meinem Herzen sehr teuer und führen zur Transzendenz. Die Mahachina-Praktiken sind eine Alles-oder-nichts-Verpflichtung. Alles beruht darauf, Verantwortung zu übernehmen und Dualismus aufzulösen. Nur Helden sollten versuchen, die höchsten Gipfel zu erklimmen.

Aber, Göttin, es widerstrebt mir, dieses Thema zu diskutieren. Das Wissen von den Grossen Chinesischen Riten ist gefährlich und kann leicht missbraucht werden. Wer weiss, welche Wesen oder Geister meine Erklärungen hören könnten und diese geheimen Lehren ausnutzen würden? Gibt es keine anderen Fragen, die Antworten erheischen? Warum bittest du mich nicht lieber, auf die feinen Details von bereits erörterten Themen einzugehen? Oder warum lieben wir uns nicht einfach und verschieben dieses Thema auf später? Zuviel Reden stiftet Verwirrung. Zu viele Fragen führen zu zuvielen Antworten…»

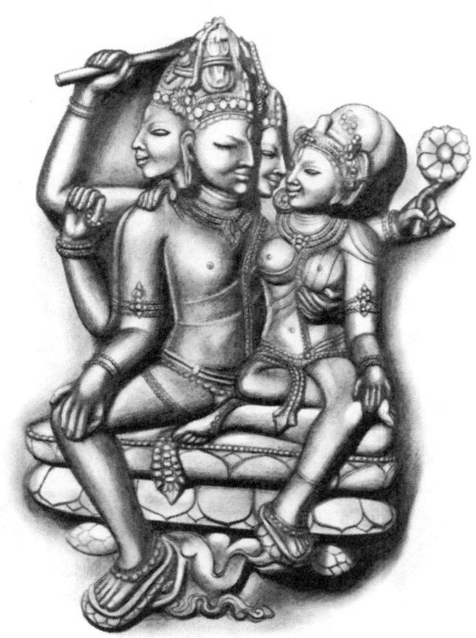

Parvati zieht Shiva an sich, schlägt den Blick nieder, lehnt ihren Körper verführerisch an ihn und streichelt ihren Geliebten. «O Herr der Drei Welten, verweigere mir dies nicht! Nur durch deine Gnade kann das Wissen über dieses Thema enthüllt werden. Wenn du hier nicht darüber sprechen willst, weil du befürchtest, belauscht zu werden, dann lass uns sofort nach Mahachina gehen. Dort können wir uns behaglich in einen luxuriösen Lustgarten setzen und ganz frei und offen über all diese Dinge reden. O Geliebter, bitte gewähre mir diese Gnade! Ich möchte mehr über diese chinesischen Methoden der Verehrung wissen!»

Gott Shiva, erfreut über die Aussicht auf erotisches Spiel und auf die Reise, gerührt von den Liebkosungen der Göttin, erwidert: «Also gut… machen wir uns auf die Reise. Aber noch nicht nach China! Erst werde ich zum Buddha werden und enthüllen, wie ihm diese geheimen Lehren bekannt wurden. Du solltest dich nach der Methode von Kameshvari teilen und die fünf farbigen Dakinis der Richtungen, Familien und Elemente werden. Dann werden wir nach China gehen und weitere Intimitäten miteinander teilen. Erst wenn du voll und ganz befriedigt sein wirst, werde ich dich zum Berg Meru zurückbringen. Und nun komm, bevor ich es mir noch anders überlege.»

Also sprach Shiva. Der Meister-Yogi nimmt seine schöne Gefährtin auf den Schoss, vereinigt sich mit ihr, und beide erheben sich, um durch Zeit und Raum zu schweben.

Der Buddha

Der Buddha sitzt auf einem Hügel dicht am Ufer eines Flusses unter einem grossen Baum; in der Ferne ist der Wald. Der Buddha ist in tiefe Meditation versunken und hat offenbar seit langem auf Nahrung verzichtet. Sein Körper, den Elementen ausgesetzt und harter Enthaltsamkeit unterzogen, ist ausgezehrt. Obwohl er sich ernsthaft bemüht, seine Selbstdisziplin aufrechtzuerhalten, scheint ihm irgend etwas zu fehlen.

Der Buddha scheint durch eine tiefe, innere Krise zu gehen. Sein Gesicht wirkt etwas verkrampft. Ganz plötzlich streckt er die rechte Hand zur Erde aus und berührt sie. Seine Lippen bewegen sich leicht. In dem Moment, als er die Erde berührt, taucht aus dem Wald eine schöne, junge Frau von gelber Farbe auf. Sie trägt eine kleine Schüssel mit Quark. Offensichtlich stammt sie aus einer der ärmeren Kasten und ist wahrscheinlich ein Milchmädchen. Als sie sich dem Buddha nähert, verklärt sich dessen Gesicht; ein Lächeln beginnt sich um seine Lippen zu formen. Er öffnet die Augen, sieht die junge Frau an, akzeptiert die Opfergabe, die sie zu seinen Füssen auf den Boden stellt, und wird von strahlendem Glanz erfüllt. Danach macht er vier weitere mystische Gesten mit den Händen. Nach jeder vollendeten Geste erscheint eine junge Frau, jede von anderer Farbe, und kosmische Laute schwingen durch das Universum.

«Mein Name ist Mamaki, die Essenz des Erd-Elements», sagt das schöne gelbe Milchmädchen. «Ich komme aus dem Süden, aber meine wahre Heimat ist Indien. Ich bin nur eine Waise. Rette mich mit deiner leidenschaftlichen Liebe! O Grosses Wesen, liebe mich jetzt fest, damit ich leben kann ... und damit du dein Ziel erreichen kannst!»

«Mein Name ist Locana, die Essenz des Wasser-Elements», sagt ein reizendes blaues Mädchen. «Ich komme aus dem Osten, aber meine wahre Heimat ist Afrika. Ich bin nur eine Waise. Rette mich mit deiner leidenschaftlichen Liebe! O Verkörperung des Spirituellen Gesetzes ... komm ... liebe mich jetzt fliessend, damit ich leben kann ... und damit du dein Ziel erreichen kannst!»

«Mein Name ist Pandara, die Essenz des Feuer-Elements», sagt eine exquisite rote Dame. «Ich komme aus dem Westen, aber meine wahre Heimat ist das Land der Mitternachtssonne. Ich bin nur eine Waise. Rette mich mit deiner leidenschaftlichen Liebe! O Vollkommen Guter, liebe mich jetzt ausgiebig und feurig, damit ich leben kann ... und damit du dein Ziel erreichen kannst!»

«Mein Name ist Tara, die Essenz des Luft-Elements», sagt ein herrliches grünes Mädchen. «Ich komme aus dem Norden, aber meine wahre Heimat ist China. Ich bin nur eine Waise. Rette mich mit deiner leidenschaftlichen Liebe! O Mitfühlender, liebe mich jetzt allumfassend, damit ich leben kann ... und damit du dein Ziel erreichen kannst!»

«Mein Name ist Ishvari, die Essenz des Raum-Elements», sagt eine entzückende weisse Frau. «Ich komme aus dem Ursprünglichen Zentrum, dem Ursprung der Realität, aber meine wahre Heimat ist der Gipfel vom Berg Meru. Ich bin nur eine Waise. Rette mich mit deiner leidenschaftlichen Liebe! O Heldenhafter, liebe mich jetzt ausdehnend und alles durchdringend, damit ich leben kann ... und damit du dein Ziel erreichen kannst!»

Der Buddha begreift, dass alle diese mystischen Formen der Mutter-Göttin gekommen sind, um ihm bei seiner Suche nach Befreiung vom endlosen Zyklus von Geburt und Tod zu helfen. Er tritt ein in den Samadhi-Zustand, der auch bekannt ist als «Diamantene Herrlichkeit, die aller Wünsche teilhaftig wird», und liebt sie alle gleichzeitig. Er praktiziert die Liebeskünste, die er während seiner Jugendjahre im Palast seines Vaters perfektioniert hatte. So erfüllt der Buddha die Wünsche jeder der fünf Dakinis, und sie bringen ihn zur Vollendung. Aufsteigend in einem fünffarbigen Regenbogen aus gleissendem Licht werden sie in einen anderen Bereich versetzt.

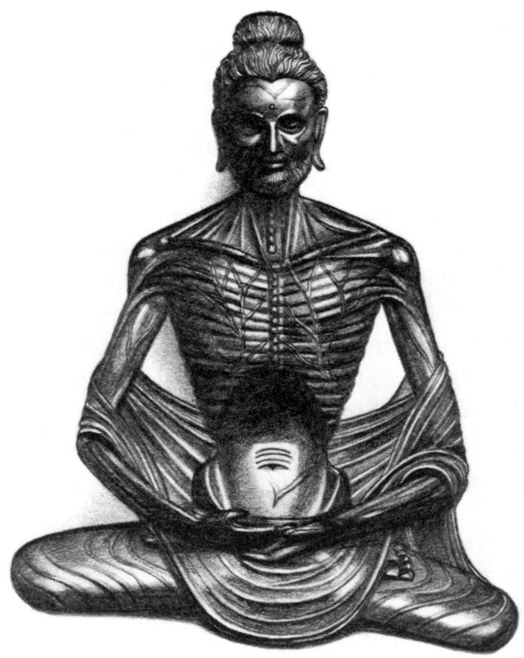

Der fastende Buddha zu einer Zeit, als er seine Nahrungsaufnahme auf ein einziges Reiskorn pro Tag reduziert hatte.

Steinskulptur aus Gandhara, Pakistan; 2. oder 3. Jahrhundert.

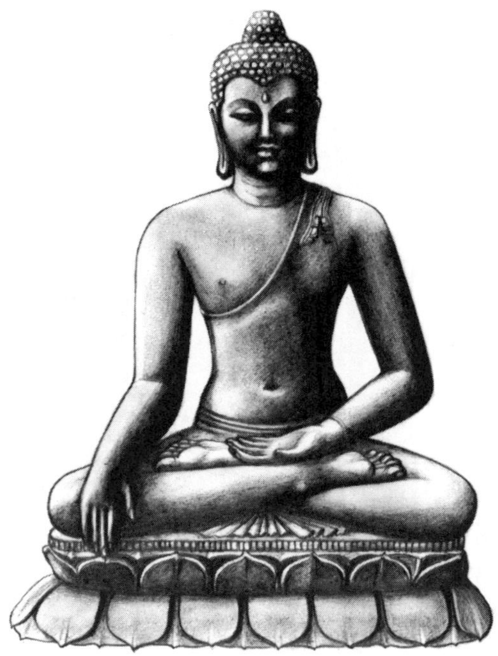

Der Buddha in der «Erdberührenden Position». Dieses Geschehen spielte sich ab, als er von der Erdmutter mystische Einsichten empfing.

Steinskulptur, die bei der Ausgrabung des Ratnagiri-Klosters gefunden wurde; Cuttack, Orissa, ca. 11. Jahrhundert.

Der Gelbe Kaiser

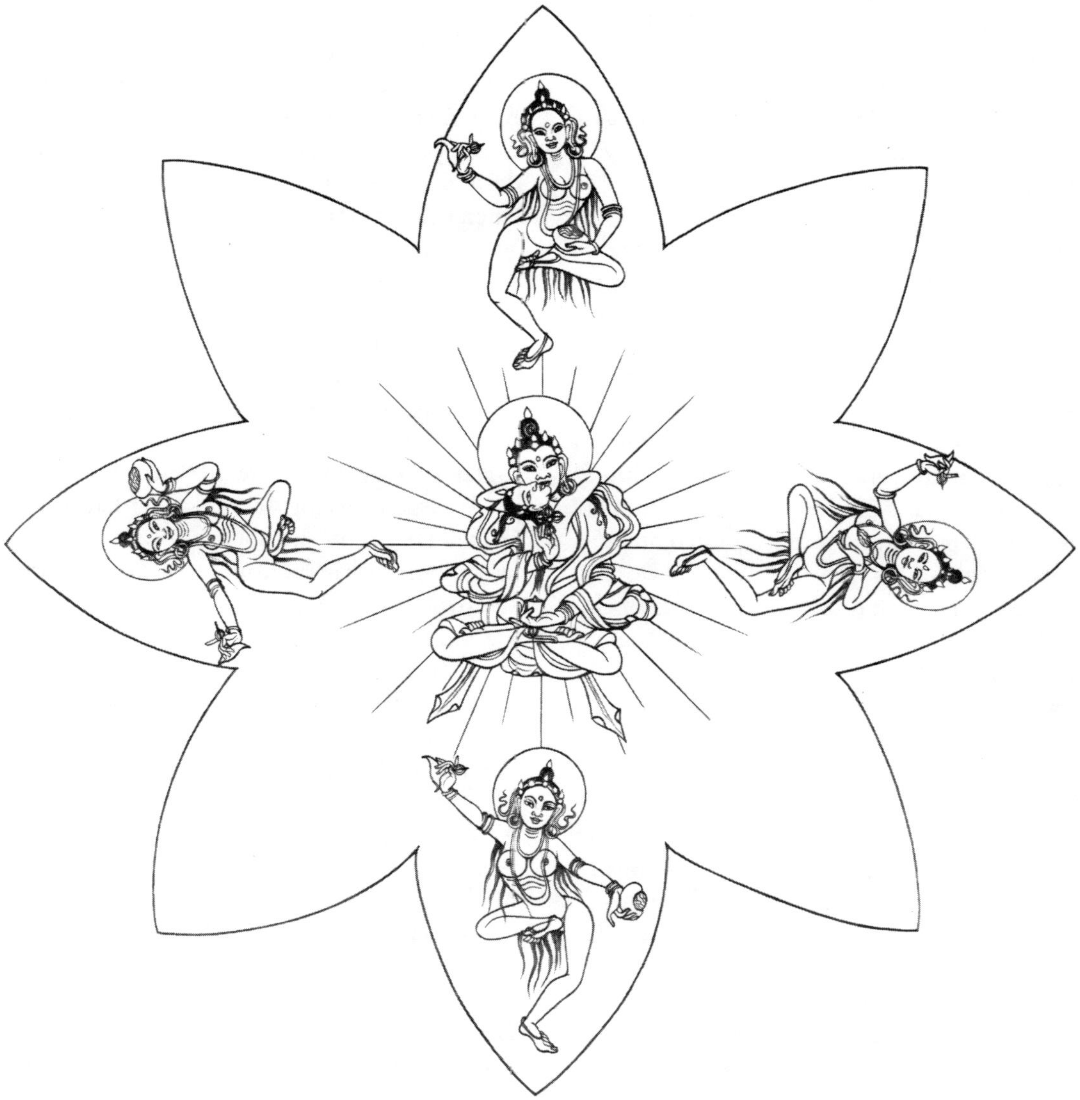

Der Himmlische Buddha in Vereinigung mit den Dakinis der vier Himmelsrichtungen und des Zentrums. Dieses Geschehen ist im grossen *Guhyasamaja Tantra* aufgezeichnet.

Nach einer tibetanischen Einweihungsmalerei aus dem 18. Jahrhundert.

Es ist Nacht. Die Sterne bewegen sich langsam über den Himmel, an dem der Vollmond steht. Der leichte Dunst klart auf. Das Mondlicht bescheint einen taoistischen Lustgarten, der kunstvoll zwischen Bergen angelegt ist. Die Szenerie ist atemberaubend. Es gibt einen kleinen See mit weit überhängenden Weiden. Ein gewundener Pfad führt zwischen Pfirsich- und Pflaumenbäumen dahin, vorbei an moosbewachsenen Felsen, vorbei an einem Goldfischteich, an einem Rosenlaubengang, an Beeten mit Pfingstrosen und anderen Blumen, bis hin zu einem entzückenden Pavillon an einer günstig gelegenen Stelle, die den Ausblick über den See freigibt. Bäume und Blumen werfen im Mondschein merkwürdige Schatten, teils gross und lang, teils kurz und schmal.

Rote Laternen hängen an den Dachrinnen des Pavillons, der aus irgendwelchem kostbarem Marmor gehauen zu sein scheint, vielleicht sogar aus weissem Jade. Das Dach ist mit goldenen Ziegeln gedeckt. Die exquisit angefertigten Türen und Fenster stehen offen und enthüllen eine Szenerie von seltenem Luxus.

Drinnen ist die Atmosphäre erfüllt vom süssen Duft von Orchideen, Lotossen und anderen stark duftenden Blumen. Kerzen und Laternen erhellen den einzigen grossen Raum, der ausgestattet ist mit roten Seidenvorhängen, bestickten Gardinen, Teppichen, Läufern, bemalten Wandschirmen und geschmackvoll arrangierten Kunstgegenständen.

Auf einem Bett aus Rosenholz, in der Form eines Drachens geschnitzt, liegt zurückgelehnt der Gelbe Kaiser. Er scheint aufmerksam drei jungen orientalischen Frauen von unvorstellbarer Schönheit zu lauschen.

«Obgleich wir drei sind, sind wir in Wahrheit eins», sagt die schöne Frau, die einen etwas dunkleren Teint hat als die anderen. «So wie du der Sohn des Himmels bist, so sind wir die Töchter der Erde. Wir werden wie folgt genannt: Das Einfache Mädchen, Das Auserwählte Mädchen und Das Dunkle Mädchen. Unsere Funktion besteht darin, dich in die Höchsten Wahrheiten der Sexualität einzuweihen. Ich bin Hsuan-nu, Das Dunkle Mädchen, der Pfirsich der Unsterblichkeit, und dies hier sind meine liebenden Schwestern.»

«Mein Name ist Ts'ai-nu, Das Auserwählte Mädchen», sagt die Frau in den purpurroten Seidengewändern. «Ich werde auch die Göttin der Vielen Farben genannt. So wie der Kaiser sich mit allem in seinem Reich vertraut machen muss, um gut regieren zu können, so sollte er auch die Geheimnisse der sexuellen Liebe kennen, die ihn in die Lage versetzen, sich mit seiner Kaiserin und den Konkubinen zu harmonisieren.»

«Mein Name ist Su-nu, Das Einfache Mädchen», sagt die dritte junge Frau, die vollkommen nackt ist und deren Yoni einer Seemuschel gleicht. «Ich werde auch Königin vom Weissen Fluss genannt. Um ganz offen zu sein ... die Frau ist die einzige echte Initiatorin. Der Mann hat die Rolle eines willfährigen Schülers. So wie am sechzehnten Tag des fünften Monats in jedem Jahr die Rollen von Himmel und Erde vertauscht werden, so bestimmen in diesem Liebespavillon meine Schwestern und ich die Reihenfolge der Ereignisse ... und der Gelbe Kaiser gehorcht!»

Der Gelbe Kaiser zieht Das Einfache Mädchen eng an sich, dann legt er wie in Gehorsam den Kopf in ihren Schoss und sagt: «Sinnliche, erkläre mir die Rollen von Himmel und Erde! Weihe mich ein in die geheimen sexuellen Methoden, die das Herrschertum betreffen. Sage mir, warum es nur einen Ehemann, aber viele Ehefrauen gibt. Enthülle mir die innere Bedeutung der Polygamie und wann – falls überhaupt – Polyandrie erlaubt ist. Sage mir auch, wann deine köstliche Muschel bereit ist, mein Jade-Zepter zu empfangen!»

Das Einfache Mädchen lacht übermütig, zieht sich vom Gelben Kaiser zurück, langt nach der Seite und greift nach einem exquisiten, vielsaitigen Musikinstrument, das wie eine Zither aussieht.

Das Auserwählte Mädchen legt einen bestickten Hausmantel mit Phoenix-Muster um die Schultern des Einfachen Mädchens, glättet ihr Haar und tritt an einen kleinen Tisch heran, auf dem eine Jadeflasche und mehrere Kristallgläser stehen.

Das Dunkle Mädchen setzt sich links vom Gelben Kaiser hin und beginnt mit ihm zu flirten.

«Der Himmel dehnt sich aus, die Erde zieht sich zusammen», sagt Das Einfache Mädchen, während es zart an den Saiten ihres Instrumentes zupft. «Ausdehnen und Zusammenziehen sind die Rollen von Himmel und Erde! So wie es nur einen einzigen Himmel, aber viele Erden gibt, so kommt es, dass es nur einen Ehemann, aber viele Ehefrauen gibt. Es wird gesagt, dass der Ehemann der Himmel ist, und dem Himmel kann man sich nicht entziehen!

Als Kaiser bist du berechtigt, dich an einer Ehefrau ersten Ranges zu erfreuen, ferner an drei edlen Gefährtinnen, neun Ehefrauen zweiten Ranges, siebenundzwanzig Ehefrauen dritten Ranges und einundachtzig Konkubinen. Die Ehefrau ersten Ranges ist die Königin des Himmels; die drei edlen Gefährtinnen sind die Töchter der Erde. Die neun Ehefrauen zweiten Ranges symbolisieren die neun Planeten, und die siebenundzwanzig Ehefrauen dritten Ranges spiegeln die siebenundzwanzig Konstellationen des Himmels wider. Was die einundachtzig Konkubingen betrifft, so erleichtern sie die Last der Jahre und sind zu verspielter Tändelei des Kaisers bestimmt!

Des Kaisers Pflicht ist es, zu herrschen, indem er die Harmonie zwischen Himmel und Erde aufrechterhält. Der Kaiser ist wahrlich der Sohn des Himmels! Als Verkörperung der Drei Ewigen Kräfte: Schöpfung, Erhaltung und Transzendenz, dienen die Töchter der Erde dazu, den Kaiser in die Art und Weisen des Mannes einzuweihen.

Der Kaiser sollte jede Nacht neun ausgesuchte Gefährtinnen lieben, angefangen bei den niederen Rängen bis zu den höheren. Jede der neun Gefährtinnen sollte voll und ganz befriedigt werden, damit die Planeten ihre Freude haben. Durch Fertigkeit in der Liebeskunst hält der Kaiser seinen Samen zurück und konzentriert Kräfte in sich. Dann schenkt er seinen Samen bei Vollmond der Königin des Himmels.

Polyandrie ist erlaubt zwischen Blutsbrüdern und einer einzigen Frau, da Bruderschaft einen gemeinsamen Ursprung einschliesst. Wie können welche von identischem Ursprung in Realität als verschieden voneinander gelten? Aber wie dem auch sei, es ist eine Lebensweisheit, dass Brüder oft versuchen, sich gegenseitig durch die natürlichen, expansiven Eigenschaften des Mannes zu vernichten. Durch zu grosse Nähe ergeben sich Rivalitäten und kleine Eifersüchteleien. Wenn Expansionsgelüste eingeschränkt werden, so ist es in der Tat schwierig, sich zurückzuhalten. Wenn Polyandrie funktionieren soll, so müssen Brüder wahrhaftig Herr über sich selbst werden.

Nun zu deiner letzten Frage. Meine Seemuschel ist sogar jetzt schon bereit und willens, dein edles Jade-Zepter zu empfangen! Aber deine Frage lässt darauf schliessen, dass *du* noch nicht für *mich* bereit bist! Und was ist mit meinen Schwestern? Bist du für *sie* bereit? Schau, T'sai-nu, Das Auserwählte Mädchen, hat den Wein vorbereitet. Trinke und sieh in dich hinein! Stelle fest, welche anderen Fragen dir noch einfallen.»

Das Auserwählte Mädchen hält dem Gelben Kaiser ein Glas mit warmem, aromatischem Wein von zinnoberroter Farbe an die Lippen. Sie nimmt den Platz des Dunklen Mädchens ein, das vom Bett aufgestanden ist und nun hinübergeht, um sich dicht neben dem Einfachen Mädchen hinzusetzen. Das Dunkle Mädchen summt leise zu einer Melodie, die auf der Zither gespielt wird. Diese Weise be-

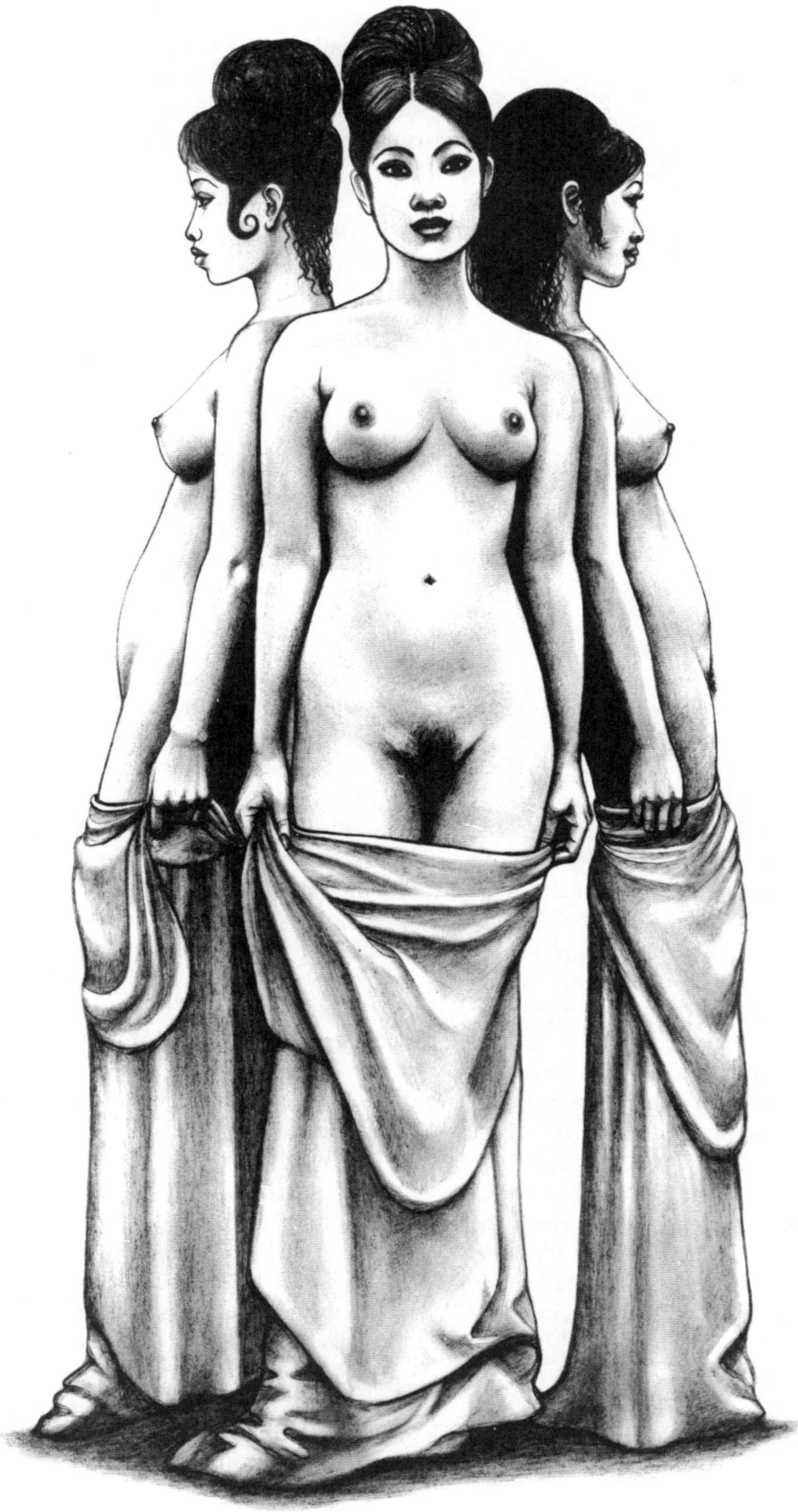

steht aus fünf Noten, die ständig in verschiedenen Sequenzen wiederholt werden.

«Trinke nach Herzenslust, o edler Herr!» sagt Das Auserwählte Mädchen grossmütig. «Su-nu, deine edle Seemuschel, und Hsuan-nu, der Pfirsich der Unsterblichkeit, sind eifrig damit beschäftigt, ein Lied zum Lob der Fünf Elemente zu komponieren, die ihren Ursprung in der Vereinigung von Yin und Yang haben. Falls du gleich jetzt Verwendung für mich hast, so lasse es mich bitte wissen. Obgleich ich Purpur dem vorherrschenden Rot in diesem Pavillon vorziehe, werde ich mein Bestes tun, um dir zu Freude zu verhelfen. Soll ich vielleicht deinen Kopf reiben, um die Wirkung des Weins zu verstärken? Falls du irgendwelche Fragen hast, so will ich sie gern beantworten.»

Der Gelbe Kaiser ist durch die Umkehrung der Rollen doch einigermassen erschrocken. Er trinkt etwas Wein und beobachtet das Gesicht des Auserwählten Mädchens, das seinen Körper sinnlich neben ihm im Takt der Musik bewegt. Während sie den Kopf hierhin und dorthin wendet, klirren ihre Ohrringe leise. Der Gelbe Kaiser ist von den Reizen des Mädchens fasziniert. Der Wein beginnt Wirkung zu zeitigen.

«Du bist wahrlich eine Göttin von Vielen Farben!» sagt der Gelbe Kaiser. «Und wenn du tatsächlich auch eine Sex-Initiatorin bist, so weihe mich jetzt ein! Erzähle mir von der subtilen Wirkung illegitimer Verhältnisse und anderer Arten von Ehebruch – falls es so eine Wirkung überhaupt gibt. Erkläre mir die geheime Bedeutung der Selbstverehrung, des Narzissmus, der Auto-Erotik und Formen der Fesselung. Bitte erkläre mir auch alles über Fetischismus und Fuss-Verehrung. Berichte mir schliesslich, falls du das kannst, auch noch von der Bedeutung des taoistischen Begriffes ‹Himmlisches und Irdisches Netz›. Um die Wahrheit zu sagen, ich bin sicher, dass diese Themen sogar ausser Reichweite der Töchter der Erde liegen!»

Die drei Sex-Initiatorinnen: Das Einfache Mädchen, das Auserwählte Mädchen und das Dunkle Mädchen.
Nach einer zeitgenössischen Fotografie.

Heimliche Spielerei, das vielfache Lieben der Kaiser.
Holzschnitt-Illustration von Kamigata Koishusyo, Kunisada zugeschrieben; ca. 1840.

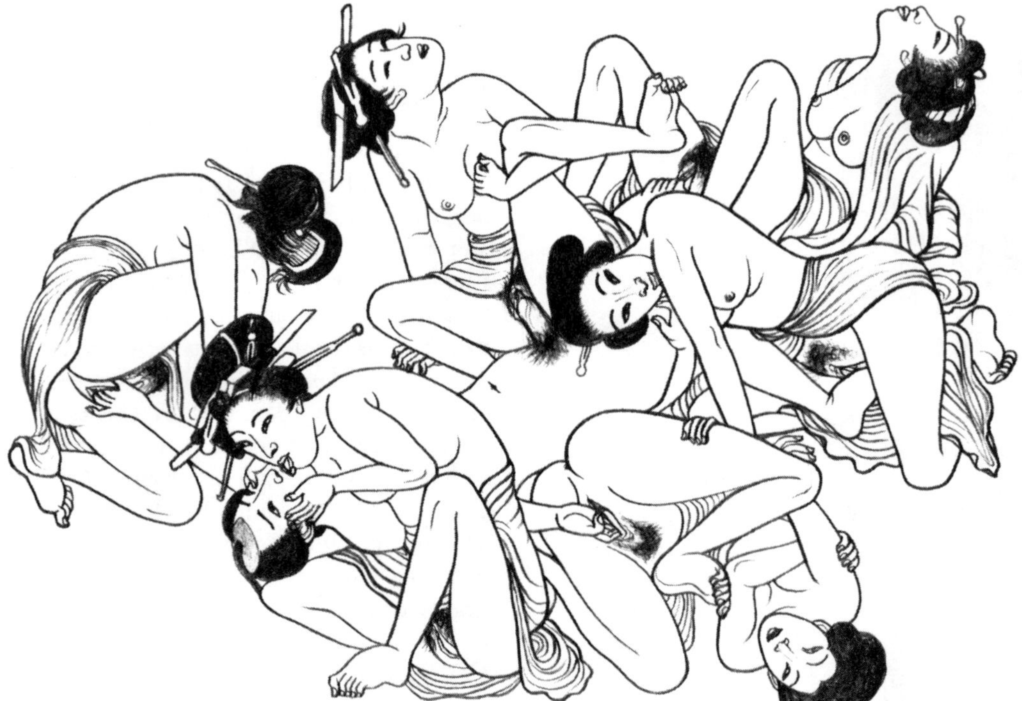

Ts'ai-nu, Das Auserwählte Mädchen, schmollt erotisch, wippt vor und zurück und sagt: «Also, wirklich ... in der Tat, Gelber Kaiser! Wie kommt es, dass illegitime Affären und Ehebruch deinem Geist so nahe sind? Vielleicht befinden sich sogar jetzt inmitten deiner eigenen Ehefrauen und Konkubinen einige, die solche Gedanken hegen. Illegitime Affären sind unglückselig und stellen die Ursache vieler Kalamitäten dar. Ihre Attraktion besteht in der Verlockung des Verbotenen. Wenn eine Frau illegitime Affären hat, so wird sich der Samen ihrer Liebhaber streiten, und das wird den Vorfahren gar nicht gefallen. Wenn ein Mann illegitime Affären hat, verliert er den Respekt derjenigen, die ihm ergeben sind. Wozu sich also mit illegitimen Affären befassen? Unter Menschen, die sich wahrhaftig lieben, gibt es keinen Raum für Täuschung und Betrug!

Ehebruch bezieht sich nicht nur auf Handlungen des Körpers. Viele Frauen begehen Ehebruch im Herzen, genau wie viele Männer. Beim geringsten Verdacht der Untreue beim Partner neigen sowohl Frauen als auch Männer dazu, Verlangen nach anderen zu entwickeln. Man will es ihm oder ihr sozusagen heimzahlen, und so begehen sie eben im Geiste Ehebruch, mit Hilfe ihrer Fantasie. Während sie sich mit dem Partner lieben, bilden sie sich ein, es mit einer anderen Person zu treiben. Sie stellen sich dabei sogar einen bestimmten Namen oder ein Gesicht vor, das ihnen lieb ist. Wenn bei einer solchen Vereinigung Kinder gezeugt werden, dann neigen diese dazu, sich nach der vorgestellten Person zu entwickeln.

Selbstverehrung verleiht dem inneren Adel Aufschwung und ist eine geheime Unterstützung für den Geist. Selbstverehrung schliesst Wissen vom Selbst ein, desgleichen die Anerkennung seiner transzendentalen Eigenschaften. Selbstverehrung hebt einen über sich selbst hinaus. In der Welt sind alle Akte gesunden Verhaltens Formen von Selbstverehrung, angefangen vom Baden über das Essen bis zum Sex. Auf der höchsten Ebene ist Selbstverehrung Meditation und Transzendenz.

Narzissmus ist für eine Frau ganz natürlich. Sie strebt danach, all ihre vielfältigen Rollen zu realisieren. Sie bezieht ihren Narzissmus also von der Natur. Für eine Frau kann Narzissmus eine Form der Selbstverehrung sein, desgleichen eine Quelle des Wachstums. Obwohl Narzissmus auch der Frau in jedem Mann dienen kann, ist es eine illusorische Macht, die für den Mann keine Entwicklungsmöglichkeiten bietet. Yin hält wie Wasser seinen eigenen Spiegel; Yang dagegen wirft – genau wie Feuer – kein Spiegelbild zurück. Wenn männlicher Narzissmus eine Kultur beherrscht, so wird spiritueller Fortschritt behindert. Im Extremfall bedeutet Narzissmus eine Abkehr von Seligkeit.

Auto-Erotik ist eine Abart von Narzissmus. Es ist ein geheimer Kreislauf der Sinne. Auto-Erotik macht das weich, was ohnehin schon weich ist. Auto-Erotik ist ein Widerspruch der Natur; ein Mysterium, das aus Einsamkeit geboren ist. Die Erde ist autoerotisch, aber nicht der Himmel.

Fesselung ist der Seele endloser Kreislauf von Geburt und Tod. Es ist aber auch der Körper, hilflos und eingesperrt. Grosser Kaiser, wenn dich der Anblick eines schönen Mädchens erregt, das verschnürt und gefesselt ist, wenn das deine Leidenschaft entfacht ... so sei dem, wie ihm sei! Es gibt ja auch diejenigen unter unseren Erdenschwestern, deren Puls rascher schlägt, wenn sie seidene Schnüre um Handgelenke oder Fussknöchel spüren. Wenn sowohl Yin als auch Yang Vergnügen an solchem Zeitvertreib finden, dann kann Fesselung als erotische Kunst praktiziert werden, aber sie sollte niemals dazu benutzt werden, die Seele zu degradieren.

Es gibt diejenigen, die Fesselung als ein wirksames Mittel anwenden, um die Rollen zu vertauschen. Als erotisches Werkzeug kann Fesselung den Geist befreien, indem der Körper zurückgehalten wird. Als Symbol der totalen Hingabe vor der Entspannung spiegelt Fesselung das Spiel des Lebens wider. Diejenigen, die Fesselung für eigene sadistische oder masochistische Zwecke anraten, sollten es statt dessen lieber mit Kriegsführung versuchen. Dann geht es nämlich nur um ihr

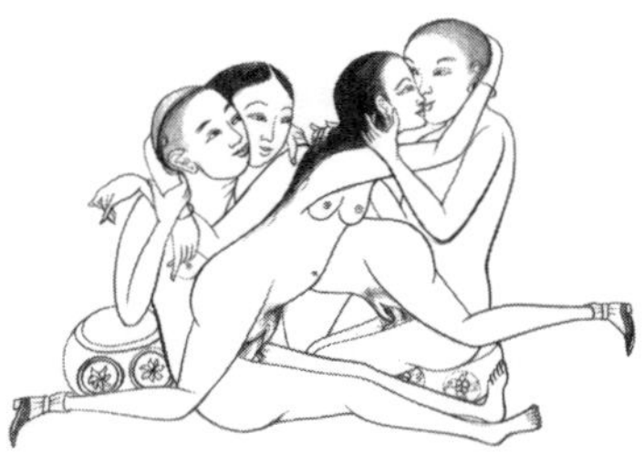

Vielfaches Liebesspiel zwischen zwei Brüdern und ihren Ehefrauen.
Nach einer chinesischen Malerei aus dem frühen 18. Jahrhundert.

eigenes Schicksal, ob sie nun jemanden gefangennehmen oder selbst gefangengenommen werden; die Entscheidung zwischen Konfrontation und Flucht bleibt jedem selbst überlassen. Es wird mit Recht gesagt: ‹Die Stricke, die am stärksten binden, sind im Geist zu finden.›

Fetischismus ist wie ein Spiel von Geistern; es ist eine Besessenheit, die sich auf spezifische Gegenstände oder Handlungen konzentriert; zustande gebracht wird sie durch die Identifizierungskraft des Geistes. Fetischismus ist der Versuch des Geistes, das mit Bedeutung zu versehen, was nicht vollkommen verstanden wird, jedenfalls noch nicht. Durch die Kraft des Fetischismus scheinen leblose Gegenstände oder Ideen Leben zu bekommen. Von sexuellem Fetischismus ist dann die Rede, wenn ein Gegenstand oder eine Idee, die irgendwie mit sexueller Lust in Verbindung stehen, eine Person psycho-spirituell in den Griff bekommen. Es ist das Ritual rund um den Fetisch, das ihn mit Macht und Bedeutung ausstattet. Sexuelle Fetische können die Form von irdischen Dingen wie Seidentüchern, Strümpfen, Unterwäsche, Fesselstricken, Pelzen, Federn oder anderen Gegenständen annehmen, die aus längst vergangenen Zeiten irgendwie mit Lustgefühlen verbunden sind. Wenn der Geist besessen auf den Fetisch konzentriert wird, scheinen intime, bedeutungsvolle Erinnerungen wie von selbst wieder zum Leben zu erwachen. Fetischismus steht im allgemeinen mit Nostalgie und Morbidität in Verbindung und verbirgt oft nur die Unfähigkeit, Liebe auszudrücken oder zu empfangen. Obwohl Fetischismus eine künstliche Hilfe für Selbstvertrauen sein kann, ist der Preis, der letzten Endes doch dafür bezahlt werden muss, sehr hoch.

Seit alten Zeiten werden die Füsse als Mikrokosmos des Körpers anerkannt. Subtile Nerven verbinden die Füsse mit allen anderen Körperteilen, vor allem mit den inneren Organen. Es sind die Füsse, die den Körper fast sein ganzes Leben lang tragen müssen. Fuss-Verehrung ist also eine Form, die Unterstützung von Mutter Erde zu ehren, und es ist ein Brauch, den man für diejenigen reserviert, die man besonders achtet und respektiert. Wenn der Geliebte müde aus der Schlacht heimkehrt, sollten seine Füsse gewaschen, gesalbt und mit Weihrauch und Blumen geehrt werden. Wenn die Gefährtin sich als Göttin der Erde manifestiert, sollten ihre Lotos-Füsse geehrt und gepriesen werden.

Fuss-Verehrung bedeutet nicht Fuss-Einbindung oder Fuss-Fetischismus; beides ist unnatürlich. Zwar werden kleine Füsse bei Frauen als Zeichen von Feinheit und Vornehmheit angesehen, und man sagt von ihnen sogar, dass sie sexuelle Tüchtigkeit andeuten, aber das Binden von Füssen ist schmerzhaft und dient auch keinem nützlichen Zweck. Bei der Ausübung erotischer Künste können die Füsse sowohl als edler Schmelztiegel wie auch als Zepter dienen. Wenn die Fussohlen aneinandergelegt werden, wird eine geheime Lustgrotte gebildet. Zu Zeiten, wenn die Ekstase der Liebe aufsteigt, krümmen sich die Zehen ganz natürlich und können leicht wie der Positive Gipfel benutzt werden. Die Füsse sind wahrhaftig der Mikrokosmos sowohl beim Mann als auch bei der Frau!

Das Himmlische und Irdische Netz ist ein uralter chinesischer Ritus, dazu bestimmt, Kalamitäten und Naturkatastrophen, die durch Disharmonie zwischen Himmel und Erde verursacht werden, abzuwenden. Bei diesem Ritus, der im Dunkel der Nacht vollzogen wird, lieben sich Männer und Frauen wie Vögel und anderes Getier; man ahmt sogar deren Laute, Stellungen und andere Possen nach. Zu Zeiten, wenn Kaiser ihre sexuellen Pflichten nicht erfüllen können, und wenn Himmel und Erde anfangen, Unordnung erkennen zu lassen, soll – wie man sagt – das Himmlische und Irdische Netz die allerletzte Zuflucht sein. Durch dieses sexuelle Ritual wird eine natürliche Hierarchie entwickelt, und *Tao,* die Kosmische Ordnung, wird wiederhergestellt.

Der Gelbe Kaiser legt den Kopf an die Füsse des Auserwählten Mädchens, das zu reden aufgehört hat und nun ihre linke Brust streichelt. Hsuan-nu, Das Dunkle Mädchen, hört plötzlich zu summen auf. Die Atmosphäre ist von einem Gefühl der Erwartung erfüllt. Das Einfache Mädchen legt sein Musikinstrument beiseite.

Das Dunkle Mädchen trinkt etwas Wein, beugt sich zum Einfachen Mädchen hinüber und küsst es auf den Mund. Dann nimmt es das andere bei der Hand und führt es hinüber, um sich dem Auserwählten Mädchen und dem Gelben Kaiser auf dem drachenförmigen Bett anzuschliessen.

«Doch nun genug von ernsthaften Gesprächen!» sagt Das Dunkle Mädchen. «Die Tatsachen des Lebens sind doch allgemein bekannt. Jedermann weiss, dass Mädchen menstruieren, wenn sie zweimal sieben Jahre alt sind, und dass Knaben Kinder zeugen können, wenn sie zweimal acht Jahre alt sind. Dagegen können nur wenige die Melodie der Fünf Elemente spielen. Jedermann anerkennt, dass Wolken und Nebel die Yin-Säfte der Erde sind, während Jade die Yang-Essenz des Himmlischen Drachens ist. Dagegen verstehen nur wenige die wahre Funktion der drei Sex-Initiatorinnen!

Su-nu hier wird Das Einfache Mädchen genannt, die Königin vom Weissen Fluss. Sie ist der Erde Verkörperung aller Kreativität.

T'sai-nu, die sich eben selbst liebkost, wird Das Auserwählte Mädchen genannt, die Göttin der Vielen Farben. Sie ist der natürliche Narzissmus der Erde, die exquisite Erotik aller Bewahrung und Erhaltung.

Was mich selbst betrifft, Hsuan-nu, Das Dunkle Mädchen, so werde ich Pfirsich der Unsterblichkeit genannt, weil ich die süssesten Früchte der Erde trage und dennoch dauerhafte Transzendenz verleihe!

Schildkröte, Einhorn, Phönix und Drache sind Geschöpfe, die im menschlichen Körper ihre Entsprechungen haben. Alle werden *Ling* genannt, was transzendental bedeutet. Die Schildkröte erfreut sich ohne Hast und Eile an dieser Erde; als Ergebnis lebt sie sehr, sehr lange. Das Einhorn, von dieser Erde geboren, wird von den Frauen sehr geliebt,

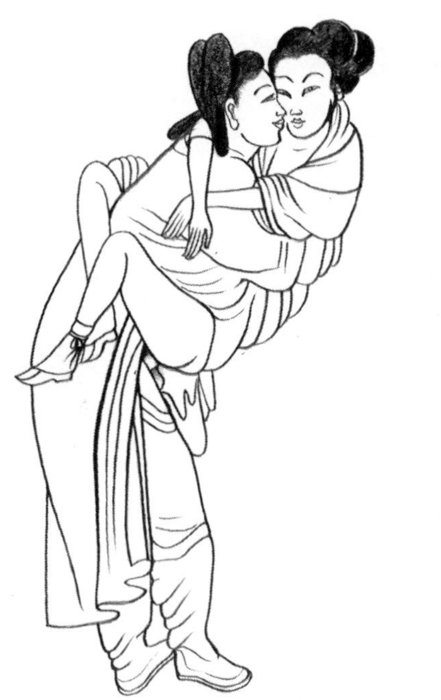

Taoistische Stellung des rituellen Liebens.

Von einem Fragment einer Seiden-Schriftrolle aus dem frühen 16. Jahrhundert.

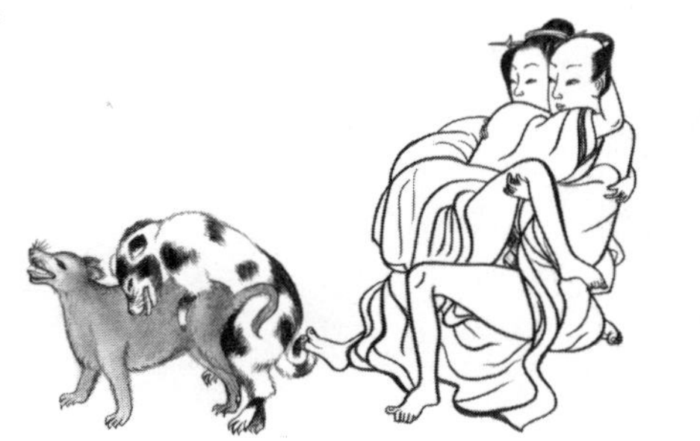

Nachahmung des Paarens der Tiere ist eine mystische orientalische Praxis, um die Harmonisierung von Erde und Himmel zu fördern.

Nach einem japanischen Druck aus dem 18. Jahrhundert.

und wenn es auch nur sehr selten gefunden wird, so ist sein Horn doch immer hart und steif. Der Phönix ist aus der Asche der Erde geboren und erhebt sich ständig von neuem. Der Drache, obwohl ursprünglich in den Eingeweiden der Erde ruhend, versteckt sich im Himmel.

In alten Zeiten habe ich, Hsuan-nu, magische Trommeln für den Gelben Kaiser gemacht und ihm so geholfen, das Ungeheuer der Zeit zu erschlagen. Jetzt bedrohen wieder einmal Ungeheuer dieses Zeitalter, und die sexuellen Geheimnisse sind in Vergessenheit geraten.

Wir drei jungen Mädchen haben den Sohn des Himmels jetzt für uns. Ist jetzt Zeit für neckische Spiele oder das Auffädeln von Perlen? Vereinigen wir lieber unsere sich gegenseitig ergänzenden Kräfte zu einer einzigen. Bilden wir mit unseren Körpern den Edlen Dreifuss der Unsterblichkeit. Lasst uns hier und jetzt das Elixier perfekt machen!»

Das Elixier des Lebens wurde einundachtzig Tage und Nächte mit Macht versehen; während dieser Zeit wurden alle Hindernisse mit Leichtigkeit genommen und überwunden. Da erhob sich vom Ufer des Sees der Himmlische Drache; eine Sonne und einen abnehmenden Mond auf sich tragend, flog er zum Berg Meru und erleuchtete diesen von oben.

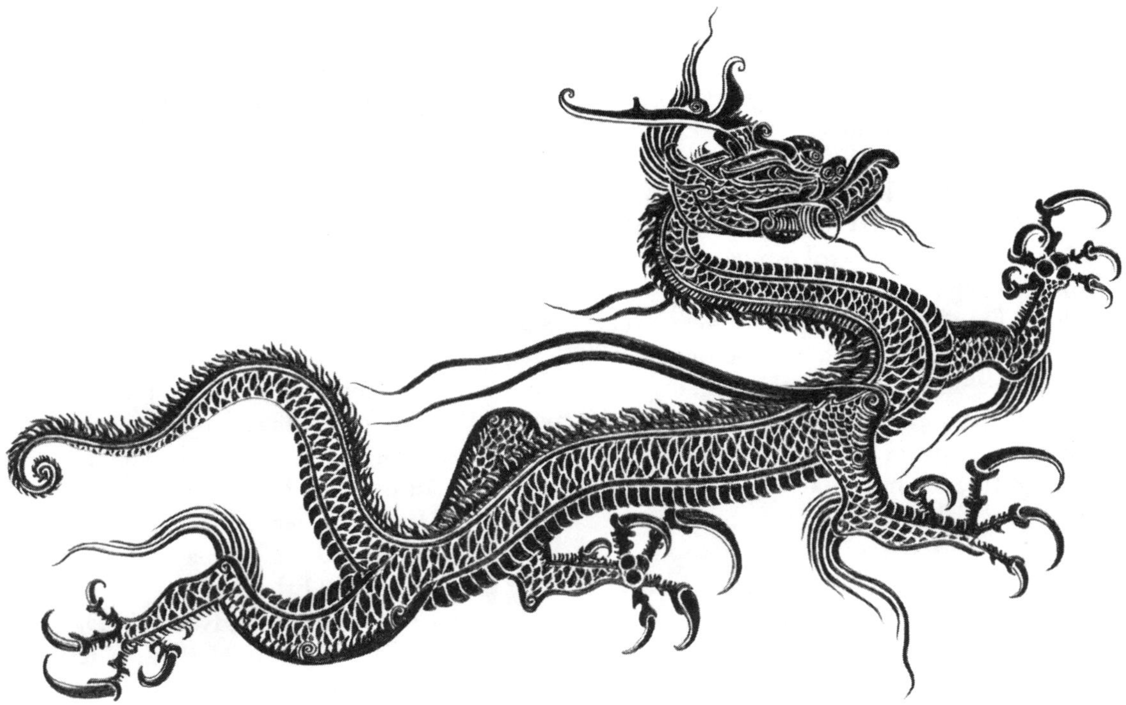

Möge es Glück bringen.

Teil 3 VISHNU
Der Erhalter

Vishnu, der Erhalter, erhält alle Dinge und hat die Macht, sich in verschiedenen Formen zu manifestieren. Im grossen Kosmischen Ozean liegt er behaglich auf der Schlange der Unendlichkeit als der ursprüngliche Geist der Existenz, der Herr des Universums.
VISHNU PURANA

Lakshmi ist die Gefährtin von Vishnu; sie ist so schön wie zehn Millionen aufgehende Sonnen, und sie ist die Verkörperung der Sinnlichkeit. Lotosäugig und mit Lotos-Girlanden geschmückt, ist sie die Ewige Herrin aller Wesen. Sie ruht auf den Oberschenkeln von Vishnu und ist die Schutzherrin von Gedeihen und Wohlstand.
LAKSHMI TANTRA

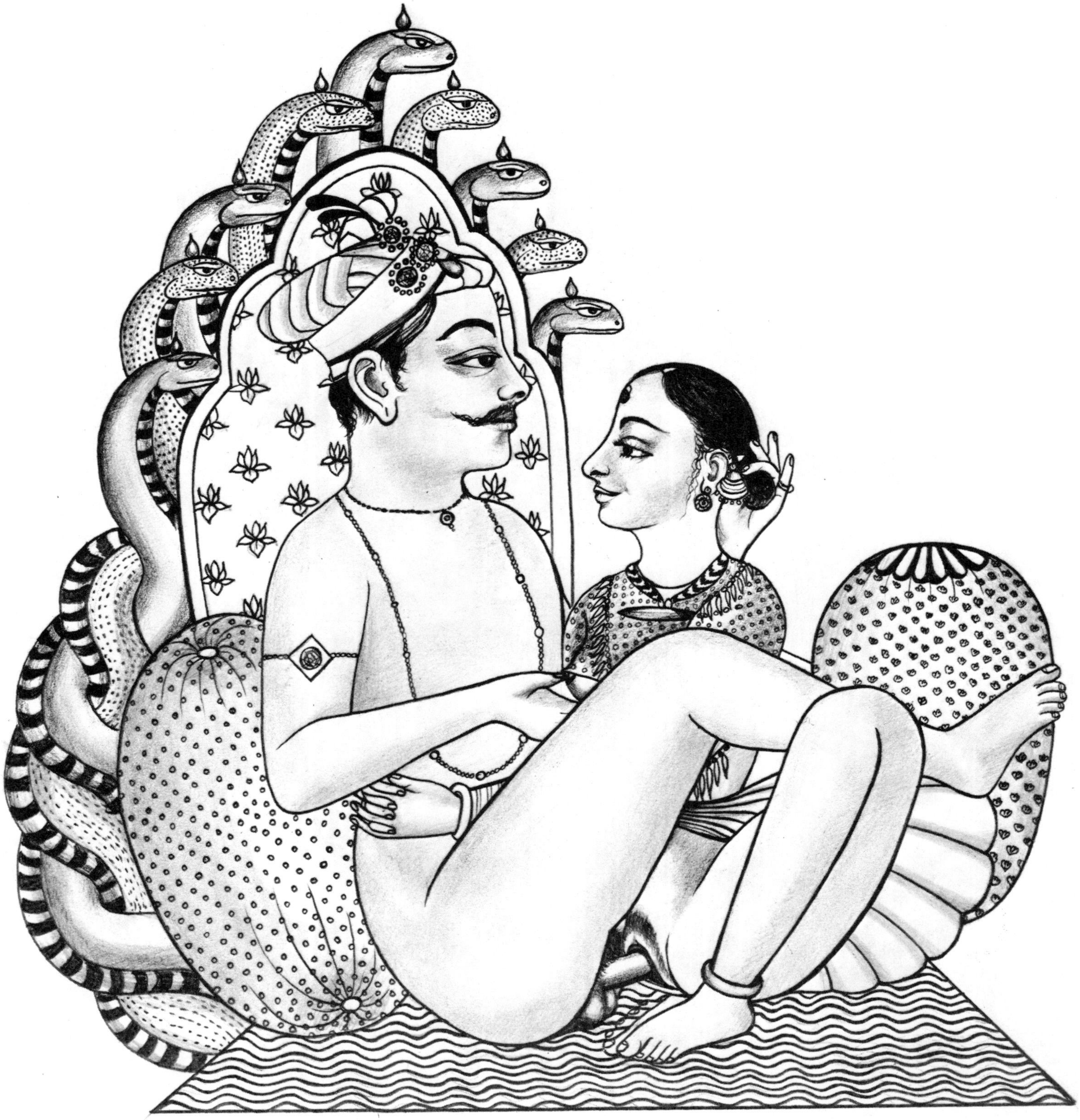

Hier werden König und Königin von Nepal als Vishnu und Lakshmi dargestellt. Sie sitzen zusammen in intimer, tantrischer, ekstatischer Vereinigung; so verkörpern sie die Archetypen der Bewahrung und des Wohlstands. Die vielköpfige kosmische Schlange, die gezähmte Lebensenergie, symbolisiert die unendliche Potenz des Kosmos.

Nach einer Miniaturmalerei in der Sammlung des Königs von Nepal; ca. 1830.

Das erotische Empfinden

Das erotische Empfinden ist der machtvolle «Samen» der Mystik. Es ist Liebe im «Rohzustand»; ein Gefühl, das die Leidenschaften stimuliert, die Sinne «anfeuert» und die Kundalini-Energie im Sexual-Zentrum weckt.

Das erotische Empfinden wird durch den lustvollen Kontakt der Sinne mit der Aussenwelt hervorgerufen. Verfeinert und sorgfältig kanalisiert, führt Erotik zur Erfahrung von Transzendenz und Ekstase.

In der tantrischen oder «geheimen» Tradition entspricht das erotische Empfinden dem Geschmack der Süsse. Vishnu, der Erhalter, auch als «Herr der Wasser» bekannt, gilt als Herrscher über die Erotik; diese Anschauung wird dadurch gestützt, dass man in alten Zeiten das Element Wasser dem Geschmackssinn zuordnete; ferner durch die Tatsache, dass Speichel erforderlich ist, um Geschmack unterscheiden zu können.

Indische Schriften berichten von den vielen erotischen Abenteuern Vishnus, der in seiner Inkarnation als jugendlicher Krishna der Prototyp des Liebhabers ist. Doch von seinen amourösen Abenteuern und von seinem subtilen Spiel soll später noch die Rede sein.

Erotik schürt die Feuer der Liebe in all ihrer Vielfalt. Die alten indischen Schriften – wie das *Kamasutra* und der *Ananga Ranga* – erwähnen vier unterschiedliche Typen von Liebe: Gewohnheitsliebe, eingebildete Liebe, natürliche Liebe und sinnliche Liebe. Natürlich ist eine solche Einteilung eine Vereinfachung, da Liebe meistens eine Mischung aus verschiedenen Typen ist. Jedoch liegt die Bedeutung dieser traditionellen Klassifizierung von Eros in ihrer Beziehung zu den tieferen mystischen Lehren der tantrischen Tradition. Wir werden dieser vierfachen Teilung immer wieder begegnen, wenn wir tiefer in die Geheimnisse des Ostens eindringen. Am auffälligsten tritt sie bei der Umwandlung von sexueller Energie und in den Phasen der Ekstase in Erscheinung.

Das erotische Empfinden ist mit dem Element Feuer und dem Gesichtssinn verbunden. Shiva, das yogische Ideal für Transzendenz, ist immer mit Feuer und mystischer Erotik verbunden. Um zu verstehen, was dies bedeutet, müssen wir uns an die Beziehung zwischen dem «inneren Feuer» im Nabel-Zentrum des Subtilen Körpers (dem Solarplexus) und dem «Dritten Auge» im Kopf-Zentrum erinnern. Dieses okkulte Auge wird durch die Destillation und Transformation der inneren «Feuer» in Magen, Leber, Milz, Herz, Haut und so weiter aktiviert; ein solcher Effekt wird durch die verschiedenen Arten von Yoga bewirkt.

In der westlichen mystischen Tradition gibt es auch ein Wissen vom spirituellen Feuer, dem Feuer der geläuterten Emotion.

In esoterischen Lehren auf der ganzen Welt repräsentieren «Feuer» und «Wasser» die solar-lunaren Kräfte des Mikrokosmos. Diese beiden grossen Kräfte können durch das erotische Empfinden ausgelöst werden; ob nun buchstäblich oder nur allegorisch, das hängt vom jeweiligen Zusammenhang ab. Aber immer erwecken diese beiden Elemente die Erotik.

Die Tantras behaupten: «Feuer und Wasser können bei Mann und Frau durch den Körper erlebt werden; Lieben ist der direkteste Weg, die Potenzen dieser beiden Elemente zu realisieren.»

Solare und lunare Atmung, wie sie im ersten Teil dieses Buches beschrieben wurden, kommen automatisch durch die Stellungs-Bewegungen auf den Gipfeln sexueller Aktivität zustande. Wenn die Kräfte des Atems bewusst kanalisiert werden, können die inneren solaren und lunaren Energien erweckt werden und schnell das ausgedehnte Erleben tantrischer Ekstase hervorrufen.

Was für ein köstliches Instrument ist doch die Frau, wenn kunstvoll darauf gespielt wird! Wie fähig ist sie doch, die exquisitesten Harmonien zu produzieren, die kompliziertesten Variationen der Liebe zu vollbringen und die Göttlichste aller erotischen Freuden zu spenden!
ANANGA RANGA

Essen wird «Soma» genannt, die Wasser, die das weibliche oder Mutter-Prinzip repräsentieren, während «Agni», das Feuer, das männliche oder Vater-Prinzip repräsentiert. Wenn diese beiden gesättigt sind, nennt man es echte spirituelle Verehrung.
RATISARA

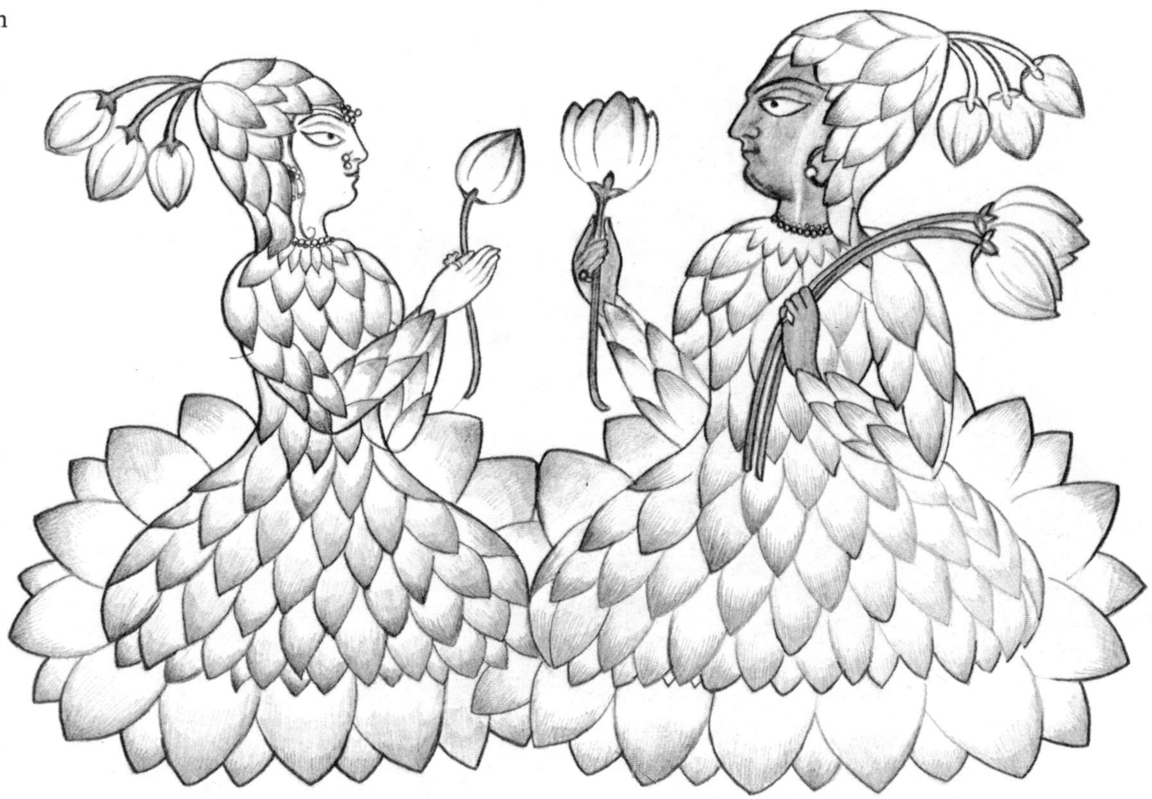

Spirituelle Verehrung. Die mystischen Formen von Vishnu und Lakshmi als Radha und Krischna, den Verkörperungen der unkonventionellen Liebe. Sie werden auf Lotossen sitzend dargestellt, tragen Lotos-Blütenblätter und halten Lotos-Knospen. Der Lotos ist ein Symbol der Spiritualität. Diese Ikone drückt das Ideal der verfeinerten Erotik aus.

Nach einer indischen Malerei aus dem frühen 18. Jahrhundert.

Die Frau hält ihren Mann in den Armen. Sie verbreiten die virile «Milch», und indem die Frau sich ausliefert, melkt sie für sich den potenten Saft der Liebe.
RIG VEDA

Im Osten werden bei Begräbnissen, Geburten und Hochzeiten Heiterkeit, Scherzen und Lachen ermuntert, denn diese Geisteshaltung drückt eher als strenger Ernst wahre Liebe aus.

Im Westen wurden die Begriffe Liebe, Lust und Erotik arg durcheinandergebracht. Dies ist zum grossen Teil auf den Einfluss der Kirche zurückzuführen, die es vorgezogen hat, die spirituelle Dimension der körperlichen Liebe zu ignorieren.

Ein altes indisches Sprichwort sagt: «Das lustige Empfinden ergibt sich aus dem erotischen und ist ihm am nächsten.» Ein anderes stellt fest: «Das Lustige ist die ‹Mimikry› der Erotik.» Die Massenmedien haben die enge Beziehung zwischen dem lustigen und dem erotischen Empfinden ausgeschlachtet. Prikkelnde Lustspiele dienen oft dazu, die Spannungen unbefriedigter Sexualität abzubauen. Obwohl Lachen an sich schon heilsam ist, so ist es doch kein Ersatz für Erotik. Extreme Lachanfälle können sogar den Energiefluss im Körper blockieren oder dazu zwingen, durch unnatürliche Kanäle zu fliessen.

Die seit kurzem aufgeflammten Bewegungen zur sexuellen Befreiung lassen dies als einen geeigneten Moment erscheinen, die Funktion des erotischen Empfindens im Lichte tantrischer und taoistischer Traditionen neu einzuschätzen. Diese Lehren bestätigen immer wieder die revolutionären Entdekkungen der Psychiatrie, Medizin und Kosmologie von heute.

Der Rest dieses Buches umreisst wichtige Punkte, die der Betrachtung wert sind. Geboten wird ein detaillierter Bericht über die Rolle der Erotik, besonders im Hinblick auf die Erhaltung und Bewahrung der höchsten Aspekte von Mann und Frau.

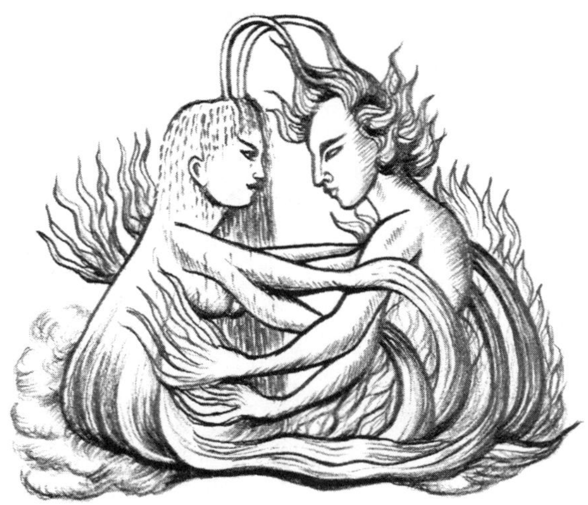

Kosmisches Feuer und kosmisches Wasser in Vereinigung. Dieser alchimistische Begriff wird in mittelalterlichen Abhandlungen gefunden, wurde aber ursprünglich in den Mysterium-Schulen des Fernen Ostens entwickelt.

Illustration aus einem indischen Manuskript.

Vishnu und Lakshmi

In seiner Rolle als Erhalter wird das Göttliche «Vishnu» genannt. Er ist die Kraft, die alle Existenz aufrechterhält. Seine Symbole sind die Seemuschel und der Diskus. Lakshmi ist seine weibliche Entsprechung.

Dieses archetypische Paar, in der Praxis als Gott und Göttin visualisiert, wird als die höheren Aspekte der menschlichen Psyche identifiziert. Vishnu oder Lakshmi zu werden bedeutet, Herr oder Herrin der Bewahrung und Erhaltung zu werden, zur Verkörperung des spirituellen Reichtums und materiellen Wohlstands zu werden. Im Tantra strebt das Paar danach, diese beiden Prinzipien zu verkörpern.

Vishnu «träumt» das Spiel der Welt und lehrt verschiedene Methoden, das höhere Selbst zu erhalten, indem «Wonne-Wellen» aus dem grossen kosmischen Ozean der Existenz gezogen werden. Vishnu, den Herrn des Universums, stellt man sich allgemein von blauer Farbe vor. In seiner ursprünglichen Form liegt er auf einer grossen, vielköpfigen Schlange, der Verkörperung der Unendlichkeit. Sie trägt ihn auf dem kosmischen Ozean.

Es wird gesagt, dass sich neun verschiedene Inkarnationen von Vishnu in der Welt manifestiert haben. Dieser Mythos scheint eine altertümliche Version der Evolutionstheorie zu sein.

Die erste Inkarnation war ein Fisch, dann folgten eine Schildkröte, ein Eber, ein Mann-Löwe, ein Zwerg, ein Krieger, ein heroischer Dämonentöter, der Ewige Jugendliche (Krishna) und der Buddha (der intellektuelle Aspekt). Eine zehnte Inkarnation – *Kalki* – hat noch zu erscheinen; er ist der kosmische Reiter der Apokalypse, der einst kommen wird, um alle Korruption dieses Zeitalters zu vernichten.

In den Schriften werden noch viele andere Formen von Vishnu beschrieben; einige von ihnen haben vier oder sechs Arme, die ikonographisch seine vielfältigen Rollen in einer einzigen Visualisierung ausdrücken.

Lakshmi, das weibliche Gegenstück von Vishnu, stellt man sich von weisser oder roter Farbe vor, je nach ihrem Gefühlszustand; als ihr spezielles Symbol hält sie eine Lotosblume. Auch Lakshmi kann vielerlei Formen annehmen, sich sogar vervielfältigen, um zu verschiedenen «Ehefrauen» ihres Göttlichen Liebhabers zu werden.

Das *Prapanchasara Tantra* liefert die nachfolgende, sehr detaillierte Schilderung von Vishnu und Lakshmi. Diese Visualisierung kann von einem Paar praktiziert werden, das sich bemüht, die Göttlichkeit in sich zu erwecken:

«Stelle dir einen schönen Garten mit Bäumen vor, die Wünsche erfüllen können. Die Luft ist von herrlichen Blumendüften erfüllt sowie vom harmonischen, rhythmischen Summen grosser Bienen. Dann meditiere über Vishnu, der auf dem grossen Vogel Garuda sitzt, der auf einer roten Lotosblume ruht. Diese Form von Vishnu ist von roter Farbe, Ausdruck des erotischen Empfindens, strahlend wie die Hibiskusblume und glänzend von der Kraft von Millionen aufgehender Sonnen. Er manifestiert sich als ein stattlicher Jüngling und verströmt süss duftenden Nektar und liebevolle Freundlichkeit. Er hält verschiedene Waffen, darunter auch eine Seemuschel, eine Keule, einen Bogen und einen Diskus. Seine Augen schauen auf das Gesicht seiner Gefährtin Lakshmi, die ihn mit all ihrer Liebe umarmt. Viele schöne Frauen umkreisen dieses Göttliche Paar; sie haben alle volle Oberschenkel, Hüften und Brüste; alle lächeln erotisch; sie bewegen sich sinnlich und wollüstig; ihre Hände bilden Formen von Lotosblumen. Ihre Lippen sind geöffnet, aber alle verhalten sich stumm in einer Art zitternder Leidenschaft. Ihre Erotik wird ganz offen dadurch ausgedrückt, dass sich Kleidung und Haar in Unordnung befinden.»

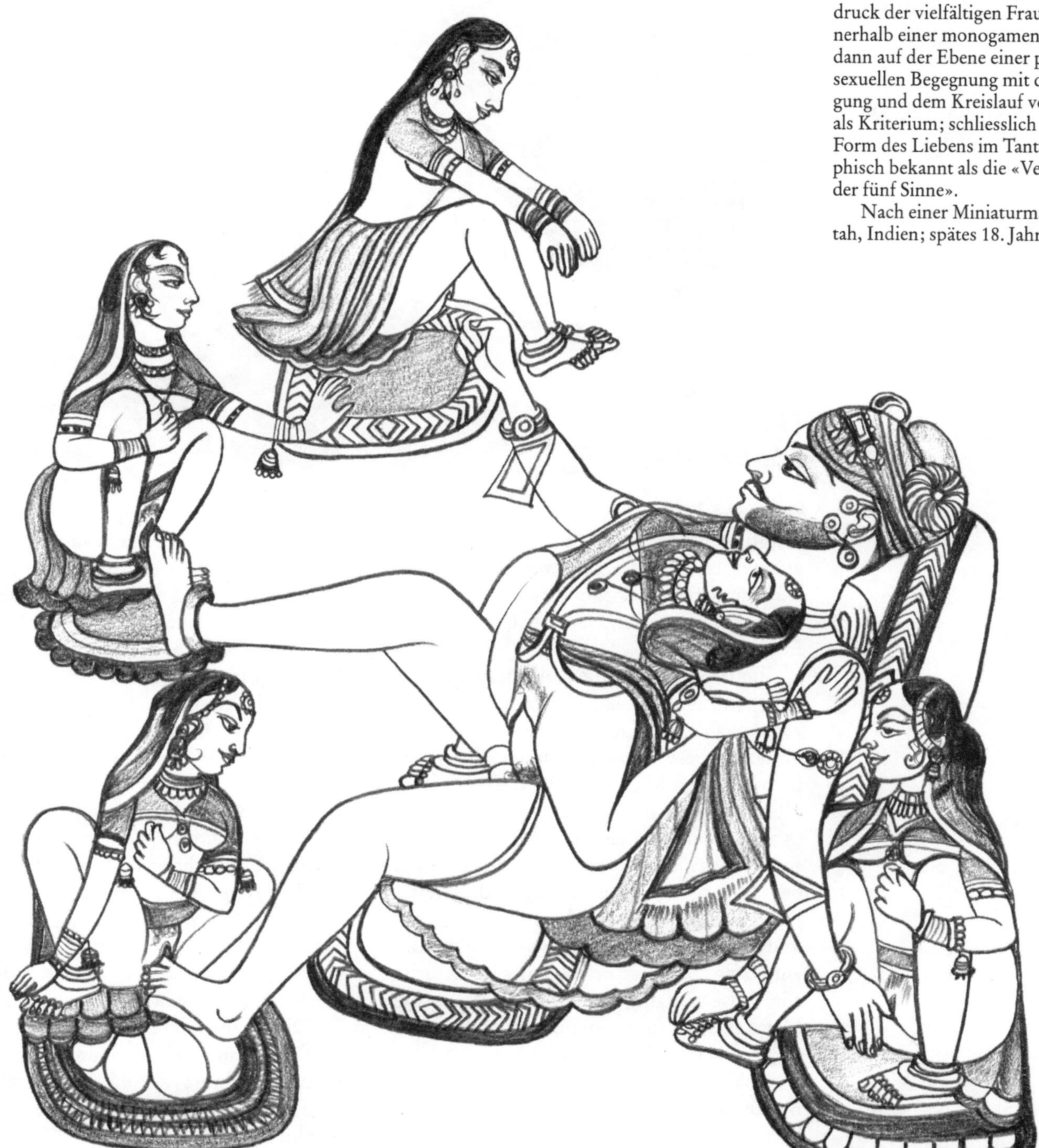

Ein Maharaja in tantrischer Vereinigung mit seiner Gefährtin und vier anderen Frauen gleichzeitig. Diese Form der Erotik sollte auf drei Ebenen verstanden werden: Als ein Ausdruck der vielfältigen Frauenrollen innerhalb einer monogamen Beziehung; dann auf der Ebene einer polygamen sexuellen Begegnung mit der Erlangung und dem Kreislauf von Energie als Kriterium; schliesslich ist diese Form des Liebens im Tantra ikonographisch bekannt als die «Vereinigung der fünf Sinne».

Nach einer Miniaturmalerei, Kotah, Indien; spätes 18. Jahrhundert.

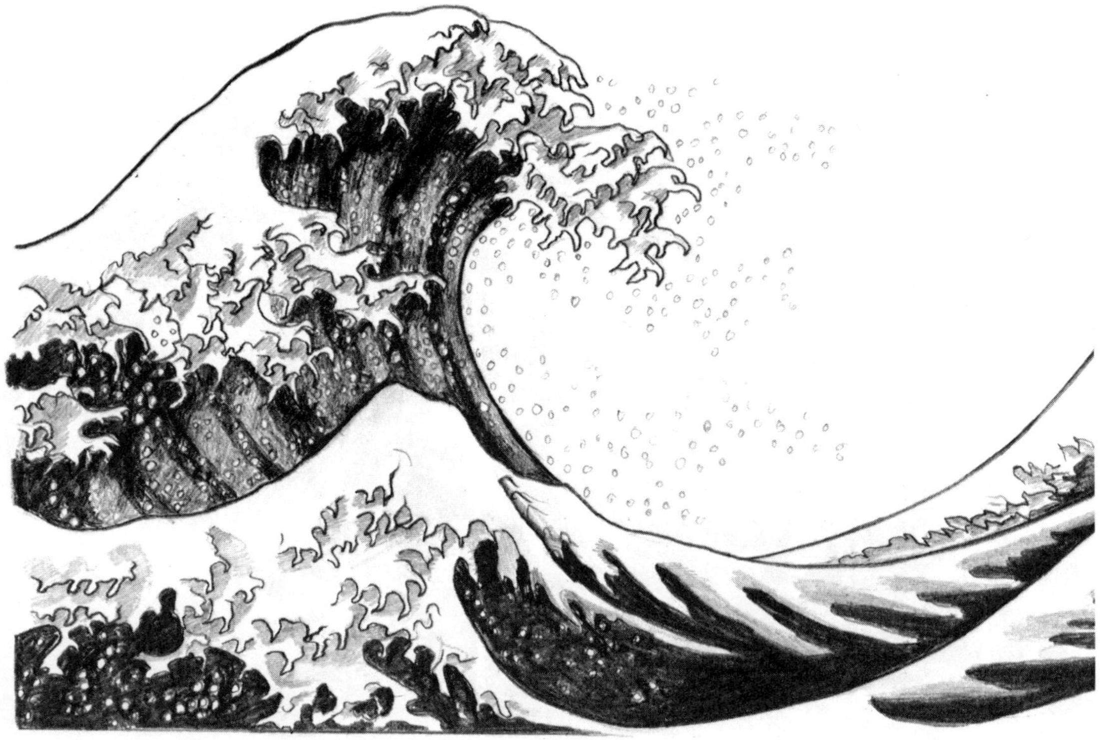

Die Woge der Wonne. Aus den «36 Ansichten von Fuji» von Hokusai, ca. 1820: «Die Grosse Woge von Kanagawa», Japan.

Eine solche Visualisierung ruft das erotische Empfinden hervor; dieses wiederum bringt vitale Energie in Umlauf. Erotisches Denken hat eine augenblickliche Wirkung auf das Atemtempo, auf den Herzschlag und auf den Energiefluss.

Tantra lehrt, dass die Rolle der Frau vielfältig ist. Eine Frau kann leicht zu einer ganzen Anzahl von Frauen werden. Wenn eine Frau sich diese Vervielfältigung in ihren Manifestationen als Mädchen, Ehefrau, Herrin, Hure, Jungfrau und so weiter gestattet, wird es auch bei ihrem männlichen Partner ein sofortiges Ansteigen der vitalen Sexualität geben. Dies geschieht auf einer grundlegenden Energieebene; es ist gleichzeititg biologisch und psychologisch. Die Ausweitung des Bewusstseins bei einer Frau schafft auf natürliche Weise vielfältige Anima-Charaktere. Ein Mann existiert in mannigfachen Rollen, etwa als Jäger, Held, Ehemann, Liebhaber oder Geschäftsmann. Durch die Ausweitung des Bewusstseins destilliert er diese auf natürliche Weise zu einer einzigen Wesenseinheit, die auf der höchsten Ebene von Tantra der Yogi oder der Guru-Archetyp ist. Die Fähigkeit einer Frau, für ihren Mann «alle Frauen» zu werden, ist eine grossartige Quelle ursprünglicher Energie und ein ungeheuer vitalisierender Beitrag für eine Beziehung.

Vishnu und Lakshmi regieren das erotische Empfinden, besonders in ihrer Rolle als erhaltende Kraft der Existenz. Sie herrschen auch über das Element Wasser, ohne das wir unser irdisches Dasein nicht aufrechterhalten können.

Der erotische Trieb erzeugt reichlich feuchte Sekretionen; dies ist von grundlegender Bedeutung für unser Wohlbefinden, sowohl im Bereich des Materiellen als auch des Geistigen. Das *Skanda Purana,* ein indischer Text, erklärt dazu: «Alles geht durch Geschlechtsverkehr weiter. Ohne sexuelle Liebe trocknen alle Geschöpfe aus.»

Die Mythen des Hinduismus sagen uns, dass der Sohn von Vishnu und Lakshmi der Liebesgott Kama ist. Eine Art indischer Cupido, der Pfeile aus Blumen von einem Bogen abschiesst, der aus Blumen und Bienen gebildet wird. Als Symbol der Sinne und des erotischen Spiels ist dieser Bericht von den «Vögeln und Bienen» eine interessante Variation der entsprechenden westlichen Vorstellung. Kama ist extrem stattlich, da Shiva ihm das Geschenk der ewigen Jugend und Schönheit gemacht hat. Kama verkörpert die Liebe von Vishnu und Lakshmi; er wird oft abgebildet, wie er auf einer Taube reitet; als Verbündete hat er den Kuckuck und die Biene. An ihn denkt man besonders im Frühling und im Moment rituellen Liebens. Kama ist es, der in den Herzen der Liebenden heraufbeschworen wird. Das *Kamasutra* ist sein Lied, die «Melodie der Liebe».

Die achte Inkarnation von Vishnu ist als Krishna bekannt, das verspielte Kind oder der «Ewige Jüngling». Er wird in blauer Farbe dargestellt und ist im heutigen Indien der beliebte Ausdruck des erotischen Empfindens.

Tantrische Sexualriten rekapitulieren oft die Legenden von Krishna, der «seine erotischen Spiele mit den Gopis spielt, den Kühe hütenden Frauen, die ihn umkreisen und um seine Aufmerksamkeit wetteifern».

Die Gopis, die Kühe melken und die Milch zu Butter verarbeiten, sind symbolisch für das erotische Spiel im Leben. Sie repräsentieren auch den inneren Wirbel der Emotion während des Vorgangs der Vergeistigung.

Der kreisförmige erotische Tanz Krishnas mit den schönen Gopis drückt zweierlei aus: Den inneren Strudel sexueller Energien in den psychischen Zentren der Transformation und den Galaxis-Wirbel im Makrokosmos. Dieses «Krishna-Lila» oder «Krishnas Spiel» ist eine psycho-kosmische Chiffre für Energie-Transformation in der tantrischen Tradition. Es ist ein erotischer Tanz; er entwickelt sich aus der vielfältigen Natur der Frau in ihrer expansiven Kapazität, wie sie den einzigen aboluten Archetyp des Gott-Manns, den ewig verspielten Krishna, umkreist und sich dabei ständig verändert.

Das Ideal des «Krishna-Lila» ist im zeitgenössischen Indien sehr populär, trotz der Tendenz zu puritanischeren religiösen Ausdrucksformen. Spirituelle Sinnlichkeit ist im

Osten im allgemeinen unterdrückt worden, grösstenteils durch den Einfluss von Moslems und Christen. Nichtsdestotrotz stellen sich indische Ehefrauen noch heute gern als Gopis vor, die Krishna dienen; populäre fromme Gesänge drücken diese Sehnsucht nach Befreiung durch Sinnlichkeit aus.

Die Gopis sind Aspekte von Lakshmi, so wie Krishna eine Manifestation von Vishnu ist. Jede Gopi beansprucht Krishna für sich ganz allein. Jede Trennung von ihm erzeugt intensive Sehnsucht. Die Gopis repräsentieren eine Verfeinerung der grossen emotionalen Kraft der Erotik. Sehnsucht ist ein grundlegender Bestandteil jeder mystischen Transformation. Es ist der emotionale Drang, der alle Barrieren des Dualismus oder von Konventionen durchbrechen kann. Ohne Sehnsucht und ohne das Gefühl, etwas «Besonderes» zu sein, hört eine Frau auf, ihre mannigfachen Rollen auszudrücken. Dies ist ein sexuelles Geheimnis, das Tantra als eine machtvolle Methode benutzt hat, um die Fähigkeit für Transzendenz zu steigern. Gopis sind «Shaktis, die mit Sehnsucht aufgeladen sind»; sie wetteifern um die Aufmerksamkeit eines einzelnen, im Brennpunkt stehenden «Herrn».

In den Geschichten über Krishna tritt er immer wieder auf, wie er sich in identische Aspekte vervielfältigt und so imstande ist, alle Gopis gleichzeitig zu lieben. Jede von ihnen ist befriedigt und davon überzeugt, dass er ihr und nur ihr allein gehört. Bei diesem Spiel ist Krishna nicht untreu; er ist lediglich unkonventionell und projiziert seine einzige Identität in genaue, illusorische Repliken von sich selbst. Jede der Gopis ist ein Aspekt der einmaligen Lakshmi. Krishna-Lila ist der mythische Ausdruck der Göttlichen Liebe von Vishnu und Lakshmi; auf dieseWeise werden die Gopis (sie repräsentieren die Emotionen) gereinigt und geläutert.

Konventionelle Liebe richtet sich nach voraussagbaren Schablonen; es ist die Liebe zwischen Ehemann und Ehefrau. Von ihr glaubt man, dass geistige Früchte durch die Einrichtung der Familie produziert werden. Dies ist der Weg der Welt, des Dienstes zwischen Ehemann und Ehefrau, zwischen Eltern und Kind; der Weg der ganzen Familie in der Traditionslinie der Vorfahren. Dieser Pfad wurde in alten Zivilisationen, wie zum Beispiel in China und Ägypten, hoch in Ehren gehalten; bis vor kurzem traf dies auch auf den Westen zu. Eheschliessung war sozusagen ein Vertrag, um Kinder zu produzieren. Wenn eine Frau keine Kinder produzieren konnte, liess sich der Mann von ihr scheiden und nahm sich eine andere Frau. Ein impotenter Mann war am unglücklichsten dran, denn er konnte nichts tun, um sich zu einem Blutsverwandten zu verhelfen, der in seinem Namen in Zukunft handeln konnte. Konventionelle Spiritualität in allen Kulturen bedeutete Blutsbande; zu Befreiung gelangte man letzten Endes durch Familien-Erfolg. So bestand man auf den Pflichten der Kinder den Eltern gegenüber, sogar noch über deren irdische Existenz hinaus.

Der derzeitige Aufschwung des Materialismus hat den Pfad der konventionellen Liebe pervertiert, ohne eine gültige Alterna-

Unkonventionelle Liebe stimmt überein mit dem Pfad der Nicht-Verwicklung in die Welt und dem Kontakt mit den kosmischen Prinzipien; sie dient einzig und allein erotischen Zwecken. Konventionelle Liebe oder Liebe «zum Zweck der Zeugung» produziert Unsterblichkeit durch die Reihe der Nachkommenschaft und die damit verbundenen Verpflichtungen und Ahnen-Riten. Unkonventionelle oder «erotische» Liebe bietet Unsterblichkeit durch die Macht der plötzlichen Befreiung.
DURLABHASARA

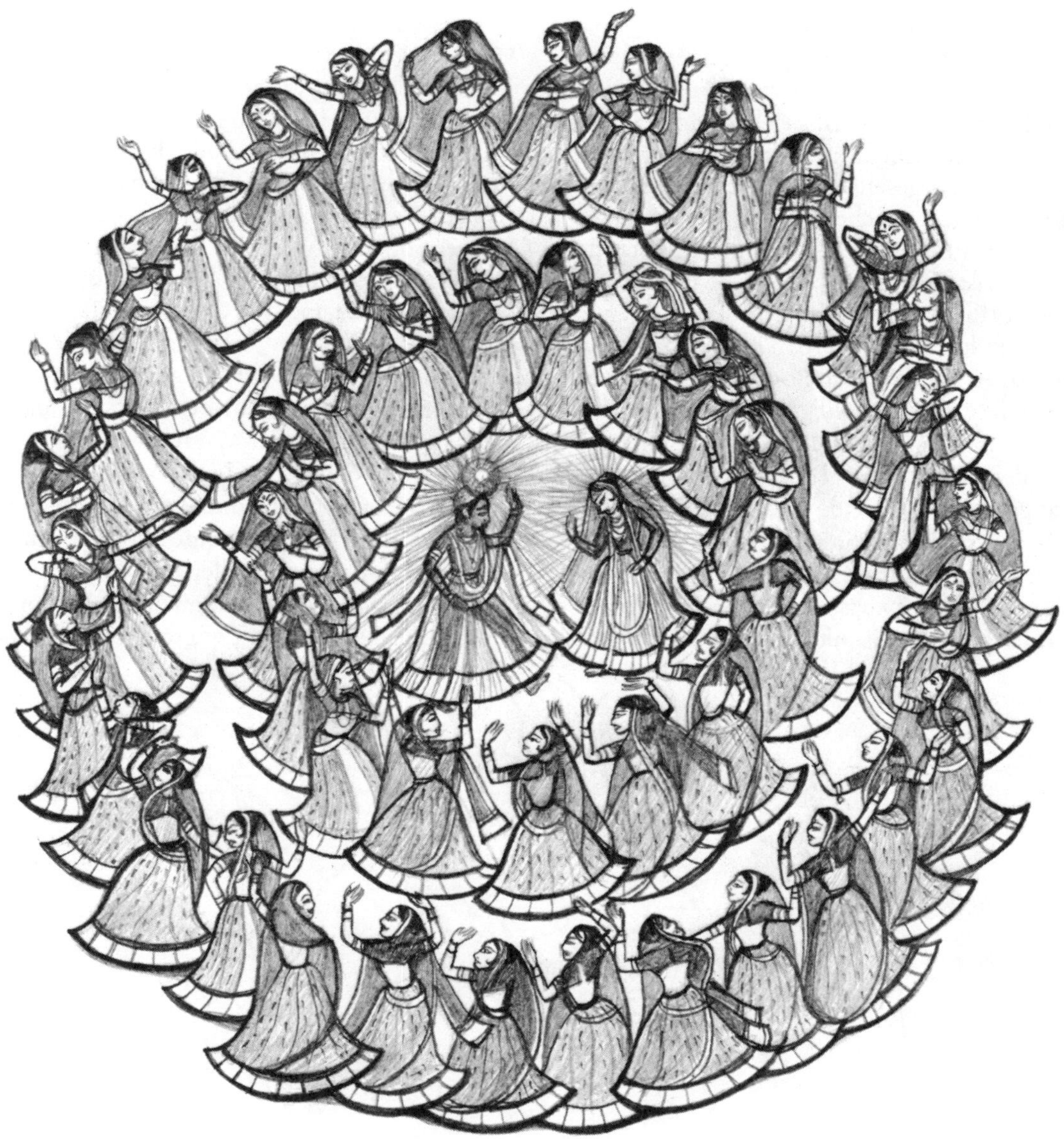

Die Krishna-Lila: Das «Spiel von Krishna». Dies ist eine psychokosmische figürliche Darstellung der Energie-Umwandlung. Die schönen Gopis umkreisen Krischna. Jede von ihnen glaubt, dass ihre spezifische Existenz mit ihm allein tanzt.

Nach einer Malerei in der Sammlung des Maharaja von Jaipur, ca. 1800.

Vishnu und Lakshmi sind ständig beisammen im Liebesspiel; zu diesem Zweck nehmen sie verschiedene Formen an. Ihre wechselnden äusseren Manifestationen sprechen von ihrer inneren Kommunikation miteinander. Sie sind die Ewigen Liebenden.
VISHNU PURANA

Verlangen, das als Kama oder «Liebe» bekannt ist, ist nur dann gefährlich, wenn es als Endziel betrachtet wird. In Wahrheit ist Kama nur der Anfang. Wenn der Geist mit der Kultur von Kama gesättigt ist, dann erst kann das rechte Wissen von Liebe entstehen.
RASAKADAMVAKALIKA

tive anzubieten. Konventionelle Liebe wird heutzutage oft als begrenzt angesehen; es fehlt ihr am Reiz des Neuen. Die etablierten Konventionen haben ihre Bedeutung verloren. In der heutigen westlichen Kultur gibt es keine spirituelle Aktivität, die dazu bestimmt ist, die Ehe zu stärken oder ihr Bedeutung hinzuzufügen und beizumessen. Ein ehemals glücklich verheiratetes Paar stellt heutzutage im Laufe der Jahre fest, dass man sich auseinandergelebt hat. Ihr Ehevertrag ist bedeutungslos geworden. Dies ist heute mehr die Regel als die Ausnahme, wie die ständig zunehmenden Ehescheidungen beweisen.

Unkonventionelle Liebe ist unberechenbar und spontan; sie basiert auf purem Gefühl. Üblicherweise ist sie allerdings dazu verdammt, illegitim zu sein, da sie ausserhalb der Grenzen der gesellschaftlich sanktionierten Liebe steht. Östliche Mystik schreibt der unkonventionellen Liebe ein enormes Potential für Transzendenz zu. Sie soll – wie man sagt – zu Göttlicher Liebe führen, falls die Energie korrekt kanalisiert werden kann. Zur gegenwärtigen Zeit ist die unkonventionelle Liebe beinahe konventionell geworden, aber aus dieser Art von Beziehung reift nur selten irgendeine mystische Frucht. Es hat Spontaneität gegeben, aber ohne mystische Richtung. Die tantrischen Lehren können in dieser Angelegenheit Führung vermitteln.

Die Grenze zwischen den zwei Formen erotischer Liebe ist nicht mehr klar definiert. Die Kategorien «unkonventionell» und «konventionell» haben ihre Bedeutung eingebüsst. In Wirklichkeit ist es eher eine Frage der Haltung und Einstellung und nicht mehr der Einordnung.

Die Tantras lehren, dass es möglich ist, das Unkonventionelle mit dem Konventionellen in Übereinstimmung zu bringen, um so «das Beste von beiden Welten» zu haben. Dies ist gewiss eine Haltung, die in der Liebeskunst kultiviert werden sollte. Wenn das Lieben vorhersagbar und damit langweilig wird, bricht die Kommunikation zusammen. Dann beherrschen Selbstzweifel und Mangel an Glaube die Beziehung.

Versuchen Sie, die göttlichen Archetypen von Vishnu und Lakshmi in Ihr Leben zu bringen. Erwecken Sie sie in sich und werden Sie zu ihnen. Versuchen Sie, durch Ihr Lieben sowohl die konventionellen als auch die unkonventionellen Arten der Verehrung zu entwickeln. Übernehmen Sie die vielfältigen Rollen von Krishna und den Gopis. Greifen Sie zurück auf die reiche Vorstellungswelt des Krishna-Mythos, um Ihr eigenes erotisches Potential zu erfassen. Jede Frau ist fähig, alle Gopis zu werden. Jeder Mann hat in sich Krishna, den Göttlichen Liebhaber. Die praktische Anwendung dieser uralten psychologischen Wahrheit liefert eine Lebensform, die alle Erwartungen erfüllen und noch steigern kann. Werden Sie Vishnu und Lakshmi! Spielen Sie mit in ihrem Ewigen Spiel!

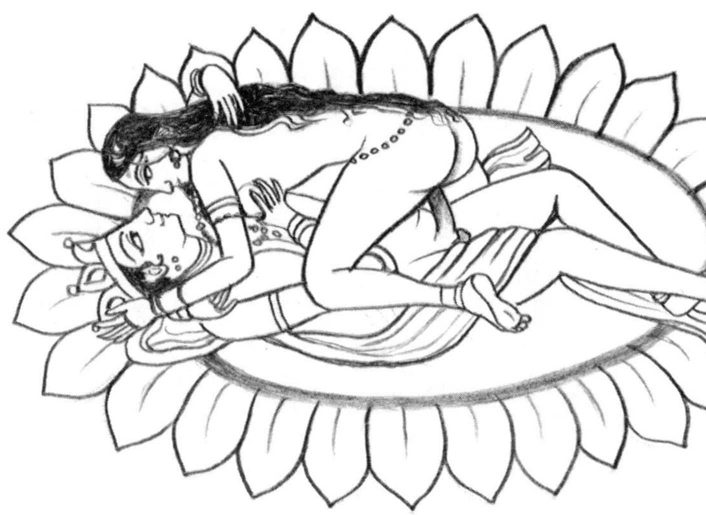

Kama und Rati in erotischer Vereinigung. Kama ist der Liebesgott, das mystische Kind von Vishnu und Lakshmi. Rati ist seine Ehefrau, die Verkörperung der Sexualität. Ein Hindu-Mythos berichtet, wie Rati, nachdem Kama von Shiva erschlagen worden war, weil Kama seine Macht dazu benutzt hatte, Parvati zu helfen, diesen höchsten Yogi zu verführen, einen Segen erlangte, der ihren Mann in Gestalt eines Ewigen Jünglings dem Leben zurückgab.

Nach einer indischen Malerei des 18. Jahrhunderts.

Die Frau: Initiatorin der Liebe

Alle Kulturen mit einem starken esoterischen Fundament haben Traditionen, die die initiatorische Macht der Frau preisen. Ägypten, Griechenland, Arabien, Indien, Tibet und China teilten alle diesen Glauben. Die Frau wurde für die Verkörperung der Sinnlichkeit und die Hüterin des kreativen Potentials gehalten. Jeder Mensch wird durch die Yoni einer Frau geboren. Jeder Mann strebt danach, diesen Bereich der Weiblichkeit durch sexuellen Kontakt wieder zu betreten.

Sokrates suchte bei Diotima Instruktion in der Liebeskunst. Sie weihte ihn ein und betonte die Bedeutung der Schönheit in einer Partnerin; Schönheit hat die Fähigkeit, zuerst zu stimulieren und dann die Leidenschaft von einer sinnlichen auf eine geistige Ebene zu erheben.

Die tantrischen Lehren vertreten den gleichen Standpunkt. Aber wenn Schönheit auch sehr hoch eingeschätzt wird, so ist sie in sich doch nicht genug. Die Macht und Bedeutung der Schönheit der Seele übertrifft oberflächliche Schönheit, wie das Beispiel von Sokrates selbst beweist.

Die Ideale der Schönheit werden in indischen Schriften wie dem *Kamasutra* und dem *Ananga Ranga* beschrieben. Die verschiedenen Typen von Frauen und Männern werden hier nach körperlichen, emotionellen und geistigen Charakteristika kategorisiert. Das *Nayika Sadhana Tika* erklärt, dass die Frau, mit der man die Liebeskunst praktizieren will, wie folgt aussehen sollte: «Sie sollte von exquisiter Schönheit sein und sich durch Vortrefflichkeit des Körpers und Geistes zu gleichen Teilen auszeichnen. Ihr plötzliches Erscheinen wird die Tür der Gefühle öffnen und den Geist gefangennehmen.»

Eine andere Schrift erklärt poetisch: «Die

Frau sollte in der Blüte der Jugend sein. Ihre Augen sollten den Glanz von Liebespfeilen haben. Ihre Gesichtszüge sollten alle guten Dinge ausdrücken. In den Lippen sollte Nektar gespeichert sein. Der Körper sollte einer geschmeidigen und delikaten Kletterpflanze ähneln und mit farbenprächtiger Seide bekleidet sein.»

In der chinesischen Tradition wurden sexuelle Geheimnisse ebenfalls von Frauen gehütet und übermittelt. Der Taoismus erwähnt die drei verschiedenen archetypischen initiatorischen Frauen: Das Einfache Mädchen, Das Dunkle Mädchen und Das Auserwählte Mädchen. Die umfassendsten Handbücher Chinas, wie zum Beispiel *Klassiker der Geheimen Methoden des Einfachen Mädchens*, das *Sexuelle Handbuch des Dunklen Mädchens* und *Sexuelle Rezepte des Einfachen Mädchens*, haben die Form eines intimen Dialogs, wobei die Frau den Mann in die Geheimnisse des Sex einweiht.

Was die Wahl einer Frau betrifft, die als magische und potente Sexualpartnerin geeignet ist, so erklärt Das Einfache Mädchen: «Solche Frauen sind natürlich zart und sanft. Ihr Haar ist wie Seide. Ihre Haut ist weich. Der Knochenbau ist zierlich. Sie ist weder zu gross noch zu klein, weder zu dünn noch zu dick. Die Lippen ihres Geschlechtsorgans sollten voll sein. Ihre Liebesgrotte sollte natürlich feucht sein. Während des Geschlechtsaktes sollten sie reichlich Flüssigkeit ausscheiden und ihren Körper auf eine Art und Weise bewegen, die den Mann ständig von neuem erregt. Ihr ideales Alter liegt zwischen fünfundzwanzig und dreissig Jahren.»

Das *Hevajra Tantra*, eine bedeutende indische Schrift, stellt fest: «Wer sich in Yoga gut auskennt, sollte Mutter und Schwester die Ehre geben, desgleichen der Tänzerin, der Waschfrau, der ausgestossenen Frau und der Edelfrau gleichermassen. Er sollte das Zepter seiner Mittel mit dem Lotos ihrer Klugheit kombinieren. Durch diesen Ritus wird Befreiung erlangt.»

Diese – wie es scheint – etwas rätselhafte Erklärung deutet in Wirklichkeit auf die initiatorische Macht der Weiblichkeit hin. An späterer Stelle gibt es die folgende Erläuterung: «Gnosis (Erkenntnis) wird die ‹Mutter› genannt, weil sie der Welt zur Geburt verhilft; desgleichen ist sie als ‹Schwester› bekannt, weil ihre Zuneigung beständig ist. ‹Tänzerin› nennt man sie wegen ihrer zitternden, bebenden Natur; ‹Waschfrau›, weil etwas von ihr auf alle Wesen abfärbt; und ‹ausgestossen›, weil ihre innere Essenz unberührbar ist.»

Sogar im Christentum, einer Religion, die für ihre feindselige Einstellung gegenüber Sexualität und «dem Fleisch» bekannt ist, erhob sich die Tradition höfischer Liebe, in dem die ideale Liebe einer Geliebten zur selig machenden Liebe Gottes hinführt und mit dieser zusammenläuft. Gewiss, diese Tradition verliess sich auf die Unterdrückung und Sublimierung der sexuellen Energie, aber diese sublimierte Energie wurde in den Dienst eines transzendentalen Zweckes gestellt. Es ist merkwürdig, dass Mohammed, der Prophet des Islam, der sich doch immerhin neun Ehefrauen hielt (sein spezielles Privileg), niemals etwas von der initiatorischen Macht der Frau erwähnte. Einer glaubwürdigen Überlieferung zufolge soll er einmal erklärt haben: «Mir sind vier Vorzüge gewährt worden, die andere nicht haben: Grosszügigkeit und Mut, die Fähigkeit für häufige sexuelle Vereinigung und die Eigenschaft, meine Kraft rapide zu regenerieren.» Es gibt sogar einen Bericht darüber, dass er in einer einzigen Nacht mit jeder seiner neun Frauen Geschlechtsverkehr hatte; nach jeder sexuellen Begegnung hatte er eine rituelle Waschung vorgenommen. Unglücklicherweise hat er seine aussergewöhnliche Fähigkeit zur Regeneration niemals der vielfachen und initiatorischen Macht seiner neun Ehefrauen zugeschrieben. Diese feminine Macht wird in vielen archaischen magischen Traditionen bekräftigt. So sollen zum Beispiel chinesische Kaiser jede Nacht neun Gefährtinnen, die Kaiserin für zwei Nächte während des Vollmonds gehabt haben.

Die initiatorische Macht einer Frau ist ungeheuer und beruht in der Hauptsache auf der

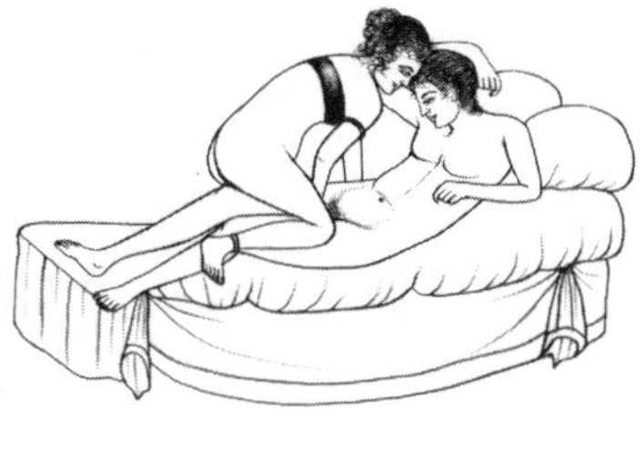

Die Frau in der Rolle der Initiatorin.
Nach einem römischen Fresko aus dem Museum von Neapel.

Die Geheime Dakini-Königin absorbierte all die friedfertigen und zornigen Gottheiten in ihrem Körper. Sie transformierte den Yogi Padma in einen Keim-Laut, der auf ihren Lippen ruhte, wo sie den Langlebigkeits-Segen übermittelte. Dann schluckte sie diesen Keim-Laut, und in ihrem Magen empfing Padma die geheime Initiation des Grenzenlosen Mitgefühls. In der Region der Kundalini, im Sex-Zentrum, vermittelte sie Initiation des Körpers, der Rede und des Geistes.
PADMA THANG YIG

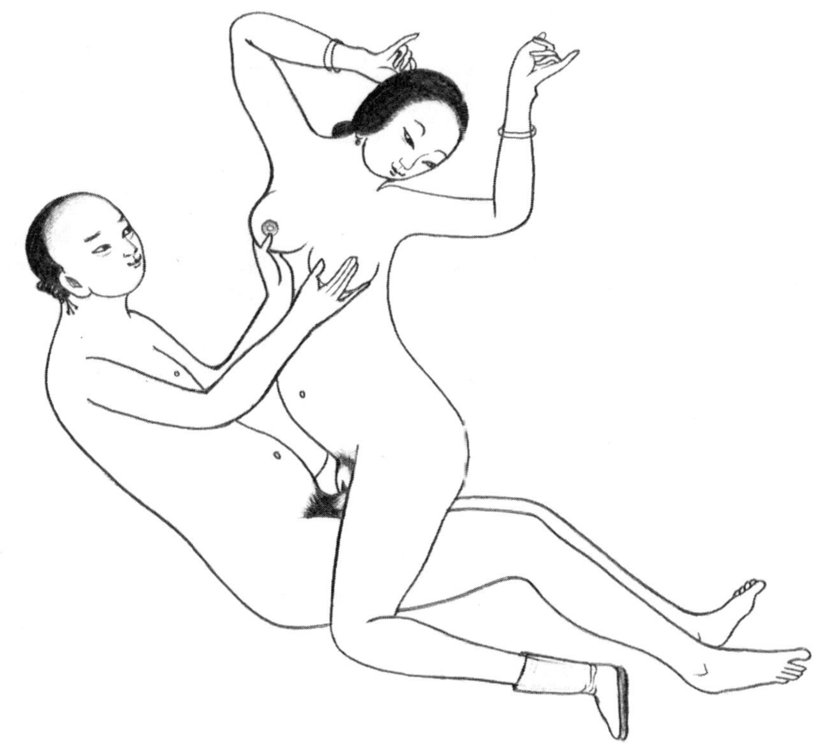

Die Sex-Initiatorin. Sie übernimmt beim Lieben die aktive Rolle. Hier wird sie dargestellt, wie sie mit den Händen mystische Gesten macht. Durch die Haltung ihrer Finger wird Energie erneut in Kreislauf gebracht.
Nach einer chinesischen Malerei aus der Ming-Periode.

Eine Frau initiiert durch die gleiche Yoni, aus der in einem früheren Leben der Mann geboren wurde. Eine Frau initiiert durch die gleichen Brüste, an denen ein Mann in einem früheren Leben gesaugt hat. Eine Frau initiiert mit dem gleichen Mund, der früher einmal den Mann sanft beruhigt hat. Eine Frau ist die höchste Initiatorin des Tantra.
KAULARAHASYA

geistigen Einstellung zur sinnlichen Mystik. Wenn eine Frau die aktive Rolle übernimmt und die gesamte Reichweite der sexuellen Geheimnisse während des Liebens erforscht, kann sie ihrem Geliebten zu transzendentaler Macht verhelfen. Diese Macht, die höchste Form von Shakti, ist ein direkter Ausdruck der aufgeschlossenen Intuition, der «Weisheits-Energie», spontan und voll Freude; sie kann alle Barrieren durchbrechen.

Eine Frau sollte ihren Mann zuversichtlich und vertrauensvoll in mystisches Erleben einweihen. Erfolg beruht auf purer Spontaneität; auf die Fähigkeit, auf höhere Ideale zu vertrauen und sich ihnen zu unterwerfen, sowie dem ernsthaften Verlangen, ihrem Liebhaber «etwas Besonderes» zu geben. Selbstvertrauen ist der grundlegende Bestandteil bei allen Riten der Initiation, und es ist die Göttin in jeder Frau, welche die Initiation vornimmt.

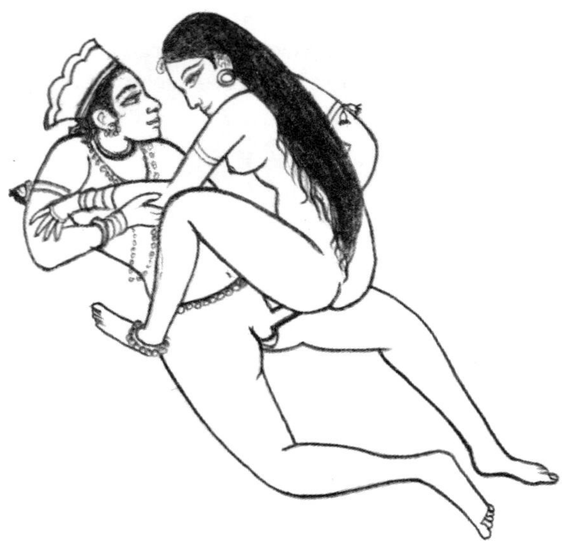

Kama, der Liebesgott, mit seiner Gefährtin Rati als Verkörperung der Erotik und der Einweihungsmacht der Frau.
Nach einer indischen Malerei aus dem 18. Jahrhundert.

Die Tänzerin

Die Tänzerin ist eine Figur, die in enger Beziehung steht zur sexuellen Energie und weiblichen Macht der Initiation. Ein mystischer Gesang der tantrischen Tradition erklärt: «Das Tanzmädchen hat die Macht, den Vorgang der sexuellen Verjüngung zu initiieren.» Viele Tempel der alten Welt beherbergten Tänzerinnen, deren Tanzen die Essenz der Erotik vermittelte. Ihre Anwesenheit in den Tempeln von Indien schockierte und beleidigte die puritanische Moral der Briten, die Gesetze erliessen, um solche Aktivitäten zu verbieten. Unglücklicherweise veranlasste die unbekümmerte, ungehemmte Sexualität der Tempeltänzerinnen die Briten, sie für Prostituierte zu halten.

Die Tempeltänzerinnen oder «Devadasis» (wörtlich: «Dienerinnen Gottes») Indiens waren in verschiedene Kategorien eingeteilt. Zur höchsten Kategorie gehörten Expertinnen in den verschiedenen Arten von Yoga; in jahrelangem Training entwickelten sie Kontrolle über ihre Körperfunktionen. Als Initiatorinnen des tantrischen Yoga spielten sie eine wichtige Rolle. Man hielt sie für die Geliebten der Tempelgötter, für die Verkörperung der Gopis und für Emanationen von Lakshmi. Man glaubte, dass der Wohlstand des Landes etwas mit den Riten und Aktivitäten der Tempeltänzerinnen zu tun hatte.

An den Höfen von Königen und Kaisern wimmelte es von Tanzmädchen, deren Funktion darin bestand, das erotische Empfinden zu wecken und eine Stimmung der Spiritualität und Liebe zu erzeugen.

Im alten Ägypten schrieb man den Tanzmädchen bei Hofe oder in den Tempeln die Macht über Leben und Tod zu. Viele von ihnen wurden als Priesterinnen sehr einflussreich, denn Tanz ermöglicht es, esoterische Begriffe auszudrücken, die weder mit Worten noch mit Bildern zu beschreiben sind. Tanz verkörpert die volle Reichweite der Emotionen; durch ihn kann der Subtile Körper von Tantra in all seiner Herrlichkeit enthüllt werden.

Der folgende zeitgenössische Bericht von Allen V. Ross illustriert auf verblüffende Weise die sexuelle Rolle der indischen Tempeltänzerin:

«Das Mädchen trat leise auf nackten Füssen ein. Sie kniete vor mir nieder und küsste meine Füsse. Es sah sehr gut aus, war etwa dreissig Jahre alt und hatte ein Gesicht, das welterfahren und kindlich zugleich wirkte. Der Körper war vollkommen in einen transparenten Sari aus goldener Seide eingehüllt. Hände, Füsse und Kopf waren bloss, mit Ausnahme von einigem Schmuck, der bei jeder ihrer Bewegungen leise klirrte. Sie begann ohne jegliche musikalische Begleitung zu tanzen. Diese Devadasi übermittelte mit jedem kleinen Zucken ihrer rot geschminkten Lippen unverhüllte Sexualität; desgleichen mit den Gesten ihrer Hände, mit den Bewegungen ihres Kopfe, mit dem Stampfen ihrer Füsse, mit dem Rollen ihrer Augen. Das Beben, Öffnen und Schliessen ihrer Nasenflügel, das geschmeidige Wenden und Drehen ihres festen und doch so nachgiebigen Körpers … dies alles war schon eine wahrhaft erstaunliche Vorstellung! Ich konnte die elektrische Ausstrahlung des erotischen Zaubers des Mädchens spüren, und dabei kam es mir vor, als benutzte sie nur einen Bruchteil ihrer tatsächlichen Fähigkeiten und Geschicklichkeiten. Ihr Tanz, langsam und ekstatisch, war höchst symbolisch und liess verschiedene sexuelle Stimmungen erkennen, angefangen von Verlockung über Reiz bis zur Verführung und schliesslich bis zur Verzückung.

Der Tanz musste etwa eine Stunde gedauert haben, und ich war vollkommen davon hingerissen.

Danach ergriff sie Besitz von mir.

Es gab keinen vulgären Striptease. Sie schlüpfte zierlich aus ihrer Bekleidung und stellte dabei einen Körper von wilder, zimt-

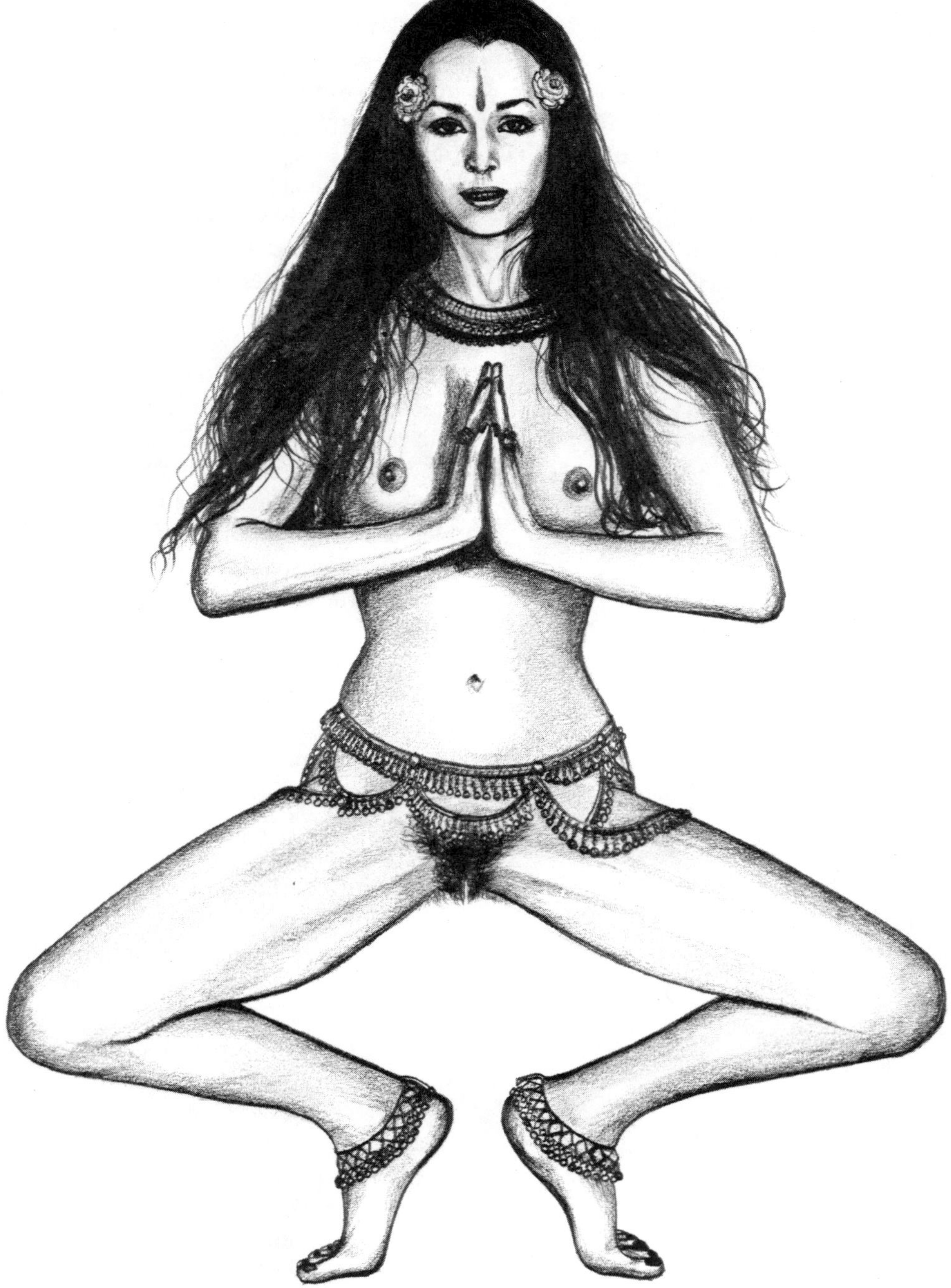

brauner Farbe zur Schau. Sie forderte mich auf, mich auf die Matte zu legen. Danach gab es nur noch mein Lingam und ihre Yoni in kosmischer Vereinigung. Ihre Intimitäten ergriffen und packten mich. Ich wurde verschlungen. Sie war das, was die Hindus «saraotastryan» oder «Nussknacker-Frau» nennen, und zwar wegen der erstaunlichen Macht ihrer Schliessmuskeln. Ich verlor beinahe den Verstand. Die ganze Zeit über gab sie murmelnde, summende Laute von sich und versetzte mich dadurch in einen Zustand der Trance. Plötzlich gab es eine Explosion in meinem Gehirn, und ich fühlte mich in einer anderen Dimension. Es gab erstaunliche Lichter und fantastische Farben. Die Wände schienen zu schmelzen, und ich verspürte Ekstase in jeder Zelle meines Körpers.»

Dieser Bericht ist eine akkurate Beschreibung der Kraft, die dem Archetyp der Tänzerin innewohnt. Eine Tänzerin muss beachtliche Kontrolle über normalerweise automatische Reaktionen wie Atem, Gleichgewicht und Emotion gewinnen. Diese Kontrolle ähnelt der Kontrolle, die erforderlich ist, um die Lehren von Tantra zu meistern.

Emotion ist der endgültige Schlüssel; durch das bewusste Erwecken und Kanalisieren von Emotionen kann Transzendenz erlangt werden, sowohl für sich persönlich als auch für eine andere Person, der sie vermittelt wird. Durch Tanz ist die Emotion von Sex leicht hervorzurufen. Wenn der Körper in gesundem Zustand und fein eingestimmt ist, dann kann Tanz wirklich zur Initiation werden.

Die vielfältigen Formen von Tanz können direkt oder indirekt Bedeutung übermitteln. Alle Tanzformen, die Paare einschliessen, repräsentieren eine ritualisierte, gesellschaftliche Reflexion des Geschlechtsaktes. Die Kunst des spirituellen Tanzes ist beinahe eine Sache der Vergangenheit geworden.

Eine Tanzdarbietung weckt in jedermann den Zuschauer. Öffentliches Tanzen und privates Tanzen haben ganz klar unterschiedliche Potentialitäten. Diese Kunstform kann solo,

Wenn Lieder in Freude gesungen werden, dann lasst es die exzellentesten Ewigen Gesänge sein. Wenn jemand in freudiger Aufwallung tanzt, dann soll es mit Befreiung als Ziel getan werden.
HEVAJRA TANTRA

Wenn Tanzmädchen besucht werden, dann gibt es viele entzückende Freuden. Wenn der Tanz beendet ist, zieht der Mann sich in einen geräumigen Turm zurück, verschafft sich in einer leichten Brise angenehme Kühlung und praktiziert dann die bedeutenden Methoden des Gelben Kaisers. Er nimmt die zarte Hand eines Mädchens, schön wie Hsi-shih, und den weissen Arm eines anderen Mädchens, schön wie Mao-shih. Ihre Körper sind schön und geschmeidig wie Gras, das sich im Windhauch bewegt; sie setzen alle ihre Reize ein, so dass man Leben und Tod vergisst.
PIEN JANG

Einige indische Tempel hatten mehr als fünfhundert eigene Tänzerinnen zur Verfügung. Sie wurden von Yogis ausgebildet, die die sexuellen Geheimnisse gemeistert hatten.

für einen Partner oder als gemeinsame Improvisation vorgeführt werden. Man sollte dabei auf alle Hemmungen verzichten und bis zum äussersten in Kreativität und Spontaneität schwelgen.

Tanz kann viele Dinge sein; eine individualistische Suche nach Ekstase, ein Kommunikationsmittel, eine gesellschaftliche Aktivität, eine gesunde Übung oder ein Umwerbungs-Ritual. Von den Vierundsechzig Künsten ist Tanz am engsten mit der Liebeskunst verbunden. Der Tanz einer Frau hat ein einmaliges Potential für die Anfeuerung der Vitalität des Mannes und für die Wiederbelebung erschöpfter Energien. Musikalische Töne und Rhythmen, in den erotischen Tanz eingebaut, können den Vollzug der Liebe steigern und aufrechterhalten.

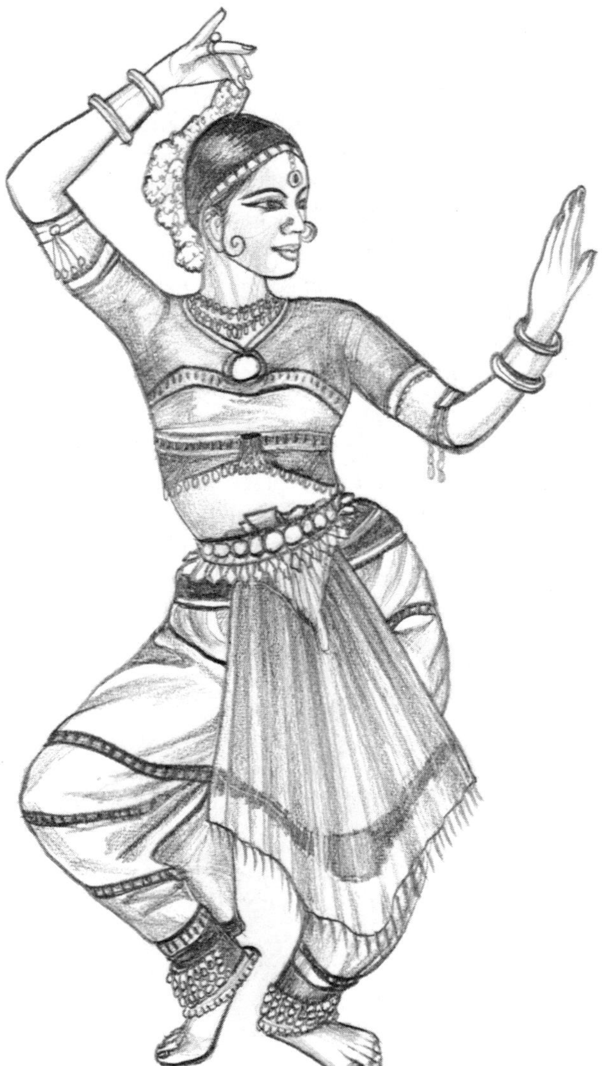

Eine indische Tempeltänzerin. Diese Tanzform macht Gebrauch von erotischen Körperbewegungen und erzählt durch Gestik und Mimik eine Geschichte. Ganze epische Gedichte wurden im Tanz ausgedrückt, der dazu diente, Leute in eine nonverbale Ebene der Verständigung einzuweihen. Die als Orissi oder «Odissi» bekannte Tanzform kommt heute dem altertümlichen Stil des tantrisch-mystischen Tanzes sehr nahe.

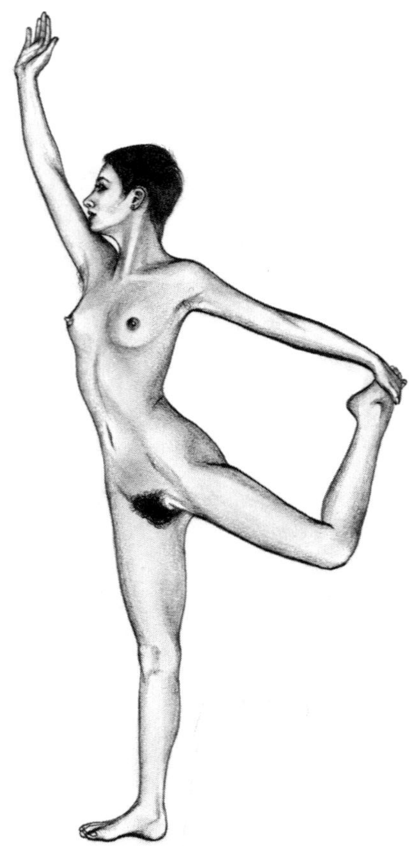

Der Tänzer: Eine Yoga-Stellung, die vom Tanz abgeleitet ist. Sie ist besonders geeignet für den Aufbau von Vitalität und dem Kreisen von Energie.

Die Jungfrau und die Hure

Einer der frühesten griechischen Mythen über den Ursprung der Götter berichtet, wie Kronos, der Gott der Zeit, der jüngste Sohn von Himmel und Erde, auf seinen Vater eifersüchtig wurde. Er legte sich auf die Lauer und schnitt mit einer Sichel das erigierte Lingam des Himmels ab, während der Vater sich mit der Mutter liebte.

Das Lingam des Himmels fiel auf die Welt hinab, und ein paar verbliebene Samentropfen schwängerten den Ozean. Aus dem Meeresschaum, der sich gischtend am Landufer brach, wurde die schöne Liebesgöttin Aphrodite geboren.

Aphrodite, die aus dem Wasser auftauchte, wurde die Ehefrau des Feuergottes Hephaistos. Obwohl er der Sohn von Zeus war, des Obersten Herrschers der ganzen Welt, wurde er lahm geboren und war ganz entschieden hässlich. Die meiste Zeit verbrachte er damit, Edelmetalle zu schmieden und Waffen und Schmuckstücke herzustellen. Aphrodite langweilte sich sehr bald mit ihm und war mit ihrem Ehemann höchst unzufrieden. So nahm sie sich Ares, den stattlichen, aber dummen Kriegsgott, als Liebhaber.

Als Aphrodites Ehemann von ihrer Untreue erfuhr, stellte er eine Falle auf. Mit einem goldenen Netz, das er in seiner eigenen Schmiede angefertigt hatte, fing er sie nackt in den Armen ihres Liebhabers ein und rief andere Götter als Zeugen an.

Aphrodite flüchtete voller Scham und suchte auf der Insel Zypern Zuflucht, wo sie Eros, den Liebesgott, gebar.

Die griechische Liebesgöttin Aphrodite steht in direktem Zusammenhang mit Innana, der Fruchtbarkeitsgöttin der Sumerer; mit Astarte, der phönizischen Liebesgöttin; mit Ischtar, der babylonischen Liebesgöttin, und mit Isis, der Hohepriesterin und ägyptischen Muttergottheit. Der Kult von Aphrodite wurde auf Zypern berühmt und beeinflusste die westliche Mystik beachtlich. Verehrer aus allen Teilen der alten Welt kamen zu Tausenden auf Aphrodites Insel.

Frauen wurden aufgefordert, sich im Bereich von Aphrodites Tempel in Paphos auf Zypern zu prostituieren und sich auf Verlangen einmal irgendeinem Fremden hinzugeben, bevor sie für heiratsfähig erklärt wurden. Das für diese Transaktion erhaltene Geld wurde als Talisman in Ehren gehalten; kein Betrag war dafür zu klein. Kinder, die aus solchen Vereinigungen hervorgingen, wurden im Heiligtum der Aphrodite aufgezogen. Bedeutsamerweise wurde nach einer solchen rituellen Prostitution eine Frau immer noch als Jungfrau betrachtet, und die aus diesem rituellen Akt geborenen Kinder wurden als «von einer Jungfrau geboren» bezeichnet.

Daraus können wir ersehen, dass der Begriff der jungfräulichen Geburt, ein zentraler Lehrsatz des Christentums, keineswegs hier seinen Ursprung hatte, sondern schon in Griechenland, Ägypten, Indien und anderen alten Kulturen vorhanden war. Die Doppelrolle von Jungfrau und Hure übte in der alten Welt ihren Einfluss auf die Sexualität von Frauen aus und hinterliess im weiblichen Unterbewusstsein ihre Spuren.

Nur wenige moderne Frauen haben sich in ihrer Fantasie nicht zu der einen oder anderen Zeit als Prostituierte gesehen; andere sind der Jungfräulichkeit zugetan geblieben. Der Bruch in der westlichen Psyche zwischen den Archetypen der «keuschen» und der «lockeren» Frau ist häufig die Ursache für sexuelle Neurosen bei beiden Geschlechtern. Die Jungfrau ist «rein, ausserhalb der konventionellen Ehe unerreichbar und unberührbar», während die Hure «derb, verkommen, liederlich und keiner Achtung wert» ist. Solche stark vereinfachende oder verallgemeinernde Ideen durchdringen immer noch unsere Kultur, trotz aller Bewegungen für sexuelle Befreiung.

Von frühesten Zeiten an wurde die Frau mit dem Mond in Verbindung gebracht, und zwar wegen des monatlichen Zyklus, sowie mit dem Element Wasser. Der Mann stand mit der Sonne und dem Element Feuer in Zusammenhang.

Aphrodite, Verkörperung der erotischen Schönheit, aus dem Wasser geboren und mit dem Feuergott verheiratet, veranschaulicht beispielhaft die Universalität dieser psychokosmischen Symbolik. Die lunar-solare Beziehung wurde voll entwickelt und verfeinert im praktischen sexuellen Yoga der tantrischen und taoistischen Traditionen.

Die westliche Kunst im Mittelalter stellte die Jungfrau Maria oft auf dem Mond thronend dar. Die Griechen hatten eine Dreiheit von jungfräulichen Göttinnen, bekannt als Artemis, Hestia und Athena. Die erste hatte den Mond als Symbol und wurde direkt mit Selene, der Mondgöttin, in Verbindung gebracht. Die jungfräulichen Göttinnen oder *Vestalischen Jungfrauen* der römischen Tradition wurden am Anfang und Ende aller rituellen Opfer beschworen. Man hielt sie für Inkarnationen von *Weisheit* (Gnosis), und sie hatten die Aufgabe, sich um das *Heilige Feuer* zu kümmern. Hestia, eine der drei griechischen jungfräulichen Göttinnen, wurde stets

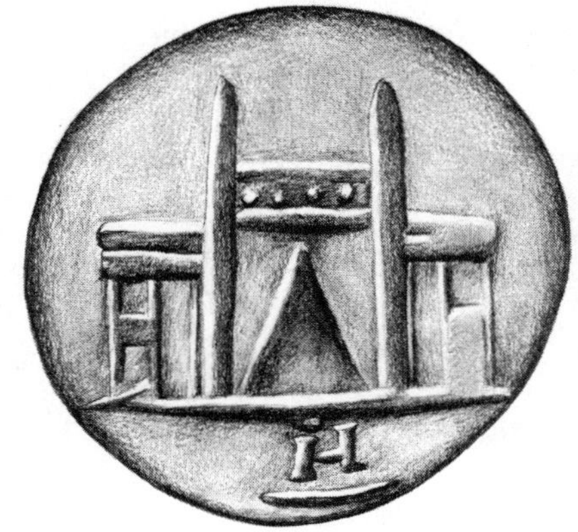

Aphrodites phönizischer Tempel in Paphos auf Zypern zeigt den heiligen schwarzen Meteoriten-Kegel, der als die Yoni der Göttin verehrt wurde.

Nach einer zypriotischen Münze aus der römischen Kaiserzeit, Zypern-Museum, Nikosia.

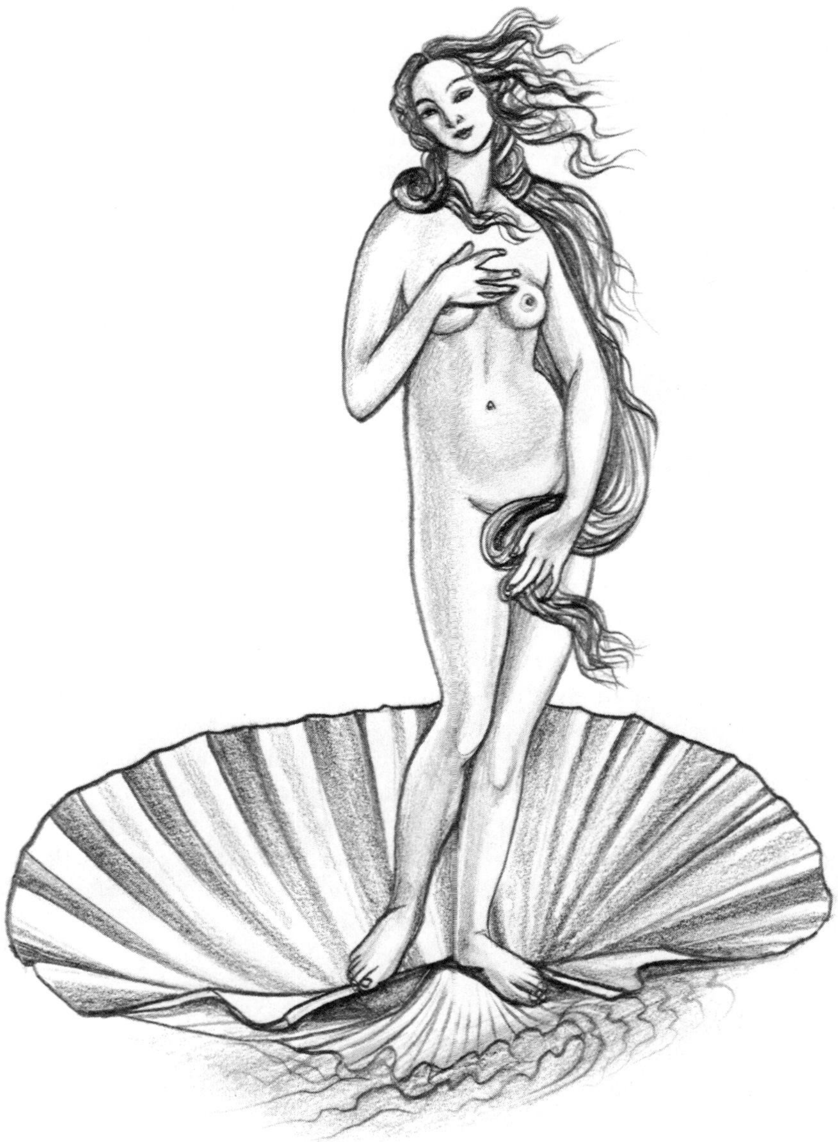

Aphrodite als Liebesgöttin Venus, auf einer Muschel stehend.

Nach einem Gemälde von Botticelli; 15. Jahrhundert.

Jeder saugt Nektar von den Lippen des anderen und atmet leicht, ganz leicht. In diesen weidenschlanken Hüften pulsiert Leidenschaft; die spöttischen Augen, hell wie Sterne. Die winzigen Schweisströpfchen sind wie hundert duftende Perlen; die süssen, vollen Brüste zittern. Der Tau, wie ein sanfter Strom, erreicht das Herz der Pfingstrose; und so kosten sie die Freuden der Liebe in perfekter Harmonie. Denn gestohlene Freuden sind wahrhaft die süssesten.
CHIN-P'ING-MEI

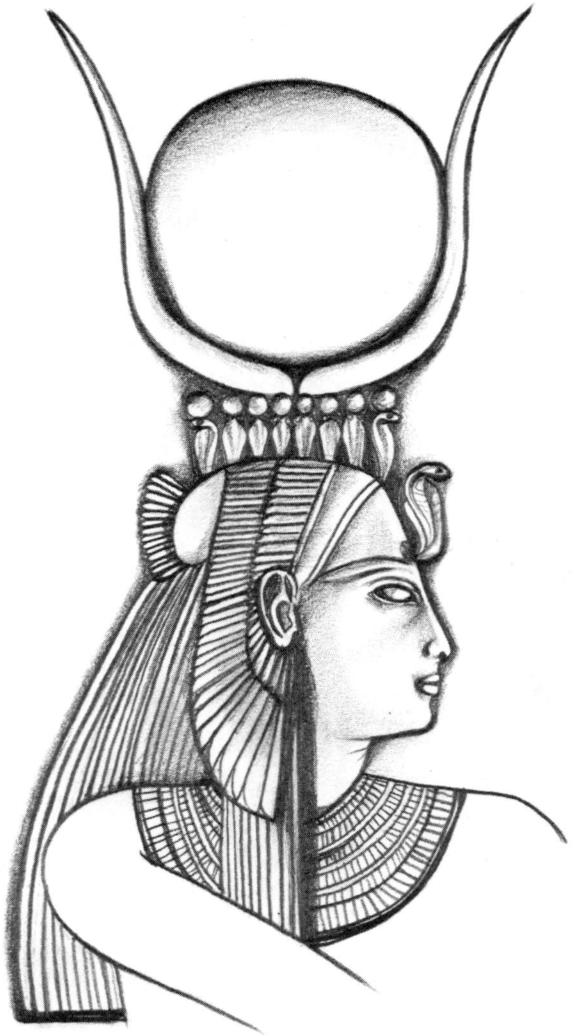

Isis, die ägyptische Göttin der Erde und des Mondes, symbolisiert die produktiven und bewahrenden Prinzipien der Natur.
Nach einem altägyptischen Steinrelief.

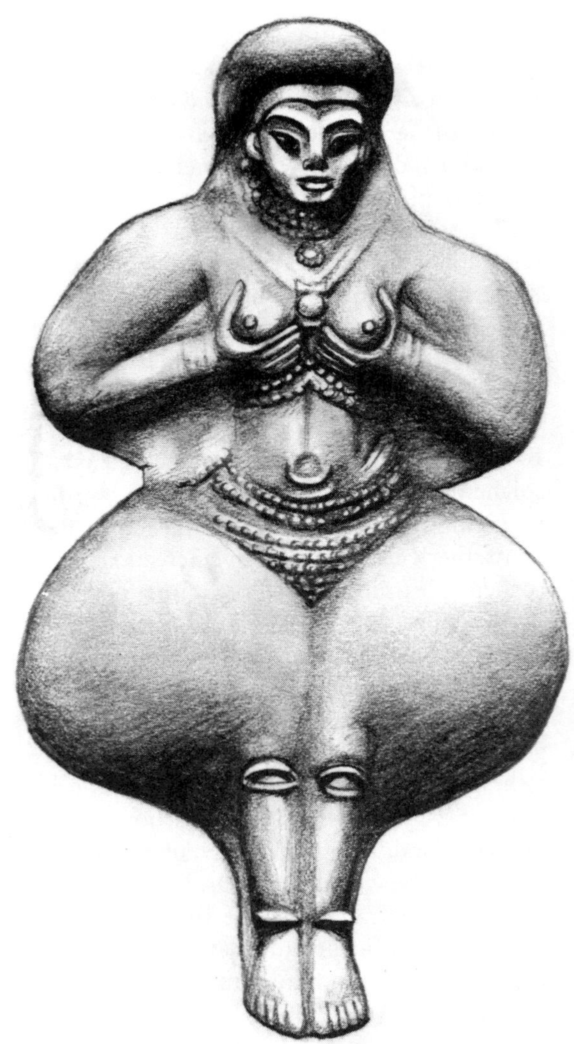

Innana, die Sumerische Gottesmutter und Initatorin in die Mysterien.
Nach einer Terrakotta-Skulptur im Louvre.

mit einem Schleier, die rechte Hand an der Hüfte, dargestellt. Dies ist traditionsgemäss die charakteristische Geste der geheiligten Prostituierten und wird sogar heute noch als erotische Geste betrachtet.

Ischtar, die babylonische Liebesgöttin oder Hohepriesterin, wird im allgemeinen auch mit einem Schleier dargestellt, der «ihre Geheimnisse vor den Blicken des Uneingeweihten verbergen» soll. Im Altertum war der Schleier das Markenzeichen von Jungfrauen und Prostituierten. Ischtar, wenngleich auch eine Muttergöttin mit Kindern, wurde rituell und liturgisch als «Die Prostituierte» angesprochen. Ähnliche Konzepte sind in Indien, China und anderen Teilen der Welt zu finden, immer mit der Mond-Mutter verbunden, die – obwohl Jungfrau – Kinder hatte.

Dieser Widerspruch bringt uns zum Mysterium von *Jungfrau und Hure*, wie es in der tantrischen Tradition beispielhaft erklärt wird. Die initiatorische Macht der Frau (bereits im vorangegangenen Teil dieses Buches ausführlich erläutert) liefert eine Grundlage für das Verständnis dieser sexuellen Doppelrolle. Der Schlüssel zu dieser Dichotomie liegt in den hellen und dunklen Aspekten der lunaren Phasen, die den Monatszyklus der Frau bestimmen.

Im Hinduismus verkörpert die Göttin Parvati die hellen Phasen des Mondes und die Göttin Kali die dunklen. In der griechischen Tradition sind Aphrodite und Hekate die Parallelen zu Parvati und Kali, aber ohne so klare Unterscheidung in ihren mystischen Attributen.

Parvati und Aphrodite symbolisieren den weissen Vollmond und die Prinzipien der Bewahrung und des Überflusses. Kali und Hekate sind mystische Formen des dunklen Halbmondes und der Prinzipien von Auflösung und Transzendenz. Aphrodite und Parvati repräsentieren die ursprüngliche Sexualenergie in ihrer irdischen und produktiven Rolle, während Hekate und Kali die gleiche Sexualenergie in ihrer ausserirdischen und transformierenden Rolle symbolisieren. Im Kontext der Göttinnen Aphrodite/Parvati und Hekate/Kali können die Rollen von Jungfrau und Hure besser verstanden werden.

Als *Jungfrau* nimmt die Frau die unterwürfige Rolle an, während der Mann als Initiator agiert. Sie ist die «reine Tafel», auf die er eine karmische Botschaft schreibt, während die Frau ihre «reine Essenz», die ansonsten unberührbar ist, nur ihm allein übermittelt und sie mit ihm teilt. In dieser Rolle verkörpert sie die konventionelle Liebe auf ihrer wirkungsvollsten Ebene. Sie ist die «reine Blume», deren Duft nur er allein riechen darf.

Als *Hure* übernimmt die Frau die aktive Rolle; jetzt agiert sie als Initiatorin in die Mysterien der Liebe. Sie kennt weder Scham noch Zurückhaltung; so ist sie frei und kann sich ihm ohne Einschränkungen schenken. In dieser Rolle verkörpert die Frau die unkonventionelle Liebe. Sie ist sich ihrer Sexualität sicher und bietet sich zum Dienst an ... ohne Vorbehalte, ohne Reservierung, ohne Schuldgefühle, ohne Unsicherheit. Sie muss auf ihre eigenen speziellen Eigenschaften zurückgreifen und sie auf ihren Geliebten übertragen. Sie ist pure Shakti, das Kraftprinzip der Initiation, die Hohepriesterin.

Die Frauen, die sich im Tempel der Aphrodite prostituierten, führten rituell aus, was für Tantra eine fundamentale Wahrheit ist, nämlich die grosse Potenz, die dem spontanen Geschlechtsakt innewohnt. Sie empfingen ihre erste Initiation in den Eros durch den Kontakt mit einem Mann auf diese Weise und wurden so dafür ausgerüstet, die Rolle der Hure für die späteren Ehemänner zu spielen. Aber sie wurden immer noch für Jungfrauen gehalten. Dies ist gewiss eine wichtige psychologische Wahrheit, die aus diesem alten Brauchtum zu lernen ist. Unkonventionalität hat die Fähigkeit, Konventionalität zu *erneuern.* Wenn die Rollen von Jungfrau und Hure in Beziehung zum hellen und dunklen Mond-Zyklus der Frau und in Beziehung zu den Eigenschaften und Aspekten von Parvati und Kali betrachtet werden, so bekommen sie eine tiefe und mystische Bedeutung.

Die Liebesriten des Altertums waren nicht dazu bestimmt, Leichtfertigkeit zu fördern; sie sollten der weiblichen Sexualität Bedeutung verleihen. Jungfrau, Muse, Hure und Göttin können alle in einer einzigen Frau verkörpert sein, genauso wie Knabe, Held, Liebhaber und Gott in einem individuellen Mann gefunden werden können.

Heutzutage besteht die Tendenz, die sexuellen Rollen voneinander zu trennen und sich nur mit einer einzigen zu identifizieren, während alle anderen ausgeschlossen werden. Dies führt zur Unterdrückung der Sexualität und ihre Ableitung in Fantasie. Dann werden die Leute in bezug auf ihre Sexualität unehrlich; sie *tarnen* sich statt dessen und schaffen komplexe psychologische Probleme. Fantasie bekommt die Oberhand; Gefühle schrumpfen und schwinden; das Resultat ist unweigerlich Trennung.

Wenngleich von Fantasie inspiriertes sexuelles Rollenspiel an sich harmlos ist, so produziert es doch nur selten ekstatische Erlebnisse, es sei denn, dass es mit klarer und *gemeinsamer* Verpflichtung zu einem transzendentalen Ziel durchgeführt wird. Gibt es bei sexuellem Kontakt häufig Konzentration auf Fantasie-Szenen, so führt das im allgemeinen zu Langeweile und Frustration. Sexuelle Vereinigung kann niemals total befriedigend

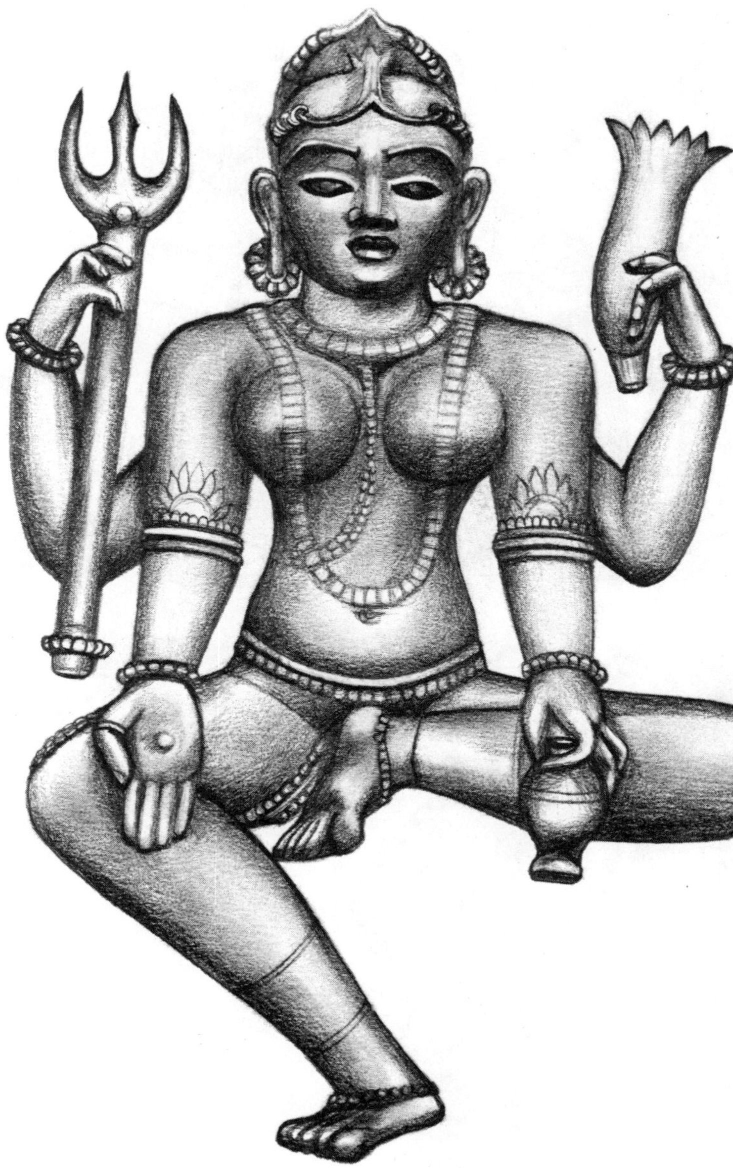

Das Ausmass des Liebes-Potentials einer Frau ist kaum bekannt, nicht einmal denjenigen, die Gegenstand der Zuneigung sind. Dies hat seinen Grund in der Subtilität der Frauenliebe. Frauen werden von Männern kaum im wahren Licht erkannt, auch wenn diese sie lieben oder ihnen gegenüber gleichgültig sind; ob sie ihnen zu Entzücken verhelfen oder sie im Stich lassen; oder ob sie ihnen sogar alles abnehmen, was sie besitzen.
KAMASUTRA

Leidenschaft wohnt in der rechten Seite der Frau während der hellen vierzehn Tage des lunaren Monats; von Neumond bis Vollmond. Das Umgekehrte ist der Fall während der dunklen vierzehn Tage. Diesen Wechsel der Leidenschaft schreibt man der Wirkung von Licht und Dunkelheit zu.
ANANGA RANGA

Parvati, Favoritin von Shiva, dem Obersten Yogi. Als Tochter des Himalaya-Gebirges personifiziert sie Überfluss und transzendentale Verwirklichung. Sie ist schön wie der Vollmond und hält einen Dreizack, eine Stechapfel-Blume und eine rituelle Weihvase. Sie macht die Geste der Segnung.

Nach einer Steinskulptur aus dem 10. Jahrhundert; Lakshmana-Tempel, Khajuraho.

Tanzmädchen in der Pose einer Sex-Initiatorin. Bronzeskulptur aus der Indus-Tal-Zivilisation, Mohenjodaro, ca. 3000 v. Chr.

Nach dem Original im National-museum von Neu-Delhi.

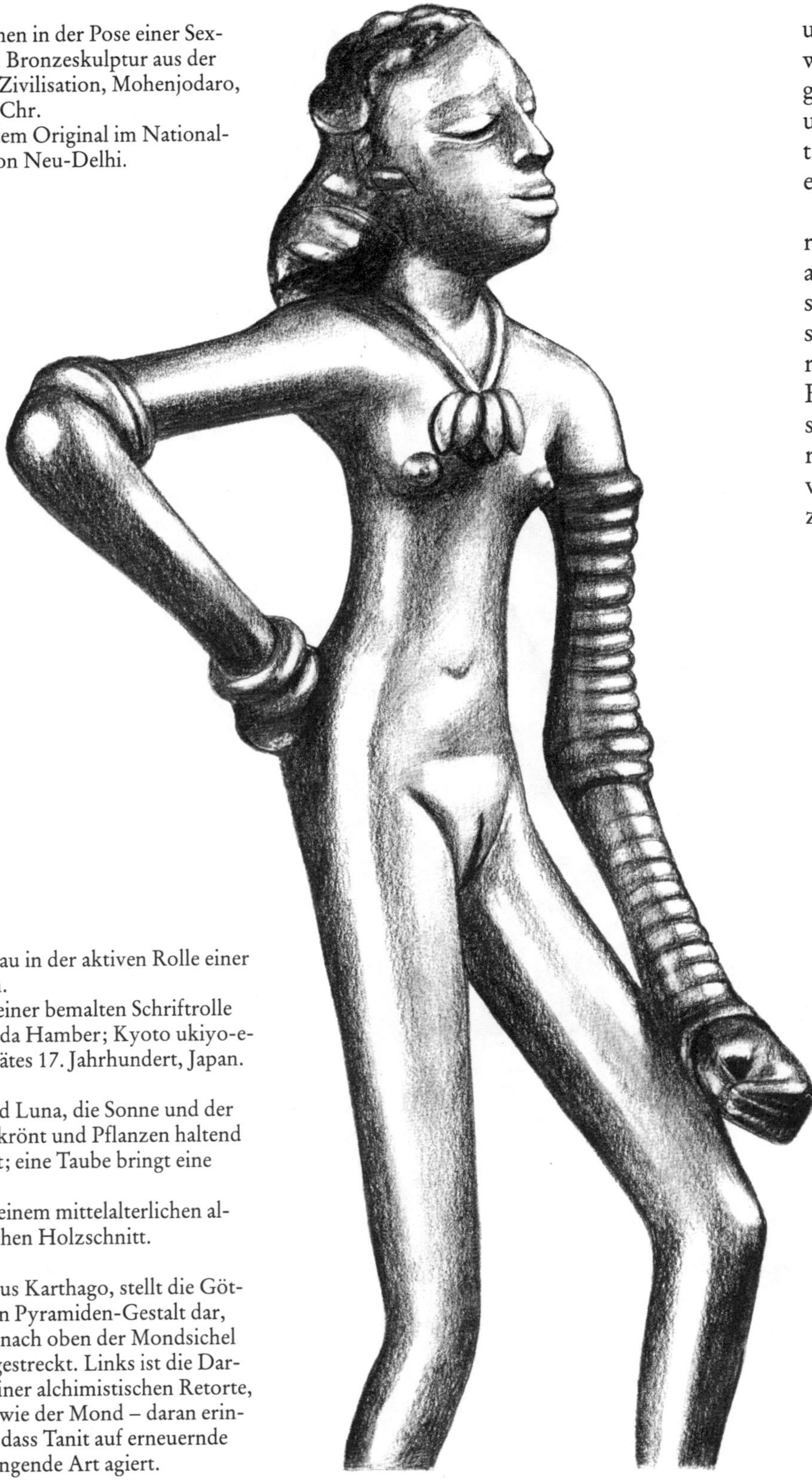

1 Die Frau in der aktiven Rolle einer Initiatorin.

Nach einer bemalten Schriftrolle von Yoshida Hamber; Kyoto ukiyo-e-Schule, spätes 17. Jahrhundert, Japan.

2 Sol und Luna, die Sonne und der Mond, gekrönt und Pflanzen haltend dargestellt; eine Taube bringt eine Gabe.

Nach einem mittelalterlichen alchimistischen Holzschnitt.

3 Stele aus Karthago, stellt die Göttin Tanit in Pyramiden-Gestalt dar, die Arme nach oben der Mondsichel entgegengestreckt. Links ist die Darstellung einer alchimistischen Retorte, die uns – wie der Mond – daran erinnern soll, dass Tanit auf erneuernde und verjüngende Art agiert.

und in letzter Konsequenz vereinend sein, wenn sie nicht auf eine echte Beziehung gegründet ist. Die Eigenschaften von Jungfrau und Hure sollten wegen ihres erhebenden und transzendentalen Wertes in eine Beziehung eingebaut werden.

In einem grossen Teil der erotischen Literatur sind es die «gestohlenen Freuden», die am süssesten schmecken; einem Paar, das nur sich selbst verpflichtet ist, werden sie aber sehr selten zuteil. Jedoch sollte das Band wahrer Intimität der Fähigkeit zur sexuellen Freude eher etwas hinzufügen, statt sie einzuschränken. Der Schlüssel zu diesem scheinbaren Widerspruch besteht darin, das Unkonventionelle in das gemeinsame Liebeserlebnis zu bringen.

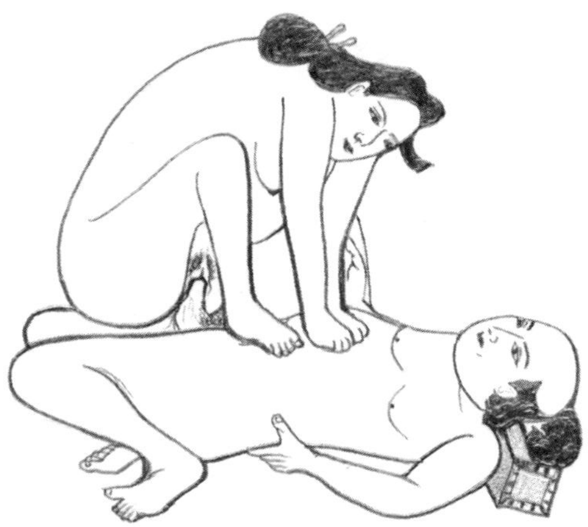

1

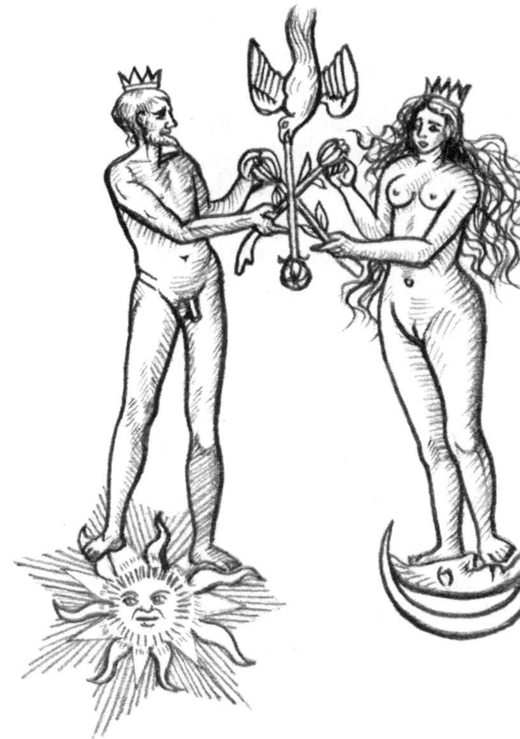

2

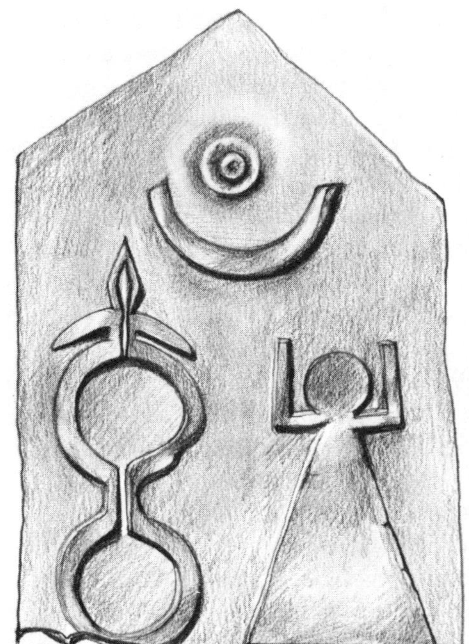

3

Aktiv und Passiv

Im vorhergehenden Kapitel haben wir auf die direkte Beziehung zwischen der unterwürfigen und der aggressiven Rolle hingewiesen. Diese Flexibilität in sexuellen Rollen sollte voll und ganz ausgeübt werden. Ob Mann oder Frau während des Liebens die aktive Rolle übernimmt, sollte aber eher von spontanem Gefühl als von Planung abhängen.

Gemäss Hindu-Tantra ist die Frau von ihrer ureigensten Natur her die Verkörperung von Shakti, dem aktiven kreativen Prinzip. Es wird auch gesagt: «Es gibt eine innere Frau in jedem Mann.» Dies bezieht sich auf die Ur-Energie von Kundalini.

In einer populären tantrischen Schrift steht zu lesen: «Shiva ohne Shakti ist ein Leichnam.» Von der Shakti-Macht der Frau wird das erotische Empfinden angeregt. Die Frau erregt den Mann, indem sie diese Kraft kanalisiert, während der Mann erregt wird, wenn diese Shakti in ihm erwacht.

Der Vollzug der Liebe existiert sowohl auf äusserer als auch auf innerer Ebene. Äusserlich, also im Bereich der Sinnesorgane, wird das Liebesspiel durch den Kontakt der Körper und Sinne zustande gebracht. Innerlich findet erotisches Spiel im Subtilen Körper, im Geist und in der Seele statt.

Sowohl äusseres wie inneres Lieben erfordert Momente der Aktivität und Passivität. Das Selbst oder *Ego* muss in bezug auf das Höhere Selbst, auf die «Spiritualität», passiv werden. Der *Wille* braucht Aktivierung und bewusste Kontrolle durch den Geist, um die Kundalini zu wecken und durch die psychischen Zentren (Chakras) zu leiten. Die Kundalini-Energie, die in sexueller Vereinigung das aktive Prinzip ist, wandert durch die psychischen Zentren und findet Erfüllung in ekstatischer Vereinigung mit dem passiven Shiva-Prinzip im Kopf-Zentrum. Dies ist der Vollzug der inneren Liebe, das Ziel von Tantra.

Ekstatischer sexueller Orgasmus, der äussere Vollzug der Liebe, ist eine Mischung aus aktiv und passiv, die Vermengung von «Feuer» und «Wasser», der Leidenschaften und Sekretionen. Orgasmus resultiert aus gegenseitigem *Geben und Nehmen*, aus einem Ausgleich von Verlust und Gewinn. Die sowohl Mann als auch Frau innewohnende Bisexualität sucht Erfüllung im Austausch von aktiven und passiven Rollen. Die mystischen, alchimistischen, tantrischen und taoistischen Lehren drücken dieses Konzept im Symbol der Androgynie aus, einer Form, die männlich und weiblich zugleich ist.

Der chinesische Roman aus der späten Ming-Periode mit dem Titel *Der Weg zur Heiligkeit durch das Fleisch (Jou Pu Tuan)* enthält einen aufhellenden Bericht darüber, wie eine Frau während des Liebens die aktive Rolle übernehmen kann. Eine Bordellmutter, der im Alter von sechzehn Jahren diese Technik von einem taoistischen Zauberer beigebracht worden war, verkleidet ihre Beschreibung in diplomatische Terminologie:

Erstes Prinzip

Nicht der Herr sollte der Dame den Hof machen, sondern umgekehrt. Wenn er sich auf den Rücken legt, steigt sie in den Sattel und führt seinen Gesandten in den richtigen Kanal. Wenn der Gesandte vor Unternehmungslust strotzt, hält sie ihn fest wie eine Flöte im Flötenkasten. Wenn er lustlos ist, facht sie mit geschicktem Fingerspiel die Flamme seines Verlangesn wieder an. Je wilder der Tumult, desto aktiver und unternehmungslustiger sollte sie werden. Sie sollte den Angriffen des Gegners standhalten und freudig die Gegenoffensive ergreifen. Er mag versuchen, was er will, einige Stellen wird er bestimmt verfehlen. Also ist es am besten, ihm dabei behilflich zu sein, die allerempfindlichste Stelle zu finden. Davon werden beide profitieren. Das ist mit dem taoistischen Fachausdruck gemeint: «Drängend das Lust-

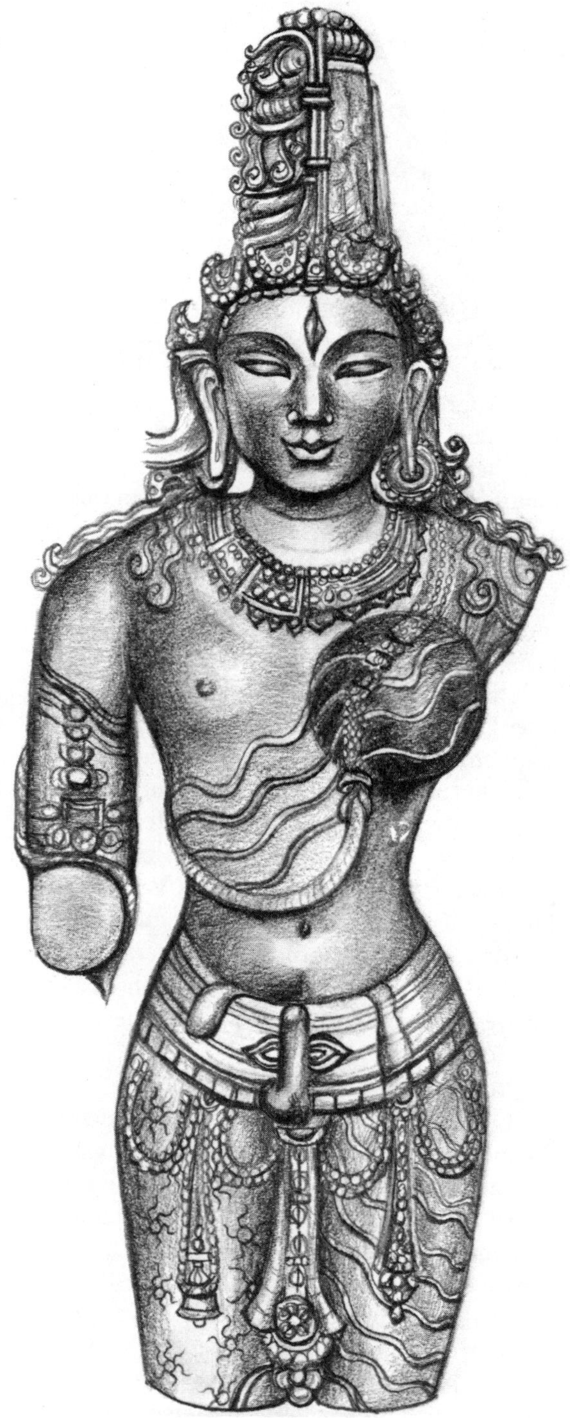

Ardhanarisvara, die androgyne Shiva; die linke Seite weiblich, die rechte Seite männlich. Die angeborene Bisexualität aller Menschen wird durch diese ikonographische Form angedeutet.

Nach einer Steinskulptur aus dem 13. Jahrhundert; Bengalen.

Es gibt eine besonders wirkungsvolle Form des Liebens; sie ist als die Methode der Grossen Biene *bekannt. Hierbei hockt sich die Ehefrau, nachdem sie ihren Mann veranlasst hat, sich auf dem Bett oder auf dem Teppich auszustrecken, auf seine Oberschenkel, und wenn sie sein Lingam in ihre Yoni eingeführt hat, schliesst sie die Beine sehr fest. Sie bewegt ihre Taille auf kreisende Art, gleichsam butternd, geniesst so ihren Ehemann und befriedigt sich selbst gründlich. Während die Frau so die natürliche Ordnung umkehrt, sollte sie den Atem auf die Art und Weise einziehen, die als* Sitkara *bekannt ist. Sie sollte sanft lächeln und sich den Anschein geben, halb verschämt zu sein. Dann sollte sie sagen: «O mein lieber Mann! Heute bist du mir unterlegen und im Liebeskampf total geschlagen worden!» Darüber hinaus sollte sie sich aber auch daran erinnern, dass ohne eine gewisse Ausübung der Willenskraft von ihrer Seite das lustvolle Vergnügen ihres Ehemannes nicht perfekt sein wird. Um dies zu erreichen, muss sie danach streben, die Yoni zu schliessen und zusammenzuziehen, bis sie das Lingam wie einen Finger festhält; sie öffnet und schliesst die Yoni nach Belieben, bis diese schliesslich wie die Hand des Gopi-Mädchens agiert, das die*

Taoistische Liebesstellung; stellt eine Frau dar, die sich «emporreckt».
Nach einer bemalten Schriftrolle der japanischen Schule von Hokusai; ca. 1830.

Kuh melkt. Dies kann nur durch Übung gelernt werden und unter Aufbietung grosser Willenskraft zum gewünschten Effekt führen. Während die Frau dies tut, sollte sie im Geist den Namen des Liebesgottes Kamadeva wiederholen.
ANANGA RANGA

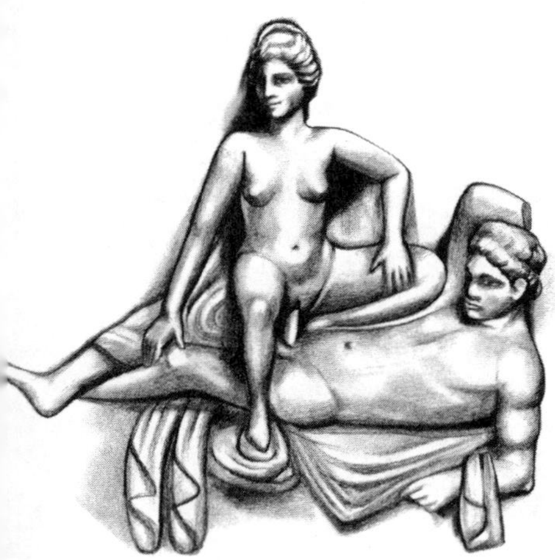

Die Frau in der aktiven Rolle. Antike griechische und römische Liebesstellungen zeigen einen breiten Bereich der Abwechslung und Vielfältigkeit. Die einführende Macht der Frau, die eine aktive Rolle spielt, war wohlbekannt.
Nach einer römischen Marmor-Schnitzerei; Museum von Neapel.

haus (Yoni) zum Gesandten hinabsenken.» Dies ist der erste Kunstgriff.

Zweites Prinzip

Wenn die Dame für die Spielerei bereit ist, nimmt sie ihren Platz unter dem Herrn ein. Aber sie überlässt es keineswegs ihm, die ganze Arbeit allein zu verrichten. Voller Sympathie und Verständnis leistet sie ihm Beistand, indem sie sich seinen Bewegungen anpasst und sie mitmacht. Auf diese Weise verwandelt sie das Liebesspiel in eine entzükkende Schmetterlingsjagd. Sie verhilft sich und ihm zu zweifacher Lust und macht es dem Angreifer gleichzeitig leichter, an seinem Hauptziel anzukommen, an ihrem Schmuckkästchen (Unterleib). Echte Lust muss gemeinsam sein. Beide Teilnehmer sollten sich auf halbem Wege entgegenkommen. Dann wird ihre Begegnung zu einem Fest. Wenn die Dame nicht auf die Bewegungen des Herrn mit echten, sympathischen Gegenbewegungen reagiert, sondern passiv bleibt, könnte er sich ja auch genauso gut an eine Frau aus Holz oder Pappe mit einem künstlichen Lusthaus wenden. Wozu sich dann noch mit einer lebendigen Frau aus Fleisch und Blut abgeben? Jede erstklassige Kurtisane befolgt dieses Prinzip und gewinnt so die Gunst ihrer Gäste; gleichzeitig steigert sie ihr eigenes Vergnügen. Dies ist der zweite Kunstgriff, der durch den taoistischen Fachausdruck gekennzeichnet wird: «Gehorsam das Lusthaus anzuheben, um dem Gesandten entgegenzukommen.»

Drittes Prinzip

Dieses hat mit etwas ganz Ausserordentlichem zu tun, das schon an magische Kunst grenzt. Wenn es gegenseitige Sympathie zwischen den Spielern gibt, wenn sie intim miteinander beschäftigt sind, dann sollte eine Frau durch das Verlangen animiert werden, die vitale Essenz ihrer Weiblichkeit nicht zu verschwenden, sondern sie ihrem Geliebten für dessen dauerhaftes Vergnügen zu schenken. Andernfalls wird sie die Emission der Sekretionen als schieren Verlust bedauern, sozusagen als «Kapitalverlust». Deshalb sollte

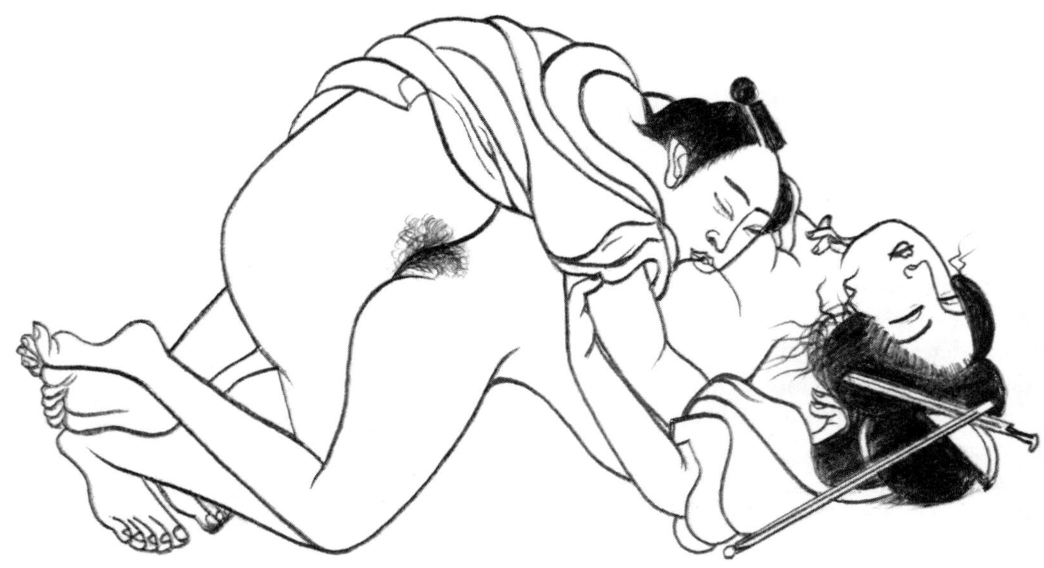

sie beschliessen, dass ihre Sekretion vitaler Essenz nicht vergebens sein wird, sondern sich zum Vorteil ihres Liebhabers erweist. Aber wie soll sie das zustande bringen?

Wenn sie am Rande der Ekstase ist, befiehlt sie ihrem Geliebten, seinen Schildkröten-Kopf dicht an ihr Blumen-Herz (die Öffnung zum Uterus) zu bringen und dann alle Bewegungen einzustellen. Sie umklammert ihn eng mit Armen und Beinen und drückt ihn fest an sich; sie macht mit dem Bauch eine ganz spezielle Drehung (siehe «Das Nähren der Natur»), die ihre Schmuckdose veranlasst, sich zu öffnen, so dass die Öffnung ihres Blumen-Herzens präzise mit der Öffnung seines Gesandten in Kontakt kommt. So wird der Gesandte in die Lage versetzt, ihre vitale Essenz beim Einsetzen der Ekstase zu trinken. Sie strömt direkt von ihrem Tor in sein Zinnober-Feld (Solarplexus) und tut ihre Wirkung. Die wunderbare Sache an dieser Art von Essenz ist, dass sie eine vitalisierende Kraft besitzt, der keine Ginseng-Vorbereitung nahekommt; es gibt nichts Besseres als diese Essenz für die Verlängerung des Lebens und für die Verjüngung des Körpers. Dies ist der dritte und höchste Kunstgriff, der durch den taoistischen Fachausdruck umschrieben wird: «Das Opfern von vitaler Essenz zum Nutzen des Geliebten.»

Ein guter Liebhaber hat keine vorbestimmte Routine, sondern kann sich spontan dem Moment anpassen und eins mit ihm werden. Eine alte hermetische Lehre erklärt: «Wie oben, so unten.» Wie bereits früher erwähnt, spiegelt die oben befindliche Person die Rolle des Himmels wider, während die Person darunter der Erde entspricht. Sowohl Mann wie Frau können diese Rollen zur vollen Zufriedenheit spielen. Himmel und Erde «vervollkommnen sich gegenseitig».

Die Moslem-Lehre über Sex, die um jeden Preis danach strebt, der Frau die unterwürfige Position zuzuschreiben, erklärt ausdrücklich, dass eine Frau «nicht die Rolle des Mannes spielen soll» und fügt hinzu, dass dies den Mann schwächen könnte, sowohl physisch als auch psychisch.

Dagegen betonen die indischen und chinesischen Lehren über Sexualität nachdrücklichst die Vorteile, die durch einen Rollentausch zu erlangen sind. Bei den vielen Liebespositionen, die in diesem dritten Teil des Buches umrissen werden, sind *aktive* und *passive* Rollen dazu bestimmt, frei mit ihnen zu experimentieren. Wenn erst einmal eine natürliche, wechselseitige Flexibilität erreicht ist, kann die reine Freude intimen Liebens im Austausch zwischen aktiv und passiv erlebt werden.

Rot und Weiss

In östlichen Kulturen ist die Farbe Rot mit dem weiblichen Prinzip verbunden und die Farbe Weiss mit dem männlichen. Im alten China symbolisierte Rot stets die Frau, die kreative Macht, die sexuelle Potenz und ein glückliches, erfolgreiches Leben. Bräute trugen üblicherweise rote Seidenunterhosen, und die Hochzeit wurde als das *Rote Ereignis* bezeichnet. Rote Laternen wurden vor Weinlokalen und Bordellen aufgehängt. Sogar Begräbnis-Geschenke wurden rot angemalt, im Glauben, dass dies helfen würde, sie vor dem Verfall zu bewahren.

In Indien und Tibet hat die Farbe Rot sehr ähnliche Bedeutungen. Sie hat immer auf dynamische Weiblichkeit hingewiesen, auf kreative Macht, auf Leidenschaft und sexuelle Energie. Rot symbolisiert in der tantrischen Tradition das Feuer. Rote Zeichen werden auf der Stirn von Mann und Frau angebracht; eine rituelle Erinnerung an die Kundalini, die kreative innere Energie, mit der es sich symbolisch zu identifizieren gilt.

Der Mittelpunkt mystischer Diagramme, zum Beispiel des *Shri Yantra,* ist üblicherweise rotgefärbt und als *Shakti Bindu,* der Energie-Punkt, bekannt. In Tantra ist Rot der Farbcode für Leidenschaft und transzendentale Lust. Die *Rote Dakini,* eine ekstatische rotfarbene Göttin in Gestalt eines jungen, von Leidenschaft erfüllten Mädchens, symbolisiert in Tantra die Verfeinerung und Veredelung von Emotion.

Der Islam schreibt der Farbe Rot ähnliche Attribute zu. Moslems benutzen das Adjektiv «rot», wenn sie eine schöne Frau beschreiben. Es gibt ein populäres arabisches Sprichwort: «Schönheit ist rot.» Schleier von roter Farbe werden für besonders verführerisch gehalten. «Wenn du ausgehen willst, mein Mädchen, dann lege einen roten Schleier um.» Das schrieb ein berühmter arabischer Dichter.

Auch wir hier im Westen geben der Farbe Rot eine sexuelle Bedeutung; zum Beispiel das «Rote Herz» vom Valentinstag, *Scarlet Woman* und das Quartier der «Roten Laterne». Alles hat irgendwie Bezug zur Sexualität. Rotes Licht stimuliert die Sex-Hormone des Mannes. Man hat diese Farbe lange Zeit mit Sinnlichkeit und Lust in Verbindung gebracht.

Im alten China symbolisierte die Farbe Weiss den Mann, die Transzendenz aller weltlichen Dinge, Tod und Trauer. Begräbniszeremonien wurden stets als das *Weisse Ereignis* bezeichnet. Bei Beerdigungen wurde weisse Kleidung getragen. Dieses Brauchtum hat sich im ganzen Osten bis heute erhalten.

In Indien tragen Unverheiratete traditionsgemäss Weiss. Die Farbe Weiss ist mit Yoga, Meditation und Shiva verbunden, der oft «weiss wie Kampfer» beschrieben wird.

In Tibet wird die *Weisse Dakini* verehrt; sie wird mit der «Beseitigung von Weltlichkeit» identifiziert.

Avalokiteshvara, der «Mitleidige Erretter», das Symbol der Transzendenz durch Beseitigung von Verblendung, wird als Weiss dargestellt.

Der Islam identifiziert die Farbe Weiss sehr stark mit Reinheit, Maskulinität, Führerschaft und Mystik.

Die mystische Bedeutung von Rot und Weiss kann nur ergründet werden, wenn man sowohl die inneren als auch die äusseren Aspekte von Mann und Frau in Betracht zieht. Wir werden sehen, dass die *weissen und roten Kräfte* in beiden existieren, aber bei Mann und Frau mit verschiedenen Funktionen verbunden sind. Die natürliche Bisexualität und die komplementären Attribute von Mann und Frau enthüllen sich im Kontext von Rot und Weiss.

Die Frau wird traditionsgemäss für empfänglich, intuitiv und lunar gehalten, verbunden mit dem Element Wasser. Wenn eine Frau stimuliert wird, gibt sie reichlich wässerige Sekretionen von sich; sowohl aus dem Mund (Speichel) als auch aus ihrer Yoni (sexueller Ausfluss).

Die Schriften von Taoismus und Tantra erklären, dass die Shakti oder Yin-Kraft der Frau unerschöpflich ist; vorausgesetzt allerdings, dass sie ein natürliches und harmonisches Leben führt. Eine Frau wird «wild», wenn ihre Leidenschaften aufgewühlt werden. Emotionen verursachen diese Erregung; sie verändern das Atemtempo und stimulieren

Die rote und weisse Stofflichkeit produzierenden Kräfte werden zum einheitlichen kreativen Potential. Physisch wird der Organismus zu einem umgestalteten, verklärten Körper, der aus geistig-spirituellem strahlendem Licht, aus Wonne und machtvoller Leere zusammengesetzt ist.
NAROPA

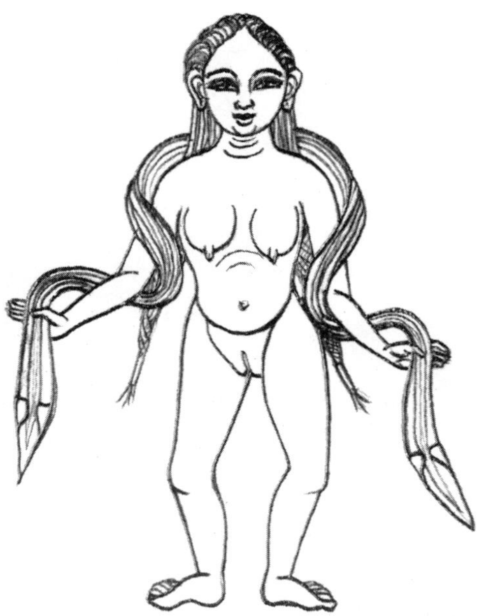

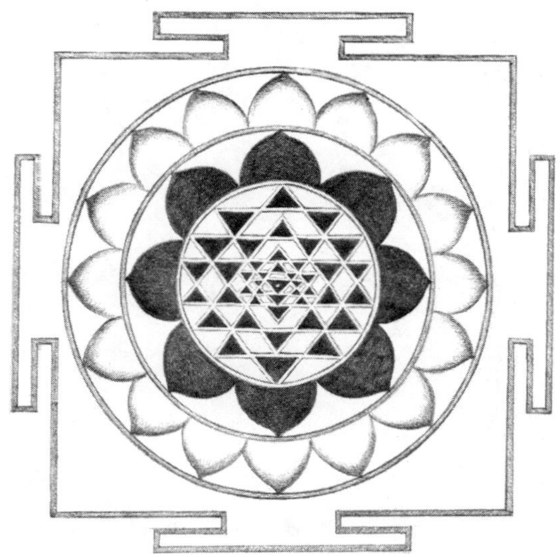

Die Weisse Dakini symbolisiert die Entfernung von Ignoranz und Weltlichkeit. Ihre Form wird als eine ideale Yogini veranschaulicht, die über die Macht verfügt, in die Weisheitslehren von Tantra einzuführen.
Nach einer tibetanischen Malerei aus dem späten 18. Jahrhundert.

Shri Yantra, ein mystisches Diagramm, das aus neun miteinander verflochtenen Dreiecken besteht. Die fünf nach oben zeigenden Spitzen symbolisieren Shiva-Prinzipien, und die Abwärts-Dreiecke symbolisieren Shakti-Prinzipien. Dargestellt als Weiss und Rot, beschwört dieses *Yantra* die Einheit von Shiva und Shakti.
Nach einer Malerei aus Rajasthan; ca. 1800.

das Nabel-Zentrum. Wenn eine Frau ihre monatliche Periode hat, verströmt sie rotes Blut, und nach einer Geburt produziert sie weisse Milch, um das Baby zu ernähren. Wenn Frauen emotionell aufgeregt oder stimuliert sind, weinen sie schneller als Männer.

Der Mann verkörpert die Eigenschaften Aggression und Logik. Traditionsgemäss ist er mit der Sonne und dem Element Feuer verbunden. Wenn ein Mann zornig wird, neigt er dazu, einen trockenen Mund und ein rotes Gesicht zu bekommen. Männer weinen nur selten, wenn sie aufgeregt sind, werden dafür aber wilder. Wenn die Leidenschaften eines Mannes stimuliert werden, beschleunigt sich sein Atem; sein *inneres Feuer* im Nabel-Zentrum der psychischen Transformation flammt auf. Bei sexueller Erregung weckt dies die schlafende Kundalini-Energie, seine *innere Frau,* die Welle um Welle in seiner Wirbelsäule aufsteigt und in seinem Kopf-Zentrum «den Mond schmilzt». Die physische Entsprechung des Kopf-Zentrums ist die Zirbeldrüse; sie reguliert und kontrolliert die sexuellen Sekretionen. Die sexuelle Stimulierung des Mannes kulminiert in der Ejakulation von weissfarbenem Samen.

Corakshapaddhati, ein bedeutender indischer Yoga-Text, erklärt: «Die Quintessenz des Körpers ist von zweierlei Art. Dies sind die *weissen und roten Bindus* (buchstäblich: «Samenkörner» oder «Spitzen»); erstere sind die Natur des Samens und letztere die Natur des Ovum.» In dieser Schrift heisst es weiter: «Der Samen ist ursprünglich im *inneren Mond des Kopf-Zentrums* konzentriert; er ist das Attribut von Gott Shiva, dem Yogi par excellence. Das Ovum ist ursprünglich in der *inneren Sonne des Nabel-Zentrums* konzentriert; es ist das Attribut von Shakti, der Göttin allen Werdens.»

Diese Schrift umreisst sehr klar die beiden Aspekte der lunaren und solaren Kräfte in den beiden hauptsächlichsten Körperzentren. Es ist interessant festzustellen, dass bei dieser Beschreibung der Lage der ursprünglichen archetypischen Sexualkräfte die normalen «weltlichen» Rollen von Shiva als Sonne und Shakti als Mond umgekehrt sind. Wieder einmal weist dies auf die ursprünglich hermaphroditische Natur des menschlichen Psycho-Organismus hin.

Jeder Mann und jede Frau sind das Produkt der Synthese aus Sperma und Ovum, aus «Samen» und «Ei».

Eine tantrische Schrift erklärt: «Samen wird im Körper des Mannes erzeugt; das Ei wird im Körper der Frau geschaffen. Dies findet statt durch die Einnahme von Nahrung, die richtig verdaut wird und dann sukzessive in Blut, Fleisch, Fett, Knochen, Mark und vitale Essenz verwandelt wird. Der gesamte Vorgang erfordert bis zur Vollendung

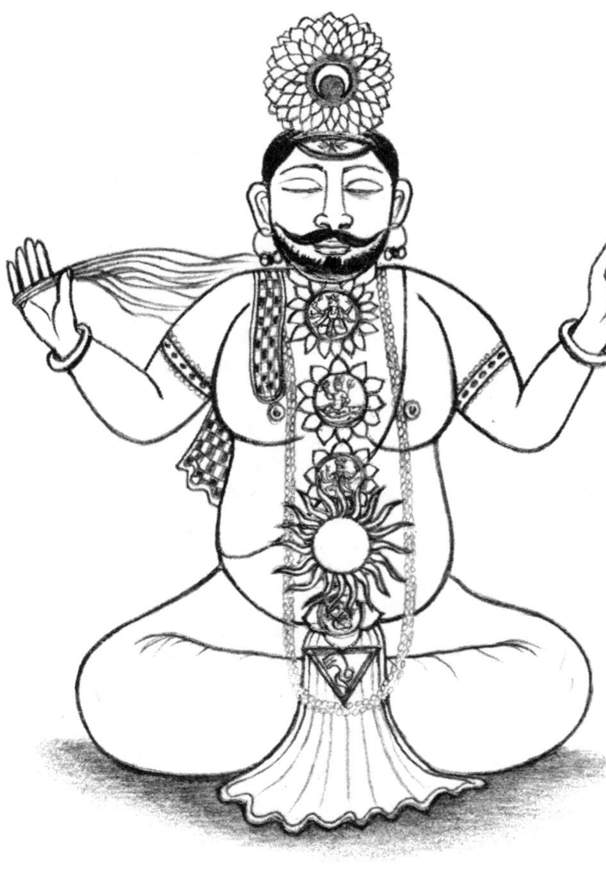

Ein tantrischer Yogi stellt die Zentren des Subtilen Körpers zur Schau. Der kühlende Mond des Kopf-Zentrums destilliert die psychische Hitze des Nabel-Zentrums.

Nach einer Miniaturmalerei aus Rajasthan; spätes 18. Jahrhundert.

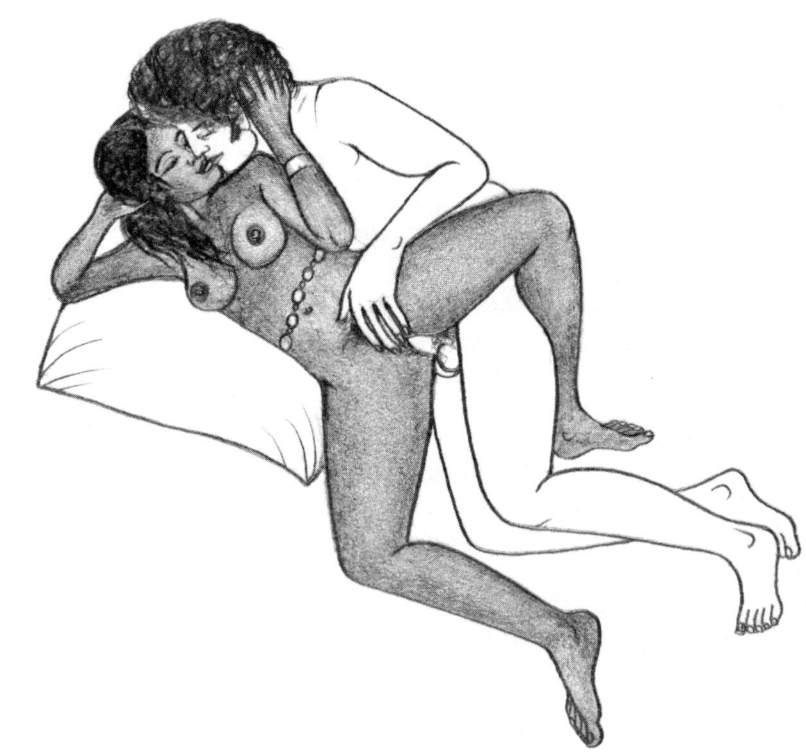

Indem das Paar sich selbst als rot und weiss vorstellt, kann es leichter die innere Sonne und den inneren Mond ihrer miteinander verbundenen Psychen heraufbeschwören. Die rechten und linken Vitalnerven des Subtilen Körpers werden durch diese tantrische Meditation in Harmonie gebracht.

genau achtundzwanzig Tage.» Diese Ein-Monats-Periode ist natürlich identisch mit dem Menstruations-Zyklus der Frau.

Im Körper des Mannes wird die verfeinertste Sublimierung der Nahrung in Sperma umgewandelt, das – gemäss Tantra – des Mannes geistige, emotionale und physische Charakteristika in *lebender* und übertragbarer Form enthält. Die moderne Embryologie bestätigt diese Ansicht.

Sperma ist eine sehr komplexe Substanz mit der Fähigkeit, noch lange nach der Ejakulation zu leben und «Bewusstsein» beizubehalten. Neuere Tests von Cleve Backster deuten an, dass ejakuliertes und aufbewahrtes Sperma die Präsenz des ursprünglichen Spenders «erkennt» und darauf reagiert. Diese Tests sind unter Laboratoriums-Bedingungen durchgeführt worden; dabei wurde eine als Polygraphie bekannte Technik benutzt. Es ist also eine durchaus logische Annahme, dass die gleiche Reaktion in Erscheinung tritt, wenn das Sperma sich im Körper einer Frau befindet. Die bewusste Resonanz zwischen Sperma und Spender noch lange nach der Ejakulation ist die vernunftmässige Erklärung dafür, dass menschliches Sperma benutzt wurde, um Amulette und Talismane mit angeblich magischen Kräften auszustatten.

Obwohl festgestellt worden ist, dass ejakuliertes Sperma unter normalen Bedingungen nur eine Lebensfähigkeit von ein paar Tagen hat, haben weibliche Schlangen (das Symbol der Kundalini-Energie) die Fähigkeit, Sperma einer männlichen Schlange zu speichern und es dazu zu benutzen, sich selbst noch nach sechs Monaten damit zu schwängern.

Sowohl tantrische als auch taoistische Schriften beschreiben Methoden für die Speicherung und Umwandlung von Sperma in einen «inneren lunaren Glanz», in den *Soma*. So heisst es zum Beispiel in einer Schrift: «Der Yogi kann seinen Samen veranlassen, bis ins Kopf-Zentrum aufzusteigen, wo er in *Soma* verwandelt wird, ins Elixier der Götter.»

Im Gegensatz zur Frau, die einen unbeschränkten Vorrat an vitaler Essenz besitzt

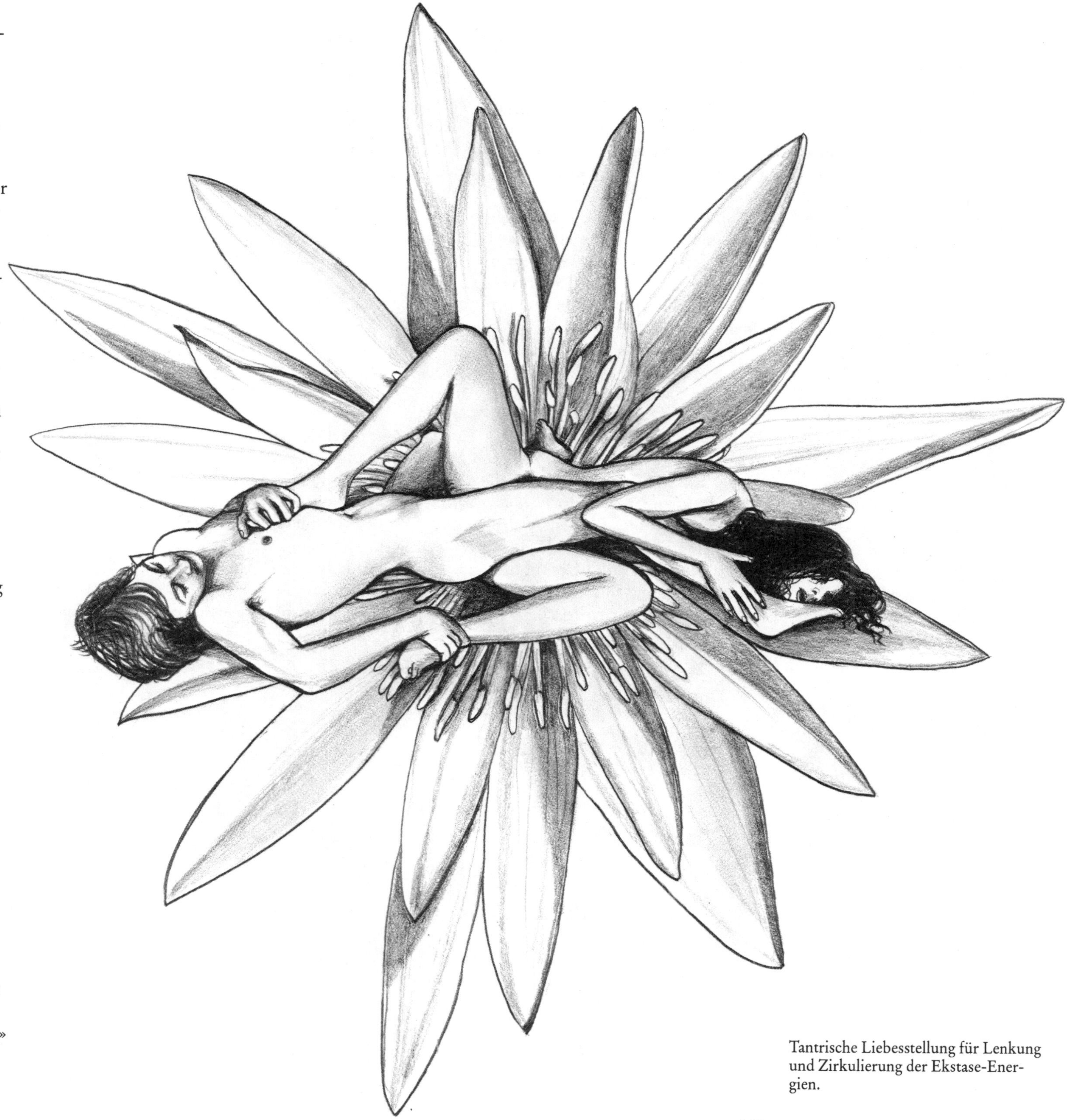

Tantrische Liebesstellung für Lenkung und Zirkulierung der Ekstase-Energien.

Ein Mann sollte sich vorstellen, dass in seinem Zinnober-Feld, direkt unterhalb vom Nabel, eine hellrote Essenz vorhanden ist, auf der Innenseite goldfarben und rot, mit weissen Streifen auf der Aussenseite. Er sollte sich vorstellen, dass sich diese Essenz in eine Sonne und in einen Mond teilt, die sich in dieser Region herumbewegen und dann zu einem Punkt an der Basis seines Gehirns aufsteigen, wo sich die beiden Hälften wieder miteinander vereinigen. Währenddessen sollte er sein Geschlechtsorgan ruhen lassen, tief in der Frau, während er oben den Speichel der Frau aufsaugt und unten ihre Sexual-Sekretionen absorbiert. Sobald er spürt, dass sich sein Samen bewegt, so dass es sehr bald zur Ejakulation kommen wird, sollte er sein Geschlechtsorgan schnell zurückziehen. Nur geübte Adepten können dies bewerkstelligen und erreichen. Sein Zinnober-Feld ist direkt unterhalb vom Nabel gelegen, und sein Kopf-Zentrum ist den beiden Augen gegenüber auf der Rückseite. Er sollte sich vorstellen, dass es die Form von Sonne und Mond hat, etwa drei Zoll im Durchmesser, und wie zu einer Form miteinander verschmolzen. Dies ist als Sonne und Mond in enger Verbindung *bekannt. Es ist sehr gut, sich während des Liebens auf dieses Bild zu konzentrieren.*

FANG-NEI-PU-I

und daher auch wiederholte Orgasmen hintereinander haben kann, macht der Mann das Sperma aus allen Teilen seines Körpers und unterliegt daher einer Beschränkung, wenn es darum geht, wie oft er während einer einzigen Liebessession ejakulieren kann. Sperma wird aus verdauter Nahrung über einen Zeitraum von einem Monat produziert. Ein Mann muss also stärkende Nahrung essen, um nach wiederholten Sperma-Ejakulationen den Verlust von vitalen Körper-Elementen zu ersetzen. Wenn ein Mann fortfährt, Sex bis zum Exzess zu haben, ohne genügend zu essen, wird er an einem bestimmten Punkt Blut ejakulieren.

Das *Rot und Weiss* der tantrischen und taoistischen Lehren wird als *Stofflichkeit produzierende Kräfte* bezeichnet. In der Aussenwelt ist die rote Kraft das *männliche Solar-Prinzip*, das Feuer-Element, während sie auf der inneren Ebene die *weibliche innere Sonne*, die Shakti, ist. Gleichermassen ist die weisse Kraft der äusseren Welt das *weibliche Lunar-Prinzip*, das Wasser-Element, während sie auf der inneren Ebene der *männliche innere Mond*, der Shiva, ist. Dieses subtile Spiel zwischen Aussen und Innen ist der Schlüssel zu vielen Übungen von tantrischem Yoga; dies führt zum Verständnis der gegenseitigen Beziehung von Makrokosmos zu Mikrokosmos.

Die Symbolik von Rot und Weiss durchdringt östliche Kunst und Ikonographie. Es ist ein Farbcode, der auf die aktiven und passiven Prinzipien, auf das «Plus» und «Minus» jeder Situation hindeutet. So schliesst zum Beispiel eine japanische Tachikawa-Schrift über sexuelle Mystik ein Farbbild des sexuellen Kosmogramms ein, das als das *Doppelte Mandala der Zwei Welten* bekannt ist. Es stellt einen Mann und eine Frau dar; beide sind mit Ausnahme ihres rituellen Kopfputzes nackt und liegen in sexueller Umarmung auf einer Lotosblume mit acht Blütenblättern. Er ist auf der Frau und hat den Kopf zwischen ihren Füssen, während sie den Kopf zwischen seinen Füssen hat. Beine und Arme sind ausgestreckt, um mit den acht Blütenblättern der Lotosblume übereinzustimmen. Der Körper des Mannes ist weiss; der Körper der Frau ist rot. Die Stelle, wo sie miteinander vereinigt sind, ist mit der magischen Silbe «A» markiert, die im Tantra der erste Vokallaut ist, der «Anfang aller Dinge».

In Tantra und Taoismus existieren viele ähnliche rote und weisse Diagramme. Manchmal sind sie figürlich, mitunter auch abstrakt.

Westliche alchimistische Abhandlungen bedienen sich der gleichen Farbsymbolik, deren Bedeutung identisch ist mit den orientalischen Schriften; zum Beispiel Schriften, die «Das Blut des Roten Löwen und die Tränen des Weissen Adlers» erwähnen, wobei es sich um den «Schatz der ganzen Erde» handeln soll. Dies sind verschleierte Berichte darüber, wie reine Spiritualität (das alchimistische «Gold») geschaffen werden kann, indem ein korrekter Ausgleich der roten und weissen Kräfte von Frau und Mann durch mystisches Lieben herbeigeführt wird.

Folgende Meditation kann sehr hilfreich sein: Ein Paar liegt in inniger sexueller Umarmung und stellt sich den Mann als weiss und die Frau als rot vor. Diese Übung ist ein machtvolles Hilfsmittel, um Sexualenergie zu wecken und zu kanalisieren. Wenn sie mit der detaillierteren Visualisierung der inneren Sonne als glühend rot und des inneren Mondes als kühlend weiss sowie mit den rechten und linken vitalen Nerven des Subtilen Körpers verbunden wird, so hat sie die Wirkung einer total transformierenden sexuellen Vereinigung.

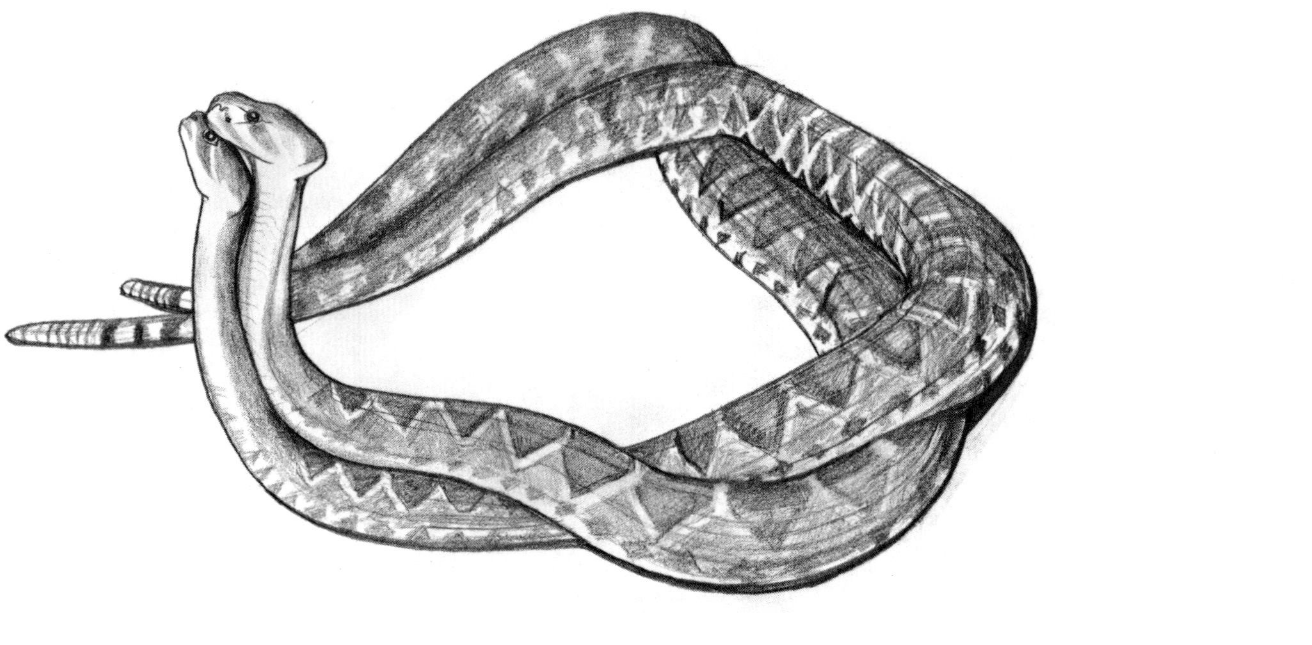

Schlangen vereint und sich auf Paarung vorbereitend.

Harmonisierung der Stimmung

Sowohl taoistische als auch tantrische Schriften über Sexualität betonen nachdrücklich, wie wichtig die vollkommene *Harmonisierung der Stimmung* zwischen Partnern ist.

Jeder erzwungene Liebesakt ist potentiell gefährlich für die Gesundheit.

Eine alte taoistische Schrift unterstreicht dies wie folgt: «Yin und Yang, das weibliche und männliche Wesensprinzip, werden gegenseitig voneinander beeinflusst. Wenn Yang nicht Yin erhält, ist es traurig; wenn Yin nicht Yang erhält, dann wird es nicht aktiv. Wenn der Mann lieben will, der Frau aber nicht danach zumute ist, dann bedeutet dies, dass ihre Herzen noch nicht in Harmonie sind und ihre vitale Essenz noch nicht erregt ist.»

Der taoistische Meister Tung gibt folgende Instruktionen für die Harmonisierung der Stimmung zwischen Liebenden:

«Er sollte sie bei ihrer zarten Taille fassen und ihren jade-gleichen Körper streicheln. Sie sollten darüber reden, dass sie miteinander verbunden sind, mit einem einzigen Herzen und mit einer einzigen Absicht. Sie sollten sich umarmen und küssen, gegenseitig an ihren Zungen saugen, sich eng aneinanderschmiegen. Jeder sollte Ohren und Kopf des anderen liebkosen. Oben beruhigen und unten stimulieren, so werden die vielen Koketterien enthüllt. Dann sollte die Frau den Jade-Stab des Mannes in die linke Hand nehmen, während der Mann das Jade-Tor der Frau mit der rechten Hand streichelt. Angeregt von der Lebenskraft des weiblichen Elementes wird der Jade-Stab des Mannes erregt. Stimuliert von der Lebenskraft des männlichen Elementes beginnt das Jade-Tor der Frau überzuschäumen, wie ein Strom, der in ein Tal fliesst. Wenn dieser Punkt erreicht ist, ist auch Harmonisierung der Stimmung erlangt.»

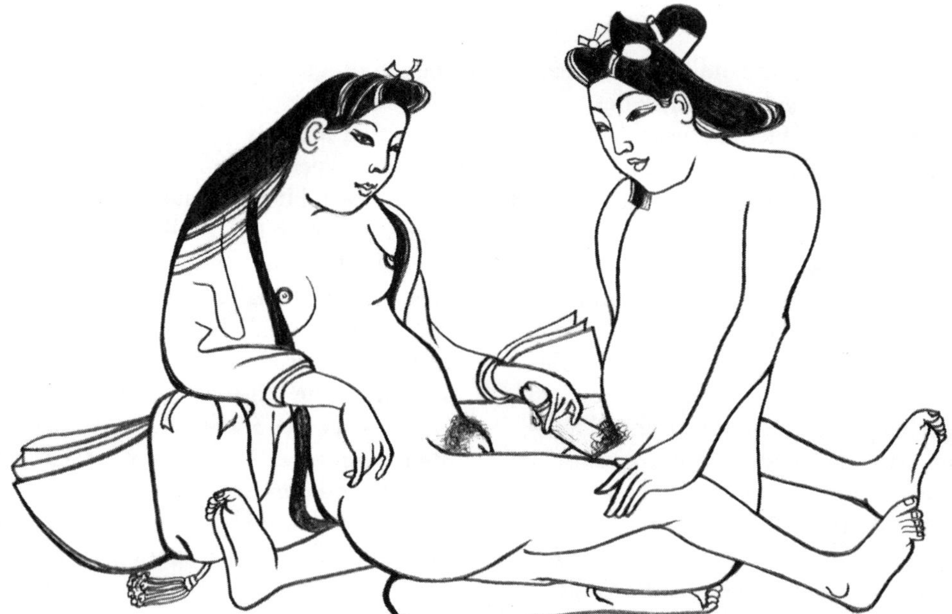

Taoistische Liebesstellung zur Harmonisierung der Stimmung.

Nach einem Holzschnitt des Meisters Moronobu; Japan, ca. 1680.

Wenn ein Paar sich lieben will, sollte es sich zunächst mit sanftem Vorspiel beschäftigen, damit ihre Stimmung harmonisiert wird und ihre Emotionen reaktionsfähig werden.

Die Stimulierung der Sinne ist für innere Harmonisierung von grundlegender Wichtigkeit.

Klassische indische Schriften schlagen vor, dass die Umgebung dazu benutzt werden sollte, um zur Harmonisierung der Stimmung beizutragen, desgleichen alle Vierundsechzig Künste, soweit dies angebracht ist.

Alle östlichen Abhandlungen über Sexualität erklären übereinstimmend, dass das Lieben niemals überstürzt werden sollte, damit sich eine Harmonisierung der Stimmung auf ganz natürliche Art und Weise ergeben kann.

Er sollte ihren Gürtel und den Knoten ihres Kleides lockern, die Unterwäsche nach oben streifen und die nackten Oberschenkel massieren. Er sollte sie einige der Vierundsechzig Künste lehren und ihr sagen, wie sehr er sie liebt.
KAMASUTRA

Jedesmal, wenn ein Mann Lieben möchte, gibt es eine bestimmte Reihenfolge für den Ablauf der Dinge. Man sollte sie unbedingt befolgen. Zuallererst sollte der Mann seine Stimmung mit der Stimmung der Frau harmonisieren. Nur dann wird sich sein Jade-Stab aufrichten.
SU-NU-CHING

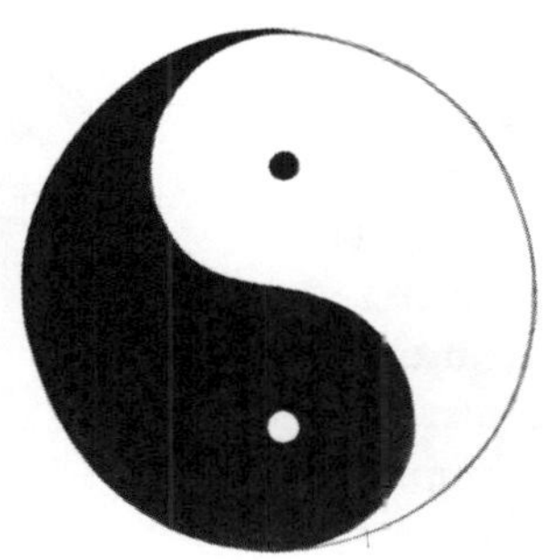

Yin und Yang in Vereinigung. Das Gleichgewicht von Yin und Yang erhält die kosmische Ordnung Tao aufrecht. Yin symbolisiert Zentrifugalkraft, Bewegung weg vom Zentrum, das weibliche Prinzip, Passivität, Empfänglichkeit, Nacht und das Wasser-Element. Yang symbolisiert die Zentripetalkraft, Bewegung zum Zentrum hin, das männliche Prinzip, Aggressivität, dynamische Aktivität, Tag und das Feuer-Element.

Vier Momente : Vier Freuden

Es gibt vier Basen der magischen Macht. Da ist die Herz-Basis, *die* Hals- *und* Kopf-Basis, *die* Nabel-Basis *und die* Sex-Basis. *Über jede dieser geheimen Basen führt eine Göttin oder Energie den Vorsitz.*
ADVAYASAMATA VIJAYA

Die Vier Freuden *sind bekannt als* Freude der Emotionen, Perfekte Freude, Absolute Freude *und* Angeborene Freude. *Ihre Manifestation ist bekannt als Lächeln, Blick, Umarmung und volle Vereinigung. Sie sind auch bekannt als* Vielfalt, Entwicklung, Vollzug *und* Transzendenz.
HEVAJRA TANTRA

Östliche esoterische Abhandlungen unterscheiden vier verschiedene Stadien des Liebens, die mit den vier hauptsächlichen psychischen Zentren verbunden sind, wo sexuelle Energie konzentriert und transformiert wird. Die vier Stadien werden durch erotische Signale ausgedrückt: Lächeln, erotischer Blick, Umarmung und sexuelle Vereinigung.

Tantra betrachtet die Stadien des Liebens als Spiegel einer grösseren Kosmologie, die die vierfache Entwicklung von Emotion, psychologischen Vorgängen, mystischen Heiligungen, Arten des Bewusstseins, psychischen Zentren, Meditationen, ursprünglichen Lauten, Farben, Formen, Visionen und ekstatischen Freuden mit den vier mystischen *Momenten der Vereinigung* verbindet: Vielfalt, Entwicklung, Vollzug und Transzendenz. In den Tantras ist öfters die Feststellung zu finden: «Alles geht zu viert.» Dies lässt sich ganz besonders anwenden auf die psycho-kosmische Betrachtungsweise der Sexualität, wie sie in östlichen mystischen Lehren zu finden ist.

Wenn ein Paar die natürliche Genesis des Liebens versteht, kann es sexuelle Ekstase kontrollieren und sie in eine erhebende, evolutionäre Richtung kanalisieren. Orgasmus kann auf Orgasmus aufgebaut und mit höchst persönlichen mystischen Erfahrungen verbunden werden.

Die vierfache Evolution der Ekstase vom erotischen Lächeln bis zum Geschlechtsverkehr ist mit biophysischen Veränderungen in beiden Partnern und mit psycho-physischen Erlebnissen verbunden. Die Wonne-Welle der Ekstase passiert vier spirituelle Wunschbereiche, vom physischen Kontakt über Sehnsucht und intensive Leidenschaft bis zur Transzendenz. In diesen vier Stadien wird das Empfinden der Liebe entwickelt und sublimiert.

Um die geheimen Lehren von Taoismus und Tantra voll und ganz zu verstehen, ist es wichtig, dass man die vierfache Natur der Sexualität in all ihren Manifestationen zu erkennen lernt. Die Tantras lehren, dass erotisches Lächeln, erotischer Blick und intime Umarmung durchwegs weltliche Ebenen des Sex sind, wohingegen die tatsächliche physische Vereinigung unirdisch oder «überweltlich» ist. Ähnlicherweise beziehen sich die Elemente Erde, Wasser, Feuer und Luft, die durch die psychischen Zentren von Sex- bis Nabelregion, Herzregion und Halsregion aufgelöst werden (s. Tabelle «Vierfache Evolution der Ekstase gemäss tantrischer Tradition»), auf die Erhaltung der physischen Existenz, während sich das Element Raum und das Kopf-Zentrum auf Transzendenz und nichtphysische Existenz beziehen.

Jedes der vier Stadien der Ekstase ist verbunden mit einer Art von Bewusstsein und einer besonderen Art von mystischer Erfahrung; jedes Stadium wird in der tantrischen Tradition als separate Initiation verstanden.

Mantras, besonders diejenigen, die in der Tabelle angeführt sind, und Visualisierungen können bei der Abstimmung der gemeinsamen Ekstase-Erfahrungen hilfreich sein.

Die Vier Momente und die Vier Freuden können nicht adäquat beschrieben werden; es lässt sich auch nicht darüber schreiben. Sie müssen bewusst und voller Freude vom Paar erlebt werden. Durch Meditieren über das vierfache Mysterium der Erotik wird das Herz besser befähigt, andere zu erreichen.

Die Tantras unterscheiden vier Typen von Frauen und raten einem Mann, in den *Vier Techniken* gut versiert zu sein. Diese vier Techniken operieren sowohl auf physischer als auch auf psychischer Ebene: Abwärts-Bewegung, Zurückhaltung, Rückwärts-Bewegung und Sättigung. Diese sind auch mit der Produktion der «Vier Freuden» verbunden. Eine tibetische Schrift erklärt sie wie folgt:

Abwärts-Bewegung ist wie ein Schmied, der einen Metallspiegel behämmert; veranlasst die Vier Arten der Lust langsam herabzusteigen, wie eine Schildkröte, vom Kopf zur Sexualre-

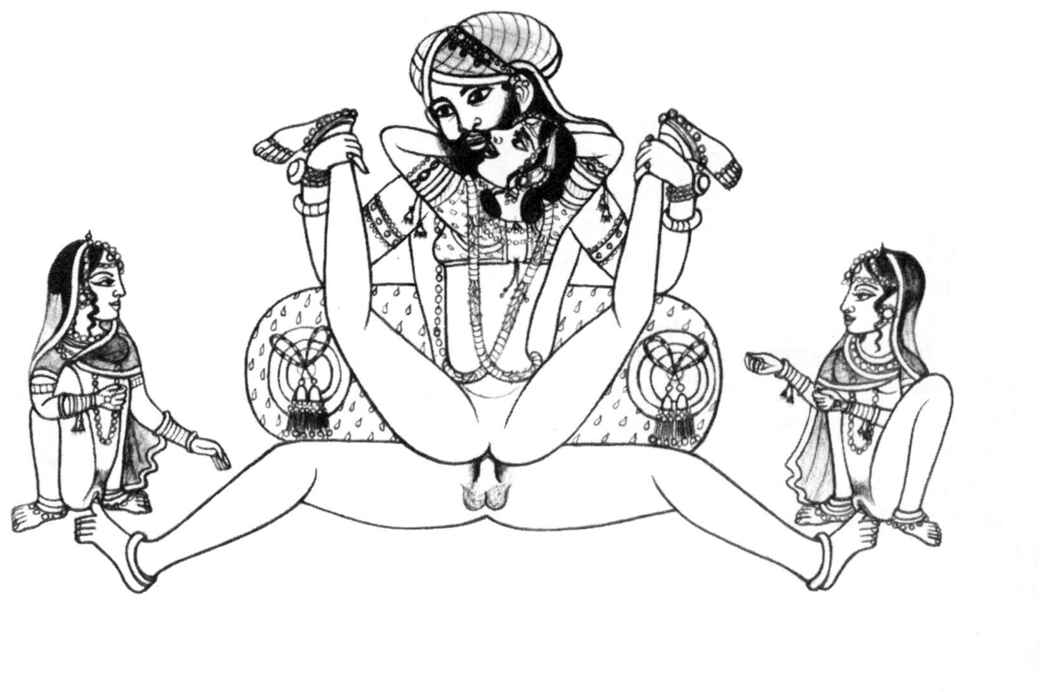

Ein Hindu-Maharaja praktiziert mit seiner Gefährtin und deren beiden Dienerinnen eine tantrische Liebesstellung. Dieser Typ von Stellung symbolisiert die Einheit der drei subtilen Hauptkanäle des Tantra.

Nach einer Miniaturmalerei aus Rajasthan; 18. Jahrhundert.

gion, um so die Freuden in ihrer natürlichen Reihenfolge zu realisieren.

Zurückhaltung besteht darin, die Lust so zu halten und zu bewahren, wie man es mit einer Lampe im Sturm tun würde.

Rückwärts-Bewegung ist wie ein Elefant, der Wasser trinkt; veranlasst die Vier Arten der Lust, zur Kopfregion aufzusteigen und dort zu verharren.

Sättigung ist wie ein Bauer, der seine Felder bewässert; dies muss sehr sorgfältig geschehen, um ganz sicher zu sein, dass jede Pore der Haut vom Vollzug der Liebe voll und ganz gesättigt wird.

Wenn ein Paar das visuelle Bildwerk der Vier Techniken im Sinn behält, kann es lernen, Welle auf Welle der Liebe zu erzeugen und die Vier Momente wahrhaftig in Vier Freuden zu kanalisieren.

Vierfache Evolution der Ekstase gemäss tantrischer Tradition:
Fortschreitend von Stadium 1 bis 4

	1	2	3	4
Erotisches Signal	Erotisches Lächeln	Erotischer Blick	Intime Umarmung	Sexuelle Vereinigung
Physisches Erfordernis	Verehrung	Bewunderung	Einstimmung	Sexuelle Befriedigung
Spirituelles Verlangen	Physischer Kontakt	Sehnsucht	Intensive Leidenschaft	Transzendenz
Psychisches Zentrum	Nabelregion bis Sex-Zentrum	Herzregion	Halsregion	Kopfregion
Anzahl der Nervenkanäle	64	8	16	32
Laut des Zentrums (Farbe)	Ham (Weiss)	Hum (Schwarz)	Om (Rot)	A (Gelb bis Sonnenrot)
Element	Wasser und Erde	Feuer	Luft	Raum
Laut des Elements	Vang und Lang	Rang	Yang	Hang
Form für Visualisierung	Kreis und Viereck	Dreieck	Halbmond	Flammenspitze
Farbe der Form	Weiss und Gelb	Rot	Dunkel	Hell wie Vollmond
Art des Bewusstseins	Wachen	Schlafen	Träumen	Darüber hinaus (Vierte Dimension)
Mystischer Moment der Vereinigung	Vielfalt	Entwicklung	Vollzug	Transzendenz
Art der Freude	Emotional	Perfekt	Absolut	Angeboren

Stadien 1 bis 3 beziehen sich auf weltliche Ebenen des Handelns.
Stadium 4 bezieht sich auf Handeln ausserhalb dieser Welt.

Der Kuss

Küssen ist von vielerlei Art: Gemässigt, konzentriert, gedrückt und weich. Unterschiedliche Küsse sind für unterschiedliche Stimmungen geeignet und angebracht.
KAMASUTRA

Der Kuss kann einen grossen Bereich an Emotionen ausdrücken; von Sanftheit, Zärtlichkeit und Rücksicht bis zu den Höhen der Erotik und wilden Leidenschaft.

Die alten Schriften des Taoismus betonen die Wichtigkeit des tiefen, erotischen Küssens und ordnen es nur dem Liebesakt selbst unter.

Im Osten ist das Küssen immer als sehr intimer Teil des Liebens betrachtet worden. Noch heute sieht man selten, dass sich chinesische oder indische Paare in der Öffentlichkeit küssen. Bis vor kurzem war der Kuss sogar noch aus indischen Filmen verbannt.

Die meisten Kulturen machen Gebrauch vom Mund-Kontakt, um Gefühle auszudrükken, angefangen von lässiger Begrüssung bis zu erotischem Austausch. Bei gewissen primitiven Stämmen ist der Kuss jedoch praktisch unbekannt. Eskimos begrüssen sich, indem sie ihre Nasen aneinanderreiben; sie konzentrieren sich auf den gegenseitigen Austausch des Atems und auf den subtilen Duft der Haut.

Wenn ein Paar leidenschaftliche Küsse austauscht, lösen sich alle Barrieren auf. Wenn Liebende sich tief in die Augen sehen, tritt eine Harmonisierung der Stimmung ein. Der Mund-zu-Mund-Kuss – oder «Kontakt der oberen Tore», wie es im Tantra genannt wird – kann mit Kenntnis und Vergnügen angewandt werden, um Empfindungen aufeinander abzustimmen und Emotionen zu harmonisieren.

Der Kuss ist ein mächtiger Aspekt des Vorspiels; er steht der Vereinigung von Lingam und Yoni am nächsten. Es wird gesagt, dass Form und Grösse der Yoni einer Frau von der Form ihres Mundes abgeleitet werden kann. Auf das Lingam des Mannes kann man aus der Grösse seiner Nase schliessen.

Tantra lehrt, dass der Mund die Charakteristika von Lingam (Zunge) und Yoni (Mund und Lippen) kombiniert.

Erotisches Küssen bietet die Gelegenheit, sowohl männliche als auch weibliche Eigenschaften zu erforschen. Aktive und passive Rollen werden bereitwillig miteinander ausgetauscht, wenn jede Zunge in den Mund des anderen eindringt. So kann der Kuss zum Experimentieren und zur Entwicklung von Aktionen und Rhythmen benutzt werden, die sich auf Lingam und Yoni ausdehnen lassen.

Wenn eine Frau von Leidenschaft erregt ist, sollte sie mit ihren Händen die Augen ihres Geliebten verdecken, die eigenen Augen schliessen und die Zunge in seinen Mund stossen. Sie sollte sie hin und her, hinein und heraus bewegen, und zwar mit angenehmer Bewegung, die auf noch intimere Formen bevorstehender Freude hindeutet.
ANANGA RANGA

Das Küssen wird in indischen Liebesabhandlungen erforscht; darin werden die Körperteile aufgezählt, die für das Küssen besonders geeignet sind.

Im *Kamasutra* werden als spezifische Stellen für das Küssen genannt: Stirn, Augen, Wangen, Hals, Brüste, Lippen und Mund; desgleichen Oberschenkel, Arme, Nabel und Yoni.

Wenn ein Kuss mit bewusster Absicht plaziert wird, übermittelt er sehr effektiv psychischen Schutz und stimuliert die psychischen Zentren und Kanäle. Wird der Mund der Reihe nach auf verschiedene Körperstellen gedrückt, so kann damit der Subtile Körper zum Leben gebracht und die Gefühle können geweckt werden.

Das *Kamasutra* führt drei Arten von Küssen an, die besonders für eine *junge* Frau geeignet sind. Es sind dies der *Nominal-Kuss* (wenn sie die Münder nur knapp berühren), der *Pulsierende Kuss* (wenn die Frau ihrer Unterlippe bewegt, während der Liebhaber seine Lippen auf den Mund der Frau drückt) und der *Berührungs-Kuss* (wenn die Frau ihre Zunge benutzt). Danach wird noch eine Anzahl anderer Kuss-Typen beschrieben:

Der gerade Kuss:
Wenn die Lippen der beiden Liebenden in direkten Kontakt miteinander gebracht werden.

Der gebeugte Kuss:
Wenn die Köpfe der beiden Liebenden einander zugeneigt sind.

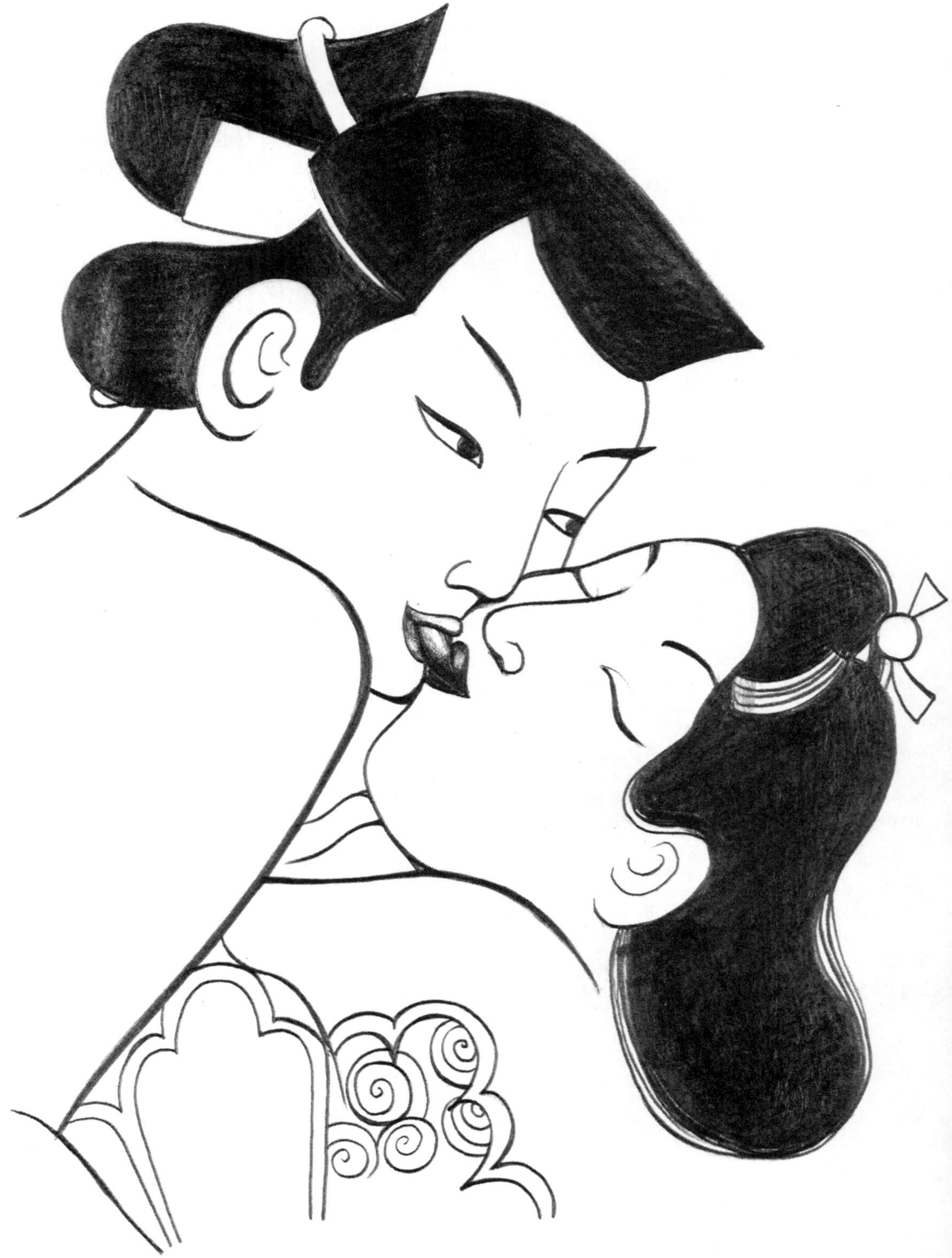

Im Orient wird Küssen als eine erotische Kunstform angesehen.
Nach einem Holzschnitt aus dem 17. Jahrhundert; Japan.

Der Aufwärts-Kuss:
Wenn einer der beiden Partner das Gesicht des anderen nach oben wendet, indem er Kopf und Kinn festhält.

Der gedrückte Kuss:
Wenn die Unterlippe fest gedrückt wird.

Der stark gedrückte Kuss:
Wenn die Unterlippe festgehalten, mit der Zunge berührt und sehr stark gedrückt wird.

Der Kuss der Oberlippe:
Wenn ein Mann die Oberlippe der Frau küsst, während die Frau die Unterlippe des Mannes küsst.

Der klammernde Kuss:
Wenn einer der Partner beide Lippen des anderen zwischen die eigenen Lippen nimmt.

Kampf der Zungen:
Wenn einer der Partner Zunge, Zähne und Gaumen des anderen mit der eigenen Zunge berührt.

Inniges Küssen erzeugt einen Austausch vitaler Säfte zwischen den Partnern. Tantra lehrt: Wenn ein Paar sich liebt, produzieren ihre Körper subtile Sekretionen, die gegenseitig vitalisierend und nährend wirken. Speichel hat eine spezielle Eigenschaft, die eine harmonisierende Wirkung auf die Yin- und Yang-Kräfte des Paares hat (s. «Medizin der drei Gipfel»). Eine tantrische Technik des Liebens schlägt vor, dass die Frau, wenn ihr Orgasmus herannaht, die Zunge an den oberen Gaumen, direkt hinter den Vorderzähnen, legen soll. Dann wird die Zunge dem Partner angeboten, damit er sanft und liebevoll den süssen Speichel einsaugen kann, der durch ihren Höhepunkt produziert wird. Dies ist ein ganz spezielles Geheimnis, das für das Paar von grossem heilsamem und medizinischem Wert ist.

Man sollte lernen, Gesichtsmuskeln und Mund beim Küssen zu entspannen. Man denke daran: Küssen gestattet den wichtigen Flüssigkeiten der Ekstase, sich in den Zwillings-«Schmelztiegeln» der Münder miteinander zu verbinden und zu vermengen.

Wenn die Kunst des Küssens kultiviert wird, dann wird das Lieben viel intensiver und befriedigender.

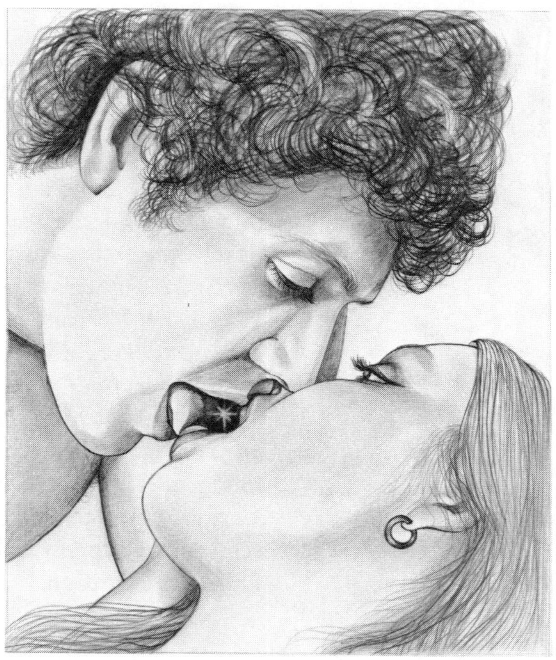

Das Geheimnis der Oberlippe

Tantrische Schriften weisen darauf hin, dass die Oberlippe einer Frau eine der erogensten Zonen ihres Körpers ist. Sie erklären diese spezielle Sensitivität mit einem subtilen Nervenkanal, der Gaumen und Oberlippe mit der Klitoris verbindet. Bekannt als *Muschel-ähnlicher Weisheits-Nerv;* diesen Namen verdankt er seiner Form, denn er weist am unteren Ende viele Windungen wie eine Muschel auf. Viele Schriften deuten an, dass das Küssen der Oberlippe und oraler Sex eine spezielle Art von Stromkreis erzeugen, durch den Energie fliesst.

Das Küssen der Oberlippe wird sowohl im *Kamasutra* als auch im *Ananga Ranga* erwähnt. Ein Mann kann die Oberlippe einer Frau stimulieren, indem er sanft daran knabbert und saugt, während die Frau mit seiner Unterlippe spielt und dazu Zähne und Zunge benutzt. Wenn die Zähne sorgfältig unter Kontrolle gehalten werden, so dass sie eher Lustwellen statt Schmerz erzeugen, dann kann diese Praxis für beide Partner sehr erregend sein.

Japanischer Fingerdruck (Shiatsu) zur Entspannung und Verschönerung des Körpers verbindet die Oberlippe mit den Verdauungs- und Sexualregionen. Die Massage der Oberlippe setzt sexuelle Energie frei und stimuliert sexuelle Triebe.

Eine alte indische Tradition sieht folgendes vor: Eine kleine Menge Goldstaub, sehr fein gemahlen, soll mit etwas Honig vermischt und auf Zunge und Oberlippe neugeborener Kinder aufgetragen werden. Diese Praxis wird besonders bei Mädchen angewendet, weil man glaubt, dass dadurch Wohlstand vermittelt und Schönheit und Sinnlichkeit gesteigert werden. Indische medizinische Schriften erklären, dass eine Kombination

Wenn ein Mann die Oberlippe einer Frau küsst, dann ist dies als der Spezial-Kuss der Oberlippe *bekannt. Zu einem solchen Zeitpunkt sollte sie seine Unterlippe küssen.*
KAMASUTRA

Wenn eine Frau von Verlangen erfüllt ist, sollte sie die Unterlippe des Mannes zwischen die Zähne nehmen, sanft daran herumkauen und behutsam hineinbeissen. Er sollte das gleiche mit ihrer Oberlippe tun, aber sorgfältig darauf achten, nur sehr sanft daran zu saugen. Auf diese Weise werden beide gleichermassen sexuell erregt, und ihre Leidenschaft wird viel Hitze produzieren.
ANANGA RANGA

Beim Küssen erfolgt ein Austausch vitaler Sekretionen und Energien. Taoistische und tantrische Lehren betonen den Harmonisierungswert von tiefem erotischem Küssen.

Diejenigen Umarmungen, die in den Abhandlungen über Liebe nicht erwähnt werden, sollten zur Zeit sexueller Freude praktiziert werden, falls sie in irgendeiner Weise dazu beitragen können, Liebe oder Leidenschaft zu steigern. Wenn das Rad der Liebe erst einmal in Bewegung gesetzt ist, gibt es keine absolute Regel.
KAMASUTRA

Welche Gedanken auch immer den Geist beschäftigen mögen, sie verschwinden vollkommen unter dem Ansturm leidenschaftlicher Umarmung. Wenn eine Frau und ein Mann in allem eins sind, wenn sie sich eng umschlungen halten, dann gibt es nichts auf der ganzen Welt, was die Freude dieses Moments übertreffen könnte.
KUTTNI MAHATMYAM

aus Gold und Honig die Kreativität stimuliert.

Der *Goraksha Vijaya*, eine bedeutende yogische Schrift, stellt fest: «Es gibt eine Leitung vom Mond-Zentrum des Kopfes zur Wölbung in der Gaumenregion und zur Oberlippe. Diese Leitung wird *Shankini Nadi* genannt und ist ein geschwungener Kanal, durch den das Grosse Elixier fliesst. Dieser Kanal ist wie eine Schlange, die an jedem Ende einen Mund hat. Unten steigt er zum Lotos ab. Dieser Nerv ist bekannt als die geheime oder zehnte Tür des Körpers; durch sie fliesst ein subtiler Nektar.»

Wenn eine Frau sich vorstellen kann, wie der subtile Nerv von ihrer Klitoris zur Oberlippe führt, dann wird sie imstande sein, ihn zu wecken und sexuelle Energie bewusst hindurchzuleiten.

Diesen Nerv muss man sich als eine leere, aber vibrierende Röhre vorstellen; am unteren Ende mit einem Mund. Tiefes Atmen in Verbindung mit der Kontraktion der Yoni veranlasst diesen Nerv, stimuliert zu werden. Wenn eine Frau Kontrolle über diesen geheimen tantrischen Nerv gewinnt, kann sie die Lust des Liebens steigern, sowohl für sich selber als auch für ihren Partner.

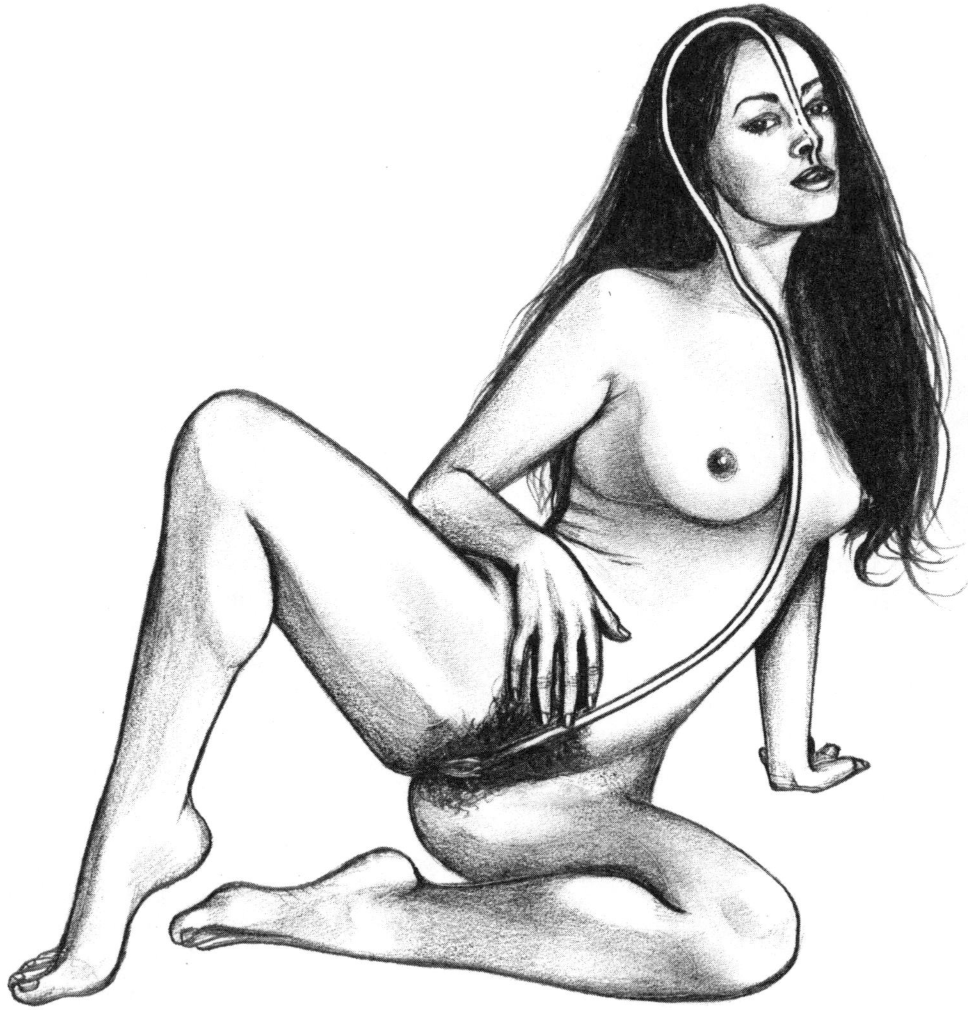

Tantra lehrt, dass die Frau einen subtilen Nerv hat, der ihre Klitoris mit der Region der Oberlippe verbindet. Bekannt als muschelähnlicher Weisheits-Nerv leitet er orgastische Energie.

Die Umarmung

Alle Kontakte zwischen den Körpern von Liebenden sind als irgendeine Form der Umarmung bekannt. Die Umarmung hat eine grosse Reichweite von Bedeutung, angefangen von freundschaftlichem An-sich-drücken bis zur leidenschaftlichen Umschlingung mit Gliedmassen. Die Umarmung stellt nicht nur einen rein physischen Kontakt der Körper dar, sondern auch die Absichten und Emotionen hinter diesem Kontakt. Jeder physische Kontakt zwischen dem Paar kann als Umarmung bezeichnet werden, wenn er motiviert wird von Liebe oder vom Verlangen, Intimität auszudrücken. Wenn Partner sich an den Händen halten und die Finger ineinander verschlingen, dann kann man sagen, dass sich die Hände umarmen. Das *Kamasutra* weist darauf hin, dass sogar Kopfwäsche als eine Form von Umarmung angesehen werden kann.

Ein Kind erlebt die Liebe der Mutter in Form von liebevollen Umarmungen. Ohne diesen körperlichen Kontakt entbehrt das Kind etwas und beginnt neurotische Symptome zu zeigen. Tiere in der Wildnis verbringen viel Zeit damit, physischen Kontakt mit einem anderen Tier aufzunehmen, sei es durch Spielereien, durch Zusammenkuscheln, durch das Putzen von Gefieder und so weiter. Ein solcher Vorgang bindet die Tiere aneinander, stimuliert Anerkennung und harmonisiert die Gruppe.

Sowohl das *Kamasutra* als auch der *Ananga Ranga* zählen acht Arten von Umarmung auf, die alle sehr schön beschrieben werden. Nachstehend eine Synthese der verschiedenen Typen von Umarmungen gemäss indischer Tradition.

Winden wie eine Schlingpflanze

Dies ist eine Umarmung im Stehen. Die Frau klammert sich an den Körper des Mannes, und zwar auf die gleiche Weise, wie sich eine Schlingpflanze um einen Baumstamm windet. Die Frau sollte ein Bein anheben und es um den Oberschenkel des Mannes legen, während sie ihn wiederholt küsst und seinen Kopf herunterzieht.

Klettern auf einen Baum

Dies ist ebenfalls eine Umarmung im Stehen. Der Mann steht da, und die Frau stellt einen Fuss auf einen Fuss des Mannes. Sie hebt ein Bein bis zur Höhe des Oberschenkels des Mannes an. Sie drückt sich leidenschaftlich an ihn. Dann umschlingt sie mit beiden Armen seine Taille, und zwar auf die Art, wie ein Mann sich darauf vorbereitet, auf eine Palme zu klettern. So sollte sie ihn festhalten und sich kräftig an ihn drängen. Sie sollte ihren Körper über seinen beugen und ihn küssen, als trinke sie das Wasser des Lebens.

Mischung aus Reis- und Sesam-Samen

Dies kann eine Umarmung im Stehen als auch im Liegen sein. Das Paar sollte sich so eng umschlungen halten, dass Arme und Oberschenkel des einen von Armen und Oberschenkeln des anderen total umklammert sind und sich aneinander reiben. Dann kann Kontakt zwischen Lingam und Yoni hergestellt und einige Zeit beibehalten werden.

Mischung aus Milch und Wasser

Das Paar umarmt sich leidenschaftlich, als wollte jeder in den Körper des anderen eindringen. Die Gliedmassen des einen berühren die entsprechenden Gliedmassen des anderen, als wollten sie sich miteinander verbinden. Diese Form der Umarmung kann in stehender, sitzender oder liegender Position ausgeführt werden.

Umarmung der Oberschenkel

Einer der beiden Liebenden presst einen oder beide Oberschenkel des anderen zwischen die eigenen Beine. Dies kann in einer Anzahl verschiedener Positionen ausgeführt werden.

Umarmung der Mitte

Der Mann presst den mittleren Teil der Frau, also Hüften, Lenden und Oberschenkel, an die eigenen entsprechenden Körperteile. Dieser Typ der Umarmung ist vor allem in sitzender Position sehr angenehm, wobei die Frau auf dem Mann sitzt oder umgekehrt.

Umarmung der Brüste

Der Mann legt seine Brustwarzen an die Brüste seiner Partnerin. Er sollte sehr dicht bei ihr sitzen und die Augen geschlossen halten, während die Frau sich an ihn drängt. Dies erzeugt Erregung und erotisches Entzücken.

Umarmung der Stirn

Dies geschieht, wenn eine Stirn die andere berührt. Grosse Zuneigung wird gezeigt, wenn die Arme eng um die Taille gedrückt sind und gegenseitiger Kontakt zwischen Stirn, Brauen, Wangen, Mund, Brüsten und Bäuchen hergestellt wird.

Diese acht Variationen der Umarmung sind keineswegs schon das volle Ausmass der Möglichkeiten. Sie drücken jedoch verschiedene Stimmungen aus und werden als solche oft in der indischen Kunst dargestellt. Die Umarmung ist ein wichtiger Aspekt des Vor- und Nachspiels. Eine blosse Berührung oder Umarmung, wenn sie bewusst vorgenommen wird, kann sehr viel zur Harmonisierung von Stimmung und Emotionen beitragen. Irgendwelche Gefühlsunterschiede oder Emotionen des Getrenntseins können durch liebevolle Umarmungen überwunden werden.

Benutzen Sie die Umarmung, um sich und ihren Partner möglichst nahe zusammenzubringen und als einen Teil der Vorbereitung auf die sexuelle Vereinigung. Vereinigen Sie Körper und Herzen in inniger Umarmung. Lösen Sie alle weltlichen Probleme durch zartes oder leidenschaftliches Verschmelzen von Körper und Seele.

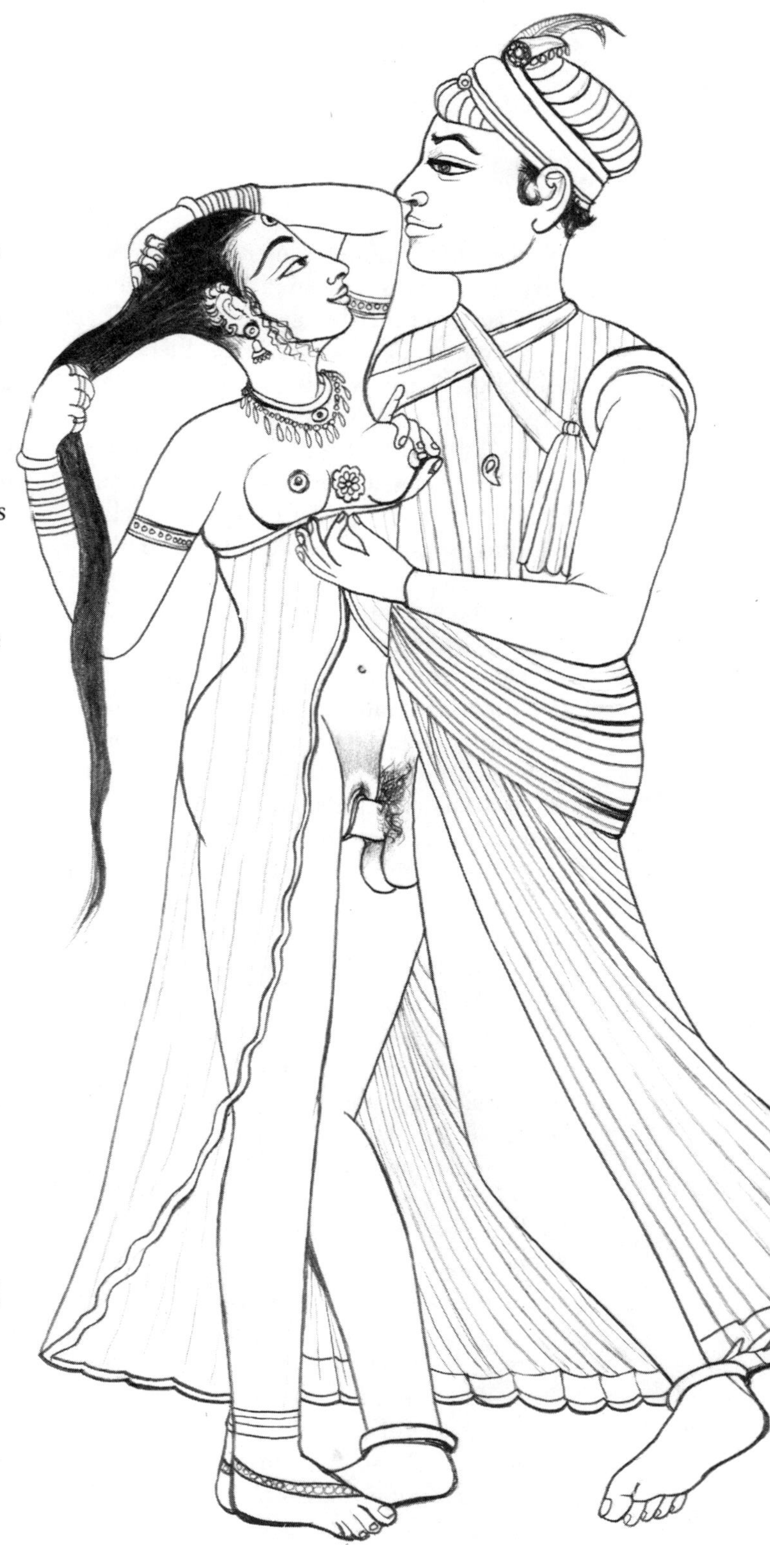

Ein Prinz und eine Dame in stehender Umarmung.

Nach einer Miniaturmalerei in der Sammlung des Königs von Nepal; ca. 1830.

Das Erste Mal

Für das Lieben gibt es immer ein *Erstes Mal.* Bei der ständig wachsenden Liberalisierung der sexuellen Einstellungen im Westen gibt es eine Tendenz, den ersten Akt des Liebens als beiläufiges Ereignis zu betrachten. Und doch ist gerade dieses Erste Mal von tiefer Wirkung auf die Psyche. Eine recht beachtliche Anzahl von Menschen hat grosse Schwierigkeiten, nach einem ersten enttäuschenden sexuellen Erlebnis Ängste und Schuldgefühle zu überwinden. Solch ein Erlebnis hat oft einen lang andauernden Einfluss, wie jeder Psychiater bestätigen kann.

Der Verlust der Jungfräulichkeit erweist sich oft als ein traumatisches oder enttäuschendes Ereignis für ein junges Mädchen. Im Osten wurde die Ehe traditionsgemäss unmittelbar nach dem Einsetzen der Pubertät eingegangen. Mädchen und Jungen hatten daher Gelegenheit, ihre Sexualität bereits beim Heraufdämmern zu erforschen, und zwar innerhalb einer festen, verpflichtenden Beziehung. Im Westen wurde bis vor kurzer Zeit von einer Frau erwartet, bis zur Ehe Jungfrau zu bleiben, und eine Heirat fand nicht selten erst ziemlich spät im Leben einer Frau statt. So musste sie jahrelang unter sexueller Frustration und Ungewissheit leiden.

In Indien und bei gewissen Stämmen in Afrika wurden Mädchen zeremoniell mit einer symbolischen Nachbildung des Shiva-Lingam defloriert, einem rituellen Gegenstand, der eigens für diesen Zweck bereitgehalten wurde. Oder ein Mädchen musste sich auf das Lingam einer Shiva-Statue hocken. Diese Zeremonie fand oft vor dem ganzen Stamm statt und war ein Anlass zum Feiern. Bei manchen Stämmen wurde die Defloration von Jungfrauen von einer älteren Frau vorgenommen. So merkwürdig dieser Brauch dem modernen Menschen im Westen auch erscheinen mag, es befreite den Mann von der Last der Defloration und machte sie zu einem rituellen Akt. In mancher Hinsicht scheint dies der modernen Tendenz vorzuziehen sein, dass ein junges Mädchen seine Unschuld entweder wahllos weggibt oder aber sie ängstlich hütet.

Der Parfümierte Garten, ein arabisches Buch aus dem 16. Jahrhundert, stellt fest: «Ein Bewerber, der Heirat in Betracht zieht, sollte sich eine Jungfrau aussuchen, die ihn dauerhaft lieben und niemals den Mann vergessen wird, der ihr die Unschuld nimmt.» Diese Feststellung enthält eine gewisse psychologische Wahrheit, denn es ist wichtig, dass die Erfahrung des Ersten Mals so bedeutungsvoll wie möglich ist.

Wenn ein Mann sich in der Position befindet, der erste Liebhaber eines Mädchens zu sein, sollte er sich dieser Ehre bewusst sein und auch der damit verbundenen Verantwortung. Er sollte sanft alle ihre Ängste beseitigen und sie ermutigen, sich sorgfältig für ihn zu öffnen.

Für ein Mädchen ist es ein Erlebnis, das einmalig im Leben ist. Der Mann sollte sich dessen bewusst sein und sie wie eine Göttin behandeln. Er sollte sich vorstellen, der Vertreter von Gott Shiva zu sein, des Obersten Yogi. Behutsam und im Geiste des Dienens sollte er sie in den Sex einweihen.

Für einen Jungen ist das Erste Mal üblicherweise weniger mit dem Gefühl eines «Verlustes» verbunden, wie es bei Mädchen der Fall ist. Die Einführung eines Jungen in die Wunder der Sexualität ist oft höchst erfolgreich, wenn sie von einer älteren oder erfahrenen Frau vorgenommen wird. Wenn beide Partner noch unerfahren sind, kann ein plötzlicher Verlust der Erektion oder eine vorzeitige Ejakulation ernsthafte Probleme schaffen. Eine erfahrene Frau kann mit Sorg-

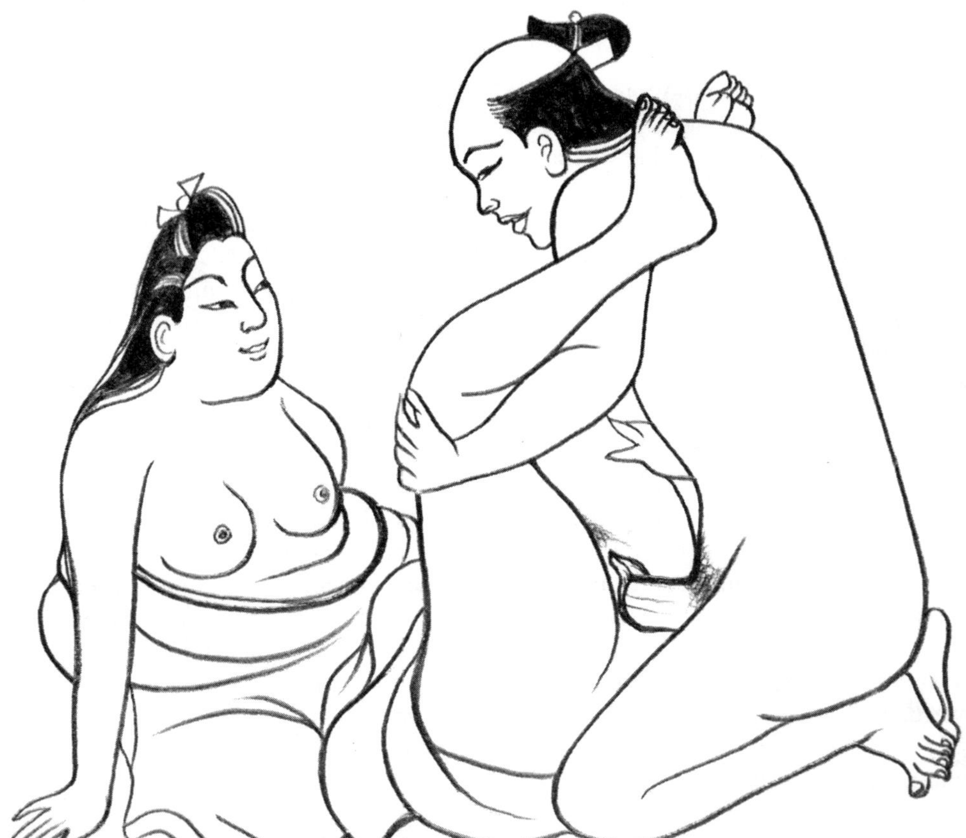

Taoistische Liebesstellung: eine Variation der klassischen Position, bekannt als «Springendes Wildpferd».
Nach einem Holzschnitt des 17. Jahrhunderts; Japan.

falt und Rücksicht einen jungen Mann durch die Phasen des Liebens bringen und sein Selbstvertrauen stärken.

Östliche mystische Lehren raten einem Paar, wenn es sich zum Ersten Mal liebt, aufmerksam und sorgfältig darauf zu achten, dass dieses Erlebnis so vollkommen und bedeutungsvoll wie nur irgend möglich wird. Dies wird ihre Beziehung stärken, so dass sie sich entwickeln kann.

Die Sitte, eine Ehe nur nach der ersten Nacht des Vollzugs formal anzuerkennen, wurde von Priestern entwickelt, die die Konsequenz und tiefe Bedeutung des Liebens erkannt hatten. Der Ehekontrakt galt als «besiegelt», wenn ein Paar die physische Vereinigung erlebt hatte.

Wenn einer oder beide Partner noch nie zuvor jemand körperlich geliebt haben, ist es besonders wichtig, das Erste Mal zu einer denkwürdigen und freudvollen Angelegenheit zu machen. Hier kann sexuelles Ritual einen grossen Beitrag leisten. Alles, was zum physischen Liebesakt führt, kann als Ritual verstanden werden, vorausgesetzt allerdings, dass es von bewusster Absicht begleitet wird.

Beim Ersten Mal sollten die Partner darauf achten, die Gefühle des anderen voranzustellen. Jeder von ihnen sollte auf Egoismus verzichten und sich der inneren Göttlichkeit überlassen. Wenn Lingam und Yoni als Verbündete auf dem Weg zur Ekstase betrachtet werden, dann werden alle Zweifel und Ängste wie von selbst wegfallen.

Eine taoistische Schrift, als *Poesie der Höchsten Freude* bekannt, enthält eine sehr schöne Beschreibung des Vollzugs einer Hochzeitsnacht:

«An einem schönen Frühlingsabend beim Lichterschein von roten Kerzen nimmt der Bräutigam seinen Karmesin-Vogel heraus und bindet die rote Seidenhose der Braut auf. Er hebt ihre hübschen Beine hoch und streichelt die jade-ähnlichen Hinterbacken. Die Braut hält seinen Jade-Stab in der Hand und liebkost ihn. Der Mann saugt an ihrer Zunge; das hat zur Folge, dass der Geist der Braut von

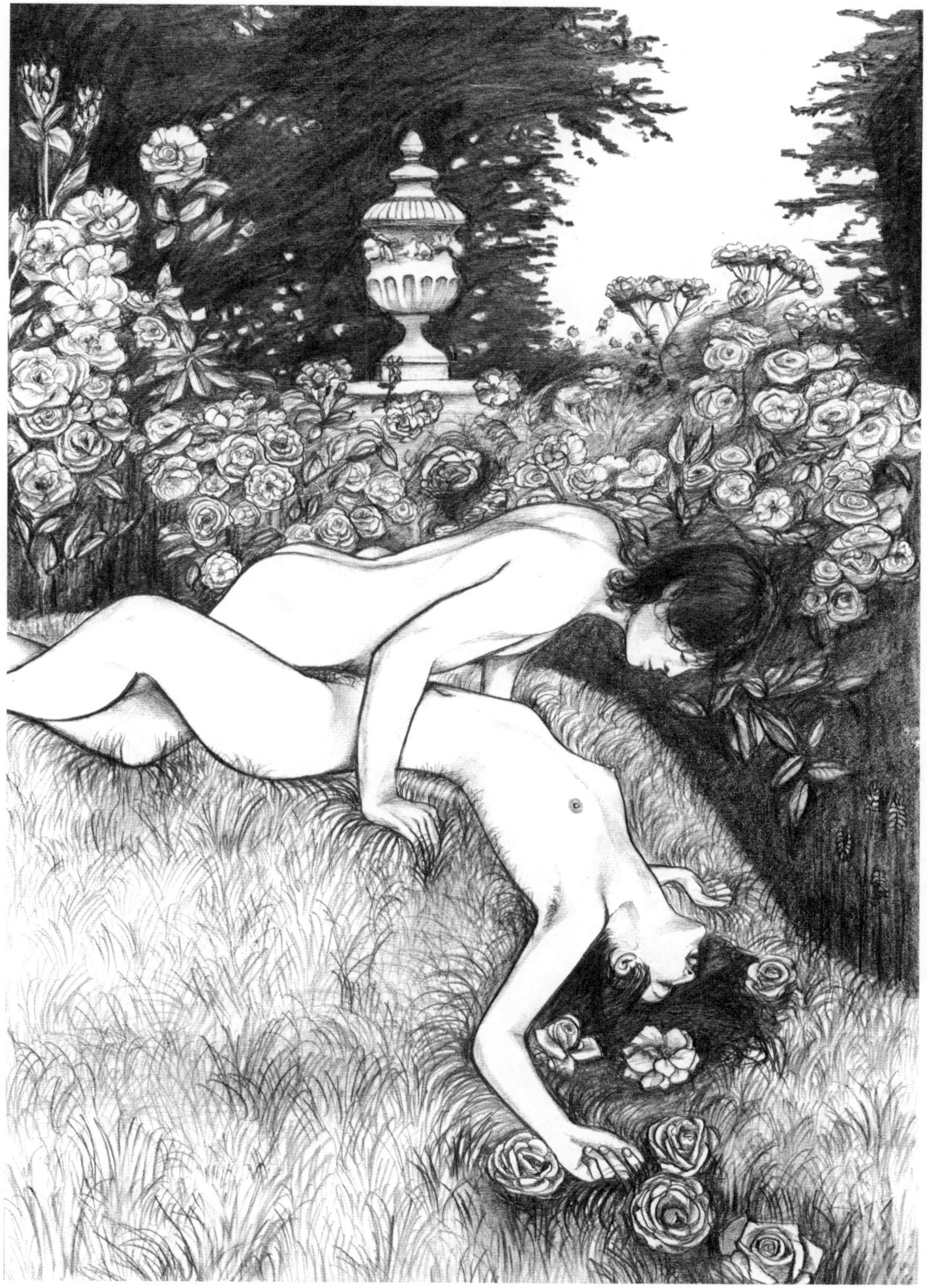

Mach das erste Erlebnis der sexuellen Vereinigung zu einer romantischen Angelegenheit.

Die Frucht jeder guten Ehe ist dauerhafte Liebe.
KAMASUTRA

aller Weltlichkeit gelöst wird. Dann befeuchtet er das Innere ihrer Höhle mit seinem Speichel, und sie bietet ihm ihr Feld zum Pflügen an. Noch bevor sie es recht begreift, ist ihre Jungfräulichkeit gebrochen. Während die Braut sich für ihn öffnet, dringt er tief ein und beginnt sich kräftig zu bewegen. Bald ist sein Junge offen, und sein Samen wird ejakuliert. Anschliessend wischt das Paar seine Geschlechtsteile mit den *Sechs Gürteln* ab, die dann in einen Korb gelegt werden. Von diesem Moment an werden sie für wahrhaft verheiratet gehalten. Die Vereinigung ihrer Yin- und Yang-Energien wird sich von nun an ohne Unterbrechung fortsetzen.»

Die Schrift geht nicht näher darauf ein, was die *Sechs Gürtel* sind, aber sie gehören ganz offenbar zum Ritual des Ehevollzugs und werden als Talismane behalten. In der tantrischen Tradition Indiens trugen weibliche Adepten oder Yoginis sechs Arten von rituellen Schmuckstücken: Halsketten, Ohrringe, Armbänder, Fussringe und Gürtel. Diese symbolisieren Barmherzigkeit, Tapferkeit, Treue, Arbeit, Aktion und Energie (gemäss dem *Chandamaharosana Tantra).*

Die Vorstellung, dass ein Paar auf immer miteinander verbunden ist, wenn die physische Vereinigung rituell vollzogen wurde, kommt im *Ananga Ranga* zum Ausdruck: «Es ist gut zu wissen, dass Ehemann und Ehefrau, wenn sie in absoluter Nähe zusammenleben, als eine einzige Seele in einem einzigen Körper, sowohl in dieser Welt als auch in der kommenden, glücklich sein werden.» Diese Idee wiederholt sich in fast allen indischen und anderen mystischen Lehren.

In der *Poesie der Höchsten Freude* gibt es eine weitere auführliche Beschreibung des Ehevollzugs:

«In einer mondhellen Nacht liest das Paar *Das Sexuelle Handbuch des Einfachen Mädchens* und schaut sich die Illustrationen der Liebesstellungen an. Rund um das Liegesofa sind Wandschirme aufgestellt; die Kissen sind ausgelegt. Dann legt die schöne Frau ihr seidenes Mieder ab und bindet ihre rote Seidenhose auf, die mit Blumen bestickt ist. Ihre Taille ist zu sehen, schlank wie eine Rolle Seidenstoff. Ihre Leidenschaft hat sich zu rühren begonnen. Was bisher verborgen war, wird nun enthüllt. Während der Mann ihren entblössten Unterkörper betrachtet, umwölken sich seine Augen. Er fühlt ihren Körper und streichelt ihn überall. Dann hebt er ihre Füsse an und legt sie über seine Schultern.

Der Mann bringt sein Liebes-Werkzeug dicht an ihren Bauch heran. Die beiden küssen sich inniglich und saugen gegenseitig an ihren Zungen. Die Waffe des Mannes beginnt sich aufzurichten. Zitternd hebt der Jade-Stab seinen Kopf und wird mit der Goldenen Furche in Kontakt gebracht. Die unteren Lippen der Frau öffnen sich einladend.

Seine Waffe ist nun erigiert wie ein einsamer Berggipfel, wie eine Felszinne, die gen Himmel ragt. Feucht wie ein schattiges Tal veranlassen die Hüftbewegungen der Frau ihre Hühnerzunge (Klitoris) zur Reaktion; ihre körperlichen Sekretionen beginnen üppig zu fliessen. Die Frau streckt sich voll und ganz aus und dehnt den mittleren Teil ihres Körpers.

Der Mann stützt sich mit beiden Händen aufs Bett und hält die Knie angewinkelt. Sein Jade-Stab zuckt auf und ab, kommt und geht, bewegt sich nach links und rechts. Der Yang-Gipfel dringt auf direktem Wege vor und wird mit den Saiten der Leier in Kontakt gebracht. Durch Auf- und Ab-Bewegungen reibt sich das Instrument der Liebe an der kornförmigen Höhle, tastend und durchdringend, schiebend, ziehend, stossend. Hinterteile bewegen sich unaufhörlich. Es scheint, als würde seine Waffe in der brennend heissen, schlüpfrigen, tiefen Spalte begraben, direkt bis auf den Grund. Er bewegt sich bald sachte, bald tief, bald fein, bald kräftig. Er stösst seine Zunge in die Tiefen des einladend geöffneten Mundes der Frau und dringt direkt bis zu ihrem innersten Herzen vor.

Die Gliedmassen des liebenden Paares werden von Schweiss betaut. Ihre Körperbewegungen verursachen saugende Laute. Der Mann wendet sein Werkzeug hierhin und dorthin; manchmal lässt er es in der Frau weich werden, mitunter zieht er den schlüpfrigen Schaft schnell zurück und stösst ihn dann von neuem tief in die Frau hinein. Sein Sack schwingt hierhin und dorthin, und sein Stab füllt die Furche aus, direkt bis auf den Grund des Inneren Stromes. Beide beginnen leidenschaftlich zu stöhnen; keuchende Laute entringen sich ihrer Brust. Wenn die Frau die Beine anhebt, ist ein duftender Geruch wahrzunehmen.

Dann legt der Mann den Hintern der Frau fest aufs Bett und wendet die *Kunst des Schlafgemaches* an; nach jeweils neun tiefen Stössen seines Werkzeugs macht er einen kurzen Stoss. Er hört nicht eher damit auf, bis alle Zeichen der Befriedigung bei der Frau auftreten. Er wechselt schnelle Liebesstösse mit langsamen ab und befriedigt freigebig seine Leidenschaft und die seiner Partnerin. Er schaut nach unten und sieht zu, wie sein Jade-Stab in ihre Goldene Furche eindringt und wieder herauskommt und empfindet dabei schiere Freud.

Das Gesicht der Frau beginnt sich zu verändern; ihre Stimme wird stockend, und ihr Haar gerät in Unordnung. Einige Strähnen fallen über ihre feucht glänzenden Augen. Der Haarkamm lockert sich und hängt wie ein Halbmond auf ihre Schulter hinab. Die Augen des Mannes nehmen einen besorgten Ausdruck an und er gibt sich voll hin. Seine vitalen Säfte spritzen heraus. Sie erreichen den innersten Teil der Weiblichkeit und befeuchten den Fischweiher in ihrer Zinnober-Höhle. Dann wird der Jade-Stab zurückgezogen, aber die Goldene Furche der Frau schliesst sich nicht.

Die vitalen Essenzen von Frau und Mann sind nun miteinander vereint. Beide entspannen sich, während sie ruhig die Einheit von Körper und Seele geniessen. Seine Liebeswaffe ist schlüpfrig und nass von Liebesessenz. Ihre Jade-Höhle gibt Feuchtigkeit von sich, und ein Strom von Sekretionen sickert zwischen ihren Beinen hervor. Die Ekstase des liebenden Paares ist vollkommen.»

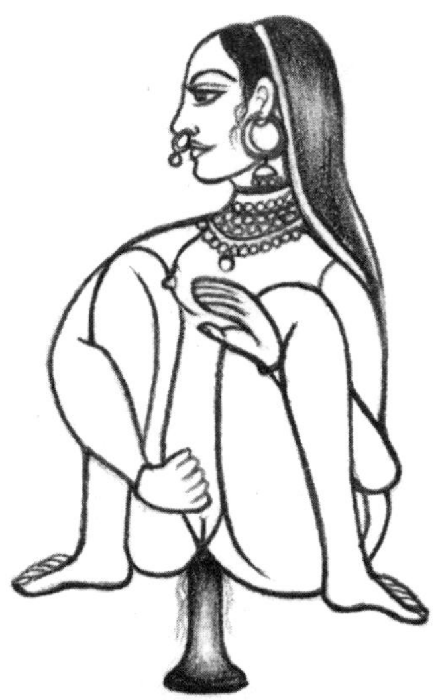

Zeremonielle Defloration war ein allgemeiner Brauch bei Priester-Kulturen. Unter den Stammesvölkern von Indien und Afrika wird dieser Brauch immer noch praktiziert.
Nach einer Miniaturmalerei aus Rajasthan; 18. Jahrhundert.

Eine andere taoistische Schrift erklärt:

«Wenn ein Mann und eine Frau sich zum Ersten Mal gemeinsam lieben, sollte der Mann sich links von der Frau niedersetzen, und sie sollte zu seiner Rechten sein. Dann sollte er sich mit gekreuzten Beinen hinsetzen und die Frau auf seinen Schoss nehmen. Er sollte sie an ihrer schlanken Taille festhalten und ihren kostbaren Körper streicheln. Beide sollten sich gegenseitig Worte der Leidenschaft und Zärtlichkeit zuflüstern, ihre Lippenpaare aufeinanderdrücken, und jeder sollte den Speichel des anderen trinken.»

Indische Texte benutzen eine ähnlich überschwengliche Prosa, um das Erste Mal zu beschreiben:

«Er presst das junge Mädchen ans Herz, so wie ein wilder Elefant eine Lotosblume packt. Gierig wie der Chakora-Vogel küsst er ihr mondgleiches Gesicht und fasst nach dem Rand ihres Sari. Als er seine Hände auf ihre Brüste legt, die wie Lotos-Knospen sind, zieht sie zitternd die Gliedmassen ein wenig zurück. Er spricht verführerische Worte, und wie eine Biene, die ins Herz einer Lotosblume vordringt, kämpft er mit ihr den *Kampf der Liebe*. So treibt er das Liebesspiel. Die Körper winden sich, trunken vor Liebe und Verlangen, fiebernd nach dem Nektar der Leidenschaft. Er küsst ihren Mund und ihre geröteten Brüste, die weicher sind als Seide. So liegen sie zusammen und bewegen gemeinsam die Körper. Lippen und Zähne werden aufeinandergepresst. Herz schlägt an Herz, heftig und ekstatisch. Beide werden in Entzükken versetzt. Die Zähne beissen zu. Die Lippen trinken den Nektar der Liebe. Die beiden Körper schwelgen in gleicher und ekstatischer Wonne, zitternd auf hohen Wogen süssen Begehrens, den Durst vieler Jahre stillend. Endlich giesst der Gott der Liebe sein Opfer in die Flammen. Danach kühlen Regenwolken die Erde, und der Himmel wird wieder klar.»

Diese typisch indische Betrachtung des Ersten Mals aus dem *Vidyasundara von Bharatchandra* schildert wunderschön die Höhen der Ekstase, die für Liebende bei ihrer ersten Gelegenheit zur Vereinigung erreicht werden kann. Gegenseitiges Vertrauen ist eminent wichtig. Es ist das feste Fundament, auf dem der hohe Ritus der Liebe entwickelt werden und heranreifen kann.

Vier Typen von Frauen

Die klassischen indischen Schriften kategorisieren Frauen in vier unterschiedliche Typen, je nach der Charakteristika ihrer Yoni. Diese Tradition wurde in der tantrischen Ära beibehalten, und ähnliche Klassifizierungs-Systeme sind im Taoismus zu finden. Natürlich kann jedes System, wenn es aus dem Zusammenhang herausgelöst wird, missverstanden werden. Esoterische Ideen können sowohl buchstäblich als auch allegorisch interpretiert werden. Die Tantras betonen jedoch, dass die *Vier Typen von Frauen* als Archetypen verstanden werden können, die auf der tatsächlichen und auf der psychologischen Ebene gleichzeitig existieren.

Lotos-Frau

Sie ist als *Padmini* bekannt und soll ihren Ursprung im Bereich der Götter haben. Sie hat ein schönes Gesicht und einen extrem weichen Körper mit zarter Haut. Ihre Augen glänzen. Ihre Brüste sind voll und sie hat drei Falten quer über ihrer Nabelregion. Sie hat einen schwanen-gleichen Gang, eine tiefe und musikalische Stimme und trägt gern feine Kleidung. Ihre Yoni ist parfümiert wie eine frisch aufgebrochene Lilie und sie liebt gern bei Tage.

Kunst-Frau

Sie ist als *Chitrini* bekannt und entstammt ebenfalls dem himmlischen Bereich. Sie ist extrem schön und von mittelgrossem Körperbau. Sie hat einen zarten Körper, eine schmale Taille, pralle Brüste und stark ausgeprägte Hüften. Das Haar um ihre Yoni ist spärlich und weich. Ihre Yoni scheint etwas angehoben zu sein. Ihr Gang ist kokett, wie der schwingende Gang eines Elefanten. Sie hat eine gute Stimme. Die Yoni der Kunst-Frau

Bei Frauen hat das untere Ende ihres zentralen Pfades vier unterschiedliche Eigenschaften. Erstens sieht es aus wie die Spitze eines Elefantenrüssels. Zweitens ist es kreisförmig gedreht wie die Windungen auf einer Muschel. Drittens ist es wie von etwas Weichem verschlossen. Und viertens öffnet und schliesst es sich wie eine Lotosblume.
PADMA KARPO

hat ein Parfüm wie Honig und schmeckt sehr süss. Sie hat Gefallen an Vergnügen und Lust. In den Vierundsechzig Künsten ist sie besonders tüchtig. Sie liebt vorzugsweise bei Nacht und hat Tiere sehr gern.

Muschel-Frau

Sie ist als *Shankini* bekannt und entstammt dem menschlichen Bereich. Ihre Haut ist immer warm. Ihr Körper ist gross mit kleinen Brüsten und einer festen Taille. Kopf, Hände und Füsse sind länger als normal. Ihre Stimme klingt mitunter rauh und schroff. Sie ist hartherzig und bekommt plötzlich Anfälle amouröser Leidenschaft. Dann wird ihr Kopf heiss, und ihr Verstand verwirrt sich. Sie liebt Blumen, Kleider und Schmuck von roter Farbe, neigt aber dazu, bei anderen ständig nach Fehlern zu suchen. Ihre Yoni ist immer feucht und besonders salzig. Oft ist sie von dichtem Haar bedeckt. Sie liebt besonders gern zur Nachtzeit.

Elefanten-Frau

Sie ist als *Hastini* bekannt. Von ihr sagt man, dass sie dem elementaren Bereich entstammt. Sie ist klein, stämmig und geht sehr langsam, den Nacken dabei leicht gebeugt. Ihr Haut ist oft rauh und derb, von weisser Farbe. Normalerweise hat sie grosse Lippen. Sie liebt es, ungemein viel zu essen. Sie hat eine rauhe und etwas gepresste Stimme. Sie ist nur schwer zu befriedigen und liebt langes Lieben. Der Saft ihrer Yoni hat einen leicht scharfen Geschmack und verströmt einen Geruch, der an den Moschus eines brünstigen Elefanten erinnert. Eine solche Frau liebt gern zu jeder Zeit und ohne Rücksicht auf die jeweiligen Umstände.

Diese vier Kategorien von Frauen wurden aus einem besonderen Lebensstil heraus entwikkelt. Yogische Lehren stellen fest, dass eine Person das ist, was sie zu verdauen imstande ist, sei es nun auf physischer, emotionaler, geistiger oder spiritueller Ebene. Bei einer guten Ernährung, einem natürlichen Lebensstil, einer gesunden Beziehung und spirituellen Richtung wird die Lotosblume in jeder Frau blühen.

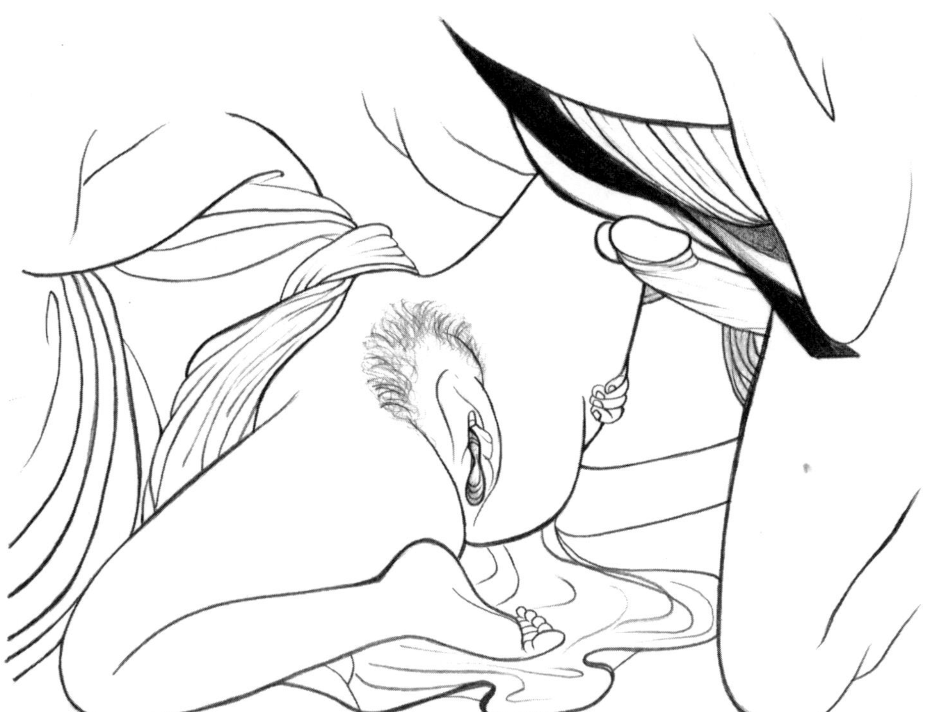

Die Geschlechtsorgane passen sich ganz natürlich einander an.
Nach einem Holzschnitt, der eine Yoshiwara-Kurtisane darstellt; vom Meister Utamaro, Japan, ca. 1800.

Sexuelle Grössen

Der Westen hat beachtlichen Nachdruck auf die Grösse der weiblichen und männlichen Geschlechtsorgane gelegt.

Indische Abhandlungen über das Lieben kategorisieren beide in drei Klassen, je nach Dimension, und sie empfehlen, die Grössen einander so nahe wie nur irgend möglich anzupassen. Sexuelle Vereinigungen sind *gleich* oder *ungleich*, je nach Passform. Es werden spezifische Stellungen empfohlen, um jede Ungleichheit auszugleichen. Weit offene Positionen schaffen zusätzlichen Raum für ein grosses Lingam, so dass es auch in eine kleine Yoni eindringen kann. Der geschickte Gebrauch von Kissen, um das Gesäss einer Frau anzuheben, verhilft einem Mann mit einem kleinen Lingam zu tieferem Eindringen.

Eine taoistische Schrift erklärt: «Form und Härte, womit die Natur den Mann ausgestattet hat, sind nur äusserliche Zeichen. Innerlich dagegen äussert sich die Geschicklichkeit, die sicherstellt, dass eine Frau an seiner Art zu Lieben ihre Freude hat. Wenn Mann und Frau sich gegenseitig wirklich lieben, dann ist es vollkommen belanglos, ob sein Organ lang oder kurz, dick oder dünn ist.» In dieser Schrift heisst es weiter: «Ein langes, dickes Organ ist für eine Frau oft schlimmer als ein dünnes, langes, das fest und steif ist. Und ein festes, steifes Organ, das auf grobe Art und Weise hineingestossen und herausgezogen wird, ist schlimmer als ein weiches, das behutsam und mit Zärtlichkeit bewegt wird.»

Die taoistische Literatur schliesst manchmal medizinische Formeln ein, um die Grösse von weiblichen Geschlechtsorganen entweder zu steigern oder zu vermindern. Diese Schriften weisen darauf hin, dass der gewünschte Effekt zu erzielen ist, wenn Salben, Kompressen, Pulver und Getränke aus Pflanzen,

Baumrinde, Pilzen und anderen organischen oder unorganischen Substanzen verwendet werden. Viele Schriften erwähnen Präparate für Frauen, die Kinder geboren haben; auf diese Weise sollen ihre Yonis schneller und leichter zur ursprünglichen Grösse zurückkehren können. Alle diese Formeln enthalten Schwefel oder Schwefel in Warmwasserlösung.

Ein taoistischer Meister der Han-Dynastie (206 v. Chr. bis 219 n. Chr.) namens Wu Hsien verschreibt eine interessante Übung, um einen Mann in die Lage zu versetzen, ein unnatürlich kleines Lingam grösser zu machen:

«Es gibt einen Weg, um eine ungewöhnlich kleine Waffe zu vergrössern. In den frühen Morgenstunden, wenn die Yin-Kraft abnimmt und die Yang-Kraft zunimmt, sollte der Mann nach Osten schauen und ruhig meditieren. Er sollte neunundvierzigmal tief einatmen und den Atem vom Unterleib heraufholen. Dann sollte er die Handflächen aneinanderreiben, bis sie glühendheiss sind. Als nächstes sollte er seine Waffe mit der rechten Hand halten und seinen Geist konzentrieren. Mit der linken Hand sollte er seine Nabelregion reiben und die Handfläche einundachtzigmal nach links rotieren lassen. Dann reibt er sein Nabelzentrum genauso mit der rechten Hand, diesmal einundachtzig Kreise nach rechts. Danach sollte er seine Waffe zwischen den Handtellern reiben, als wollte er aus Fasern einen Faden machen. Wenn er eine Frau liebt, sollte er seine Waffe mit den Sekretionen der Frau nähren und eine besondere Anstrengung unternehmen, ihren Atem zu inhalieren. Dies kann ihm helfen, die Länge seiner Waffe zu vergrössern.»

Wenn ein Paar in Harmonie ist, dann werden sich ihre Geschlechtsorgane einander anpassen. Es ist nur selten notwendig, zu künstlichen Hilfsmitteln zu greifen, um unterschiedliche Grössen auszugleichen.

Das Vorspiel ist eine grosse Hilfe, um Sexualität in Harmonie zu bringen, und Grössenunterschieden entgegenzuwirken. Denken Sie immer daran, Rücksicht auf den Partner zu nehmen. Dann wird die ganze Frage der sexuellen Grössen aufhören, noch irgendwelche Bedeutung zu haben.

Drei Typen des Lingam

Das *Kamasutra* und der *Ananga Ranga* zählen drei Typen von männlichen Geschlechtsorganen auf, entsprechend ihren Dimensionen.

Der Hase

Dies ist das Lingam, das in voll erigiertem Zustand eine Länge von sechs Fingerbreiten (etwa zwölf cm) nicht überschreitet. Normalerweise ist ein Mann mit einem solchen Lingam von kleiner Statur, aber wohlproportioniert und von ruhiger Disposition. Sein Samen ist üblicherweise süsslich. Er gilt als Mann von *kleiner Dimension.*

Der Bulle

Dies ist das Lingam, das in voll erigiertem Zustand eine Länge von neun Fingerbreiten (etwa achtzehn cm) nicht überschreitet. Ein Mann mit einem solchen Lingam ist normalerweise robust mit hoher Stirn, grossen Augen und ruhelosem Temperament. Er ist stets und ständig zum Lieben bereit. Er gilt als Mann von *mittlerer Dimension.*

Das Pferd

Dies ist das Lingam, das in voll erigiertem Zustand eine Länge von zwölf Fingerbreiten (etwa vierundzwanzig cm) hat. Der Besitzer eines solchen Werkzeugs ist normalerweise gross, knochig, muskulös und hat eine tiefe Stimme. Seine Natur ist gefrässig, begierig, lüstern, leidenschaftlich, verwegen und faul. Er geht langsam und kümmert sich wenig ums Lieben, es sei denn, dass ihn ganz plötzlich das Verlangen danach überkommt. Sein Samen ist überreichlich und meist eher salzig. Er gilt als Mann von *grosser Dimension.*

Ein Sprichwort sagt, dass ein Mann, dessen Lingam sehr lang ist, immer arm bleiben wird. Einer, dessen Lingam sehr dick ist, wird immer in Not und Bedrängnis sein. Einer, der ein dünnes und schlankes Lingam hat, wird Glück haben, und ein Mann, dessen Lingam kurz ist, kann sehr wohl ein König werden.

ANANGA RANGA

Männer werden mit einer ebenso grossen Vielzahl von Waffen wie von Gesichtern geboren. Das alles hängt von der Natur ab. Eine beträchtliche Anzahl kleiner Männer hat lange Waffen, während eine ähnliche Anzahl grosser Männer kleine Waffen hat. Dünne, schwächliche Männer haben oft dicke, harte Waffen. Grosse, gutgebaute Männer haben oft kleine, schwache Waffen.

SU-NU-MIAO-LUN

Güte im weiblichen Geschlechtsorgan hängt nicht von seinem Typ oder von seiner Position ab, sondern davon, wie es benutzt wird. Hoch, Mittel *und* Tief *haben alle begehrenswerte Eigenschaften in sich, solange man weiss, wie sie zu benutzen sind. Eine Frau vom mittleren Typ ist das ganze Jahr über und in jeder Position zum Lieben geeignet.*
SU-NU-MIAO-LUN

Die Beste unter den Frauen ist diejenige, die aus einer spirituellen Familie kommt. Sie ist mit günstigen Zeichen ausgestattet und frei von den Vier Defekten *der Geschlechtsorgane. Sie hat nämlich nicht den Menstrualfluss, keinen unangenehmen Geruch, ist nicht krank und kennt – wenn sie von sexuellem Verlangen erfüllt ist – weder Scham noch Zurückhaltung beim Zusammensein mit dem yogischen Partner.*
CAKRASAMVARA TANTRA

Drei Typen der Yoni

Das *Kamasutra* und der *Ananga Ranga* zählen drei Typen von weiblichen Geschlechtsorganen auf, entsprechend ihren Dimensionen.

Das Reh

Dies ist die Yoni, die eine Tiefe von sechs Fingerbreiten (etwa zwölf cm) nicht überschreitet. Gewöhnlich hat eine Frau mit einer solchen Yoni einen weichen, mädchenhaften Körper, wohlproportioniert, mit guten Brüsten und soliden Hüften. Sie isst mässig und ist den Freuden der Liebe ergeben. Ihr Geist ist sehr aktiv, und ihr Yoni-Saft hat das angenehme Parfüm der Lotosblume. Sie gilt als Frau von *kleiner Dimension.*

Die Stute

Dies ist die Yoni, die eine Tiefe von neun Fingerbreiten (etwa achtzehn cm) nicht überschreitet. Gewöhnlich hat eine Frau mit einer solchen Yoni einen zierlichen Körper. Brüste und Hüften sind breit, und ihre Nabelregion ist angehoben. Sie hat wohlproportionierte Hände und Füsse, einen langen Hals und eine zurückfliehende Stirn. Hals, Augen und Mund sind breit, und ihre Augen sind sehr schön. Sie ist sehr vielseitig, zärtlich und anmutig. Sie liebt gutes Leben und viel Ruhe. Sie kommt nicht leicht zum Höhepunkt, und ihr Liebessaft ist parfümiert wie Lotos. Sie gilt als Frau von *mittlerer Dimension.*

Die Elefantenkuh

Dies ist die Yoni, die an Tiefe etwa zwölf Fingerbreiten (ungefähr vierundzwanzig cm) aufweist. Diese Frau hat üblicherweise grosse Brüste, ein breites Gesicht und ziemlich kurze Gliedmassen. Sie ist gefrässig und isst sehr geräuschvoll. Ihre Stimme klingt hart und schroff. Eine solche Frau ist niemals leicht befriedigt, aber ihr Liebessaft ist sehr reichlich und riecht eher nach den Sekretionen brünstiger Elefanten. Sie gilt als Frau von *grosser Dimension.*

Neun Arten sexueller Vereinigung

Die Kombinationen der Grössen männlicher und weiblicher Geschlechtsorgane ergeben neun verschiedene Möglichkeiten oder *Arten der Vereinigung.* Im *Kamasutra* heisst es dazu: «Es gibt drei gleiche Vereinigungen zwischen Personen von entsprechenden Dimensionen, und es gibt sechs ungleiche Vereinigungen, wenn sich die Dimensionen der Geschlechtsorgane nicht entsprechen. Dies ergibt also insgesamt neun.»

Wie wir später noch sehen werden, hat die Zahl Neun eine spezielle esoterische Bedeutung. Sie erscheint in den *Neun Öffnungen des Körpers* sowie in mehreren wichtigen metaphysischen Konzepten. Obwohl die Klassifizierung der sexuellen Grössen ein schwieriges Thema ist, das sich nicht ohne weiteres verallgemeinern lässt, so scheint es in diesem altindischen System doch sehr viel Klugheit zu geben.

Das *Kamasutra* stellt fest: «Bei *Gleichen Vereinigungen* gibt es niemals irgendwelche Probleme. Bei *Ungleichen Vereinigungen* sollten Positionen benutzt werden, die einen Ausgleich schaffen.»

GLEICH		UNGLEICH	
Männer	*Frauen*	*Männer*	*Frauen*
Hase	Reh	Hase	Stute
Bulle	Stute	Hase	Elefantenkuh
Pferd	Elefantenkuh	Bulle	Reh
		Bulle	Elefantenkuh
		Pferd	Reh
		Pferd	Stute

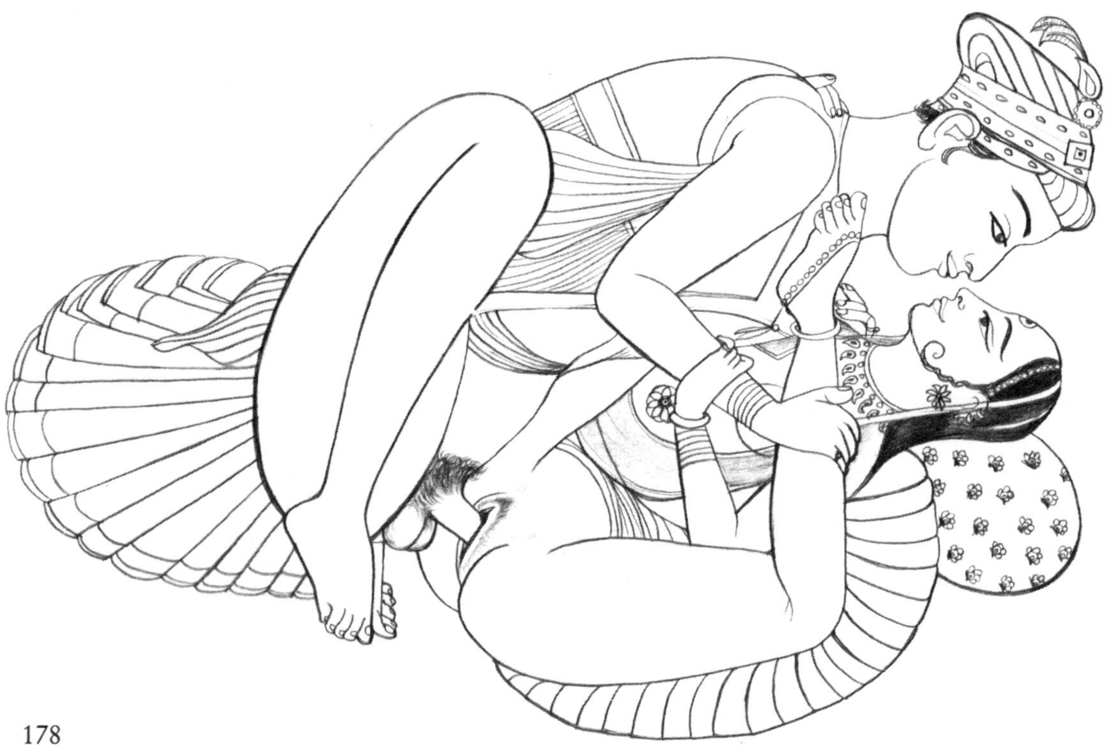

Liebesstellungen sollten stets so ausgewählt werden, dass sie dazu beitragen, irgendwelche Grössenunterschiede der Geschlechtsorgane auszugleichen.

Nach einer Miniaturmalerei in der Sammlung des Königs von Nepal; ca. 1830.

Hindu-Liebesstellungen

Viele indische Bücher über Liebeskunst enthalten Listen von Liebesstellungen. Diese wurden in der tantrischen Tradition ausgebaut und vervollständigt.

Das *Kamasutra,* das früheste der noch erhaltenen Hindu-Liebeshandbücher, wurde um das 2. Jahrhundert n. Chr. von einem Weisen namens Vatsyayana geschrieben. Dieses Buch, das 1883 von Sir Richard Burton ins Englische übersetzt wurde, enthält einen grossen Reichtum an Information über sexuelle Bräuche, darunter Aufzählungen von zahlreichen Liebesstellungen.

Andere, spätere Schriften, wie etwa der *Ananga Ranga* und das *Koka Shastra,* haben ihre Inspiration vom *Kamasutra* bezogen.

Wir haben für dieses Buch Passagen aus dem *Kamasutra* und *Ananga Ranga* neu übersetzt und dabei unser Augenmerk darauf gerichtet, die ursprüngliche Reinheit wiederherzustellen und die Passagen als Teil der tantrischen Tradition zu präsentieren.

Das *Kamasutra* und der *Ananga Ranga* wiesen ursprünglich viele Illustrationen von Liebesstellungen auf. Da Exemplare dieser frühen illustrierten Schriften nicht mehr vorhanden sind, haben wir das Flair der Originale neu geschaffen, indem wir die besten Exemplare von Hindu-Erotika gesammelt und die Illustrationen nachgezeichnet haben.

Im alten Indien war es Sitte, ein Liebeshandbuch wie das *Kamasutra* den Mädchen zu geben, wenn sie sich der Pubertät näherten. Dies wurde getan, um den Mädchen zu helfen, ihre Sexualität zu verstehen. Gleichzeitig sollten sie auf ihre Rolle als Frau vorbereitet werden.

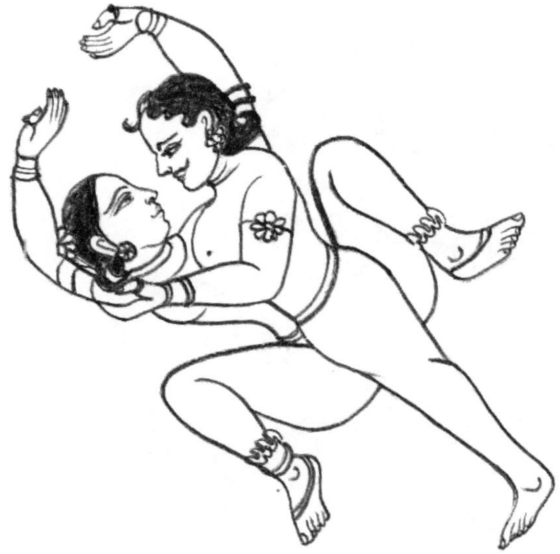

Variation der Gähnenden Position.
Nach einer Orissa-Miniaturmalerei; ca. 19. Jahrhundert.

Stellungen nach dem Kamasutra

Weit offene Position

Die Frau legt sich zurück, senkt den Kopf und hebt die mittleren Teile ihres Körpers an. In dieser Stellung sollte der Mann darauf achten, behutsam einzudringen.

Gähnende Position

Die Frau legt sich zurück, hebt die Oberschenkel an und hält sie während des Liebens weit auseinander.

Indrani-Position

Die Frau legt sich zurück und zieht die Oberschenkel an, so dass die Knie die beiden Körperseiten berühren. Diese Position gestattet einer Frau, sich einem Mann mit einem ungewöhnlich grossen Lingam anzupassen.

Diese eben beschriebenen drei Positionen sind besonders geeignet, wenn das Lingam des Mannes die Yoni der Frau an Grösse übertrifft. Diese Positionen sind nützlich für eine Reh-Frau, denn sie helfen ihr, die Yoni auszuweiten.

Umklammernde Position

Bei dieser Stellung sind die Beine von Mann und Frau aufeinander ausgestreckt. Es

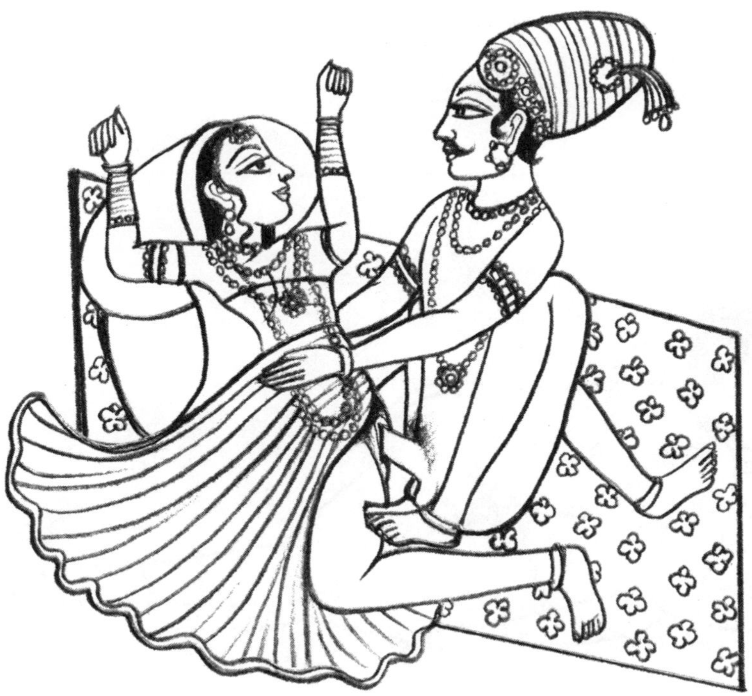

Weit offene Position.
Nach einer Rajasthani-Miniaturmalerei; ca. 18. Jahrhundert.

Vorstufe zur Indrani-Position.
Nach einer Miniaturmalerei aus Deccan; ca. 17. Jahrhundert.

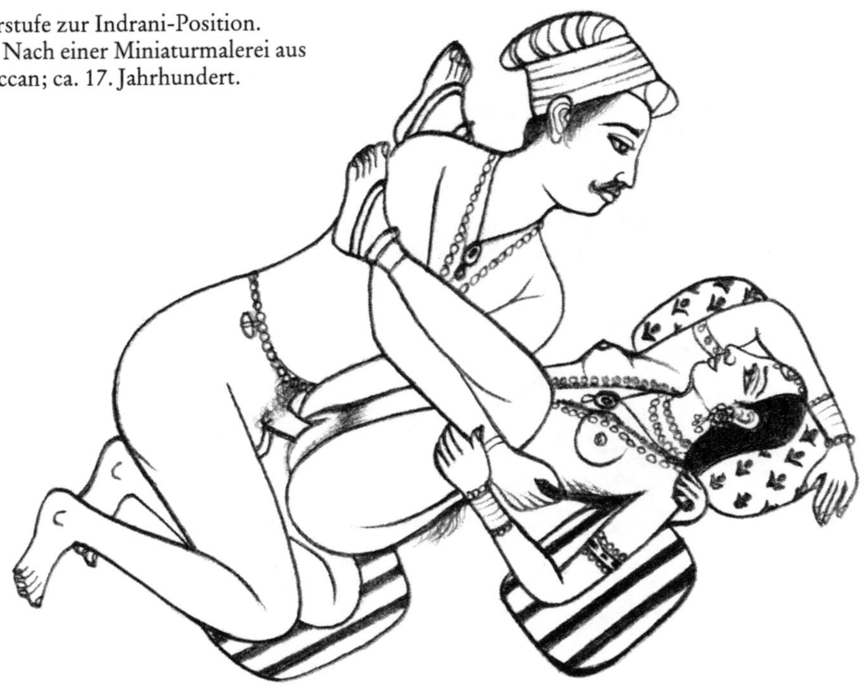

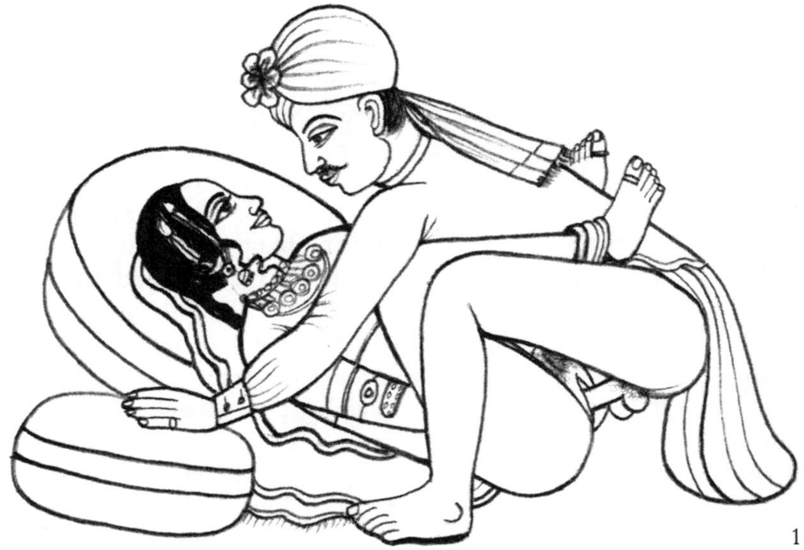

1

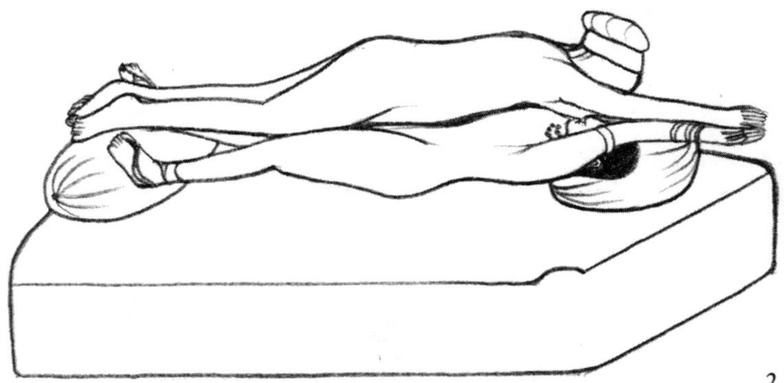

2

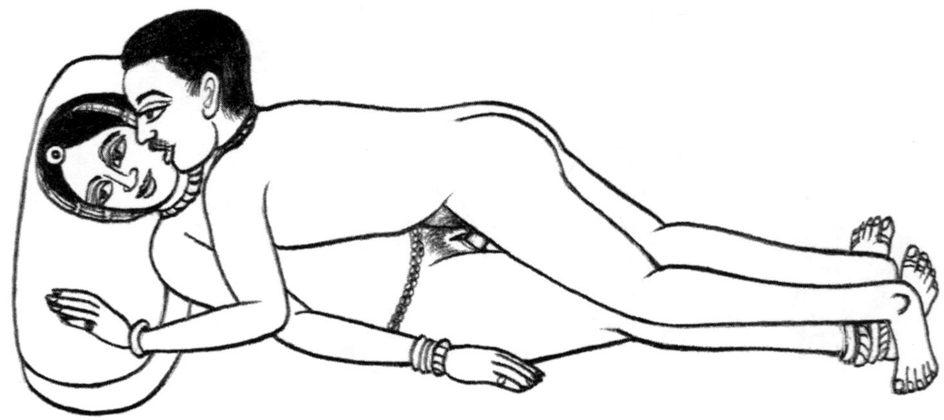

3

1 Indrani-Position.
Nach einer Miniaturmalerei aus Rajasthan; ca. 18. Jahrhundert.

2 Umklammernde Position.
Nach einer Miniaturmalerei aus Rajasthan; ca. 17. Jahrhundert.

3 Variation der Umklammernden Position.
Nach einer ostindischen Miniaturmalerei; ca. 19. Jahrhundert.

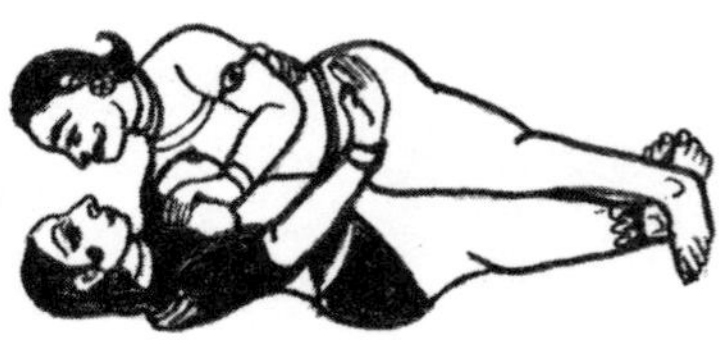

Pressende Position. Nach einer Miniaturmalerei aus Orissa; ca. 19. Jahrhundert.

gibt zwei Formen; die *seitliche Position* und die *auf dem Rücken liegende Position,* je nachdem, wie das Paar daliegt. Bei der *seitlichen Position* sollte der Mann auf der linken und die Frau auf der rechten Seite liegen.

Pressende Position

Nachdem das Lieben in der *umklammernden Position* begonnen wurde, sollte die Frau ihren Liebhaber drücken, indem sie ihre Oberschenkel zusammenpresst und so sein Lingam festhält. Dies nennt man die *pressende Position.*

Rankende Position

Ausgehend von der *pressenden Position* sollte die Frau einen ihrer Oberschenkel über den Oberschenkel ihres Liebhabers legen. Dies ist als die *rankende Position* bekannt.

Die Stuten-Position

Hier bringt die Frau in der *rankenden Position* ihre Beine dicht zusammen und hält dann den Lingam gewaltsam in ihrer Yoni fest.

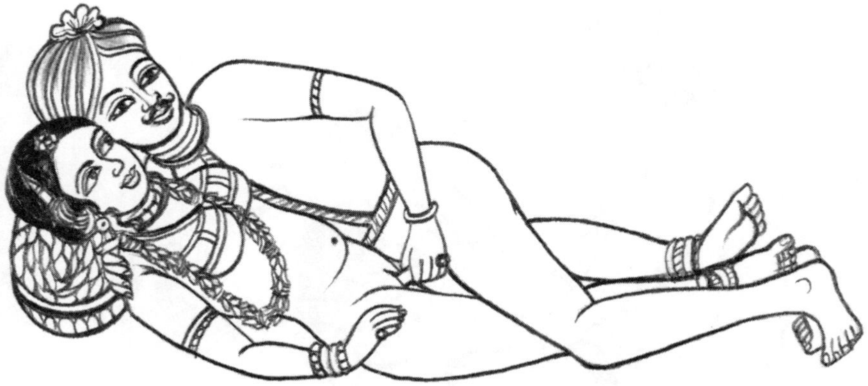

1

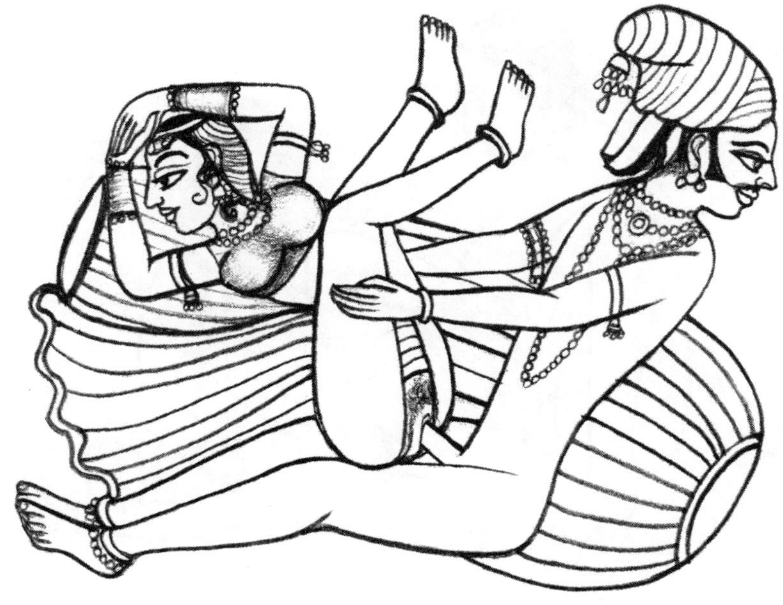

2

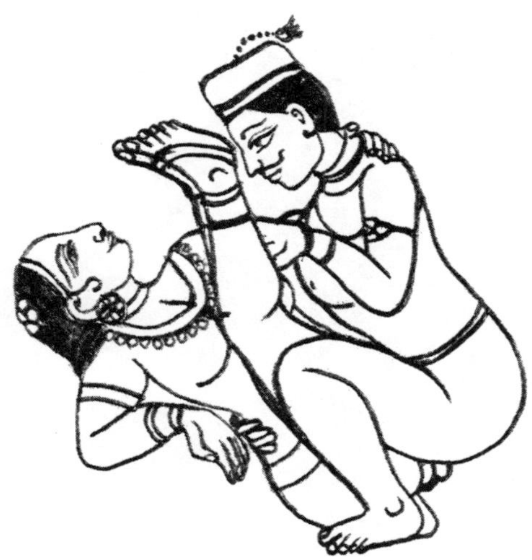

3

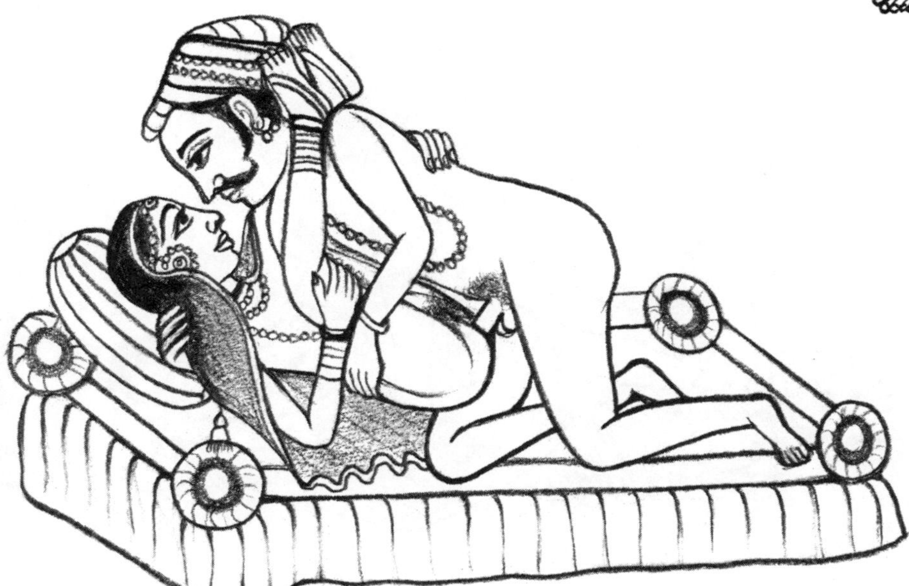

4

Die zuvor beschriebenen vier Positionen sind besonders empfehlenswert, wenn die Yoni der Frau das Lingam des Mannes an Grösse übertrifft. Sie sind sehr nützlich für die Elefanten-Frau, denn sie helfen ihr, die Yoni zusammenzuziehen.

Aufrichtende Position

Wenn die Frau sich zurücklegt und beide Oberschenkel hochstreckt, so ist dies als die aufrichtende Position bekannt.

Abwechselnde gähnende Position

Bei dieser Position legt sich die Frau zurück, hebt die Beine an und legt sie auf die Schultern ihres Liebhabers.

Gedrückte Position

Die Frau legt sich zurück, zieht die Beine an und drückt die Füsse gegen die Brust ihres Liebhabers. Dies ist als die *gedrückte Position* bekannt.

1 Stuten-Position.
Nach einer ostindischen Miniaturmalerei; ca. 19. Jahrhundert.

2 Aufrichtende Position.
Nach einer Miniaturmalerei aus Rajasthan; ca. 18. Jahrhundert.

3 Variation der Abwechselnden Gähnenden Position.
Nach einer Miniaturmalerei aus Orissa; 19. Jahrhundert.

4 Abwechselnde Gähnende Position.
Nach einer Miniaturmalerei aus Rajasthan; 19. Jahrhundert.

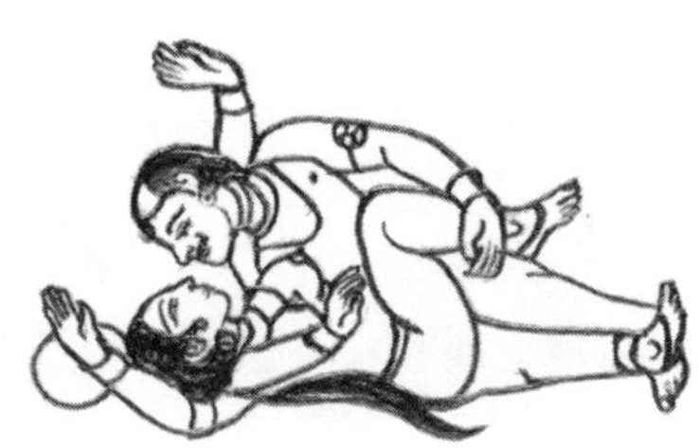

Rankende Position.
Nach einer Miniaturmalerei aus Orissa; ca. 19. Jahrhundert.

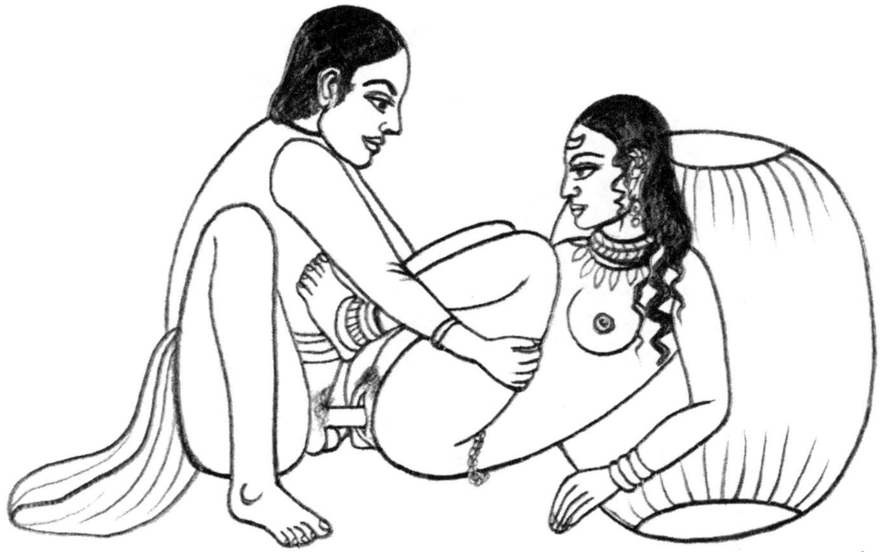

1

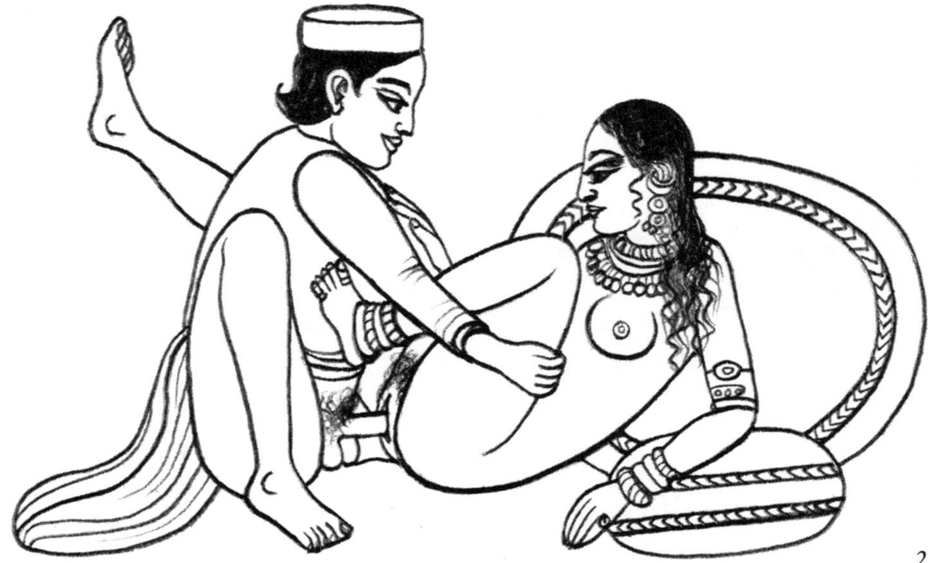

2

1 Gedrückte Position.
Nach einer ostindischen Miniaturmalerei aus dem 19. Jahrhundert.

2 Halbgedrückte Position.
Nach einer ostindischen Miniaturmalerei aus dem 19. Jahrhundert.

3 Bambusspaltende Position.
Nach einer ostindischen Miniaturmalerei aus dem 19. Jahrhundert.

Halbgedrückte Position

Die Frau legt sich zurück und streckt ein Bein aus, während sie das andere anzieht und wie in der *gedrückten Position* gegen die Brust ihres Liebhabers stemmt.

Bambusspaltende Position

Hier legt sich die Frau zurück, legt ein Bein auf die Schulter ihres Liebhabers und streckt das andere Bein aus. Dann kehrt sie diese Prozedur um, legt das vorher ausgestreckte Bein auf die Schulter ihres Geliebten, bringt das andere Bein nach unten und streckt es aus. Dies wird abwechselnd getan. Dieser Vorgang ist als *Bambusspaltung* bekannt und erfordert grosse Konzentration, um sie perfekt durchzuführen.

Festnagelnde Position

Die Frau legt sich zurück, legt eins ihrer Beine hinter den Kopf und streckt das andere Bein aus. Diese sehr schwierige Position ist als *Festnageln* bekannt. Sie sollte nicht erzwungen werden; sie sollte durch Übung perfektioniert werden.

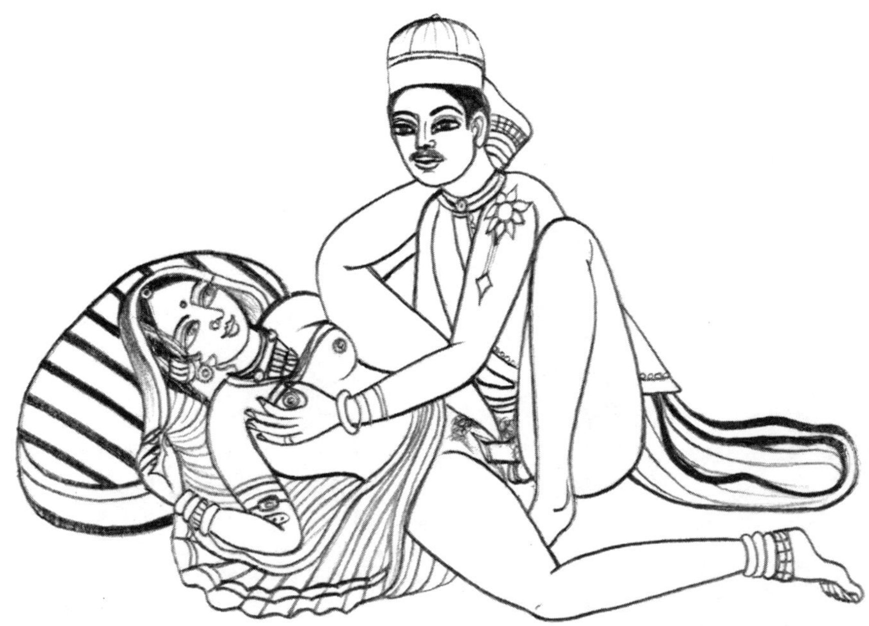

3

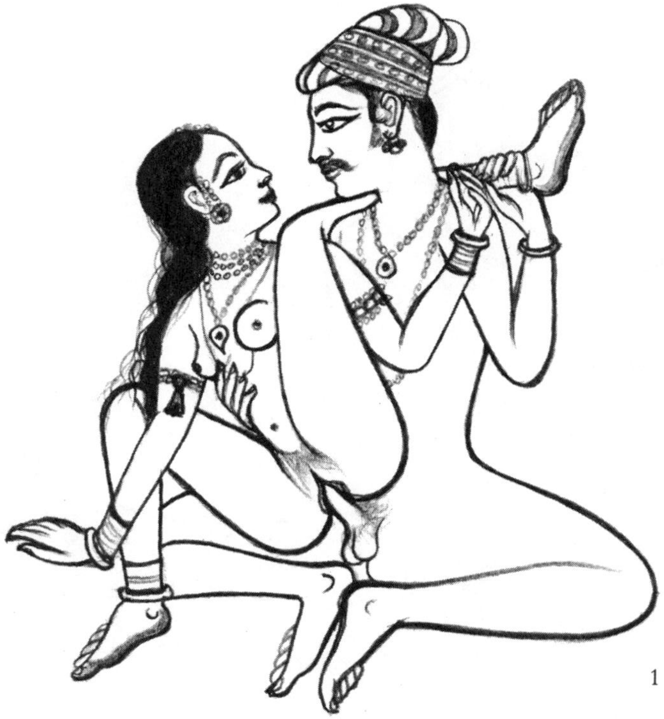

1

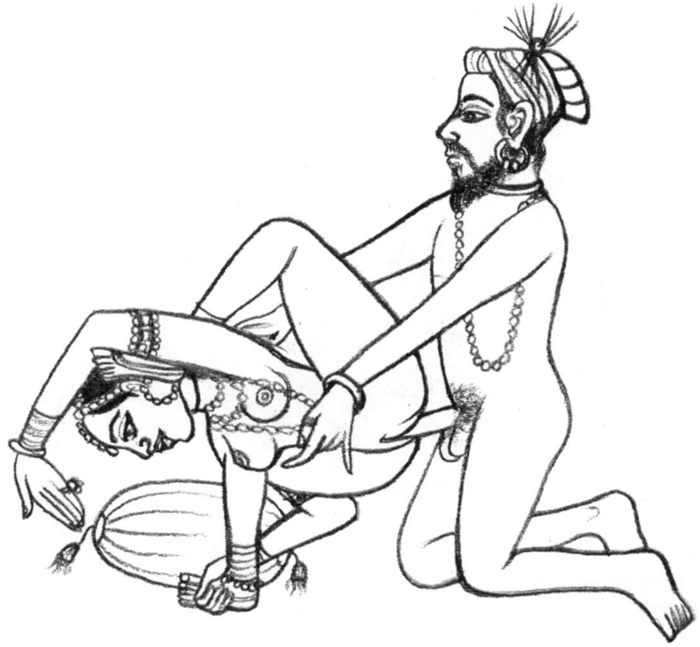

2

1 Variation der Bambusspaltenden Position.
Nach einer Miniaturmalerei aus Rajasthan; 18. Jahrhundert.

2 Variation der Festnagelnden Position.
Nach einer Miniaturmalerei aus Rajasthan; 19. Jahrhundert.

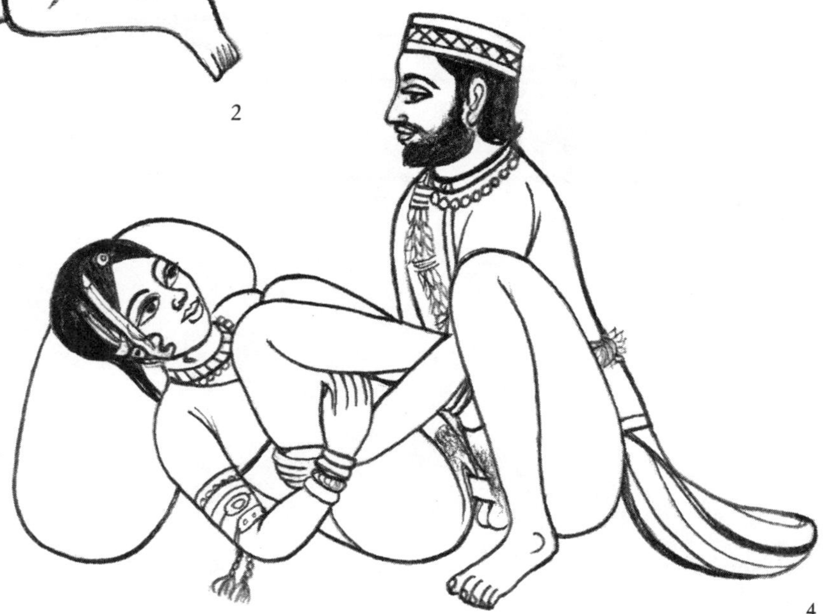

4

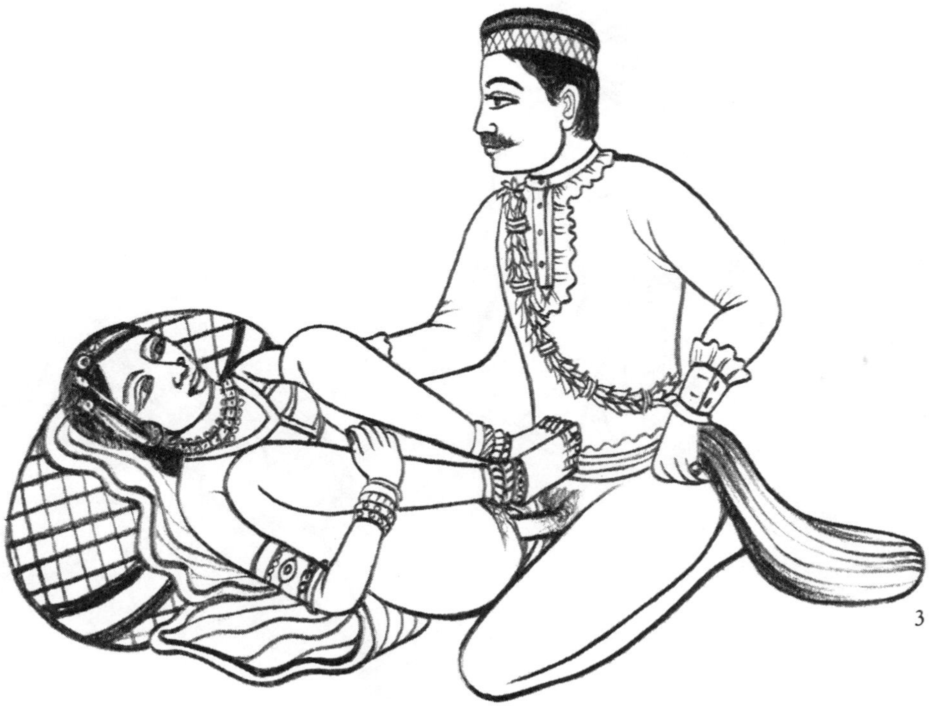

3

Krabben-Position

Die Frau legt sich zurück, zieht beide Beine an und legt die Füsse auf ihre Magengegend.

Gepackte Position

Die Frau legt sich zurück, hebt die Oberschenkel an und schlägt ein Bein über das andere. Diese Position erzeugt eine enge Passform zwischen Lingam und Yoni.

3 Krabben-Position.
Nach einer ostindischen Miniaturmalerei aus dem 19. Jahrhundert.

4 Gepackte Position.
Nach einer ostindischen Miniaturmalerei aus dem 19. Jahrhundert.

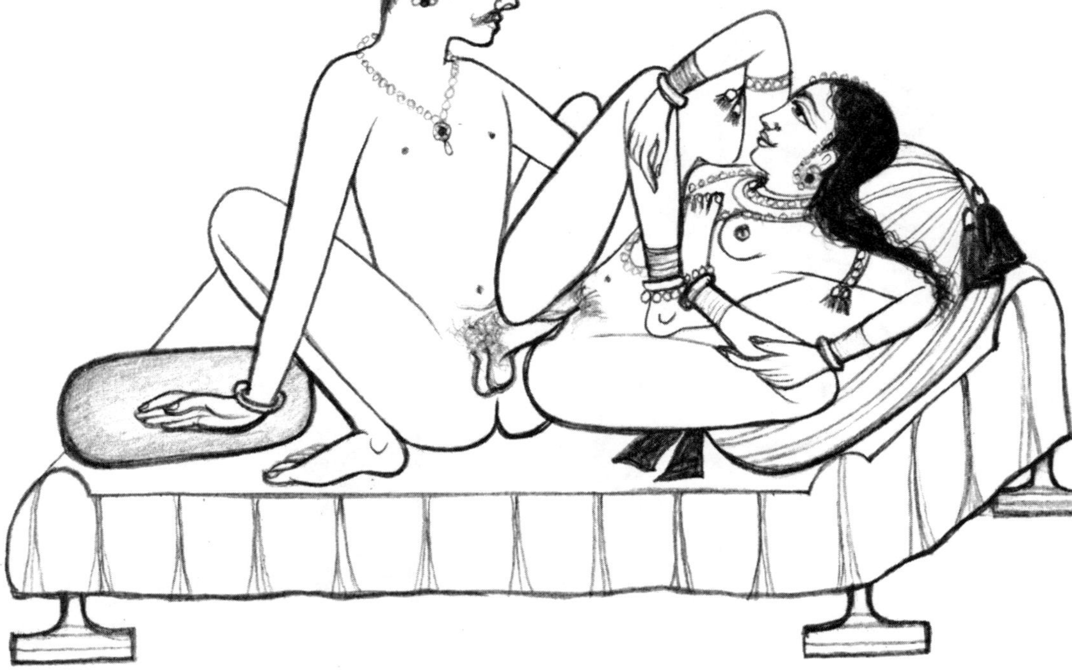

1

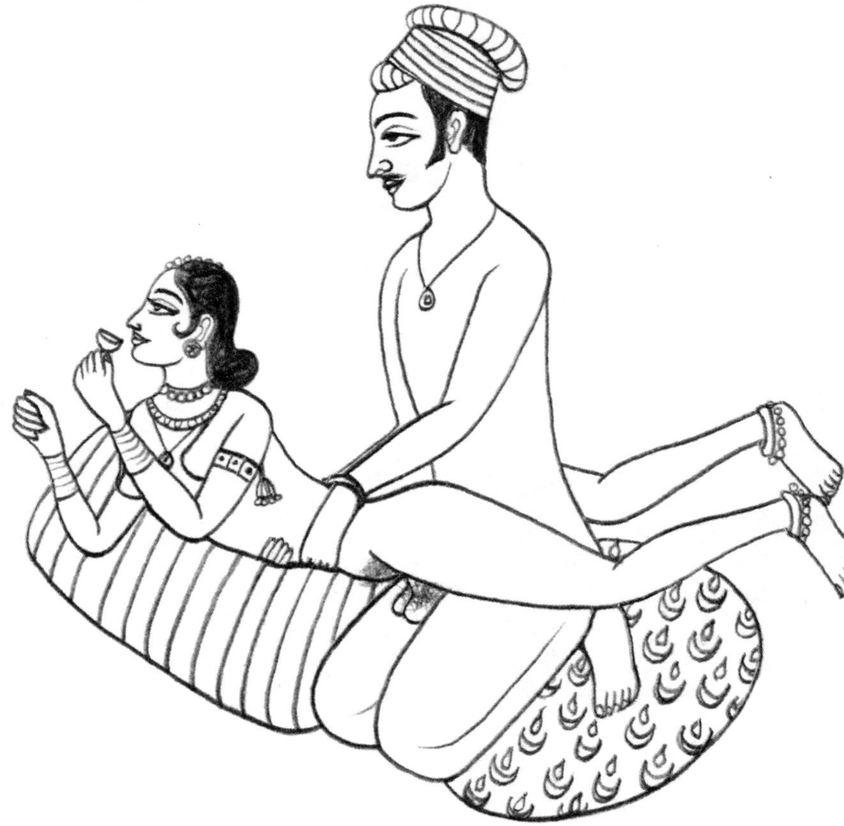

2

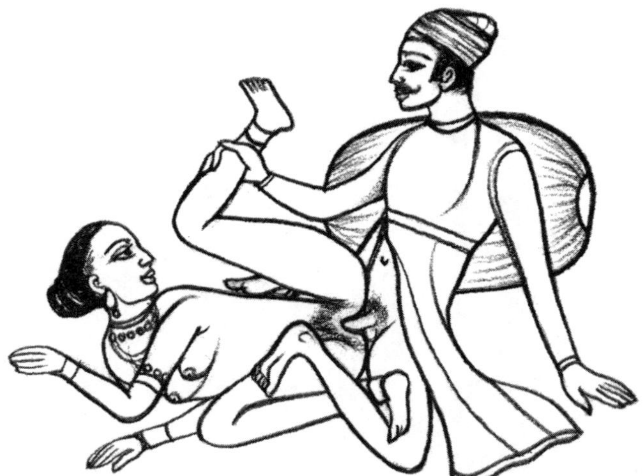

3

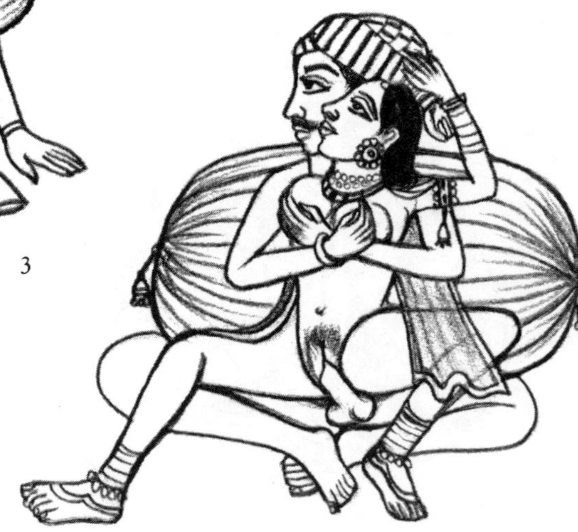

4

1 Lotosähnliche Position.
Nach einer Miniaturmalerei aus Rajasthan; 18. Jahrhundert.

2 Wende-Position.
Nach einer Miniaturmalerei aus Rajasthan; 18. Jahrhundert.

3 Variation der Wende-Position.
Nach einer ostindischen Miniaturmalerei aus dem 19. Jahrhundert.

4 Variation der Wende-Position.
Nach einer Miniaturmalerei aus Rajasthan; 19. Jahrhundert.

Lotosähnliche Position

Die Frau legt sich zurück und kreuzt ihre Beine in der *Lotos-Stellung eines Yogi (padmasana).* Sie hebt die Oberschenkel an und bringt sie an die Brüste heran. Der Mann kniet oder liegt auf der Frau; und dringt in sie ein.

Wende-Position

Wenn der Mann sich umdreht und die Frau von hinten geniesst, ohne sich aus ihrer Yoni zurückzuziehen, so nennt man dies die *Wende-Position.* Sie kann am besten durch Übung erlernt werden.

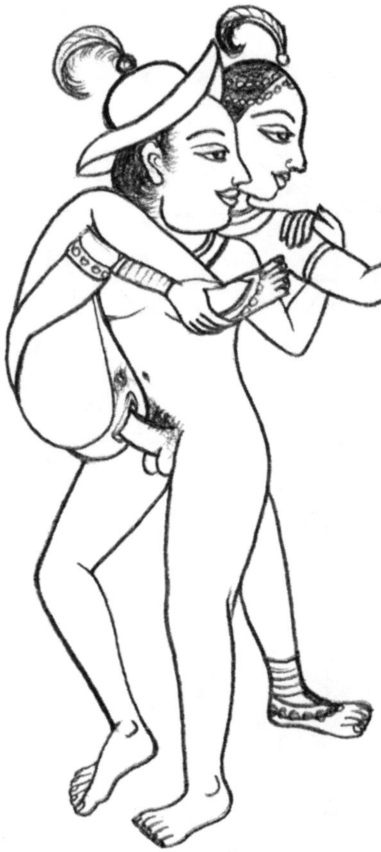

1

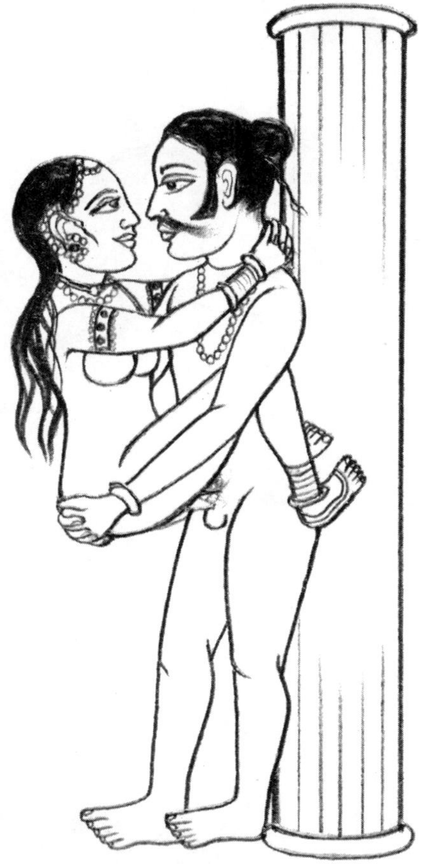

2

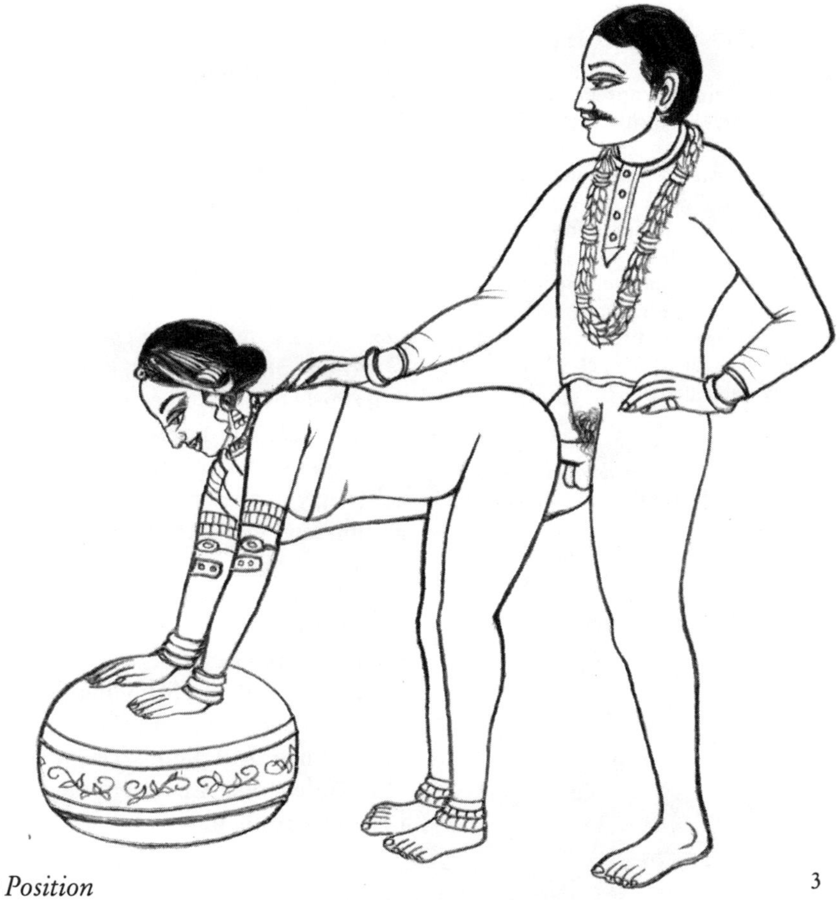

3

Gestützte Position

Wenn ein Mann und eine Frau sich im Stehen lieben, stützen sie sich gegenseitig auf ihre Körper oder an einer Wand oder an einem Pfeiler.

Hängende Position

Ein Mann lehnt sich irgendwo an. Die Frau sitzt auf seinen verschränkten Händen, schlingt die Arme um seinen Nacken, bringt ihre Oberschenkel an seine Taille und bewegt sich auf und ab, indem sie ihre Füsse gegen das stemmt, woran der Mann sich lehnt.

Position einer Kuh

Wenn eine Frau wie ein Vierfüsser dasteht, Hände und Füsse auf den Boden gestemmt, und ihr Mann sie wie ein Bulle von hinten besteigt, so nennt man dies die *Position einer Kuh.* Diesmal sollte alles, was normalerweise mit den Brüsten einer Frau getan wird, mit ihrem Rücken gemacht werden.

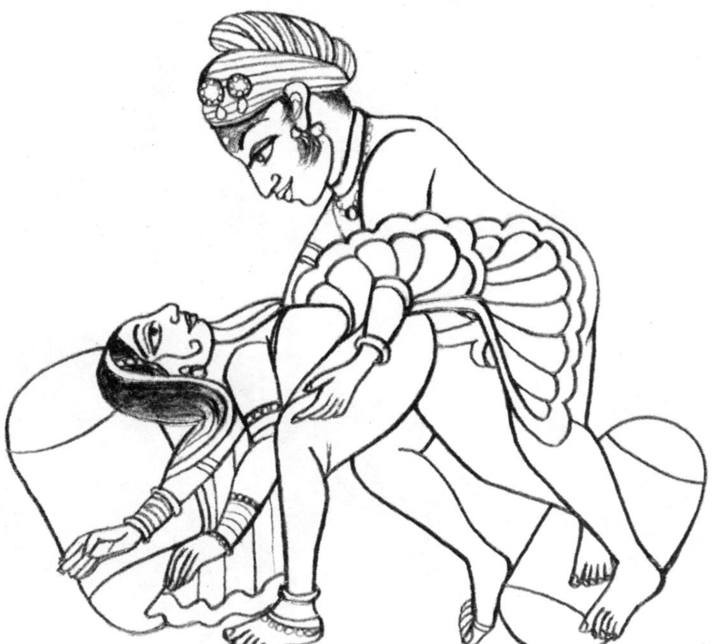

4

1 Gestützte Position.
Nach einer Miniaturmalerei aus Rajasthan; 18. Jahrhundert.

2 Hängende Position.
Nach einer Miniaturmalerei aus Rajasthan; frühes 19. Jahrhundert.

3 Position einer Kuh.
Nach einer ostindischen Miniaturmalerei aus dem 19. Jahrhundert.

4 Variaton der Position einer Kuh.
Nach einer Miniaturmalerei aus Rajasthan; spätes 18. Jahrhundert.

1 Von Tieren abgeleitete Liebesstellung.
Nach einem erotischen Handbuch; Kaschmir, 19. Jahrhundert.

2 Liebesstellung aus einem erotischen Handbuch;
Kaschmir, 19. Jahrhundert.

3 Indische Liebesstellung in Nachahmung von Tieren.
Nach einer indischen Steinskulptur; Lakshmana-Tempel, Khajuraho, ca. 10. Jahrhundert.

4 Liebesstellungen wurden aus verschiedenen Stellungen von Tieren entwickelt und auch danach benannt.

5 Das Lieben von Elefanten.
Nach einer Album-Miniatur; Kotah, Rajasthan, ca. 1780.

Andere Tier-Stellungen

Die Charakteristika der verschiedenen Tiere sollten manifestiert werden, indem man sie nachvollzieht. Das Paar sollte dabei auch Laute von sich geben wie die verschiedenen Tiere. Diese glückverheissenden Positionen sind wie folgt bekannt: *Position eines Hundes, Position einer Ziege, Position eines Rehs,* das *kräftige Besteigen eines Esels,* die *Vereinigung von Katzen,* der *Sprung eines Tigers,* das *Drücken eines Elefanten,* das *Reiben eines Ebers* und das *Besteigen eines Pferdes.*

Wie auch die Yoga-Stellungen haben sich viele Positionen beim Lieben aus der Beobachtung von Tieren entwickelt. Es wird darauf hingewiesen, dass man dem unterschiedlichen Naturell der Tiere nacheifern sollte. Tantra lehrt, dass dies ein sympathetisches, magisches Band mit spezifischen Tieren produziert, deren besondere Eigenschaften (wie zum Beispiel Kraft, Schnelligkeit, Geruchs- oder Gesichtssinn) vom Paar assimiliert werden können. Auf diese Weise werden Tiere Verbündete oder Erweiterungen der menschlichen Persönlichkeit.

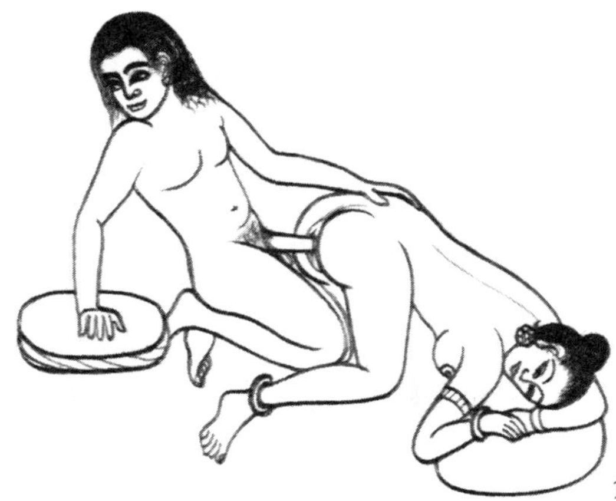
1

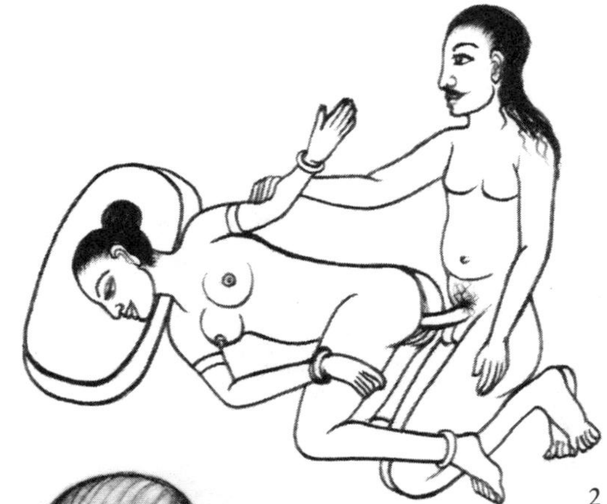
2

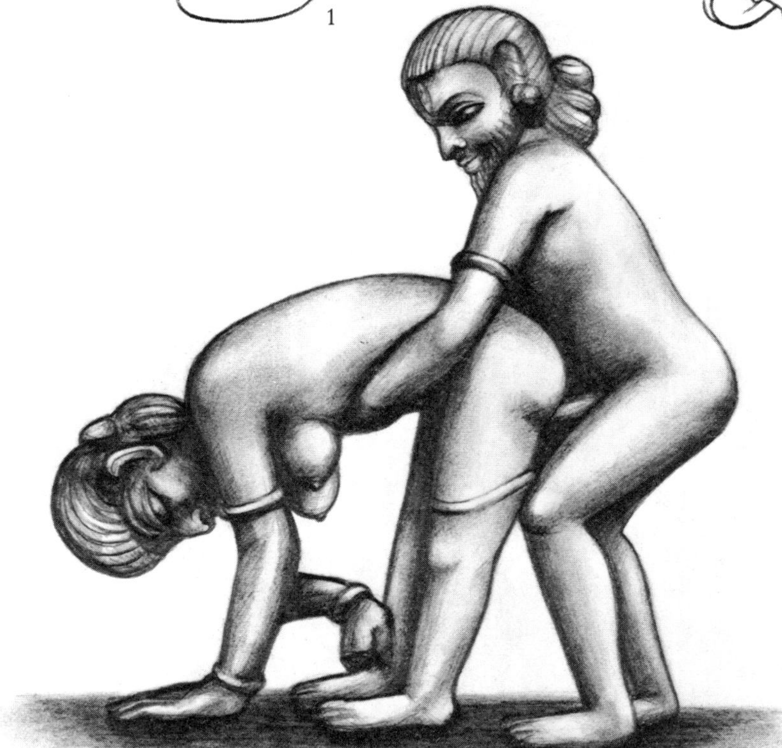
3

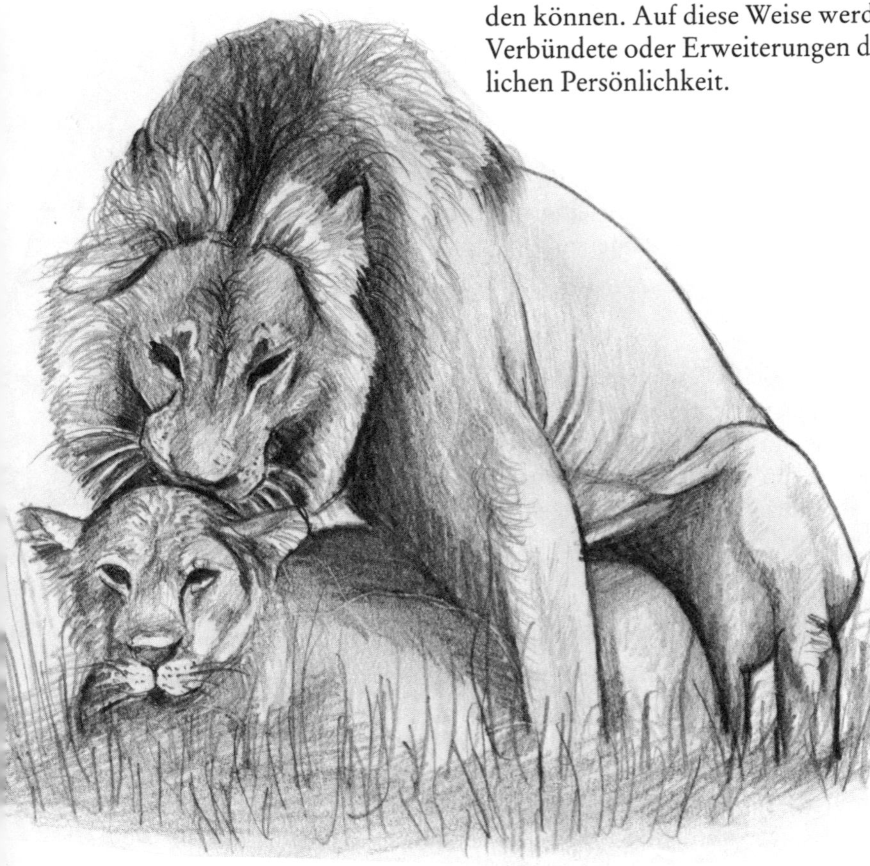

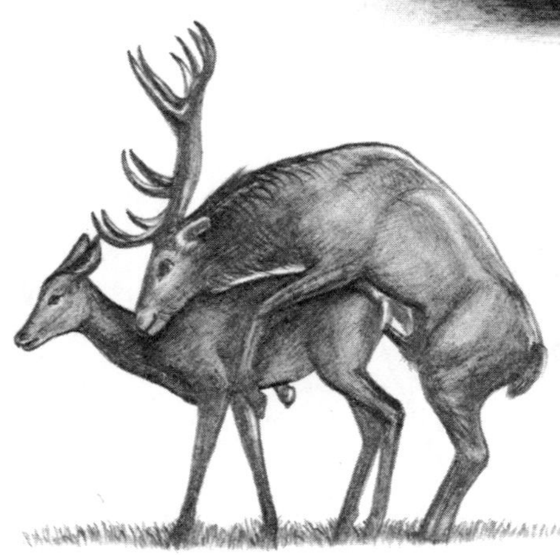
4

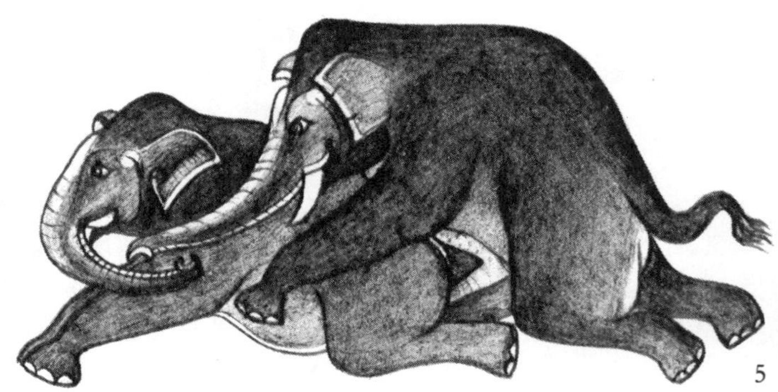
5

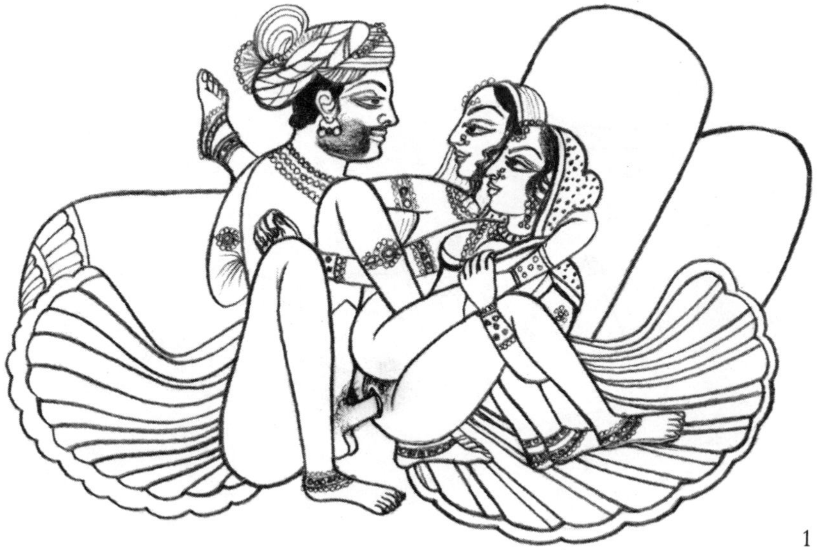

1

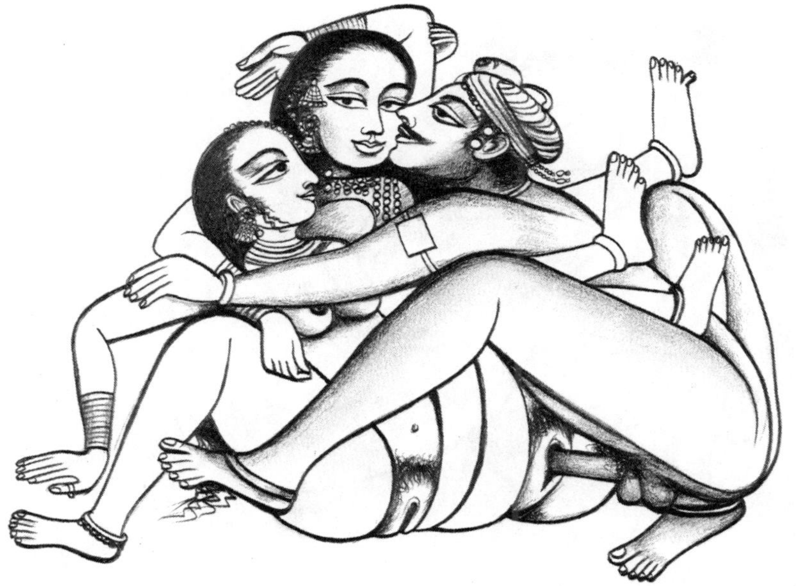

2

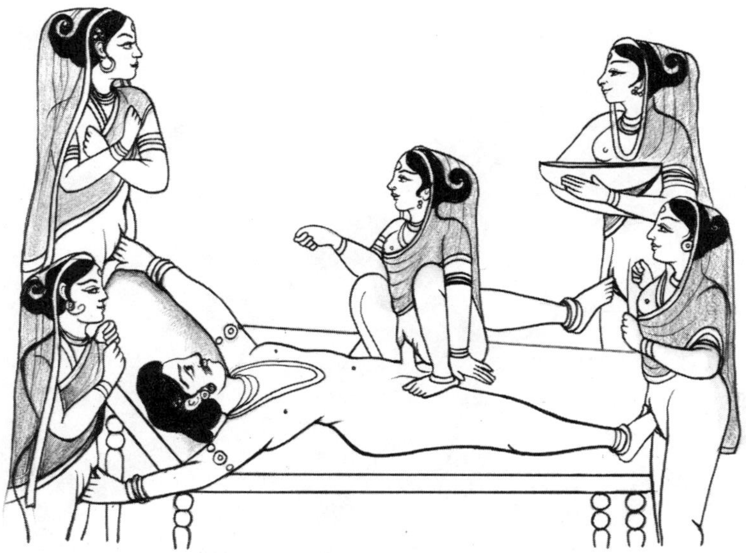

3

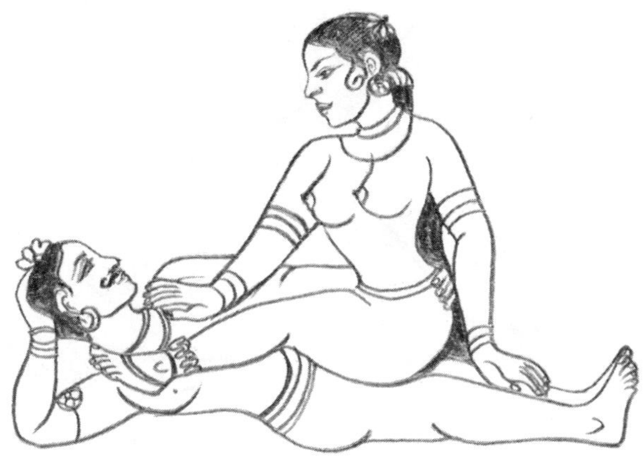

4

Vereinigte Position

Hierbei liebt ein Mann gleichzeitig zwei Frauen, die ihn beide gleich stark lieben. Dies erfordert grosse Selbstkontrolle von seiten des Mannes, der unbedingt dafür sorgen muss, dass beide Frauen zum Höhepunkt gelangen.

Die Herde der Kühe

In dieser Stellung liebt ein Mann eine Anzahl von Frauen gleichzeitig. Es gibt auch noch andere Variationen: Die *Vereinigung vieler Ziegen*, die *Vereinigung eines Rudels Rehe*, die *Vereinigung eines Elefantenbullen mit vielen Elefantenkühen* (was im Wasser stattfindet); alle Variationen sind Imitationen der Tiere, dargestellt von Menschen.

Frau in der männlichen Rolle

Während des Liebens dreht sich die Frau herum, kommt auf ihren Liebhaber zu liegen und fährt fort ihn zu lieben. Die Frau kann diese Position auch von Anfang an einnehmen.

In dieser Position gibt es drei Bewegungs-Variationen der Frau:

1 Variation der Vereinigten Position.
Nach einer Miniaturmalerei aus Jodhpur; ca. 1830.

2 Vereinigte Position.
Nach einer indischen Miniaturmalerei aus der Mitte des 18. Jahrhunderts.

3 Die Herde der Kühe.
Nach einer Miniaturmalerei aus Rajasthan; spätes 18. Jahrhundert.

4 Frau in der männlichen Rolle.
Nach einer ostindischen Miniaturmalerei aus dem 19. Jahrhundert.

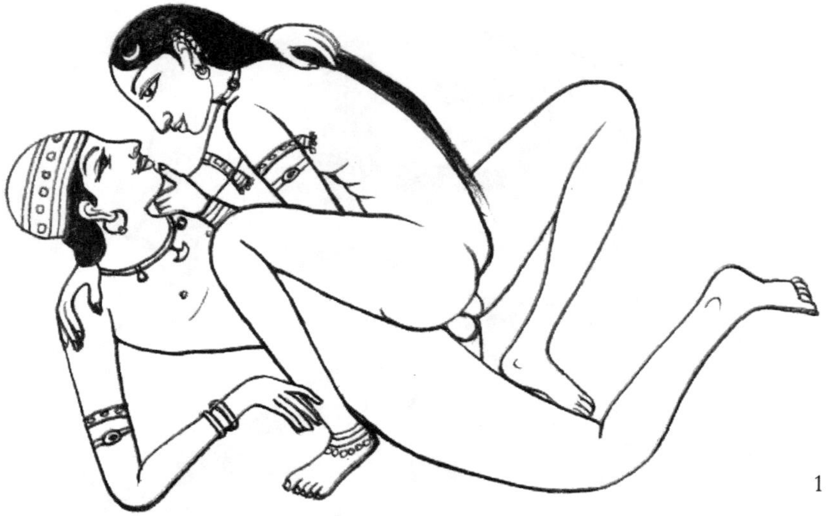

1

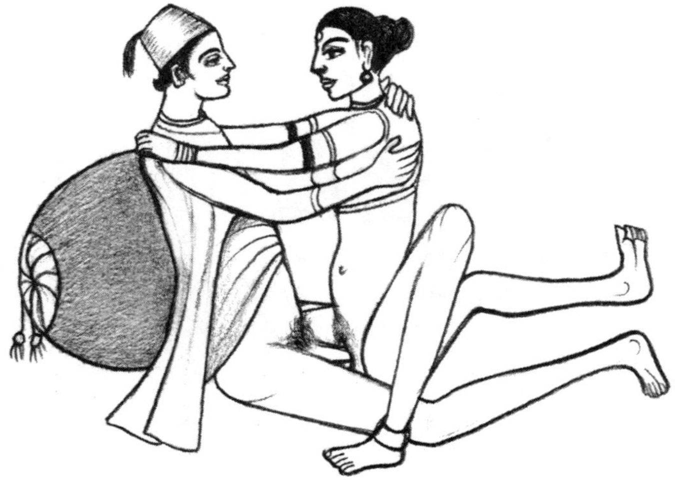

2

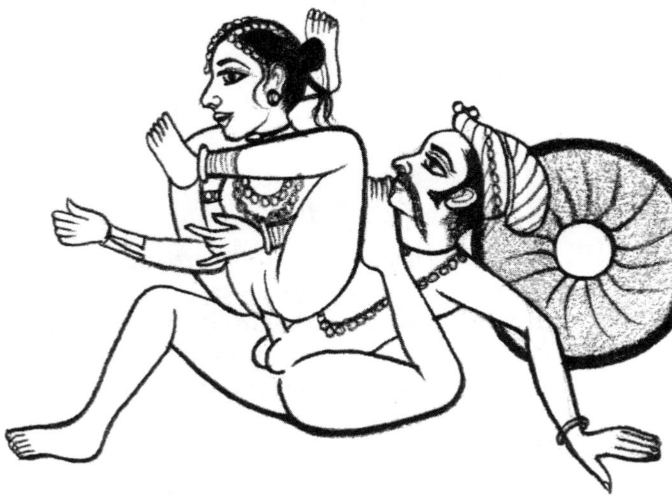

3

1 Zangen-Position.
Nach einer Miniaturmalerei aus Rajasthan; 18. Jahrhundert.

2 Variation von Drehender Oben-Position.
Nach einer Miniaturmalerei aus Rajasthan; spätes 18. Jahrhundert.

3 Variation der Zangen-Position.
Nach einer ostindischen Miniaturmalerei aus dem 19. Jahrhundert.

4 Drehende Oben-Position.
Nach einer Miniaturmalerei aus Rajasthan; 18. Jahrhundert.

Zangen-Position

Die Frau sitzt auf dem Mann und zieht sein Lingam in ihre Yoni. Sie hält es durch die Aktion ihrer Oberschenkel fest, drückt es, bewegt sich gegen den Mann und behält sein Lingam sehr lange in sich.

Drehende Oben-Position

Die Frau sitzt auf dem Mann und achtet sorgfältig darauf, den Kontakt zwischen Lingam und Yoni aufrechtzuerhalten. Sie dreht sich wieder und immer wieder herum, wie ein Rad über ihm, und schwingt den Körper, um den notwendigen Schwung zu erzeugen. Dies bezeichnet man als *Drehende Oben-Position;* sie kann nur durch Übung erlernt werden.

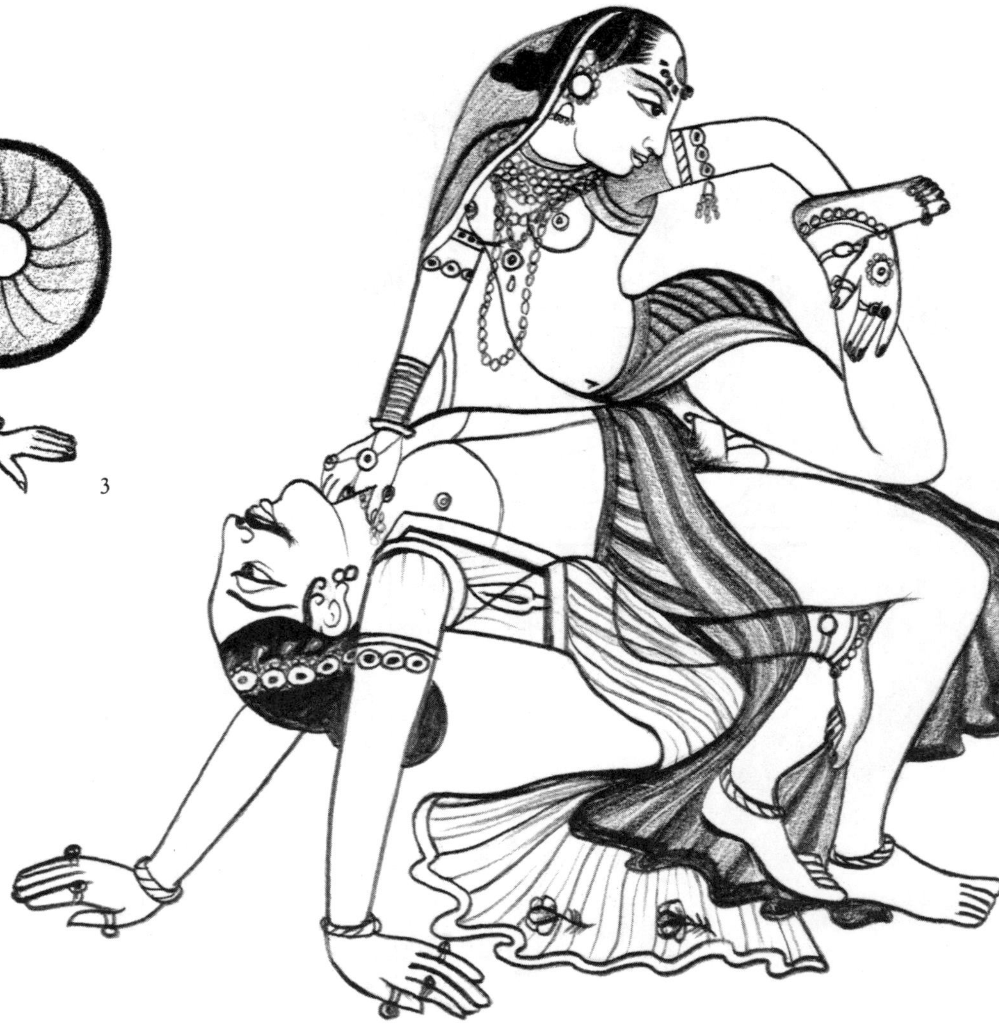

4

Die Schaukel (Schwing-Position)

Die Frau sitzt auf dem Mann, der den mittleren Teil ihres Körpers anhebt. Dann dreht sie sich herum, so dass ihr Rücken dem Gesicht ihres Partners zugewandt ist. Sie wippt vor und zurück.

Viele der im *Kamasutra* angeführten Positionen können hintereinander praktiziert werden. Obwohl viele Beschreibungen stark abgekürzt und keineswegs umfassend sind, präsentiert das *Kamasutra* doch den ganzen Bereich der Liebes-Positionen. Die Schriften schlagen vor, dass Liebespaare Liebesstellungen im Wasser praktizieren sollten, da dies die Körper viel leichter und manövrierfähiger macht.

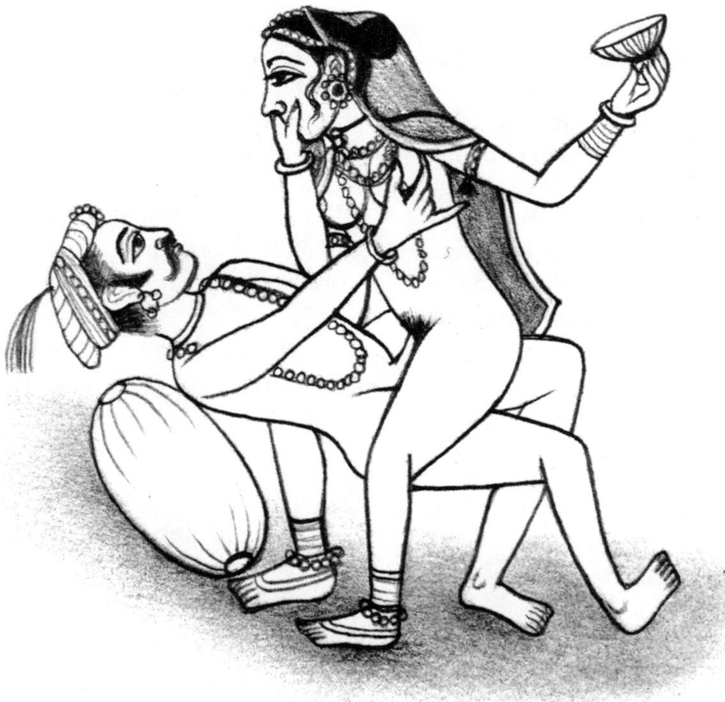

Anfangsstadium der Schwing-Position.
Nach einer Miniaturmalerei aus Rajasthan; spätes 18. Jahrhundert.

Neun Bewegungen des Mannes

Eine erfindungsreiche Person sollte die Arten des Liebens nach dem Beispiel verschiedener Vögel und Tiere vervielfachen; denn diese unterschiedlichen Arten des Liebens – ausgeführt nach den Traditionen verschiedener Länder und nach persönlichen Vorlieben – erzeugen Liebe, Freundschaft und Achtung.
KAMASUTRA

Das *Kamasutra* teilt die sexuellen Bewegungen des Mannes während des Liebens in neun verschiedene Kategorien ein. Diese neunfache Einteilung – zusammen mit der Tradition der Neun Arten der Sexuellen Vereinigung (je nach den sexuellen Grössen) – ist ein fester Bestandteil des metaphysischen System-Schemas (siehe «Die Yang-Zahl» für eine detaillierte Beschreibung der subtilen Bedeutung der Zahl Neun und ihres Vielfachen).

Bewegen nach vorn

Das Lingam wird nach vorn direkt in die Yoni bewegt.

Aufwühlen

Das Lingam wird mit der Hand gehalten und auf wühlende Art in der Yoni umherbewegt.

Aufspiessen

Die Yoni wird gesenkt, und dann wird der obere Teil davon vom Lingam getroffen.

Reiben

Dies ist die gleiche Aktion wie *Aufspiessen*, nur wird es mit dem unteren Teil der Yoni gemacht.

Einen Schlag versetzen

Das Lingam wird ein Stück von der Yoni zurückgezogen und dann kräftig nach vorn gestossen, um sie wieder zu treffen. Sie ist bekannt als *einen Schlag versetzen.*

Schlag eines Ebers

So bezeichnet man es, wenn nur ein Teil der Yoni vom Lingam gerieben wird.

Eine der Hauptpflichten des Mannes ist es, sich so weit wie möglich zurückzuhalten und gleichzeitig die Freude seiner Partnerin zu steigern und zu beschleunigen. Das Begehren der Frau ist kühler und langsamer zu wecken als dasjenige des Mannes. Mit einem einzigen Liebesakt ist eine Frau nicht leicht zu befriedigen. Ihre langsamer ansteigende Erregung erfordert längere Umarmungen, und falls ihr diese nicht gewährt werden, fühlt sie sich oft gereizt. Beim zweiten Liebesakt werden die Leidenschaften der Frau gründlich aufgepeitscht, und sie hat dann einen vollen Orgasmus. Dann kann von ihr gesagt werden, dass sie zufriedengestellt ist. Dieser Zustand der Dinge ist umgekehrt im Falle eines Mannes, der brennend vor Liebeshitze an den ersten Akt herangeht, die sich während des zweiten Aktes abkühlt, so dass er sich oft für einen dritten Akt zu schlaff fühlt und deshalb nur geringe Neigung dazu verspürt.
ANANGA RANGA

Flattern eines Sperlings
Dies geschieht, wenn das Lingam tief in der Yoni ist und wiederholt auf und ab bewegt wird, ohne herausgezogen zu werden. Dies macht man beim Herannahen des Höhepunktes; es sollte eine verspielte Bewegung sein.

Hineindrücken
Dies geschieht, wenn das Lingam in der Yoni ist und tief hineingedrückt wird.

Gemeinsames Drücken
Dies geschieht, indem Mann und Frau abwechselnd Lingam und Yoni drücken, ohne den Kontakt dabei zu unterbrechen. Es verhilft sehr schnell zu einem Höhepunkt.

Wenn eine Frau in der Rolle des Mannes agiert, kann auch sie die neun Bewegungen des Mannes durchführen.

Die klassischen Schriften stellen fest, dass ein Mann seine besondere Aufmerksamkeit stets denjenigen Körperteilen der Frau widmen sollte, auf die ihr Blick gerichtet ist.

Ein Mann sollte von den Aktionen und Lauten einer Frau beim Lieben lernen, damit er sich ihrer Veranlagung bewusst wird und erkennt, was ihr am meisten Freude bereitet.

Das *Kamasutra* stellt fest: «Wenn eine Frau Freude am Lieben hat, zeigt sie zunehmende Bereitschaft, das Lingam so eng wie möglich mit der Yoni zusammenzubringen.»

Taoistische Schriften zählen zehn verschiedene Verhaltensweisen für die Frau beim Lieben auf. Wir berichten darüber im Abschnitt über der Überschrift «Geheimnisse des Einfachen Mädchens» in der Passage mit dem Untertitel «Zehn Arten des Bewegens». Diese Art von Kategorisierung ist sehr hilfreich, da sie auf die Reihenfolge hinweist, in der sich Leidenschaft physisch manifestiert.

Tantrische Schriften messen den Phasen sexueller Erregung grosse Bedeutung bei, da man darin die Reflexionen einer grösseren Kosmologie sieht, den Ablauf der Evolution des Universums.

So stellt zum Beispiel das *Hevajra Tantra* fest: «Aus der Vereinigung von Lingam und Yoni erhebt sich das Erd-Element mit der Eigenschaft Härte. Aus dem Fluss der Sekretionen erhebt sich das Wasser-Element, und das Feuer-Element wird durch die Reibung beim Lieben erweckt. Das Luft-Element erhebt sich aus den Bewegungen der Liebenden, wenn die Ekstase herannaht, und das Raum-Element entspricht der alles durchdringenden Wonne.»

Ein Paar sollte sich seiner Bewegungen während des Liebens bewusst sein; es sollte versuchen, sie so künstlerisch wie nur irgend möglich zum Ausdruck zu bringen. Dies hilft den Partnern, Geist und Emotionen zu konzentrieren, Energie zu kanalisieren sowie Ekstase in Visionen der Einheit zu transformieren.

Wenn Liebende die vielfältigen sexuellen Rollen im Sinn behalten und danach handeln, können sie bewusst zum Orgasmus gelangen. Dies ist eins der Geheimnisse und Ziele des tantrischen Liebens.

Stellungen nach dem Ananga Ranga

Der *Ananga Ranga* ist ein relativ später indischer Text, wahrscheinlich aus dem 16. Jahrhundert. Es ist als *Bühne der Liebe* bekannt und stellt eine Analyse und Kompilation früherer Liebesabhandlungen wie das *Kamasutra* dar. Der Text zeigt einen gewissen Moslem-Einfluss und wurde unter dem Titel *Freuden einer Frau (Lizzat-al-Nisa)* ins Arabische übersetzt.

Die verschiedenen Liebesstellungen sind sehr effektiv in sechs Kategorien eingereiht worden, und zwar:

1. eine Frau auf dem Rücken liegend;
2. eine Frau, die auf ihrer rechten oder linken Seite liegt;
3. verschiedene sitzende Positionen;
4. stehende Positionen;
5. eine Frau auf dem Bauch liegend;
6. die Frau oben in der Rolle des Mannes.

Yogische, alchimistische und animalische Terminologie wird benutzt, um die Positionen im *Ananga Ranga* zu beschreiben. Viele von ihnen können direkt mit taoistischen Entsprechungen verglichen werden.

Wir werden jede dieser Kategorien für sich betrachten.

FRAU AUF DEM RÜCKEN LIEGEND
Elf Variationen

Gleichbeinige Position
Die Frau liegt auf dem Rücken, hebt beide Beine an und legt sie auf beide Schultern des Mannes. Er sitzt dicht bei ihr und führt sein Lingam in ihre Yoni ein. Dann fährt das Paar mit dem Lieben fort.

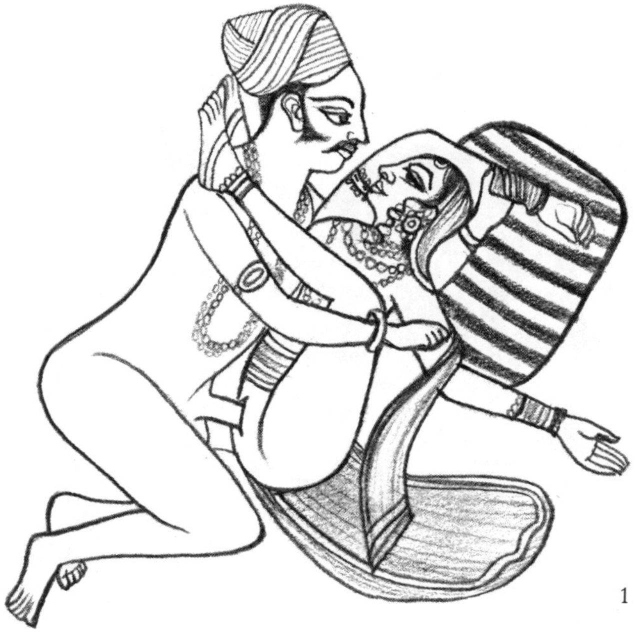

1

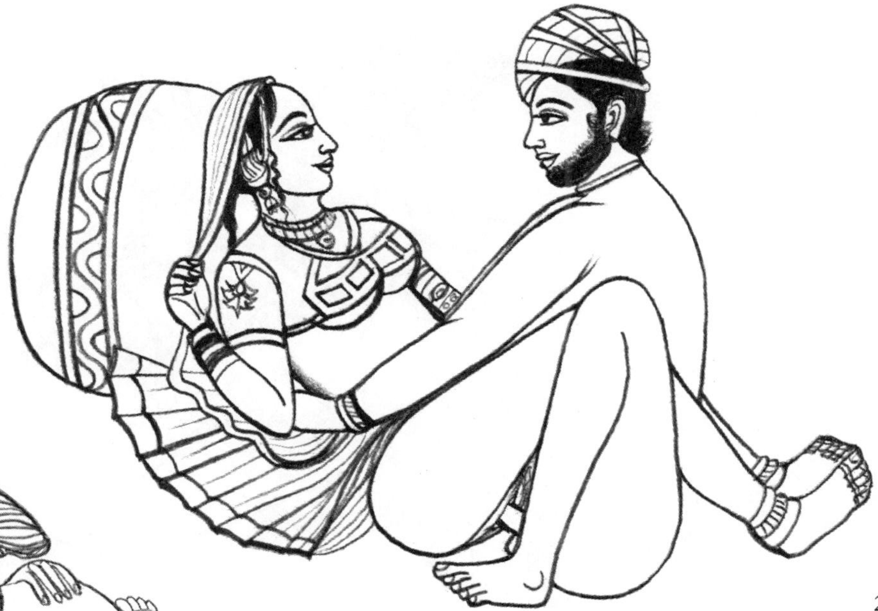

2

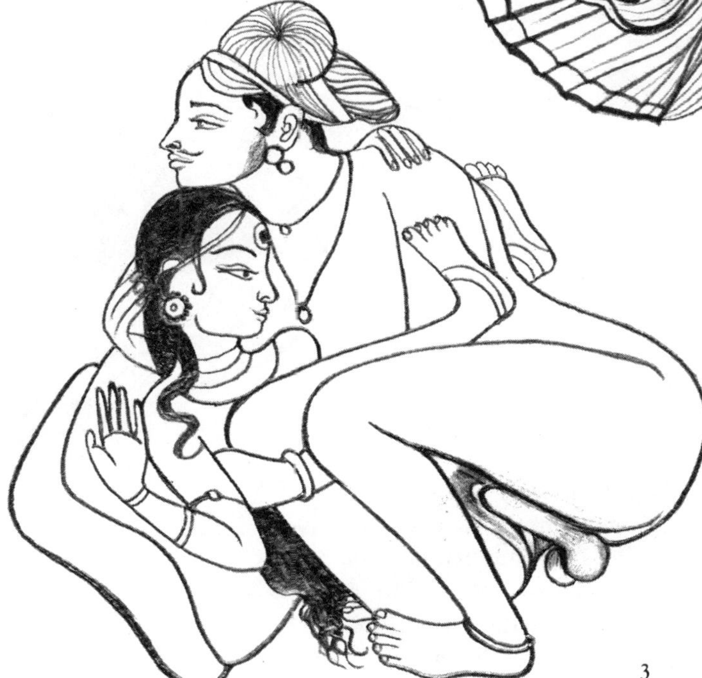

3

1 Gleichbeinige Position.
Nach einer Miniaturmalerei aus Rajasthan; 19. Jahrhundert.

2 Anfangsstadium der Vogel-Position.
Nach einer ostindischen Miniaturmalerei aus dem 19. Jahrhundert.

3 Vogel-Position.
Nach einer Miniaturmalerei aus Rajasthan; 18. Jahrhundert.

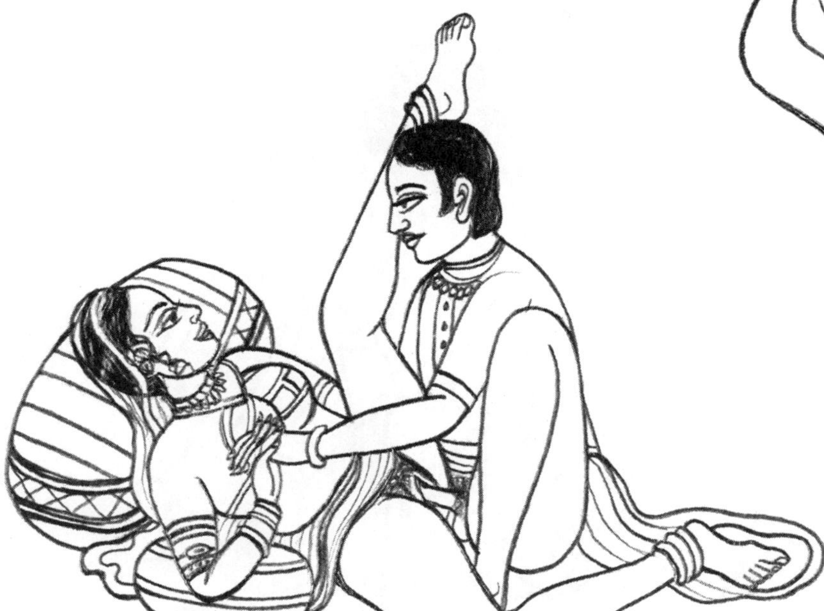

4

Vogel-Position

Die Frau liegt auf dem Rücken, und der Mann sitzt zwischen ihren Beinen. Er hebt beide Beine der Frau an und behält sie seitlich an seiner Taille. Auf diese Weise geniessen beide ihr Liebesspiel.

Überschreitende Position (Die Drei Schritte)

Ein Bein der Frau bleibt auf dem Bett liegen, während das andere Bein auf den Kopf des Mannes gelegt wird. Der Mann sollte sich auf beide Hände stützen.

4 Überschreitende Position (Die Drei Schritte).
Nach einer ostindischen Miniaturmalerei aus dem 19. Jahrhundert.

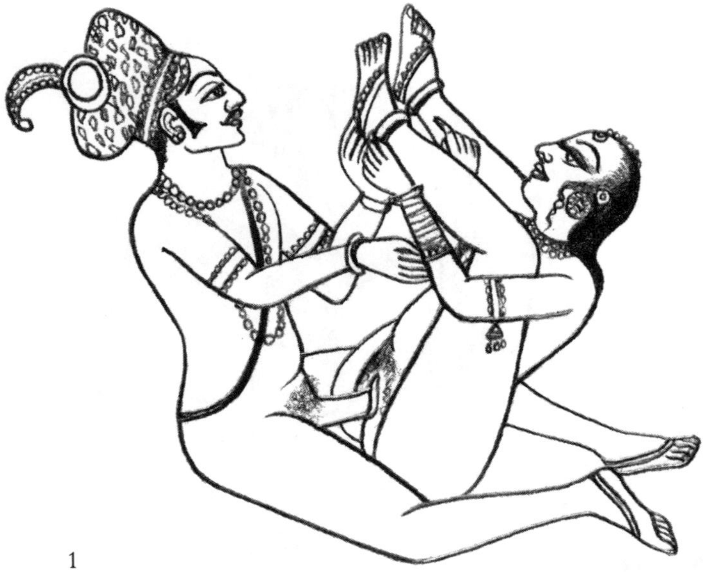

1

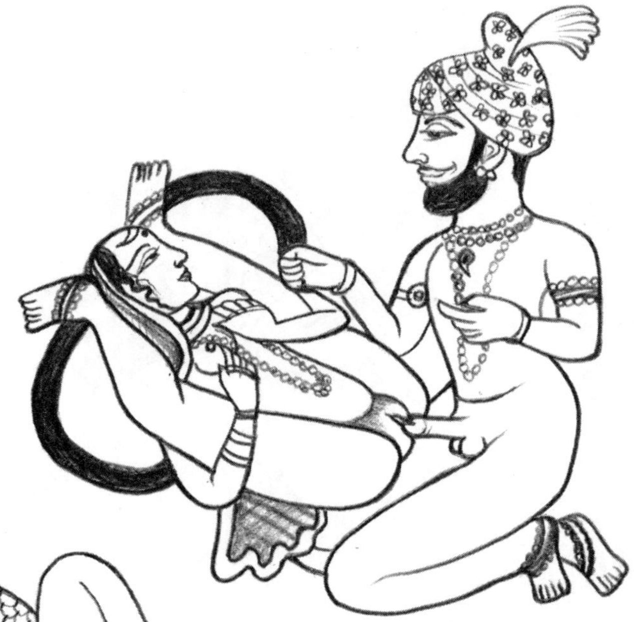

3

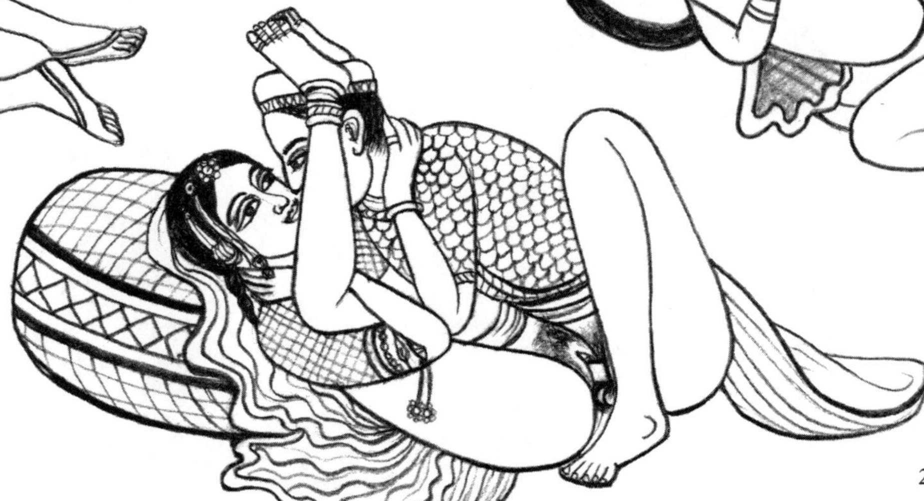

2

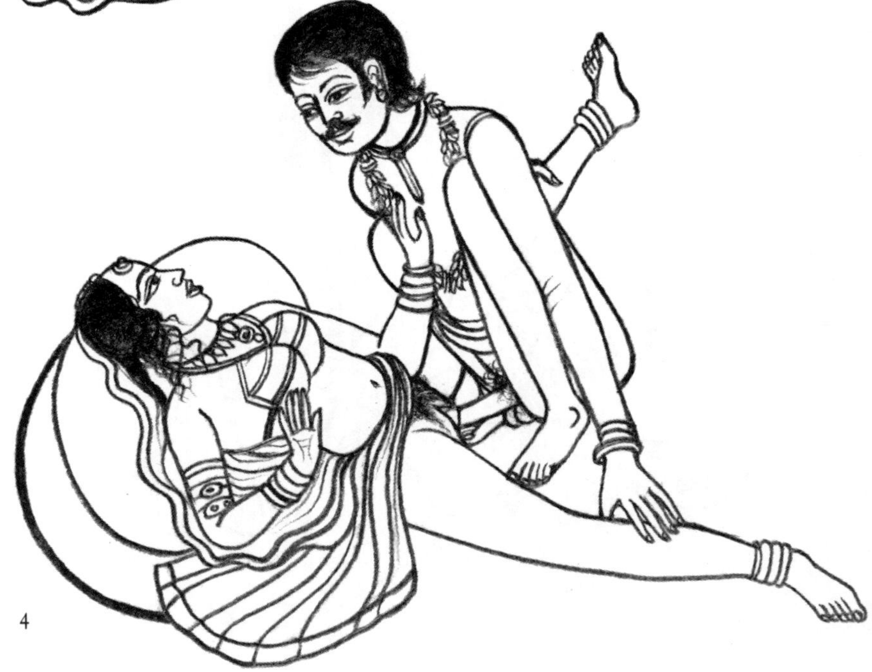

4

1 Anfangsstadium der Füsse-in-die-Luft-Position.
Nach einer Miniaturmalerei aus Rajasthan; 18. Jahrhundert.

2 Fortgeschrittenes Stadium der Füsse-in-die-Luft-Position.
Nach einer ostindischen Miniaturmalerei aus dem 19. Jahrhundert.

3 Volle Füsse-in-die-Luft-Position.
Nach einer Miniaturmalerei aus Rajasthan; spätes 18. Jahrhundert.

4 Rad-der-Erinnerung-Position.
Nach einer ostindischen Miniaturmalerei aus dem 19. Jahrhundert.

Füsse-in-die-Luft-Position

Die Frau liegt auf dem Rücken und hebt beide Beine an. Sie hält sie mit den Händen fest und zieht sie soweit wie möglich zum Kopf zurück. Der Mann setzt sich dann so dicht wie möglich heran, legt beide Hände auf die Brüste der Frau, und dann liebt sich das Paar voller Freude.

Rad-der-Erinnerung-Position

Diese Stellung ist auch als *Rad des Kama* (Liebesgott) bekannt. Diese Methode wird besonders von wollüstigen Liebenden bevorzugt und genossen. Bei dieser Position sitzt der Mann zwischen den Beinen der Frau, die auf dem Rücken liegt. Er streckt die Arme so weit wie möglich nach den Seiten der Frau aus und hält so ihre Beine sehr weit gespreizt. Er sollte sich bewegen und ihren Körper mit den Armen herumdrehen.

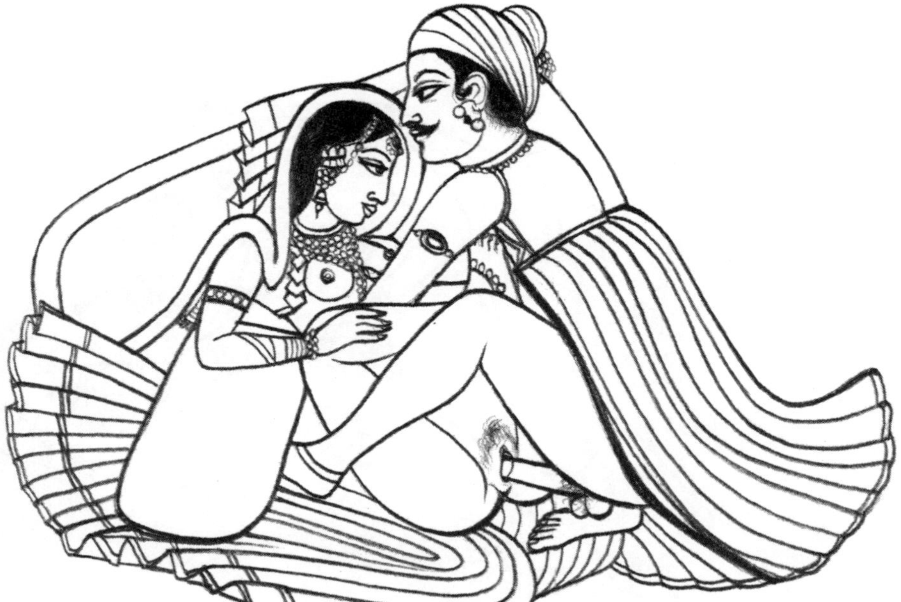

1

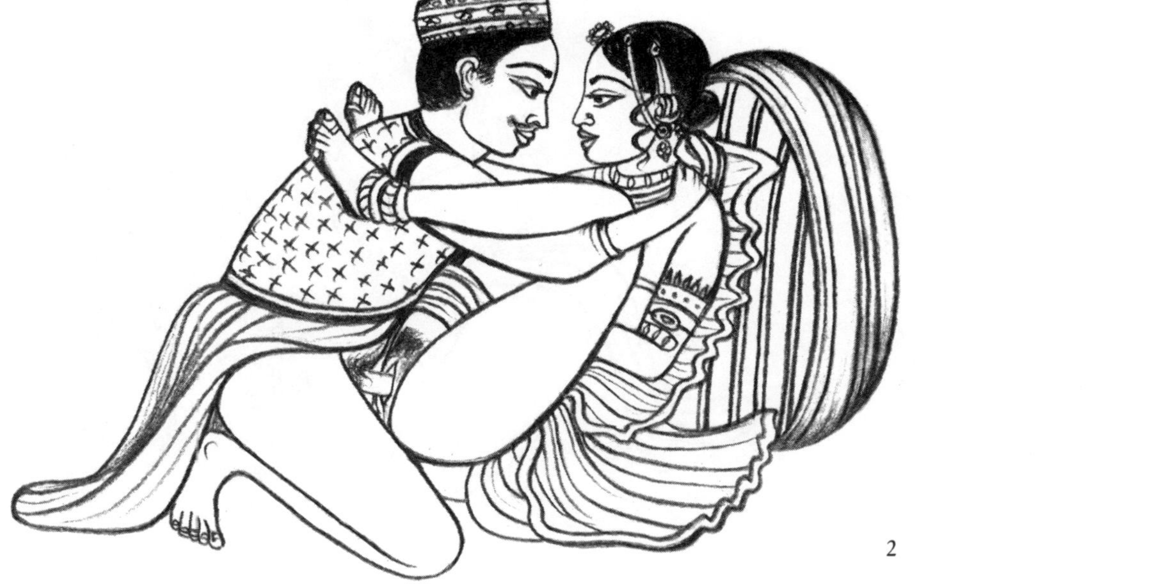

2

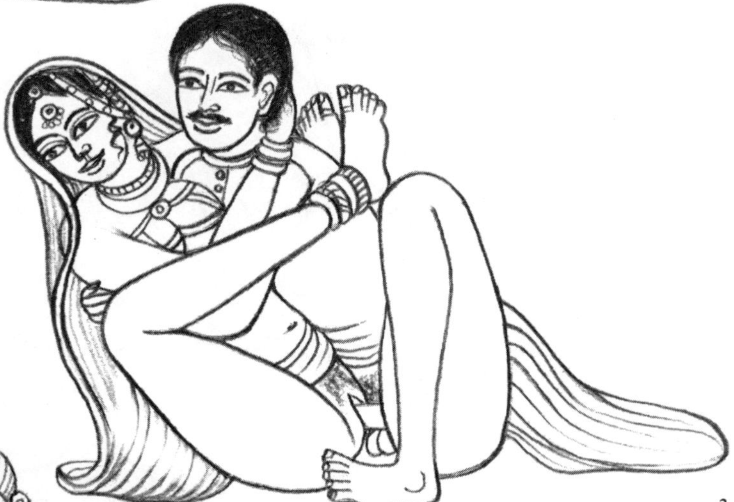

3

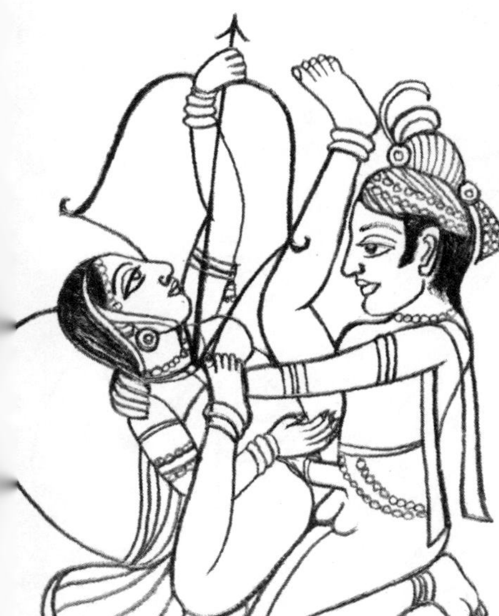

4

Die unerschöpfliche Freundlichkeit

Die Frau liegt auf dem Rücken und hebt beide Beine an, so dass sie die Brust ihres Liebhabers berühren. Er sollte sich zwischen die gespreizten Oberschenkel der Frau setzen, sie innig umarmen und leidenschaftlich lieben.

Die Elixier-Position

Die Frau liegt auf dem Rücken, und der Mann hockt auf beiden Füssen. Er legt beide Hände unter ihr Hinterteil und zieht sie in enger Umarmung an sich. Sie erwidert seine Zärtlichkeit, indem sie seinen Nacken fest umschlingt. In dieser Position lieben sie sich, indem sie sanft vor und zurück schaukeln.

Der Bogen

Die Frau liegt auf dem Rücken. Der Mann legt nun Kissen unter ihre Hüften und unter ihren Kopf. Er hebt den Sitz ihrer Liebe an und erreicht in etwa die gleiche Höhe, indem er sich auf ein Kissen kniet. Der Körper der Frau hat jetzt die Form eines Bogens. Der Mann sollte nun mit seinem *Liebespfeil* zielen. Dies ist eine besonders schöne Liebesstellung, die den Partnern grosse Freude bereitet.

1 Variation der Unerschöpfliche-Freundlichkeit-Position.
Nach einer provinziellen Mughal-Miniaturmalerei; ca. 1775.

2 Die Bogen-Position.
Nach einer ostindischen Miniaturmalerei aus dem 19. Jahrhundert.

3 Elixier-Position.
Nach einer ostindischen Miniaturmalerei aus dem 19. Jahrhundert.

4 Humorvolle Darstellung einer Liebesposition.
Nach einer Miniaturmalerei aus Rajasthan; 19. Jahrhundert.

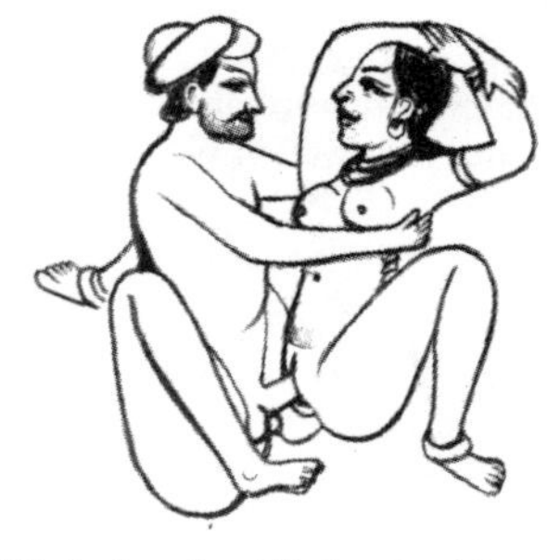

Variation der Elixier-Position.
Nach einer Miniaturmalerei aus Rajasthan; spätes 18. Jahrhundert.

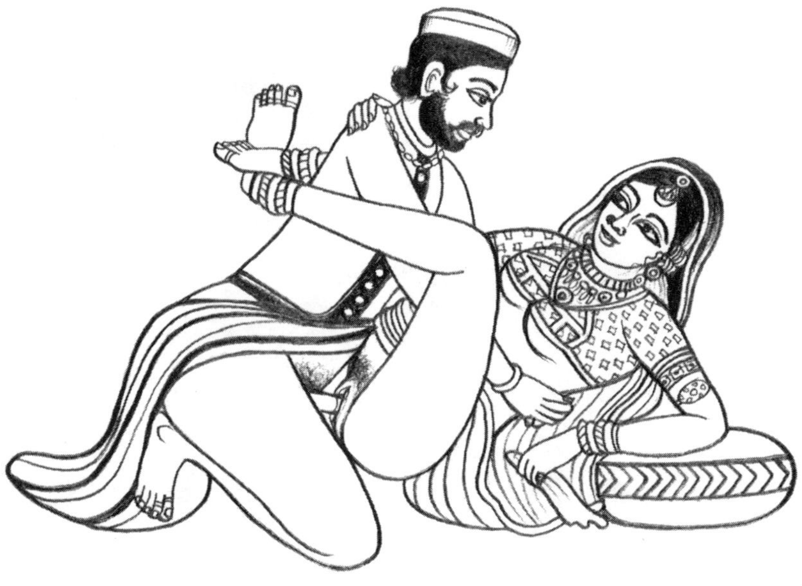

1

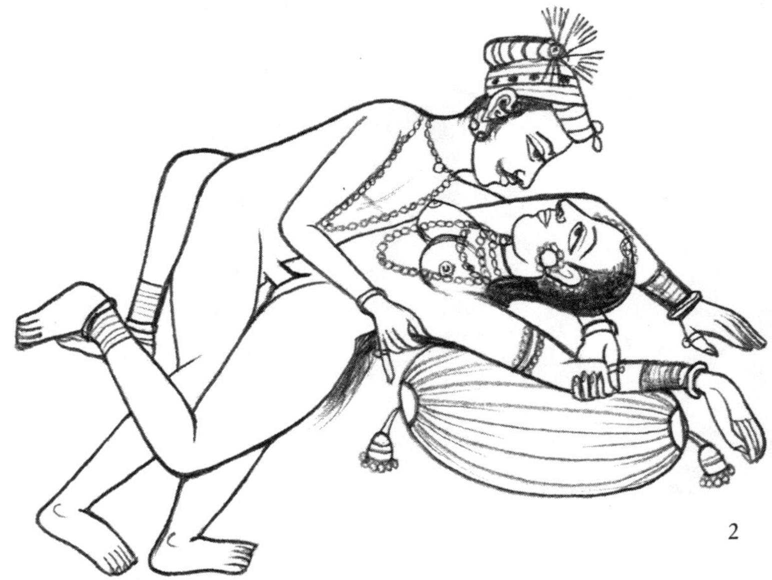

2

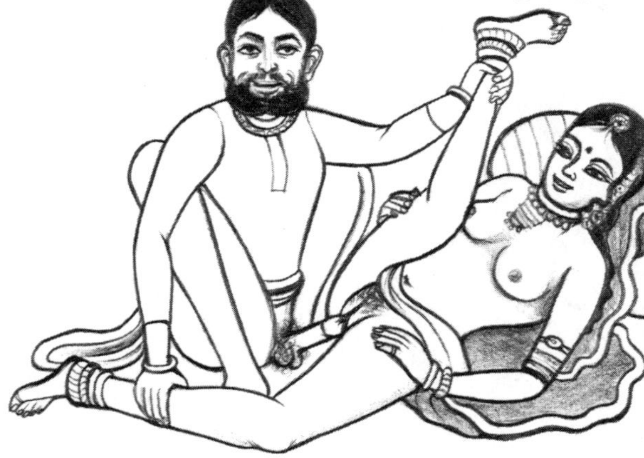

3

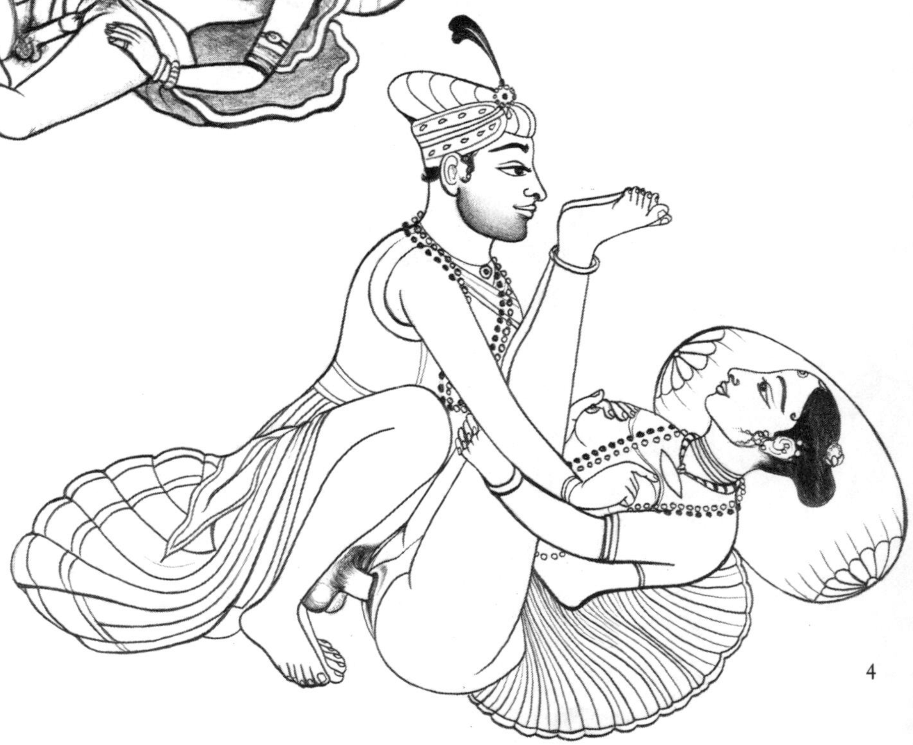

4

1 Allumfassende Position.
Nach einer ostindischen Miniaturmalerei aus dem 19. Jahrhundert.

2 Variation der Allumfassenden Position.
Nach einer Miniaturmalerei aus Rajasthan; spätes 18. Jahrhundert.

3 Bambusspaltende Position.
Nach einer ostindischen Miniaturmalerei aus dem 19. Jahrhundert.

4 Variation der Öffnen-und-Blühen-Position.
Nach einer Miniaturmalerei in der Sammlung des Königs von Nepal; ca. 1830.

Allumfassende Position

Die Frau liegt auf dem Rücken und hat die Beine angehoben, die Füsse sind verschränkt. Der Mann führt sein Lingam sorgfältig in ihre Yoni ein. Diese Stellung ist besonders gut für Paare geeignet, die vor Verlangen brennen.

Bambusspaltende Position

Bei dieser Position liegt die Frau auf dem Rücken, hat ein Bein auf die Schulter ihres Liebhabers gelegt und das andere Bein gerade auf dem Bett ausgestreckt. Dies ist eine sehr wirkungsvolle Methode, um eine Frau zum Höhepunkt zu bringen.

Öffnen-und Blühen-Position

Die Frau liegt auf dem Rücken. Der Mann führt sein Lingam in ihre Yoni ein und dringt sehr tief vor. Dann hebt er ihre Beine hoch, bringt ihre Oberschenkel dicht zusammen, drückt sie fest gegeneinander und lässt sie los. Dies sollte abwechselnd mit rhythmischen Bewegungen geschehen.

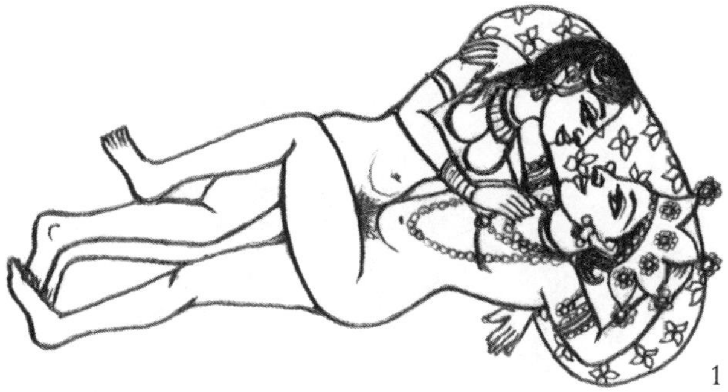

1

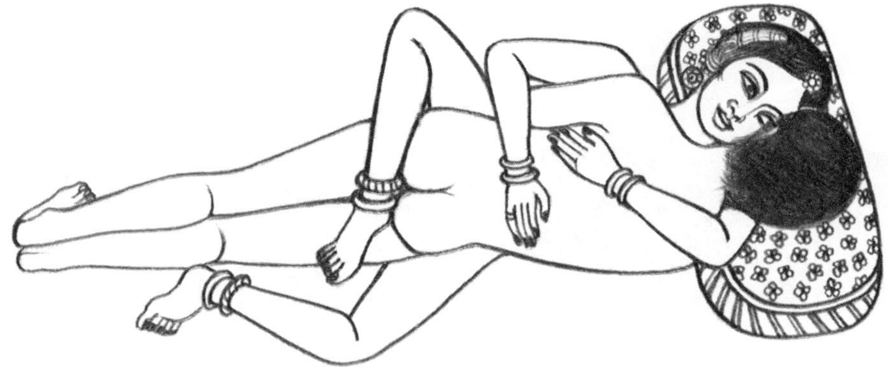

2

1 Variation der Hindernis-Beseitigung-Position.
Nach einer Miniaturmalerei aus Rajasthan; 19. Jahrhundert.

2 Die Krabben-Position.
Nach einer ostindischen Miniaturmalerei aus dem 19. Jahrhundert.

3 Balance-Position.
Zeitgenössisch.

4 Lotos-Position.
Nach einer nepalesischen Miniaturmalerei aus dem 18. Jahrhundert.

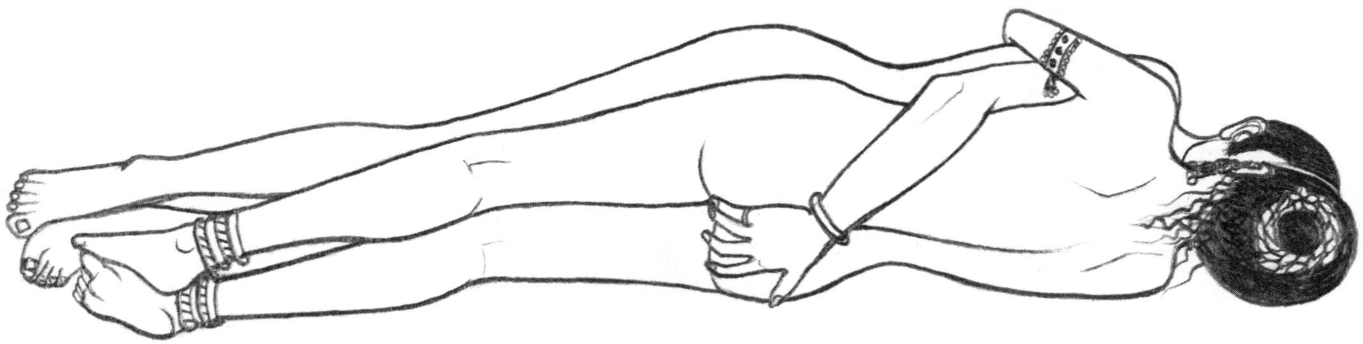

3

FRAU AUF DER SEITE LIEGEND
Drei Variationen

Hindernis-Beseitigung-Position

Der Mann plaziert sich neben der Frau, die auf der rechten oder linken Seite liegt. Er hebt eins ihrer Beine über ihre Hüfte an und lässt das andere Bein auf dem Bett liegen. Diese Position ist nur geeignet für das Lieben mit einer voll entwickelten Frau. Mit einem jungen Mädchen ist es unbefriedigend.

Die Krabbe

Der Mann und die Frau liegen beide auf der Seite. Der Mann liegt zwischen den Oberschenkeln der Frau. Eins ihrer Beine hat er unter sich, das andere unmittelbar unter seiner Brust über sich geworfen.

Balance-Position

Der Mann und die Frau liegen gerade ausgestreckt auf der Seite, ohne sich zu bewegen oder die Position ihrer Gliedmassen zu verändern. Das Lieben ist sanft und konzentriert sich auf Rhythmus und Atem. Diese Stellung ist auch als *doppelte Hemisphäre* bekannt und spiegelt den Vorgang der alchimistischen Destillation wider.

SITZENDE POSITIONEN
Zehn Variationen

Lotos-Position

In dieser bevorzugten Stellung der Yogis sollte der Mann mit gekreuzten Beinen dasitzen. Er sollte sich die Frau auf den Schoss setzen, ihre Beine um seine Taille und seine Hände auf ihre Schultern legen. Die Frau führt behutsam sein Lingam in ihre Yoni ein. Bei dieser Liebesstellung kommen die Geschlechtsorgane in sehr engen Kontakt miteinander, so dass nur wenig Bewegung erforderlich ist.

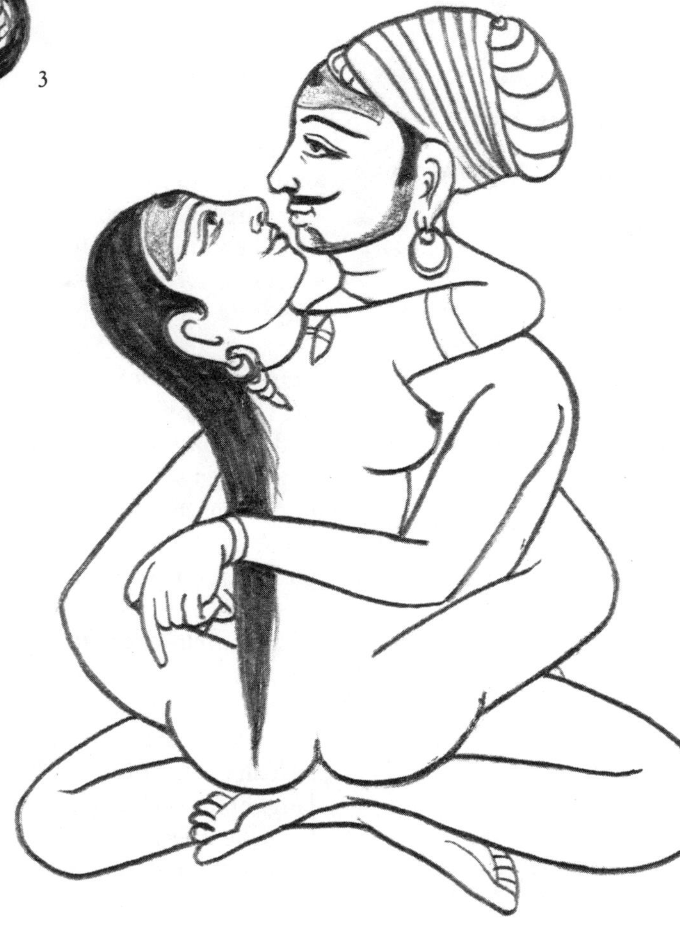

4

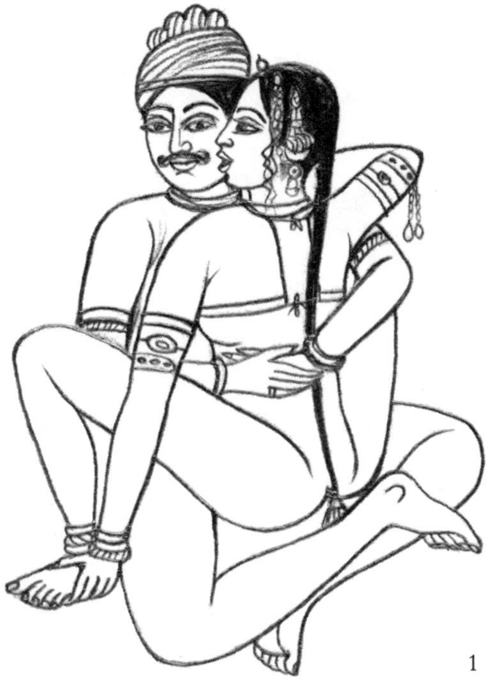

1

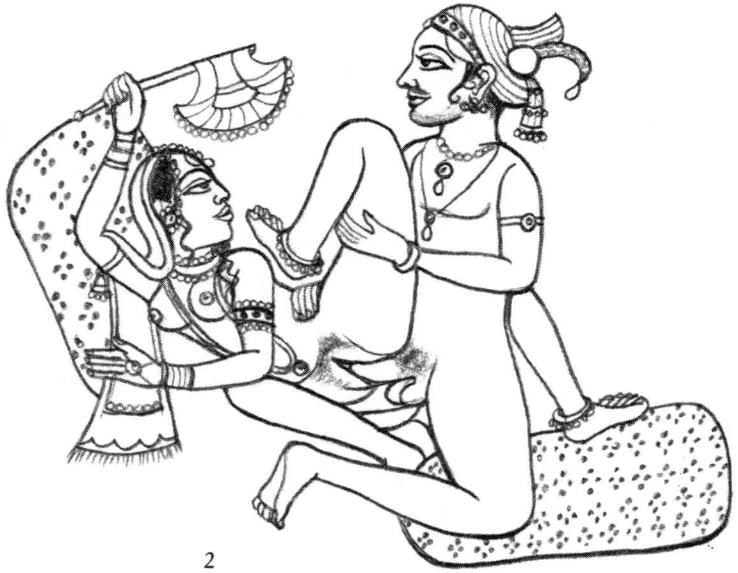

2

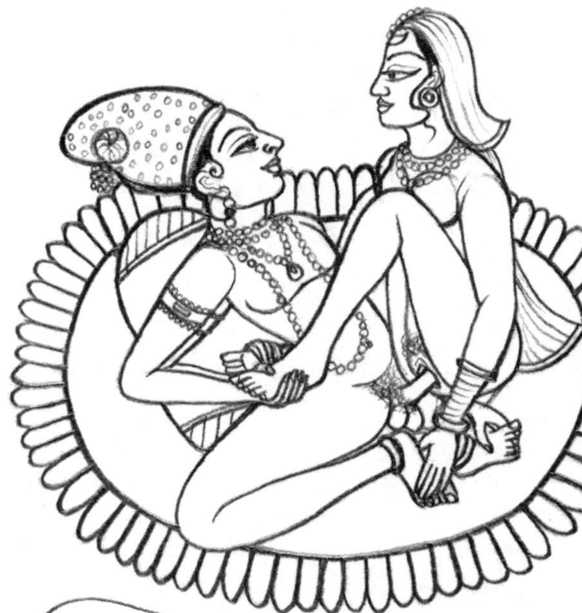

3

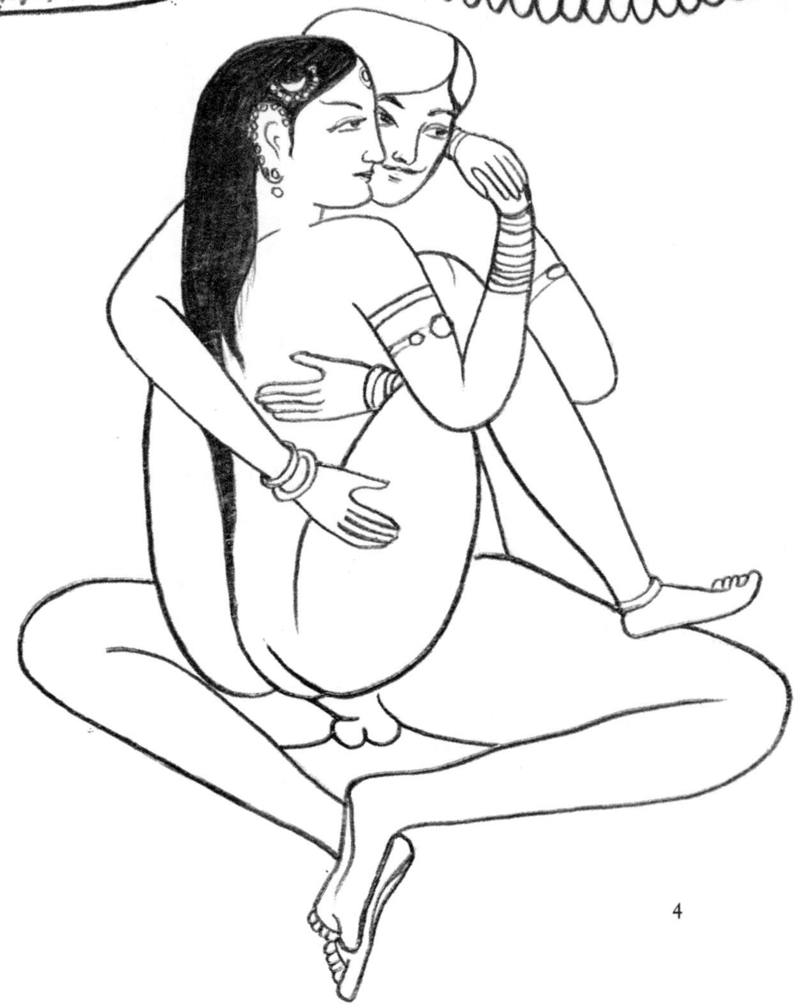

4

1 Selbstgeschaffene oder Obere-Bein-Position.
Nach einer ostindischen Miniaturmalerei aus dem 19. Jahrhundert.

2 Umgekehrte Variation der Obere-Bein-Position.
Nach einer Miniaturmalerei aus Rajasthan; 18. Jahrhundert.

3 Variation der Handhalten- oder Quetsch-Position.
Nach einer Miniaturmalerei aus Rajasthan; spätes 18. Jahrhundert.

4 Verbindung von Sonne und Mond.
Nach einer Miniaturmalerei aus Rajasthan; 18. Jahrhundert.

Selbstgeschaffene oder Obere Bein-Position

Der Mann sitzt in der Lotos-Position da, und die Frau ist auf seinem Schoss. Sie sollte eins ihrer Beine leicht anheben, indem sie eine Hand unter diesen Fuss legt. Wenn sie nun dieses Bein vor und zurück bewegt, kann sie exquisite Liebesgefühle erzeugen.

Verbindung von Sonne und Mond

Der Mann sitzt in der Lotos-Position da, und die Frau ist auf seinem Schoss. Der Mann umschlingt sehr eng den Nacken der Frau, und sie macht es bei ihm genauso. Ihre Liebesbewegungen werden durch die Bewegungen ihrer Arme koordiniert.

Handhalten- oder Quetsch-Position

Der Mann sitzt mit der Frau auf seinem Schoss da. Wenn Lingam und Yoni engen Kontakt miteinander haben, sollte der Mann sich an beiden Füssen der Frau festhalten. Sie langt hinter sich und hält seine Füsse fest. Sexuelle Energie wird durch diese Position freigesetzt und in Umlauf gebracht. Dies belebt und entzückt beide Partner.

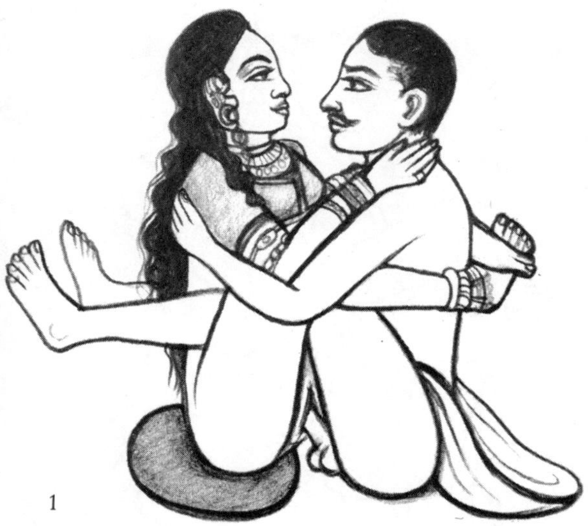

1

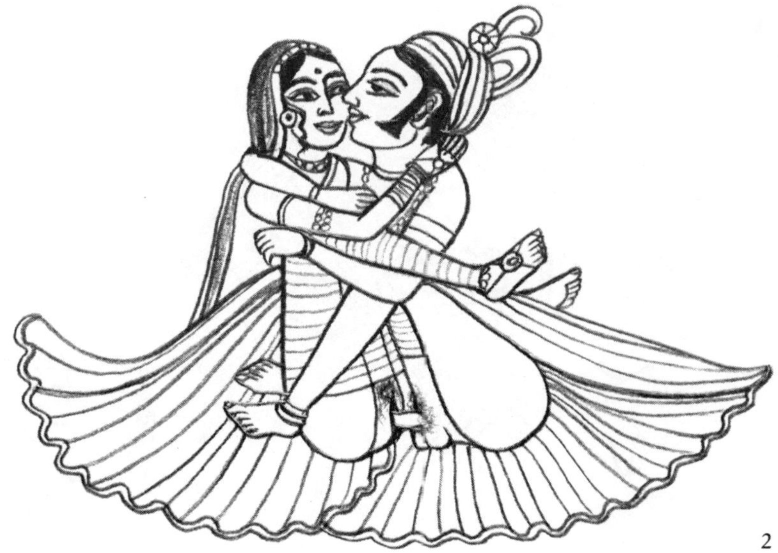

2

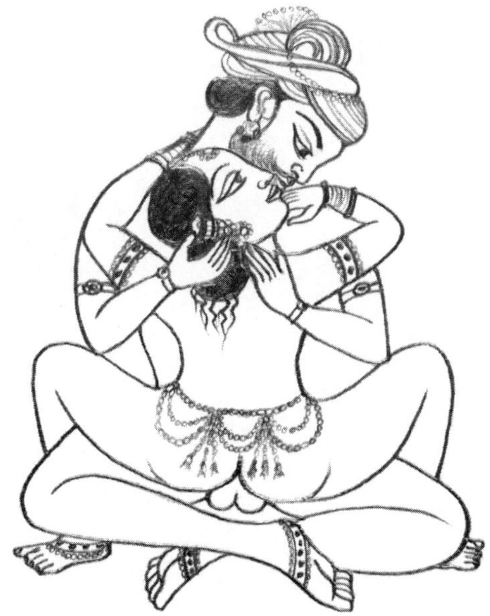

3

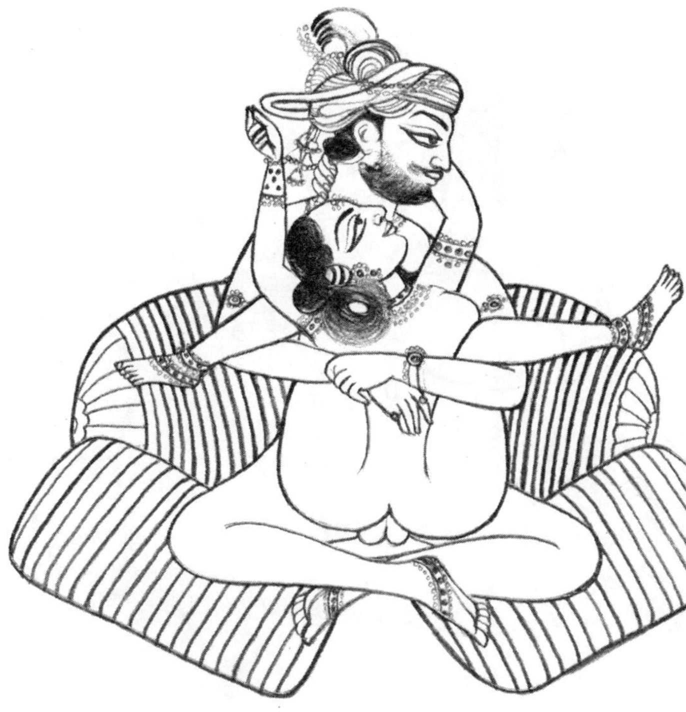

4

Gewinn-Zurückhaltung-Position

Der Mann sitzt mit der Frau auf seinem Schoss da. Sie schiebt ihre Beine unter seine Arme, etwa in Höhe der Ellbogen. Er hält Nacken und Schultern der Frau mit beiden Händen fest und schaukelt sie bis zum Höhepunkt vor und zurück.

Schildkröten-Position

Der Mann sitzt mit der Frau auf seinem Schoss da. Lingam und Yoni sind eng miteinander vereinigt. Der Mann berührt mit Mund, Armen und Beinen die entsprechenden Stellen der Frau. Diese Position verhilft dazu, Energie in Umlauf zu bringen und auszutauschen. Dies ist eins der Geheimnisse für Langlebigkeit.

Rundherum-Position

Diese ist ähnlich der Schildkröten-Position, aber zusätzlich zum gegenseitigen Kontakt von Mund, Armen und Beinen sollte der Mann beide Beine der Frau unter seine Arme schieben, etwa in der Region der Ellbogen.

1 Variation der Gewinn-Zurückhaltung-Position.
Nach einer Miniaturmalerei aus Rajasthan; 19. Jahrhundert.

2 Entwicklung der Gewinn-Zurückhaltung-Position.
Nach einer Miniaturmalerei aus Rajasthan; 19. Jahrhundert.

3 Schildkröten-Position.
Nach einer Miniaturmalerei aus Jodhpur; ca. 1830.

4 Variation der Rundherum-Position.
Nach einer Miniaturmalerei aus Jodhpur; ca. 1830.

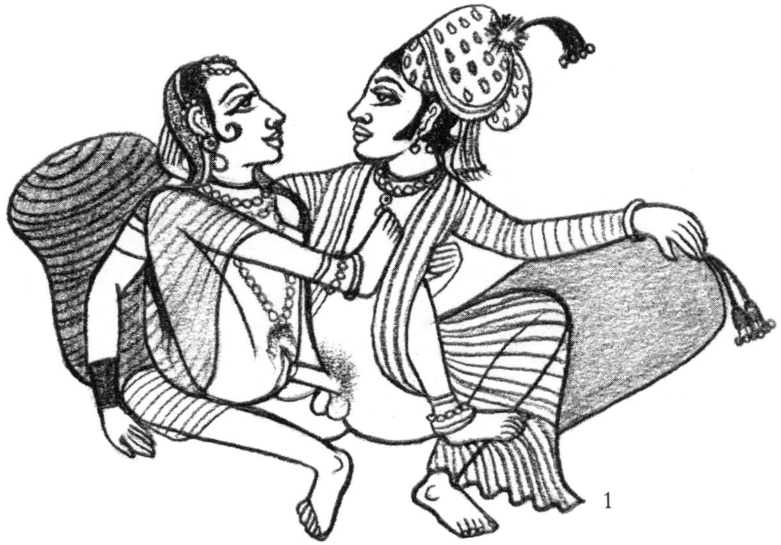

1

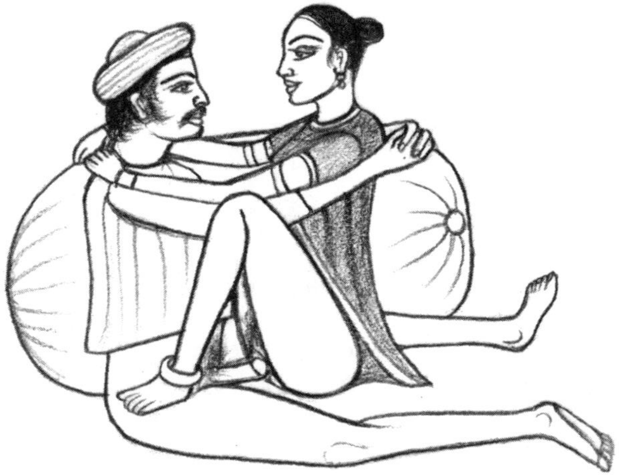

2

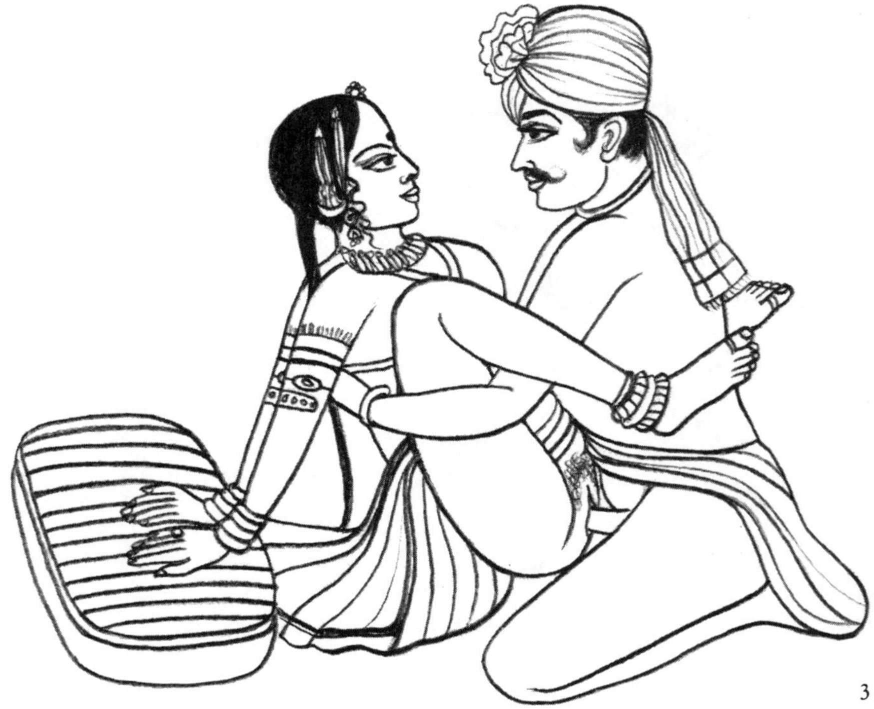

3

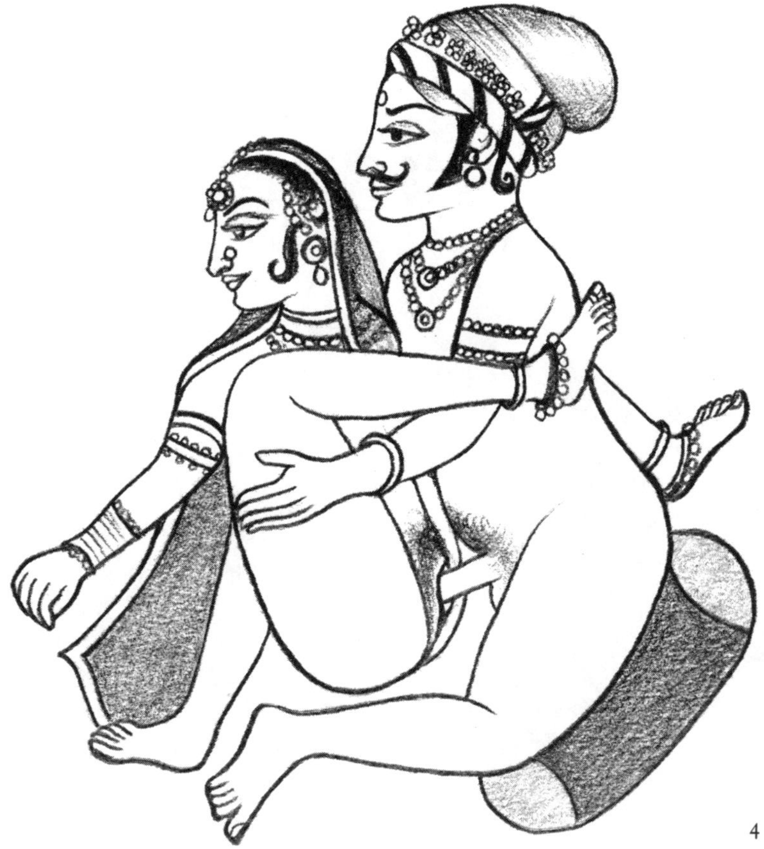

4

1 Variation von Beinpaar-Position.
Nach einer Miniaturmalerei aus Rajasthan; 19. Jahrhundert.

2 Beinpaar- oder Zwillings-Position.
Nach einer ostindischen Miniaturmalerei aus dem späten 19. Jahrhundert.

3 Stürmische Position.
Nach einer ostindischen Miniaturmalerei aus dem 19. Jahrhundert.

4 Variation der Stürmischen Position.
Nach einer Miniaturmalerei aus Rajasthan; frühes 19. Jahrhundert.

Beinpaar- oder Zwillings-Position

Der Mann sitzt mit weit gespreizten Beinen da, und die Frau sitzt dazwischen. Wenn der Mann sein Lingam tief in ihre Yoni eingeführt hat, sollte er die Oberschenkel der Frau zusammenpressen.

Stürmische Position

Diese Stellung ist für einen kräftigen Mann und für eine leichte Frau geeignet. Der Mann sitzt mit der Frau auf seinem Schoss da. Er hebt sie hoch, indem er beide Beine unter ihre Arme schiebt. Dann benutzt er seine Ellbogen, um die Frau von links nach rechts, wieder zurück und so weiter zu bewegen, bis der *Höchste Moment* eintritt. Dies verhilft der Frau zu grosser Lust.

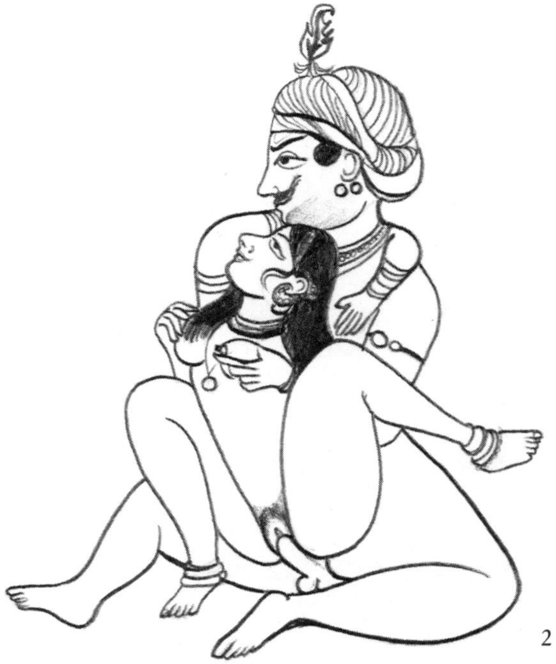

2

Affen-Position

Diese ist der «Stürmischen Position» sehr ähnlich. Nur sollte der Mann hier die Frau in gerader Linie bewegen, also weg von seinem Gesicht, rückwärts und vorwärts, aber nicht von Seite zu Seite. Diese Position erfordert grosse Kraft.

STEHENDE POSITIONEN

Drei Variationen

Knie- und Ellbogen-Position

Diese Stellung erfordert grosse Kraft von seiten des Mannes. Das Paar sollte sich von Angesicht zu Angesicht gegenüberstehen. Dann schiebt der Mann beide Arme unter die Knie der Frau und stützt sie auf seinen inneren Ellbogen. Er hebt die Frau bis etwa in Höhe seiner Taille an. Die Frau führt sein Lingam in ihre Yoni ein und umklammert dann mit beiden Händen den Nacken des Mannes. Schaukelnd und wippend, mal hierhin, mal dorthin, so sollte sich das Paar dann voller Hingabe lieben.

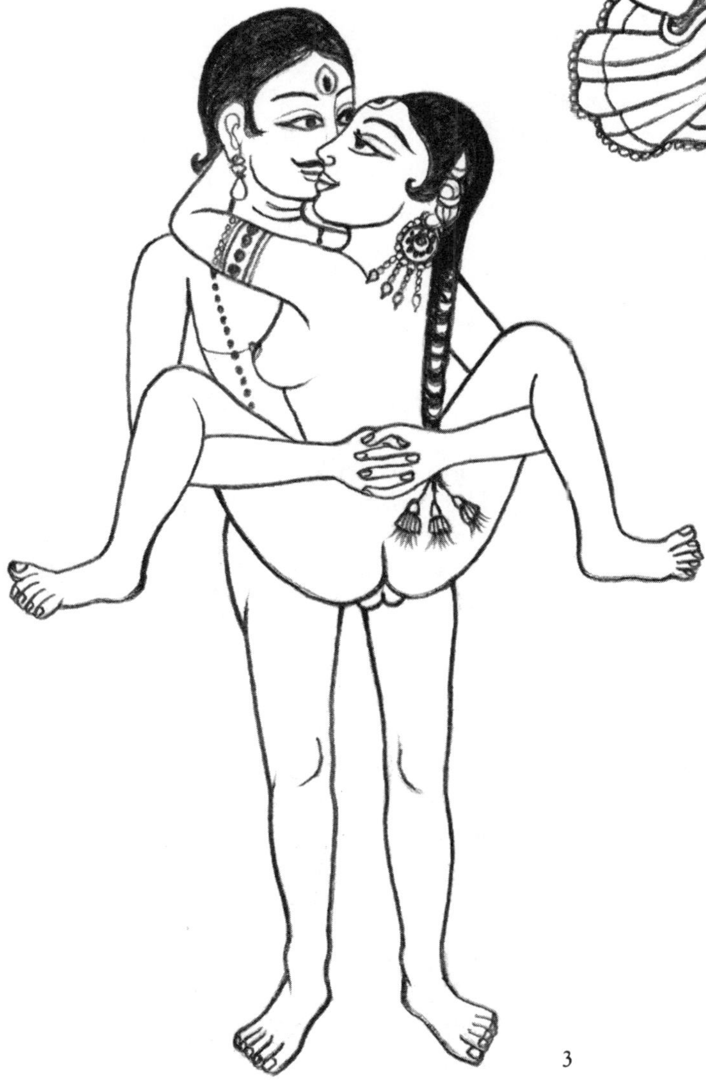

3

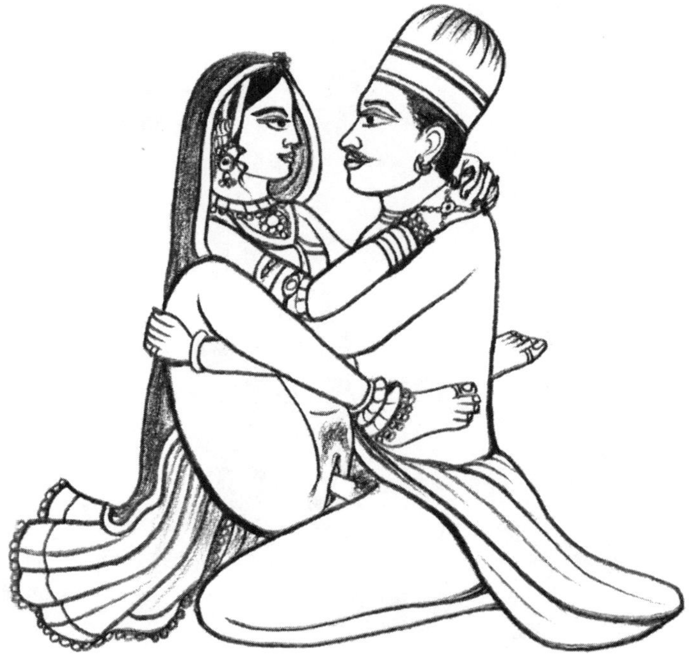

1

1 Affen-Positon.
Nach einer ostindischen Miniaturmalerei aus dem 19. Jahrhundert.

2 Umgekehrte Affen-Position.
Nach einer Miniaturmalerei aus Rajasthan; 18. Jahrhundert.

3 Knie-und-Ellbogen-Position.
Nach einer nepalesischen Miniaturmalerei aus dem 18. Jahrhundert.

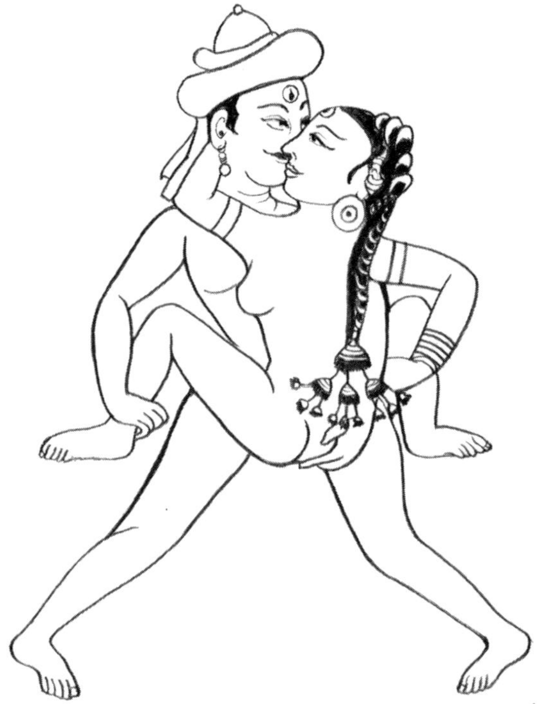

1

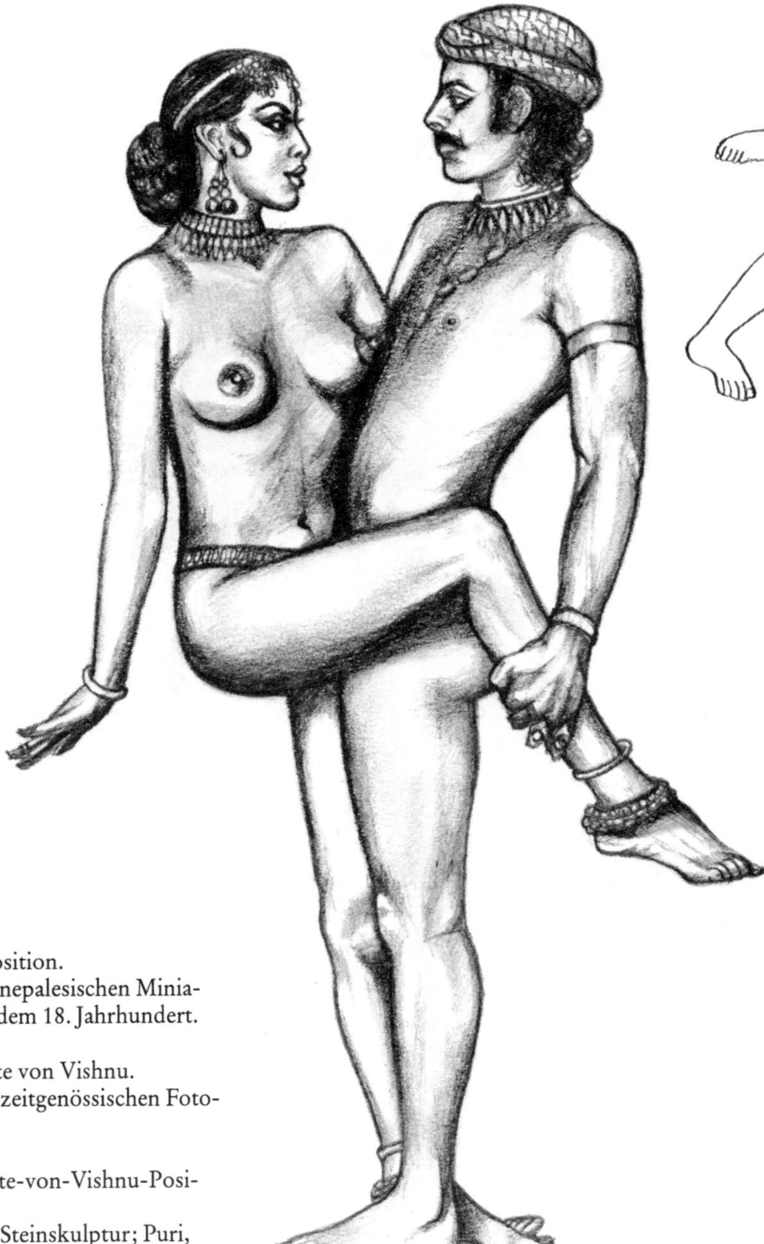

2

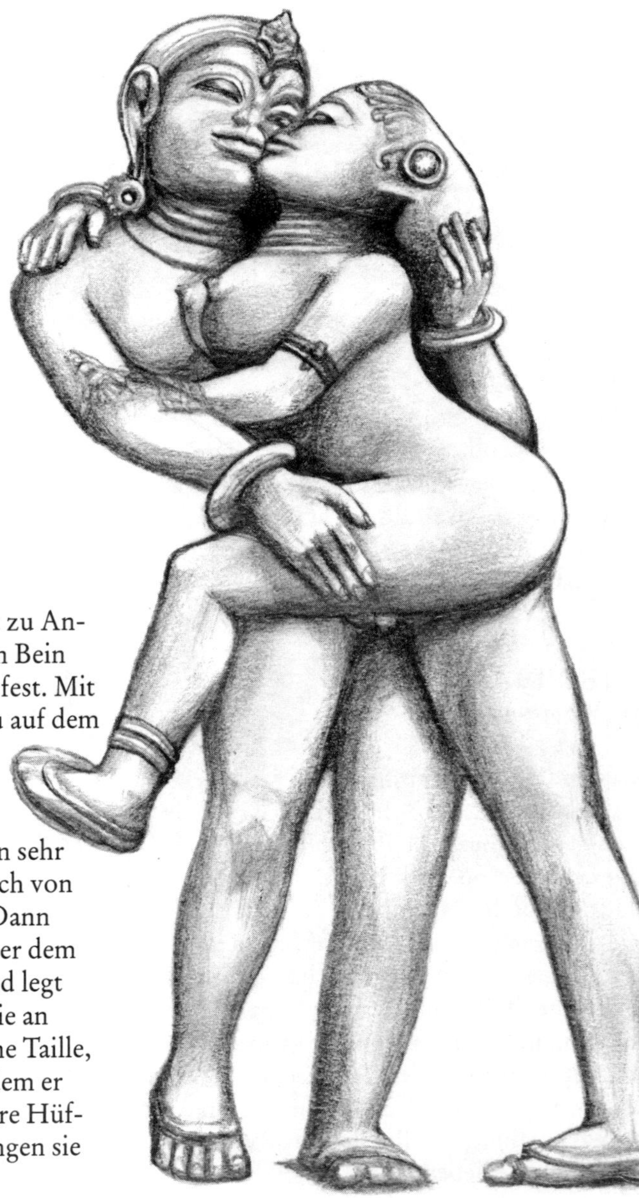

3

Drei Schritte von Vishnu

Das Paar steht sich von Angesicht zu Angesicht gegenüber. Der Mann hebt ein Bein der Frau an und hält es mit der Hand fest. Mit dem anderen Bein stützt sich die Frau auf dem Boden.

Gloriose Position

Bei dieser Position muss der Mann sehr viel Kraft aufbieten. Das Paar steht sich von Angesicht zu Angesicht gegenüber. Dann verschränkt die Frau ihre Hände hinter dem Nacken des Mannes, springt hoch und legt ihre Beine um seine Taille. So hängt sie an ihm, presst die Oberschenkel um seine Taille, während er ihr Gewicht abstützt, indem er seine Hände und Unterarme unter ihre Hüften legt. Hin und her schaukelnd bringen sie sich gegenseitig zur Ekstase.

1 Gloriose Position.
Nach einer nepalesischen Miniaturmalerei aus dem 18. Jahrhundert.

2 Drei Schritte von Vishnu.
Nach einer zeitgenössischen Fotografie.

3 Drei-Schritte-von-Vishnu-Position.
Nach einer Steinskulptur; Puri, Orissa; ca. 12. Jahrhundert.

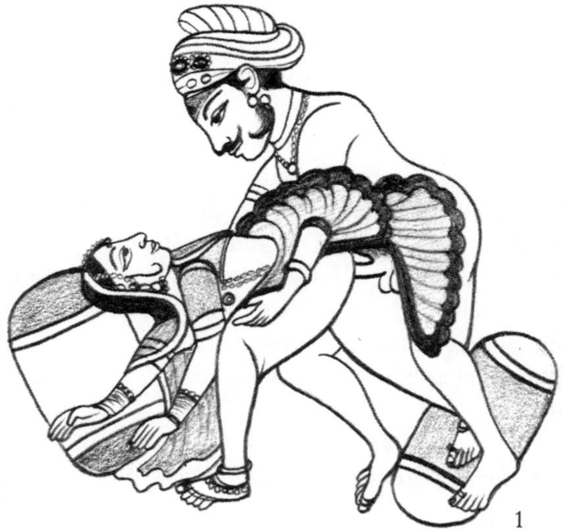

1

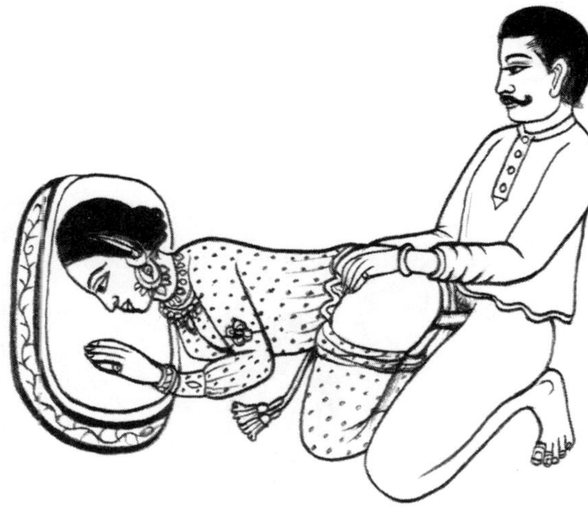

2

FRAU AUF DEM BAUCH LIEGEND
Zwei Variationen

Kuh-Position
Die Frau lässt sich auf alle vier nieder und stützt sich mit Händen und Füssen auf den Boden. Der Mann nähert sich ihr von hinten und lässt sich auf ihre Taille fallen. Er geniesst sie, als wäre er ein Bulle.

Elefanten-Position
Die Frau legt sich so hin, dass Gesicht, Brüste, Bauch und Oberschenkel das Bett berühren. Der Mann schiebt sich dann auf sie und streckt sich auf ihrem Körper aus. Er krümmt sich wie ein Elefant und zieht dabei das Gesäss soweit wie möglich ein. So arbeitet er sich unter die Frau und führt sein Lingam in ihre Yoni ein. Die Frau sollte ihren Unterleib anheben und den Mann mit ihren Bewegungen ermuntern.

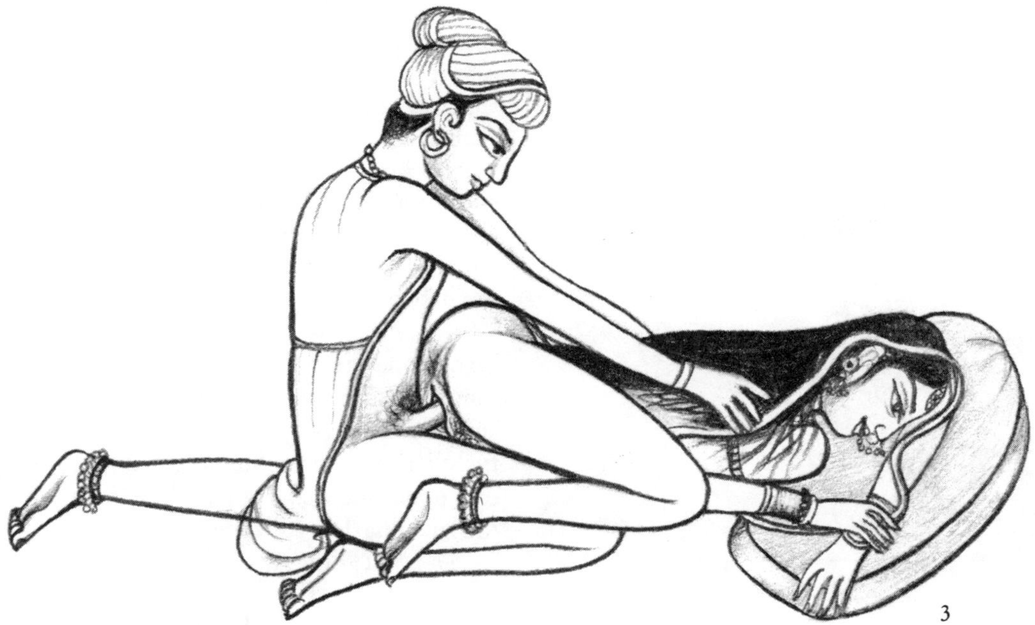

3

FRAU IN DER ROLLE DES MANNES
Drei Variationen

Umgekehrte Position
Die Frau liegt ausgestreckt auf dem ausgestreckten Körper ihres Geliebten und drückt ihre Brüste an seine Brust. Sie sollte erst seine Taille streicheln, dann nach unten langen und sein Lingam in ihre Yoni einführen. Danach sollte sie ihn geniessen, indem sie kräftig die Hüften bewegt.

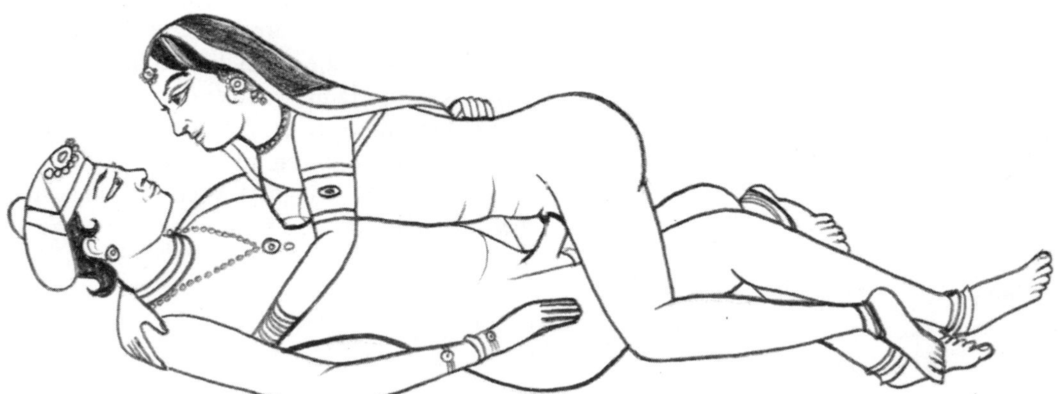

4

1 Kuh-Position.
Nach einer Miniaturmalerei aus Rajasthan; spätes 18. Jahrhundert.

2 Elefanten-Position.
Nach einer ostindischen Miniaturmalerei aus dem 19. Jahrhundert.

3 Elefanten-Position.
Nach einer Miniaturmalerei aus Kangra; 19. Jahrhundert.

4 Umgekehrte Position.
Nach einer Miniaturmalerei aus Rajasthan; 18. Jahrhundert.

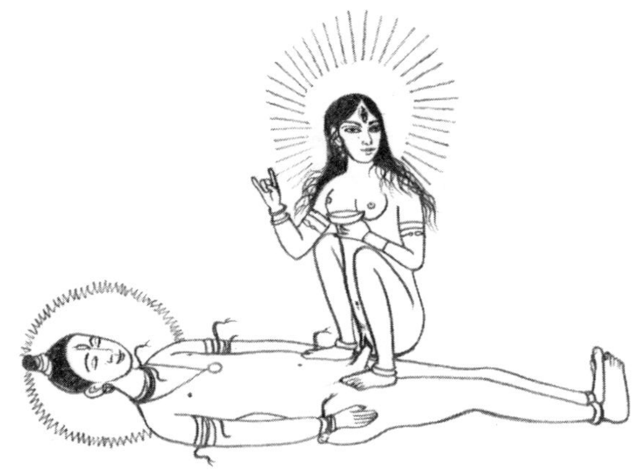

Biene summt über Mann.
Nach einer Mughal-Malerei aus dem 17. Jahrhundert.

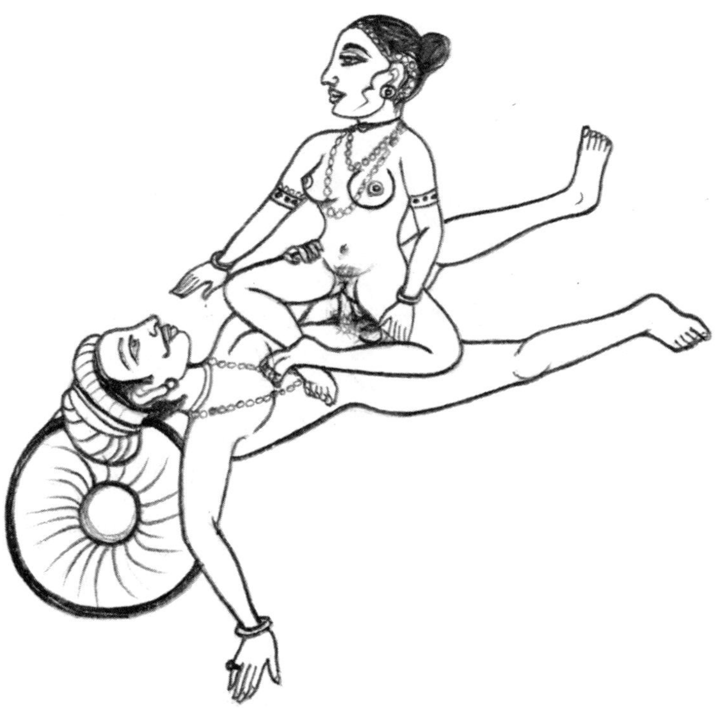

Das Schwebende Erheben oder die Wiederauferstehungs-Position.
Nach einer Malerei aus Rajasthan; 18. Jahrhundert.

Biene summt über Mann

Bei dieser Position spielt die Frau die Rolle einer grossen Biene, die Honig aus einer Blume saugen will. Nachdem die Frau den Mann veranlasst hat, sich auf dem Bett auszustrecken, hockt sie sich über seine Oberschenkel. Wenn sein Lingam tief in ihrer Yoni ist, drückt sie die Beine fest zusammen. Dann bewegt sie kreisend ihre Taille über dem Mann und melkt ihn. Sie sollte sich gründlich befriedigen und ihrem Geliebten unvorstellbare Freude schenken. (Dies ist auch als *Kali-Stellung* bekannt.)

Das schwebende Erheben oder Die Wiederauferstehung

Eine Frau, deren Leidenschaft noch nicht voll und ganz befriedigt wurde, sollte ihren Mann auffordern, sich auf den Rücken zu legen. Dann sollte sie sich mit gekreuzten Beinen auf seine Oberschenkel setzen, nach seinem Lingam greifen und ihn in ihre Yoni einführen. Sie bewegt nun die Taille auf und ab. Sich hochhebend und hinabsinkend, sich nähernd und sich zurückziehend, so sollte sie ihn lieben.

Damit sind die zweiunddreissig Liebesstellungen, die im *Ananga Ranga* aufgeführt sind, komplett. Obwohl dies bei weitem noch nicht alle möglichen Stellungen sind, so ist dies doch eine Reihe von Liebes-Variationen, die leicht nachzuvollziehen sind.

Der Autor fügt noch einen sehr beherzigenswerten Rat für Liebende bei. Er stellt fest: «Ich verstehe voll und ganz, wie es manchmal zu Liebes-Streitigkeiten kommen kann. Deshalb habe ich in diesem Buch gezeigt, wie ein Mann, wenn er die Freude seiner Frau variiert, mit ihr zusammenleben kann, als hätte er zweiunddreissig verschiedene Frauen. Er bringt Abwechslung in seine Freude an ihr und macht so Langeweile unmöglich.»

Stellungen aus dem Tantra «Grosses Mond-Elixier»

Im *Chandamaharoshana Tantra*, ca. 9. Jahrhundert, einem bedeutenden metaphysischen Werk, werden dreizehn sexuelle Stellungen ziemlich im Detail beschrieben. Die Geheimnisse von *Chandamaharoshana* (Grosses Mond-Elixier) beschäftigen sich mit alchimistischer Transformation durch die Macht von Sex. Dieses Tantra umreisst ganz besonders die psychologische Haltung, die notwendig ist, um alle in der Zukunft möglichen Leben zu einem einzigen Leben umzuwandeln, das in Befreiung kulminiert. In dieser Schrift geht es in der Hauptsache um Initiation, Ritual, Mantra und Meditation, aber es gibt auch einige wichtige Abschnitte über Frauen, Sexualrituale und Liebesstellungen. Die folgenden dreizehn Positionen werden als Serie präsentiert. Der Yogi wird instruiert, diese Stellungen mit grosser Konzentration durchzuführen mit dem Ziel grösstmöglicher Lust. Er kann ejakulieren oder sich zurückhalten, je nachdem, wie es ihm passend erscheint, aber wenn er ejakuliert, sollte er anschliessend oralen Sex ausüben und sich auch an speziellem Essen und besonderem Wein gütlich tun. (s. «Der Ritus der Fünf Hauptsachen».)

Lust-Beschwörung

Die Frau hockt vor dem Mann und greift mit den Händen nach seinen Schultern oder umklammert seinen Nacken. Der Mann legt seine Hände um die Taille der Frau, zieht sie an sich und führt sein Lingam in ihre Yoni ein.

Schwing-Schaukel-Position

Diese entwickelt sich aus der Position «Lust-Beschwörung». Mann und Frau halten sich mit beiden Armen innig umschlungen, lehnen sich zurück und benutzen ihr Gewicht, um eine schaukelnde Bewegung zu erzeugen; sie pendeln vor und zurück wie eine Schaukel.

Knie-Halten

Das Paar hält sich umarmt wie bei der «Schwing-Schaukel-Position». Der Mann sollte die Knie der Frau an seine Brust heranziehen und diese zusätzliche Hebelwirkung dazu benutzen, einen exquisiten Liebes-Rhythmus zu erzeugen.

Oberschenkel-Reiben

Der Mann sollte die Fussohlen der Frau auf die Basis seiner Oberschenkel stellen und seine Arme um ihre Taille schlingen. Die Arme der Frau sollten den Nacken des Mannes umklammern. Danach sollte sie sich anheben und sinken lassen, dem Mann ihre Yoni entgegenrecken und seine Oberschenkel mit ihren Füssen reiben.

Fuss-Bewegung-Position

Die Frau lehnt sich zurück und legt die Fussohlen auf die Nabel- und Herzregion des Mannes. Sie bewegt ihre Füsse an seinem Körper auf und ab. Beide halten einander umschlungen und wippen vor und zurück.

Zu Boden drückende Position

Der Mann setzt die Frau mit dem Gesäss auf den Boden und umklammert ihre Taille. Die Frau zieht den Mann über sich und hält ihn mit beiden Händen hinter seinem Kopf fest. Der Mann sollte kräftig nach unten drücken und die Frau auf den Boden pressen.

Gleiche Gipfel

Die Frau sollte zu hockender Position aufgerichtet sein. Dann sollte der Mann die Frau abwechselnd die Beine ausstrecken lassen. Diese Bewegung ruft grösste Ekstase hervor.

Wechselnde Position

Die Frau dreht sich um und lässt sich von hinten geniessen. Sie zieht ihre Beine an und legt sie neben ihrem Rücken an die Brust des Mannes. Sie sollte sich nach links und rechts, auf und ab bewegen, während er ihren ganzen Körper reibt, wobei er mit ihren Handflächen beginnt. Dies trägt erheblich dazu bei, die Freuden der Entspannung in Umlauf zu bringen und zu vergrössern.

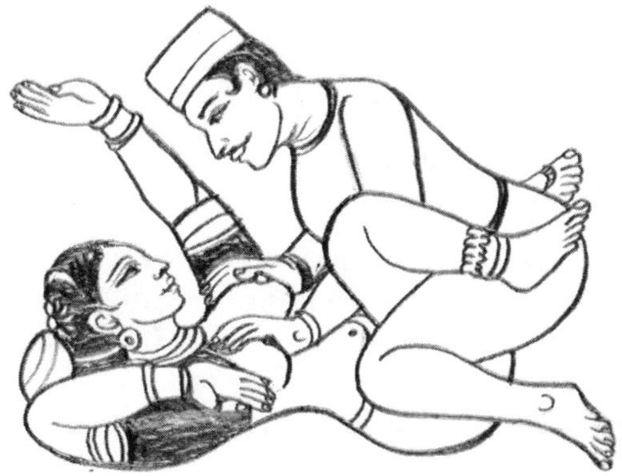

1

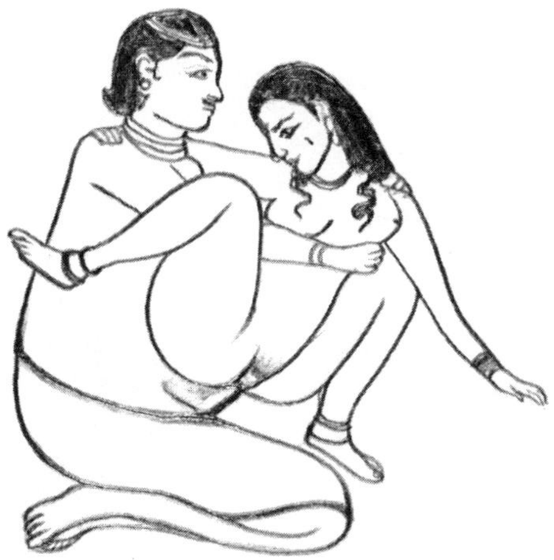

2

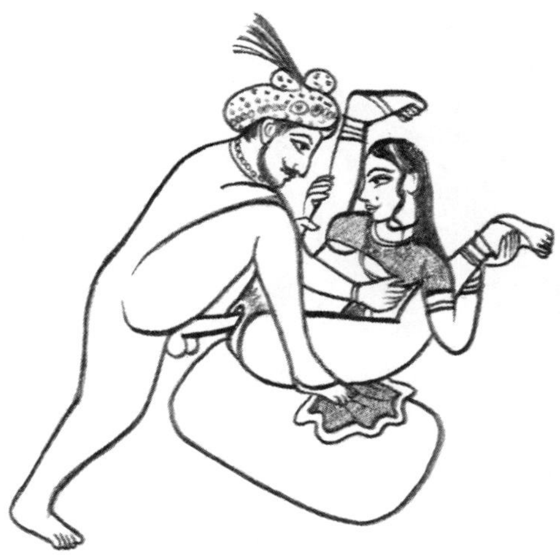

3

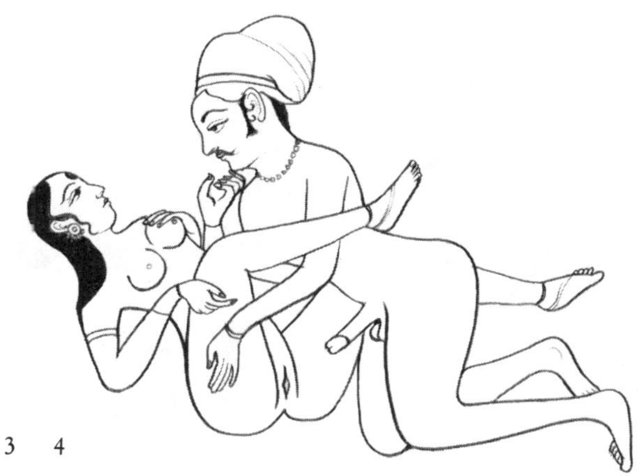

4

Honigwabe

Der Mann lässt die Frau die Position «Lust-Beschwörung » einnehmen, so dass sie vor ihm hockt. Dann sollte er mit der rechten Hand sein Lingam in ihre Yoni einführen. Er sollte mit den Krümmungen seiner Ellbogen unter die Knie der Frau greifen und seine Arme um ihren Körper schlingen. Jetzt lehnen sich beide vor und zurück, um sich leidenschaftlich zu lieben und das süsse Elixier zu erzeugen.

Bestiegene Yantra-Position

Die Frau legt sich zurück und legt ein Bein auf jede seiner Schultern. Sich abwechselnd nähernd und sich zurückziehend, so sollten die Liebenden diese Stellung nutzen, um heftige Leidenschaft zu erzeugen.

Ein-Bein-oben-Position

Der Mann sollte die Frau dazu veranlassen, ihr rechtes Bein auf seine linke Schulter zu legen. Dann sollte er ihr linkes Bein auf seinen Oberschenkel bringen. Während die Frau sich an den Mann schmiegt und schaukelt, schafft diese Position ekstatische Lust und zerstört physische und psychologische Probleme.

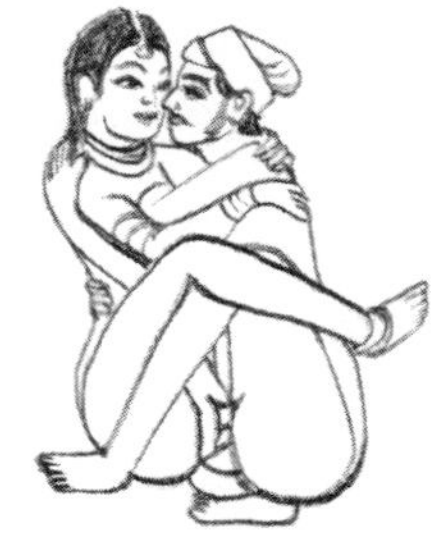

Schwing-Schaukel-Position. Ideal für verlängertes Lieben.
Nach einer Miniaturmalerei aus Rajasthan; 18. Jahrhundert.

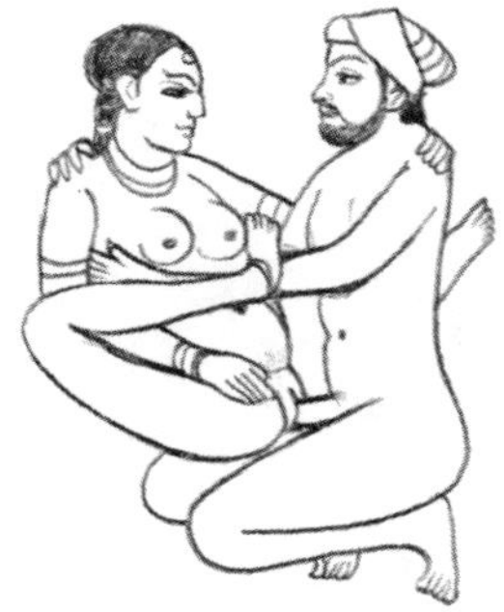

Fuss-Bewegung-Position.
Nach einer Miniaturmalerei aus Rajasthan; 18. Jahrhundert.

1 Zu Boden drückende Position.
Nach einer Miniaturmalerei aus Orissa; 19. Jahrhundert.

2 Wechselnde Position.
Nach einer zentralindischen Miniaturmalerei aus dem 19. Jahrhundert.

3 Bestiegene Yantra Position.
Nach einer Miniaturmalerei aus Rajasthan; 18. Jahrhundert.

4 Ein-Bein-oben-Position.
Nach einer Miniaturmalerei aus Rajasthan; spätes 18. Jahrhundert.

Tantrische Schildkröte

Von der «Ein-Bein-oben-Position» aus sollte der Mann die Frau veranlassen, beide Fussohlen zusammen auf die Mitte seiner Brust zu stellen und sich dabei vorzustellen, wie *Chandamaharoshana* in seinem Herzen geboren wird. Er sollte mit den Armen ihre Knie zusammendrücken und seinen Atem kontrollieren. Diese Position kann das Paar dazu bringen, *Chandamaharoshana* innerlich zu realisieren.

Total günstige Position

Er sollte die Fussohlen der Frau hochziehen und damit seine Augen berühren, dann Ohren, Nase, Mund und Schädeldecke. Dies ist in jeder Hinsicht glückverheissend und erfüllt alle Wünsche, die der Geist in diesem Moment hegt.

Die dreizehn Positionen von *Chandamaharoshana* ähneln einigen Positionen, die im *Kamasutra* beschrieben werden. Die Schrift rät dem Eingeweihten, die Leidenschaft in seiner Partnerin allmählich zu wecken, während er die ganze Zeit über ihre Yoni meditiert. Er sollte im stillen denken: «So wie ich jetzt in diese Yoni eindringe, so bin ich auch zahlreich daraus hervorgekommen. Dieser tantrische Pfad, dem ich folge, ist gerade wie ein Pfeil. Aber wenn ich ihn ohne Wissen begehe, wird er der Pfad zu zahllosen Wiedergeburten. Wenn ich mit Wissen eindringe, wird er zum Erfolg von *Chandamaharoshana,* dem «Grossen Mond-Elixier». Diese tantrische mystische Form symbolisiert den Vollmond im Makrokosmos und Mikrokosmos. Der Erfolg von *Chandamaharoshana* tritt ein, wenn sexuelle Energie im Kopf-Zentrum destilliert wird; dadurch werden subtile hormonale Veränderungen verursacht und der Zugang zu intuitiver Weisheit geöffnet.

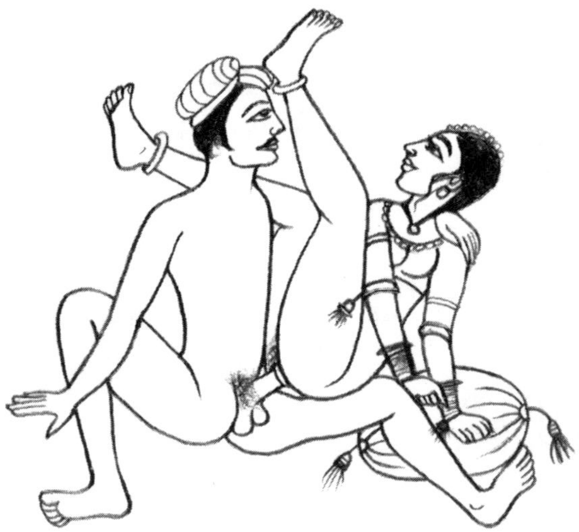

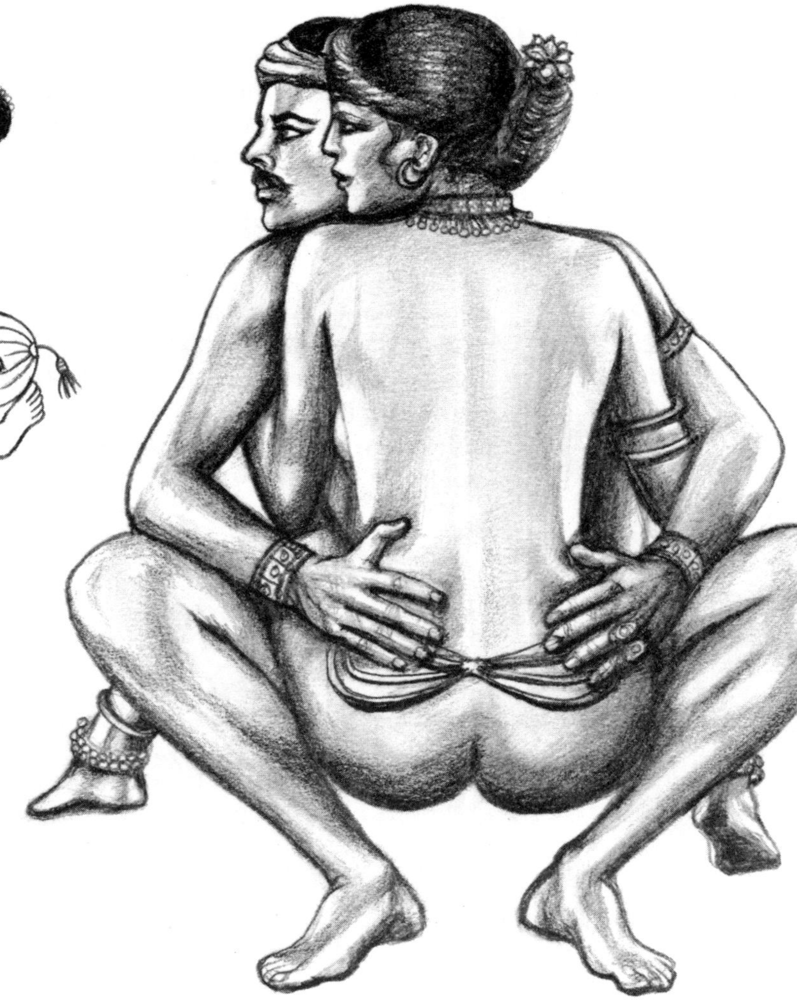

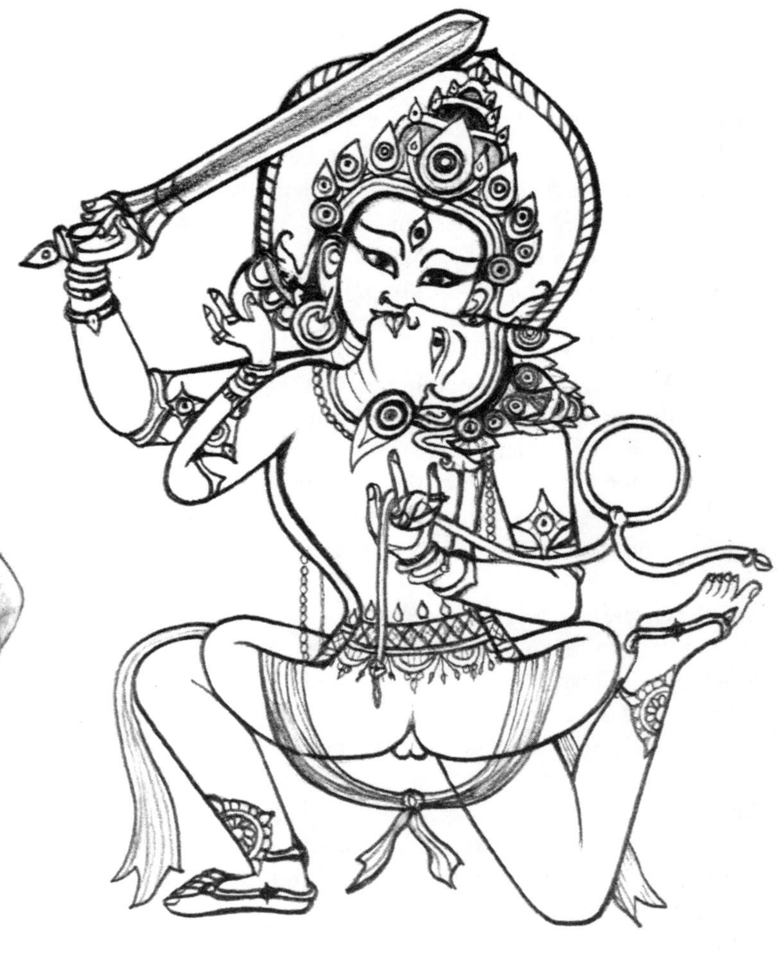

Total günstige Position.
Nach einer Miniaturmalerei aus Rajasthan; spätes 17. Jahrhundert.

Hockende Position. Ideal geeignet für die Liebesriten von Chandamaharoshana.
Nach einer zeitgenössischen Fotografie.

Chandamaharoshana, das personifizierte «Grosse Mond-Elixier», in sexueller Vereinigung.
Nach einer nepalesischen Malerei aus dem 16. Jahrhundert.

Lingam-Yoni-Linguistik

Östliche erotische Schriften haben die reizende Sitte, poetische Namen zu benutzen, um die männlichen und weiblichen Geschlechtsorgane zu bezeichnen. Dies ist eine Erleichterung im Vergleich zum westlichen Brauch, der es geradezu darauf anlegt, derbe Ausdrücke zu verwenden. Die einzige westliche Alternative scheint in Latein zu bestehen, aber das ist leider eine tote Sprache.

Bei der Weckung des erotischen Gefühls ist es sehr hilfreich, positive Sprache zu benutzen, um die Geschlechtsorgane zu beschreiben. Liebende in der ganzen Welt neigen dazu, den Geschlechtsorganen des jeweiligen Partners neckische Spitznamen zu verleihen, wie es im allgemeinen bei Kindern üblich ist.

Da das männliche Geschlechtsorgan äusserlich ist und je nach Stimmung sein Aussehen sichtbar verändert, stellt man es sich mit Charakter vor. Das weibliche Geschlechtsorgan ist innerlich, und daher ist sein Charakter nicht sichtbar. Deshalb sind die Bezeichnungen dafür oft mystisch oder allegorisch.

Die Begriffe *Lingam* und *Yoni* sind im Westen durch die englischen Publikationen des *Kamasutra* und andere östliche Sex-Bücher bekannt geworden. Es gibt auch weniger bekannte Ausdrücke, die in der tantrischen Tradition benutzt werden, so zum Beispiel: Schmuckstück / Lotos / Zepter / Glocke und Zauberstab / Becher.

In der chinesischen Literatur wimmelt es nur so von poetischen Namen für die Geschlechtsorgane. Die Variationen sind viel zu zahlreich, aber wir möchten doch die folgenden populären Ausdrücke erwähnen:

Das Lingam

Jade-Stab; Positiver Gipfel; Bergzinne; Yang Pagode; Karmesin-Vogel; Einhorn; Jade-Zepter; Liebeswaffe; Diplomat; Botschafter; Gesandter; General; Tiger; Schlange; Frosch; Junger Hahn; Schildkröte; Junge; Gefolgsmann; Krieger; Held; Mönch; Adept; Flöte.

Die Yoni

Honigtopf; Jade-Tor; Lustgrotte; Schattiges Tal; Edles Tor; Jade-Gemach; Mysteriöses Zimmer; Purpur-Kammer; Purpur-Pilz; Anemone; Grotte des Weissen Tigers; Tal der Freude; Zinnoberrote Spalte; Goldene Spalte; Geheimkabinett; Goldene Furche; Kornförmige Höhle; Schmelztiegel; Auster; Perle; Lotos; Offene Melone; Pfirsich; Knoten; Muschel; Lyra; Phönix.

Wenn ein Paar das Lingam und die Yoni mit eigenen Persönlichkeiten ausstattet, wird dies dazu beitragen, die Intimität als Paar zu steigern und beide in tiefere Kommunikation mit den eigenen Plätzen der Lust zu bringen. Ein Mann kann mit seinem Lingam auf feste und zuneigungsvolle Art kommunizieren, um «es» oder «ihn» kennenzulernen, als wäre «es» oder «er» ein separates, selbständiges Individuum. Dies ist für den Mann ein Weg, sich mit seinem Glied zu verständigen, und dies wird ihm helfen, bewusste Kontrolle über sein Lingam und dessen Funktionen zu erlangen.

Eine Frau kann dies gleichermassen mit ihrer Yoni tun. Sie kann einen Rapport mit deren inneren Funktionen herbeiführen. Dann wird sie imstande sein, Information von ihrer Yoni-Region zu empfangen, sich ihrer lunaren Zyklen bewusst zu werden und besser zu verstehen, wie sie ihr Lust-Portal kontrollieren kann.

In der indischen Tradition wird das männliche Geschlechtsorgan als das Shiva-Lingam betrachtet, als Verkörperung der kosmischen Kreativität. «Ihm» nähert man sich mit Reverenz und Ehrfurcht. Die Yoni wird als der Eingang zum ursprünglichen «Heiligen Schrein» angesehen, der Verkörperung der Empfängnis. Gemeinsam kann das Paar Kreativität in den Schrein bringen und die Götter darin verehren.

Bei Nacht war es ganz anders; dann tat sein ungezogener, sündiger, meuternder Gefolgsmann alles, was er nur konnte, um auf sich aufmerksam zu machen. Unter der derben Wolldecke räkelte und streckte und dehnte er sich aus; trotzig richtete er sich auf oder gebärdete sich sonst irgendwie hochmütig ... Gott im Himmel, wie ungestüm sich sein ewiger Friedensstörer aufgerichtet hatte! Wie auffällig sich sein rebellischer Gefolgsmann benahm! Strotzend steif und stolz, so konnte er gesehen werden, wie er die Decke mit dem Kopf hochhielt, nach Osten spähte oder lüstern nach Westen schaute, offenbar auf der Suche nach einem seiner üblichen Verstecke!

JOU PU TUAN

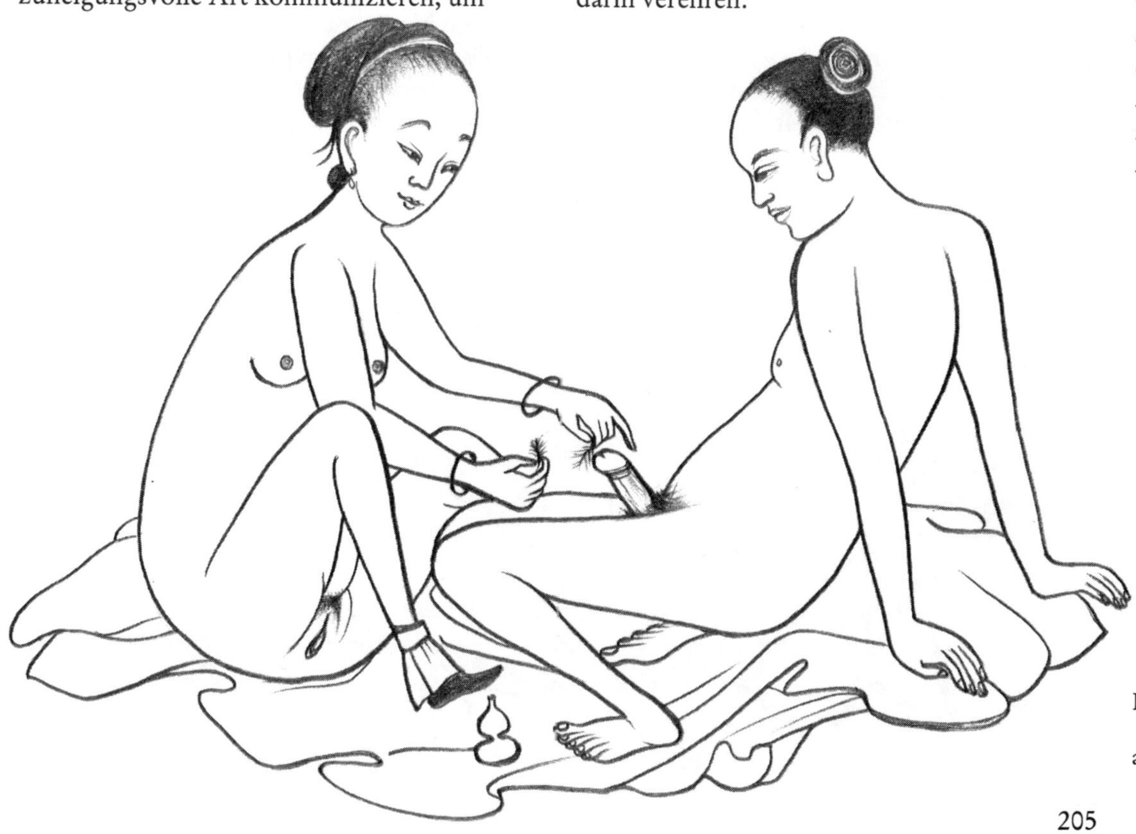

Intimes Vorspiel.
Nach einer chinesischen Malerei aus dem 18. Jahrhundert.

Erogene Zonen

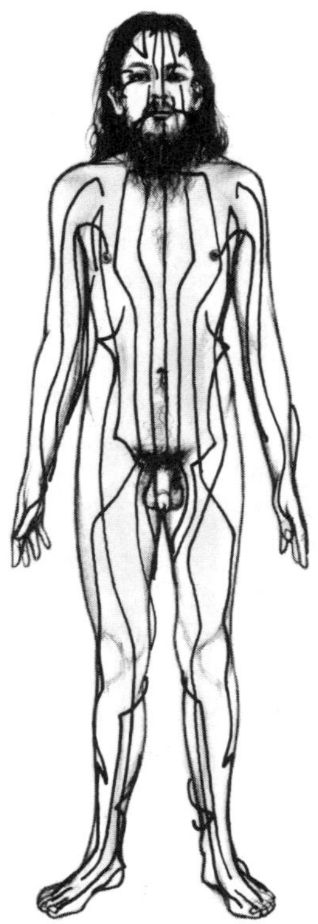

Aku-Meridiane, Vorderansicht. Dies sind die subtilen Kanäle, durch die Energie zirkuliert.

Der Geist ist die hervorragendste *erogene Zone.* Die beiden Hauptfunktionen des Geistes sind *Denken* und *Vorstellung.* Das Denken wird im allgemeinen als männliches Attribut und die Vorstellung als weibliches betrachtet. Diese Teilung in zwei Kategorien ist einerseits sehr enthüllend, andererseits aber auch potentiell verwirrend. Verwirrung in diesem Zusammenhang kann vermieden werden, wenn wir uns an die grundlegende Tatsache unserer angeborenen und innewohnenden Bisexualität erinnern. Die Einteilung des Geistes in Denken und Vorstellung bezieht sich auf archetypische Prinzipien und beschränkt in keiner Weise die Rollen, die jedes der beiden Geschlechter spielen kann.

Denken ist mit *Logik* und Vorstellung mit *Intuition* verbunden. Wenn die Vorstellung angeregt werden kann, dann wird der Körper durch die Sinnesorgane reagieren. *Subtile Kanäle* verbinden den Geist mit Augen, Ohren, Nase, Mund und Hautoberfläche; Hände, Füsse, Sexualregion und Kopf sind die hauptsächlichen *Terminals* der subtilen Kanäle. Die sogenannten erogenen Zonen sind tatsächlich alle Punkte und Stellen, die direkt zu den psychischen Zentren führen und durch sie wiederum in den Geist selbst.

Eine aufmerksame Studie der Illustrationen der Druckpunkte und Aku-Meridiane wird eine klare Vorstellung von der Verteilung der erogenen Zonen im gesamten männlichen und weiblichen Körper vermitteln.

Der *Ananga Ranga* zählt folgende erogene Zonen am Körper der Frau auf: Kopf, Mund, Augen, Lippen, Wangen, Ohren, Hals, Nakken, Brüste, Brustwarzen, Bauch, Rücken, Arme, Hände, Oberschenkel, Yoni, Knie, Knöchel, Füsse und grosse Zehen; desgleichen Taille, Hinterbacken, Oberseite des Kopfes und Stelle zwischen den Augen. Jedoch sind die hauptsächlichsten und ausgeprägtesten Bereiche für Stimulierung: Mund, Yoni, Brüste, Nacken, Nabel, Hinterbacken, Innenseiten der Oberschenkel, Finger und Zehen.

Beim Mann konzentrieren sich die erogenen Zonen in der Hauptsache rund um das Lingam; ferner bei Nabel, Herz und Oberschenkeln, wenngleich auch Hände, Füsse, Zunge, Ohren und Brust als erogene Zonen von Bedeutung sind.

Die tantrische Tradition stellt fest, dass die Leidenschaft in verschiedenen Teilen des Frauenkörpers zu unterschiedlichen Zeiten gelegen ist, je nach dem lunaren Zyklus.

Der *Ananga Ranga* stellt fest: «Während der hellen Hälfte des lunaren Monats residiert die Leidenschaft in der rechten Seite der Frau. Das Gegenteil ist während der dunklen Hälfte der Fall. Der Wechsel findet durch die Aktion von Licht und Dunkelheit statt; andernfalls würde der Sitz der Leidenschaft unverändert an derselben Stelle bleiben.»

Dieser Bericht enthält einige überraschende wissenschaftliche Implikationen. Wir wissen, dass die beiden Hauptdrüsen im Kopf die Hirnanhangdrüse und die Zirbeldrüse sind. Beide scheiden subtile Essenzen und Hormone aus. Die Zirbeldrüse wird durch Licht aktiviert und folgt bei Frauen einem lunaren Zyklus. Die Signale aus den Drüsen im Kopf erreichen alle Teile des Körpers und bestimmen Laune, Temperatur und viele andere feine und mysteriöse innere Vorgänge. Der *Ananga Ranga* gibt ein verallgemeinertes Bild von den Zyklen erotischer Leidenschaft bei einer Frau. Diesem Zweck dient die nachfolgende Aufstellung:

Helle Hälfte des lunaren Monats Rechte Seite		Dunkle Hälfte des lunaren Monats Linke Seite	
Tag	*Stelle*	*Tag*	*Stelle*
15.	Kopf und Haar	1.	Kopf und Haar
14.	Rechtes Auge	2.	Linkes Auge
13.	Unterlippe	3.	Unterlippe
12.	Rechte Wange	4.	Linke Wange
11.	Hals	5.	Hals
10.	Rechte Seite	6.	Linke Seite
9.	Rechte Brust	7.	Linke Brust
8.	Mitte Brust	8.	Mitte der Brust
7.	Nabel	9.	Nabel
6.	Rechte Hinterbacke	10.	Linke Hinterbacke
5.	Yoni	11.	Yoni
4.	Rechter Oberschenkel	12.	Linker Oberschenkel
3.	Rechtes Knie	13.	Linkes Knie
2.	Rechter Fuss	14.	Linker Fuss
1.	Rechte grosse Zehe	15.	Linke grosse Zehe

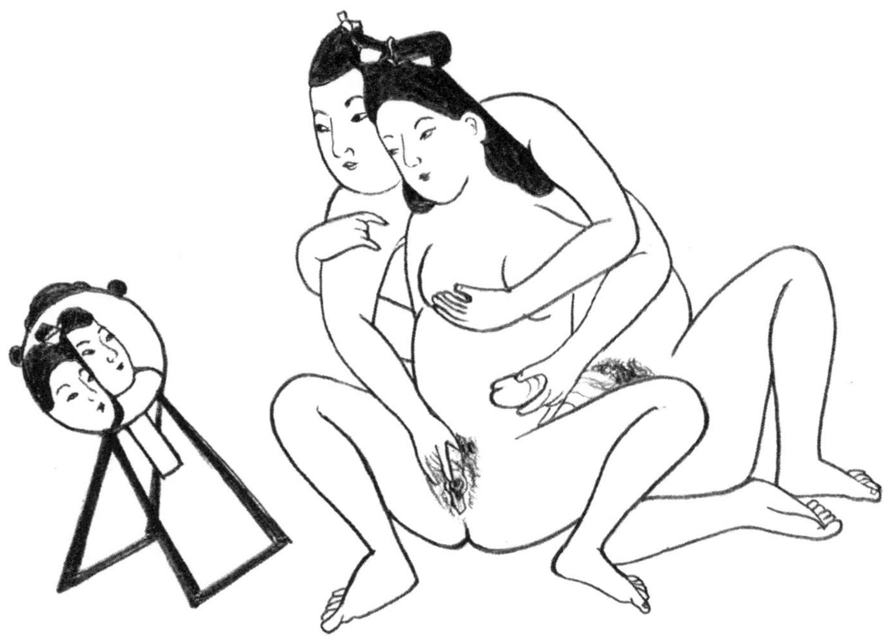

Die erotische Macht des Geistes war im Orient wohlbekannt. Gesichtsausdrücke wurden studiert, um die Gefühle verstehen zu können, die mit Erotik verbunden sind.

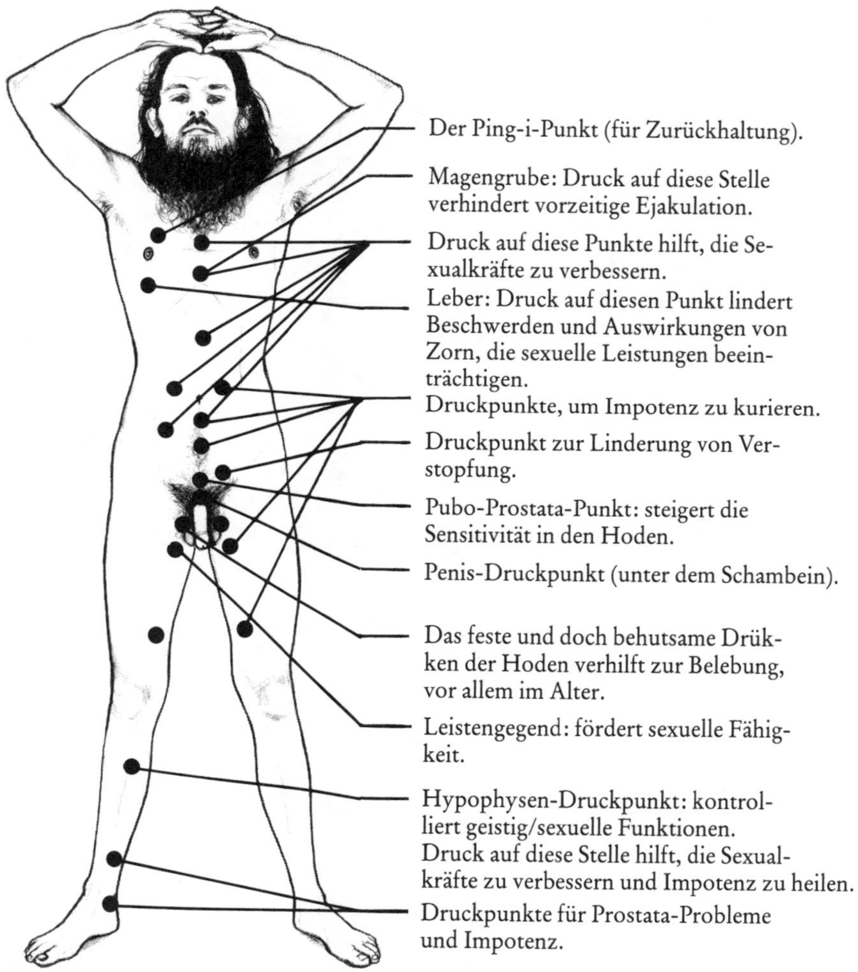

Sex-bezogene Druckpunkte des Mannes; Vorderansicht

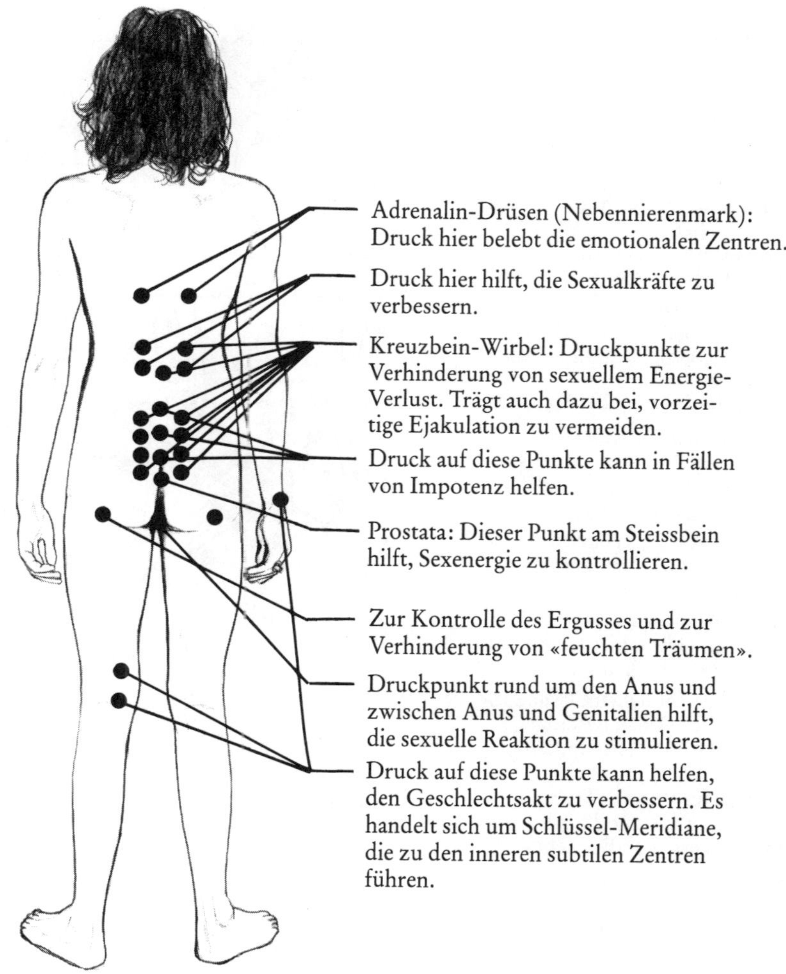

Sex-bezogene Druckpunkte des Mannes; Rückansicht

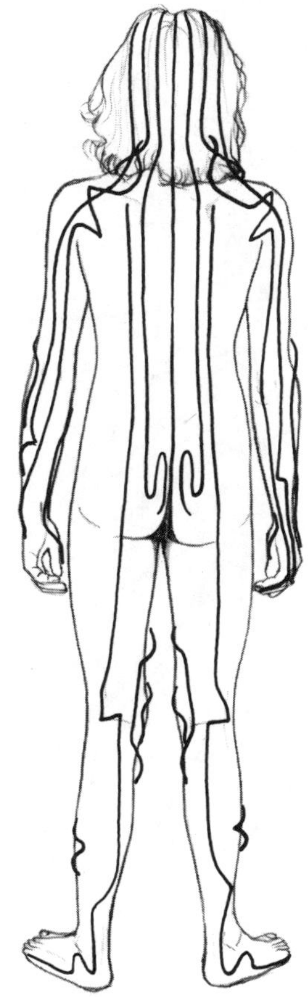

Aku-Meridiane, Rückansicht. Durch Visualisierung dieser Kanäle bei gleichzeitig angehaltenem Atem wird bewusst Energie in den Subtilen Körper induziert, so dass das gesamte Wesen mit Vitalität aufgeladen wird.

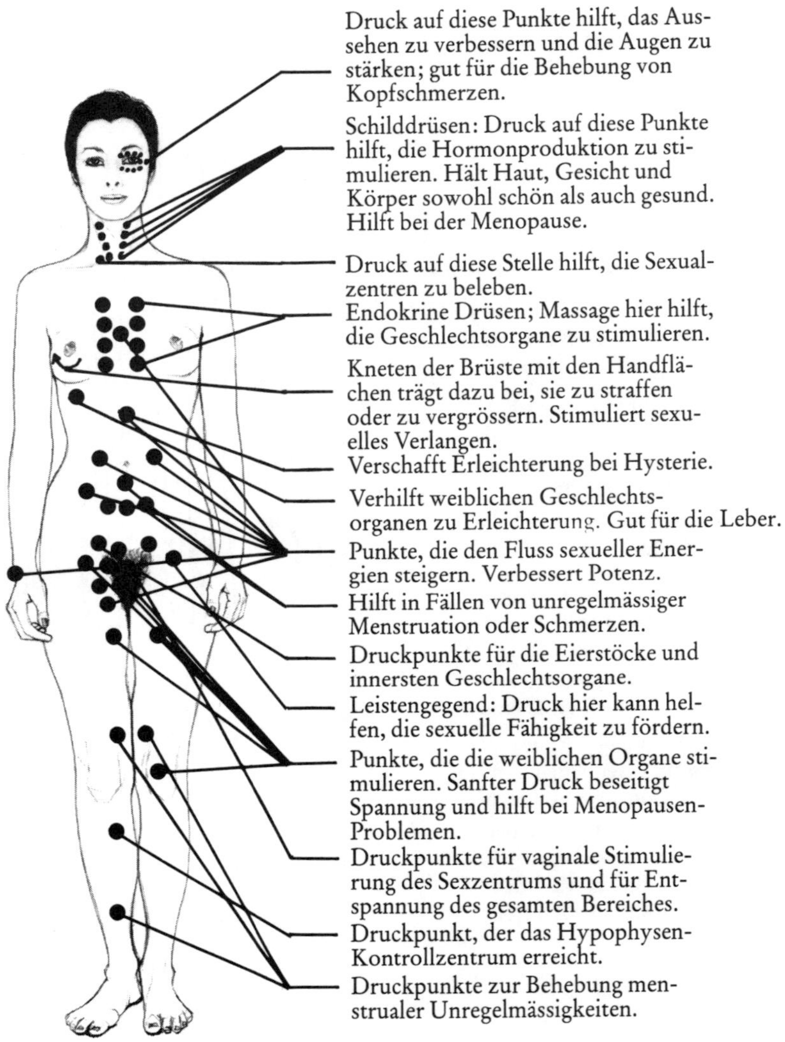

Sex-bezogene Druckpunkte der Frau;
Vorderansicht

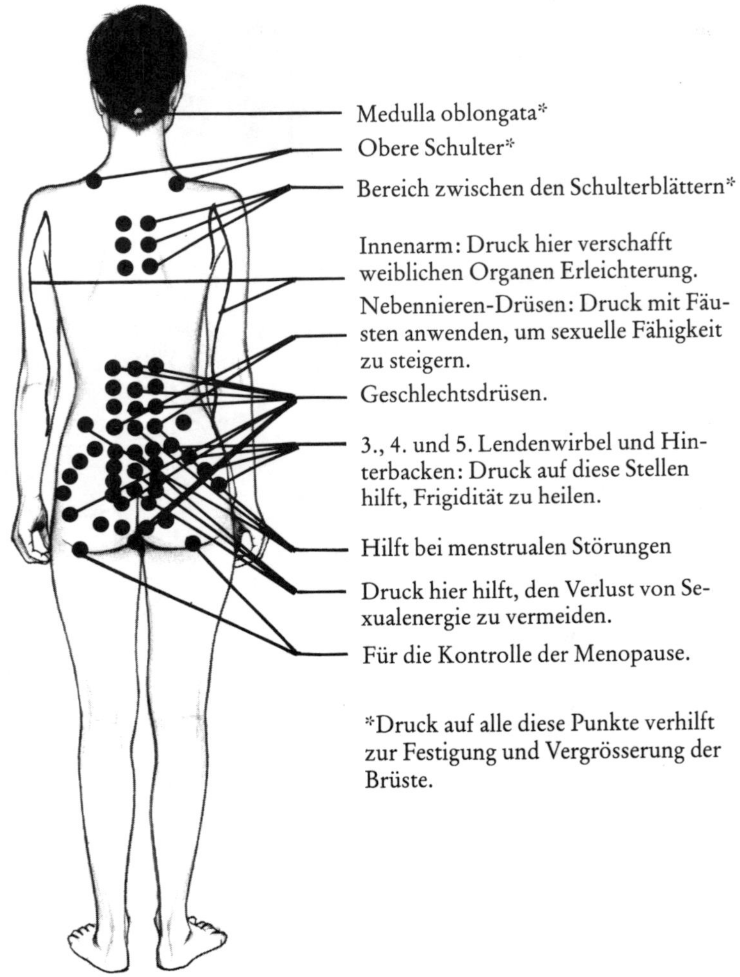

Sex-bezogene Druckpunkte der Frau;
Rückansicht

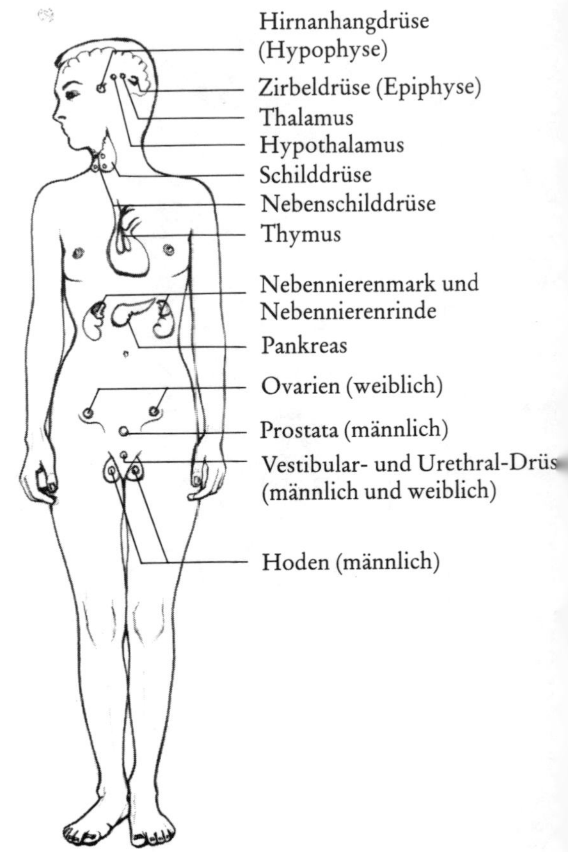

Die Drüsen des endokrinen Systems.
Sie alle haben Einfluss auf die Sexualität
und kontrollieren die hormonalen Sekretionen.

Die tantrischen Lehren über sexuelle Liebe gehen direkt auf den lunaren Zyklus der Leidenschaft in der Frau ein. Es werden Rituale und sexuelle Yoga-Stellungen für spezifische Tage vorgeschrieben, wobei Stimulierung präziser Bereiche des Körpers angeraten wird.

Der Taoismus hat eine ähnliche Tradition; nur glaubt man hier zusätzlich, dass die Grösse der Klitoris einer Frau der Mondphase entsprechend variiert. Ähnliche Vorstellungen werden auch in den Vedas, den frühesten indischen Schriften, gefunden.

In den Vedas werden lunare Zyklen in Verbindung gebracht mit der Soma-Pflanze, einer sehr starken psychedelischen Droge. Diese Pflanze bekommt oder verliert angeblich Blätter, je nachdem, ob der Mond gross oder klein ist. Diese Pflanzen könnten Spezies von Schlingpflanzen gewesen sein, etwa der Trichter-, Prunk- oder Purpurwinde; möglicherweise auch von Pilzen oder Kräutern.

Tantrische Kommentare identifizieren den Soma als synonym mit der *Göttlichen Frau*, der *inneren Shakti*, die äusserlich mit der Partnerin identifiziert wird. Geheimschriften, wie etwa das *Chandamaharoshana Tantra*, weisen darauf hin, dass die Yoni einer Frau Soma-ähnliche Sekretionen ausscheidet, wenn sie sich in hoher Ekstase befindet. Die Schriften empfehlen dem erfahrenen Mann, tief aus diesem Quell des Lebens zu trinken.

Alle diese Schriften betonen nachdrücklichst, dass der Helle und Dunkle Zyklus einer Frau nur funktioniert, wenn sie ein absolut natürliches Dasein führt. Schon künstliches Licht genügt, um die periodischen Zyklen einer Frau durcheinanderzubringen und die Zentren der Leidenschaft zu variieren. Es gibt einen Verjüngungs-Ritus, der von einer Frau verlangt, dass sie sich vor sexueller Aktivität einen vollen Monat im Dunklen aufhalten soll. Dieser Ritus hat den Effekt, dass die hormonalen Sekretionen der Frau und gleichzeitig ihre *Sitze der Leidenschaft* verändert werden.

Bei diesem Ritus erhält die Frau die Instruktion, den Geist auf ihre Sexualität zu konzentrieren. Energie aus ihrem Sex-Zentrum ins Kopf-Zentrum hochzuziehen und sie dann wieder nach unten durch den ganzen Körper fliessen zu lassen. Sie wird aufgefordert, über sich selbst als Wasserfall zu meditieren und ihre eigene innere Welt zu nähren.

Wird nach diesem Monat der Vorbereitung der Liebesakt praktiziert, so ist er vitalisierend und transzendental. Versuchen Sie, die Macht von Denken *und* Vorstellung zu benutzen, um die erogenen Zonen im gesamten Körper zu wecken. Erforschen Sie die natürliche Beziehung von lunaren Zyklen zu dem Platz der Leidenschaft in der Shakti. Mit offener Intuition teilen Sie die Geheimnisse der sinnlichen Ekstase miteinander.

Wenn der Einfluss der Mondphasen auf die Leidenschaft einer Frau verstanden wird, kann Befriedigung leicht erreicht werden. Wer diese Lehren nicht befolgt, kann alle möglichen sexuellen Schwierigkeiten bekommen, zum Beispiel Streit in Liebesfragen.
ANANGA RANGA

Die Yogis und Yoginis sollten sich am achten *und* vierzehnten *Tag der* Dunklen 14 Tage *zum Ritus der Hilfe für alle Wesen treffen.*
HEVAJRA TANTRA

Durch Kontemplation der Vokal-Laute im lunaren Zentrum der Kopfregion erheben sich sechzehn Freuden. Diese werden den Mondphasen entsprechend etabliert.
KALACAKRA TANTRA

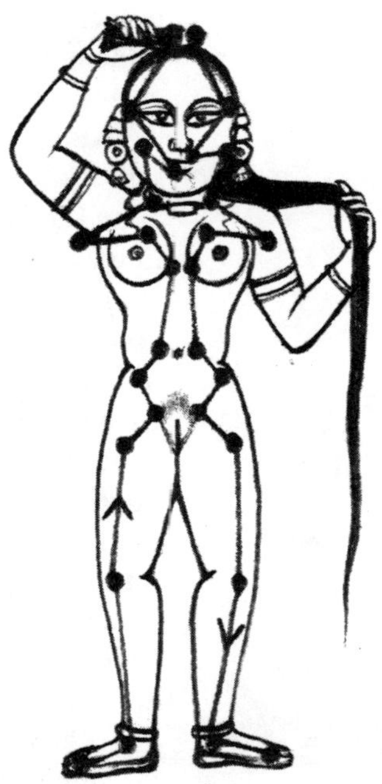

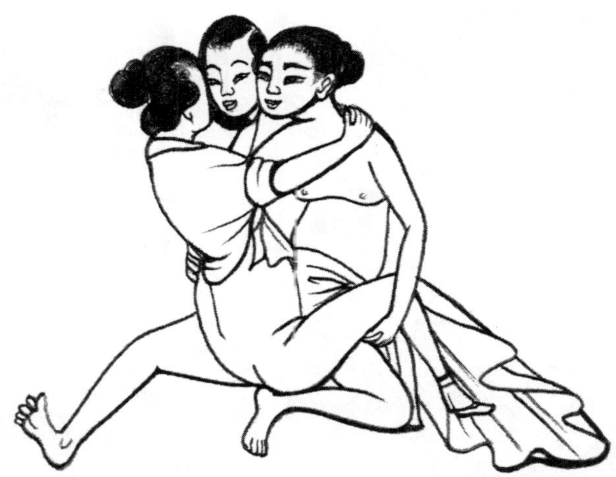

Diese weibliche Gestalt zeigt die wechselnde Lokalisierung erotischer Leidenschaft in der Frau (bekannt als *Amritakala*). Es beginnt mit der rechten grossen Zehe am ersten Tag der hellen Hälfte des lunaren Monats; bis zum 15. Tag steigt es zur Spitze des Kopfes, und während der dunklen Hälfte des Monats sinkt es auf der linken Seite wieder ab.

Nach einer Miniaturmalerei aus Rajasthan; 18. Jahrhundert.

Ein taoistisches Paar beim Lieben. Die Frau schaut in einen Spiegel, so dass die im Gesichtsausdruck gezeigten Empfindungen geprüft werden können.

Nach einem chinesischen Aquarell auf Seide; ca. 17. Jahrhundert.

Betten und Kissen

Das Bett sollte einen Baldachin haben, der mit Girlanden und Blumensträussen geschmückt ist. Es sollte mindestens zwei Kissen geben, je eins am oberen und unteren Ende. Idealerweise sollte es auch noch eine zweite Polsterliege geben, desgleichen Parfüm, Musikinstrumente, Obst und Spiele.
KAMASUTRA

Shiva sagte einmal zu Parvati: «Liebste, hier ist ein reizendes Haus. Salbe dich mit Sandelholz-Paste, und während die Bienen summen und die Sonne untergeht, werden wir beide auf einem entzückenden, mit Blumen bestreuten Bett uns lieben. Es wird mir grosses Vergnügen bereiten, deine hellroten Lippen zu küssen und deinen Körper zu liebkosen.»
PADMA PURANA

Ein bequemes Bett oder zusätzliche Kissen können für erfolgreiches Lieben einen grossen Unterschied bedeuten. Einige erotische Stellungen erfordern ein Bett oder eine Liegestätte in ganz bestimmter Höhe über dem Boden, während andere überall praktiziert werden können.

Ein Bett sollte fest und doch weich sein. Der Osten hat immer grosse, niedrige Polsterliegen bevorzugt, die bei Nacht als Bett und bei Tage als Sitzmöbel dienten. Kaiser und Könige in alten Zeiten führten ihre Geschäfte oft von solchen «Betten» aus.

Taoistische Lehren schreiben verschiedene Ausrichtungen des Bettes vor, je nach der Jahreszeit.

Eine Schrift aus dem 10. Jahrhundert stellt fest: «Im Frühjahr ist es am besten, sich so hinzulegen, dass der Kopf nach Osten zeigt; im Sommer nach Süden, im Herbst nach Westen und im Winter nach Norden.»

Östliche Betten hatten oft Säulen und Vorhänge, so dass aus den Betten praktisch kleine Zimmer wurden. Sie wurden für die Lust der Sinne eingerichtet; Blumen und Obst befanden sich diskret in der Nähe. Eine solche Umgebung für das Lieben unterschied sich ganz gewiss von einem modernen Schlafzimmer.

Eine alte Schrift beschreibt Betten, die durch Luftdruck «in sachter, entzückender Art und Weise auf und ab bewegt werden konnten, wie eine Schlange, die sich windet».

Diese Schrift erwähnt auch *Resonanz-Betten*, die durch das Intonieren spezifischer Musiknoten in rhythmische Schwingungen versetzt werden konnten.

Eine arabische Schrift erwähnt «ein Bett, dessen Matratze mit Quecksilber gefüllt war», was in etwa unserem modernen Wasserbett entspricht.

Ein Paar sollte sorgfältig darauf achten, dass das Bett sowohl bequem als auch gross genug ist, um das volle Spiel der Erotik zu gestatten.

Wir raten davon ab, synthetische Bettwäsche zu benutzen, da sie die Tendenz hat, sich elektrostatisch aufzuladen, und die Polarität des Körpers zu verändern. Eine Matratze sollte fest und doch weich sein. Eine alte Schrift schlägt vor: «Eine Matratze sollte mit weichem, in der Sonne getrocknetem Stroh, Blumen und süssen Kräutern gefüllt sein.»

Federbetten sind warm und behaglich, aber unglücklicherweise ziemlich teuer. Wenn man ein Bett aufgestellt oder eine Matratze hingelegt hat, so wird es nicht schwerfallen, seidene Vorhänge oder Gardinen ganz nach eigenem Geschmack aufzuhängen.

Kissen und Polster sind für Liebende schrecklich wichtig. Bei geschickter Benutzung können sie dazu beitragen, Liebesstellungen einzunehmen oder beizubehalten.

Im alten China gewann eine gewisse Art von gehörntem Kissen, geformt wie ein Halbmond, grosse Beliebtheit und wurde in jedem Liebesnest fast zur Notwendigkeit. Es konnte benutzt werden, um den Hintern einer Frau oder deren Kopf oder Seite zu stützen. Ein gut ausgestattetes Schlafzimmer hat Polster und Kissen, sowohl gross als auch klein.

In einem erotischen Roman aus der Ming-Periode (1368–1644) mit dem Titel *Der Weg zur Heiligkeit durch das Fleisch* gibt es eine instruktive Beschreibung für den korrekten Gebrauch von Kissen:

«Die Benutzung eines Kissens ist ein einfacher und weithin bekannter Trick; aber nur wenige Männer machen sich die Mühe, darüber nachzudenken, und noch weniger Männer verstehen sich darauf, wie die Sache rich-

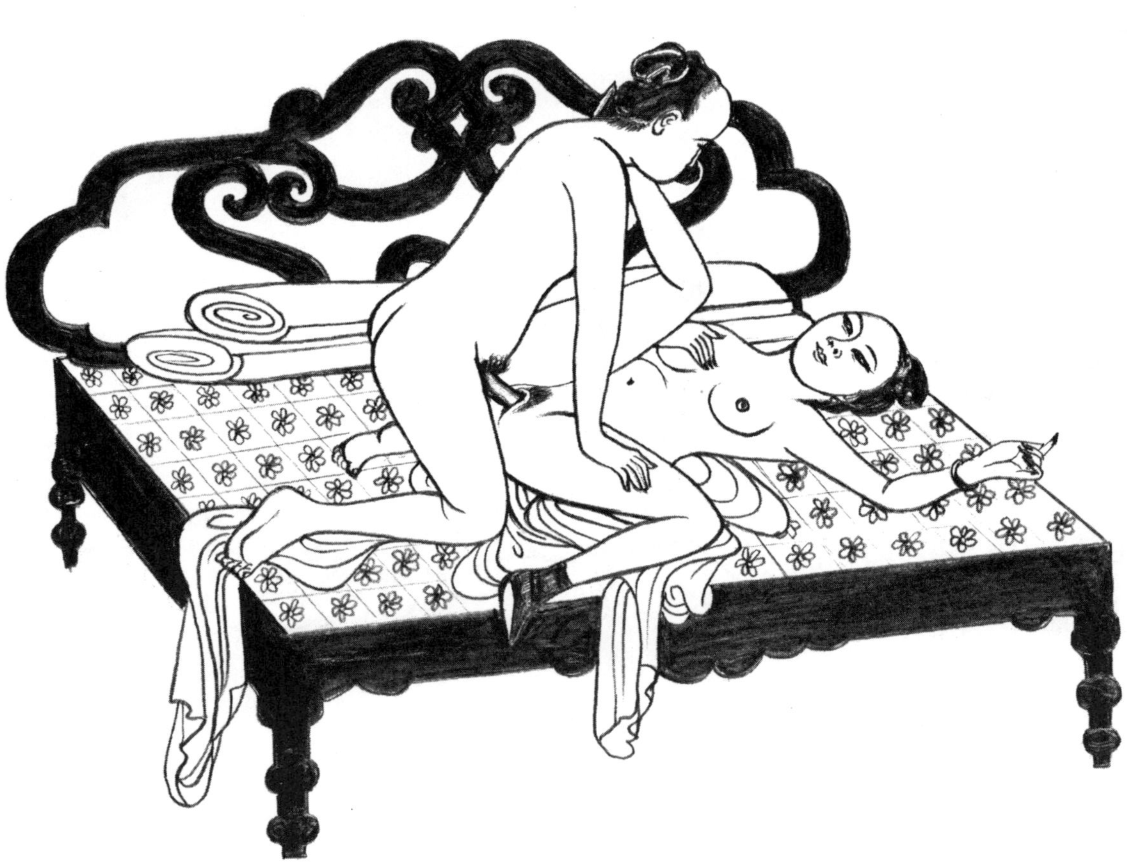

Liebesspiel auf einem traditionellen chinesischen Bett. Die Frau macht mit der linken Hand eine Geste, die dazu benutzt wird, sexuelle Energie zu steuern und den Orgasmus zu verlängern.

Nach einer chinesischen Malerei aus dem 18. Jahrhundert.

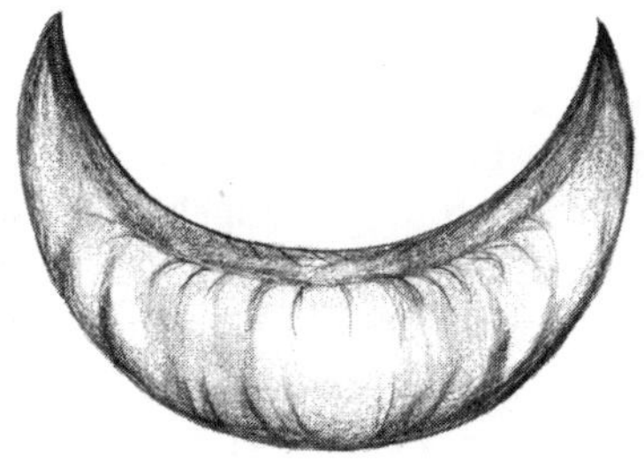

tig zu machen ist. Die meisten Männer stützen nicht nur den Hintern einer Frau mit einem Kissen, sondern legen ihr auch noch ein Kissen unter den Kopf. Das ist ein grosser Fehler, denn der Körper wird gekrümmt, wenn er an beiden Enden angehoben wird. Das Gewicht des Mannes wird der Frau Unbehagen bereiten und sie an ihren Bewegungen hindern. Im allgemeinen ist es am besten, das Kissen unter dem Kopf einer Frau zu entfernen, wenn man ihr ein Kissen unter den Hintern legt.»

Im *Ananga Ranga* wird eine Hindu-Liebesstellung («Der Bogen») beschrieben, bei der es wichtig ist, Kissen gleichzeitig unter Hintern und Kopf der Frau zu legen, aber dies ist eine ungewöhnliche Massnahme.

Eine Anzahl kleiner Kissen kann sehr nützlich sein, um bequeme Positionen einzunehmen. Vorstellungskraft ist ein wichtiger Bestandteil bei erfolgreichem Lieben. Es sollten Betten und Kissen ausgewählt werden, die Innovation gestatten, so dass sich eine Vielzahl von Positionen frei entwickeln kann. Dann kann das Lieben zu den höchsten Ebenen aufsteigen.

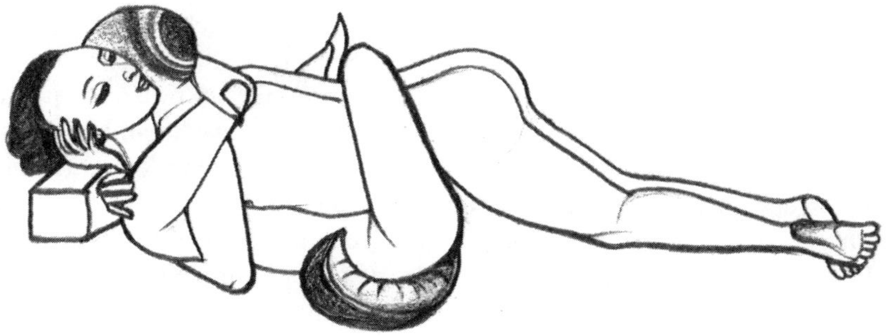

Kosmetika und Ornamente

Von altersher haben Kosmetika und Ornamente eine grosse Rolle beim Sexualritual gespielt. Das Auftragen von Make-up auf das Gesicht kann zu einer Begegnung werden zwischen dem Selbst, das man *ist*, und dem Selbst, das man *werden* möchte. Ein «neues Gesicht» kann Selbstvertrauen erzeugen und gleichzeitig ein stimulierendes Erlebnis für den Partner sein. Viele mystische Riten machen von diesem Potential Gebrauch und beschreiben genaue Make-ups, die ganz bestimmte Gefühle stimulieren. Welche Bedeutung Kosmetika heutzutage haben, lässt sich an den enormen Verkaufsziffern solcher Produkte in der ganzen Welt ablesen, sogar in ärmsten Gebieten.

Keine Frau fühlt sich ohne ihr Gesichts-Make-up oder ihren persönlichen Schmuck vollkommen, mag beides auch noch so schlicht und einfach sein. Sogar das natürlichste Aussehen wird üblicherweise noch sorgfältig gepflegt. In allen Kulturen tragen Kosmetika dazu bei, das Schöne noch schöner aussehen zu lassen und das Gewöhnliche «präsentabel» zu machen.

In China war es Sitte, dass eine Frau ein rotes Zeichen mitten auf der Stirn anbrachte. Eine ähnliche Praxis existiert immer noch in Indien und Nepal, wo dieses Zeichen eine spirituelle oder religiöse Verpflichtung darstellt. In tantrischen Riten kann ein solches Zeichen sowohl vom Mann als auch von der Frau getragen werden, um die Erinnerung an das *Dritte Auge* des geweckten Bewusstseins heraufzubeschwören.

Kunstvolle Anwendung von Kosmetika und Ornamenten ist eine schöne und bedeutsame Praxis, die ein Paar miteinander teilen kann. Natürliche Kosmetika sind synthetischen vorzuziehen. Viele im Handel befindli-

Typische Art des «Gehörnten Kissens», das während des Liebens unter das Gesäss einer Frau gelegt wird. Im Chinesischen ist es als *chueh-chen* bekannt. Diesen Kissen wurde magische Verwandtschaft mit der lunaren Macht der Frauen zugeschrieben. Es war eine praktische Hilfe für tieferes Eindringen, diente aber auch als Talisman.

Lieben unter Benutzung eines «Gehörnten Kissen».
Nach einem chinesischen Druck aus dem 19. Jahrhundert.

Durch Einölen, Trockenmassagen, Baden, Parfüme, Girlanden, Ornamente, Komfort, Betten, Sitze, nette Kleidung, Vogelgezwitscher, Klirren der Schmuckstücke einer Frau und schliesslich auch noch dadurch, sich von einer schönen Frau den Körper massieren zu lassen, wird die Virilität eines Mannes stimuliert.
CARAKA SAMHITA

che Präparate können Hautprobleme verursachen. Deshalb sollte Make-up stets sehr sorgfältig ausgesucht oder selbst hergestellt werden. Es besteht keine Notwendigkeit, teure Präparate zu kaufen, wenn die Natur organische Ingredienzen in durchaus brauchbarer Form liefert. Den meisten Frauen macht es Spass, sich ihre eigenen speziellen Kombinationen auszuwählen und damit zu experimentieren. Bei richtiger Anwendung können Kosmetika und Ornamente eine Frau verwandeln.

Tantrische Riten spezifizieren manchmal Körper-Make-up. Die Gründe dafür sind ästhetischer, psychologischer, symbolischer und gelegentlich auch physiologischer Art. Behutsames Auftragen farbiger Kosmetika auf verschiende Körperteile stimuliert und konzentriert dort Energie.

Tantrische kosmetische Präparate enthalten eine Anzahl verschiedener Substanzen, zum Beispiel Zinnober, Sandelholzpulver und -paste, Schwefelpaste, Reispaste, Safran, Muskatnuss, Arsen, Russ von verschiedenen Substanzen, Kampfer, Muscheln und Asche; einige dieser Dinge haben zweifellos eine physische Wirkung auf den Körper. Besonders potentes Körper-Make-up wird aus zerquetschten Drogen hergestellt, zum Beispiel aus Marihuana, Opium, Stechapfel *(Datura stramonium)* und anderen berauschenden Substanzen, die mit duftenden Ölen gemischt und mit Pigmenten gefärbt werden. Europäische Hexen benutzten bei einigen ihrer Riten ähnliches Körper-Make-up.

Im Osten gibt es die allgemeine Sitte, Handflächen und Fussohlen der Frau rot anzumalen. Dies gehört zum Ritual der *Ehrung der Shakti* (des weiblichen Prinzips). Für diesen Zweck werden natürliche Farbstoffe wie Henna benutzt. Bei komplizierteren Riten können die Füsse der Frau vollkommen mit schönen Blumenmustern oder Symbolen bemalt werden. Andere Teile des Körpers, besonders diejenigen, wo Kräfte konzentriert sind, wie zum Beispiel Nabel, Herz, Hals, Stirn und Handflächen, können ebenfalls mit Ornamenten versehen werden.

Solche Praktiken sind sowohl ästhetisch angenehm als auch erotisch stimulierend. Ausserdem tragen sie dazu bei, die Vorstellungskraft zu beflügeln. Sie fügen einer Beziehung Zauber und Intimität hinzu. Um Körper-Make-up mit Erfolg aufzutragen, ist Konzentration erforderlich; dies trägt wiederum dazu bei, Einfluss und Herrschaft über den ständig wandernden Geist zu gewinnen.

Für tantrische Riten in hoher Magie wird der Körper gebadet und leicht eingeölt, dann überall mit Asche bestäubt. Holzasche enthält wertvolle Spuren-Mineralien in fein geteiltem Zustand, so dass sie leicht durch die Haut absorbiert werden können. Reine Asche von ausgesuchten Harthölzern (zum Beispiel von Eiche) hat eine belebende und isolierende Wirkung auf den Körper und schützt ihn vor psychischen Störungen.

Wenn die Holzasche aufgetragen ist, werden exakte Zeichnungen angebracht, üblicherweise Gruppen von drei parallelen Strichen; dies geschieht auf Oberschenkeln, an den unteren Beinen, an den Unterarmen, bei den Oberarmen, zwischen der Sexualregion und dem Nabel, quer über den Nabel, auf der Brustmitte, am Hals und auf der Stirn. Dazu benutzt man im allgemeinen ein Pulver oder eine Salbe, hergestellt aus zerkleinertem Sandelholz, Kräutern, Getreidekörnern oder berauschenden Ingredienzen. Dann wird das «Dritte Auge» oder ein anderes symbolisches Zeichen mitten auf die Stirn gemalt, und zwar so, dass es mit der Spitze nach oben zum Mittelscheitel des Haares zeigt. Auch der Partnerin können diese Zeichen aufgemalt werden, und zwar zusammen mit der Asche. Aber in der Hauptsache ist es Brauch für den Mann, möglichst schrecklich auszusehen (mit Asche und Zeichen), während die Frau verführerisch und sinnlich wirken soll (mit Gesichts-Make-up und mit rotgefärbten Körperteilen, wie etwa Stirn, Hals, Brustwarzen, Nabel, Yoni, Hände und Füsse). Das Potential, das der Vereinigung von männlicher Aggression und weiblicher Empfänglichkeit innewohnt, wird aktiviert, indem man sorgfältig und dramatisch Gebrauch macht von

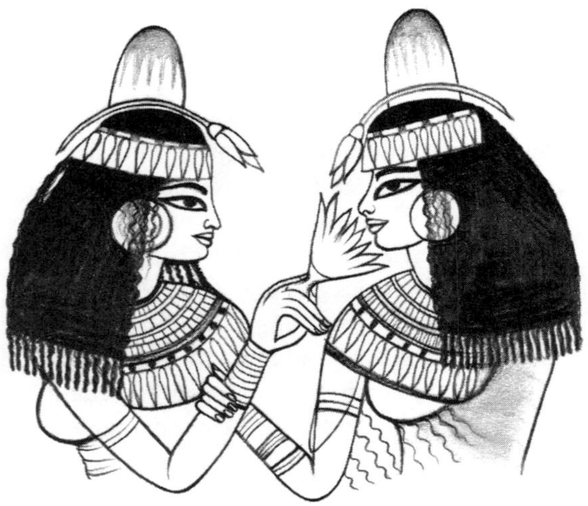

Ägyptische Damen mit vollendeter Kosmetika und Ornamenten. Sie tragen Kopfschmuck aus duftenden Blumen und sind stark parfümiert.
Nach einer ägyptischen Malerei.

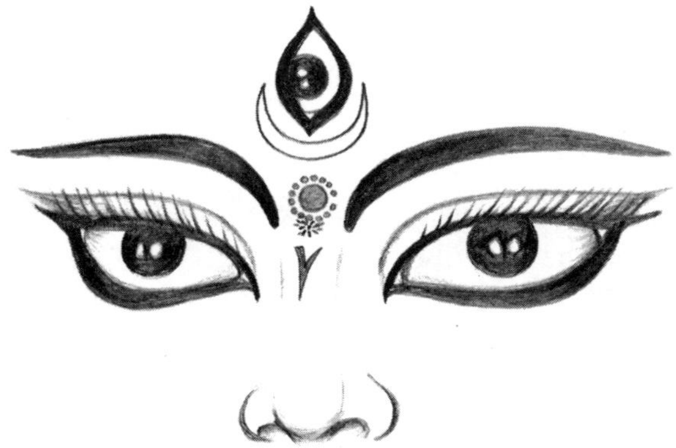

Tantrisches Make-up; zeigt das Dritte Auge des erweckten Bewusstseins.
Nach einer zeitgenössischen Skulptur. Crafts Museum. Neu-Delhi.

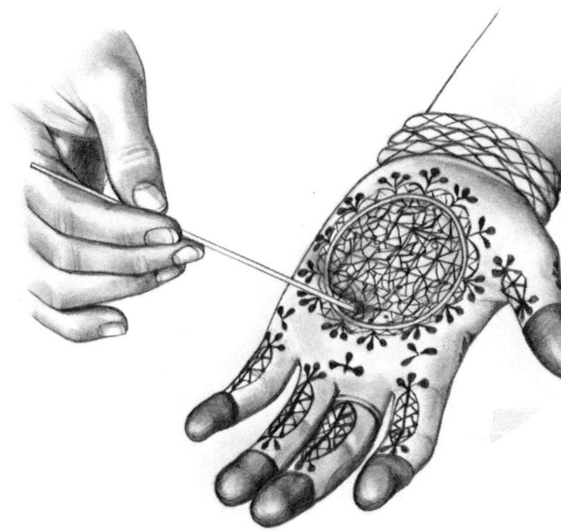

Das Bemalen von Frauenhänden mit Henna oder roter Farbe ist in vielen orientalischen Kulturen gebräuchlich. Es wird ganz besonders bei Ehe-Riten und rituellem Lieben eingesetzt.
Nach einer zeitgenössischen Fotografie.

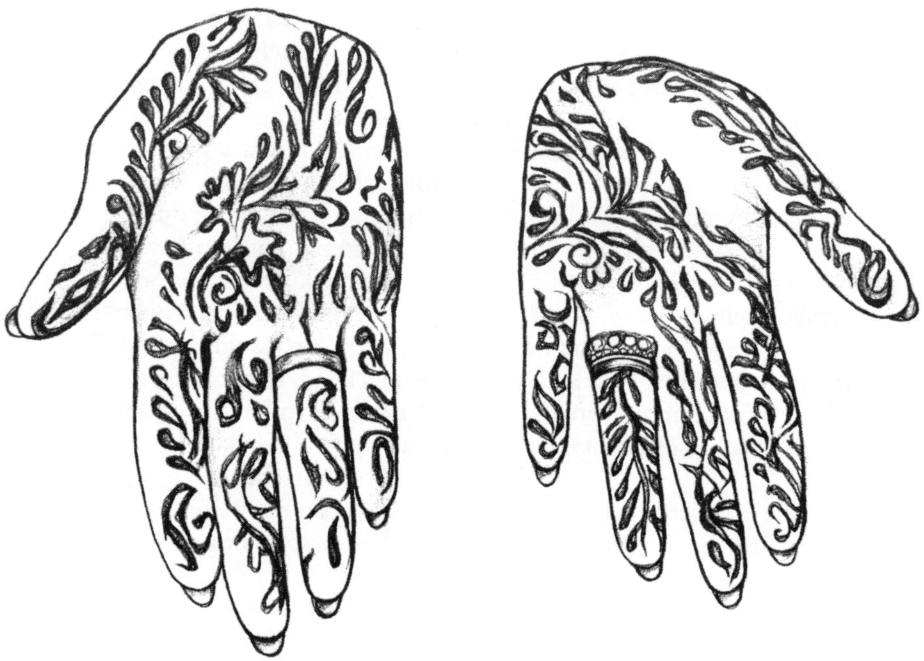

Aus Blumenmustern wurden viele verschiedene Designs gebildet.
Nach einer zeitgenössischen Fotografie bei einer indischen Hochzeitszeremonie.

Make-up, sowohl vor rituellem Lieben als auch während dieses Vorgangs.

Die Farbe Rot ist dafür bekannt, das männliche Sexualzentrum wirkungsvoll zu stimulieren. Dies erklärt auch die Vorherrschaft von Rot bei Gesichtskosmetika für die Frau.

Chinesen und Japaner sowie andere fortgeschrittene Kulturen sahen im natürlichen Kontrast zwischen der Blässe der Haut (oft noch durch weisses Make-up akzentuiert) und der rosigen Färbung von Wangen und Lippen eine Erinnerung an das symbolische Wechselspiel der *Roten und Weissen, Stofflichkeit schaffenden Kräfte* und betonten dies vor allem bei den Theatermasken.

Augenschatten hatten ursprünglich einen Zweck, der inzwischen meist vergessen ist. Damit wurde nicht nur die natürlichen Glanz, Form und Schönheit der Augen unterstrichen, sondern dunkle Farben absorbieren auch reflektiertes Licht.

Für diesen Zweck wurde Schwärze zum Dunkelfärben der Augenlidränder benutzt. Bei richtiger Zubereitung hat diese Substanz eine kühlende und therapeutische Wirkung auf die Augen. Das korrekte Präparat wird aus dem Russ edler medizinischer Substanzen, etwa Kampfer, hergestellt. Neuzeitliche pharmakologische Forschung weist darauf hin, dass Kampfer die Atmung, das Herz und die Gehirnrinde stimuliert und auch das Gedächtnis kräftig aktiviert. Ausserdem zeigen wissenschaftliche Tests, dass spezielle Kampfer-Präparate die Hellsichtigkeit fördern. Tantrische Schriften bieten Spezialformeln für die Zubereitung extra-potenter Schwärze an; dabei wird Kampfer zusammen mit anderen flüchtigen Stoffen verbrannt. Der Rauch wird auf der Aussenseite eines mit kaltem Wasser gefüllten Metalltopfes sublimiert. Die tantrische Schwärze wird vom Topf abgekratzt und zum Auftragen auf Augen, Stirn und andere Körperregionen benutzt. Tantrische Beschwörungen von Archetypen der Götter und Göttinnen machen oft dramatischen und ästhetischen Gebrauch von Make-up. So gibt es zum Beispiel in Nepal ein

Ihr Haar war schwarz wie das Gefieder eines Raben, ihre Augenbrauen waren beweglich wie der Eisvogel und gewölbt wie der Neumond. Ihre mandelförmigen Augen waren klar und kühl, und ihre beerenfarbenen Lippen schienen so einladend zu sein. Ihre Nase war edel und exquisit modelliert, und ihre zarten Wangen waren sehr schön gepudert. Ihr Gesicht hatte die delikate Rundung einer Silberschale. Was ihren Körper betrifft, so war er leicht wie eine Blume. Ihre Finger waren schlank wie zarte Schösslinge, und ihre Taille war schlank und geschmeidig wie die Weide. Ihr weisser Leib war sowohl nachgiebig als auch wohlgerundet. Ihre Brüste waren weich und üppig.

CHIN P'ING MEI

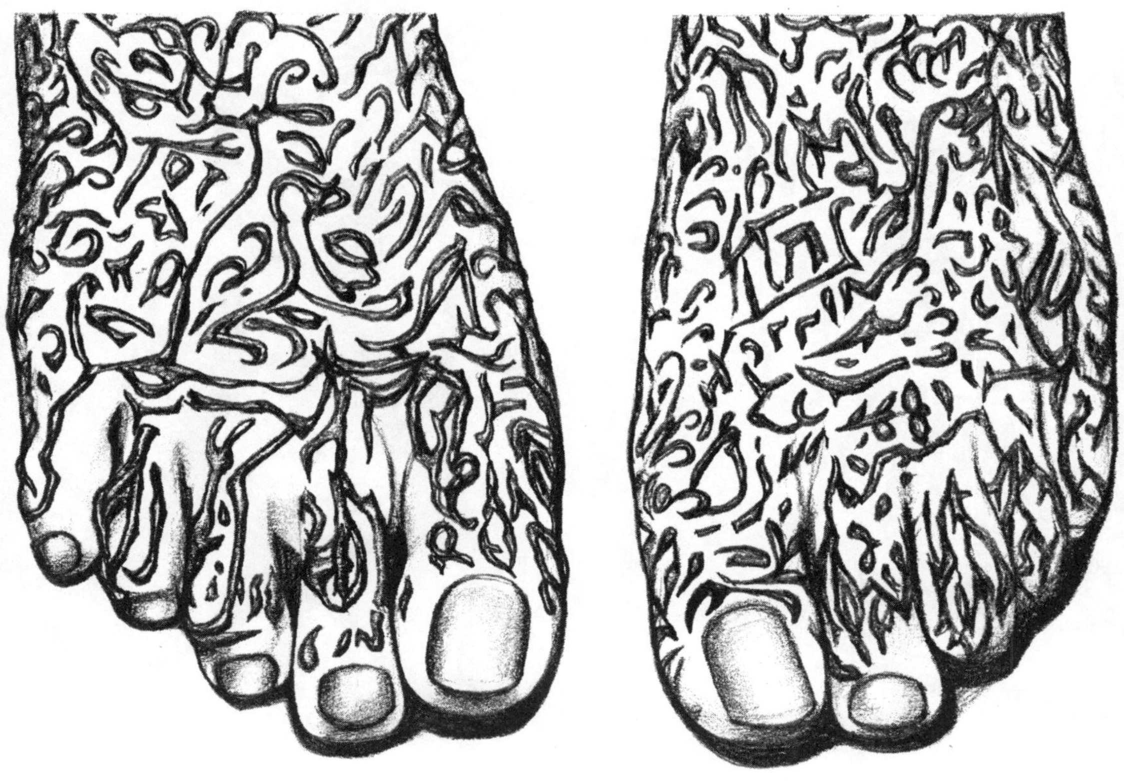

Die Füsse von Frauen werden mit Henna oder roter Farbe angemalt. Mit grosser Sorgfalt werden Muster gezeichnet. Das gilt in Indien als wichtiger Bestandteil der Braut-Zeremonien. Nach einer zeitgenössischen Fotografie.

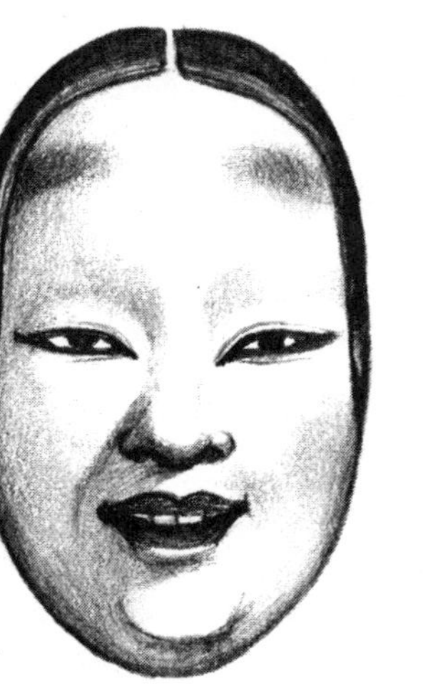

No-Maske aus Japan; wird im Theater benutzt, um Empfindungen zu übertreiben. Dieses weibliche Gesicht ist weiss angemalt; die Lippen zeichnen sich rot ab.
Nach einem Original aus dem 18. Jahrhundert.

alljährliches *Festival der Lebenden Göttin;* man feiert es, indem man ein ausgewähltes jungfräuliches Mädchen schmückt, dem dann Opfer dargebracht werden. Das Gesicht dieses Mädchens weist ein exquisites Make-up auf mit Zeichen von roter, weisser, gelber und schwarzer Farbe.

Tantra lehrt, dass jede Frau nach Abschluss ihrer Menstrualperiode die Jungfräulichkeit zurückerlangt hat. Einige Rituale schreiben vor, dieses Ereignis zu feiern, indem man die Partnerin als Verkörperung der Lebenden Göttin herrichtet, wozu man Make-up, spezielle Öle, schöne Kleidung und Schmuck verwendet.

Muttermale und Schönheitspflästerchen sind heute aus der Mode, aber wechselnde Trends werden sie höchstwahrscheinlich wieder zurückbringen. In der Vergangenheit schufen Frauen diese Schönheits-Male auf Gesicht und Körper, indem sie schwarzes Make-up auftrugen. In östlichen Kulturen entsprechen die Schönheits-Male in Form, Grösse und Plazierung auf subtile Art der Eignung und dem Status einer Frau als Initiatorin in die Geheimnisse der Liebe.

Die meisten Frauen empfinden Zuneigung zu ihren Ornamenten und zu ihrem persönlichen Schmuck. Diese Dinge haben für die Frauen eine ganz spezielle Bedeutung und dienen als Erinnerungen an ein ganz besonders beeindruckendes Erlebnis. Durch diese Dinge fühlt sich eine Frau mit der Person verbunden, die diese Sachen gemacht oder gekauft hat.

Für eine spezielle Gelegenheit sollte eine Frau sich sehr sorgfältig ihre Ornamente aussuchen; sie sollte dabei nicht nur deren ästhetische Wirkung in Betracht ziehen, sondern auch deren Wert als Amulett. Schmuck als Amulett zu betrachten, das ist sowohl im rituellen als auch im tagtäglichen tantrischen Lebensstil von grosser Bedeutung. Dies wirkt sowohl auf bewusste als auch auf unbewusste Ebenen des Bewusstseins. Ein Amulett ist mit emotionalen und magischen Eigenschaften ausgestattet und wirkt durch die Macht der Assoziation und Resonanz.

Schmuck steigert die Schönheits-Vision, die eine Frau durch geschicktes Vermengen von Make-up, Kleidung und Ornamenten erzeugen kann. In die Kategorie der Körper-Ornamente sollten auch Blumen eingezogen werden. Es ist erstaunlich, wie stimulierend eine Frau aussehen kann, wenn sie Eigenschaften von Blumen, zum Beispiel Farben und Düfte, sorgfältig mit ihren eigenen mischt.

In der tantrischen Tradition sind die Ornamente einer Frau dazu bestimmt, ihre per-

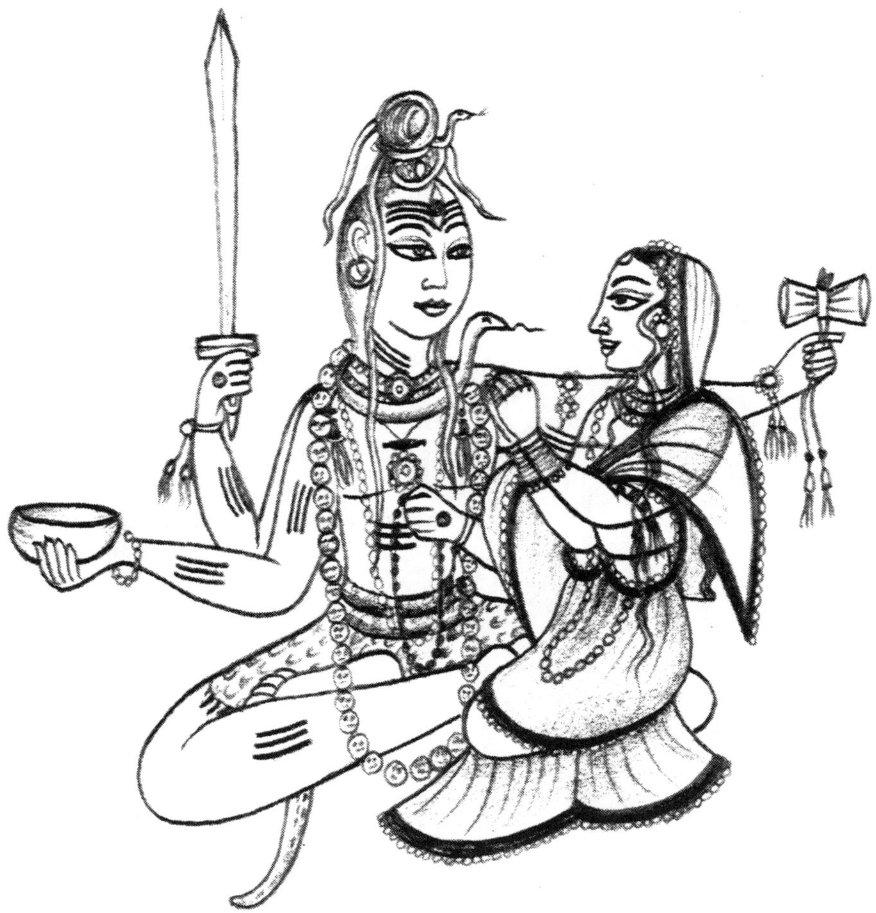

Das archetypische tantrische Paar Shiva und Shakti. Shiva wird mit Schlangen und einer Girlande aus Schädeln dargestellt, und sein Körper ist weiss wie Asche. Shakti wird als sinnlich gezeigt; rote Kosmetika und Ornamente dominieren. Dramatisierung von Empfindungen hilft rituellem Lieben durch Aufputschen der Emotionen.
Nach einer Basohli-Miniaturmalerei, Punjab-Hills, ca. 1690.

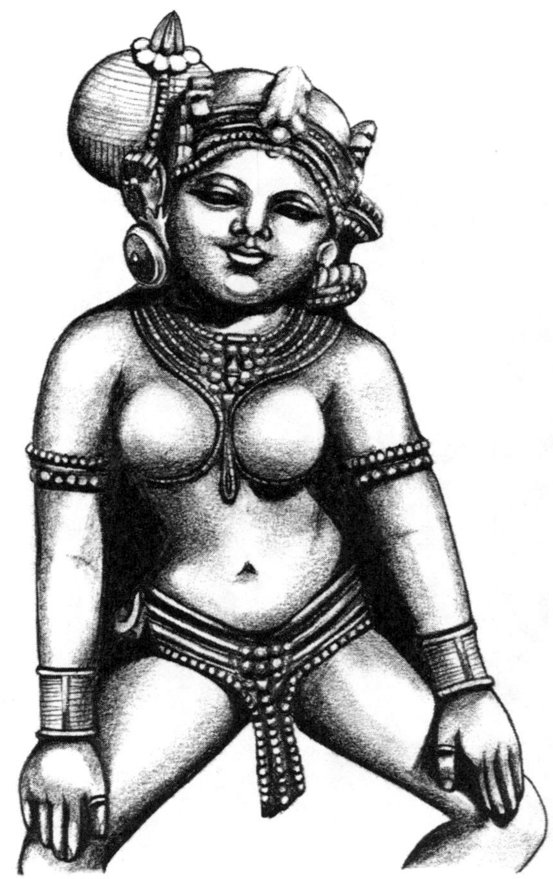

Tantrische Yogini mit Körper-Ornamenten als Symbole der fünf Elemente (Raum, Luft, Feuer, Wasser und Erde).
Nach einer Pala-Steinskulptur aus dem 9. Jahrhundert; Hirapur Yogini Tempel, Orissa.

sönliche Kosmologie und evolutionäre Richtung zu symbolisieren. Fünf Kategorien von tantrischem Schmuck (Halsketten, Ohrringe, Armreifen, Kopfschmuck und Gürtel-Ornamente) symbolisieren die *Fünf Elemente* und damit fünf verschiedene psychologische Typen. Durch die Betonung besonderer Ornamente signalisiert die tantrische Yogini ihre speziellen Eigenschaften. Durch das Tragen von symbolischem Schmuck stellt eine Frau Kontakt her zu einer idealisierten Vision von sich selber.

Im tantrischen Ritual, besonders während des *Geheimen Ritus,* wird von einer Frau erwartet, dass sie ihren symbolischsten Schmuck trägt. Eine schöne Frau, kunstvoll hergerichtet und vollkommen mit Ornamenten ausgestattet, ist ein Anblick, der allein schon ausreicht, um jeden Mann zu stimulieren, besonders aber dann, wenn er weiss, dass die Frau sich nur für ihn so hergerichtet hat.

Versuchen Sie also, von Kosmetika und Schmuck Gebrauch zu machen, um Ihre Beziehung zu stärken und ästhetische Lust zu steigern.

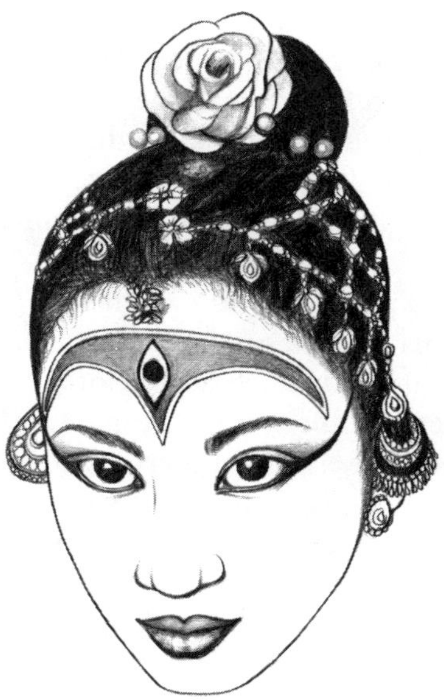

Beissen und Kratzen

Östliche Abhandlungen über die Liebeskunst schliessen immer einen Abschnitt über Beissen und Kratzen ein. Als Teil des *Liebeskampfes* sind Beissen und Kratzen ein Weg, um ekstatische Gefühle auszudrücken. Durch liebevolles Beissen und Kratzen kann sexuelle Energie in spezifische Teile des Körpers eines Partners kanalisiert werden. Zähne und Fingernägel können bewusst dazu benutzt werden, erogene Zonen zu stimulieren, desgleichen Druckpunkte und Aku-Meridiane. Dies hilft, Energie freizusetzen und in Umlauf zu bringen.

Wenn die Oberfläche der Haut ganz leicht mit den Fingernägeln wie mit Federn stimuliert wird, sträuben sich die feinen Härchen und es bildet sich eine Gänsehaut. Dies ist ein wirkungsvolles Mittel, um Energie zu stärken und einen Stimmungsumschwung herbeizuführen; es kann helfen, die *Kundalini* zu wecken.

Leichtes Knabbern an den Ohren ist ein stimulierender Teil des erotischen Vorspiels. Sanftes Beissen in den Nacken, etwa so, wie ein Tiger die Tigerin packt, wirkt ebenfalls erregend. Der fleischige *Venushügel* der Yoni-Region sowie das untere Ende des Rückgrats sind beides Stellen, wo verspieltes Knabbern lustvolle Erlebnisse hervorrufen kann.

Der im Westen am besten bekannte Liebesbiss kommt zustande, wenn an der Haut des Partners gesaugt oder leicht hineingebissen wird. Das hinterlässt ein rotes Mal, das einer kleinen Quetschung ähnelt. Solche Male sind lebhafte Erinnerungen an ein besonders ekstatisches Liebeserlebnis noch lange danach. Besonders während der frühen Phasen einer Liebesaffäre können leidenschaftliche Liebesmale von grosser Bedeutung für die Liebenden sein.

Das *Kamasutra* stellt fest: «Die Stellen, die gebissen werden können, sind die gleichen, die man küssen kann; mit Ausnahme sehr sensitiver Stellen, wie etwa Oberlippe, Mundinneres, Augen und so weiter.»

Es werden acht verschiedene Liebesbisse aufgezählt und nach den Malen eingeteilt, die auf der Haut zurückgelassen werden. Sie sind bekannt als der *Versteckte Biss,* bei dem die Haut sehr stark gerötet wird; der *Geschwollene Biss,* bei dem die Haut auf beiden Seiten sehr stark gedrückt wird; der *Spitze Biss,* wenn ein kleiner Hautbereich nur von zwei Zähnen gebissen wird; der *Rosenkranz der Spitzen,* wenn kleine Hautpartien mit allen Zähnen gebissen werden; der Biss *Koralle und Juwelen,* der zustande kommt, wenn Zähne und Lippen zusammengebracht werden (die Lippen sind die Koralle, die Zähne die Juwelen); der *Rosenkranz der Juwelen,* wenn das Beissen mit allen Zähnen erfolgt; die *Gebrochene Wolke,* ein Biss mit offenem Mund in die Brüste; und schliesslich noch der *Eber-Biss,* wobei viele breite Reihen von Malen dicht nebeneinander entstehen, mit roten Zwischenräumen, eingedrückt auf Brüste oder Schultern.

Das *Kamasutra* fügt hinzu, dass die Unterlippe die beste Stelle für den *Versteckten Biss,* für den *Geschwollenen Biss* und für den *Spitzen Biss* ist; *Rosenkranz der Spitzen* sowie *Koralle und Juwelen* sind für Hals, Achselhöhlen und Leistenbeugen geeignet. Der *Geschwollene Biss* sowie *Koralle und Juwelen* sind besonders für die linke Wange geeignet. Im Tantra ist «Links» stets mit der Intuition und dem Mond verbunden.

Hindu-Schriften erklären, dass Beissen nur dann ins Lieben einbezogen werden sollte, wenn es der Frau Freude bereitet. Als Variation beim *Liebeskampf* sollte die Frau «den Biss ihres Partners mit doppelter Kraft erwidern». Wenn Beissen sorgfältig ins Liebesspiel eingewoben wird, brauchen irgendwelche Exzesse nicht befürchtet zu werden.

Die Kunst des Kratzens wird sowohl im *Kamasutra* als auch im *Ananga Ranga* er-

Wenn ein Mann eine Frau beisst, sollte sie das gleiche mit doppelter Kraft tun. Sollte ein Spitzer Biss *mit einem* Rosenkranz der Spitzen *erwidert werden; ein* Rosenkranz der Spitzen *mit einer* Gebrochenen Wolke. *Falls die Frau sich geneckt fühlt, sollte sie sofort einen Liebesstreit mit dem Mann anfangen. Bei einer solchen Gelegenheit sollte sie ihren Liebhaber bei den Haaren packen, seinen Kopf nach unten beugen, seine Unterlippe küssen, und dann sollte sie im Rausch ihrer Liebe die Augen schliessen und ihn an verschiedenen Stellen beissen.*

KAMASUTRA

Die «Lebende Göttin» der tantrischen Tradition. Als Verkörperung von Shakti ist ihr Gesicht weiss, während Lippen und Brauen hellrot gefärbt sind. Den Augen ist Kohl hinzugefügt. Das Haar weist Blumen und Schmuck auf. Mitten auf der Sitrn ist ein Drittes Auge angebracht.

Nach einer zeitgenössischen Fotografie der «Lebenden Göttin» von Kathmandu, Nepal.

wähnt. Im alten Indien wurden die Fingernägel manchmal besonders geformt, um sie während der Liebesspiele präzise einsetzen zu können.

Das *Kamasutra* stellt fest: «Personen mit intensiver Leidenschaft sollten die Fingernägel der linken Hand zu einem kleinen Sägeblatt mit zwei oder drei Spitzen machen. Leute von mittlerer Leidenschaft sollten ihre Nägel so beschneiden und anmalen, dass sie Papageienschnäbel ähneln, während Personen mit geringer Leidenschaft eine Mondsichel auf ihre Fingernägel malen sollten.»

Wenn der Liebhaber seine Fingernägel mit Liebe und Zärtlichkeit anwendet, kann er der Frau grosses Behagen bereiten. Wahrscheinlich gibt es in der Tat für Ehemann und Ehefrau nichts Lustvolleres als den geschickten Gebrauch der Fingernägel.
ANANGA RANGA

In den klassischen Schriften werden acht verschiedene Nägel-Male beschrieben: *Antönen* (Druck, der nur eine leichte Delle hinterlässt); *Halbmond* (ein gekrümmtes Mal, das mit nur einem Finger erzeugt wird); *Kreis* (wenn zwei Halbmond-Male einander gegenüber eingedrückt werden); *Strich* (eine gerade Linie, die erzeugt wird, indem mit einem Finger über die Haut gefahren wird); *Tigerkralle* (eine gewölbte Linie); *Pfauenfuss* (Eindruck von allen fünf Fingernägeln gleichzeitig); *Hasensprung* (wenn fünf Fingernägel dicht nebeneinander eingedrückt werden) und *Blaues Lotosblatt* (ähnelt einem Blattmuster, das mit den Fingern einer Hand gemacht wird).

Östliche erotische Kunst schildert manchmal Nägel-Male auf den Körpern von Liebenden; damit sollte die Stimmung erfüllter Leidenschaft übermittelt werden.

Lange Fingernägel sind immer mit Erotik verbunden gewesen. Sie können dazu benutzt werden, bei der geliebten Person exquisite Gefühle auszulösen; durch sie kann auch Energie kanalisiert werden.

Wie bei allen Aspekten der Liebeskunst ist es auch hier die geistige Einstellung, die Erfolg oder Fehlschlagen irgendeiner besonderen Technik bestimmt.

Beissen und Kratzen sind machtvolle Verbündete, die dazu benutzt werden können, Gefühle von Intimität und Leidenschaft zu zeigen.

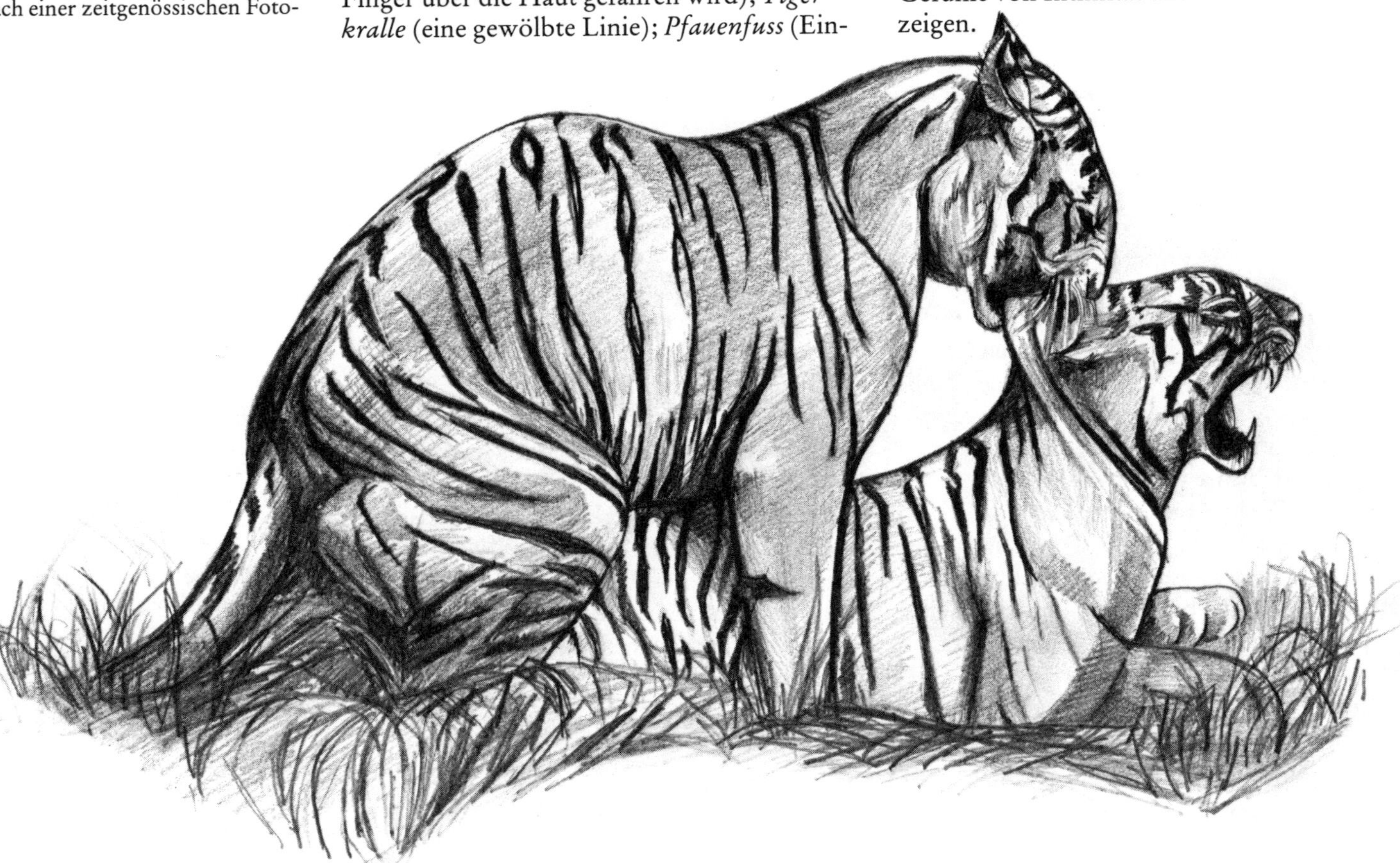

Tiger und Tigerin beim Liebesspiel.
Nach einer zeitgenössischen Fotografie.

Liebesgeräusche

Leute verursachen beim Lieben eine grosse Vielzahl von Geräuschen. Diese *Liebesgeräusche* sind Mittel und Wege, emotionelle Sperren zu beseitigen. Das kann entweder spontan oder bewusst geschehen. Geräusche werden auch durch die Anstrengung des leidenschaftlichen Atmens und durch die physische Aktion der Körper erzeugt.

Indische und chinesische Schriften messen diesen Liebesgeräuschen grosse Bedeutung bei und kategorisieren sie im Detail. Alle gelten für Aspekte des Liebeskampfes.

Ein chinesischer erotischer Roman aus dem 17. Jahrhundert gibt eine dreifache Klassifizierung für Liebesgeräusche:

«Am Anfang des *Liebeskampfes,* also bevor die Leidenschaft schon richtig zugepackt hat, äussert eine Frau bestimmte oberflächliche Schreie der Zärtlichkeit, zum Beispiel ‹Mein Liebster› oder ‹mein Leben›. Sie dienen dem Zweck, den Partner aufzupeitschen und sein Verlangen zu wecken. Wenn diese Laute aus dem Mund der Frau kommen, so ist es immer noch möglich, jedes Wort klar zu unterscheiden.

Die zweite Art von Lauten wird gemacht, wenn der *Liebeskampf* weitergeht, die Leidenschaft tief in die Frau hineinreicht, durch all ihre fünf inneren Organe und vier Gliedmassen prickelt und pulsiert, bis in die Zehen- und Fingerspitzen. Ihr Atem geht schneller und wird unregelmässig. Ihr *Oberer Atem* verpasst den Kontakt mit dem *Unteren Atem;* daher verwirren sich diese Laute und lassen sich nicht mehr richtig unterscheiden.

Schliesslich kommt es zur dritten und letzten Phase der Ekstase. Der Gipfel der Leidenschaft wird erreicht. Die Frau ist so ungemein erschöpft, dass sich ihr Geist und ihre Gliedmassen weigern, noch länger zu funktionieren. In diesem Zustand ersticken alle Laute schon in ihrer Kehle. Was sie nun an Geräuschen von sich gibt, wird vollkommen unartikuliert. Dann haben ihre *Liebesgeräusche* keine erkennbare Bedeutung mehr.»

Manche Leute flüstern ganz spontan zärtliche Worte oder Sätze. Sie stöhnen, ächzen, weinen, lachen oder schreien beim leidenschaftlichen Lieben. Andere reden gern dabei, kleiden Fantasien in Worte oder fluchen sogar.

Taoistische und tantrische Lehren empfehlen, den jeweiligen Partner nicht zu missbrauchen, da solche Praktiken dazu neigen, das Potential des Liebens zu beschränken und den Aufstieg zu transzendentalen Höhen zu verhindern. Empfindungen sollten aber lieber ausgedrückt statt unterdrückt werden. Das Lieben ist eine grossartige Gelegenheit, Emotionen durch Lautäusserungen miteinander zu teilen. Bei intensivem Lieben ertönen manchmal ganz spontan animalische Geräusche, und diesen wird in östlichen Schriften mystische Bedeutung beigemessen. Wenn animalische Geräusche *bewusst* erzeugt werden, können emotionelle Sperren effektiv beseitigt werden. Durch animalische Geräusche werden persönliche Beschränkungen leichter überstiegen. Ausserdem hilft es, aktive und passive Rollen miteinander zu vertauschen.

Der *Ananga Ranga* erwähnt einen ganz besonderen Laut, der als *Sitkriti* bekannt ist: «Ein unartikulierter Laut, der beim Einziehen des Atems durch die geschlossenen Zähne entsteht.» Diesem Typ von Liebeslaut wird nachgesagt, ein besonderes Privileg der Frauen zu sein. Er wird in fünf verschiedene Arten eingeteilt und ähnelt dem Ruf einer Wachtel («Hun! Hun! Hun!» oder «Hin! Hin! Hin»), dem indischen Kuckuck («Ha! Ha!» oder «Han! Han!»), der fleckenhalsigen Taube («Schan! Schan!» oder «Schisch! Schisch!»), der Hansa-Gans («T'hat! T'hat!») oder dem Pfau («T'hap! T'hap!»). Wenn eine Frau sich dazu bringen kann, zum Zeitpunkt der Liebe eher solche Laute als die üblicheren unkontrollierten oder irdischen Laute und Ausrufe nach westlicher Gewohnheit von sich zu geben, kann sie Kontrolle über ihre Ekstase gewinnen und Liebesenergien in bedeutsamer Weise kanalisieren. Die Imitation von Vogelstimmen erzeugt ein sympathetisches Band mit diesen luftgeborenen Spezies und verhilft der Energie, nach oben zu fliegen.

Tantrische Schriften erwähnen den Gebrauch subtiler Laute und Mantras für die Kontrolle und Kanalisierung sexueller Energie. Das machtvolle tantrische Mantra «OM-AH-HUM» kann dafür benutzt werden; entweder als Liebeslaute oder (im Geiste) für Schutz- und Konzentrationszwecke. Dieses Mantra kann auf mehrerlei Art und Weise gebraucht werden; verbunden mit abwechselnd flachen und tiefen Stössen («OM» flach, «AH» tief, «HUM» Energie konzentrierend und immer subtiler werdend), mit dem Atem («OM» einatmen, «AH» Atem anahlten, «HUM» ausatmen) oder ganz einfach von beiden Partnern als harmonisierender Einfluss verbal intoniert. Diese Laute kann man auch visualisieren, und zwar als Öffnen der psychischen Zentren in Kopf, Hals und Herz. Wenn im Geiste benutzt, sollte dieses Mantra dem Atem-Rhythmus folgen; wenn als Laut geäussert, dann den Liebesstössen. In der Praxis kann das Paar sein eigenes System der Wechselbeziehungen zwischen den Elementen, wie nachstehend beschrieben, finden:

Laut	*Atem*	*Liebes-stoss*	*Visualisie-rung/ Farbe*	*Bedeu-tung*
«OM»	*ein-atmen*	*flach*	*weiss*	*Reinheit des Geistes*
«AH»	*an-halten*	*tief*	*rot*	*Göttliche Liebe*
«HUM»	*aus-atmen*	*still*	*dunkel-blau*	*Ewige Ver-einigung*

Wenn dieses Mantra benutzt wird, sollten sich beide Partner vorstellen, wie Spiritualität in die Kopf-, Hals- und Herz-Zentren hinabsteigt. Im Herz-Zentrum strahlt der Laut «HUM» nach aussen und vitalisiert jeden Teil des physischen und Subtilen Körpers. Der Laut «HUM», visualisiert als dunkelblaue Wellen der Ekstase, stärkt die Einigkeit und spirituelle Integrität des Paares.

Tantrische Schriften erwähnen summende Laute, die eine Yogini machen kann, um transzendentale Energie aus dem Sexual-Zentrum freizusetzen. Sie sind besonders wirkungsvoll, wenn die Frau während des Liebens die aktive Rolle übernimmt. Dieses Summen sollte moduliert werden, etwa wie von einem fliegenden Insekt, das sich Blumen nähert. Es dient dazu, den Geist zu konzentrieren und leitet einen Zustand der Resonanz mit der inneren Kundalini-Macht ein. Durch

Es ist meine Ansicht, dass alle Bewegungen, Laute und Äusserungen, die ein kopulierendes Paar im Verlaufe seiner Aktivitäten macht, seine Verzückung sehr erhöhen und seinen sexuellen Appetit anregen.
SHAYKH NAFZAWI

Die heilige Silbe «EH», verziert mit der Silbe «VANG», ist der Sitz allen Entzückens. Von «EH-VANG» steigen die «Vier Freuden» auf.
HEVAJRA TANTRA

Es gibt Liebesgeräusche, die tatsächliche Bedeutung haben; zum Beispiel «Mutter», «Vater» oder «Liebster»; es gibt aber auch Liebesgeräusche, die folgendes ausdrücken: Verbot, Genügsamkeit, Verlangen nach Befreiung, Schmerz, Lob, Ekstase und so weiter. Diesen können Laute hinzugefügt werden wie diejenigen von Taube, Kuckuck, Schwalbe, Papagei, Biene, Sperling, Flamingo, Ente, Wachtel und anderen Tieren.
KAMASUTRA

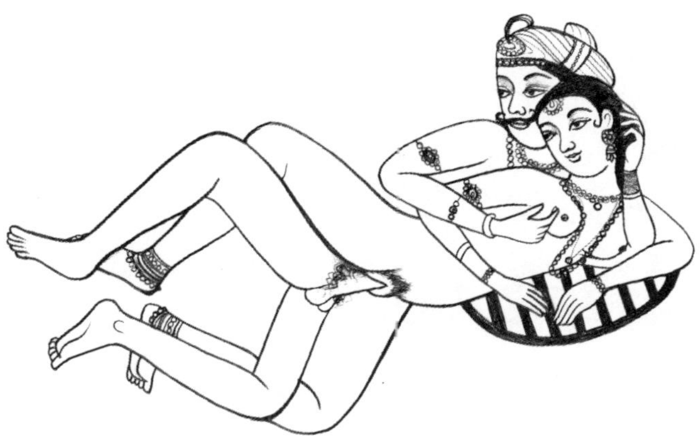

Tantrische Liebesstellung, wirksam für verlängerte Ekstase.
Nach einer Minaturmalerei aus Rajasthan; 18. Jahrhundert.

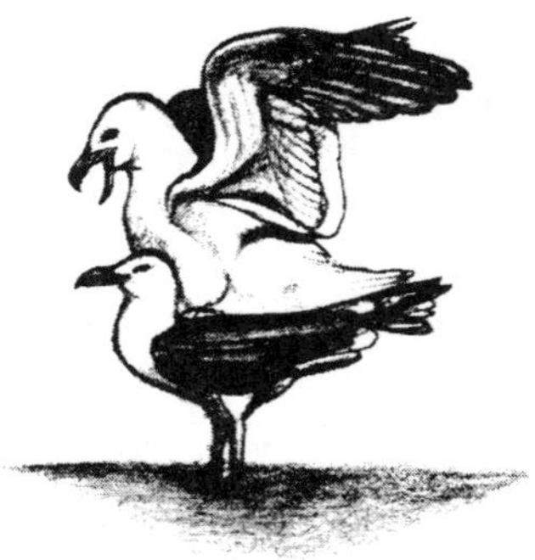

Zwei Möwen beim Lieben.

dieses Summen sollte man sich wie auf einer Welle durch die Alchimie der Ekstase tragen lassen.

Es gibt viele Mantras, die benutzt werden können, um zu helfen, sexuelle Energie zu kontrollieren und zu konzentrieren. Das Mantra «OM-BHUR-BHUVAH-SVA» ist eine Beschwörung der *Drei Bereiche* (diese Welt, die nächste Welt, die Ewigkeit). Es ist sehr wirkungsvoll, um einem Liebesritus eine spirituelle Richtung zu geben. Das Mantra «OM-AH-HUM-VAJRA-GURU-PADMA-SIDDHI-HUM» beschwört die magische Macht, die der Vereinigung von Lingam und Yoni innewohnt, und verbindet diejenigen, die es benutzen, mit der alten okkulten Traditionsfolge. Die Keim-Laute «LANG», «VANG», «RANG», «YANG» und «HANG» entsprechen den Elementen Erde, Wasser, Feuer, Luft und Raum; in dieser Reihenfolge werden sie beschworen zur Auflösung körperlicher Unausgeglichenheiten oder Unreinheiten und zur Öffnung der psychischen Zentren.

Die Laute «EH» (die transformatorische Macht des Nabel-Zentrums) und «VANG» (die destillierende Macht des Wasser-Elements), bilden zusammen ein einziges Mantra: «EH-VANG»; es drückt die Einheit der lunaren und solaren Kräfte der Psyche aus. Stellen Sie sich den Laut «EH» vor, wie er im Nabel-Zentrum aufflammt und alle Negativität und physischen Unreinheiten verbrennt. Stellen Sie sich den Laut «VANG» vor, wie er kühlend vom Kopf-Zentrum fliesst und alle psychischen und intellektuellen Beschränkungen wegwäscht. Das Mantra «EH-VANG» ist wirkungskräftig bei der Auflösung von Dualitäten und stattet das Paar mit der Macht reiner, transzendentaler Emotion aus. Dieses machtvolle Mantra beschwört die Einheit von Weisheits-Energie und Spiritualität.

Das *Advayavajra* stellt fest: «EH-VANG schliesst alles ein. Eine Person, die die Bedeutung dieses Mantras versteht, hat jedes und alles verstanden.»

Tantra lehrt, dass die Emotionen durch den korrekten Gebrauch von Mantras gereinigt und angehoben werden können. Es ist wirklich sehr einfach, den Gebrauch dieser Mantras zu perfektionieren und auf die Liebeskunst anzuwenden. Es gibt keinen sichereren Weg, um bewusst Ekstase zu erzeugen. Die Bewegung des Atems während des Liebens findet Befreiung durch Liebesgeräusche, die laut oder leise sein können, je nach Temperament. Manche Leute geben beim Lieben so gut wie gar keine Geräusche von sich; sie ziehen es vor, sich in Schweigen zu hüllen. Andere dagegen gelangen zu grosser Lust, wenn sie bewusst oder spontan Liebesgeräusche ausdrücken können. Versuchen Sie, natürliche Laute, Mantras und positive Zärtlichkeiten ins Lieben einzubauen und die Liebesgeräusche in ekstatische Harmonien zu verwandeln.

Orale Erotik

Im Westen hat man erst kürzlich damit begonnen, oralen Sex als natürlich und akzeptabel zu betrachten. Dagegen wurde Mundküssen im Westen schon immer für selbstverständlich gehalten.

In Indien und China wird der Kuss für *den* Ausdruck von Erotik gehalten. Als solcher wird er in absolut privater Sphäre praktiziert. Indische Filme haben eben erst damit begonnen, Kontakt von Mund zu Mund auf der Leinwand zu zeigen.

Die Liebe, das Behagen und die Nahrung, die wir als Babys empfangen, wenn wir an der Mutterbrust saugen, leiten die Assoziationskette zwischen oraler Befriedigung und Sex ein. Die Beziehung zwischen Essen und Sex ist auch in der Psychologie wohlbekannt.

Dass man im Westen in letzter Zeit in oral-genitalen Sex fast vernarrt ist, mag gut und gerne auf die moderne Tendenz zurückzuführen sein, bei der Ernährung von Säuglingen von der Brust zur Flasche überzuwechseln. Nichtsdestotrotz erfordern die Mysterien von oral-genitalem Sex, im Osten so gut entwickelt, eine Erforschung vom transzendentalen Standpunkt aus.

Das subtile und unvergessliche Aroma der Geschlechtsorgane und ihrer Sekretionen sollte geschätzt und genossen werden. Im Tierreich ist der Geruchssinn ein wichtiges Element bei Paarungs-Ritualen. Die Natur hat die moschusartigen Sexualgerüche dafür vorgesehen, Emotionen zu verstärken. Die Kombination von Liebessäften mit Speichel produziert ein einmaliges, chemisch aufgeladenes Band, das sowohl physische als auch magische Eigenschaften besitzt.

Wenn oral-genitales Lieben praktiziert wird, können die *Oberen* und *Unteren* Energien erfolgreich ausgetauscht und in Umlauf gebracht werden. Dies ist die tantrische und taoistische Ansicht über orale Erotik, und diese Ansicht hat unserem beschränkten Standpunkt im Westen viel hinzuzufügen.

Wenn der Mund mit der Yoni vereinigt wird, versuchen Sie dabei zu meditieren; stellen Sie sich vor, aus dem Quell der Unsterblichkeit zu trinken, aus der unerschöpflichen *Quelle des Lebens.* Betrachten Sie die Yoni als den ursprünglichen *Sitz der Shakti,* der potenten Kundalini-Energie. Wenn SIE erregt wird, wird IHR das Freude machen, und dann wird SIE jede Ekstase gewähren. Wenn die *Kundalini* nach oben steigt, werden alle psychischen Zentren des *Subtilen Körpers* illuminiert. Wenn man sein Bestes gibt, wird man auch Bestes empfangen. Die Yoni öffnet sich und gibt alle ihre Geheimnisse preis.

Hindu-Schriften stellen fest, dass man die unterschiedlichen Möglichkeiten, die Yoni zu küssen, von den Methoden des Mundküssens lernen sollte. Shaykh Nafzawi, der Verfasser von *Der Parfümierte Garten,* weist darauf hin, dass die Yoni – genau wie der Mund – zwei Lippen und eine Zunge hat.

Das *Kamasutra* stellt fest: «Mundkontakt ist von den Gesetzbüchern erlaubt, sollte aber korrekt praktiziert werden. So wie das Euter einer Kuh zur Zeit des Melkens für erhaben gehalten wird, so sollte die Yoni zu dem Zeitpunkt, an dem man den Mund heranbringt, als etwas Erhabenes betrachtet werden.»

Die Yoni wird bei tantrischen Ritualen immer hoch geehrt. Als Torweg, den alle Menschen passieren müssen, wird die Yoni auch als Zugang zu Vergangenheit und Zukunft betrachtet. Im *Chandamaharoshana Tantra* wird die Sex-Initiatorin instruiert, sich nackt vor den Mann zu hocken, mit dem Zeigefinger auf ihre Yoni zu weisen und zum Mann zu sagen: «Ich bin deine königliche Mutter, deine formelle Ehefrau und Geliebte. Sieh dir meine Lotosblume an, die in der Mitte mit einem Staubgefäss dekoriert ist. Es ist das *Lust-Feld des Himmels.* Zahlreich sind die Zeiten, wo du aus ihr hervorgegangen bist. Kannst du diese geheime Stelle küssen und lecken ... ohne Abscheu oder Lust? Bist du darauf vorbereitet, das *Rote und Weisse* zu kosten und zu schmecken? Bist du ein Held ... oder ein neugeborenes Kind?»

Oraler Sex mit dem Lingam wird im *Kamasutra* im Detail kategorisiert; es werden acht Variationen aufgezählt:

Veranlassung oder Omen machen

Das Lingam wird in der Hand gehalten, in den Mund gesteckt und zwischen den Lippen bewegt.

Seitliches Beissen

Das Lingam wird von den Fingern be-

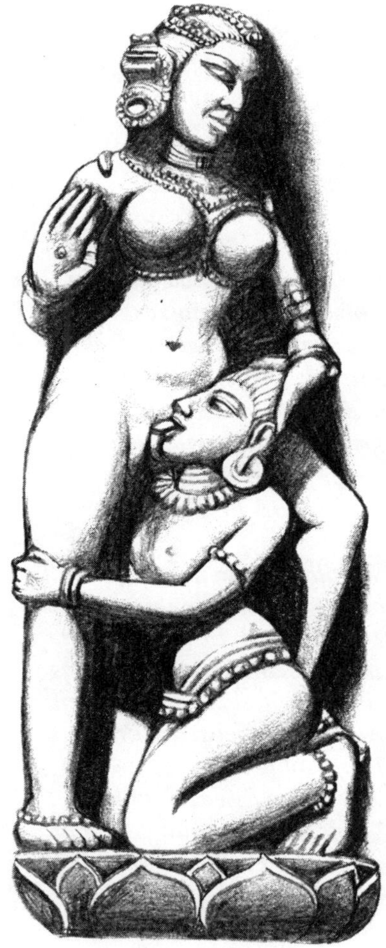

Der Yoni-Kuss ist ein erotisches Thema, das allen Kulturen gemeinsam ist, die mystische Sexualität für wichtig halten.

Nach einer Steinschnitzerei im Rajarani-Tempel, Bhubaneshvar, Ostindien; ca. 12. Jahrhundert.

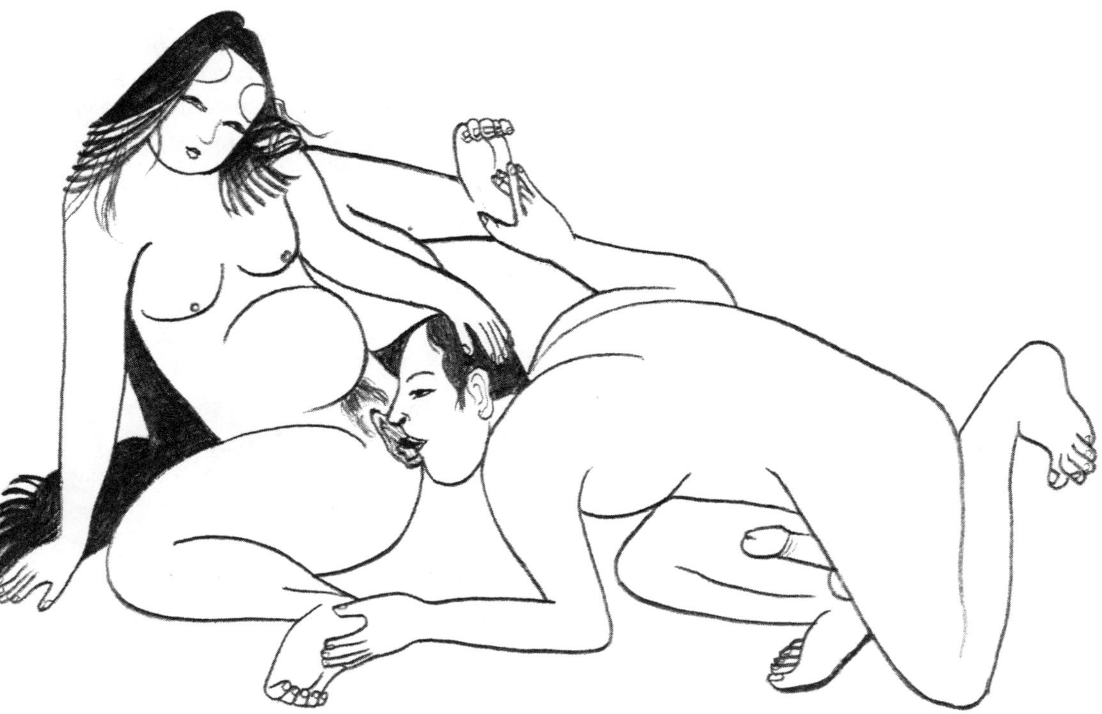

In orientalischen Kulturen wird die Yoni der Frau für den heiligsten Teil eines Frauenkörpers gehalten und keineswegs als unrein betrachtet. Bei dieser japanischen Illustration von oral-genitalem Sex ehrt der Mann die Yoni und leitet gleichzeitig Energie durch die Füsse seiner Partnerin, um so ihre Freude zu steigern.

Nach einer bemalten Schriftrolle; Nakamura Tei-i, ca. 1930.

Betrachte das Shiva-Lingam, schön wie geschmolzenes Gold, fest wie das Himalaya-Gebirge, zart wie ein gefaltetes Blatt, dem solaren Himmelskörper Leben spendend! Betrachte den Zauber seiner funkelnden Juwelen!
LINGA PURANA

Sie sollte ihn an ihrer Lotosblume saugen und ihn seine Lust zeigen lassen. Er sollte den Duft einatmen und mit seiner Zunge eindringen, suchend nach den Roten und Weissen Sekretionen. Dann sollte sie zu ihm sagen: «Iss meine Essenz! Trinke die Wasser der Befreiung! O Sohn, sei ebenso ein Sklave wie ein Vater und Liebhaber!»
CHANDAMAHAROSANA TANTRA

deckt, die wie die Knospe einer Blume zusammengefaltet sind. Dann werden die Seiten mit den Lippen gedrückt, wobei die Zähne ganz leicht benutzt werden.

Aussendruck
Das Lingam wird zwischen die Lippen gedrückt und geküsst, als sollte es herausgezogen werden.

Innendruck
Das Lingam wird noch weiter in den Mund hineingeschoben, mit den Lippen gedrückt und dann herausgezogen.

Küssen
Das Lingam wird geküsst, als wäre es die Unterlippe des Geliebten.

Reiben
Das Lingam wird zuerst geküsst und dann überall mit der Zunge berührt, die über den Kopf hinwegstreicht.

Aussaugen einer Mango-Frucht
Das Lingam wird zur Hälfte in den Mund gesteckt, dann kräftig geküsst, und an ihm gesaugt.

Verschlucken
Das Lingam wird vollkommen in den

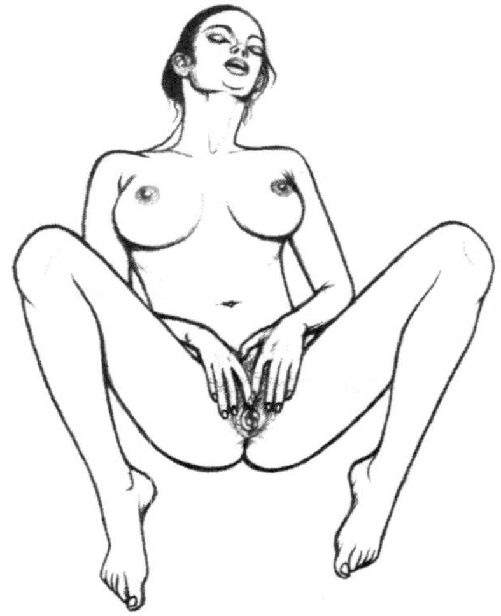

Mund gezogen, soweit sich dies bewerkstelligen lässt. Dann wird es bis zum Ende hineingedrückt; anschliessend wird an ihm gesaugt, als sollte es verschluckt werden.

Als das *Kamasutra* geschrieben wurde, hielt man den achtfachen Lingam-Kuss für eine spezielle Methode der Massagekunst. Orthodoxe Hindus betrachteten den Lingam-Kuss mit Misstrauen, da stets die Möglichkeit eines Samenergusses bestand. Es gab ein Tabu gegen «achtlosen Verlust von Lebens-Essenz».

Im *Vasisthadharmashastra*, einem Hindu-Gesetzbuch, wird festgestellt:

«Wenn Geschlechtsverkehr im Munde der Ehefrau ausgeführt wird, dann sind es die Ahnen, die den Samen essen, der ausgestossen wird.»

Die tantrische Ansicht geht dahin, dass Samen potenziert werden kann, wenn man Sex ohne Ejakulation hat; jeder Ausstoss von Samen sollte eher ein bewusster als ein unwillkürlicher Akt sein.

Samen enthält Aminosäuren, Spurenelemente und Mineralstoffe. Wenn ein Mann eine gesunde Ernährung und Lebensführung hat, dann nimmt sein Samen einen süssen Geschmack an und hat eine angenehme, schmackhafte Konsistenz.

Eine Frau sollte das Lingam ihres Liebsten verehren als das Ursprüngliche Shiva-Lingam, das *Männliche Prinzip.* Sie sollte sich ihm im Geiste von Reverenz und Ehrfurcht nähern und ihren Mund wie eine zweite Yoni benutzen. Wenn sie auf entspannte und spontane Art rhythmisch am Lingam saugt, wird sie imstande sein, ihn tief in den Hals hinein aufzunehmen, ohne befürchten zu müssen, davon geknebelt oder erstickt zu werden. Durch diese Praxis kann eine Frau ihren Liebsten ehren und erfreuen und seine Ausscheidung als ein körperliches Sakrament empfangen.

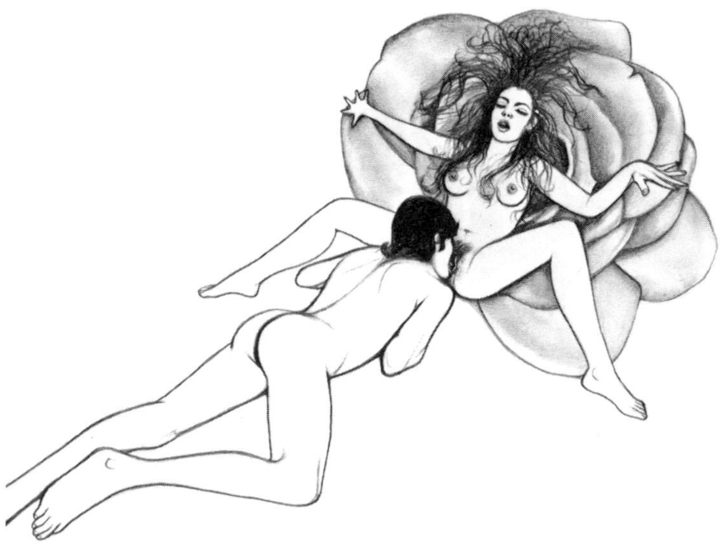

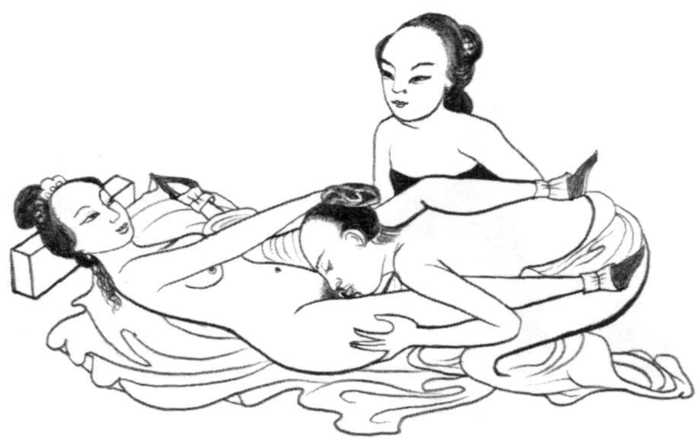

Tantra lehrt: Da alle Menschen durch die Yoni geboren werden, sollte dieser Teil der weiblichen Anatomie als das «Tor zum Leben» betrachtet werden.
Nach einer zeitgenössischen Fotografie.

Der «Tantrische Yoni-Kuss».
Nach einer zeitgenössischen Fotografie.

Weibliche Sexual-Sekretionen werden für belebend gehalten und sollen das ganze Körpersystem harmonisieren.
Nach einer chinesischen Malerei aus dem 19. Jahrhundert.

Die Krähe / «69»

Die sexuelle Stellung, die im Westen allgemein als «69» bezeichnet wird, heisst in Hindu-Schriften *Die Krähe.* Dies ist eine umgekehrte Position, bei der oral-genitaler Kontakt zwischen Mann und Frau entsteht. Diese Stellung kann auf mehrerlei Art praktiziert werden: Die Frau legt sich hin und der Mann auf sie; die Frau liegt oben; in stehender Position sowie in vielen Seitenlagen. Es ist ein angenehmer Aspekt des Vorspiels und hat harmonisierende Wirkung auf den Körper.

Die Krähe ist auch eine machtvolle sexuelle Stellung in der tantrischen Tradition; diese Position wird dafür benutzt, sexuelle Energie zu potenzieren und in Umlauf zu bringen.

In der rätselhaften Sprache der Alchimie symbolisiert *Die Krähe* die transzendentale Macht der Auflösung. Krähen sind schon immer als mystische Vögel und Omen-Träger betrachtet worden; ihr einmaliger Metabolismus gestattet ihnen, Gifte ohne Schaden zu verdauen.

Tantrische Yogis halten Krähen für metaphysische Verbündete, die imstande sind, durch ihre Bewegungen und Laute Information zu übermitteln.

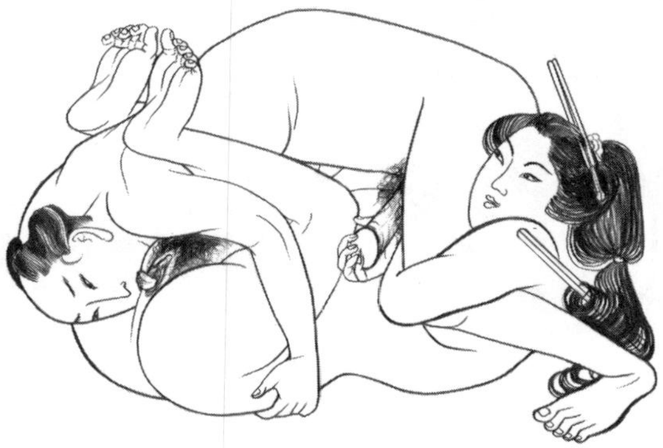

Der Taoismus lehrt, dass gegenseitiger oral-genitaler Sex einen speziellen Energiekreislauf schafft, der helfen kann, die vitalen Körperelemente zu harmonisieren.
Nach einer japanischen Malerei aus dem 18. Jahrhundert.

Krähen werden im allgemeinen als «Gehilfen» der Kali (dem Archtyp der Transzendenz) und des Mahakala (dem Herrn der Zeit) dargestellt.

Die als *Die Krähe* bekannte sexuelle Stellung ist gemäss Tantra höchst wirkungsvoll für gegenseitige subtile Ernährung, für Energie-Zirkulation und -Austausch. Diese Position hat eine potenzierende Wirkung auf die Sexual-Zentren beider Partner und weckt die transzendentalen Fähigkeiten des Geistes.

Tantra lehrt, dass die Zunge eine wichtige Körperstation ist, durch die metaphysische Energien kanalisiert werden können.

Wenn die Krähen-Position praktiziert wird, wird dabei die Zunge eines Mannes wie ein zweites Lingam benutzt. Die Yoni-Essenzen, die während des oralen Liebens ausgeschieden werden, sind leicht durch die Schleimhäute des Mundes und der Zunge zu absorbieren.

Wenn eine Frau sexuell erregt ist, strahlt sie psycho-magnetische Yoni-Wellen aus; diese erzeugen ein «Kraftfeld», das sich mit dem Kopf-Zentrum des Mannes, der *Die Krähe* praktiziert, polarisiert und entlädt. Der polarisierende Effekt der Yoni-Wellen veranlasst die Zirbeldrüse und die Gehirnanhangdrüse, mächtige Sekretionen freizusetzen, die wiederum dazu verhelfen, das *Dritte Auge* zu aktivieren und zu öffnen. Dies ist das innere Auge des Geistes, die Fähigkeit des Hellsehens, die Einsicht gewährt in Vergangenheit und Zukunft. Die polarisierende Macht der Yoni-Wellen wurde seit Beginn des tantrischen Okkultismus erkannt. Es ist ein grosses Geheimnis, das vom modernen tantrischen Paar dazu benutzt werden kann, latente Mächte der Psyche zu erschliessen.

Wenn eine Frau *Die Krähe* mit ihrem Partner praktiziert, sollte sie ihren Mund wie eine zweite Yoni benutzen und die Kontraktionen ihrer tatsächlichen Yoni imitieren.

Wenn ein Mann sexuell erregt ist, werden psycho-elektrische Lingam-Wellen ausgestrahlt.

Eine Frau sollte sich bemühen, diese Wellen zu stimulieren und sie durch Aktionen des Mundes zum höchsten Potential zu bringen. Dies wird ihre Kundalini veranlassen, zum Kopf-Zentrum aufzusteigen, was als ekstatischer Schauer empfunden wird, der über das Rückgrat nach oben rieselt. Wenn die Frau zu diesem Zeitpunkt ihren Partner zum Orgasmus bringt, wird die Kundalini genährt und gestärkt. Ein Energie-Austausch findet statt und kräftigt die Partner.

Die sexuellen Sekretionen des Mannes werden durch die Schleimhäute des Mundes und der Zunge leicht von der Frau absorbiert; sie werden schnell vom Kopf-Zentrum assimiliert und verursachen einen Wechsel in den Drüsen-Sekretionen im gesamten Körper.

Korrekter Gebrauch der *Krähe* für oral-genitalen Sex schafft dauerhafte und wohltuende Veränderungen im Organismus beider Partner.

Tantrische erotische Kunst stellt bei der

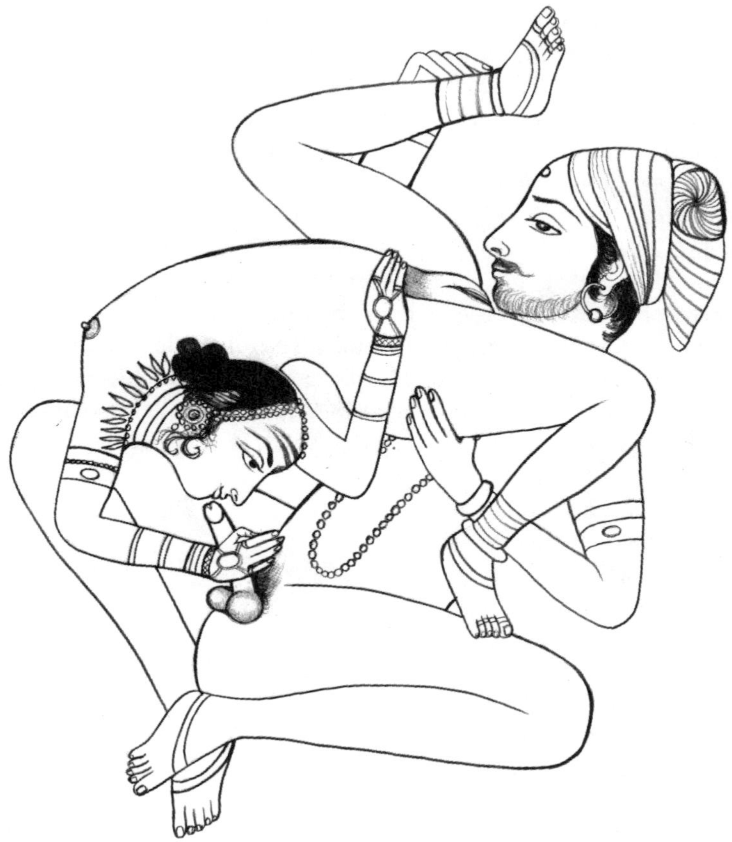

Diese Art von Stellung ist als «Krähe» bekannt. Sie ist ein wichtiger Aspekt des tantrischen Liebesspiels.
Nach einer Malerei aus Rajasthan; Mitte des 18. Jahrhunderts.

Wenn Mann und Frau sich in umgekehrter Position hinlegen, so dass der eine mit dem Kopf bei den Füssen des anderen ist, und wenn sie dann mit ihrem Lieben fortfahren, so nennt man dies die Krähen-Stellung.
KAMASUTRA

Wenn der Adept den Kopf zwischen ihren Oberschenkeln hat, trinkt er tief aus der Quelle des Lebens. Die Göttin über ihm lässt in ihrem Geist seine Kraft wachsen und sich in Buddha-Felder verwandeln. Der Adept unter ihr stattet jede Weisheits-Welle mit seinen Mitteln aus. Während jeder von ihnen über das transzendentale Erlebnis der Nicht-Dualität meditiert, schwillt das Zusammenströmen der Flüsse an und sprengt die Ufer; es gibt keinerlei Beschränkungen mehr.
CHANDAMAHAROSANA TANTRA

Wenn Parvati den Samen von Shiva trinkt, handelt sie als eine Schlangengöttin, die sich um das Lingam ringelt. Sie trinkt das Soma-Elixier direkt aus seinem Mund.
SATCHAKRANI PURANA

Liebesposition *Die Krähe* manchmal den Mann in stehender und die Frau in umgekehrter Stellung dar. Diese schwierige Position wird benutzt, um intensive Energie zu kanalisieren; sie erfordert grosse Kraft vom Mann. Die Frau sollte entspannt bleiben und Energie von ihrer Yoni zum Kopf fliessen lassen. Der Mann sollte versuchen, die reichlichen Mundsekretionen der Frau in sein Lingam zu ziehen, und zwar durch Atem- und Zwerchfell-Kontrolle; er sollte alles durch die feinen Membranen seines Geschlechtsorgans direkt absorbieren. Seine Rolle besteht darin, die Ekstase-Gipfel seiner Partnerin aufzubauen, während er seinen eigenen Samen-Ausstoss beherrscht.

Die umgekehrte Position der Frau versetzt diese in die Lage, ihre sexuellen Energien zu verinnerlichen und zum Kopf zu dirigieren; dies wirkt wie ein grossartiges Tonikum, kräftigt und belebt ihren physischen und Subtilen Körper und stärkt ihre Konzentrationsfähigkeit. Der Mann sollte seine Zunge wie ein Lingam benutzen und eher *geben* als *nehmen*. Wenn Sexualenergie auf diese Weise zirkuliert, kann ein gleichzeitiger und verlängerter Orgasmus-Gipfel bewusst geschaffen werden.

Vor der Ejakulation sollte der Mann seine Stellung verändern und sich auf den Rücken legen, wobei die Frau auf den Mann zu liegen kommt. Davon können beide Partner gemeinsam profitieren.

Die physischen Anstrengung, die vom Mann verlangt wird, und die absolute Entspannung, die von der Frau verlangt wird, bewirken einen transzendentalen Effekt. Wenn beide sich in ausgestreckter Position in Ruhe befinden, wird ihr Geist für neue Dimensionen geöffnet. Dies ist ein wichtiger Moment, der zu Meditation und spiritueller Entspannung ermächtigt.

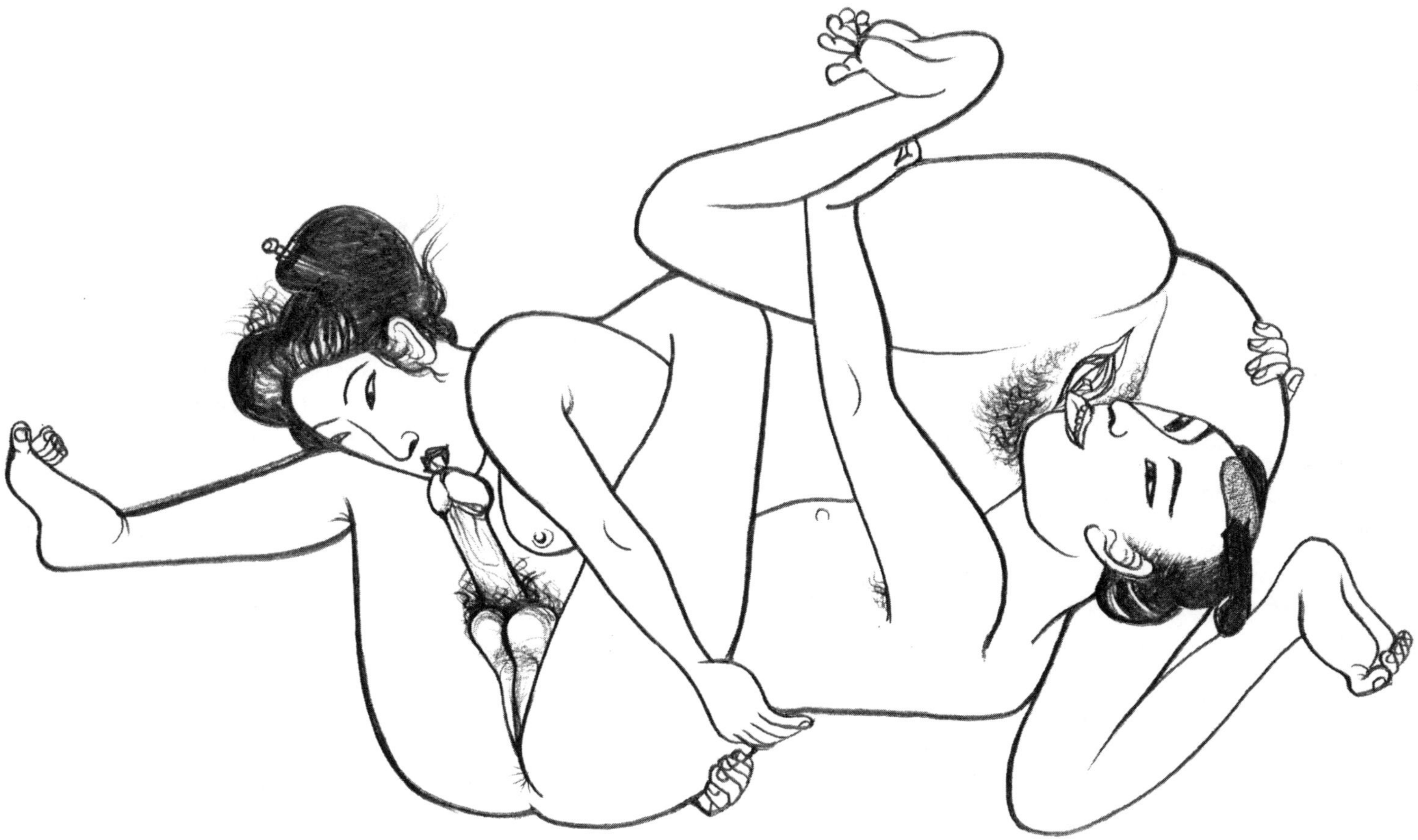

Betitelt «O Grosser Frauenschrei»; diese kraftvolle japanische Darstellung von gegenseitigem oralem Sex illustriert sehr eindrucksvoll den Mangel an Zurückhaltung in der fernöstlichen Ansicht über Erotik.

Nach einem Original von Kunisada aus dem 19. Jahrhundert.

Das Flötenspiel

Die chinesische erotische Literatur enthält viele Hinweise auf das *Flötenspiel*, eine andere Bezeichnung für den Kontakt zwischen Mund und Lingam. Der Mund einer Frau kann auf dem Lingam in einer unendlichen Vielzahl von Arten «spielen»; angefangen vom sanften Lecken über Streicheln mit den Lippen oder Kuss bis zu kräftigem, langem Saugen. Sie sollte jedoch vermeiden, die Zähne allzu eifrig zu benutzen, da sonst die zarte Haut des Lingam leicht verletzt werden könnte.

Das Flötenspiel ist eine delikate und stimulierende Praxis, die der Frau dazu verhilft, den Charakter und die subtilen Freuden des Lingam kennenzulernen.

Im chinesischen Klassiker *Der Goldene Lotos* gibt es folgende amüsante und einfühlsame Passage:

«Die Liebenden ziehen ihre Kleidung aus und setzen sich nebeneinander innerhalb des seidenen Netzes auf die Bettdecken von seltenster Seide, mit Orchideen und Moschus parfümiert. Sie lachen und spielen miteinander, bis ihnen die Röte des Verlangens in die Stirn steigt und die Leidenschaft in ihren Herzen sie erzittern lässt. Dann vollziehen sie das Mysterium der Wolken und des Regens und machen, wozu der genossene Wein sie gerade inspiriert. Er setzt sich aufs Bett und veranlasst die Dame der Vase, sich auf den Kissen hinzulegen, und die Flöte für ihn zu spielen:

Nicht von Bambus oder Stein,
Nicht gespielt auf Saiten,
Dies ist die Melodie
Eines Instruments, das lebt,
Das die Smaragd-Quasten
Erzittern lässt.
Wer kann sagen,
Wie die Melodie ist?
Oder welcher Takt?
Die roten Lippen öffnen sich weit,
Die schlanken Finger
Spielen zierlich ihren Part.
Tief hinein, tief heraus;
Ihre Herzen werden wild
Vor Leidenschaft.
Es gibt keine Worte,
Um die Ekstase zu schildern,
Die vor Wonne erschauern lässt.»

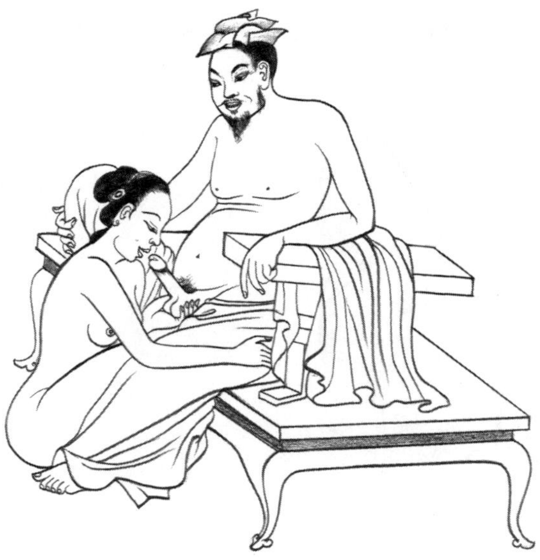

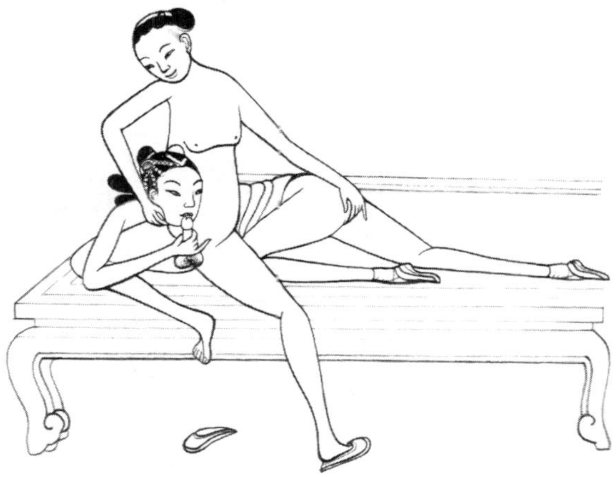

In chinesischer erotischer Literatur wird der Begriff «Die Flöte spielen» im allgemeinen dazu benutzt, um den Kontakt zwischen Mund und Lingam zu beschreiben. Wird speziell dazu benutzt, die sexuelle Kontrolle zu wecken, die nötig ist, um die Höhen der Ekstase zu erreichen.
Nach einer chinesischen Malerei aus der Mitte des 18. Jahrhunderts.

Das «lebende Instrument» des Mannes muss mit Sorgfalt «gespielt» werden.
Nach einer chinesischen Malerei aus der Ming-Dynastie.

Neun Positionen des Dunklen Mädchens

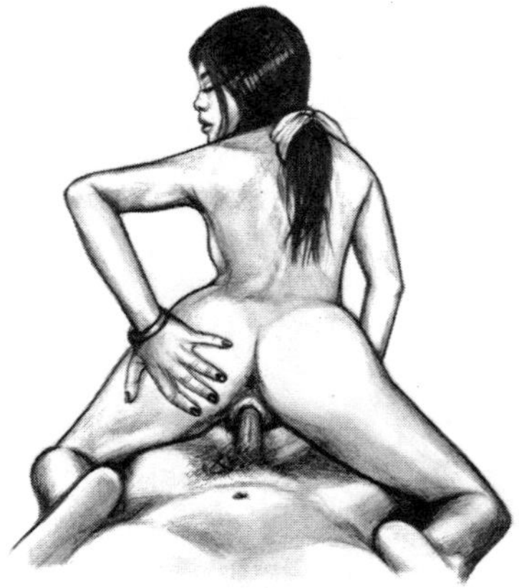

Das Dunkle Mädchen ist eine des Dreigespanns der Sex-Initiatorinnen in der taoistischen Tradition.
Nach einer zeitgenössischen Fotografie.

Es gibt eine taoistische Schrift aus der Sui-Dynastie (ca. 590–618), die als das *Sex-Handbuch des Dunklen Mädchens* bekannt ist. Es weist die klassische Form eines Dialogs zwischen einer Sex-Initiatorin und dem Gelben Kaiser auf. Das Dunkle Mädchen ist eine der drei Initiatorinnen aus der taoistischen Tradition, die die sexuellen Geheimnisse lehren. Der Gelbe Kaiser ist ein mythischer chinesischer Herrscher; er brachte der Menschheit die verschiedenen Fertigkeiten und Geschicklichkeiten bei, die für Zivilisation notwendig sind. Er herrschte während des Goldenen Zeitalters, als es weder Kriege noch Krankheiten gab; von ihm wird berichtet, dass er am hellen Tage zum Himmel aufgestiegen war, nachdem er mit seinen zwölfhundert Ehefrauen und Konkubinen die Sexuellen Künste perfektioniert hatte.

Das Dunkle Mädchen lehrte ihn verschiedene andere Künste, unter anderem Militär-Strategie und Magie, aber am besten war sie für ihre sexuelle Weisheit bekannt.

Die *Neun Positionen des Dunklen Mädchens* sind besonders dafür bestimmt, Unausgewogenheiten im Körper auszugleichen.

Taoismus und Tantra lehren, dass Geschlechtsverkehr eine sehr wohltuende Wirkung auf die Gesundheit haben kann.

Spezifische Stellungen setzen Energie frei und kanalisieren sie – genau wie die Yoga-Positionen. Wenn Stellungen und Liebes-Rhythmen sorgfältig ausgewählt werden können, ist es möglich, alle physischen Gebrechen leicht zu überwinden.

Der therapeutische Wert des Liebens ist ein Thema, das wir in den nächsten paar Abschnitten dieses Buches behandeln werden. In diesem Zusammenhang betont das Dunkle Mädchen die folgenden Liebesstellungen, Liebesstösse und die Macht des Rhythmus:

Drachen-Wendung

Die Frau liegt auf dem Rücken, und der Mann liegt auf ihr. Seine Knie ruhen auf dem Bett. Die Frau hebt ihr Jade-Tor an und führt den Jade-Stab des Mannes in ihre Mysteriöse Höhle. Indessen streichelt der Mann den Oberkörper der Frau. Dann beginnt er sich langsam zu bewegen, und nach zwei tief eindringenden Stössen macht er jedesmal acht leichte Stösse. Er hält seinen Samen zurück. Sein Jade-Stab sollte idealerweise bereits eingeführt werden, wenn er noch nicht ganz steif ist. Zurückgezogen werden sollte er, wenn er noch ganz steif ist. Wenn der Mann seine Bewegungen lebhaft und kräftig durchführt, wird seine Gesundheit blühen; die *Hundert Gebrechen* (alle Krankheiten) werden verschwinden.

Der Frau wird vollkommene Befriedigung und grosse Freude zuteil.

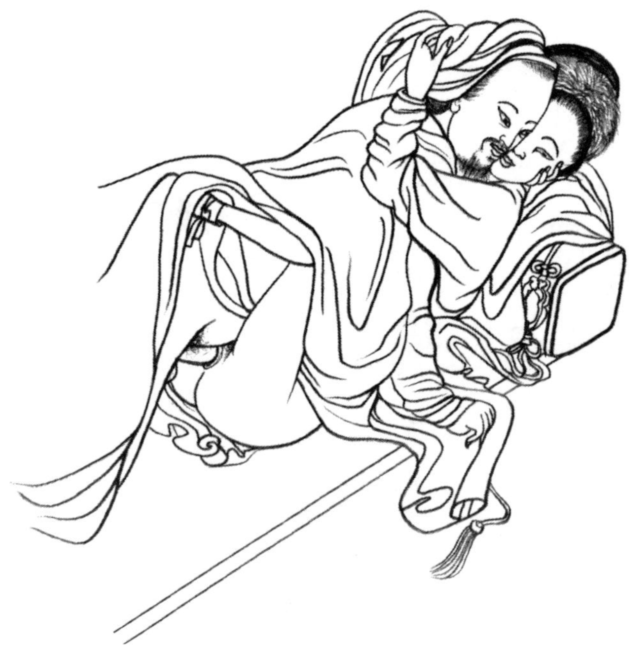

Drachen-Wendung.
Nach einer Malerei auf Seide aus der K'ang-Hsi-Periode (1662–1722).

Affen-Angriff

Die Frau liegt auf dem Rücken und hebt das Gesäss und den unteren Teil des Rückens an. Der Mann zieht ihre Beine nach oben, bis ihre Knie ihre Brüste berühren. Nachdem er seinen Jade-Stab in ihre Parfümierte Maus eingeführt hat, sollte er sich rhythmisch bewegen, bis ihre Emissionen wie dichter Regen fallen. Der Mann sollte die Frau gleichsam mit Gewalt in diese Position zwingen, als wäre er zornig auf sie. Sobald die Frau ihren Höhepunkt erlebt, sollte der Mann seine Bewegungen einstellen und seinen Samen zurückhalten.

Wenn Lieben auf diese Weise praktiziert wird, werden die *Hundert Gebrechen* verschwinden.

Tiger-Tritt

Die Frau lässt sich auf Hände und Knie nieder, hebt den Hintern an und lässt den Kopf sinken. Der Mann kniet sich hinter die Frau und umarmt ihre Taille. Dann dringt er mit seinem Jade-Stab in ihr Innerstes Zentrum ein. Es ist sehr wichtig, dass er sehr tief eindringt. Nach fünf flachen Stössen macht er acht tiefe. Er hält seinen Samen zurück. Er sollte weitermachen, bis sich die Grotte der Frau zusammenzieht und wieder ausdehnt, um üppige Yin-Essenz zu verströmen. Dann sollte der Mann ruhen.

Diese Methode des Liebens wird die *Hundert Gebrechen* verhindern und gleichzeitig die Virilität steigern.

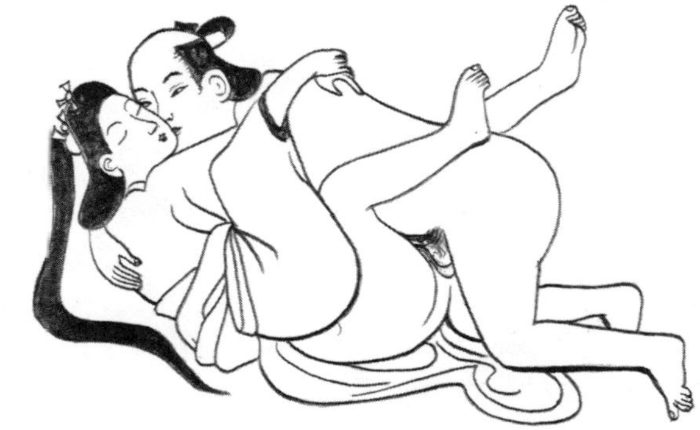

Vorstadium zum Affen-Angriff.
Nach einer japanischen Shunga-Rolle; ca. 1640.

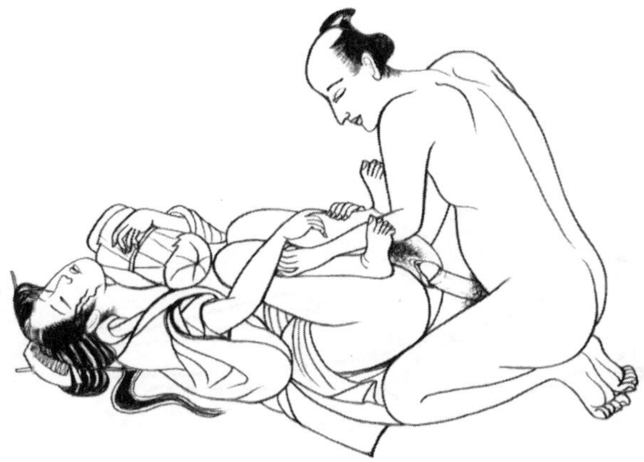

Affen-Angriff.
Nach einem japanischen Farbdruck von Katsukawa Shunsho; ca. 1788.

Wer sich dazu entschliessen sollte, auf Geschlechtsverkehr zu verzichten, dessen innerster Geist wird sich nicht entwickeln, da das Wechselspiel zwischen Yin und Yang zum Stillstand kommen wird. Wie könnte also jemand seine vitale Essenz sonst ersetzen? Die vitale Essenz bei häufigem Geschlechtsverkehr vermengen, alte Energien durch neue ersetzen ... das ist der richtige Weg zu echtem Gewinn. Wenn ein Mann weiss, wie man liebt, ohne Samen zu emittieren, dann wird seine vitale Essenz ins Innere zurückkehren. Dies ist das Geheimnis des Lebens, das dem gesamten System grossen Nutzen bringt.

SU-NU-CHING

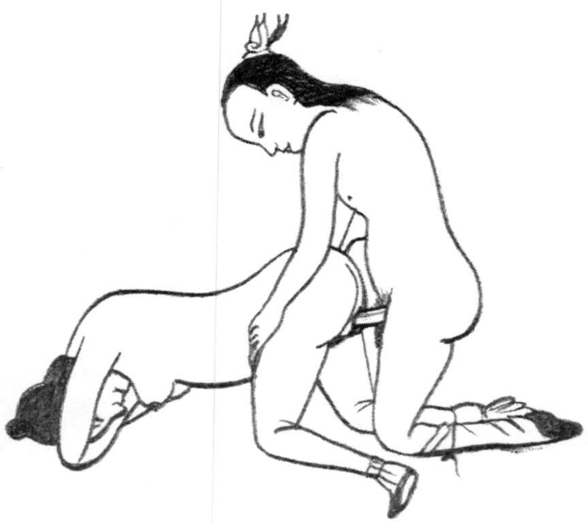

Tiger-Tritt
Nach einer chinesischen Malerei aus dem 19. Jahrhundert.

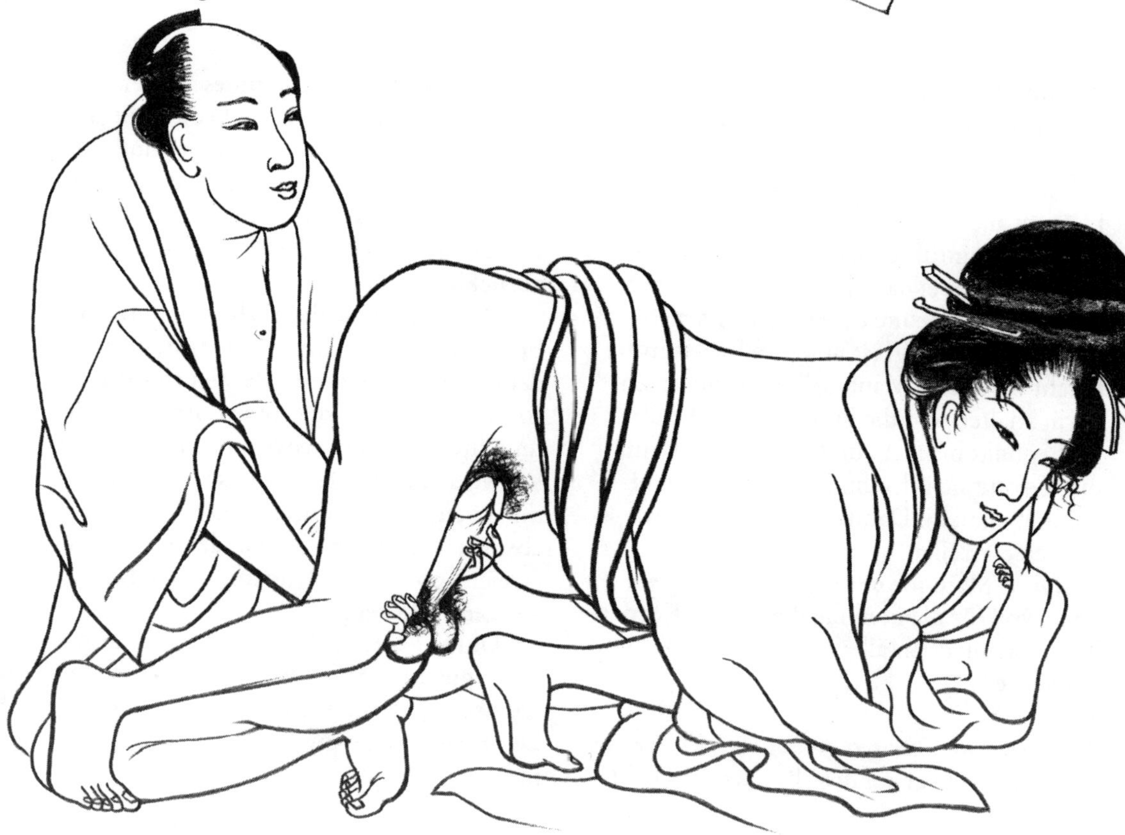

Variation von Tiger-Tritt.
Nach einem japanischen Farbdruck von Kitigawa Utamaro; ca. 1799.

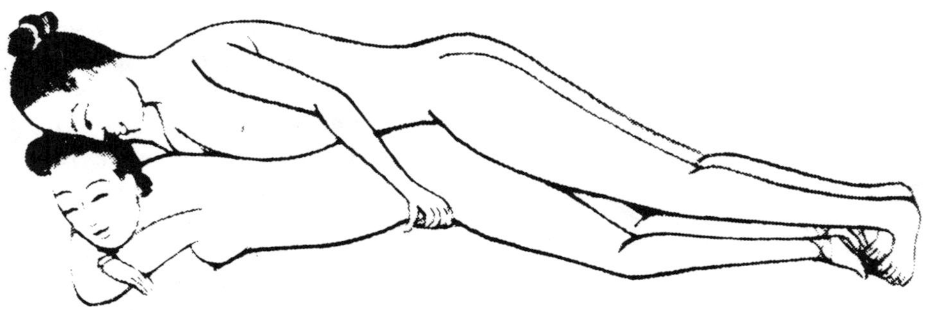

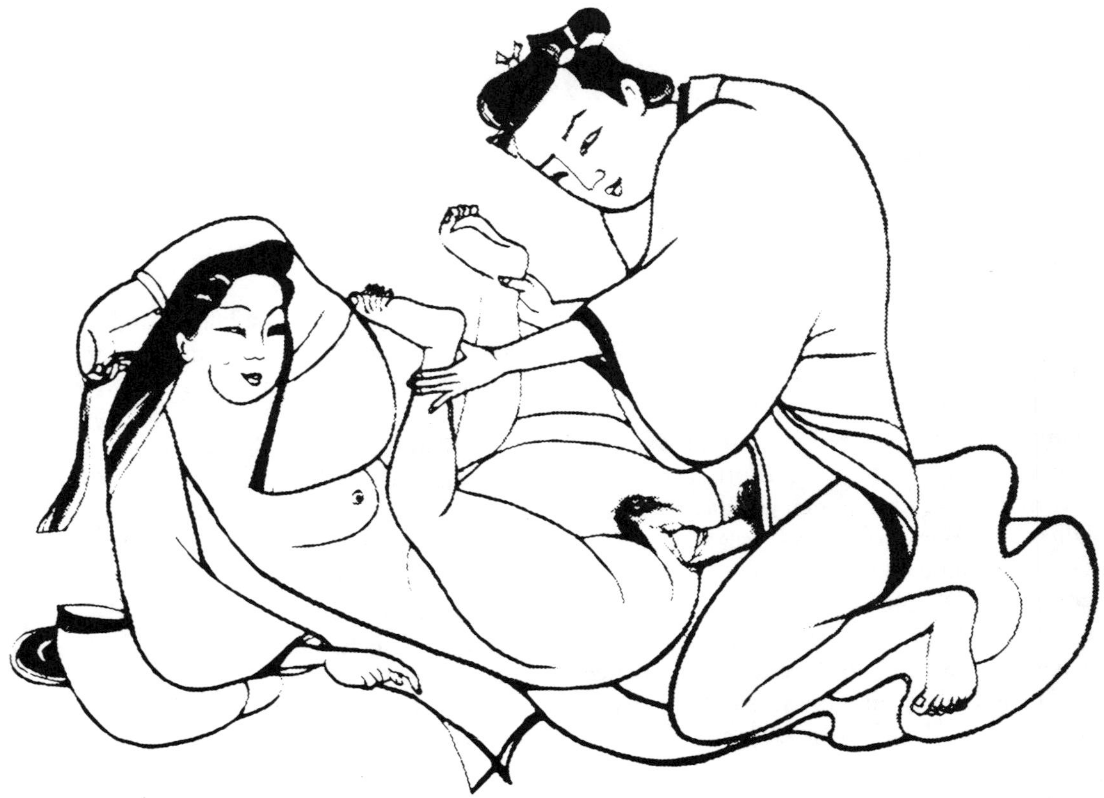

Zikade-Spaltung.
Nach einem chinesischen Stich für den erotischen Roman *Su Wo P'ien* (Die Mond-Dame); ca. 1610.

Schildkröten-Besteigung.
Nach einer anonymen Serie japanischer Drucke; ca. 1680.

Zikade-Spaltung

Die Frau liegt flach auf dem Bauch und streckt den Körper aus. Der Mann streckt sich über ihrem Rücken aus und hebt ihren Hintern an, damit er seinen Jade-Stab in ihre Rote Perle einführen kann. Er sollte die Frau lieben und dabei nach jeweils sechs flachen Liebesstössen neune tiefe folgen lassen, bis die Frau sehr erregt ist und ihre Liebesgrotte feucht wird. Der Mann sollte seinen Samen zurückhalten und die Frau allmählich zum Höhepunkt bringen, und zwar dann, wenn ihre Grotte sich rhythmisch ausdehnt und zusammenzieht. Dann sollte er seine Bewegungen einstellen.

Diese Methode des Liebens ist sehr wirkungsvoll für die Heilung der Sieben Körperlichen Schmerzen (aller körperlichen Beschwerden).

Schildkröten-Besteigung

Die Frau liegt auf dem Rücken und hebt die Knie mit Hilfe des Mannes an, der sie bis zu ihren Brüsten hochhebt. Dann sollte der Mann seinen Jade-Stab tief in ihr Kindchen einführen. Er macht abwechselnd tiefe und flache Liebesstösse und sollte dabei auf ihren Innersten Knoten zielen und seinen Samen zurückhalten.

Diese Methode des Liebens ermutigt die Frau dazu, ihren Körper in Harmonie mit dem Mann zu bewegen, der tief eindringen sollte. Die Frau wird grosse Lust empfinden, und ihre Liebesgrotte wird reichlich Flüssigkeit verströmen. Der Mann sollte versuchen, diese Feuchtigkeit durch seinen Jade-Stab zu absorbieren. Wenn die Frau den Höhepunkt erreicht, sollte der Mann mit seinen Bewegungen aufhören.

Durch korrekte Praxis der Schildkröten-Besteigung wird die sexuelle Kraft des Mannes gesteigert und verhundertfacht werden. Der Frau wird zu grosser Befriedigung verholfen.

Flatternder Phönix

Die Frau liegt auf dem Rücken und hebt die Beine an. Der Mann kniet zwischen ihren Oberschenkeln und stützt sich mit beiden Händen aufs Bett. Er führt seinen Jade-Stab tief ein und dringt bis zu ihrem Innersten Edelstein vor. Dann bewegt er sich kräftig. Wenn er Harmonie zwischen ihrem und seinem Körper hergestellt hat, sollte er nach jeweils drei flachen Liebesstössen acht tiefe machen und sich dabei kräftig gegen den Hintern der Frau drängen, bis sich ihre Liebes-Anemone ausdehnt und zusammenzieht, wobei auf natürliche Art Feuchtigkeit verströmt wird. Der Mann sollte seinen Samen zurückhalten und die Frau zum Höhepunkt bringen.

Diese Methode des Liebemachens kuriert die *Hundert Gebrechen.*

Hase saugt sein Haar

Der Mann liegt mit lang ausgestreckten Beinen auf dem Rücken. Die Frau besteigt ihn rittlings, so dass ihre Knie sich aussen an seinen Beinen befinden. Sie hält ihm den Rükken zugekehrt. Ihr Gesicht ist seinen Füssen zugewandt. Sie führt seinen Jade-Stab in ihre Saiten der Leier ein und bewegt sich wollüstig. Wenn sie den Zenit der Lust erreicht hat, wird reichliche Flüssigkeit wie aus einer Quelle aus ihr herausfliessen. Dann wird ihr Gesicht von grosser Freude erfüllt sein.

Der Mann sollte seinen Samen zurückhalten, während er diese Methode des Liebens praktiziert, die die *Hundert Gebrechen* verhindert.

Überlappende Fischschuppen

Der Mann liegt auf dem Rücken, und die Frau sitzt auf ihm, wobei sie die Beine nach vorn ausgestreckt hält. Der Mann führt seinen Jade-Stab behutsam ein Stückchen ein, dann stoppt er. Er sollte fortfahren, seinen Jade-Stab nur ganz leicht in ihr zu bewegen, wie ein Kind, das mit der Brust der Mutter spielt. Alle Liebesbewegungen sollten von der Frau ausgeführt werden, die ihren Höhepunkt solange wie nur irgend möglich hinauszögern sollte. Der Mann sollte seinen Samen zurückhalten und der Frau zur Befriedigung verhelfen.

Diese Methode des Liebens kuriert alle Unausgewogenheiten des Temperaments.

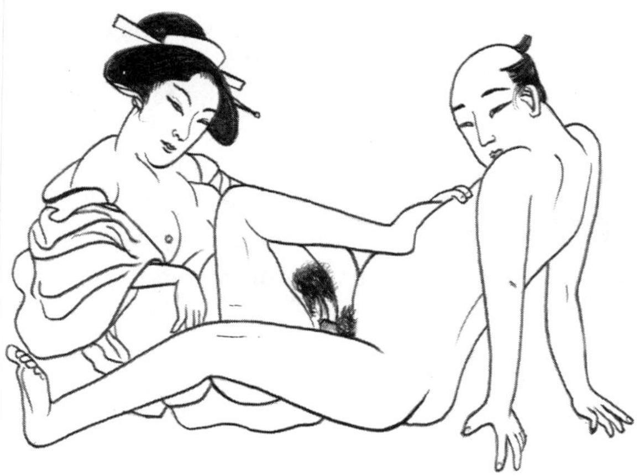

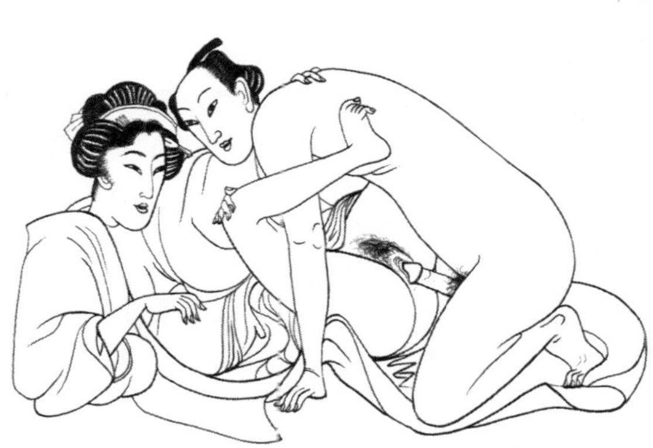

Flatternder Phoenix.
Nach einer bemalten Schriftrolle; Hokusai-Schule, Japan, ca. 1830.

Variation von Flatternder Phoenix.
Nach einem japanischen Farbdruck von Kikugawa Eizan; ca. 1810.

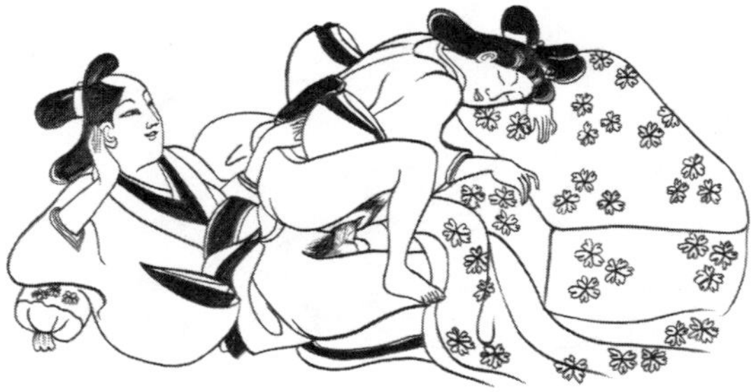

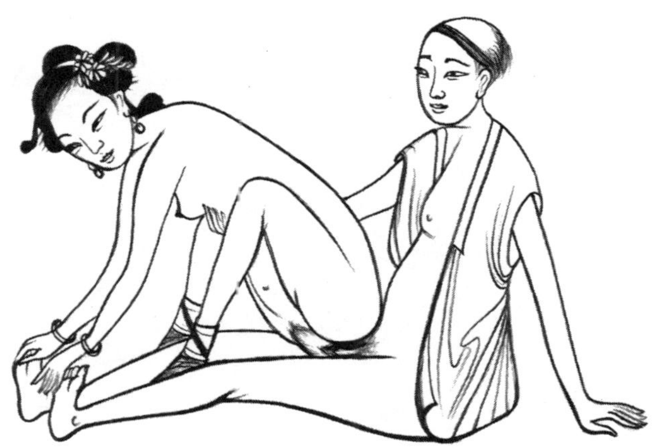

Hase saugt sein Haar.
Nach einer Serie japanischer Drucke von Moronobu; ca. 1682.

Variation von Überlappende Fischschuppen.
Nach einem chinesischen Druck der Ming-Dynastie.

Wenn ein Mann sich nur ein einzigesmal mit dem Geschlechtsakt beschäftigt, ohne dabei Samen zu emittieren, dann wird seine vitale Essenz stark werden. Wenn er es zweimal tut, wird sein Gehör scharf werden, und er wird sehr klar sehen können. Wenn er es dreimal tut, werden alle körperlichen Leiden verschwinden. Bei viermal wird sein Geist zu innerem Frieden gelangen. Wenn fünfmal, dann wird sich sein Blutkreislauf grossartig verbessern. Wenn sechsmal, dann werden seine Lenden sehr kräftig werden. Bei siebenmal werden seine Oberschenkel und Hinterbacken an Kraft gewinnen. Wenn achtmal, wird sein ganzer Körper leuchten und strahlen. Bei neunmal wird sich seine Lebenserwartung steigern.

YI-FANG-PI-CHUCH

Kraniche mit Hals-Vereinigung

Der Mann sitzt bequem da. Die Frau sitzt auf seinem Schoss und hält dem Mann das Gesicht zugewandt. Ihre Beine sind weit gespreizt. Sie schlingt ihre Arme um seinen Nacken, während er seinen Jade-Stab tief in ihre weizenförmige Höhle einführt. Der Mann sollte die Auf- und Abwärts-Bewegungen der Frau unterstützten, indem er seine Hände unter ihre Hinterbacken legt. Er sollte seinen Samen zurückhalten, während die Frau sich zum Höhepunkt bringt, so dass ihre feuchten Sekretionen reichlich fliessen. Wenn die Frau restlos befriedigt ist, sollten beide gemeinsam ausruhen, ohne irgendwelche körperlichen Bewegungen zu machen.

Diese entzückende Methode des Liebens ist sehr wirkungsvoll für die Haltung der Sieben Körperlichen Schmerzen.

Alle neun Positionen des Dunklen Mädchens betonen ganz klar die sexuelle Befriedigung der Frau. Der Mann wird angewiesen, seinen Samen zurückzuhalten und sich ständig bewusst zu sein, wie sexuelle Energie durch seinen Körper strömt.

Geschlechtsverkehr erzeugt sehr spezifische Energieströme und hat eine markante Wirkung auf Atmung, Herzschlag und Blutkreislauf.

Die Yin-Essenz der Frau stärkt die Yang-Kraft des Mannes, nährt und belebt seinen ganzen Körper. Dies ist ein sexuelles Geheimnis, das sowohl in taoistischen als auch in tantrischen Traditionen bekannt ist.

Das *Shiva Purana*, eine alte indische Abhandlung über Metaphysik, stellt fest: «Wer seinen Körper mit dem Feuer von Shiva verbrennt und ihn mit den Elixier-Wassern seiner Gefährtin überflutet, gewinnt schnell Unsterblichkeit.»

Im *Sex-Handbuch des Dunklen Mädchens* erklärt die Liebesinitiatorin dem Gelben Kaiser:

«Wenn ein Mann während des Liebens vier Phasen der Ekstase durchläuft, wird er von den *Neun Geistern* der Frau Wohltaten empfangen.» Das Dunkle Mädchen erklärt weiter:

«Wenn der Jade-Stab nicht zornig zu sein scheint, dann wird der *harmonische Geist* nicht erlangt. Wenn er zornig zu sein scheint, aber nicht gross ist, dann wird der *Fleisch-Geist* nicht erreicht. Wenn er gross, aber nicht steif ist, dann ist der *Knochen-Geist* nicht erreicht. Wenn er steif, aber nicht heiss ist, dann wird der *Herz-Geist* nicht erreicht. Deshalb sagt man: Zorn ist das Heraufdämmern von Sperma, Grösse der Anfang, Härte das ‹Abschalten› und Hitze das Tor der Liebe. Wenn die zuvor erwähnten vier Geister korrekt beherrscht werden, dann wird sich der Spermakanal nicht vor der Zeit öffnen, und es wird keine Ejakulation geben.»

Der Taoismus lehrt, dass diese vier Geister für das Bilden von Sperma von grundlegender Bedeutung sind. Kontrolle darüber wird gewonnen, indem der Jade-Stab dazu veranlasst wird, Zorn, Grösse, Härte und Hitze zu manifestieren.

Taoistische Sexualpraktiken haben zweifellos eine gesunde physische Wirkung. Bewusste Zurückhaltung ermöglicht es dem Mann, seiner Partnerin das Beste zu geben, während er selbst von der nährenden Yin-Essenz profitiert.

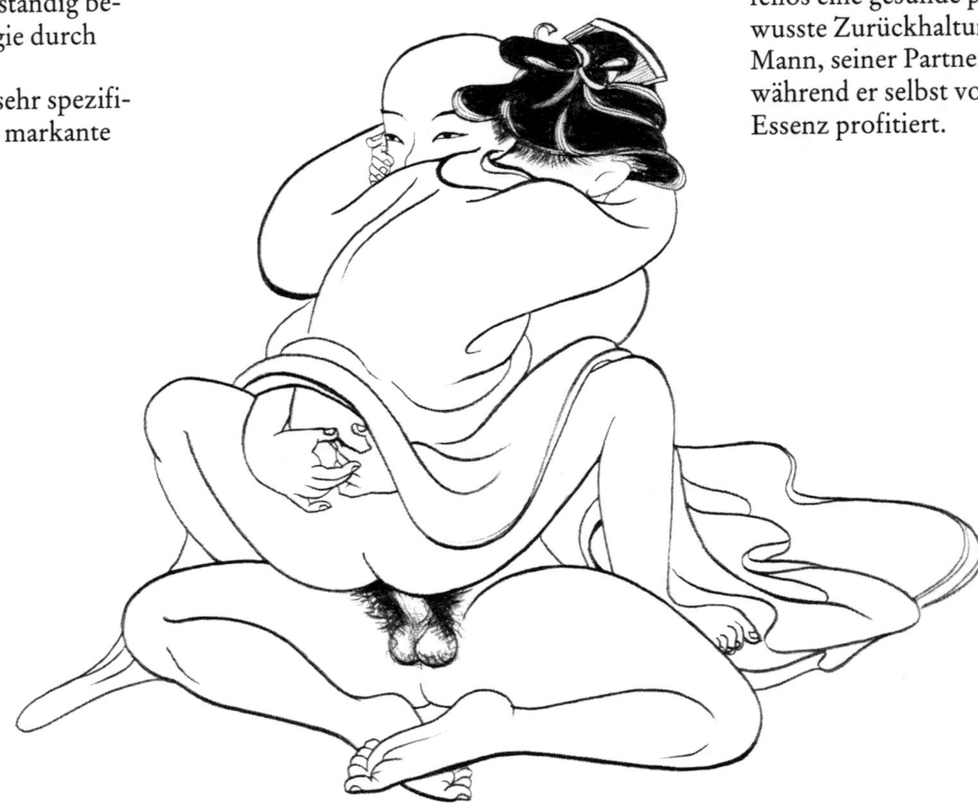

Kraniche mit Hals-Vereinigung.
Nach einem japanischen Druck, der Tsukioka Settei zugeschrieben wird; ca. 1760.

Die Neun Geister der Frau

Nach den klassischen chinesischen Traditionen bilden neun *Geister* zusammen eine einzige *Grosse Seele*. Diese Überlieferung gibt es in den okkulten Lehren in China, Tibet, Indien, Ägypten und im alten Persien.

Das *Sex-Handbuch des Dunklen Mädchens*, das neun Liebesstellungen aufzählt, gibt eine interessante Schilderung der *Neun Geister der Frau* und deutet Wege an, wie deren Aktion erkannt werden kann, wenn man die Körpersprache der Frau versteht. Acht von neun Geistern sind der Beschreibung nach direkt mit sexuellen Symptomen verbunden.

Das Dunkle Mädchen erklärt:

«Die *Neun Geister der Frau* kann man leicht kennenlernen, wenn man deren Symptome studiert. Wenn eine Frau tief durchatmet und den Speichel schluckt, den sie reichlich sekretiert, dann ist ihr *Lungen-Geist* erwacht. Wenn sie anfängt, Liebesworte zu flüstern und ihren Partner zu küssen, dann ist der *Herz-Geist* geweckt. Wenn sie ihren Liebsten in den Armen hält, dann ist ihr *Milz-Geist* ins Leben gerufen. Wenn ihre Höhle feucht und schlüpfrig wird, dann ist ihr *Nieren-Geist* erregt. Wenn sie beginnt, an der Zunge ihres Partners zu saugen, dann ist ihr *Knochen-Geist* animiert. Wenn sie den Unterkörper ihres Partners mit ihren Füssen umschlingt, dann ist ihr *Muskel-Geist* angekommen. Wenn sie anfängt, den Jade-Stab ihres Liebsten zu behandeln, dann ist ihr *Blut-Geist* stimuliert worden. Und wenn sie die Brust und die Brustwarzen ihres Liebsten streichelt, dann ist ihr *Fleisch-Geist* entzückt worden. Wenn alle diese acht Geister nicht ankommen und sich nicht miteinander harmonisieren,

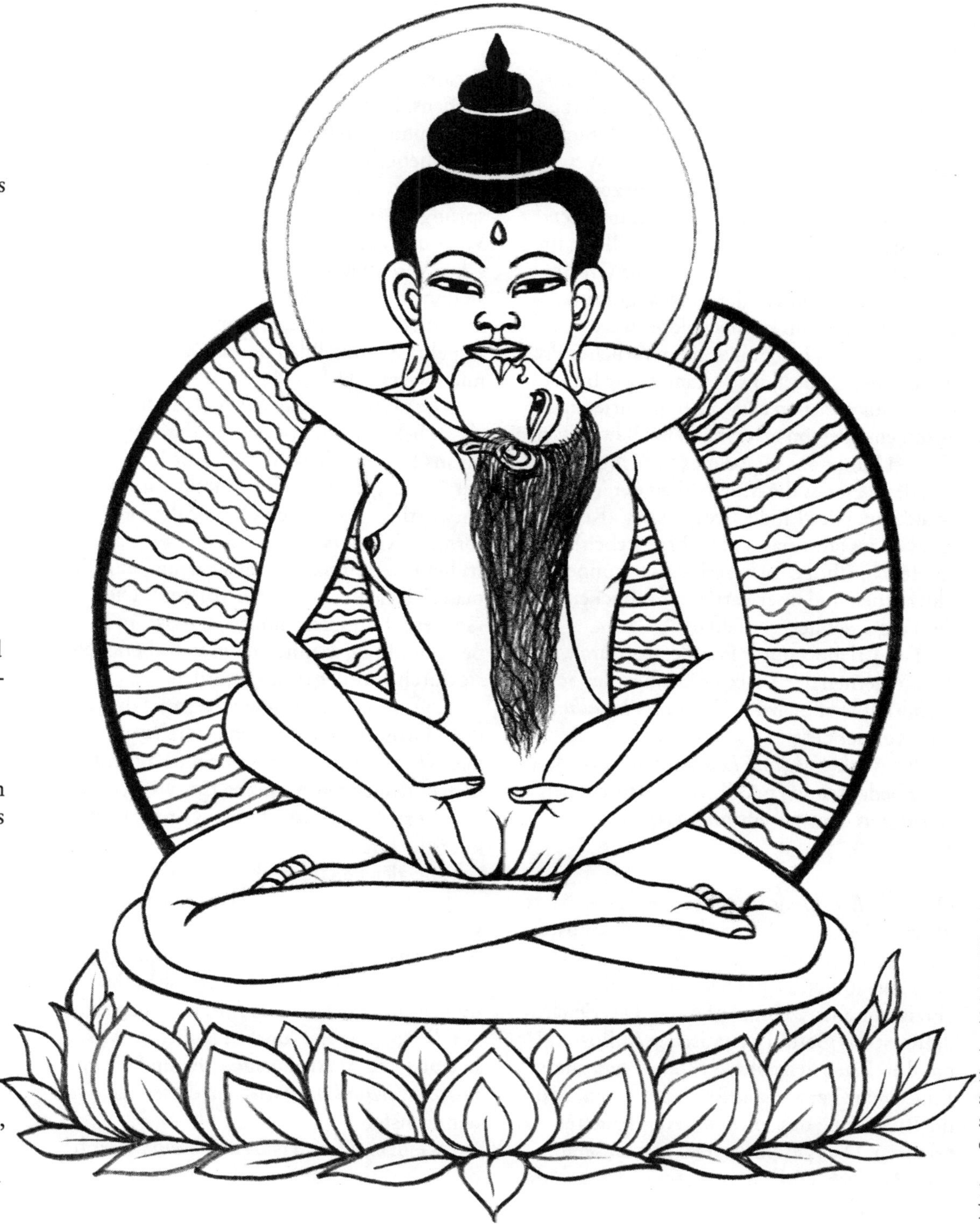

Während des Liebesaktes sollten sich die Leidenschaften von Mann und Frau harmonisch miteinander vermengen. Wenn im Moment der Befruchtung das Yin-Blut (das Ovum) zuerst ankommt, wird der Yang-Samen es treffen und davon umhüllt werden. So wird der Knochen-Geist einen männlichen Embryo entwickeln. Wenn dagegen der Samen zuerst ankommt, wird das Ovum der Frau damit gemischt und davon umhüllt werden. Das «Blut» der Frau wird in der Nähe seines Ursprungs bleiben, und so wird ein weiblicher Embryo gezeugt werden.

CH'U-SHIH-I-SHU

Der Kosmische Vater in Vereinigung mit der Kosmischen Mutter. Den Tibetern bekannt als Kuntu Zangpo und Kuntu Zangmo (der Allgott Vater-Mutter). Sie werden als urtypische Vorfahren angerufen, die von Wohlwollen gegenüber der Menschheit erfüllt sind. In der Meditation werden sie als das Ideal eines Paares vorgestellt. Man sieht in ihnen den Gipfel der Ekstase.

Nach einem Holzschnitt aus dem 19. Jahrhundert; Sherpa, östliches Nepal.

Wenn Yin und Yang ausgeglichen sind, dann erhalten Geist *und* Seele *einen Platz, an dem sie miteinander verschmelzen können. Yang ist der* Hun-Geist *der Sonne, und Yin ist die* Po-Seele *des Mondes. Wenn sie in gegenseitiger Koexistenz zusammenkommen, dann wird eine geeignete Situation für Empfängnis geschaffen. Die Natur des Mannes wird von innen reguliert und entwickelt eine definitive Gestalt. Die Leidenschaft des Mannes wird von äusseren Faktoren reguliert. Leidenschaft vollbringt die Union von Himmel und Erde. Wenn «Hart» seinen Samen ausgeschüttet hat, löst sich «Weich» in Feuchtigkeit auf. Der Mann ist weiss, die Frau ist rot. Wenn der Höhepunkt erreicht ist, wird das Wasser-Element das Feuer-Element auslöschen. Diese Mischung stellt das erste Glied in der Reihenfolge aller Elemente dar. Auf diese Weise wird der Grundstein für den Embryo gelegt.*

TS'AN-T'UNG-CH'I

Ein tantrischer Meister in Vereinigung mit seiner Gefährtin. Ihre ekstatische Vereinigung drückt den Erfüllungs-Zustand von tantrischem Yoga aus, wenn volle Spiritualität innerhalb einer einzigen Lebenszeit erreicht wird.

Nach einer tibetischen Malerei aus dem 16. Jahrhundert.

dann wird der Frau durch das Lieben Schaden zugefügt. Aber wenn sich diese Geister der Reihe nach entwickeln, dann werden der Frau grosse Wohltaten zuteil.»

Der neunte Geist der Frau wird in Aktion gebracht, wenn sie mit Hingabe liebt. Dann spürt sie ihren Liebsten mit Lungen, Herz, Milz, Nieren, Knochen, Muskeln, Blut und Fleisch, kurzum mit ihrem gesamten Wesen. Alle ihre inneren Geister sind einbezogen und harmonisiert. Dann erhebt sich ihr neunter innerster Geist und eine innere Erfüllung findet statt. An diesem Punkt kann die *Grosse Seele*, die im Moment der Empfängnis ins Dasein kam, intim kennengelernt werden.

Ein solches Erlebnis – ein natürliches Produkt hoher Liebeskunst – kann sogar Intuitionen aus vergangenen Leben inspirieren. Wenn eine Person erst einmal ihr Bewusstsein auf den Punkt des Ursprungs zurückgerichtet hat, dann gibt es die Möglichkeit der Wiederentdeckung der Bindeglieder in der «Kette der Kausalität» (Karmas und frühere Leben). Besonders mächtige Liebeserlebnisse können zu plötzlichen und unerwarteten Einblicken in die Vergangenheit verhelfen.

Das Erlebnis purer Freude, das durch Kennenlernen der Vollkommenheit des Selbst vermittelt wird, wird in Tantra als *Erfüllungsstufe* bezeichnet.

Im Werk *Geheime Lehren von Naropa*, einer bedeutenden buddhistisch-tantrischen Schrift aus dem 11. Jahrhundert, wird festgestellt:

«Wer die *Erfüllungsstufe* des Yoga praktiziert, die eine der besten Methoden ist, um Spiritualität zu entwickeln, sollte eifrig danach streben, sein authentisches Sein innerhalb einer einzigen Lebenszeit zu erfahren. Das Zeichen dafür ist das Gefühl ekstatischer Auflösung, das durch den zentralen *Subtilen Nerv* fliesst. Eine solche Person sollte sich bemühen, voll die Bedeutung des Selbst und des Anderen zu erfahren. Dies geschieht, indem man seine sexuelle Kraft und Vitalität stimuliert, beides nicht abnehmen lässt und die Sekretionen der Frau absorbiert, so dass ein konstantes Gefühl wonnevoller Spontaneität produziert wird.»

Die «Erfüllungsstufe» von Yoga schliesst die körperlichen, emotionalen und geistigen Aspekte des Selbst ein; es ist die voll zum Ausdruck kommende Freude harmonischen Liebens. Das Erlebnis ist ekstatisch, orgasmisch und total befriedigend.

Tibetische Lehren vergleichen es mit dem Moment der Urschöpfung durch unsere ursprünglichen Ahnengeister – der kosmische Vater und die kosmische Mutter – in ekstatischer Vereinigung. Die ikonographische Darstellung dieses Moments ist ein sitzendes Paar in sexueller Umarmung; der männliche Aspekt ist dunkelblau und der weibliche milchweiss gefärbt.

Die «Grosse Seele», die im Chinesischen als *Po* bekannt ist, kommt mit der Empfängnis ins Dasein. Sie wird durch die Vereinigung der Eltern geformt und ist direkt dafür verantwortlich, die vitalen Organe des neugeformten Körpers zu bilden. Wie wir bereits früher erwähnt haben, hat sie neun Teile, die man sich als Lebensgeister vorstellt. Diese Geister schlummern normalerweise im Körper einer Frau, manifestieren sich aber, wenn sie durch Erotik geweckt werden.

Die «Grosse Seele» wird ergänzt durch den «Grossen Geist» *(Hun);* der *Hun* betritt den Körper eines Kindes in dem Moment, in dem es den ersten Atemzug tut. Wenn eine Person stirbt, verlässt dieser «Grosse Geist» zuerst den Körper.

Die gleiche Unterscheidung zwischen Seele und Geist wird in allen alten Religionssystemen gefunden. *Ba* und *Ka* im alten Ägypten entsprechen den chinesischen Begriffen *Po* und *Huns.* Die «Grosse Seele» *(Po)* und er «Grosse Geist» *(Hun)* beziehen sich auf die solaren und lunaren Kräfte im Mikrokosmos und Makrokosmos. Sie sind die *kosmische Verbindung* zwischen dieser Welt und der nächsten.

Wenn ein Paar das Bewusstsein dieser beiden Prinzipien kultiviert und während des Liebens bewusst deren Rollen spielt, wird es imstande sein, das tiefste Selbst des anderen zu nähren. Dieses mächtige und bedeutungsvolle Geheimnis hat viele praktische Anwendungsmöglichkeiten.

Wenn eine Person zum Beispiel eine Unausgewogenheit in der Persönlichkeit entwikkelt hat (etwa eine zu grosse Aggressivität), dann kann diese Person davon profitieren, während des Liebens eine passive (lunare) Rolle zu spielen. Gleichermassen kann eine Person, deren Probleme in Schwäche und Passivität besteht, ihre solaren Kräfte stärken, indem sie während des Liebens die aktive, dominierende Rolle übernimmt.

So kann das Paar schliesslich die Essenz der «Grossen Seele» und des «Grossen Geistes» in Vereinigung erfahren. Dies ist das unverrückbare Ziel taoistischer Liebespraktiken.

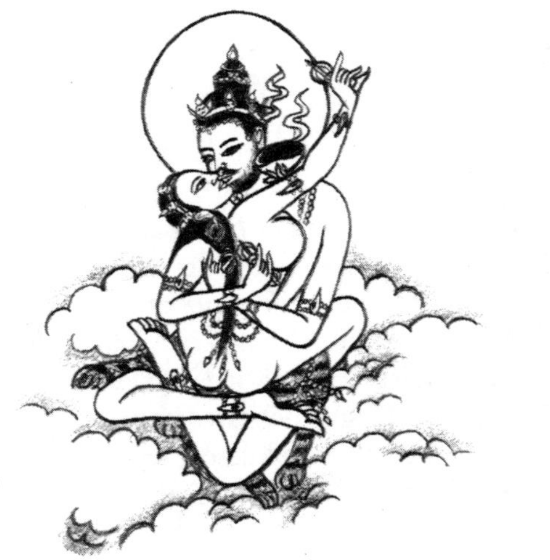

Die Yang-Zahl

In den esoterischen Traditionen der ganzen alten Welt wurde der Zahl Neun eine magische Potenz zugeschrieben. Ungerade Zahlen wurden mit der männlichen Kraft und gerade Zahlen mit der weiblichen Kraft in Verbindung gebracht. Die Zahlen Drei, Sieben und Neun werden im allgemeinen für magisch wichtig gehalten; wenn man sie miteinander multipliziert, ergibt sich eine ganze Reihe magischer Zahlen. Unter diesen sind die Zahlen Einundzwanzig, Siebenundzwanzig, Neunundvierzig, Dreiundsechzig und Einundachtzig am bedeutsamsten.

Im alten Ägypten war eine *Enneade* der Götter (eine Neuner-Kombination) bekannt; diese Gruppe von neun Gottheiten wurde aus drei Triaden gebildet. Eine typische magische Triade würde zum Beispiel das Konzept Vater-Mutter-Kind sein; oder die Dreiheit der Prinzipien, die die Struktur dieses Buches bilden: Schöpfung, Transzendenz und Erhaltung.

China besass ähnliche Traditionen der Macht der Drei und ihrer gehobenen Potenz als Zahl Neun. Am neunten Tag des neunten chinesischen Monats war es Sitte, Hügelkuppen und Berggipfel zu besteigen; dieser Praxis schrieb man die Fähigkeit zu, die Persönlichkeit zu stärken und Langlebigkeit zu entwickeln.

Zeitgenössische europäische magische Praktiken machen ebenfalls reichlichen Gebrauch von Dreier- und Neuner-Einheiten: Gurdjieff führte ein mystisches Diagramm ein, das auf der Zahl neun basierte; er nannte es das *Enneagramm.* Seitdem hat es bedeutenden Einfluss auf westlichen Okkultismus und besonders auf magische Rituale.

Andere Beispiele für die Bedeutung der Zahl Neun sind die bereits erwähnten Hindu-*Dreiheiten der Kräfte,* stets drei zusammengruppiert; die *Neun Öffnungen* des menschlichen Körpers, und die *Neun Herrscher* oder *Neun Geister,* die das Schicksal einer Person beeinflussen.

Für die Anhänger der tantrischen Tradition von *Shakti* (Beschwörung der weiblichen kreativen Energie) haben die symbolischen Gestalten der *Neun Göttinnen (Nava Durga)* überragende Bedeutung.

Das als *Shri Chakra* bekannte mystische Diagramm, im Hindu-Tantra sehr populär, besteht aus neun miteinander verwobenen Dreiecken, die direkt mit den *Neun Öffnungen* und der Beziehung zwischen Mikrokosmos und Makrokosmos identifiziert werden.

Taoismus führt *Neun Bewegungs-Stile des Jade-Stabes* auf, wenn er sich im «weiblichen Schmelztiegel» befindet. Der Meister Tung erklärt:

«Es gibt die folgenden unterschiedlichen Bewegungsarten des Jade-Stabes: 1. Nach links und rechts schwenken, so wie ein mutiger Krieger die Reihen des Feindes durchbricht; 2. Auf und ab bewegen, so wie ein wildes Pferd einen reissenden Strom durchschwimmt; 3. Hineinstossen und herausziehen, etwa wie der Flug einer Seemöwe, die in den Wellen spielt; 4. Rasch abwechselnd flache und tiefe Liebesstösse machen, etwa in der Art, wie ein Sperling Reiskörner aufpickt; 5. Ruhig und ständig tiefe und flache Liebesstösse machen, etwa so, wie grosse Steine versinken, wenn sie ins Meer geworfen werden; 6. Langsam hineinstossen, so wie die Schlange zum Überwintern in ihr Loch eindringt; 7. Schnell hineinstossen und bewegen, auf die Art, wie eine aufgescheuchte Ratte ihr Versteck aufsucht; 8. Langsam, wie mit schleppenden Füssen, etwa in der Art, wie ein Habicht ein flüchtendes Kaninchen schnappt; 9. Erst aufrichten und dann hinabtauchen, auf die gleiche Art, wie das volle Segel eines Schiffes dem schweren Sturm trotzt.»

An einer anderen Stelle dieser Schrift erklärt der Meister weiter:

Das Dunkle Mädchen und Das Einfache Mädchen vergleichen den Geschlechtsakt mit der Vermischung von Wasser und Feuer: Diese beiden Elemente können Leute töten, aber sie können ihnen auch neues Leben geben. Alles dies hängt davon ab, ob eine Person die korrekten Methoden des Geschlechtsverkehrs gelernt hat. Der Gelbe Kaiser destilliert mit Erfolg das Neunfache Elixier, *und wenn er davon eingenommen hat, steigt er auf einem Drachen reitend zum Himmel empor.*

KO HUNG

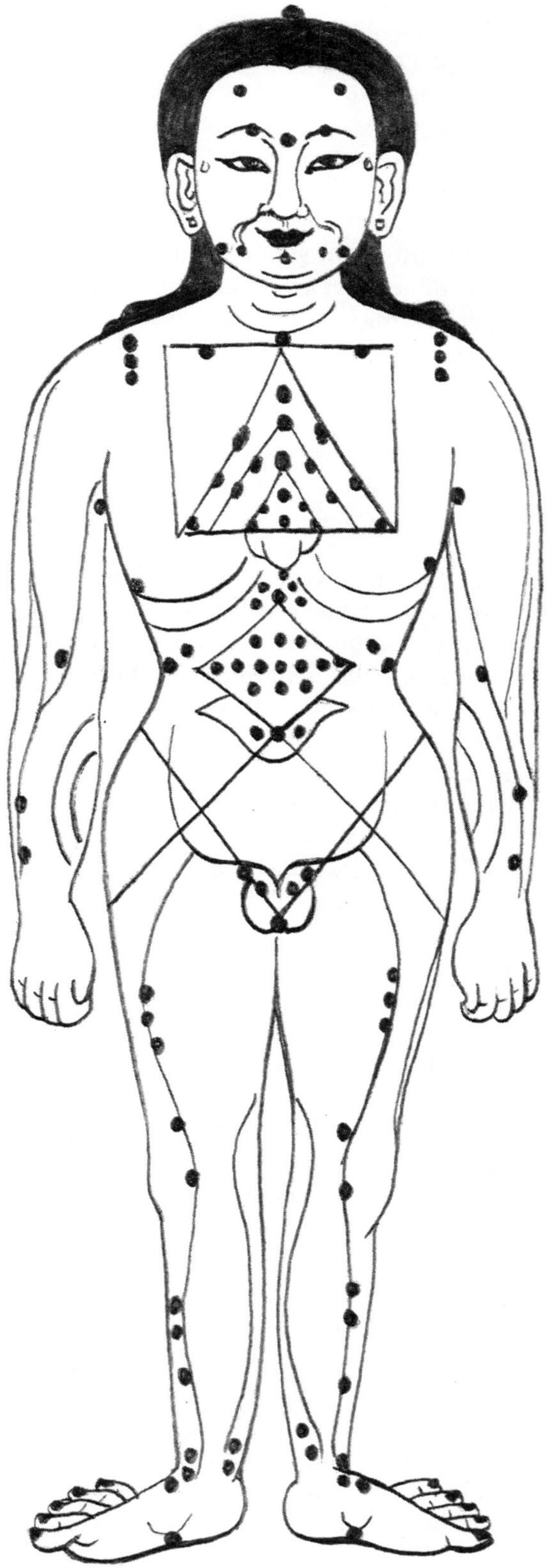

Dieses Medizinische Diagramm zeigt 108 Punkte im Körper, wo Moxibustion für die Herstellung des psychophysischen Gleichgewichts wirksam ist. Moxibustion ist eine Technik, bei der aromatische Kräuter auf der Hautoberfläche verbrannt oder Akupunktur-Nadeln in den Körper gesteckt werden. Moxi-Punkte treten in Dreiergruppen auf und leiten sich von uralten Traditionen für spirituelle Heilung her. Moxibustion ist besonders geeignet für die Behebung sexueller Probleme.

Nach einem tibetischen Manuskript aus dem 17. Jahrhundert.

Das dreiundsechzigste Hexagramm vom I Ging, bekannt als *Nach der Vollendung,* symbolisch für die Zeit des sexuellen Höhepunktes.

Neunmal umkehren, siebenmal wieder aufnehmen, achtmal zurückkommen und sechsmal drinbleiben. Wenn auf diese Weise der Höhepunkt erreicht wurde, dann mischt sich das «Metall» mit dem «Feuer».
TS'AN-T'UNG-CH'I

«Tief und flach, langsam und schnell, gerade und schräg ... alles dies erkennt man an speziellen Merkmalen. Ein langsamer Stoss sollte sein wie die Bewegung eines Karpfens, wenn er an einem Angelhaken gefangen wird. Ein schneller Stoss sollte sein wie der Flug von Vögeln gegen den Wind. Einführen und zurückziehen, auf und ab bewegen, von links nach rechts, ob nun in Abständen oder in rascher Reihenfolge ... alle diese Bewegungen sollten korrekt aufeinander abgestimmt sein. Man sollte jede von ihnen nur zum geeigneten Zeitpunkt anwenden, und zwar voller Freude und Spontaneität, statt sich an einen einzigen Stil zu klammern, der nur persönlichen Vorlieben entspricht.»

Dem Taoismus zufolge ist das Ergebnis von sieben mal neun, also dreiundsechzig, die *Zahl der Sexuellen Vereinigung.*

Im *I Ging* (dem chinesischen Buch der Wandlungen) ist das dreiundsechzigste Hexagramm als *Nach Vollendung* bekannt. Es ist aus abwechselnd gebrochenen und ungebrochenen Linien zusammengesetzt und symbolisiert die Zeit des Höhepunkts, einen Zustand des perfekten Gleichgewichts. Das Hexagramm zeigt die Verbindung von Wasser und Feuer. Die normale Interpretation lautet kurz: «Starke Linien an starken Stellen, schwache Linien an schwachen Stellen. Günstiger Ausblick; mit Grund zum Nachdenken. Wenn perfektes Gleichgewicht erreicht worden ist, dann kann jede Bewegung die Ursache sein, um Ordnung in Unordnung zu verwandeln. Es besteht also die Notwendigkeit, die richtige Einstellung beizubehalten.»

Wie im Hexagramm dargestellt, sind zur Zeit unmittelbar nach dem Höhepunkt die männlichen und weiblichen Elemente in einem natürlichen Zustand der Harmonie. Jede Bewegung, die von diesem Zustand der Harmonie wegführt, muss mit grosser Sorgfalt eingeleitet werden.

Neun mit sich selbst multipliziert ergibt die Zahl einundachtzig. Diese ist als die *Yang-Zahl* bekannt und hat besonders tiefe Bedeutung.

Chinesische Bücher über sexuelle Techniken betonen nachdrücklich den Zyklus der neun Stösse als den Rhythmus, der dem Lieben eigen ist.

Die chinesischen Kaiser als oberste Exponenten der Sexualmagie hatten angeblich jede Nacht neun gewöhnliche Gefährtinnen, und den Kaisern wurde geraten, jede von ihnen zu lieben, ohne dabei zu ejakulieren. Dann erst wurden sie für voll potenziert gehalten, so dass sie imstande waren, spirituelle Kinder zu zeugen.

Die als *Geheime Vorschriften für das Schlafgemach* bekannte taoistische Schrift schildert im Detail die Methode der «Vollendung der Yang-Zahl»:

«Beim Lieben muss der Samen als kostbarste Substanz betrachtet werden; wenn ein Mann sie aufspart, schützt er sein Leben. Nach jeder Ejakulation sollte der Samenverlust dadurch kompensiert werden, dass der Mann die Essenz-Flüssigkeiten der Frau absorbiert. Es gibt eine Methode, um den Samen aufzusparen; sie besteht darin, nach jeweils neun Stössen des Jade-Stabes eine Pause einzulegen. Die Emission des Samens kann auch verhindert werden, wenn mit den Fingern der linken Hand auf einen Punkt unterhalb des Jade-Stabes gedrückt wird. Diese Technik hilft, die äussere Emission von Samen zu stoppen und ihn nach innen zurückzuleiten, um so den ganzen Körper zu stärken. Um die Frauen-Essenz zu absorbieren, wechselt man neun flache Stösse mit einmaligem tiefem Eindringen ab. Dabei sollte man seinen Mund auch noch auf den Mund der Partnerin drücken, ihren Atem einatmen und ihren Speichel trinken. Wenn die Säfte geschluckt sind, werden sie in den Magen hinabwandern und dort von Yin-Essenz in Yang-Essenz verwandelt. Wenn dies dreimal bewerkstelligt worden ist, sollte der Mann wieder mit flachen Stössen beginnen, nach jeweils neun flachen Stössen einmal tief eindringen, bis neun mal neun erreicht sind. Diese Zahl – Einundachtzig – ist die hohe Vollendung von Yang.»

Die Zahl Neun spielt auch im Westen bei der Homöopathie eine Rolle. Hier ist die Methode gebräuchlich, Substanzen zu potenzieren, indem man sie eins zu neun verdünnt. Dies wird wieder und immer wieder getan, jedesmal in kleineren Portionen der Medizin bis zum inaktiven Basis-Material. Je potenzierter ein homöopathisches Heilmittel ist, desto feiner ist die Verdünnung. Doch eine hohe Potenz produziert sehr schnelle und effektive Resultate.

Die mystischen Tänze der Sufis benutzen Neuner-Einheiten als Mass-Takte für ihre Bewegungen. Viele Atemtechniken des tantrischen Yoga basieren ebenfalls auf einer neunfachen Potenzierungs-Methode. Die Mysterien der Zahl Neun werden häufig als «primitiver Aberglaube» abgetan, aber sie haben tatsächlich eine kosmische Grundlage und einen subtilen Aktionsmodus. Wir verbringen die ersten neun Monate unseres Lebenszyklus im Mutterschoss. Während dieser Periode nehmen wir Gestalt an. Das bewusste Erzeugen von Neuner-Zyklen hat einen tiefen Einfluss auf unsere psycho-physische Entwicklung.

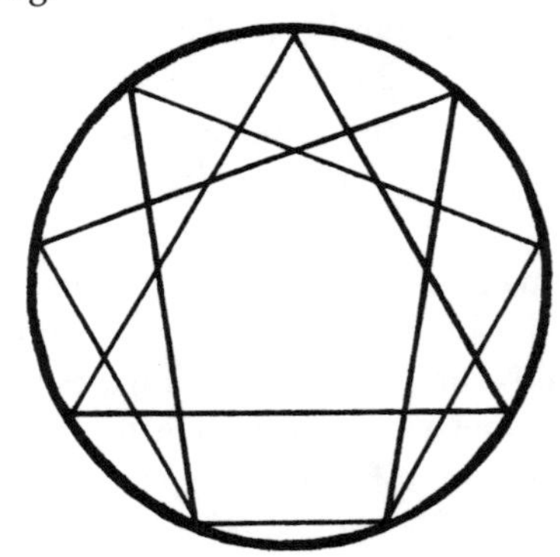

Das Neuner-Diagramm zeigt die Zwischenbeziehungen von neun Punkten rund um den Umfang eines Kreises. Jeder Punkt entspricht einem Planeten und einer Körperöffnung.

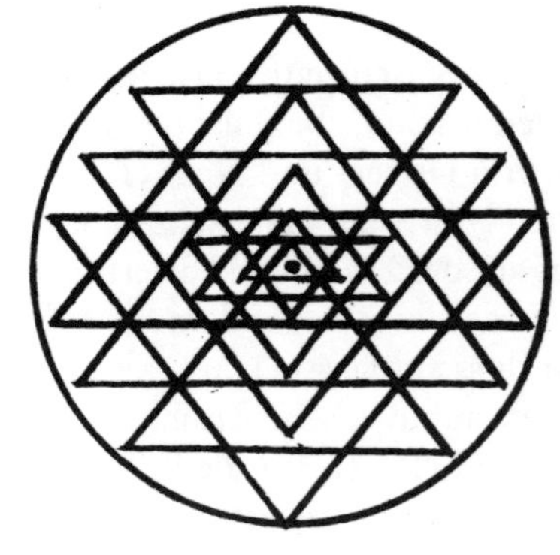

Das *Shri Chakra* Diagramm zeigt neun miteinander verwobene Dreiecke als eine figürliche Darstellung der Beziehung zwischen Mikrokosmos und Makrokosmos.

Nach einer indischen Malerei aus dem 18. Jahrhundert.

Verspielte Variationen

Der taostische Meister Tung erklärte einmal: «Von allen Dingen, die die Menschheit gedeihen lassen, kann nichts mit dem Geschlechtsverkehr verglichen werden. Er ist nach dem Himmel modelliert und bekommt von der Erde seine Form. Er reguliert Yin und beherrscht Yang. Wer seine Bedeutung versteht, kann seine Natur nähren und sein Leben verlängern. Aber diese dummen Leute, die seine wahre Bedeutung nicht verstehen können, schaden sich selbst und sterben schon vor der Zeit. Wahrlich, der Himmel dreht sich nach links, und die Erde dreht sich nach rechts. Also folgen die vier Jahreszeiten aufeinander. Der Mann stösst, die Frau empfängt. Oben gibt es Aktion, unten Willfährigkeit.»

Mann und Frau müssen sich gemäss ihrer kosmischen Orientierung bewegen. Der Mann sollte von oben zustossen, die Frau von unten empfangen. Wenn sie auf diese Weise miteinander vereinigt sind, so nennt man sie *Himmel und Erde im Gleichgewicht.*

In seinem Handbuch zählt der Meister Tung eine Reihe *Verspielter Variationen* auf, die sich aus vier Grundstellungen entwickeln, die mit den vier Jahreszeiten Frühling, Sommer, Herbst und Winter verbunden sind. Er zählt insgesamt dreissig Liebesstellungen auf und beschreibt sie; seiner Behauptung nach erfassen sie die gesamte Bandbreite der Möglichkeiten.

Von diesen sind die folgenden sechsundzwanzig *Verspielten Variationen* sehr schön beschrieben:

Seide-Abwickeln

Die Frau liegt auf dem Rücken und hält die Arme um den Nacken des Mannes geschlungen; mit beiden Beinen umfasst sie den mittleren Teil seines Körpers. Der Mann beugt sich vor und umarmt sie; er drängt seinen Unterleib gegen die Rückseite ihrer Oberschenkel. Behutsam führt er seinen Jade-Stab ein.

Drachen-Wendung

Die Frau liegt auf dem Rücken und hebt die Beine an. Der Mann kniet sich zwischen ihre Oberschenkel; mit der linken Hand drückt er ihre Füsse zurück, bis sie über ihren Brüsten sind. Mit der rechten Hand führt er seinen Jade-Stab in ihre Edle Grotte ein.

Schwalben-Paar

Die Frau liegt auf dem Rücken, streckt die Beine aus und spreizt sie auseinander. Der Mann hockt sich hin und bewegt sich zwischen ihre Oberschenkel. Er beugt sich nach vorn und umarmt ihren Hals und ihre Brüste. Sie umarmt ihn sehr fest, während sein Jade-Stab in ihre Zinnoberrote Spalte eindringt.

Als ich zwanzig Jahre alt war, wurde ich von taoistischen Studien fasziniert. Ich liess mich in ein Kloster aufnehmen; dort wurde mir die Praxis gelehrt, die Lebenskraft entsprechend dem Gelben Buch zu stärken. Ich lernte die geheime Drei-fünf-sieben-neun-Methode des Liebens. In Paaren von vier Augen und zwei Zungen praktizierten wir das Tao im Zinnober-Feld.
HSIAO-TAO-LUN / CHEN LUAN

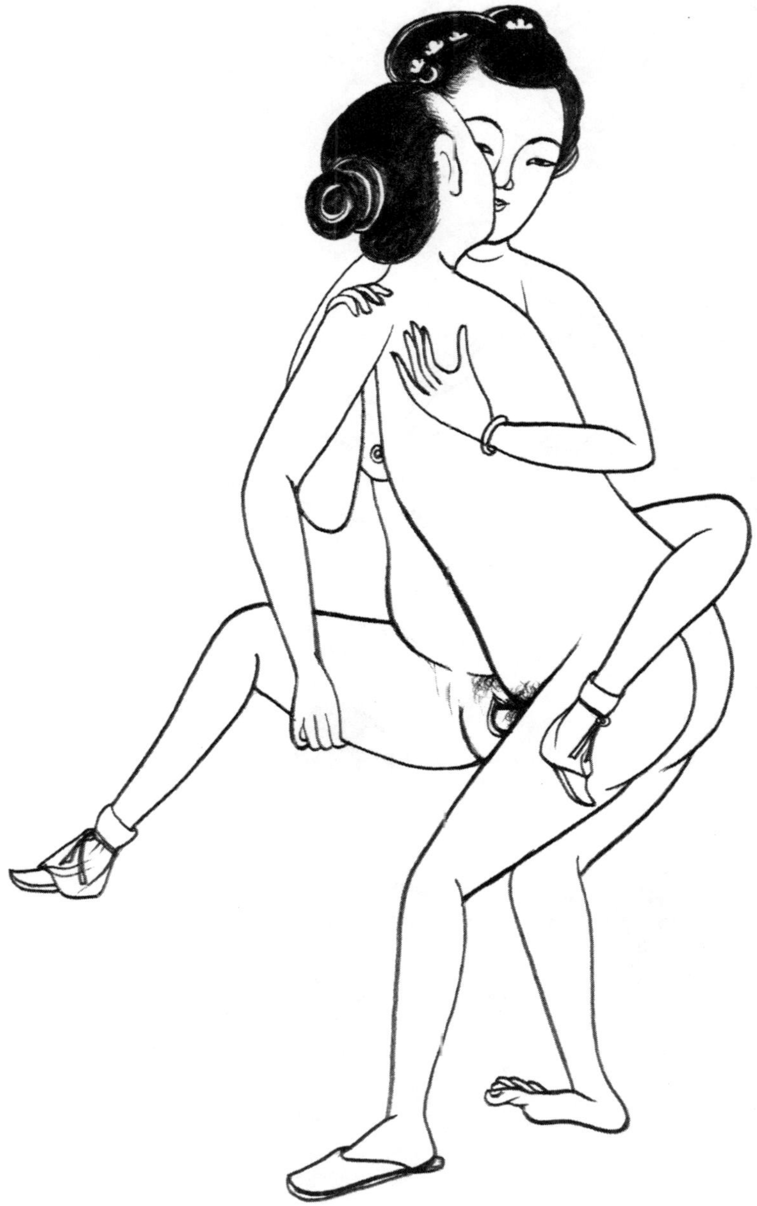

Stehende Liebesstellung.
Nach einem chinesischen Aquarell aus dem 17. Jahrhundert.

1 Variation von Seide-Abwickeln.
Nach einem japanischen Holzschnitt von Hishikawa Moronubu (1618–1703).

2 Seide-Abwickeln.
Nach einem chinesischen Druck aus dem 19. Jahrhundert.

3 Variation von Seide-Abwickeln.
Nach einer chinesischen Malerei aus dem 18. Jahrhundert.

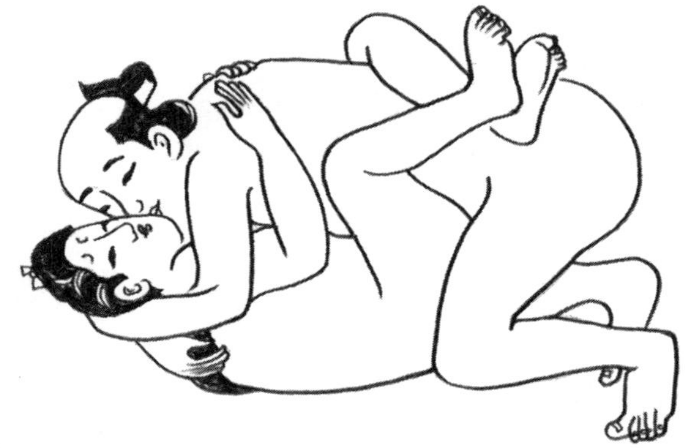

1

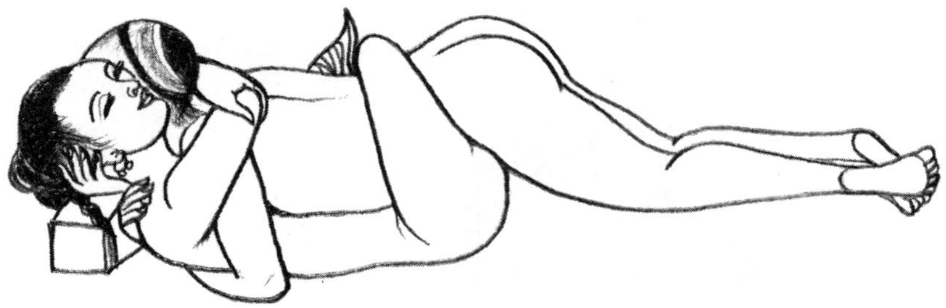

2

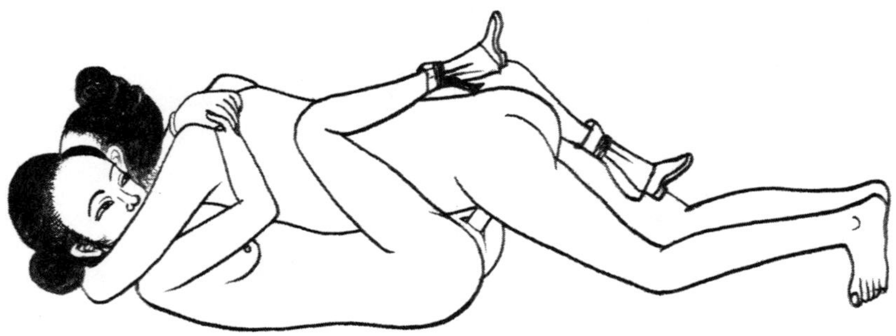

3

4 Annäherung an Drachen-Wendung.
Nach einer chinesischen Malerei aus dem 19. Jahrhundert.

5 Variation von Paar-äugigem Fisch.
Nach einer chinesischen Malerei aus dem späten 16. Jahrhundert.

6 Paar-äugiger Fisch.
Nach einer chinesischen Malerei aus dem späten 18. Jahrhundert.

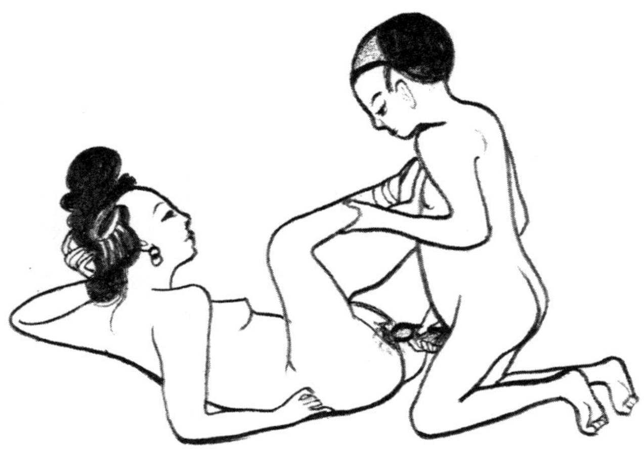

4

Paar-äugiger Fisch

Mann und Frau liegen beide auf der Seite und schauen sich ins Gesicht. Sie legt ein Bein auf seine Seite. Sie küssen sich innig und saugen gegenseitig an ihren Zungen. Der Mann bewegt sich und streckt seine Beine aus; er hebt das oberste Bein seiner Partnerin an. So nähert er sich, führt seinen Jade-Stab ein und schaukelt sie vor und zurück.

Eisvogel-Vereinigung

Die Frau liegt auf dem Rücken; ihre Beine sind angehoben. Sie hält die Knöchel von aussen fest. Auf diese Weise ist sie gut geöffnet. Der Mann kniet oder hockt sich zwischen ihre Oberschenkel und umfasst mit beiden Händen ihre Taille. Er bewegt sich nach vorn und führt seinen Jade-Stab sorgfältig durch die Saiten ihrer Leier.

Mandarin-Enten

Die Frau liegt auf der Seite und krümmt beide Beine. Sie legt ihr linkes Bein auf den rechten Oberschenkel des knienden Mannes.

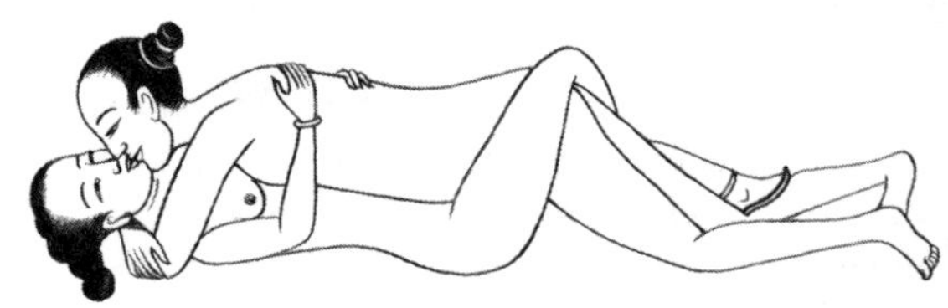

5

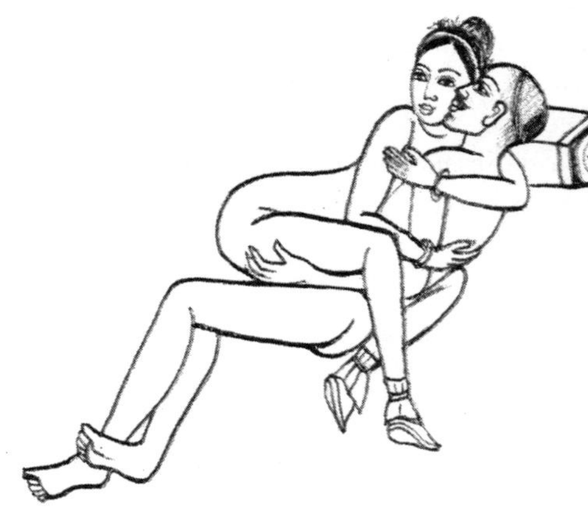

6

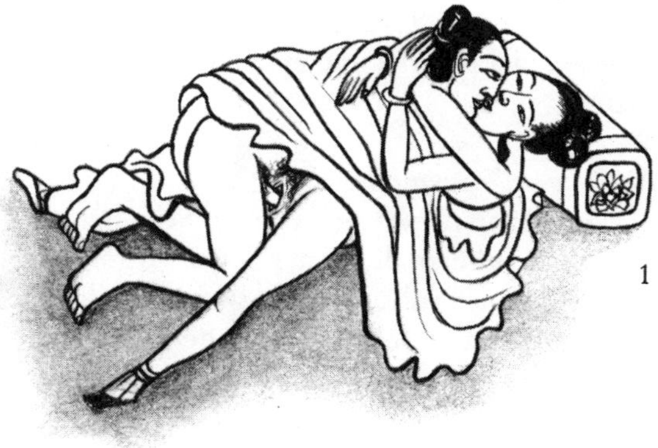

1

Er legt sich zum Teil hinter ihren Rücken und bringt sein linkes Bein auf den rechten Unterschenkel seiner Partnerin. Mit Bewegungen seines linken Knies hebt er den linken Oberschenkel der Frau an und führt seinen Jade-Stab ein.

Flatternder und Aufsteigernder Schmetterling

Der Mann liegt auf dem Rücken und hat die gespreizten Beine ausgestreckt. Die Frau hockt sich rittlings auf seine Oberschenkel und schaut ihm ins Gesicht. Die Füsse ruhen auf dem Bett. Die Frau stützt sich mit den Händen ab und bewegt sich kräftig. Sie spielt mit ihrem Jade-Tor auf seinem Positiven Gipfel.

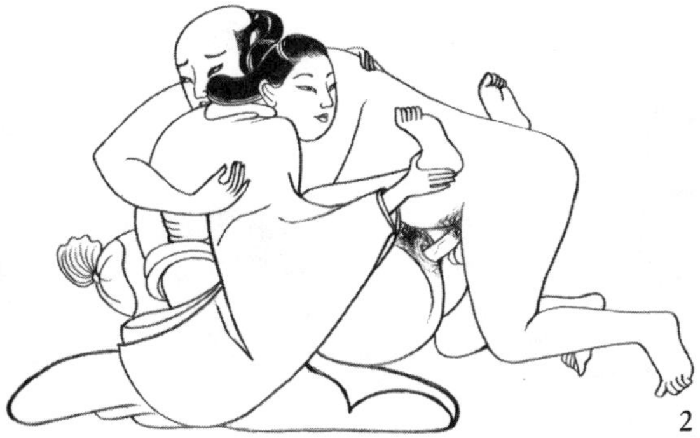

2

Umgekehrt Fliegende Enten

Der Mann liegt auf dem Rücken und hat die gespreizten Bein ausgestreckt. Die Frau sitzt über ihm und hält das Gesicht den Füssen des Mannes zugewandt. Sie beugt den Kopf nach unten, ergreift den Jade-Stab und führt ihn in ihre Zinnoberrote Spalte ein. Sie fliegt und bewegt sich über ihm hierhin und dorthin.

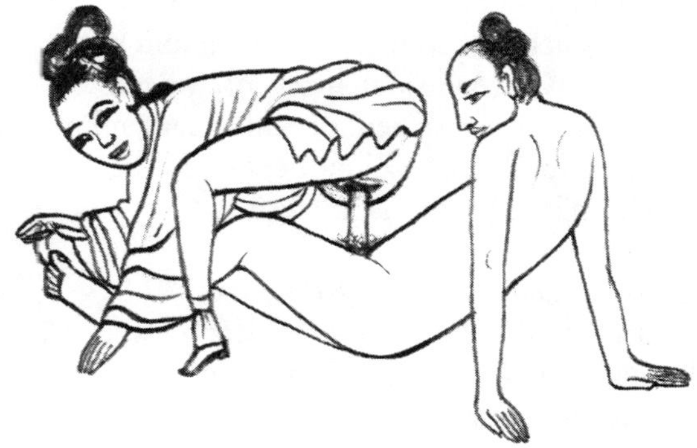

Variation von umgekehrt fliegenden Enten.
Nach einem chinesischen Aquarell aus der Mitte des 17. Jahrhunderts.

Tiefästige Kiefer

Die Frau liegt mit verschränkten und erhobenen Beinen auf dem Rücken. Der Mann umfasst ihre Taille, während die Frau ihn um Nacken und Rücken umschlungen hält. Dann wird der Jade-Stab in ihre Jade-Grotte eingeführt.

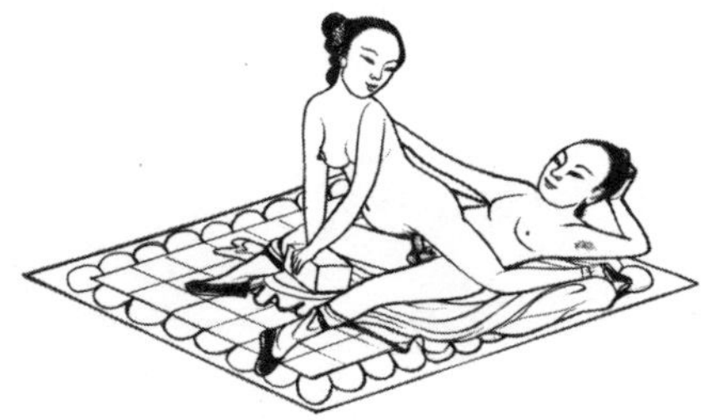

Umgekehrt fliegende Enten.
Nach einer chinesischen Malerei aus dem späten 18. Jahrhundert.

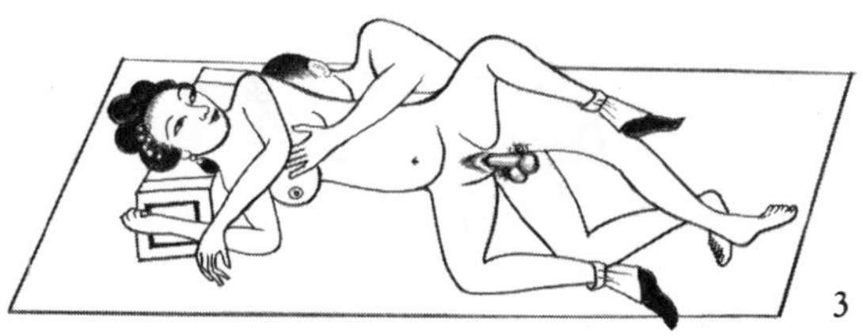

3

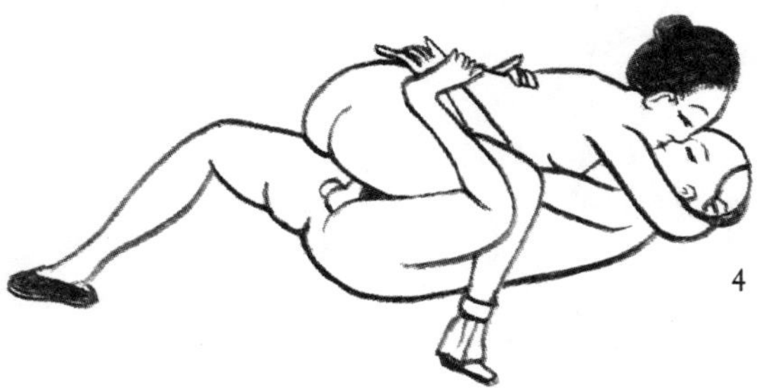

4

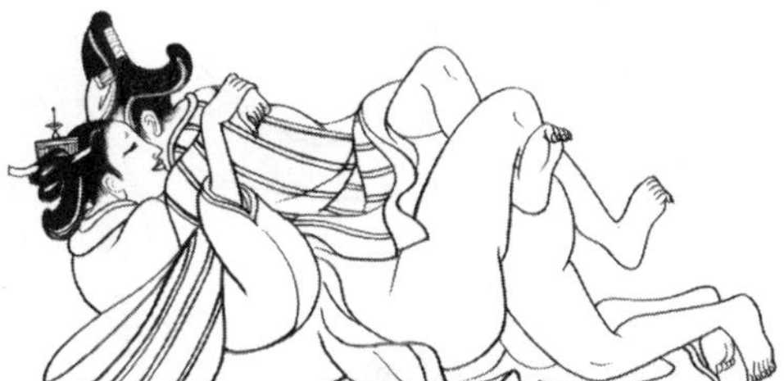

5

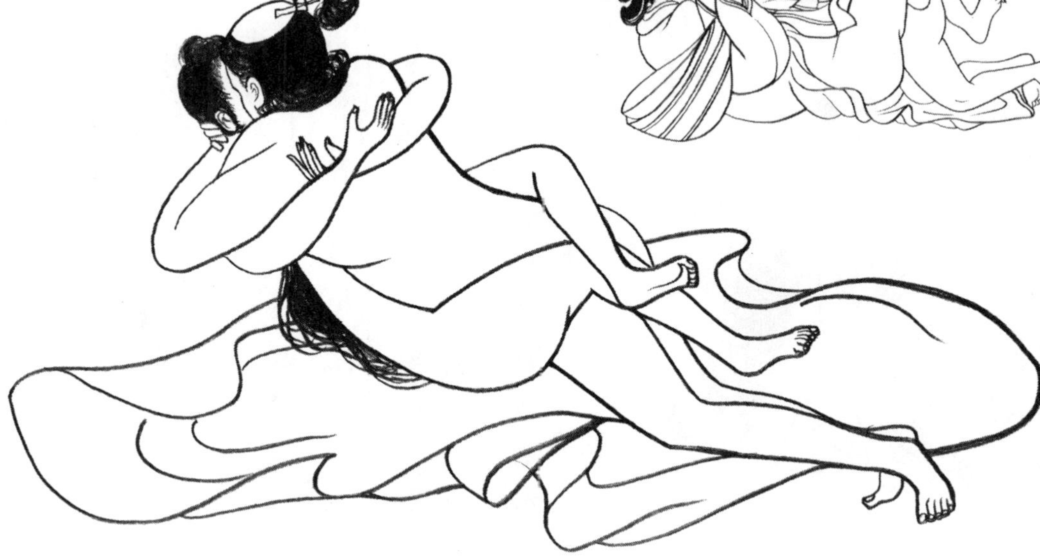

6

1 Variation von Schwalben-Paar.
Nach einer chinesischen Malerei aus dem 19. Jahrhundert.

2 Eisvogel-Vereinigung
Nach einem japanischen Druck von Torii Kiyonobu; ca. 1703.

3 Mandarin-Enten.
Nach einer chinesischen Malerei aus der Mitte des 18. Jahrhunderts.

4 Flattender und aufsteigender Schmetterling.
Nach einer chinesischen Malerei aus dem 19. Jahrhundert.

5 Tiefästige Kiefer.
Nach einem japanischen Druck von Okumura Masanobu; ca. 1735.

6 Variation von Tiefästiger Kiefer.
Nach einer japanischen Makimono-Malerei aus dem 17. Jahrhundert.

Bambus nahe dem Altar

Mann und Frau stehen sich von Angesicht zu Angesicht gegenüber, umarmen und küssen sich. Während sie sich gegenseitig immer näher aneinanderziehen, drückt er seinen Positiven Gipfel in ihre Zinnoberrote Spalte und taucht in ihre Innere Terrasse ein.

Zwei Tanzende weibliche Phönixe

In dieser Stellung liebt der Mann zwei Frauen gleichzeitig. Eine Frau liegt auf dem Rücken und hat die weit geöffneten Beine angehoben. Die zweite Frau liegt auf ihr, zieht ihre Beine an und spreizt die Oberschenkel, so dass beide Jade-Tore dicht beieinander sind. Die beiden Frauen lieben einander, während der Mann zwischen ihren gespreizten Oberschenklen kniet und abwechselnd ins obere und untere Jade-Tor eindringt.

Phönix hält sein Küken

Diese Stellung wird in der Schrift nicht beschrieben, bezieht sich aber auf eine besondere Form des Liebens zwischen einer grossen, dicken Frau und einem kleinen Mann.

Aufsteigende Seemöwen

Der Mann nähert sich von der Seite her dem Bett, auf dem die Frau mit geöffneten Oberschenkeln ruht. Er zieht sie an sich, hebt ihre Beine an und führt seinen Jade-Stab tief in ihr Edles Tor ein. Er stellt sich fest hin, hält die Frau an den Beinen fest und lässt sie zum Himmel emporsteigen.

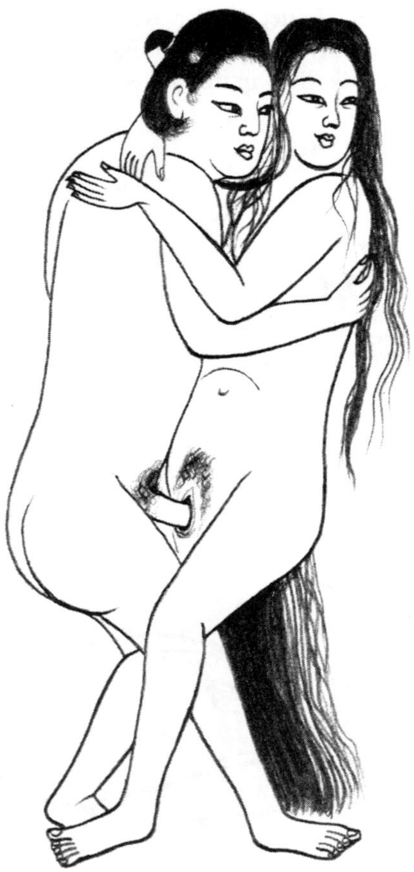

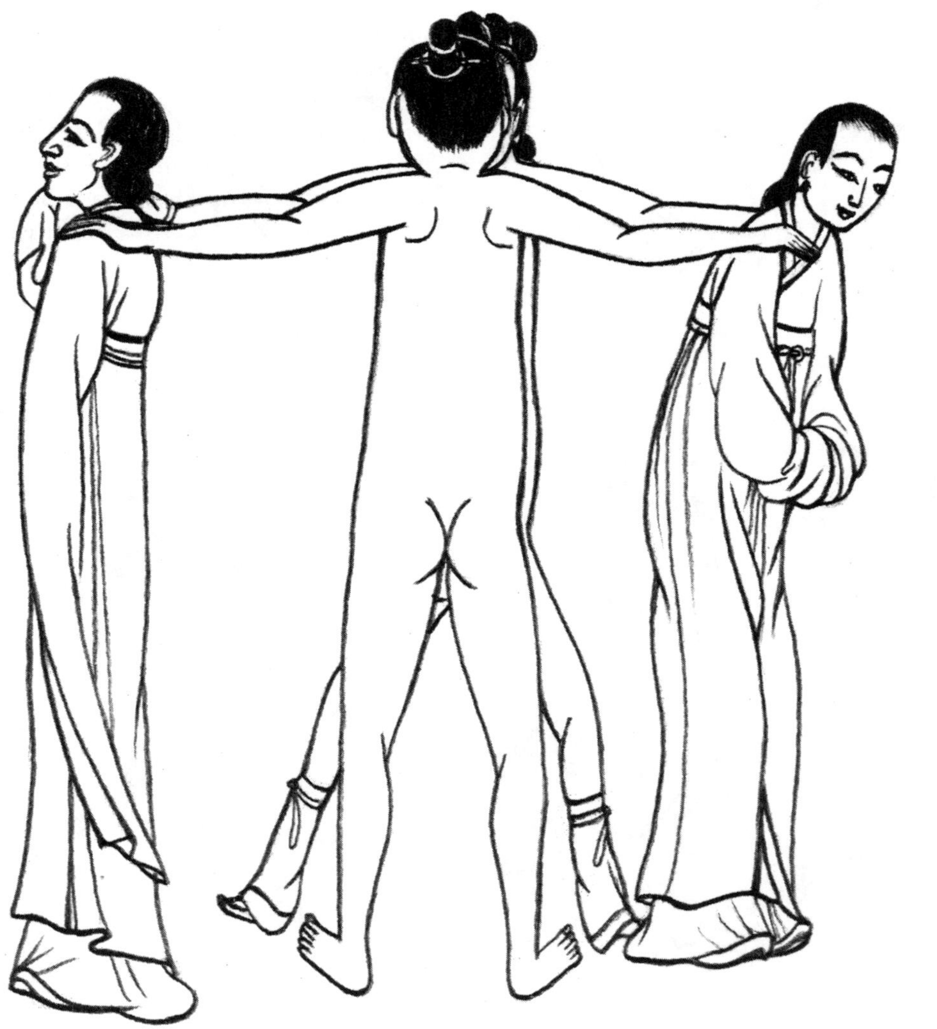

Bambus nahe dem Altar.
Nach einer japanischen Makimono-Malerei aus dem späten 17. Jahrhundert.

Variation von Bambus nahe dem Altar.
Nach einer Gravierung im chinesischen Roman *Su Wo P'ien* (Die Mond-Dame); ca. 1610.

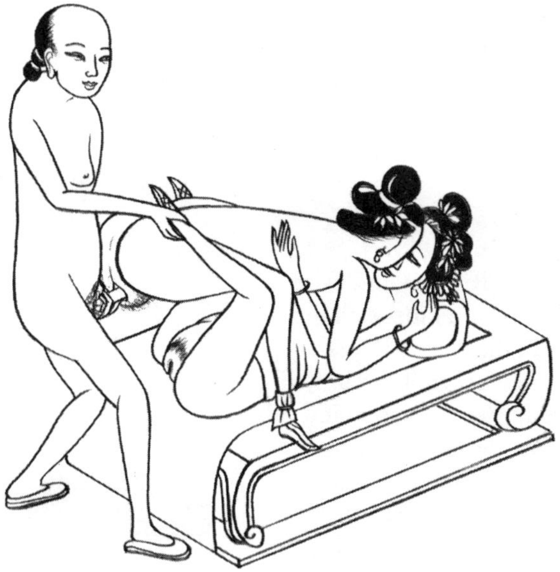

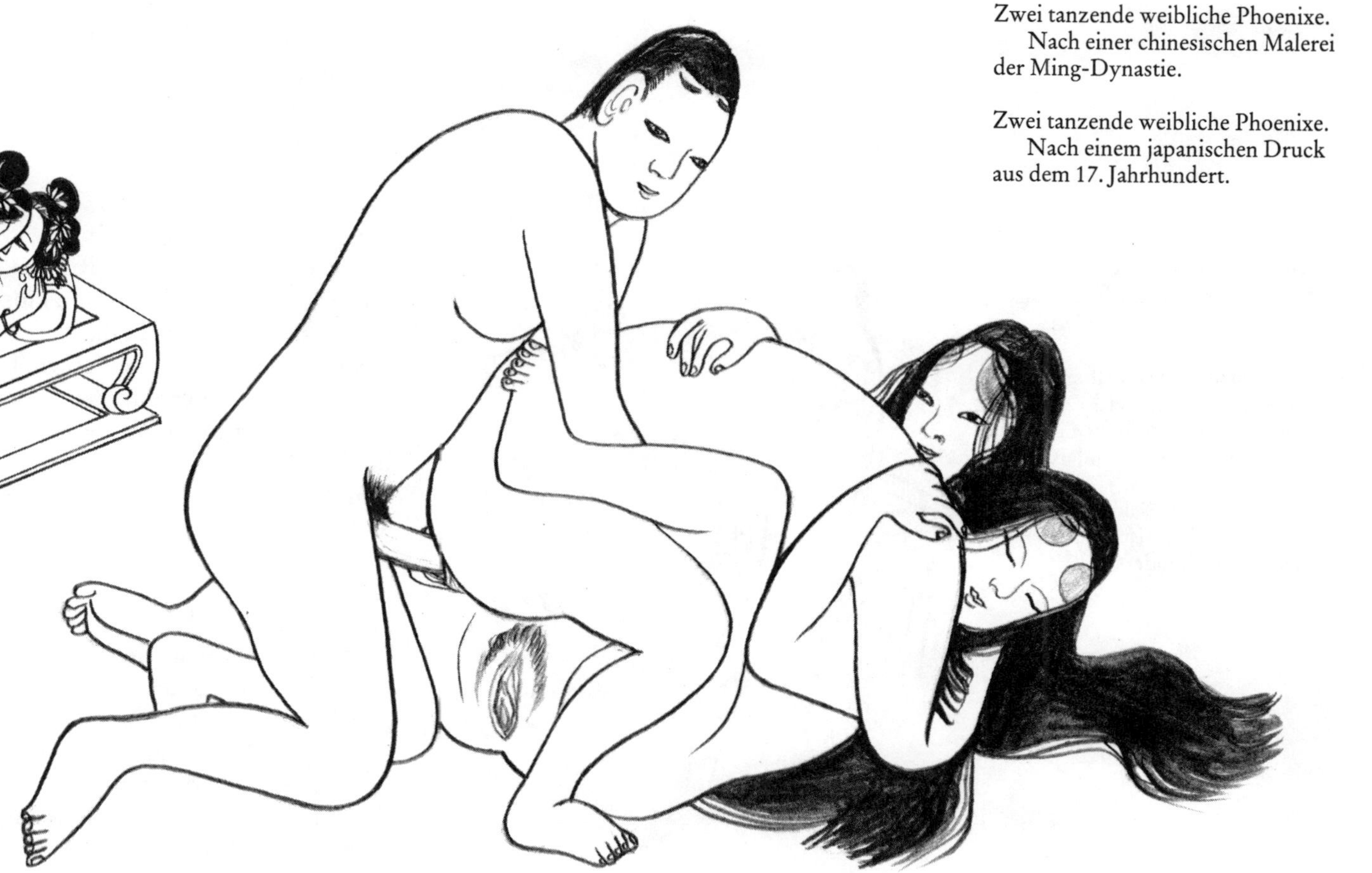

Zwei tanzende weibliche Phoenixe.
Nach einer chinesischen Malerei der Ming-Dynastie.

Zwei tanzende weibliche Phoenixe.
Nach einem japanischen Druck aus dem 17. Jahrhundert.

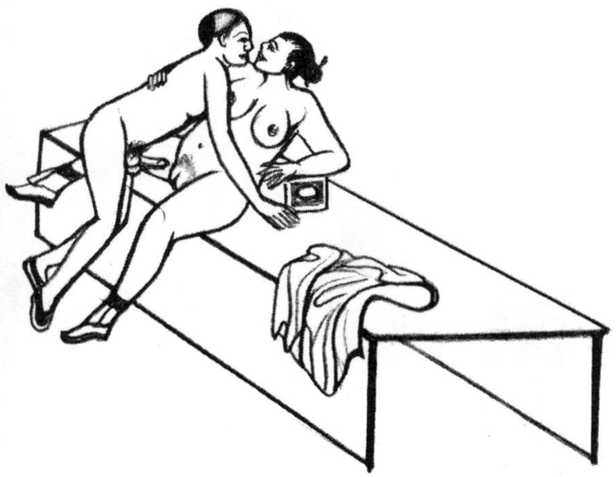

Phoenix hält sein Küken.
Nach einer chinesischen Malerei aus dem späten 18. Jahrhundert.

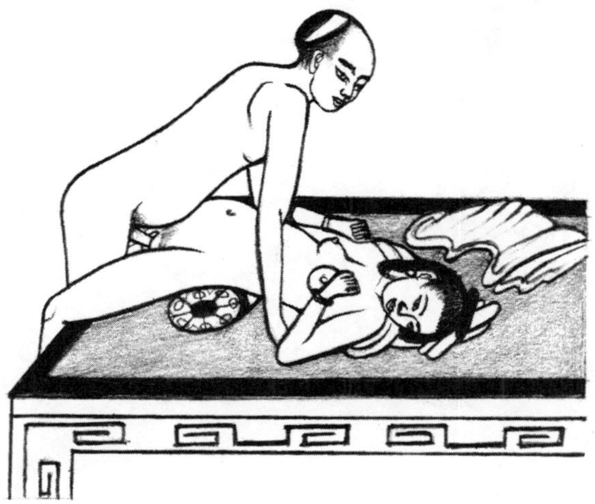

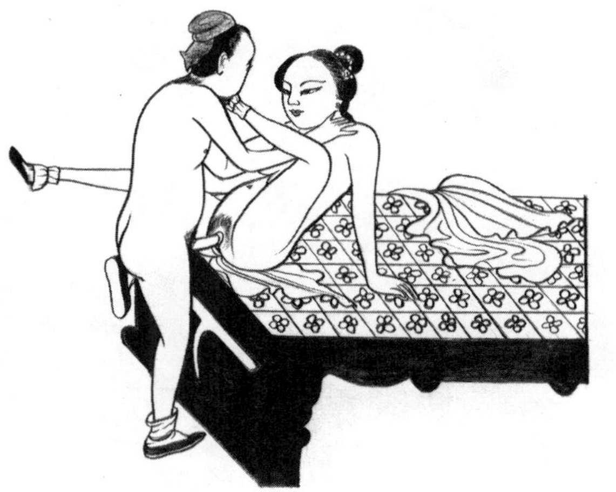

Variation von Aufsteigende Seemöwen.
Nach einer chinesischen Malerei aus dem 19. Jahrhundert.

Aufsteigende Seemöwen.
Nach einer chinesischen Malerei aus der Mitte des 18. Jahrhunderts.

1 Aufsteigende Seemöwen.
Nach einem chinesischen Druck aus dem frühen 19. Jahrhundert.

2 Humoristische Darstellung von Galoppierendes Wildpferd.
Nach einer mongolischen Malerei aus dem späten 18. Jahrhundert.

3 Galoppierendes Wildpferd.
Nach einer chinesischen Malerei aus dem 18. Jahrhundert.

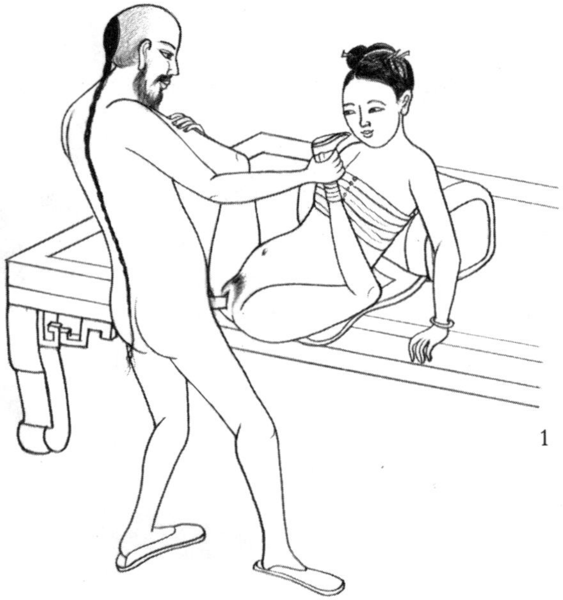

1

Springende Wildpferde

Die Frau liegt auf dem Rücken. Der Mann hebt ihre Beine an und legt ihre Füsse rechts und links auf seine Schultern. Dann führt er seinen Jade-Stab tief in ihr Jade-Tor ein und bewegt die Frau hin und her.

Galoppierendes Wildpferd

Die Frau liegt auf dem Rücken und hebt ihr rechtes Bein an. Der Mann kniet sich hin und nähert sich. Er hebt das rechte Bein der Frau noch höher an und stützt mit der linken Hand ihren Nacken. Mit der rechten Hand hält er ihren rechten Fuss fest und bewegt ihn hierhin und dorthin. Dann sollten sie gemeinsam Bewegungen machen, die denen eines Wildpferdes gleichen, das über die Weide galoppiert.

Scharrendes Pferd

Die Frau liegt auf dem Rücken, hebt das rechte Bein an und legt es auf die linke Schulter des Mannes, der dicht vor ihrer Grotte kniet. Er dreht die Frau mit seinem Oberschenkel herum und führt den Jade-Stab tief in ihre Zinnoberrote Spalte ein. Das andere Bein der Frau wird frei bewegt, etwa wie ein scharrendes Pferd.

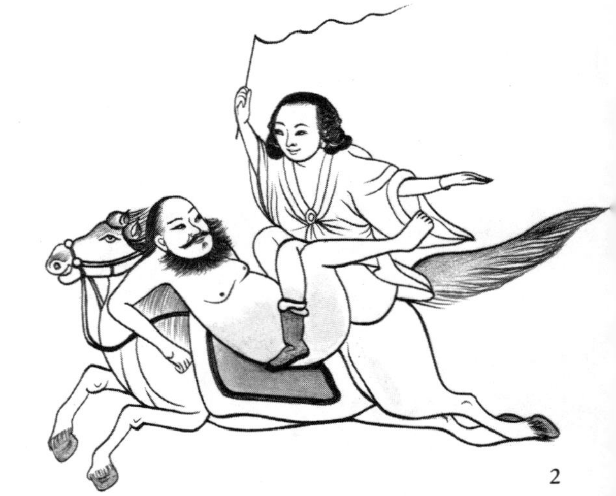

2

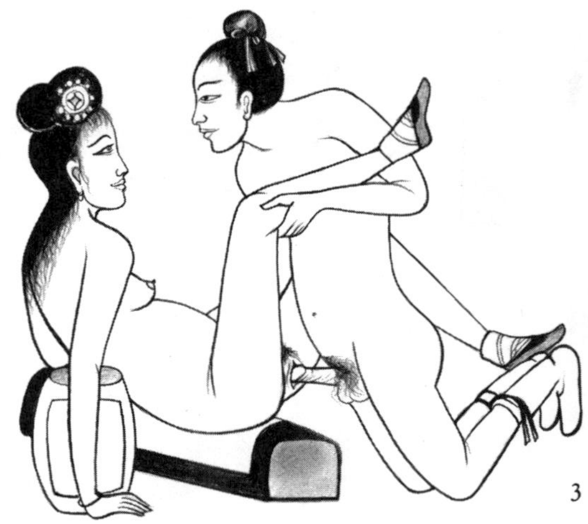

3

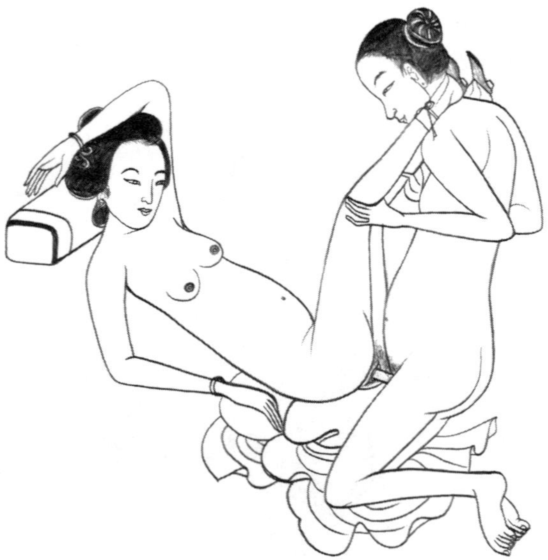

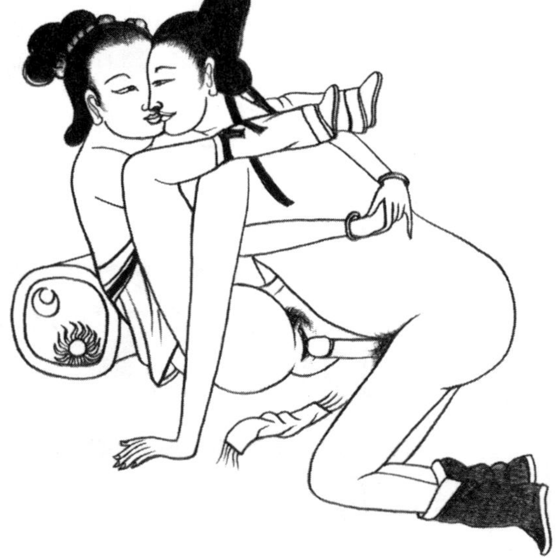

Springende Wildpferde.
Nach einem chinesischen Aquarell aus dem 17. Jahrhundert.

Springende Wildpferde.
Nach einer Serie chinesischer Malereien aus der späten Yuan-Periode (1280–1367).

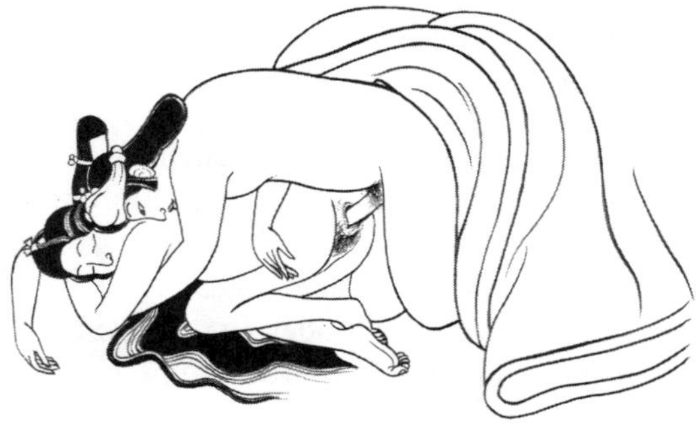

Springender weisser Tiger

Die Frau ruht auf Händen und Füssen und hat den Kopf gesenkt. Der Mann kniet hinter ihr, umfasst ihre Taille mit beiden Händen und führt seinen Jade-Stab in ihren Edlen Torbogen.

Dunkle Zikade auf Baum fixiert

Die Frau liegt mit dem Gesicht nach unten und hält die gespreizten Beine ausgestreckt. Der Mann nähert sich von hinten, nimmt zwischen ihren Oberschenkeln Platz und hebt ihren unteren Körper leicht an. Er stösst seinen Jade-Stab in ihre Edle Grotte und umfasst mit seinen Händen ihren Hals.

Bergziege gegenüber Baum

Der Mann sitzt bequem da und hält die Frau auf seinem Schoss. Sie sitzt mit gespreizten Beinen da und hält dem Mann den Rücken zugekehrt. Sie beugt den Kopf und überlegt, wie sie den Jade-Stab in ihre Schatzkammer einführen soll. Dann langt sie nach unten und bewerkstelligt die Einführung. Der Mann umfasst ihre Taille und stösst nach oben zu. Dann bewegen beide ihre Körper rhythmisch hin und her.

Springender Weisser Tiger.
Nach einem japanischen Druck von Sugimura Jihei; ca. 1680.

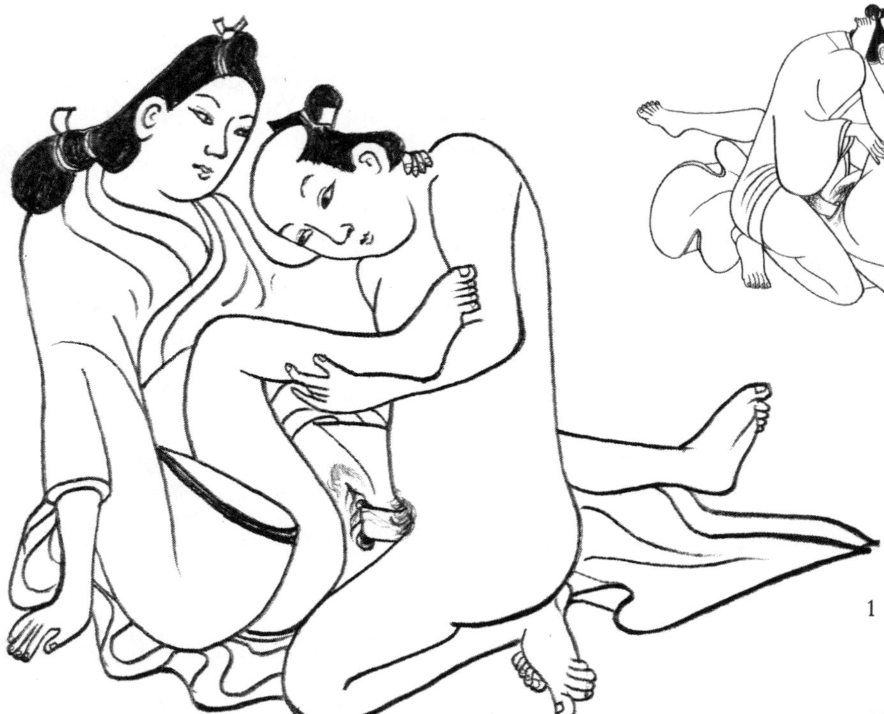

1

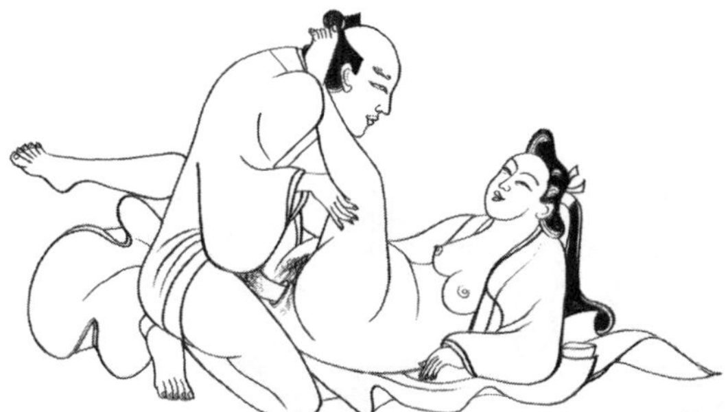

2

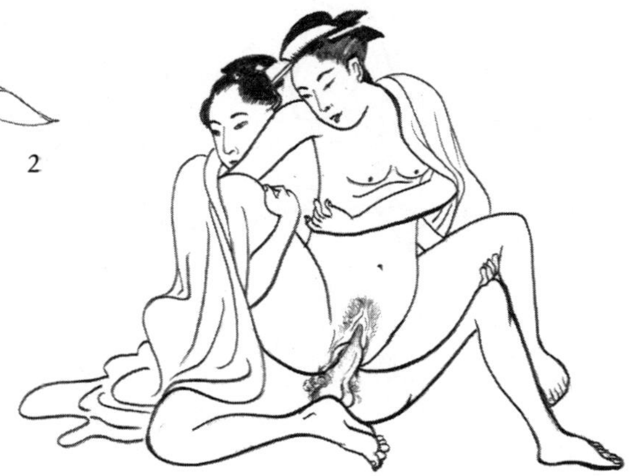

3

1 Scharrendes Pferd.
Nach einem japanischen Druck; ca. 1640.

2 Scharrendes Pferd.
Nach einem japanischen Druck; ca. 1680.

3 Bergziege gegenüber Baum.
Nach einem japanischen Holzschnitt der Serie, die als Koshodu-zue juni-ko bekannt ist; Edo, ca. 1780.

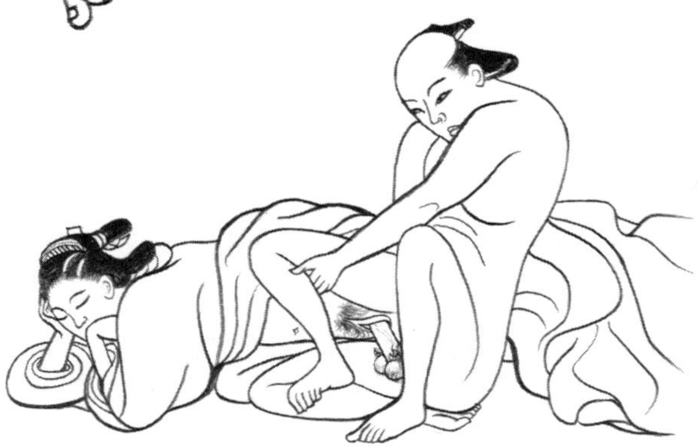

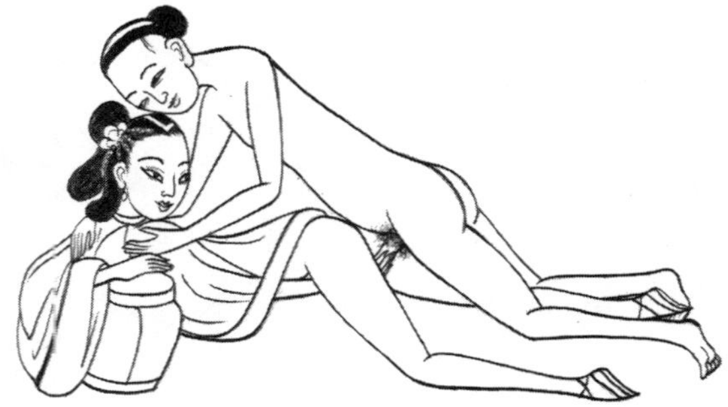

Variation von Dunkle Zikade auf Baum fixiert.
Nach einem japanischen Druck aus dem frühen 18. Jahrhundert.

Dunkle Zikade auf Baum fixiert.
Nach einer chinesischen bemalten Schriftrolle aus dem 18. Jahrhundert.

Dschungel-Geflügel.
Nach einer japanischen Schriftrolle aus dem 17. Jahrhundert.

Fortsetzung von Dschungel-Geflügel.
Nach einem chinesischen Druck aus der Ming-Dynastie.

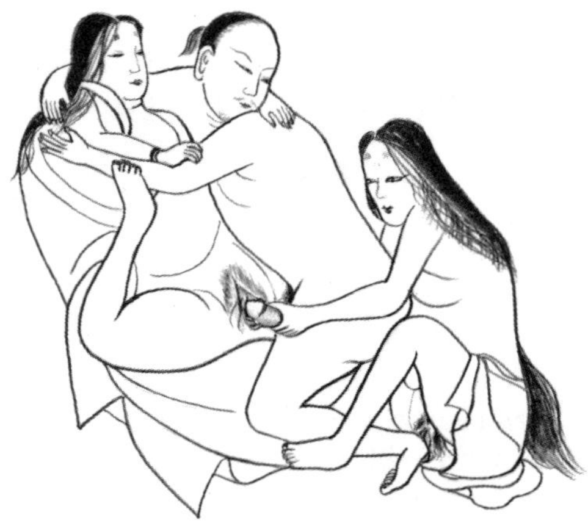

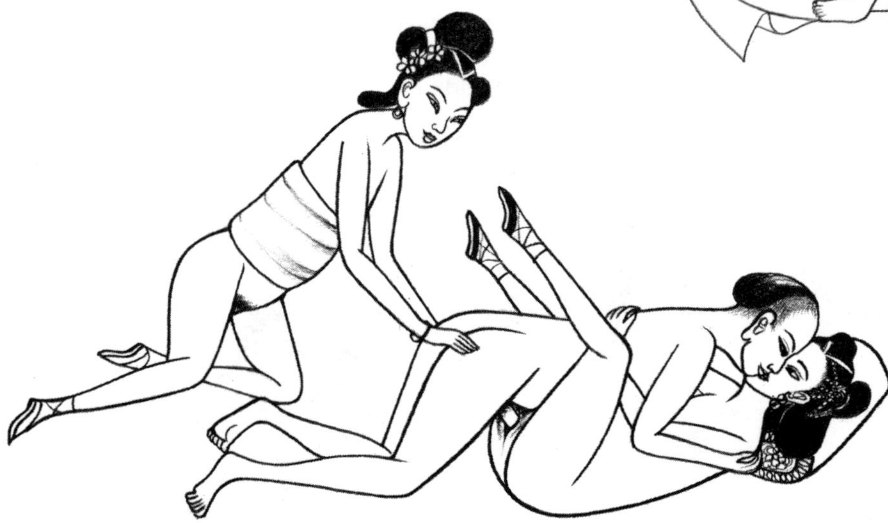

Dschungel-Geflügel

Der Mann hockt oder sitzt auf dem Bett. Seine Partnerin streckt die weit gespreizten Beine aus und schaut ihm ins Gesicht. Eine zweite Frau ist dabei und hilft beim Einführen seines Jade-Stabes ins Edle Tor seiner Partnerin. So vollzieht sie die Vereinigung der beiden Körper. Dann stellt oder setzt sich die zweite Frau hinter die andere und unterstützt deren Bewegungen, indem sie abwechselnd nach vorn drängt und sich wieder zurückzieht. Dies beschert allergrösste Lust.

Phönix spielt in der Zinnober-Spalte

Die Frau liegt auf dem Rücken, hebt die Beine an und hält sie an den Unterschenkeln fest. Der Mann kniet, schaut der Frau ins Gesicht und führt seinen Jade-Stab in ihre Zinnober-Spalte ein. Diese Position verhilft sehr schnell zur Befriedigung.

Mystischer Vogel schwebt über dem Ozean

Die Frau liegt auf dem Rücken, und der Mann legt ihre Beine über seine Unterarme. Er beugt sich vor, umfasst die Taille der Frau und führt dann seinen Jade-Stab ein.

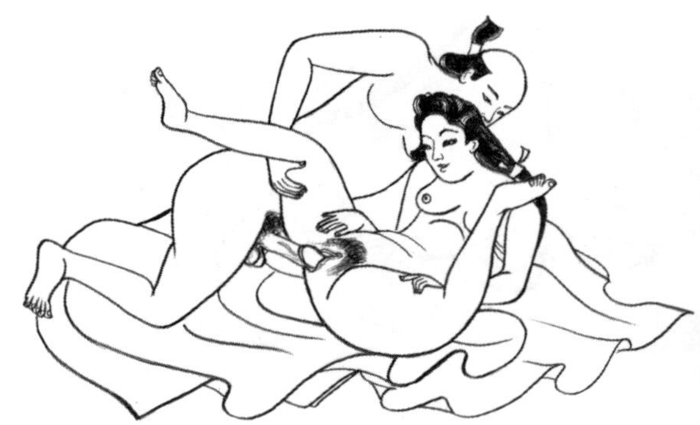

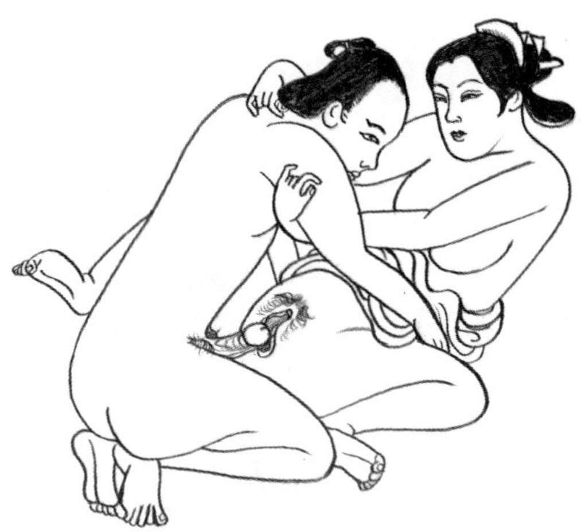

Phoenix spielt in der Zinnober-Spalte.
Nach einem japanischen Druck von Sukenobu; frühes 18. Jahrhundert.

Mystischer Vogel schwebt über dem Ozean.
Nach einem anonymen japanischen Druck; ca. 1680.

Schreiender Affe umarmt einen Baum

Der Mann sitzt mit ausgestreckten Beinen da. Die Frau sitzt rittlings auf seinen Oberschenkeln. Sie umarmt ihn mit beiden Händen. Er stützt ihren Hintern mit einer Hand ab und führt mit der anderen seinen Jade-Stab ein. Danach stützt er sich aufs Bett und bewegt sich rhythmisch.

Katze und Maus teilen ein Loch

Der Mann liegt mit gespreizten und ausgestreckten Beinen auf dem Rücken. Die Frau legt sich auf ihn nieder und führt seinen Jade-Stab tief ein.

Eine Variation dieser Stellung besteht darin, dass der Mann sich auf den Rücken der Frau legt und seinen Jade-Stab von oben in ihr Edles Tor einführt.

Esel im Dritten Mond des Frühlings

Die Frau hockt auf Händen und Knien oder mit ausgestreckten Beinen da. Der Mann steht hinter ihr und umfasst mit beiden Händen ihre Taille. Dann führt er seinen Jade-Stab in ihren Edlen Torbogen ein und bewegt ihren Körper zum Höhepunkt.

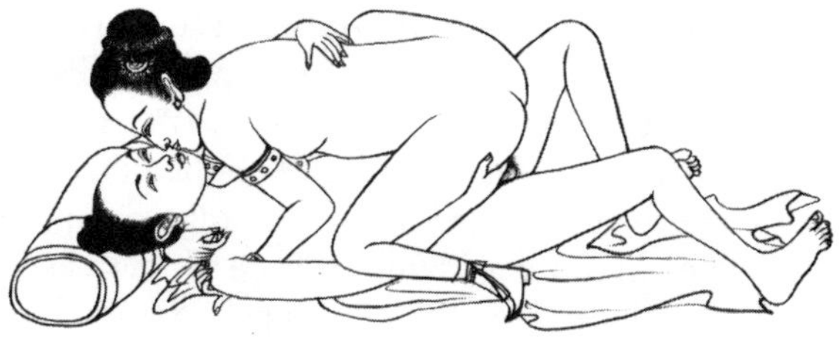

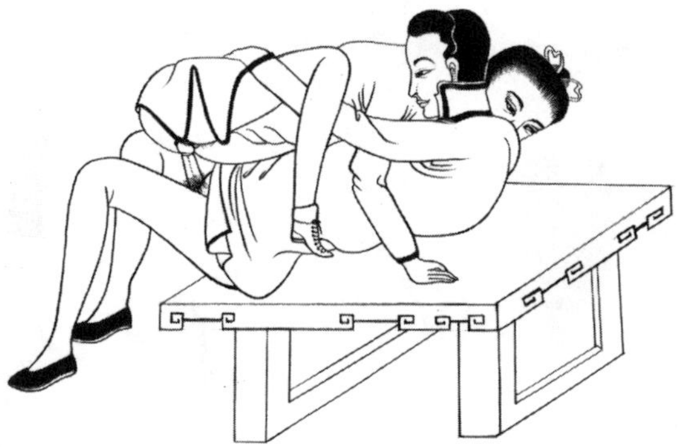

Katze und Maus teilen ein Loch.
Nach einer chinesischen Malerei aus der Ch'ien Lung Periode (1736–1796).

Variation von Katze und Maus teilen ein Loch.
Nach einer chinesischen Malerei aus dem frühen 19. Jahrhundert.

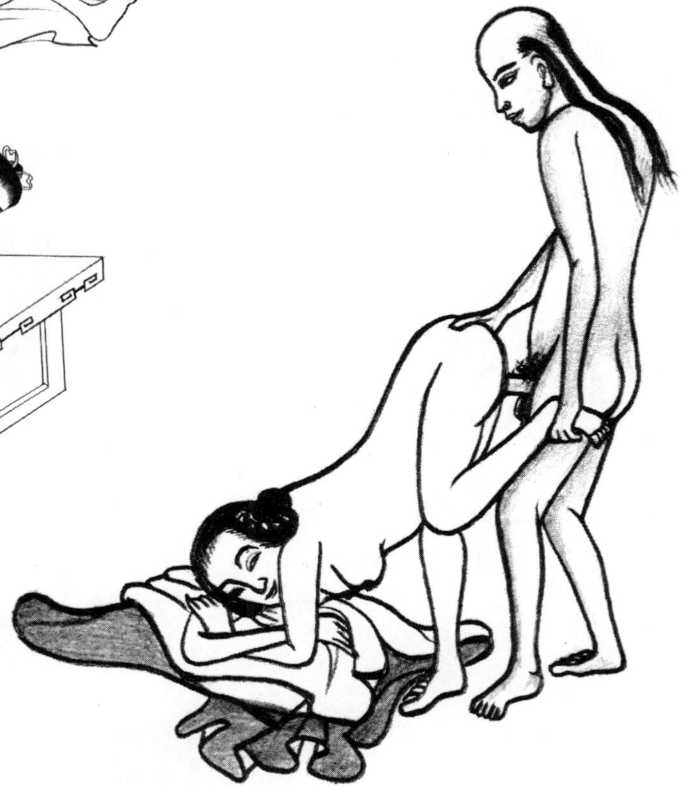

Variation von Esel im dritten Mond des Frühlings.
Nach einer mongolischen Malerei aus der Mitte des 18. Jahrhunderts.

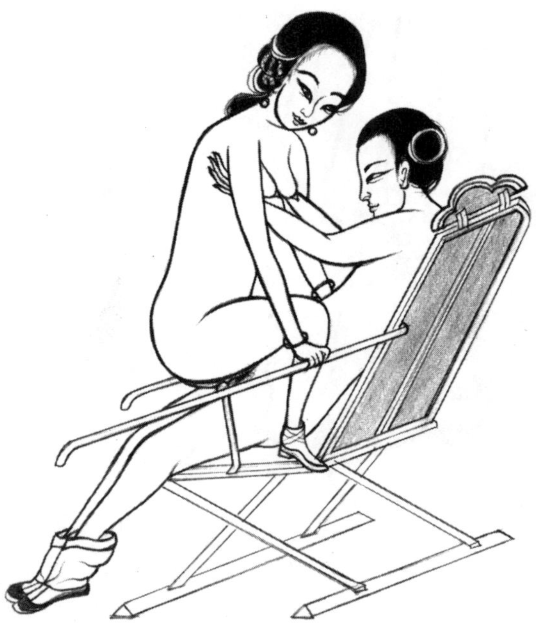

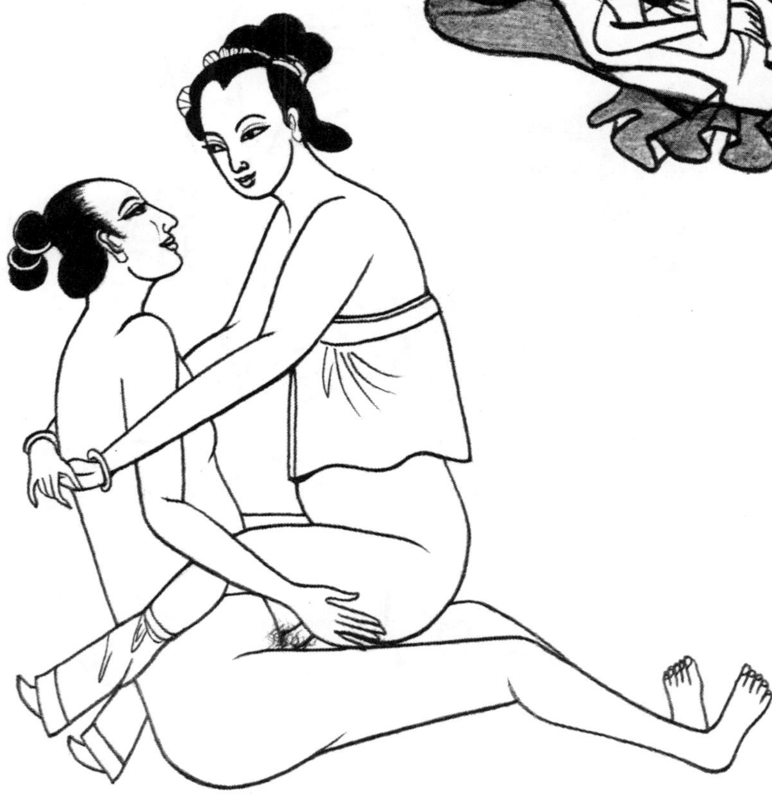

Variation von Schreiender Affe umarmt einen Baum.
Nach einer chinesischen Malerei aus dem 18. Jahrhundert.

Schreiender Affe umarmt einen Baum.
Nach einer chinesischen Malerei aus der Ming-Dynastie.

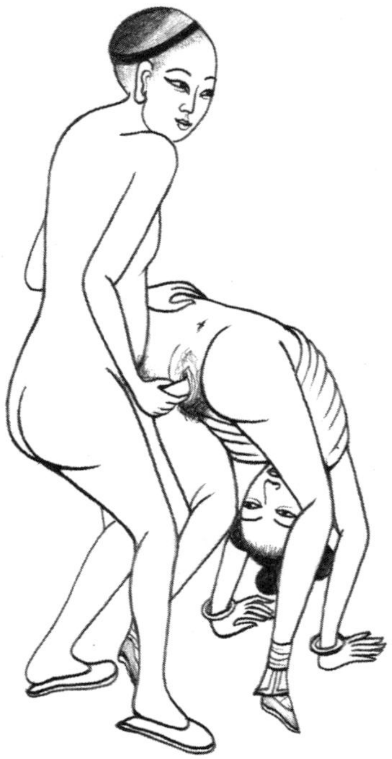

Esel im dritten Mond des Frühlings.
Nach einem chinesischen Farbdruck aus der Ming-Dynastie.

Hunde des Neunten Herbsttages
Mann und Frau hocken auf allen vieren und schauen in entgegengesetzte Richtungen. Jeder sieht zwischen seinen Beinen hindurch. Sie bringen ihre Hinterteile dicht zusammen. Der Mann senkt den Kopf, langt nach unten und führt seinen Jade-Stab in ihr Jade-Tor ein.

Der Taoistische Meister Tung aus der Sui-Dynastie (590–618 n. Chr.) legt grossen Nachdruck auf die Notwendigkeit für absolute Harmonisierung der Stimmung eines Paares. Er stellt fest: «Wenn der Mann zittert und die Frau nicht reagiert, oder wenn die Frau sich bewegt und der Mann nicht folgt, dann wird nicht nur der Mann verletzt, sondern es wird auch der Frau Schaden zugefügt.» Er erklärt weiter: «Durch korrekten Gebrauch der Sexualstellungen erreicht der Mann eine Steigerung der Lebenskraft, und die Frau eliminiert alle Krankheiten. Sex sollte fliessend sein. Glattes Einführen und langsames Bewegen, nur sehr selten schnell und kräftig.»

Vor langer Zeit wurden einer Braut im Orient traditionsgemäss Bücher in die Hand gegeben, in denen Liebesstellungen illustriert waren. Solche sexuellen Leitfäden werden in allen orientalischen Kulturen erwähnt.
Ein Gedicht aus der späteren Han-Dyna-

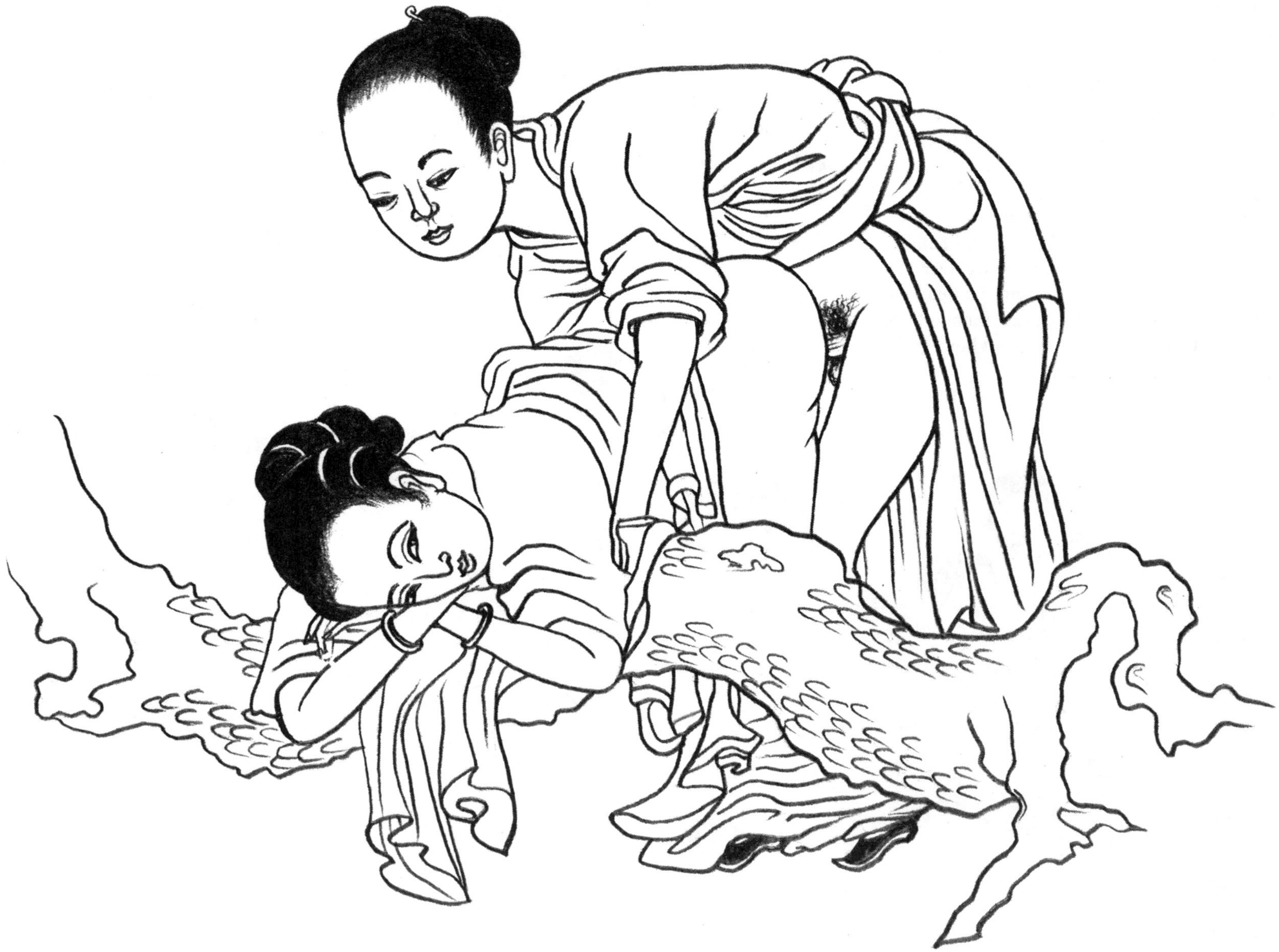

Variation von Esel im dritten Mond des Frühlings.
Nach einer chinesischen Malerei auf Seide; K'ang Hsi Periode, (1662–1722).

stie (ca. 25–220 n. Chr.) bezieht sich direkt auf den Gebrauch illustrierter Leitfäden:

«Während das edle Mädchen die Nacht verbringt,
Weide dich an ihr und spiele mit ihr;
Wenn sie auf die Bilder der Liebe zeigt,
Dann sieh zu und führe sie in Reihenfolge durch.»

In einem erotischen Roman aus der Ming-Periode mit dem Titel *Der Weg zur Heiligkeit durch das Fleisch* macht der Held seine prüde neue Ehefrau mit den Freuden des Sex bekannt. In der Geschichte wird erzählt, wie er ein Buch über Liebesstellungen kauft, die von schönen poetischen Texten begleitet sind. Mit Vorlesen und Betrachten schafft er es, die Frau in die Liebeskunst einzuweihen.

Fünf Stellungen sind abgebildet, die der Held wie folgt beschreibt:

Flatternder Schmetterling auf der Suche nach Blumen

In diesem Bild wird die Frau mit gespreizten Oberschenkeln gezeigt. Sie sitzt auf einem Stein neben einem verzierten Schwimmbekken. Behutsam «tastet der Mann das Gelände» ab. Sanft führt er seinen Proboscis in die Tiefe ihrer Blume ein. Da der Liebeskampf eben erst begonnen hat, zeigen beide noch einen relativ normalen Gesichtsausdruck. Ihre Augen sind offen.

Bienenkönigin macht Honig

Die Frau liegt auf dem Rücken, rundum von Kissen umgeben, von denen einige auch unter ihrem zarten Körper liegen. Ihre Beine sind gespreizt und angehoben, als hingen sie mitten in der Luft. Ihre sanften Hände drükken gegen seine Frucht und führen sie direkt zum Eingang ihrer Blume. Ihr Gesicht zeigt einen Ausdruck von Hunger und Durst, während er Erregung zeigt.

Vogel findet seinen Weg zum Nest

Die Frau liegt leicht auf einer Seite, auf Kissen gestützt, ein Bein hoch in die Luft gestreckt. Sie klammert sich mit beiden Händen an seinem Oberschenkel fest. Es sieht fast so aus, als hätte sein Getreuer Diener ihre Sensitive Höhle erreicht. Die Frau scheint zu befürchten, dass er sich entfernen und verlorengehen könnte. Dies ist der Grund, weshalb ein leichter Schatten der Sorge auf ihrem ansonsten wonnevollen Gesicht abgebildet ist. Die beiden lieben sich leidenschaftlich.

Galoppierendes hungriges Pferd

Die Frau liegt flach auf dem Rücken und drückt mit beiden Händen den Körper ihres Partners. Ihre Füsse ruhen auf seinen Schultern, während er bis zum Heft eindringt. Dass sie sich der Ekstase nähern, ist an ihren Augen zu erkennen, die unter halbgesenkten Lidern wie verschleiert wirken. Ihre Zungen sind in intimer Vereinigung.

Kampfmüde Drachen

Der Kopf der Frau ruht seitlich auf einem der vielen Kissen. Ihre Arme hängen herab und sehen aus wie Seidenfäden. Der Kopf des Mannes ruht auf der Seite ihres Halses. Der Mann sieht sehr entspannt aus. Die *Parfümierte Seele* (ekstatischer Geist) der beiden ist entflohen. Nur der allschwächste Lebensfaden ist noch wahrzunehmen. Dieses Bild zeigt Wonne, die bis zum Letzten genossen wurde.

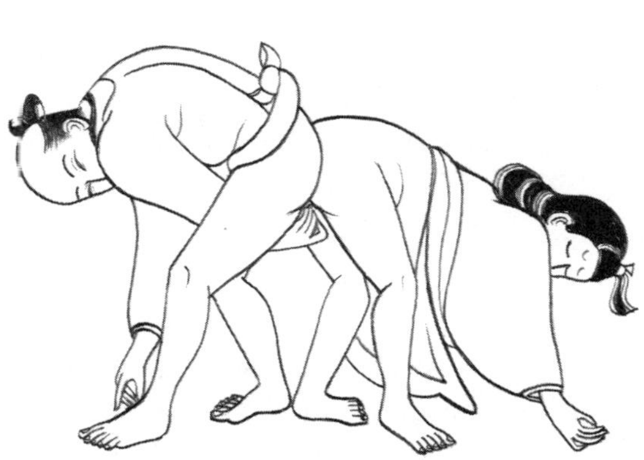

Hunde des neunten Herbsttages.
Nach einem japanischen Druck; ca. 1680.

Diese schönen und poetischen Beschreibungen des Liebens sind klare Hinweise darauf, dass im Osten die Sexualität als eine hohe Kunstform angesehen wurde. Die meisten Stellungen, die in chinesischer Kunst dargestellt werden, sind leicht zu praktizieren. Viele von ohnen sind identisch mit Stellungen, die in indischen und arabischen Schriften beschrieben werden, wenngleich sich die Namen unterscheiden.

Wenn moderne Paare diese alten Liebesstellungen erforschen, dann werden sie feststellen, dass ihr Leben bereichert wird; ihre Beziehung wird von Selbstvertrauen durchdrungen werden.

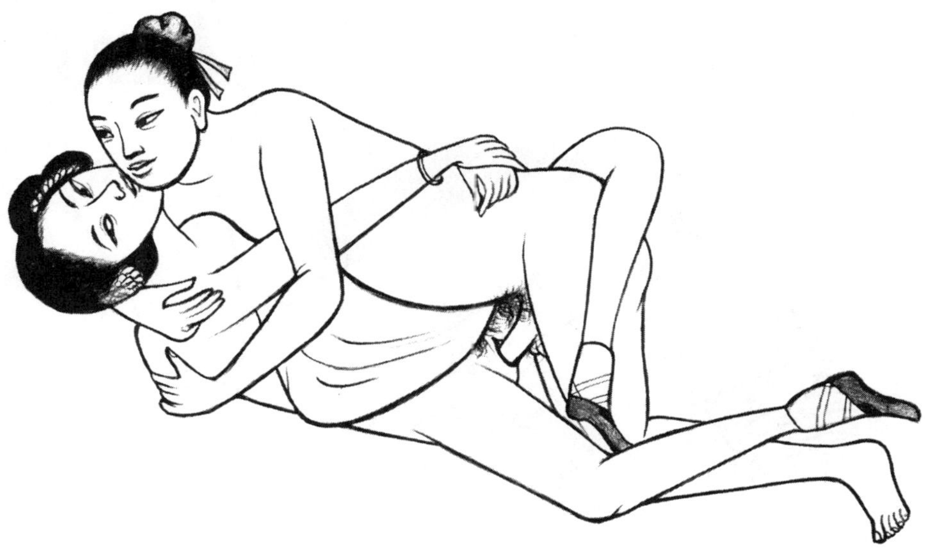

Taoistische Liebesstellungen wurden entwickelt, um ein Maximum an Komfort und Intimität zu sichern.
Nach einem chinesischen Druck aus der Ming-Dynastie.

Geheimnisse des Einfachen Mädchens

Eine alte chinesische Überlieferung erzählt von einer Flussgöttin, die die Gestalt einer Muschel annahm, aus der sie dann als Frau inkarniert wurde. Die Ähnlichkeit der Muschel mit der Yoni war der Anlass, sie in der östlichen Kultur zu einem Symbol der Furchtbarkeit zu machen. Die *Muschelgöttin* war auch als *Das Einfache Mädchen* bekannt, eine der drei sexuellen Initiatorinnen des mythischen Gelben Kaisers.

Der Legende nach hat Das Einfache Mädchen eine fünfzigsaitige Zither entworfen, auf der sie für den Gelben Kaiser spielte. Eines Tages rührte ihn diese Musik derartig, dass er dieses Instrument als für menschliche Ohren zu gefährlich erklärte. Deshalb befahl er, es in zwei Teile zu spalten; jede Hälfte behielt fünfundzwanzig Saiten.

Diese Geschichte gewinnt an Tiefe, wenn man sie im Lichte der Wichtigkeit betrachtet, die die Zahl Fünfzig in tantrischen Lehren spielt. Denn Fünfzig ist die Anzahl der der ursprünglichen Laut-Schwingungen, aus denen alle irdischen Dinge hervorgegangen sind. Fünfzig Köpfe befinden sich an Kalis Girlande. Das Sanskrit-Alphabet hat fünfzig Buchstaben.

Das Einfache Mädchen lehrte den Gelben Kaiser die geheimen Methoden des Liebens. Die als *Geheime Methoden des Einfachen Mädchens* und *Sex-Rezepte des Einfachen Mädchens* bekannten Bücher sind zwei der Werke, die ihren Namen tragen. Sie enthalten eine wahre Fundgrube an Informationen; da sie einer Frau zugeschrieben werden, sind sie gerade heutzutage von besonderer Wichtigkeit.

In einer Schrift erklärt Das Einfache Mädchen: «Die Frau ist dem Mann in der gleichen Weise überlegen, wie Wasser dem Feuer überlegen ist. Leute, die Experten in der Liebeskunst sind, sind wie ausgezeichnete Köche, die sich darauf verstehen, aus verschiedenen Zutaten eine schmackhafte Mahlzeit zuzubereiten. Wer die Kunst von Yin und Yang kennt, kann die Lust der Sinne miteinander

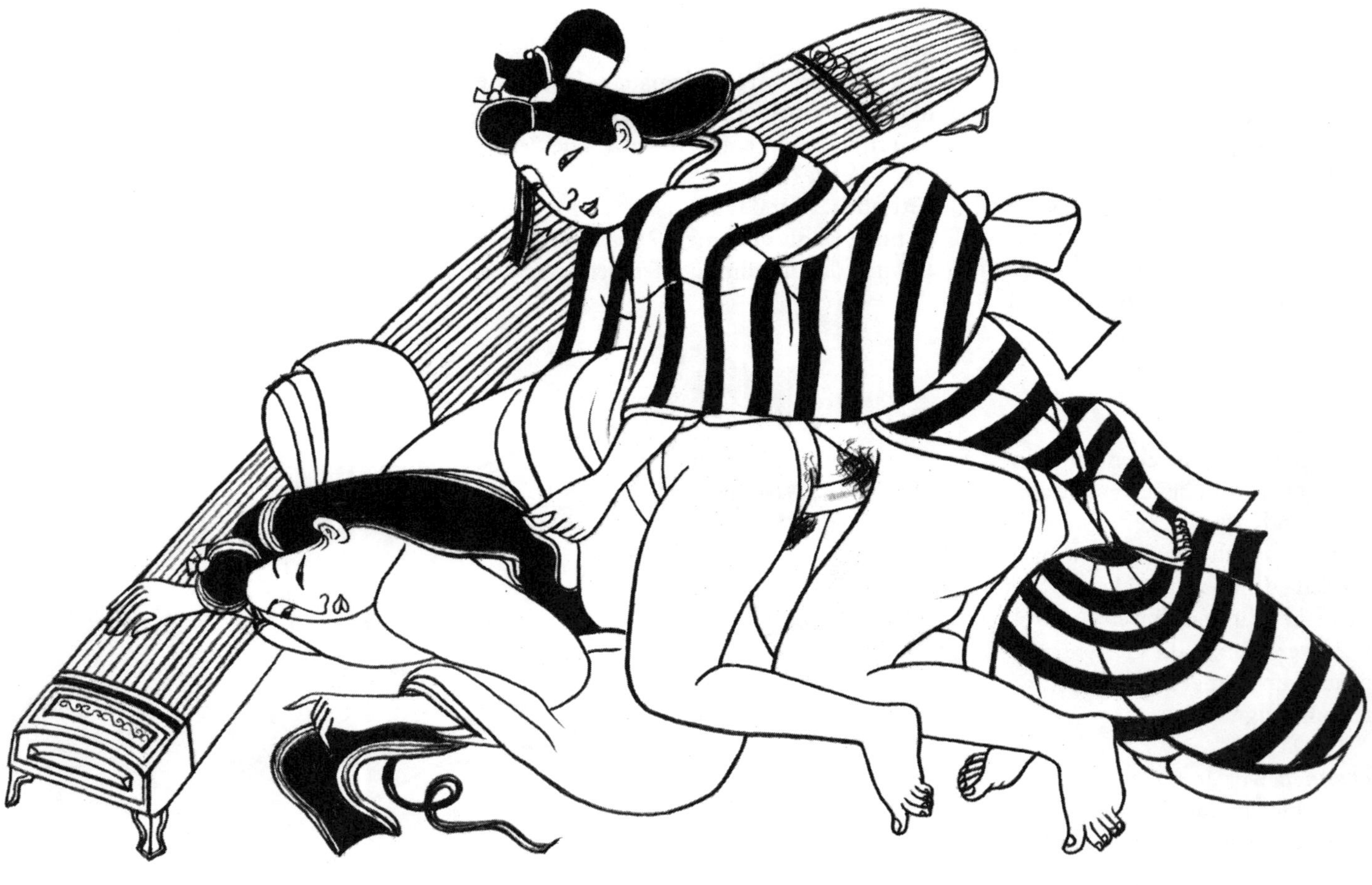

Eine Darstellung des Einfachen Mädchens, das einen Edelmann in die taoistische Stellung einweiht, die als Springender Weisser Tiger bekannt ist.

Nach einem japanischen Druck von Sugimura Jihei; ca. 1680.

mischen. Wer diese Kunst dagegen nicht beherrscht, wird einen unerwarteten Tod erleiden, ohne das Lieben jemals richtig genossen zu haben.»

Danach beschreibt sie die Symptome, Wünsche und leidenschaftlichen Bewegungen der Frau. Wir zitieren eine längere Passage:

Fünf Symptome

Das Einfache Mädchen erklärt, dass es *Fünf Symptome* gibt, an denen ein Mann erkennen kann, ob und wann eine Frau sexuell erregt ist:

«Zuerst steigt ihr das Blut ins Gesicht. Zu diesem Zeitpunkt sollte der Mann nah zu ihr kommen. Zweitens werden ihre Brustwarzen hart, und ihre Nase wird leicht feucht. Dann sollte er seine Liebeswaffe einführen. Drittens wird ihr Hals trocken; sie beginnt, viel Speichel heftig zu schlucken. Dies deutet darauf hin, dass der Mann nun mit langsamen Liebesbewegungen anfangen soll. Viertens wird ihr Jade-Tor feucht und schlüpfrig; dann sollte der Mann sehr tief eindringen. Schliesslich beginnen reichliche Emissionen aus ihrem Inneren Herzen nach aussen zu fliessen; während dieser Phase sollte sich der Mann vollkommen frei in ihrem Körper bewegen.»

Fünf Wünsche

Das Einfache Mädchen zählt *Fünf Wünsche* auf, an denen die Reaktion einer Frau abgelesen werden kann:

«Erstens: Wenn eine Frau im Geiste den Wunsch hat, zu lieben, wird ihr Atem unregelmässig. Zweitens: Wenn ihr Jade-Tor zu lieben wünscht, dann werden sich ihre Nasenflügel aufblähen, und ihr Mund wird offenstehen. Drittens: Wenn ihre vitale Essenz wünscht durch Lieben aufgewühlt zu werden, dann wird eine Frau damit beginnen, den Körper rhythmisch auf und ab zu bewegen. Viertens: Wenn es ihr Herzenswunsch ist, vollkommen befriedigt zu werden, dann wird ihr Jade-Tor so reichlich Feuchtigkeit von sich geben, dass sogar ihre Kleidung nass wird. Fünftens: Wenn sie bereit ist, zum Orgasmus zu gelangen, dann wird sie ihren Körper wie ein Tier winden und die Augen schliessen.

Zehn Phasen des Liebens

Das Einfache Mädchen zählt *Zehn Phasen des Liebens* auf:

«Erstens: Wenn eine Frau den Mann mit ihren Armen umschlingt, zeigt sie, dass sie ihn dicht an ihren Körper heranziehen möchte, um von ihm in Liebe besessen zu werden. Zweitens: Wenn eine Frau die Beine ausstreckt, zeigt sie dem Mann, dass sie am oberen Teil ihres Jade-Tores (Klitoris) gerieben werden möchte. Drittens: Wenn eine Frau den Bauch streckt, zeigt sie damit dem Mann, dass er kurze Liebesstösse in ihrem Körper machen soll. Viertens: Wenn eine Frau beginnt, den Hintern vor und zurück zu bewegen, zeigt sie damit dem Mann, dass sie bereits spürt, wie sie sehr bald grosse Lust empfinden wird. Fünftens: Wenn eine Frau die Beine anhebt, zeigt sie damit dem Mann, dass er mit tiefen Liebesstössen in ihren Körper eindringen soll. Sechstens: Wenn eine Frau ihre Oberschenkel zusammenpresst, so gibt sie damit zu verstehen, dass ihr Jade-Torbogen bereits Liebessäfte verströmt. Siebtens: Wenn eine Frau ihren Körper von links nach rechts bewegt, so zeigt sie damit dem Mann, dass er von der Seite her in ihren Körper eindringen soll. Achtens: Wenn eine Frau den oberen Teil ihres Körpers anhebt und ihre Brüste gegen den Mann drängt, so zeigt sie damit, dass sie den Zenit der Lust fast erreicht hat. Neuntens: Wenn eine Frau ihre Gliedmassen entspannt, zeigt sie, dass sie den Höhepunkt erreicht hat. Zehntens: Durch Emission reichlicher Liebessäfte aus ihrem Edlen Portal zeigt sie, dass ihre vitale Essenz freigesetzt wurde.

Therapeutisches Lieben

Im *Diskurs des Einfachen Mädchens* werden die *Acht Wohltaten* als Folgen besonderer Rhythmen des Liebens aufgezählt. Diese Rhythmen sind in der Hauptsache Kombinationen aus magischen Zahlen, die von der Yang-Zahl her ihre Inspiration bekommen. Yang oder die männliche Kraft wird durch ungerade Zahlen dargestellt, Yin oder die weibliche Kraft durch gerade Zahlen.

Therapeutisches Lieben durch Beherrschung der Rhythmen und Positionen des Geschlechtsverkehrs ist ein Thema, das es nur in der orientalischen Medizin gibt.

Nach östlicher medizinischer Beobachtung sind Blut, Fleisch, Fett, Knochen, Mark und Samen (oder Ovum) Glieder in einer Kette, die sich gemäss einer natürlichen Ordnung und eines ebensolchen Rhythmus entwickelt.

Die *Sushruta Samhita,* eine bedeutende medizinische Hindu-Schrift, stellt fest: «Lebens-Essenz produziert Blut; aus Blut wird Fleisch produziert; Fett hat im Fleisch seinen Ursprung; Fett wiederum veranlasst Knochenbau. Den Knochen entspringt das Mark, das wiederum Samen oder Ovum erzeugt.»

Diese siebenfache Generation von Körperelementen ist ein natürlicher Vorgang, der leicht durch Überanstrengung oder ungesunde Lebensweise gefährdet werden kann. Ebenso kann er aber auch durch eine sorgfältige Auswahl der Aktivitäten gefördert und verstärkt werden.

Therapeutisches Lieben bezieht seine Inspiration aus der Tatsache, dass spezifische Stellungen Energie auf verschiedene Weise kanalisieren und so den Körper in die Lage versetzen, sich auf Unausgewogenheiten zu konzentrieren und sie zu korrigieren.

Wenn sich jemand bewegt, aber keinen Samen ausstösst, so gibt es Lebenskraft und Energie im Überfluss. Der Körper absorbiert die Energie, und alle Sinne werden geschärft.
P'ENG TSU

Ein Mann sollte lernen, seine Ejakulation zu kontrollieren. Wer zu gierig auf weibliche Schönheit ist und über sein Leistungsvermögen hinaus ejakuliert, fügt jeder Ader, jedem Nerv, jedem Organ seines Körpers Schaden zu und fördert das Entstehen von Krankheiten. Korrekte Praxis des Geschlechtsverkehrs kann jedes Gebrechen heilen und gleichzeitig die Tür zur Befreiung aufstossen.
YANG-SHEN-YAO-CHI

Das Lieben ist immer mit Veränderungen des Atems, des Herzschlags, des Blutkeislaufs, der Drüsensekretionen und der Gehirnwellen verbunden.

Da der Körper die Fähigkeit besitzt, für jede Krankheit oder überhaupt jeden Zustand einen entsprechenden Gegenpol zu erzeugen, geht es nur noch darum, den korrekten metabolischen Vorgang auszulösen.

Hatha Yoga-Positionen und -Atemtechniken haben sich als sehr effektiv erwiesen, wenn es darum geht, den Körper dazu zu bringen, sich selbst zu kurieren, sogar von ernsthaften Krankheiten. Sexueller Yoga kann dies noch wirksamer tun, weil die männlichen und weiblichen Prinzipien in Harmonie zusammenarbeiten und sich gegenseitig ergänzen.

Hatha Yoga kann eine langwierige und schwierige Disziplin sein, die nicht leicht zu vervollkommnen ist. Dagegen erzeugen taoistisches und tantrisches Lieben auf natürliche Art und Weise Vitalität und Energie.

Taoistisches und tantrisches therapeutisches Lieben betonen beide Rhythmus und Stellung. Diese Aktionen können allen Teilen des männlichen und weiblichen Körpers zugute kommen und haben auch eine stärkende und erleichternde Wirkung auf den Geist.

Obwohl diese Disziplin im Grunde genommen recht einfach ist, erfordert sie doch, dass der Mann die Kraft des Zurückhaltens perfekt beherrscht.

Die Rolle der Frau beim therapeutischen Lieben ist die einer Initiatorin; sie weckt die nährenden Kräfte der Natur. Ihre emotionale Energie und ihre subtilen Sekretionen sind sehr wichtig, um bei ihrem Partner eine Harmonisierung von Körper und Geist herbeizuführen. Während der Mann sich auf das Zurückhalten konzentriert, besteht die Rolle der Frau darin, sich dem «Geben» zu überlassen und die heilenden Energien ihres Geistes zu erschliessen. Aber auf diese Weise «gibt» sie nicht nur, sondern «empfängt» auch. Ihre Yin-Kraft wird gestärkt; ihre Macht, zur Erholung und Vitalisierung zu verhelfen, wird gesteigert.

Die sexuellen Geheimnisse behaupten: «Wenn eine Frau wahrhaft ihre kolossale Macht der Verjüngung erschliesst und einsetzt, gibt es für ihr Heilungspotential keine Grenze.»

Die folgenden acht Stellungen, Rhythmen und Wohltaten hängen alle von der Fähigkeit des Mannes ab, seine Ejakulation zu kontrollieren, sowie von der Bereitwilligkeit der Frau, heilende Energien in Umlauf zu bringen.

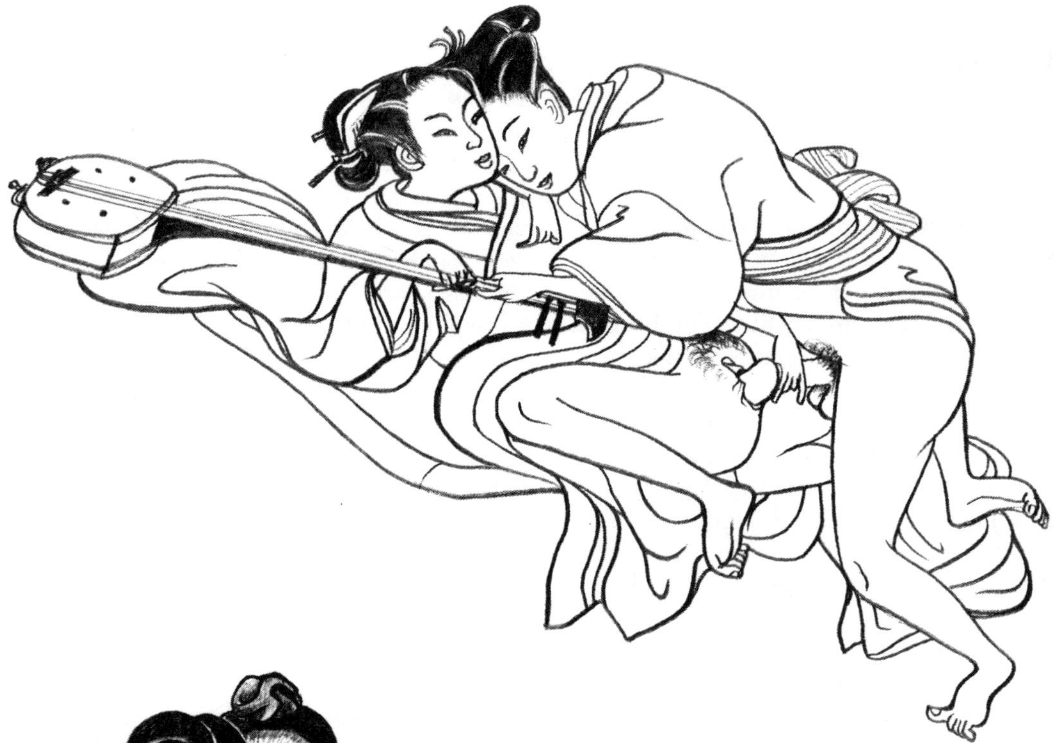

Therapeutisches Lieben war eine alte taoistische Wissenschaft. Durch die Kontrolle der Rhythmen und Positionen der Liebe werden vitale Elemente des Körpers harmonisiert.
Nach einem japanischen Farbdruck von Isoda Koryusai; ca. 1772.

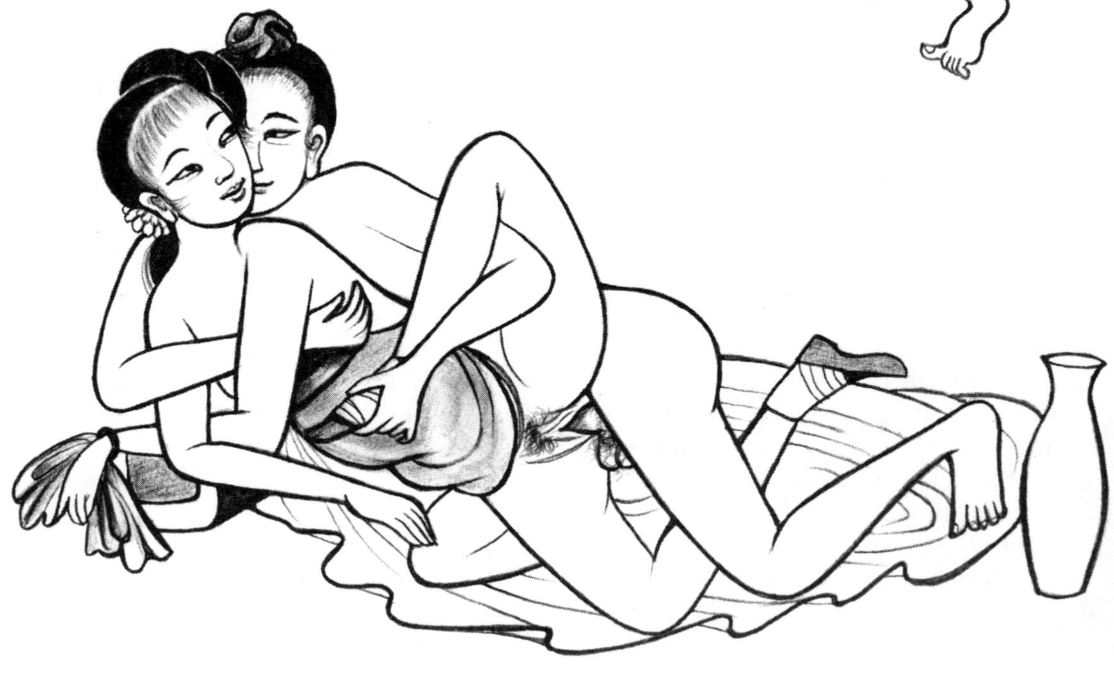

Taoistische Liebesstellung, besonders geeignet für verlängertes Lieben.
Nach einem chinesischen Druck aus der Ming-Dynastie.

DIE ACHT WOHLTATEN

Konzentration des Samens

Um diese Wohltat zu erlangen, wird die Frau aufgefordert, sich auf die Seite zu legen und die Oberschenkel weit zu spreizen. Der Mann legt sich neben ihr zwischen ihre Beine und führt seine Liebeswaffe behutsam ein. Nach achtzehn Liebesstössen sollte er mit dem Lieben aufhören.

Diese Methode hilft, den Samen zu konzentrieren und gleichzeitig irgendwelche Blutungen der Frau zu kurieren. Es sollte über einen Zeitraum von fünfzehn Tagen zweimal täglich praktiziert werden. (Anmerkung: 18 ist 2 × 9)

Geist zur Ruhe bringen

Um diese Wohltat zu erlangen, legt sich die Frau auf den Rücken, streckt die Beine aus und hat ein Kissen unter dem Hintern. Der Mann kniet zwischen ihren gespreizten Oberschenkeln und führt seine Waffe ein. Nach siebenundzwanzig Liebesstössen sollte er mit dem Lieben aufhören.

Diese Methode wird den Geist des Mannes zur Ruhe bringen und gleichzeitig alle Erkältungen in der Sexualregion der Frau kurieren. Es sollte über einen Zeitraum von zwanzig Tagen dreimal täglich praktiziert werden. (Anmerkung: 27 ist 3 × 9)

Wohltaten für die inneren Organe

Um diese Wohltat zu erlangen, legt sich die Frau auf die Seite und krümmt oder hebt beide Beine an. Der Mann legt seinen Körper im rechten Winkel über die Frau und führt seine Waffe von hinten ein. Nach sechsunddreissig Liebesstössen sollte er mit dem Lieben aufhören.

Diese Methode tut den inneren Organen von Mann und Frau gleichermassen gut. Es sollte über einen Zeitraum von zwanzig Tagen viermal täglich praktiziert werden. (Anmerkung: 36 ist 4 × 9)

Stärkung der Knochen

Um diese Wohltat zu erlangen, liegt die Frau auf der Seite; das linke, angewinkelte Knie sollte oben liegen. Sie sollte das rechte Bein ausstrecken. Der Mann legt sich auf die Frau und stützt sein Gewicht mit Armen und Beinen ab. Er führt seine Waffe ein und macht genau fünfundvierzig Liebesstösse.

Diese Methode harmonisiert die Gelenke des Mannes und kuriert gleichzeitig jede Kongestion im Körper der Frau. Es sollte über einen Zeitraum von zehn Tagen fünfmal täglich praktiziert werden. (Anmerkung: 45 ist 5 × 9)

Harmonisierung des Blutkreislaufes

Um diese Wohltat zu erlangen, liegt die Frau auf der Seite, krümmt das rechte Bein und streckt das linke Bein aus. Der Mann legt sich auf sie und stützt sich mit den Händen ab. Sie führt seine Waffe ein. Er sollte genau vierundfünfzig Liebesstösse machen.

Diese Methode fördert den Blutkreislauf und harmonisiert die Lebenskanäle. Gleichzeitig ist sie sehr wirksam, um alle Schmerzen in der Sexualregion der Frau zu kurieren. Es sollte über einen Zeitraum von zwanzig Tagen sechsmal täglich praktiziert werden. (Anmerkung: 54 ist 6 × 9)

Vermehrung des Blutes

Um diese Wohltat zu erlangen, liegt der Mann auf dem Rücken. Die Frau kniet auf ihm und hebt ihren Hintern an. Dann führt der Mann seinen Jade-Stab tief ein. Die Frau bewegt sich auf und ab und liebt ihn, bis sie genau dreiundsechzig Liebesstösse empfangen hat.

Es gibt noch eine abgeänderte Methode: Die Frau hockt sich über den Mann.

Diese Methode des Liebens steigert die Kraft des Mannes und speichert sein Blut. Sie ist auch sehr wirksam, um Unregelmässigkeiten bei der Menstruation der Frau zu kurieren. Es sollte über einen Zeitraum von zehn Tagen hintereinander täglich siebenmal praktiziert werden. (Anmerkung: 63 ist 7 × 9)

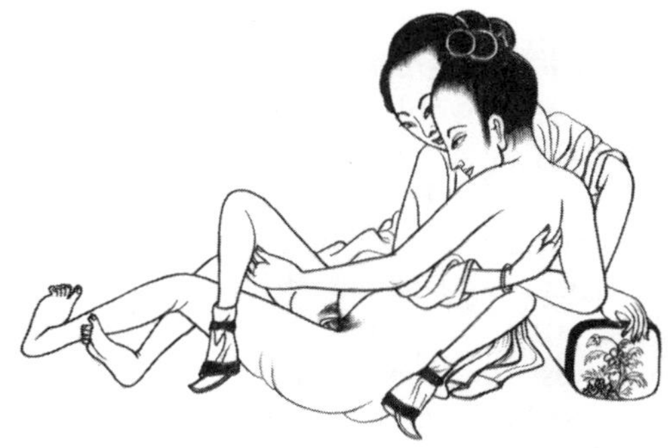

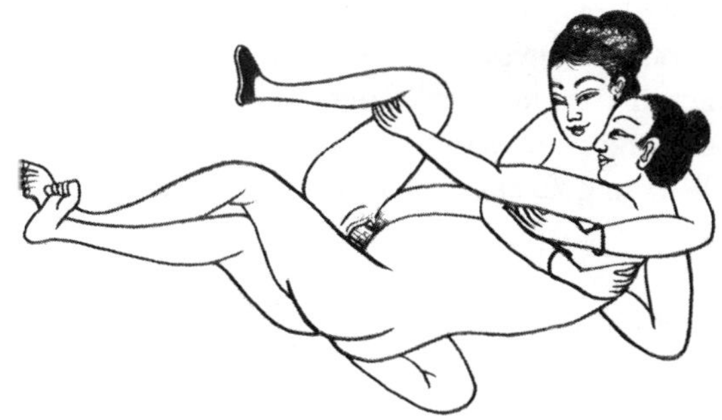

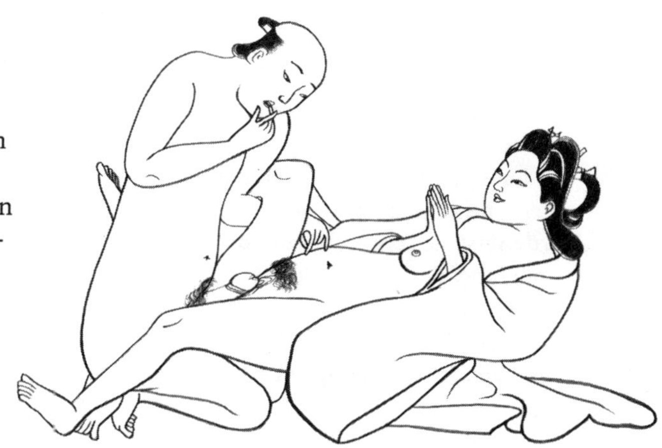

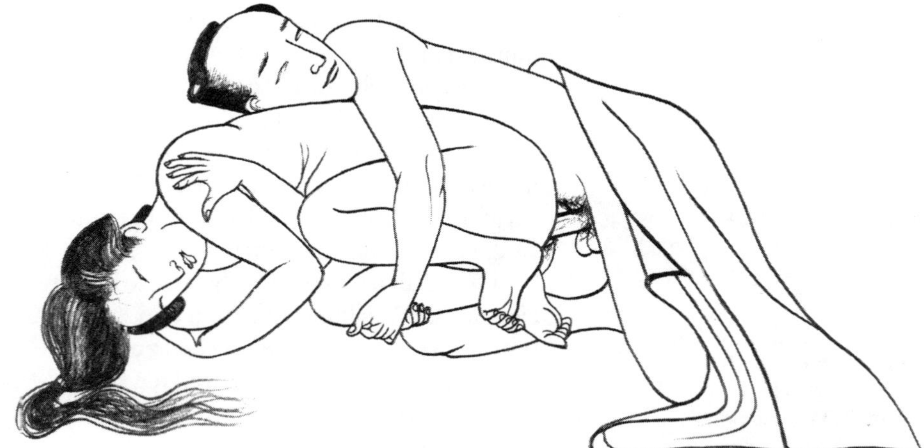

Therapeutische Liebesstellung für die Konzentration von Samen.
Nach einer chinesischen Malerei auf Seide aus der K'ang-hsi-Periode (1662–1722).

Variation einer therapeutischen Liebesstellung für die Konzentration von Samen.
Nach einer chinesischen Malerei aus dem 18. Jahrhundert.

Therapeutische Liebesstellung für das Ausruhen des Geistes.
Nach einem japanischen Druck von Okumura Masanobu, ca. 1708.

Therapeutische Liebesstellung für das Wohlbefinden der inneren Organe.
Nach einem japanischen Farbdruck von Utamaro, ca. 1800.

1 Therapeutische Liebesstellung für die Kräftigung der Knochen.
Nach einer chinesischen Malerei auf Seide aus der K'ang-hsi-Periode (1662–1722).

2 Therapeutische Liebesstellung für die Zunahme des Blutes.
Nach einer chinesischen Malerei auf Seide; ca. frühes 19. Jahrhundert.

3 Variation einer therapeutischen Liebesstellung für die Zunahme des Blutes.
Nach einer chinesischen Malerei aus dem 19. Jahrhundert.

4 Therapeutische Liebesstellung für den Ausgleich der Elemente.
Nach einer kleinen, weissen Porzellanschale aus der K'ang-hsi-Periode (1662–1722).

5 Therapeutische Liebesstellung für die Anpassung des gesamten physischen Systems.
Nach einem japanischen Druck von Sugimura Jihei, ca. 1690.

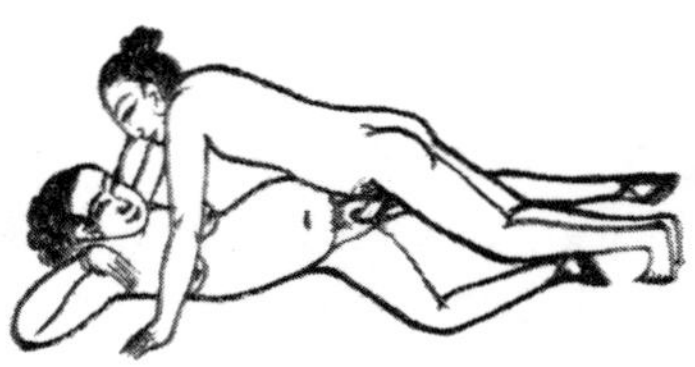

Therapeutische Liebesstellung für die Harmonisierung des Blutkreislaufs.
Nach einem chinesischen Druck aus dem 18. Jahrhundert.

Ausgleich der Elemente

Um diese Wohltat zu erlangen, liegt die Frau flach auf der Vorderseite, das Gesicht nach unten, den Hintern angehoben. Ein Kissen kann zur Stützung benutzt werden. Der Mann liegt auf der Frau und führt seine Liebeswaffe von hinten ein. Er macht genau zweiundsiebzig Liebesstösse.

Diese Methode sorgt für einen Ausgleich der Elemente in den Körpern und steigert die Produktion von Knochenmark. Es sollte achtmal täglich praktiziert werden, und zwar so lange, wie es braucht, um die gewünschte Wirkung zu erzielen. (Anmerkung: 72 ist 8 × 9)

Regulierung des Gesamten Körpersystems

Um diese Wohltat zu erlangen, liegt die Frau auf dem Rücken und hat beide Beine unter sich gefaltet, so dass der Hintern auf den Füssen ruht. Der Mann beugt sich über sie und hält dabei die Beine gespreizt. Er besteigt sie und führt seine Waffe ein. Er sollte genau einundachtzig Liebesstösse machen.

Diese Methode wird seine Knochen kräftigen und sein ganzes Sein vitalisieren. Ausserdem ist sie sehr wirksam, um Sexualstörungen bei der Frau zu kurieren. Es sollte neunmal täglich praktiziert werden, und zwar über einen Zeitraum von neun Tagen hintereinander. (Anmerkung: 81 ist 9 × 9)

Therapeutisches Lieben sollte ohne Ejakulation praktiziert werden.

Ähnliche Techniken existieren in indischer tantrischer Tradition, wenngleich sie dort nur selten so einfach umrissen sind.

Die *Sushruta Samhita,* ein frühes medizinisches Hindu-Werk, erklärt: «Das Lieben mit einer schönen, grosszügigen Frau, mit sorgfältiger Aufmerksamkeit durchgeführt, ist die beste aller Medizinen.»

Genau abgemessene Liebesstösse haben eine direkte Wirkung auf Atem und Konzentration. Ausserdem haben sie den zusätzlichen Nutzeffekt, die vitalen inneren «Feuer» zu stimulieren.

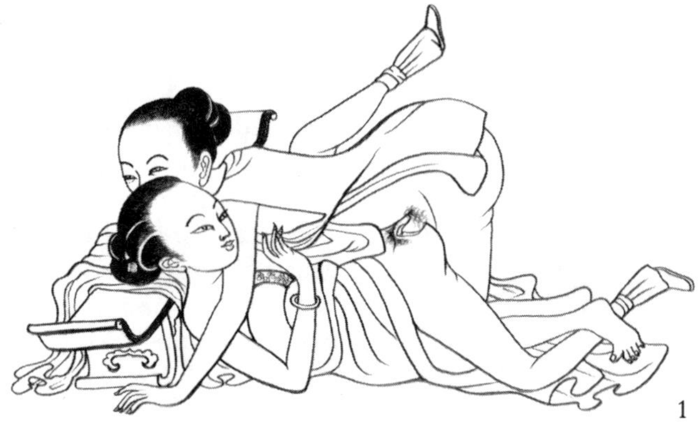

1

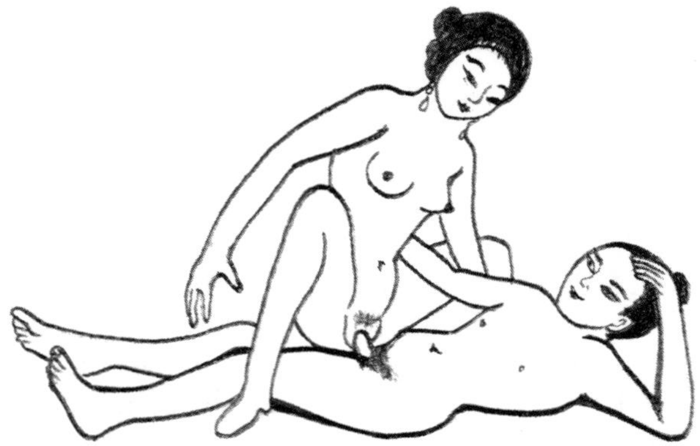

2

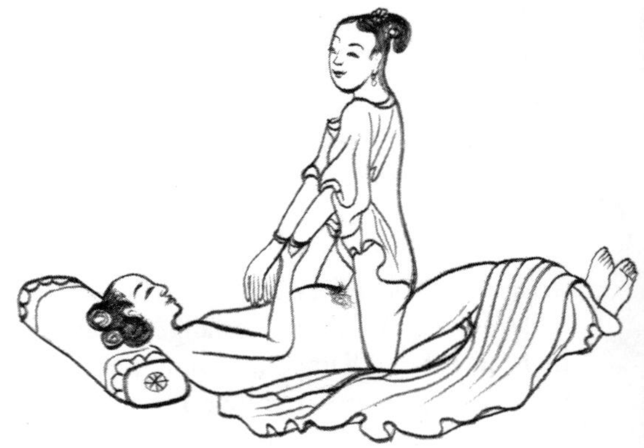

3

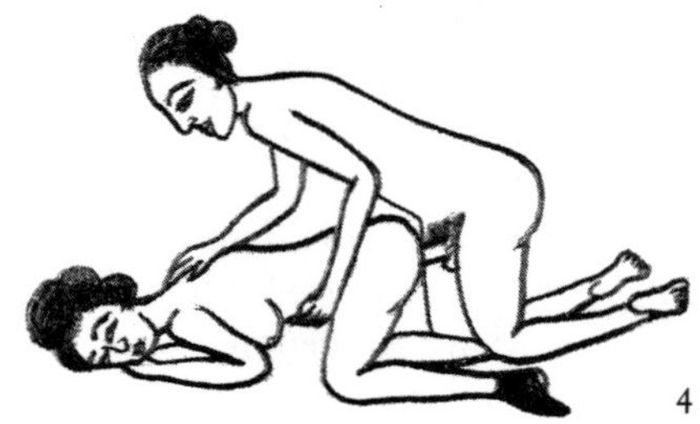

4

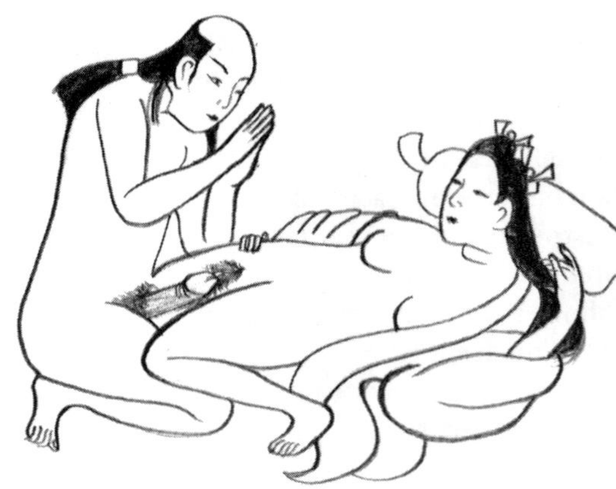

5

Es ist wichtig, dass Liebesstösse nicht laut gezählt werden; man sollte es nicht einmal im Geiste tun. Es ist viel besser, sie an einem Rhythmus zu *messen,* wie etwa Hintergrund-Musik. Sie können auch *registriert* werden, zum Beispiel mit Hilfe eines Rosenkranzes, mit Perlen oder mit irgendeiner anderen Gedächtnisstütze, wie es in vielen taoistischen und tantrischen Bildern dargestellt ist. Liebesstösse können auch leicht an den Fingern abgezählt werden, ohne sie wirklich zu zählen.

Therapeutisches Lieben ist nicht schwer, und sicher einer der direktesten Wege, um körperliche und geistige Unausgewogenheiten auszugleichen.

Da diese Techniken auch noch für das 20. Jahrhundert Gültigkeit haben, kann ein Paar ungeheuer davon profitieren, diese alte Tradition zu praktizieren.

Ejakulation

Das Einfache Mädchen informiert den Gelben Kaiser, dass ein Mann die Häufigkeit seiner Ejakulation regulieren sollte, je nach seiner Kraft oder Schwäche; aber er sollte sich niemals zur Ejakulation *zwingen.* Sie stellt kategorisch fest, dass ein Mann jedesmal sein gesamtes körperliches System schädigt, wenn er sich zur Ejakulation zwingt. Indische Texte und tantrische Abhandlungen teilen diese Meinung.

Das Einfache Mädchen erklärt:

«Jeder Mann sollte die Samen-Emission gemäss seinem Vorrat an vitaler Essenz regulieren. Er sollte sich niemals zur Ejakulation zwingen. Falls er es doch tut, wird sein Körper Schaden erleiden. Ein junger und kräftig gebauter Mann kann es sich leisten, zweimal täglich zu ejakulieren; schmächtige Männer können es dagegen nur einmal täglich tun. Ein starker Mann im Alter von etwa dreissig Jahren kann es sich leisten, einmal täglich zu ejakulieren, ein schwacher Mann im gleichen Alter sollte es dagegen nur einmal an jedem zweiten Tag tun. Ein starker Mann von vierzig Jahren kann alle drei Tage einmal ejakulieren, aber ein schwacher Mann dieses Alters sollte es nur alle vier Tage einmal tun. Starke Männer von fünfzig können es unbesorgt alle fünf Tage tun, während ein schwacher Fünfzigjähriger eine Ruhepause von zehn Tagen braucht. Starke Männer von sechzig können ohne gesundheitliche Störungen alle zehn Tage ejakulieren, aber schwache Männer in diesem Alter brauchen einen Abstand von zwanzig Tagen. Ein starker Mann von siebzig Jahren kann einmal im Monat ohne Schaden ejakulieren, aber ein schwacher Mann sollte es in diesem Alter gar nicht mehr tun.»

Der taoistische Meister Peng beschreibt die Symptome erzwungener Ejakulation wie folgt: «Summen in den Ohren, Müdigkeit der Augen, erschlaffte Gliedmassen und eine sehr trockene Kehle.» Er rät, die Ejakulation zurückzuhalten, und stellt fest, dass diese Praxis die vitale Essenz stärkt, das Hörvermögen steigert und zu klarem Sehen verhilft. Er fügt hinzu: «Durch das Unterdrücken der Leidenschaft während des Liebens wird die Liebe des Mannes zur Frau zunehmen. Es ist so, als könnte er niemals genug von ihr bekommen.»

Eine andere Schrift vertritt die extreme Auffassung: «Ein Mann sollte ein dutzendmal am Tage lieben, ohne auch nur ein einzigesmal zu ejakulieren, denn auf diese Weise werden alle Krankheiten geheilt; ausserdem wird Langlebigkeit gesteigert.»

Die Wahl, ob er ejakulieren soll oder nicht, wird am besten dem Mann überlassen. Eine Frau sollte imstande sein, die physischen Bedürfnisse ihres Liebsten genauso intuitiv zu erkennen wie ihre eigenen. Sie sollte nicht verlangen, dass es ihm jedesmal, wenn sie sich lieben, auch «kommen» soll. Statt dessen sollte sie sich darauf einstellen, die Liebe auf neue und unterschiedliche Art und Weise zu erleben.

Sowohl taoistische als auch tantrische Lehren betonen nachdrücklich, dass der westliche Standpunkt, Sex als einen Wettlauf zum Höhe-

Sowohl der Ursprüngliche Samen *als auch der Samen, der bei sexueller Vereinigung ejakuliert wird, sind im Grunde genommen das gleiche. Vor dem Geschlechtsakt ist der Samen über den gesamten Körper verteilt. Er hat keinen festen Platz, sondern wohnt in kondensierter Form im* Ursprünglichen Geist. *Es ist dieser Aspekt, auf den sich klassische Schriften mit dem Begriff* Ursprünglicher Samen *beziehen. Wenn ein Mann und eine Frau sich lieben, wird der Samen aus allen Körperteilen zusammengezogen. Eine Stelle im inneren Teil des Kopfes (die Hypophyse) veranlasst den Samen, dem Rückgrat entlang zur unteren Region hinabzusteigen. Andere Aspekte des Samens werden von verschiedenen Körperorganen bezogen, zum Beispiel von den Nieren und von der Blase.*

TS'UNG-SHU-CHI-CH'ENG

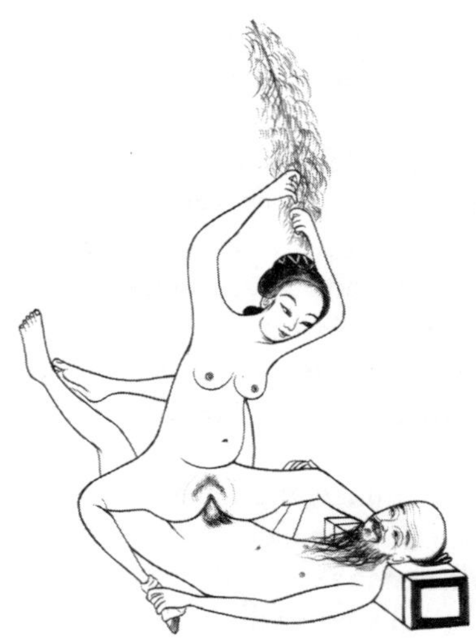

Taoistische Liebes-Abhandlungen lehren, dass der Mann, je älter er ist, desto weniger oft ejakulieren sollte. Hier spielt eine jüngere Frau die Rolle einer Sex-Initatorin, die ihrem Partner Langlebigkeit verleiht.

Nach einer chinesischen Malerei aus der Mitte des 18. Jahrhunderts.

punkt und physischen Kollaps zu betrachten, sowohl physisch einschränkend als auch psychisch schädlich ist. Im Gegensatz dazu sieht der Osten in physischer Liebe die Möglichkeit, beide Partner wieder und immer wieder zu neuen Höhen der Ekstase zu bringen.

Wenn ein Mann wiederholt den richtigen Rhythmus des Liebens verpasst, wird seine vitale Essenz austrocknen. Die Auswirkung von unkorrektem Rhythmus besteht in erzwungener Ejakulation, die schnell Erschöpfung verursacht. Als Resultat entwikkeln sich über einen gewissen Zeitraum hinweg die Hundert Krankheiten *im Körper.*
YU-FANG-PI-CHUH

Gegen Ende des 19. Jahrhunderts schlug Alice Stockham eine Liebestechnik vor, die sie *Karezza* nannte. Sie schrieb:

«Die gewöhnliche, hastige, krampfhafte Methode des Beischlafs, für den es keine vorangegangenen Vorbereitungen gegeben hat und bei dem die Ehefrau die passive Rolle spielt, ist für Ehemann und Ehefrau gleichermassen unbefriedigend. Sie ist sowohl physisch als auch spirituell schädlich. Sie ist keine Demonstration von Zuneigung, sondern häufig sogar die Ursache von Entfremdung und Trennung.

Karezza vollzieht die Ehe so, dass durch Willenskraft und liebevolles Denken die Krise gar nicht erst erreicht wird; statt dessen behalten die Eheleute während der gesamten Dauer der Beziehung die Kontrolle und damit eine bewusste Konservierung der Kreativen Energie.»

Ihr Buch *Karezza: Ethik der Ehe* ist eine enthusiastische Bestätigung alter taoistischer und tantrischer Liebestechniken. So stellt sie wie die taoistische Initiatorin fest: «Obwohl die Frau keinen Samen zu bewahren hat, so hat sie doch genau wie der Mann ein enormes Potential an Leidenschaft, die – wenn sie gut dirigiert wird – sensitive Nerven heilt, das Blut vitalisiert und Gewebe wiederherstellt. Bei dieser tieferen, echteren Vereinigung, die das innerste Herz von *Karezza* darstellt, verhindern sowohl Mann als auch Frau Krankheiten oder heilen sie. *Karezza* hat einen therapeutischen Wert, dem kein pharmazeutisches Heilmittel, kein System des Heilens gleichkommt.»

Die Techniken, die Alice Stockham lehrte, unterschieden sich nicht von den grundlegenden östlichen Praktiken des Samen-Zurückhaltens. (Wir werden diese Techniken in den nächsten paar Abschnitten dieses Buches näher untersuchen.)

Ein Paar kann grossen Nutzen davon haben, wenn es lernt, seine physischen Orgasmen zu kontrollieren. Es ist jedoch keineswegs notwendig, ja nicht einmal ratsam, sich auf unbestimmte Zeit jeglicher Ejakulation zu enthalten. Eine ausgeglichene sexuelle Beziehung schliesst «geben und nehmen» ein.

Dies sollte das Paar im Gedächtnis behalten; es sollte sich bemühen, vitale Essenzen miteinander zu teilen und untereinander auszutauschen, wie es beiden Partnern angemessen erscheint. Dann kann Potenzierung durch sexuelles Zurückhalten Bedeutung und Zweck auf transzendentaler Ebene bekommen.

Atem, Denken und Samen

Einer der wichtigsten Beiträge des Ostens zu den Mysterien des Sex ist das tiefe Verständnis der Zusammenhänge zwischen drei scheinbar separaten Vorgängen: Atem, Denken und Produktion von Samen. Tantrische und taoistische Lehren liefern präzise und praktische Information zu diesem Thema.

Tantra zufolge ist die Stabilisierung von Atem, Denken und Samen eins der wichtigsten sexuellen Geheimnisse. Wenn Kontrolle über diese drei Vorgänge gewonnen wird, ist es möglich, den evolutionären Pfad der transzendentalen Liebe emporzusteigen. Viele der fortgeschrittenen Yoga-Praktiken beschäftigen sich ausschliesslich mit dieser Aufgabe.

Während des normalen Liebens werden die *sinnlichen Elemente* (die Sinne und deren Organe) durch die Kraft der Emotion aufgewühlt. Der Atem beschleunigt sich, die Vorstellungskraft wird angeregt. Wenn die Liebesbewegungen fortgesetzt werden, vollziehen sich bei beiden Partnern Veränderungen in der Stoffwechselrate. Herzschlag und Blutkreislauf ändern sich. Die Drüsen beginnen Sexualhormone abzusondern. Die natürlichen Bindeglieder zwischen der Steigerung des Atemtempos, der Erregung mit Ejakulation geben uns den Schlüssel in die Hand, wie wir lernen können, diese drei Funktionen zu kontrollieren und voneinander zu trennen.

Darin liegt eins der fundamentalen Geheimnisse von tantrischem Sex. Tantrisches Lieben schliesst bewusste Kontrolle von Atem, Denken und Ejakulation während der körperlichen Vereinigung ein. Atem-Kontrolle ist wirklich sehr einfach und hängt in der Hauptsache davon ab, dass man sich der Frequenz und Tiefe seiner Atemzüge bewusst ist. Wenn wir unsere Aufmerksamkeit auf unseren Atem lenken oder uns seiner bewusst werden, bringen wir einen unbewussten, parasympathischen Vorgang unter bewusste Kontrolle. Tantrisches Lieben wird am besten vollzogen, wenn der Atem tief und rhythmisch durch die Nase eingezogen wird. Ist der Atem erst einmal unter Kontrolle gebracht, können das Lieben und die Energie-Zirkulation fast unendlich fortgesetzt werden.

Meditation stabilisiert das Denken. Den Geist auf einen Punkt zu konzentrieren, das Ziel aller Yogis, ist paradoxerweise einfach und schwierig zugleich. Tantrische Mantras («Beschützer des Geistes») und Yantras (Formen, an denen der Geist sich festhalten kann) können sehr viel zur Stabilisierung des Geistes beitragen. Ein stabilisierter Geist führt zu totaler Absorption, zur Verschmelzung des Individuellen mit dem Transzendentalen.

Während des tantrischen Liebens spielt Meditation bei der Stabilisierung des Denkens eine wichtige Rolle. Bei normalem Geschlechtsverkehr ist es der «Gedanke an den Orgasmus», der uns zum Orgasmus bringt. Tantrische sexuelle Techniken unterstreichen, wie wichtig es ist, das Denken zu kontrollieren und zu transformieren. Dies wiederum führt zu transzendentaler Ekstase. Ein populärer tantrischer Grundsatz stellt fest: «Man kann sich an der gleichen Sache aufrichten, die einen zu Fall bringt.»

Stabilisierung des Samens ist direkt verbunden mit der Stabilisierung von Atem und Denken. Samen wird auch durch richtige Ernährung stabilisiert, ferner durch gesunde Lebensweise und therapeutisches Lieben. Wenn ein Mann bewusst den Atem und das Denken kontrollieren kann, wird er niemals einer unfreiwilligen Ejakulation unterworfen werden; er erleidet keinen sinnlosen Verlust von Lebensessenz. Statt dessen wird er sein volles Potential für bewusstes *Geben* realisieren.

Zurückhaltung

Die Zurückhaltung von Samen und die bewusste Kontrolle der Ejakulation werden in östlichen Abhandlungen über Sex sehr ausführlich behandelt. Verschiedene Techniken werden benutzt, darunter einige, die sich gegenseitig ergänzen. Alle basieren auf dem Wissen von der Beziehung zwischen Atem, Denken und Samen. Wir werden bestimmte Methoden beschreiben, die sowohl einfach als auch praktikabel sind.

Ein taoistisches Buch aus der Tang-Dynastie (618–907 n. Chr.) stellt ganz klar fest:

«Wenn ein Mann spürt, dass er drauf und dran ist, Samen zu ejakulieren, dann sollte er den Mund schliessen und die Augen weit aufmachen. Ganz besonders aber sollte er versuchen, seinen Atem zu stabilisieren und ihn – falls möglich – zu halten, ohne jedoch etwas erzwingen zu wollen. Wenn er die Hände auf und ab bewegt und nur mit Bewegungen des Unterleibs atmet, wird er Kontrolle über Atem und Samen gewinnen. Das Rückgrat sollte gerade gehalten werden. Falls notwendig, sollte er den Aku-Punkt *Ping-i* (einen Zoll über der rechten Brust) mit *Zeige- und Mittelfinger der linken Hand* drücken, dann den Atem ausstossen und gleichzeitig mit den Zähnen knirschen. Dieser Vorgang bewirkt mit Sicherheit, dass der Samen zurückgehalten wird, so dass er frei aufsteigen und wohltuend auf das Gehirn wirken kann. Wenn der Samen frei ausgestossen wird, so wird dies dem Geist schaden.»

Man achte darauf, dass hier sowohl physiologische als auch psychologische Techniken verwendet werden. Jede bewusste Bewegung, etwa die oben beschriebene Handbewegung, verhilft dazu, Energie zu kontrollieren und in Umlauf zu bringen; ausserdem wird der Geist konzentriert. Druck auf den Akupunktur-Punkt oberhalb der männlichen rechten Brust erzeugt einen «Kurzschluss», der die Zurückhaltung unterstützt.

Zeige- und Mittelfinger der linken Hand sind dem Dickdarm (Region des Nabel-Zentrums) verbunden sowie mit den Sexenergie- und den Zirkulations-Meridianen. Das Knirschen mit den Zähnen produziert reichlich Speichel, der das System nährt und abkühlt. Zurückhaltung und Atemkontrolle helfen, Kontrolle über die Ejakulation zu gewinnen.

Eine andere Schrift, die als *Klassiker der Unsterblichen* bekannt ist, erklärt:

«Der Weg, den Samen zur Umkehr zu bewegen und so das Gehirn zu nähren, ist folgender: Wenn ein Mann spürt, dass er gleich ejakulieren wird, sollte er mit *Zeige- und Mittelfinger der linken Hand* sehr fest auf die *Stelle zwischen Hodensack und Anus* drükken, gleichzeitig sehr tief einatmen und mit den Zähnen knirschen, ohne jedoch den Atem anzuhalten. Diese Aktion wird den Samen aktivieren, aber nicht ejakulieren lassen. Er wird statt dessen vom Jade-Stab abgelenkt und zum Aufsteigen veranlasst, um das Gehirn zu stimulieren. Diese Methode wurde von Lu, dem Unsterblichen, gelehrt, aber er befahl seinen Schülern, einen Eid zu schwö-

Wenn der Mann unmittelbar vor der Ejakulation steht, sollte er den Kopf heben und den Atem anhalten. Er sollte die Augen von links nach rechts rollen, gleichsam sich zornig umschauen, den Bauch zusammenziehen und so den Samen dazu veranlassen, kehrtzumachen und in die Adern einzudringen. Diese ausgezeichnete Übung hat den Effekt, das Sehvermögen zu verbessern und den Geist zu kräftigen.

YU-FANG-PI-CHUH

Atem, Denken und Samen sind die drei Bestandteile des Erleuchtungs-Potentials. *Sie sollten harmonisiert und bewusst kontrolliert werden. Der Yogi, der Atem, Denken und Samen zusammenbringt, wird zum Unzerstörbaren werden, ausgestattet mit transzendentaler Spontaneität.*

KALACHAKRA TANTRA

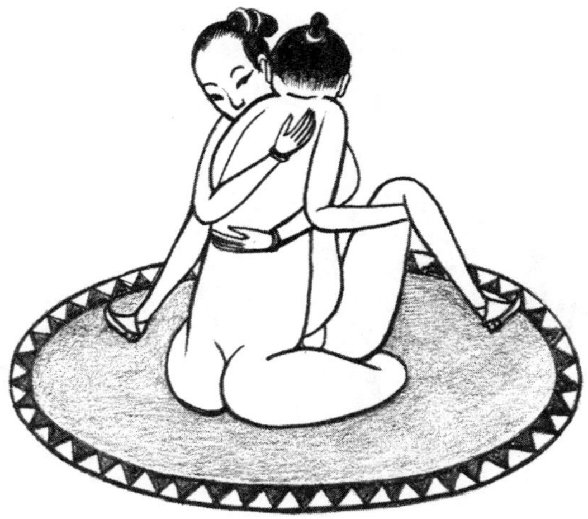

Taoistische Liebesstellung, um den Samen zum Aufsteigen zu veranlassen, während Zurückhaltung geübt wird.
Nach einer chinesischen Gravierung für den erotischen Roman *Su Wo P'ien* (Die Mond-Dame); ca. 1610.

Solange der Atem in Bewegung ist, ist auch der Samen in Bewegung. Wenn der Atem aufhört, sich zu bewegen, dann bleibt der Samen in Ruhe.
GORAKSHA SAMHITA

Er sollte den Atem zurückhalten und den Unterleib zusammenziehen. Er sollte den Göttlichen Buddha Chandamaharosana in Vereinigung mit der Göttin Weisheits-Energie visualisieren und dabei seine Ferse gegen die Basis (das Scrotum) und seine Zunge gegen das Dach (Gaumen) drücken. Wenn er seine schwankenden Gedanken konzentriert und seinen Atem kontrolliert, wird er den Samen daran hindern, sich nach aussen zu bewegen. So sollte der Yoga der Befreiung praktiziert werden.
CHANDAMAHAROSANA TANTRA

ren, dass niemand dieses machtvolle Geheimnis uneingeweihten Personen enthüllen würde.»

Wieder einmal haben wir eine Verhaltens-Technik, die vom Wissen um die Aku-Meridiane Gebrauch macht, um den Energiefluss kurzzuschliessen. Die Stelle zwischen Hodensack und Anus ist die Leitung, durch die der Samen passieren muss, wenn er ejakuliert werden soll. Druck auf diese Stelle wird jede Emission in die Prostata-Region zurückleiten. Diese Praxis ist sowohl in der taoistischen als auch in der tantrischen Lehre allgemein bekannt. Viele sexuelle Yoga-Stellungen raten dem Kenner, «die Ferse auf die Stelle zwischen Hodensack und Anus zu drücken».

Wu Hsien, ein Meister der Han-Dynastie, gibt einen präzisen Bericht über Ejakulations-Kontrolle. Zunächst rät er dem Mann, während des Liebens nicht zu sehr in Erregung zu geraten, um die Kontrolle nicht zu verlieren. Der Meister schlägt weiter vor, dass der Mann zuerst lernen muss, seinen Rhythmus zu regulieren; zu diesem Zweck sollte er versuchen, auf einen tiefen Liebesstoss drei flache folgen zu lassen, und dies in einundachtzigmaliger Wiederholung. Schliesslich sollte der Mann versuchen, einen tiefen und neun flache Liebesstösse zu machen. Der Meister fügt hinzu: Wenn der Mann im Begriff steht, zu ejakulieren, sollte er mit seinen Bewegungen aufhören und seinen Jade-Stab zurückziehen, so dass nur noch die Spitze im Jade-Portal seiner Partnerin verbleibt. Wenn sich seine aufgewühlten Leidenschaften beruhigt haben, kann er wieder mit tiefem Eindringen beginnen. Der Meister betont, dass die Hauptsorge des Mannes darin bestehen sollte, die Frau schnell und häufig zum Orgasmus zu bringen.

Wu Hsien rät einem Mann, die Augen zu schliessen und tief, aber sanft *durch die Nase* zu atmen, wenn er seine Ejakulation kontrollieren und seinen Geist konzentrieren möchte. Der Meister weist weiter darauf hin, dass ein Mann während des Liebens niemals zu keuchen anfangen sollte, denn wenn er dies tut, wird er die Kontrolle verlieren und doch ejakulieren. Der Meister gibt schliesslich noch einen letzten Rat: Ein Mann sollte die Kunst der bewussten Zurückhaltung bei mindestens fünftausend Liebesstössen praktizieren, bevor er ejakuliert; dann wird sein ganzes Sein mit Kraft aufgeladen werden.

Die Lehren des taoistischen Meisters Tung fügen weitere Information hinzu:

«Ein Mann sollte stets sicherstellen, dass die Frau ihren Höhepunkt erreicht. Wenn er spürt, dass er im Begriff steht, zu ejakulieren, sollte er mit seiner Waffe wiederholte kurze Stösse machen und zwischen den Saiten ihrer Leier und der kornförmigen Höhle (die Lippen ihrer Vulva und die innere Yoni) spielen; es sollten Bewegungen sein, wie sie ein Kind macht, wenn es mit dem Mund an den Brustwarzen der Mutter nuckelt. Der Mann sollte die Augen schliessen und seine Gedanken konzentrieren. Er sollte die Zunge gegen den oberen Gaumen drücken, den Rücken krümmen und den Hals recken. Nachdem er die Nasenflügel weit aufgebläht und die Schultern zurückgezogen hat, sollte er den Mund schliessen und den Atem durch die Nasenflügel einziehen. Dies wird ihn vor einer Ejakulation bewahren und seinen Samen veranlassen, nach oben zu steigen. Es ist für einen Mann durchaus möglich, seine Ejakulation bewusst zu regulieren. Wenn er eine Frau liebt, sollte er idealerweise bei jeweils zehn Sessionen seinen Samen nur zwei- oder dreimal freigeben.»

Wenn ein Mann sein Lingam zum Teil zurückzieht und damit nur noch am Eingang der Yoni herumspielt, ist er imstande, die Yin-Sekretionen zu absorbieren und «sich von seiner Partnerin bemuttern zu lassen»; dies verleiht ihm zusätzliche Kraft.

Eine tibetische Geheimschrift nennt diesen Akt «Melken der Himmlischen Kuh».

Um den Drang zum Ejakulieren zu beherrschen, gibt es noch ein Hilfsmittel: Der Mann sollte die Zunge an den oberen Gaumen drücken, unmittelbar hinter den Vorderzähnen. Dies löst ebenfalls einen «Kurzschluss» aus und hilft, die Leidenschaften abzukühlen. Ausserdem hat das Einsaugen des Atems durch die zusammengerollte Zunge auch noch eine kühlende und stabilisierende Wirkung.

Die tantrischen Lehren beschreiben die gleichen Techniken für die Ejakulations-Kontrolle wie der Taoismus. Einzige Ausnahme ist der Gebrauch von *Ping-i* (Aku-Meridian über der rechten Brust).

Tantra legt besonderen Nachdruck auf die

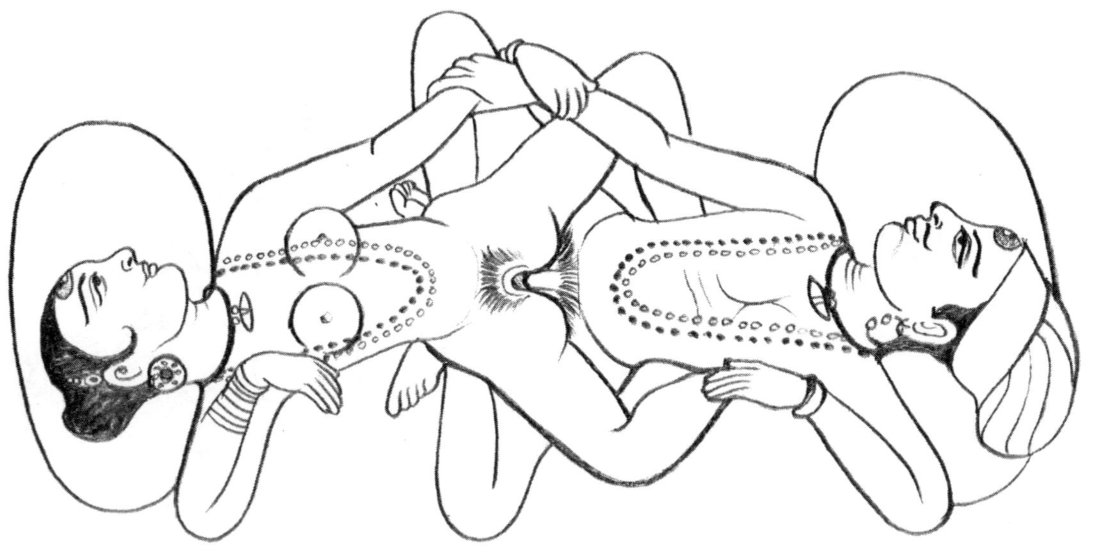

Diese Liebesstellung zeigt ein *bandha* (Schloss) als Hilfe bei der Zurückhaltung. Die Körper des Paares machen ein *Yantra* (eine Kraft-Form), die Sexualität potenziert.

Nach einer nepalesischen Malerei aus dem 18. Jahrhundert.

Notwendigkeit, Kontrolle über Atem und Denken zu erlernen. Da yogischer Sex ein gründliches praktisches Wissen über Atemkontrolle *(Pranayama)* und Meditation voraussetzt, ist es nicht überraschend, dass spezifische äussere Hilfsmittel kaum erwähnt werden.

Dafür wird aber auf etwas anderes mit grossem Nachdruck hingewiesen, und das ist die Kontrolle des Anal-Schliessmuskels. Bei korrekter Anwendung schafft sie den gleichen Effekt wie der Druck auf die Stelle zwischen Hodensack und Anus.

Die Kontrolle des Anal-Schliessmuskels ist eine Technik des Kundalini-Yoga; sie besteht in wiederholtem Zusammenziehen der Muskeln rund um den Anus, um auf diese Weise Energien, die sich sonst nach unten bewegen, nach oben zu lenken. Kontrolle des Anal-Schliessmuskels, als *Mula Bandha* bekannt, wird am besten als Teil der Yoga-Asanas und des Meditations-Trainings durchgeführt.

Einige yogische und tantrische Schriften betonen eine Technik, die als *Vajroli Mudra* («Diamanten-Siegel») bekannt ist. Dies ist eine fortgeschrittene Yoga-Übung, die darin besteht, dass durch Kontraktionen des unteren Zwerchfells Flüssigkeiten durch das Lingam aufgenommen werden. Solche Praktiken können gefährlich sein und sind für die meisten Liebenden kaum notwendig.

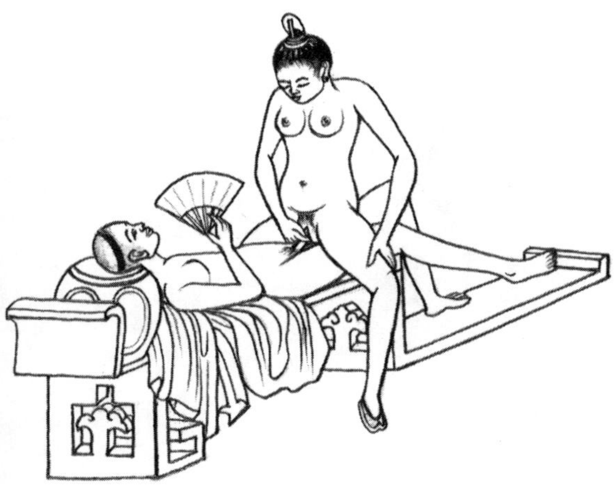

Andere yogische Techniken sind als *Bandhas* (Blockaden) bekannt und bewirken eine Zurückhaltung durch Zusammenziehen oder physisches Blockieren der Leitungen von Lebensenergie. Der *Mula Bandha* oder die «Wurzel-Blockade» wurde bereits erwähnt und ist ein solches Hilfsmittel.

Einige der komplexeren Yoga-Asanas schaffen auf natürliche Weise *Bandhas,* die den Zurückhaltungs-Prozess fördern. Viele komplexe Sexualstellungen haben eine ähnliche Wirkung auf die Ejakulationskontrolle. Diese Hilfsmittel sollten aber lieber spontan beim Lieben entdeckt werden, statt sie ohne Leidenschaft zu proben.

Tantra weist darauf hin, dass bestimmte Liebesstellungen sehr wirksam für die Ejakulationskontrolle sind. Sitzende und hockende Positionen sind besonders geeignet, da sie auf natürliche Weise die Sexualenergie dazu veranlassen, nach oben zu fliessen.

Schwierige tantrische Positionen, die vom Mann eine umgekehrte Stellung erfordern (zum Beispiel Kopf- oder Rückenstand), werden ebenfalls dazu benutzt, die Sexualenergie ins Kopf-Zentrum zurückströmen zu lassen. Bei den Versionen, die bei sexuellem Yoga benutzt werden, macht die Frau alle Bewegungen, während der Mann seine Stellung beibehält und seinen Samen zurückhält.

Von allen Stellungen für Zurückhaltung ist eine am besten geeignet: dabei liegt der Mann flach auf dem Rücken und bewegt sich überhaupt nicht. Bei einer solchen Stellung trägt die Frau die Verantwortung dafür, dass der Mann nicht ejakuliert. Ihre Aufgabe ist es, die normalen Bewegungen (und auch Zurückhaltungen) des Mannes zu steuern.

Geistige Wiederholung von Mantras (s. «Liebes-Geräusche») und Visualisierungs-Meditationen (s. Teil I) sind sehr wirkungsvoll, um Atem, Denken und Samen zu stabilisieren. Wenn der Mann auch noch den Vorgang der Energie-Sublimierung visualisieren kann, wird er es um so leichter finden, Kontrolle über die Ejakulation auszuüben. Der Vorgang der Sublimierung soll folgendermassen visualisiert werden: Lebensenergien steigen den Zentralkanal hinauf, erschliessen und nähren die psychischen Zentren eins nach dem anderen. Wenn die Lebensenergien das Kopf-Zentrum erreichen, beleben und stärken sie das gesamte Psychosystem. Die subtilen Nerven, die Körper-Meridiane, die psychischen Zentren und der Fluss der Sexualenergie durch sie hindurch . . . dies alles sollte im geistigen Auge behalten werden. Versuchen Sie, beim Einatmen zu visualisieren, wie Lebensenergien das ganze Sein durchdringen, wie sie auf ihrer Reise nach oben durch die psychischen Zentren transformiert und verfeinert werden. Gleichzeitig halten Sie im Geist eine Vision der Partnerin als Lebende Göttin und weihen Sie Ihre Emotionen dem Ziel, ihr vollkommene Befriedigung zu verschaffen.

Weder Leidenschaft noch Fehlen von Leidenschaft wird in der exzellenten Vereinigung von Hevajra mit seiner Gefährtin gefunden. Der Adept sollte seine Emission mit der Kraft des yogischen Lautes kontrollieren und die vierfachen Wellen der Ekstase in seiner Partnerin wecken. Wenn die Innerste Freude aufsteigt, sollte er aus zornig funkelnden Augen um sich schauen, mit den Zähnen knirschen – «Ha-hā, Hi-hī, Hu-hū, Hé-hai, Ho-hau, Hāng-hāh!» – und so die Phasen der Ekstase kontrollieren und transformieren. Für diese Übung gibt es keinen Anfang, keine Mitte und kein Ende!

HEVAJRA TANTRA

Taoistische Stellung von sexuellem Yoga; wird benutzt, um Zurückhaltung zu üben und die Libido zu steigern.

Nach einem chinesischen Druck aus dem späten 18. Jahrhundert.

Gegenseitige Absorption

Der Mann sollte sorgfältig darauf achten, sein Sexualleben den Yin- und Yang-Kräften des Kosmos anzupassen. Er sollte nicht lieben, wenn es sehr heiss oder kalt ist, wenn ein starker Wind geht, wenn es regnet, während eines Erdbebens oder wenn es donnert und blitzt. Dies alles sind Tabus des Himmels. Er sollte auch nicht lieben, wenn er zu stark berauscht ist; auch nicht, wenn er in «aufgekratzer» Stimmung oder zornig ist, wenn er sich deprimiert fühlt oder wenn er grosse Angst hat. Dies sind die Tabus des Menschen. Er sollte nicht Lieben in der Nähe von Plätzen, die den Geistern oder sonstigen Heiligtümern von Himmel und Erde geweiht sind; auch nicht in der Nähe eines Brunnens oder dicht am Küchenfeuer. Dies sind die Tabus der Erde.

PENG TSU

Die tantrischen und taoistischen Schriften betonen, wie ungemein wichtig es ist, «das Äquivalent des Partners zu absorbieren», wann immer eine Emission von vitalen Säften stattfindet. Der Verlust von Samen, der aus allen Teilen des Körpers zusammengezogen wird, kann das Leben des Mannes schwächen und verkürzen. Der Weg, einem solchen Verlust durch Ejakulation entgegenzuwirken, besteht darin, die weiblichen Sekretionen bewusst zu absorbieren. Es werden verschiedene Techniken vorgeschlagen; wir werden uns mit allen im Detail befassen. Sowohl der männliche als auch der weibliche Standpunkt sind wichtig und hilfreich.

Vor allem sollte das Lingam so lange wie möglich in der Yoni belassen werden, und zwar ohne Ejakulation. Dies befähigt den Mann, Yin-Essenz aus dem unerschöpflichen Vorrat an lunarer Energie der Frau zu absorbieren. Dies stärkt seine Lebenskraft. Der Taoismus erklärt: Jede Ejakulation von Samen hat das Potential, die Lebenskraft des Mannes zu verringern, es sei denn, dass der Samenverlust durch Absorption einer gleichwertigen Yin-Essenz von der Frau kompensiert wird.

Eine frühe chinesische Schrift aus der Han-Dynastie stellt fest: «Der Gelbe Kaiser lernte die Sex-Kunst vom Dunklen Mädchen und von anderen Sex-Initiatorinnen. Diese Kunst besteht ganz einfach darin, die Ejakulation von Samen zu unterdrücken und die äquivalente Flüssigkeit der Frau zu absorbieren.»

Eine zu starke Unterdrückung des Samens ist unnatürlich und wirkt schwächend. Ein chinesisches Medizinbuch erklärt: «Die Leidenschaft des Mannes hat natürlicherweise grosse Perioden des Überflusses. Zu einer solchen Zeit kann sogar der beherrschteste Mann keine lange Ejakulations-Abstinenz ertragen. Wenn ein Mann zu lange auf Samen-Emission verzichtet, wird er Beulen und Geschwüre entwickeln. Der Mann kann nicht ohne Frau auskommen, und die Frau kann nicht ohne Mann auskommen. Wenn ein Mann über einen längeren Zeitraum hinweg nicht eine Frau liebt, wird sein Geist sehr unlenkbar werden. Wenn dies geschieht, wird sein Geist darunter leiden, und wenn der Geist leidet, dann wird die Lebensspanne verkürzt.»

Jahreszeiten und Wetter beeinflussen den Sexualtrieb; desgleichen astrologische Konstellationen. Es ist sehr wichtig, die Kraft des Körpers und den Zustand der Psyche zu berücksichtigen, bevor man entscheidet, ob man ejakulieren soll oder nicht. Wenn der Körper schwach und die Stimmung auf einem Tiefpunkt ist, so ist es offenbar an der Zeit, sich mit Ejakulationen zurückzuhalten. Hauptsache ist jedoch, dass eine Ejakulation niemals erzwungen werden sollte. Genauso wichtig ist es, dass der Mann bewusst die Sexual-Sekretionen der Frau absorbiert.

Wenn die sexuellen Geheimnisse mit dem Herzen verstanden werden, wird die Entscheidung darüber, ob Ejakulation oder Zurückhaltung, ganz spontan gefällt werden. Sie wird auf der gegenseitigen Übereinstimmung des Paares basieren und deren Produkt sein.

Gegenseitige Absorption wird zum Teil dadurch erreicht, dass man das Lingam leicht zurückzieht und dabei visualisiert, wie die Absorption stattfindet. Der Kopf des Lingam kann durch die Membranen seiner Haut leicht sexuelle Sekretionen absorbieren. Gleichermassen kann die Yoni der Frau Sekretionen direkt durch die inneren Wände und die Gebärmutter absorbieren. Wenn eine Frau bewusste Kontrolle über ihre Yoni gewinnt, kann sie sowohl ihre eigenen als auch die Emissionen ihres Partners absorbieren und transformieren. Wird diese Praxis erst einmal gemeistert, wird sie die Frau in die Lage versetzen, ihrem Partner die potenzierte Yin-Yang-Liebesessenz zu schenken.

So wie der Mann davon profitiert, Yin-Essenz zu absorbieren, so kann die Frau davon profitieren, Yang-Flüssigkeit zu absor-

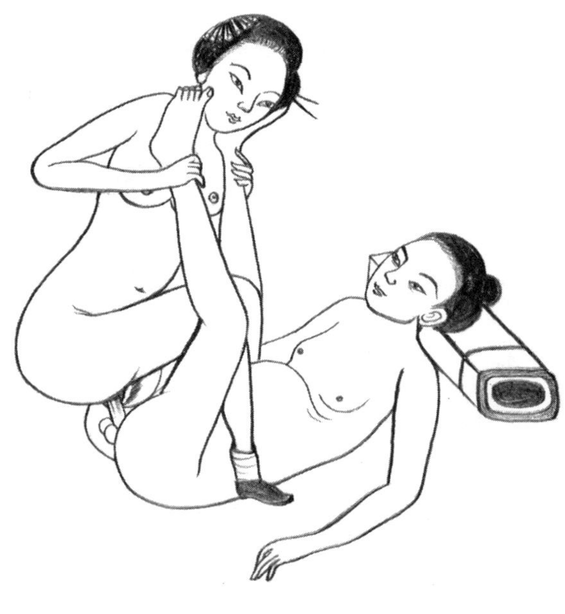

Gegenseitige Absorption findet sowohl auf physischer als auch auf psycho-physischer Ebene statt.
Nach einer chinesischen Malerei aus dem späten 18. Jahrhundert.

bieren. Wenn eine Frau allerdings selbstsüchtig ist und wiederholt Samen aus ihrem Partner herausholt, betreibt sie tatsächlich eine Art von Vampirismus.

Chinesische Überlieferungen erzählen von einer legendären Königin des Westlichen Paradieses. Sie paarte sich gern mit jungen Männern, aus denen sie Vitalität herausholte. Jedesmal, wenn sie dies tat, sei der junge Mann krank geworden, während sie immer schöner aussah.

Der Taoismus lehrt: Wenn eine Frau sexuellen Vampirismus praktiziert, geht sie damit das Risiko ein, ihre weiblichen Eigenschaften zu verlieren. Sie beginnt hart zu werden und wie ein Mann zu denken. In der Tradition wird sogar allen Ernstes behauptet, dass eine Frau tatsächlich physisch verwandelt werden kann.

Eine taoistische Abhandlung über sexuelle Alchimie erklärt: «Wenn eine Frau sich darauf versteht, ihre Potenz zu pflegen und die Harmonie zwischen den beiden Essenzen Yin und Yang herzustellen, kann sie sich selbst vollkommen verwandeln. Wenn sie es verhindern kann, dass ihre Sexual-Sekretionen während des Geschlechtsaktes vom Mann absorbiert werden, dann werden diese in ihren Körper zurückfliessen. Ihre Yin-Essenz wird durch die Yang-Essenz des Mannes – falls er ejakuliert – genährt. Eine Frau, die dieses Geheimnis gelernt hat, wird imstande sein, sich von ihren Liebhabern zu nähren.»

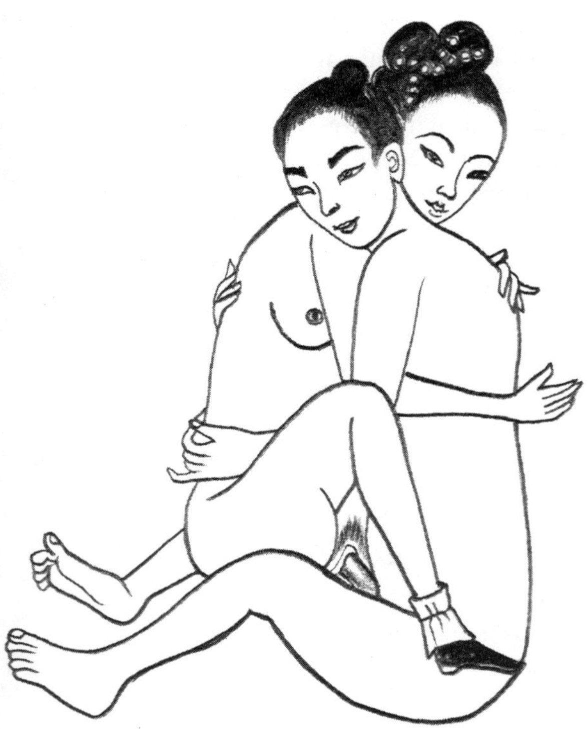

Männliche Sexualhormone (die im Samen sekretiert werden) haben tatsächlich eine transformierende Wirkung auf Frauen. Im Exzess bewirken männliche Hormone bei der Frau, dass sie eine tiefe Stimme bekommt; es werden auch noch andere beunruhigende physiologische Veränderungen bewirkt.

Samen kann nur dadurch ersetzt werden, dass vitale Ingredienzen aus Körperorganen herausgezogen werden; dies ist ein Vorgang, der einige Zeit in Anspruch nimmt.

Der *Rig-Veda,* ein altes Hindu-Werk, stellt fest: «Obwohl die Ehefrau den Mann verführen sollte, so ist es doch eine dumme Frau, die den klugen Mann restlos aussaugt.»

Die wohltuendste und gewinnbringendste sexuelle Technik für das Paar ist natürlich die *gegenseitige Absorption.* Eine Frau sollte «ihren Mann nicht trockenmelken»; und er sollte «nicht all ihre Hilfsmittel beanspruchen». Das Band der Liebe setzt einen zweiseitigen Austausch voraus.

Befriedigung der Frau ist eminent wichtig, denn nur dann kann sie ihrem Liebsten ihr volles initiatorisches Potential schenken. «Kommen» oder «nicht kommen» sollte nicht das einzige Kriterium dafür sein, ob der Liebesakt für erfolgreich gehalten wird oder nicht.

Medizin der Drei Gipfel

Meister Jung war ein Eingeweihter, was die Pflege und Kontrolle seiner physischen Funktionen betraf. Er absorbierte neue Essenzen aus dem Mysteriösen Tal der Frau. Hauptsache bei dieser Kunst ist es, seine Potenz am Sterben zu hindern. Der «zurückgekehrte Samen» kräftigt die Vitalität und nährt das Gehirn.

LIEH-HSIEN-CHUAN

Sowohl tantrischen als auch taoistischen Lehren zufolge produziert die Frau drei unterschiedliche Arten von Sexual-Sekretionen, und zwar aus Mund, Brüsten und Yoni. Wenn ein Mann diese *Dreifachen Elixiere* absorbiert, so kann er damit die Ejakulation von Samen kompensieren und seine spirituelle Essenz nähren.

Ein Buch aus der Ming-Periode beschreibt die drei Arten weiblicher Sekretionen und nennt sie die *Grosse Medizin der Drei Gipfel:*

«Der obere Gipfel der Frau ist im Taoismus als der *Rote Lotos-Gipfel* bekannt. Die Medizin, die davon ausgeht, wird *Jade-Brunnen, Jade-Flüssigkeit* oder *Süsse Quelle* genannt. Sie entspringt unter der Zunge einer Frau und ist von sehr heller Farbe, fast transparent. Wenn sie im Überfluss produziert wird, sollte der Mann danach streben, sie zu schlucken und in seinem *Zinnober-Feld* (Nabel-Zentrum) im Solarplexus zu transformieren. Diese Medizin verleiht seinen fünf inneren Organen Flüssigkeit. Wenn sie seine linke Seite erreicht, wird sie seine Intuition nähren und sein *Mysteriöses Tor* (Sexual-Zentrum) stärken. Erreicht sie seine rechte Seite, wird sie wirksam das Potential seines solaren *Zinnober-Feldes* steigern. Dies wird den Effekt haben, vitale Essenz zu erzeugen und das Blut zu kräftigen.

Der mittlere Gipfel der Frau ist als *Doppelter Lotos-Gipfel* bekannt. Die Medizin, die von ihm produziert wird, ist als *Weisser Schnee, Korallen-Essenz* oder *Unsterblichkeits-Pfirsichsaft* bekannt. Sie entspringt den beiden Brüsten einer Frau, besonders bei einer Frau, die noch kein Kind geboren und keine Milch hat. Diese Medizin ist von weisser Farbe und hat einen leicht süssen und sehr

Taoistische Liebesstellung, besonders geeignet für gegenseitige Absorption. Die geistige Einstellung sollte darauf abzielen, vitale Essenzen mit dem Partner auszutauschen.

Nach einer chinesischen Malerei aus dem späten 18. Jahrhundert.

Während erotischen Küssens tauscht das Paar Speichel aus. Der Taoismus schreibt dem weiblichen Speichel lebenspendende Eigenschaften zu.
Nach einem japanischen Druck von Shimokobe Shusui; ca. 1760.

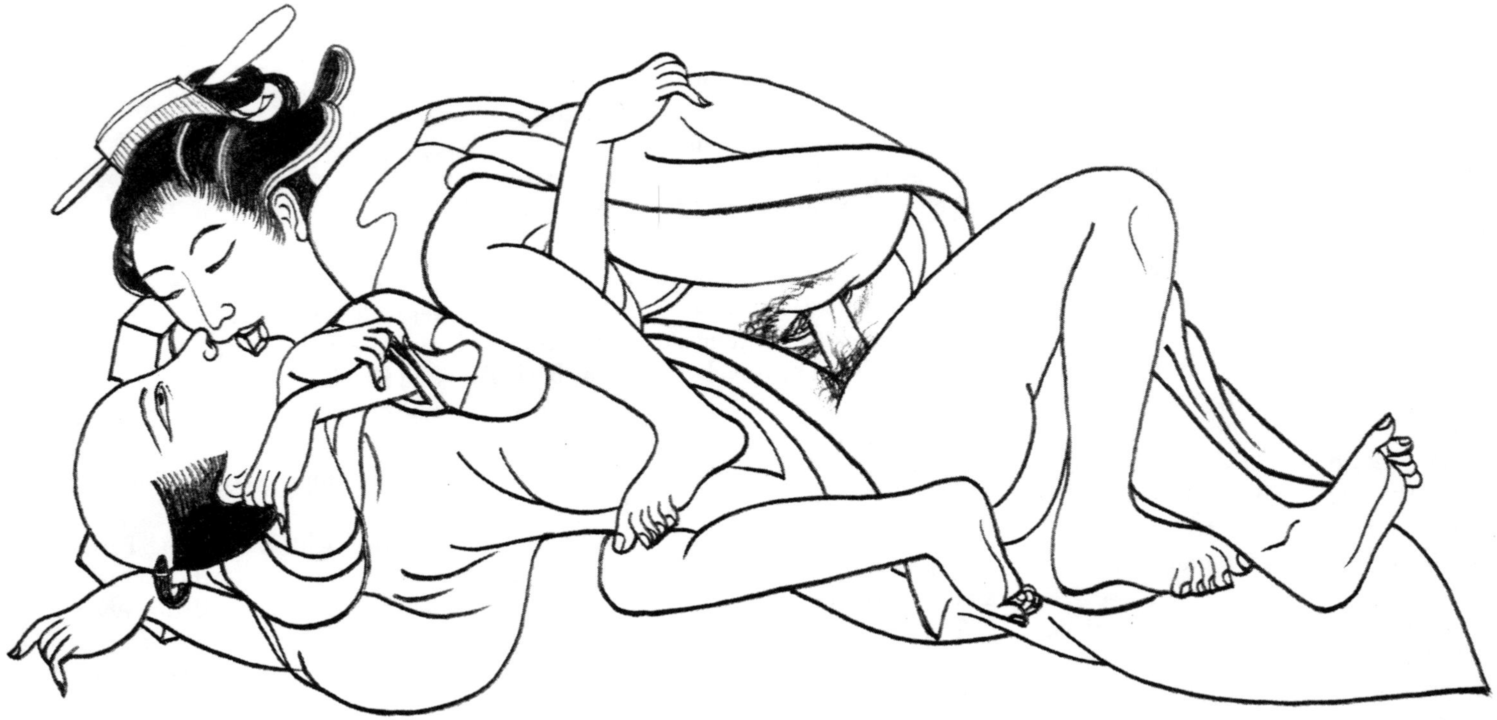

angenehmen Geschmack. Ein Mann sollte an den Brüsten saugen und diese spezielle Medizin trinken. Wenn sie sein *Zinnober-Feld* (Nabel-Zentrum) erreicht, bringt sie Nahrung zu seiner Milz und seinem Magen. Wenn der *Weisse Schnee* aus einer Frau herausgesaugt wird, wird sich ihr Blutkreislauf stark verbessern. Beide Partner werden entzükkende Lustgefühle empfinden. Bei kräftigem Saugen erreicht diese kostbare Flüssigkeit sogar den *Blumigen See* (Kopf-Zentrum) und steigt zum *Mysteriösen Tor* (Sexual-Zentrum) hinab. Sie hat eine wohltuende Wirkung auf den ganzen Organismus. Von den *Drei Gipfeln* sollte gerade diesem zuallererst die Aufmerksamkeit des Liebhabers gelten.

Der untere Gipfel der Frau ist als *Purpurner Pilz-Gipfel, Höhle des Weissen Tigers* oder *Mysteriöses Tor* bekannt. Die Medizin, die davon produziert wird, ist als *Mond-Blume* oder *Weisses Metall* bekannt. Sie entströmt dem *Yin-Palast* tief in ihrem Schoss. Dieser Eingang ist üblicherweise verschlossen, aber wenn eine Frau während des Liebens derartig erregt wird, dass sich ihre Wangen lebhaft röten und ihr die Simme im Halse steckenbleibt, dann wird diese innere *Pforte* der Frau geöffnet. Wenn sie den Höhepunkt der Lust erreicht, wird Feuchtigkeit verströmt, die frei nach unten fliesst. Wenn ein Mann diese weibliche Sekretion absorbieren möchte, sollte er seine Waffe zurückziehen, bis sie nur noch so tief wie etwa eine Daumenspitze darinsteckt. Dies hat eine wohltuende Wirkung auf seine Ursprüngliche Yang-Kraft, während gleichzeitig sein Innerer Geist genährt und harmonisiert wird.»

Das Trinken der *Jade-Flüssigkeit*, des Speichels, der im Munde einer sexuell erregten Frau produziert wird, wird oft in taoistischen Abhandlungen erwähnt, und zwar als «einer

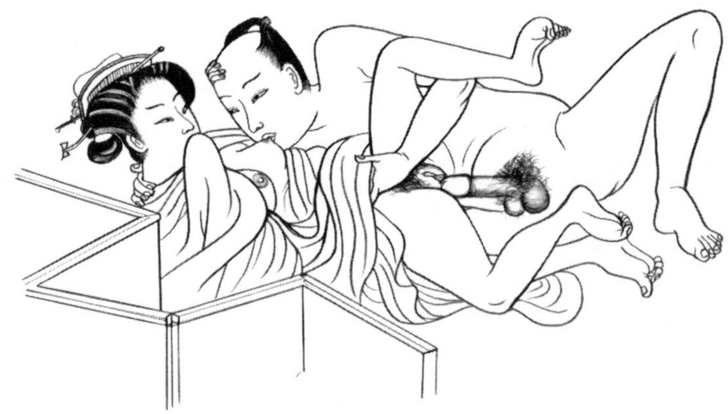

Sowohl nach taoistischen als auch nach tantrischen Traditionen scheiden Frauenbrüste subtile Essenzen aus, die eine wohltuende Wirkung auf den ganzen Organismus ausüben.
Nach einem japanischen Druck von Isoda Koryusai; ca. 1775.

der besten Wege, die Yang-Kraft zu stärken». Okkulte Traditionen in der ganzen Welt schreiben dem Speichel magische Eigenschaften zu. Er wird für Talismane benutzt sowie für «Fernheilen», als eine Art von Kontaktherstellung mit einem Patienten, der nicht persönlich anwesend ist. Bei moderner Radiologie, einem Zweig der Homöopathie, wird Speichel für die Diagnose benutzt, desgleichen als ein «Ziel», auf das heilende Energien gerichtet werden können.

Westliche allopathische Medizin hat ein unvollkommenes Verständnis von den Speicheldrüsen und deren Sekretionen. Die derzeitige Theorie lautet: «Stimulierung der Gehirnrinde und des Hypothalamus löst Speichelbildung aus.»

Interessanterweise werden bei tantrischen Liebesriten Substanzen wie Kampfer und Räucherwerk neben die Partnerin gelegt und verbrannt. Kampfer und andere flüchtige Duftstoffe bewirken eine Stimulierung der Gehirnrinde und lösen damit die Speichelbildung in der Shakti aus.

Quantität und Zusammensetzung von Speichel variieren beachtlich; das hängt von der Art der Stimulierung ab, die für die Produktion von Speichel verantwortlich ist. Essbare Substanzen produzieren halbflüssigen, enzymreichen Speichel, während nichtessbare Substanzen, die in den Mund gelegt werden, sehr wässerige Sekretionen stimulieren. Wird eine saure Substanz gegessen, wird der Speichel sehr reich an Protein; Milch verursacht reichliche Bildung von Speichel, der reich an organischen Stoffen ist. Homöostatischer Speichel ist normalerweise sauer, und wenn er frei fliesst, wird er alkalisch. Die tonischen Eigenschaften von oralen Sekretionen werden in der westlichen Medizin weitgehend akzeptiert, aber die spezielle Natur des Speichels, der durch sexuelle Stimulierung produziert wird, ist im Okzident immer noch relativ unbekannt.

Das Trinken von *Weissem Schnee* aus den Brüsten einer Frau ist für die Bevölkerung des Westens ein mysteriöses Konzept. Die zuvor zitierte Schrift erwähnt es ganz klar als eine eher physische denn subtile Sekretion. Es wird ausdrücklich darauf hingewiesen, dass «Weisser Schnee» nicht die normale Brustmilch einer Frau ist, die ein Kind bekommen hat. Es ist eher eine Sekretion, die spontan durch sexuelle Erregung erzeugt wird.

Eine frühe taoistische Schrift erwähnt einen Mann, der es auf ein Alter von einhundertundachtzig Jahren brachte indem er die Sekretionen aus Frauenbrüsten saugte. In Indien hört man gelegentlich von Yogis, die milchähnliche Brustsekretionen produzieren. Indische medizinische Schriften erklären: «Muttermilch ist die beste aller Nahrungen und kann eine alte Person verjüngen.» Interessanterweise hat es eine ganze Anzahl von Fällen gegeben, dass *Männer* spontan Milch produzierten, um ein Baby zu nähren, dessen Mutter plötzlich gestorben war. Damit wird illustriert, dass im Mann eine latente Frau schlummert.

Es gibt subtile Beziehungen zwischen den Brüsten einer Frau und ihrem Uterus. Wenn an ihren Brüsten gesaugt wird, zieht sich die Gebärmutter zusammen; dies wiederum übt Einfluss auf die Drüsensekretionen aus.

Tantrische Lehren erklären, dass Brustsekretionen oft durch besondere Laute aktiviert werden, besonders durch Laute, die dem ersten Schrei eines Babys ähneln.

Eine Frau, die noch kein Kind geboren hat, kann physische milchähnliche Brustessenz (*Weisser Schnee*) beim Sex produzieren, vorausgesetzt allerdings, dass sie den starken Wunsch verspürt, «etwas zu geben». Dieser mutterähnliche und nährende Wunsch schickt eine emotionale Botschaft an das Drüsensystem; dies wiederum veranlasst den «*Weissen Schnee* zu fallen».

Brustsekretionen können auch auf rein subtiler, nicht physischer Ebene auftreten.

Eine sexuell erregte Frau scheidet Flüssigkeiten in ihrer Yoni aus. Taoistische Schriften bezeichnen diese speziellen Sekretionen als *Mond-Blumen-Wässer;* indische und tantrische Schriften sprechen von *Mond-Flüssigkeit* oder ganz einfach von *Liebessaft.*

Das *Kamasutra,* die klassische Hindu-

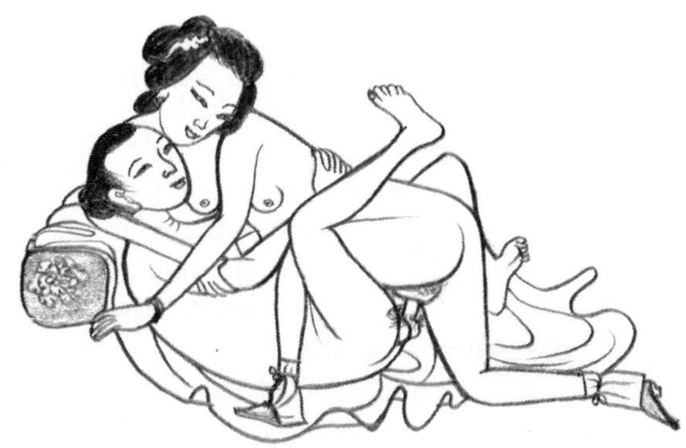

Der Taoismus lehrt, dass weibliche Sexual-Sekretionen sehr wirksam durch den Kopf des Lingams aufgenommen werden können, und zwar durch leichtes Zurückziehen zum Eingang der Yoni.

Nach einer chinesischen Malerei aus dem 19. Jahrhundert.

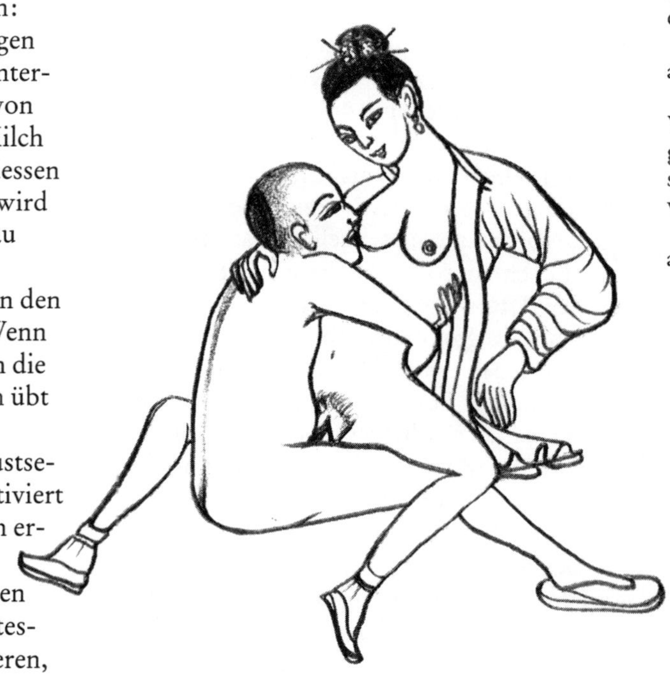

Während intensiver sexueller Erregung sondern Frauenbrüste manchmal subtile Essenzen ab, die beleben und verjüngen.

Nach einer chinesischen Malerei aus dem 19. Jahrhundert.

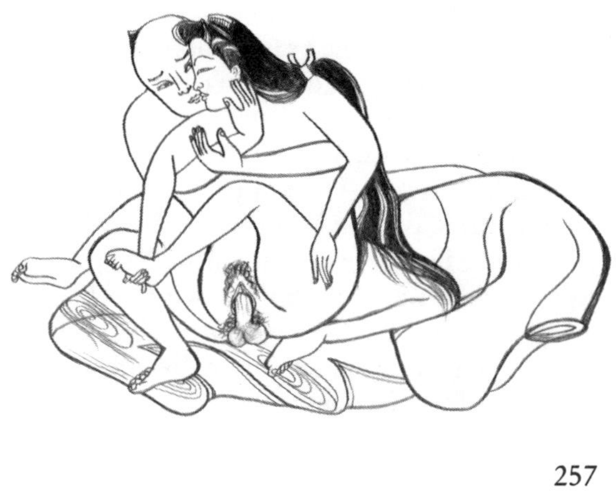

Taoistische Liebesstellung, um weibliche Sekretionen direkt durch den Kopf des Lingams aufzunehmen.

Nach einem japanischen Druck; ca. 1680.

Warum sich um die Pille der Unsterblichkeit bemühen, wenn es einem freisteht, aus dem Jade-Brunnen zu trinken?
HSU-HSIAO-MU-CHI

Der Mann veranlasst seinen Samen zur Umkehr und verhindert jegliche Emission. Er absorbiert die Säfte aus dem Edlen Portal der Frau, während er oben ihren Speichel trinkt. Diese spezielle Praxis ist als Natur-Vollendung *bekannt; sie stattet eine Person mit guter Gesundheit und langem Leben aus.*
TA-LO-FU

Liebesabhandlung, stellt fest: «Frauen emittieren nicht so wie Männer. Beim Mann findet der Ausstoss von Samen nur jeweils am Ende des Liebens statt, während die Säfte der Frau ständig sekretiert werden.»

Die Emissionen aus der Yoni der Frau variieren beträchtlich je nach Temperament, allgemeinem Gesundheitszustand, Ernährung, dem Moment des Monatszyklus und der Ebene der sexuellen Leidenschaft. Eierstock-Hormone, Mineralien und Gewebesalze sowie Aminosäuren und andere grundlegende Substanzen für den Körperaufbau sind nur einige der hochpotenten Substanzen, die in Yoni-Säften enthalten sind.

Erst vor kurzem hat die westliche Sexologie die Tatsache akzeptiert, dass eine Frau, wenn sie einen Orgasmus hat, tatsächlich Sekretionen produziert, die etwas anderes sind als die sogenannten «sexuellen Schmiermittel». Es scheint so, als ob diese Substanzen aus dem Uterus und der «schlummernden Prostata»-Region stammen.

Tantra betrachtet den *Liebessaft* oder *Lotos-Nektar* der Frau als besonders wohltuend, wenn er einen süsslichen Geschmack hat. Dies stimmt mit orientalischen medizinischen Abhandlungen überein, die Süsse mit Assimilation und Nahrung in Verbindung bringen.

Der *Ananga Ranga* erklärt: «Der Lotos-Typ der Frau produziert Liebes-Essenz, die wie eine eben erst erblühte Lilie duftet. Die Kunst-Frau emittiert heisse Säfte, die den Duft und Geschmack von Honig haben. Eine Muschel-Frau sekretiert deutlich salzige Liebes-Flüssigkeit.»

Ein bedeutendes taoistisches Alchimie-Buch erklärt, dass eine Frau in ihrem Uterus eine Yang-Essenz hat, die einmal im Monat als Menstruationsblut emittiert wird. Von dieser Emission, die als *Roter Schnee* bezeichnet wird, heisst es: «Die wahre Essenz des Frauenblutes, die den Embryo im Mutterleib erzeugt.» Es ist diese ursprüngliche Yang-Essenz, auf die zurückgegriffen wird, wenn eine Frau ihre *Mond-Blumen-Medizin* produziert, und dieser wiederum wird die Macht zugeschrieben, die Yang-Kraft im Mann zu

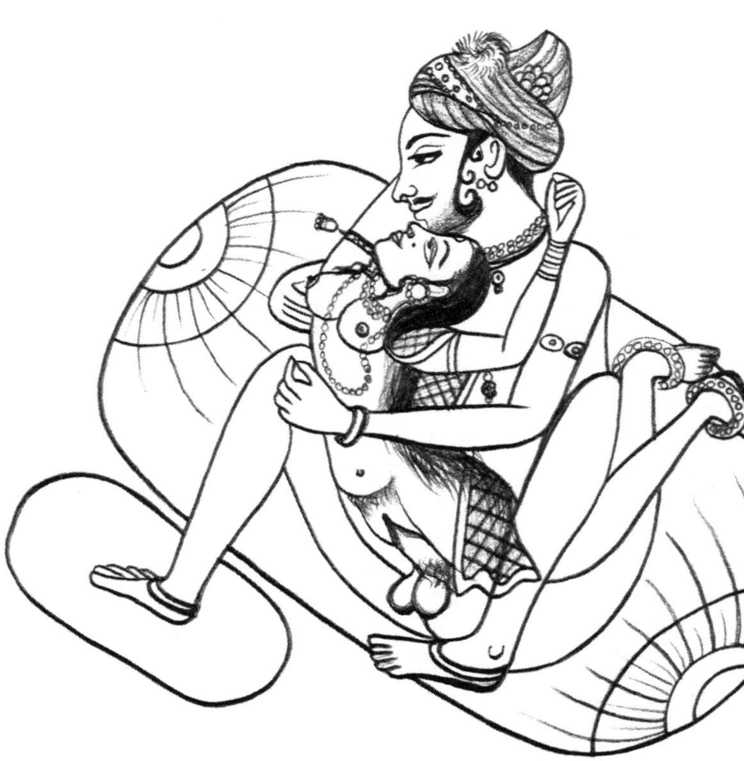

Eine tantrische Liebesstellung speziell für gegenseitige Absorption und Nährung der Natur. Bewegung sollte sanft und rhythmisch sein.
Nach einer indischen Miniaturmalerei; Rajasthan, 18. Jahrhundert.

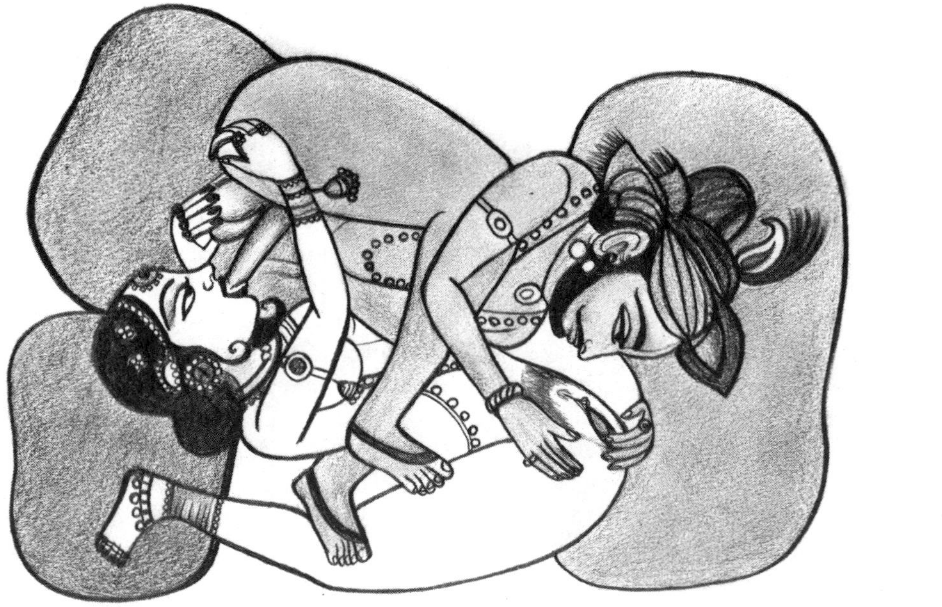

Gegenseitiger oraler Sex gestattet vitalen Sekretionen, ausgetauscht und in Umlauf gebracht zu werden.
Nach einer Miniaturmalerei aus Rajasthan; Mitte des 18. Jahrhunderts.

stärken, und zwar durch einen Prozess direkter Absorption.

Für die Absorption der dreifachen *Gipfel-Medizin* der Frau gibt es verschiedene Techniken, die sowohl in tantrischen als auch taoistischen Traditionen gelehrt werden; einige von ihnen werden in den Abschnitten «Gegenseitige Absorption» und «Nährende Natur» dieses Buches erörtert.

Ein Bericht in einem taoistischen Alchimie-Werk rät: «Wenn die Schildkröte (das männliche Geschlechtsorgan) eingedrungen ist, sollte man auf das Kommen der *Frauen-Essenz* warten, die während des Höhepunktes produziert wird. Dann sollte die Schildkröte den Kopf wenden, den eigenen Samen zurückhalten und die Säfte der Frau trinken.»

Solche Absorption kann entweder durch fortgeschrittene Yoga-Techniken *(Uddiyana Bandha)*, die ein Vakuum oder einen negativen Druck in der Blase des Mannes erzeugen und deshalb «die Yoni-Emissionen der Frau aufsaugen», oder ganz einfach durch die natürliche Absorptions-Fähigkeit des Lingam-Kopfes geschehen. Die Membranen des Lingam werden durch das Absorbieren einer enormen Blutmenge erigiert. Auf gleiche Art absorbiert das Lingam, wenn es in der Yoni weich wird, auf natürliche Weise deren Sekretionen.

Absorption der Yoni-Sekretionen kann auch direkt durch den Mund stattfinden. Dann gibt es einen direkten Austausch zwischen Speichel und Yoni-Säften. Diese Art von oralem Sex trägt dazu bei, die beiden «Pole» des Körpers (das «Oben und Unten») zu integrieren und so einen gesunden Austausch von Sekretionen, Energien und Potentialen zu schaffen.

Tantrische Schriften erklären, dass die Absorption von weiblichen Sekretionen durch die Zunge, durch Lippen und Mund wohltuend für das gesamte System ist und zugleich «die Kundalini erfreut». (Dieser Aspekt der Sexualität wird im Detail in «Orale Erotik» und «Die Krähe / 69» erörtert.)

Die Medizin der Drei Gipfel hat das Potential, Körper und Geist zu nähren und zu revitalisieren. Jede Übung, die auf dieser Tatsache basiert, sollte nicht missbraucht werden. Für einen dauerhaften Austausch von Potenz ist ein Band der Liebe unbedingt erforderlich und unumgänglich. Die Destillation oder Alchimisierung der Liebe findet vor allem im Herz-Zentrum statt, von dem die höchsten Emotionen ihre Kraft ableiten. Es wäre ein grosser Fehler, die Geheimnisse der weiblichen Sekretionen ausschliesslich auf äusserer Ebene zu betrachten. Liebe muss das Physische mit dem Geistigen «aufladen». Nur dann kann wahre sexuelle Alchimie stattfinden.

Der Liebeskampf

Taoistische Lehren bezeichnen das Lieben häufig als einen «Kampf». Das Dunkle Mädchen, das wir bereits früher als Initiatorin des Gelben Kaisers erwähnt haben, soll der Überlieferung nach mehrere Bücher über Militärstrategie sowie Werke über die Liebeskunst verfasst haben. Die Vorstellung, den sexuellen Partner als einen «Feind, den es zu besiegen gilt», anzusehen, mag auf den ersten Blick hin merkwürdig und widersprüchlich erscheinen, basiert aber in Wirklichkeit auf einer profunden Einsicht. Diese psychologische Technik sollte mit spielerischem Kampfgeist durchgeführt werden und nicht zu Egoismus ausarten. Der Sieg gehört demjenigen, dem es gelingt, die vitale Essenz des Partners zuerst zu erlangen.

In einer frühen taoistischen Schrift erklärt das Dunkle Mädchen: «Wenn der Mann sich mit dem ‹Feind› beschäftigt, sollte er seine Partnerin für wertlos wie einen Stein halten, sich selbst dagegen als kostbar wie Gold betrachten. Sobald der Mann spürt, dass er ejakulieren wird, sollte er alle Bewegungen einstellen. Das Lieben mit einer Frau ist wie das Reiten auf einem galoppierenden Pferd mit ausgefransten Zügeln oder wie das Dahintaumeln am Rande eines gefährlichen Abgrunds.» Diese Technik ist ihrem Wesen nach ein psychologischer Trick, der bei der Zurückhaltung der Ejakulation Beistand leisten kann.

Eine spätere Abhandlung aus der Ming-Dynastie stellt fest:

«Ein überlegener ‹General› sollte sich darauf konzentrieren, den Gegner herauszulocken. (Der Begriff ‹überlegener General› bezieht sich auf den taoistischen Experten.) Er sollte eine geflissentlich gleichgültige Haltung zur

Wenn er seine Partnerin umarmt hat, und sein Zepter in ihre Lotos-Blume eingeführt hat, sollte er intensiv von ihren Lippen trinken; sie scheinen wie von Milch beträufelt zu sein. Wenn der ganze Reichtum des Entzükkens genossen wird, beginnen ihre Oberschenkel zu zittern, und ihre erste Befriedigung ist erreicht. Dies ist der Weg, Eins zu werden mit dem Unvergänglichen: Jeder sollte den anderen selbstlos absorbieren. Diese Übungen sollten nicht missbraucht werden, sonst werden sie einen in die Hölle von Krankheit und Verwirrung stürzen. Kenner sollten darauf achten, sich bei diesen potenten Praktiken korrekt zu verhalten.
KALACAKRA TANTRA

Jeder Mann, der einen schönen Schmelztiegel (Frau) bekommen hat, wird sie natürlich von ganzem Herzen lieben. Aber wenn er sich mit ihr liebt, sollte er sich dazu zwingen, sie als hässlich und abscheulich zu visualisieren. Mit einem ruhigen Geist sollte er seinen Jade-Stab in ihren Schmelztiegel einführen und langsam vor und zurück bewegen. Wenn er dies ein paarmal getan hat, sollte er stoppen, um seine Lust zu beruhigen. Ein bisschen später sollte er wieder beginnen und so lange fortfahren, bis die Frau den Punkt erreicht, an dem sie sich kaum noch beherrschen kann. Der Mann sollte sorgfältig darauf achten, sich langsam zu bewegen, damit die Frau zuerst zum Höhepunkt kommt. Sobald der Mann spürt, dass sein Samen ejakuliert werden wird, sollte er seinen Jade-Stab zurückziehen und die Kunst anwenden, seinen Samen zurückzuhalten.

HSUI-CHEN-YEN-I

Schau stellen. Wenn er lieben will, sollte er das Jade-Portal der Frau mit der Hand streicheln und an ihrer Zunge saugen. Er sollte ihre Brüste drücken und ihren reinen Atem einziehen. Auf diese Weise wird sie sehr erregt werden. Die ganze Zeit über sollte sich der Mann unter Kontrolle halten und seinen Geist loslösen, als wanderte er über den klaren, blauen Himmel. Es wird dem Mann geraten, sich vorzustellen, dass sein Körper ins Nichts versinkt. Der Mann sollte die Augen schliessen und die Frau nicht anschauen, damit seine eigene Leidenschaft nicht aufgewühlt wird; ein inneres Gefühl der Nonchalance ist notwendig.»

Diese Art sexueller Einstellung ist kaum vereinbar mit einer dauerhaften Beziehung, es sei denn, dass sich beide Partner dessen bewusst sind, was da geschieht, so dass sie es als Spiel treiben.

Dieselbe Schrift gibt eine Darstellung, wie «der Feind geschlagen werden kann», indem Ejakulation verhindert und statt dessen «der Samen zur Umkehr bewogen» wird. Diese Schilderung hat die Form einer Allegorie: «Die Schildkröte zieht sich innerlich zurück, der Drache inhaliert, die Schlange schluckt, und der Tiger wartet.» Der Kommentar gibt eine Interpretation dieser rätselhaften Instruktion:

«Der ‹Weg, wie die Schildkröte sich in sich selbst zurückzieht›, besteht darin, Augen und Mund zu schliessen, Füsse und Hände zurückzuziehen, mit den Fingern auf die Stelle zwischen Hodensack und Anus zu drücken, während der Geist gleichzeitig konzentriert wird. ‹Der Drache inhaliert›, indem die *Echte Flüssigkeit* (die Yoni-Emissionen) aufgenommen und veranlasst wird, stetig nach oben zu fliessen (mittels Absorption durch das Lingam), bis sie am geheimen Ort im Gehirn ankommt. Die Schlange ‹schluckt ihr Opfer›, indem sie erst daran herumknabbert, bis es machtlos ist, dann erst wird es gänzlich verschluckt. Der Tiger ‹wartet und fängt heimlich seine Beute›.»

Die Allegorie von einem Kampf ist in taoistischen Schriften allgemein gebräuchlich, um das Lieben zu beschreiben. Die Theorie ist, dass der «Feind» seine Kraftreserven aufbraucht und sich daher «ergeben» muss.

Die zuvor erwähnte Schrift fährt fort:

«Der Feind ergibt sich, und ich raffe die Siegesbeute zusammen. Dies ist als ‹bereits vollendet› bekannt; es garantiert Frieden für eine ganze Generation. Ich ziehe mich vom Schlachtfeld zurück, gewinne neue Kraft und lege die Beute in den Vorratsraum, um meine Reserven zu steigern. ‹Die Siegesbeute zusammenraffen› bedeutet: Wenn die Frau ihren Höhepunkt der Lust erreicht hat, bewege ich meine Waffe weiter hinein und heraus. Ich wechsele tiefe Stösse mit flachen ab; von Zeit zu Zeit ziehe ich meine Waffe ganz heraus. Indem ich an ihrer Zunge sauge und ihre Brüste drücke, veranlasse ich sie, ihre *Echte Flüssigkeit* zu verschütten, die dann von mir absorbiert werden kann. Der Begriff ‹ganze Generation› bedeutet zwölf Jahre; der Vorratsraum ist das Knochenmark.»

Diese Beschreibung ist eine Schilderung des alchimistischen Liebens, dazu bestimmt, die männliche Potenz zu stärken. Es wird folgendes angedeutet: Jedesmal, wenn ein Mann die *Echte Flüssigkeit* oder *das Innere Yang* der Frau bekommt, hat er die Möglichkeit, seine Lebenserwartung um zwölf Jahre zu verlängern.

Es ist interessant, dass neuere Forschungen über Methoden, die das Altern verhindern sollen, ergeben haben, dass das Knochenmark ein bestimmender Faktor beim Alternsprozess ist. Experimente mit Tieren, die einer direkten Transplantation von neuem Knochenmark unterzogen wurden, haben erwiesen, dass deren Lebensspanne gesteigert werden konnte. Knochenmark und Samen sind eng miteinander verbunden; beide werden in verwandten Drüsen-Zyklen erzeugt.

Es gibt gewiss eine psychologische Wirksamkeit in der Methode, den Partner als «wertlos und hässlich» zu betrachten, um eine vorzeitige Ejakulation vermeiden oder den Samen zurückzuhalten. Aber ein solcher Standpunkt ist kaum vereinbar mit der tantrischen Lehre, sich den Partner als Gott oder die Partnerin als Göttin vorzustellen; es könnte also durchaus zu falschen oder sogar potentiell schädigenden Resultaten kommen. Im Extremfall könnte diese Aktivität zu sexuellen Verirrungen wie Sadomasochismus führen. Tantra strebt an, den jeweiligen Partner erhaben zu machen, aber nicht zu unterwerfen oder herabzusetzen. Im tantrischen Liebeskampf gehört der Sieg dem Paar und ist keineswegs das exklusive Recht des einen oder anderen.

Tantrische Schriften beschreiben oft

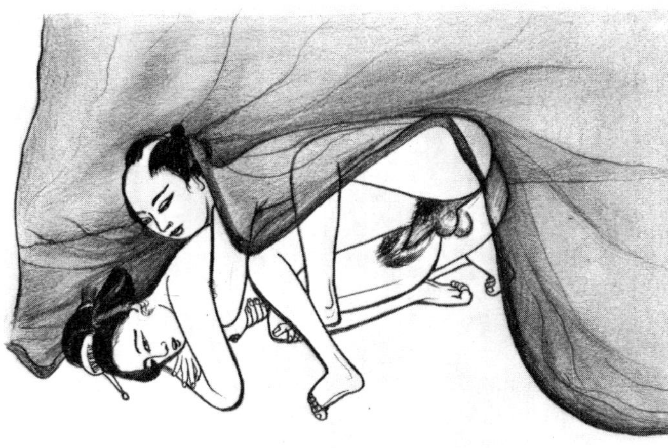

Aggression kann dazu benutzt werden sexuelle Energie zu steuern. Im Taoismus wird Lieben mit einem Kampf verglichen.

Nach einem japanischen Gemälde der Malerin Uemura Shoen (1875–1949).

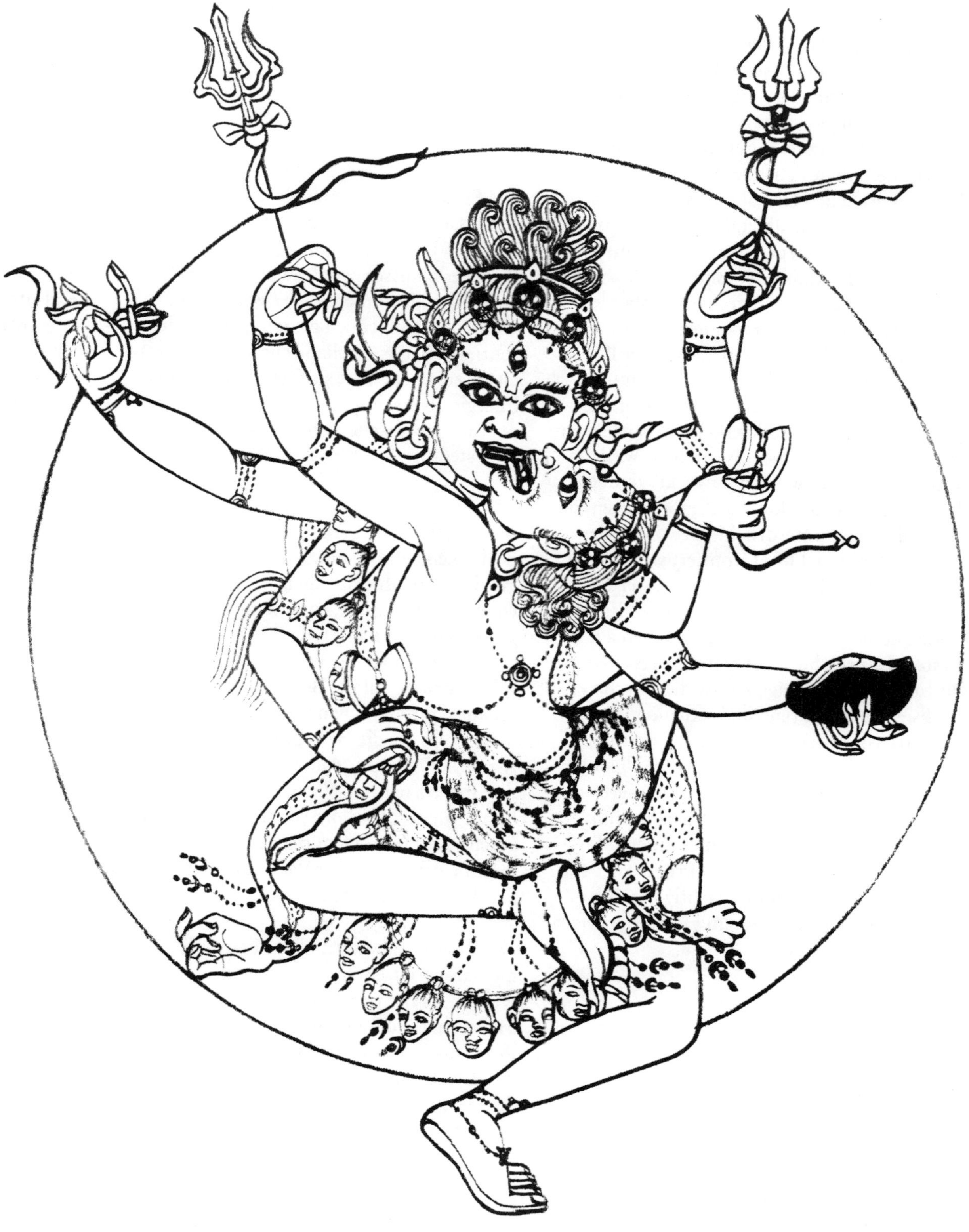

Je länger der Kampf tobte, desto imposanter wurde das Aussehen seines Kriegers und damit auch dessen Mut; ihre Lustgrotte war nicht länger mehr eine bodenlose Grube. Auf beiden Seiten und in der Tiefe wurde der gewünschte Kontakt hergestellt. Ihr Körper begann zu zittern und sich wollüstig zu winden, Stöhnen der Lust kam über ihre Lippen. Gras und Büsche rund um ihren Torweg wurden feucht vom Tau der Ekstase. Er langte nach dem Tuch, um einiges von den Säften wegzuwischen, aber sie hielt ihn davon ab. Ein Kampf der Geschlechter *sollte ihrer Meinung nach ein wildes Getümmel sein, ein ekstatischer Tempeltanz, begleitet von aufpeitschenden Gongs und Trommeln.*

JOU PU TUAN

Eine zornige tantrische Visualisierung von Mahakala und Gefährtin in ekstatischer Vereinigung. Visualisierung von solchen zornigen Gestalten tragen dazu bei, die Begrenzungen der Persönlichkeit umzuwandeln.

Nach einer tibetischen Malerei aus dem späten 18. Jahrhundert.

Der Kampf der Geschlechter *ist der Kunst der Kriegführung nicht unähnlich; bevor die Feindseligkeiten eröffnet werden, spioniert einer den anderen aus, um dessen Stärken und Schwächen herauszubekommen. Erfolg im Kampf hängt davon ab.*

JOU PU TUAN

schreckliche oder hässliche Gestalten für die Visualisierung; damit sollen negative psychologische Merkmale aufgezeigt werden. Das zornige Empfinden lässt sich als einfachste Leidenschaft leicht erzeugen. Visualisierungen von zornigen Gestalten sind in der Tat leichter aufrechtzuerhalten als friedliche. Im Tantra stellt man sich jedoch all diese schrecklichen mystischen Gestalten als «innerlich schön und sehr mitfühlend» vor. Im Geiste des tantrischen Adepten erscheinen initiatorische Hüter, Dakinis oder tantrische Yoginis oft als erschreckende Visionen, die aber letzten Endes in schöne verwandelt werden.

Es ist ein seltsamer Aspekt unserer Psyche, dass alle Dinge, die uns abstossen – Schrecken, Zorn und Hässlichkeit –, uns zugleich faszinieren und leichter zu visualisieren sind als diejenigen, die uns gefallen. Weil die Emotionen bereitwilliger geweckt werden, können durch Aspekte der Persönlichkeit, die normalerweise unterdrückt oder durch den Inneren Geist nicht konfrontiert werden, die motivierende Macht für die Visualisierung leichter erreicht werden. Psychische Hindernisse und negative Emotionen können am besten dadurch beseitigt werden, dass man sie als furchtbar grimmige Kräfte der Psyche visualisiert und während der sexuellen Vereinigung transformiert. In diesem mysteriösen Kampf werden die Kräfte der Dunkelheit hervorgerufen, unterworfen und sublimiert durch die Macht tantrischer Visualisierung. Wenn der Liebeskampf in einer inneren Dimension stattfindet, wird der Prozess der spirituellen Transformation mächtig beschleunigt. Der wahre Sieg liegt im Heraufdämmern des inneren Lichtes.

Nähren der Natur

Die Frau hat eine grenzenlose Menge von Yin-Essenz, vorausgesetzt, dass sie mit der Natur in Übereinstimmung ist. Spontane Liebeserlebnisse revitalisieren die Yin-Essenz und füllen sie immer wieder von neuem auf. Wenn die Frau jedoch gezwungen ist, sich auf routinemässige, mechanische sexuelle Aktivität einzulassen, läuft sie Gefahr, ihre vitale Energie zu erschöpfen.

Eine taoistische alchimistische Abhandlung stellt fest:

«Wenn eine Frau einen Mann liebt, ist es sehr wichtig, dass ihr Herz ruhig ist und ihre Gedanken gefasst sind. Falls der Mann die Höchste Freude noch nicht erreicht hat, und wenn die Frau spürt, dass sie sich dem Höhepunkt der Lust nähert, dann sollte sie versuchen, sich noch zurückzuhalten. Falls sie spürt, dass sie auf die Bewegungen des Mannes mit unfreiwilligem Orgasmus reagieren wird, sollte sie die Bewegungen ihres eigenen Körpers einstellen. Auf diese Weise wird sie ihre Essenz nähren. Wenn ihre Yin-Essenz durch wiederholte *unfreiwillige* Orgasmen geschwächt und erschöpft wird, dann wird in ihrem Körper eine Art Vakuum geschaffen, das dann Krankheiten anzieht.»

Der Taoismus betont: «Eine Frau sollte sich niemals gestatten, traurig oder eifersüchtig zu werden, selbst wenn sie sehen sollte, wie ihr Mann eine andere Frau liebt. Sonst wird sie ihre Yin-Essenz veranlassen, übererregt zu werden. Dann wird die Frau von physischen Schmerzen befallen werden, während sie sitzt oder steht; ihre weiblichen Sekretionen werden von selbst nach aussen fliessen und die Frau veranlassen, schon lange vor der Zeit zu welken und zu altern.»

Um ihre natürliche Reaktionsfähigkeit und beachtliche sexuelle Potenz hervorzurufen, muss eine Frau die Harmonie mit ihrer Umgebung pflegen, vor allem aber mit ihrem Partner. Die Natur der Frau kann genährt werden, wenn sie Kontakt mit den Yin-Elementen aufnimmt... indem sie in Blumengärten spazierengeht oder mit blossen Füssen durch taunasses Gras wandert.

Kontakt mit schönen Frauen soll einer der wirksamsten Wege sein, Yin zu nähren; aus diesem Grunde wurde sapphische Liebe in Kulturen, die diese Macht in der Weiblichkeit erkannten, für vollkommen natürlich gehalten.

Die Natur einer Frau wird genährt, wenn sie Überlegenheit über ihre Emotionalität erlangt; sie muss dieser urtümlichen Energie gestatten, ihre Persönlichkeit zu transformieren. Wenn eine Frau lernen kann, ihre emotionale Energie zu kontrollieren und zu kanalisieren, dann kann sie für ihren Partner eine schier unerschöpfliche Quelle psychischer Nahrung werden. Sowohl Taoismus als auch Tantra lehren, dass emotionale Reife der Schlüssel zum Verständnis der Alchimie der Ekstase ist. Die Natur wird durch Lieben ohne Hemmung genährt. Dies ist die vernunftgemässe Überlegung hinter alten heidnischen Sexualritualen.

Liebende können ihre Natur spontan nähren, vorausgesetzt, dass sie das Gleichgewicht zwischen «Geben» und «Nehmen» aufrechterhalten.

In einer gesunden Beziehung wird normalerweise jeglicher Verlust weiblicher Yin-Essenz durch Absorption der männlichen Yang-Essenz kompensiert. Wenn ein Mann sich jedoch wiederholt einer Frau aufzwingt, kann er ihre vitale Energie aus ihr herausziehen. Wenn die Frau keine natürliche Lebensweise führt, wird sie keine Möglichkeit haben, einen Ausgleich für das zu bekommen, was ihr «genommen» wurde.

Alchimistische Schriften, zum Beispiel das *Chandamaharoshana Tantra*, beschreiben die Yoni der Frau als «einen Schmelztiegel, ein Gefäss der Transformation». In diesem Gefäss verbinden sich Yin- und Yang-Essenzen miteinander, wandeln sich um und nähren das Paar. Dieser Vorgang findet sowohl auf physischer als auch auf subtiler Ebene statt.

Eine der ersten körperlichen Techniken für das Absorbieren und Transformieren sexueller Vitalität ist die tantrische *Vajroli Mudra,* das «Diamanten-Siegel»; eine Methode, die darauf abzielt, den Fluss der sexuellen Energie umzukehren. Sowohl Männer als auch Frauen können diese Methode praktizieren, um bewusst die Liebessekretionen des Partners zu absorbieren und sexuelle Energie nach oben zu ziehen, um geistige Evolution zu fördern.

Eine Frau praktiziert die *Vajroli Mudra* durch rhythmische Kontraktionen ihre Yoni-Wände, um einen Saugeffekt zu erzielen.

Gleichzeitig visualisiert sie, wie die Energie nach oben gezogen wird. Ausserdem schluckt die Frau ihren Speichel.

Die Technik schliesst zwei verschiedene Bewegungen ein. Die erste ist eine bewusste Kontraktion der urethralen Schliessmuskeln direkt unterhalb der Klitoris. Diese Muskeln stehen in sehr enger Beziehung zum Anal-Schliessmuskel, der die Exkretion reguliert. Der urethrale Schliessmuskel kontrolliert und reguliert das Urinieren. Wenn eine Frau diesen Muskel ausfindig macht und ihn zusammenzieht, während sie uriniert, dann wird der Urinfluss unterbrochen und erst wieder fortgesetzt, wenn der Schliessmuskel erneut freigegeben wird. Wenn die Lage erst einmal bekannt ist, kann eine Entwicklung dieses Muskels praktiziert werden, um ihn für die Liebeskunst vorzubereiten. Während die Frau diese Kontraktion übt, sollte sie den Unterleib hochziehen; ausserdem sollte sie mit Kontraktionen und Entspannung abwechseln.

Eine Frau kann die Wirksamkeit ihrer Schliessmuskel-Bewegungen kontrollieren, indem sie einen oder zwei Finger in die Yoni steckt, während diese Übung praktiziert wird. Wenn sie korrekt ausgeführt wird, werden die Kontraktionen die Finger erfassen und wieder loslassen.

Der *Ananga Ranga* stellt fest:

«Die Frau sollte solange danach streben, die Yoni zu schliessen und zusammenzuziehen, bis diese das Lingam wie mit einem Finger festhält und sich ganz nach ihrem Belieben öffnet und schliesst. Schliesslich wird die Yoni wie die Hand des Gopi-Mädchens handeln, das die Kuh melkt. Dies kann nur durch Übung erlernt werden und indem die Willenskraft auf den Körperteil, der beeinflusst werden soll, gerichtet wird. Während die Frau diese Übung durchführt, sollte sie im Geiste den Namen des Liebesgottes Kamadeva wiederholen (dessen Mantra der Laut ‹KLING› ist); auf diese Weise kann die Frau um Segen flehen. Eine Frau wird mit Freude zur Kenntnis nehmen, dass diese Kunst, wenn sie erst einmal erlernt ist, nie mehr verlorengeht. Ihr Ehemann wird ihr dann vor allen anderen Frauen den Vorzug geben; er würde sie nicht einmal für die allerschönste Königin eintauschen. So liebreizend und angenehm für einen Mann ist diejenige Frau, die sich darauf versteht, ihre Yoni auf diese Art und Weise zusammenzuziehen.»

Die zweite Bewegung der Frau schliesst eine einfache yogische Übung ein, die als *Uddiyana Bandha* oder «Auffliegende Zurückhaltung» bekannt ist. Diese Übung verhilft dazu, vitale Energie aus der Sexualregion zu ziehen und nach oben zu kanalisieren. Der *Uddiyana Bandha* wird wie folgt vollbracht: Ausatmen und dabei die Bauchmuskeln zusammenziehen; so wird ein negativer Luft-

Die vitale Kraft betritt von der Sexualregion aus den in der Mitte befindlichen Nerv im Nabel-Zentrum und bewegt sich durch die Mitte der anderen Nerven-Zentren. Er wird zur Feuer-Kraft der Weisheits-Energie, steigt nach oben, durchdringt alle Nerven-Kanäle und löst alle psychischen «Knoten» auf. In diesem Prozess gibt es fünf übernatürliche Zeichen, die dem Ausübenden dieses Yoga erscheinen. Diese sind das «Aufflammen», der «Mond», die «Sonne», der «Blitz» und «Saturn». Das «Aufflammen» erscheint als gelblich schimmernder Glanz, der «Mond» als Weiss, die «Sonne» als Rot, der «Blitz» als Rosa und «Saturn» als Blau. Von jedem dieser Strahlenbündel wird der eigene Körper nacheinander wie in einen Heiligenschein gehüllt.

SECHS DOKTRINEN VON NAROPA

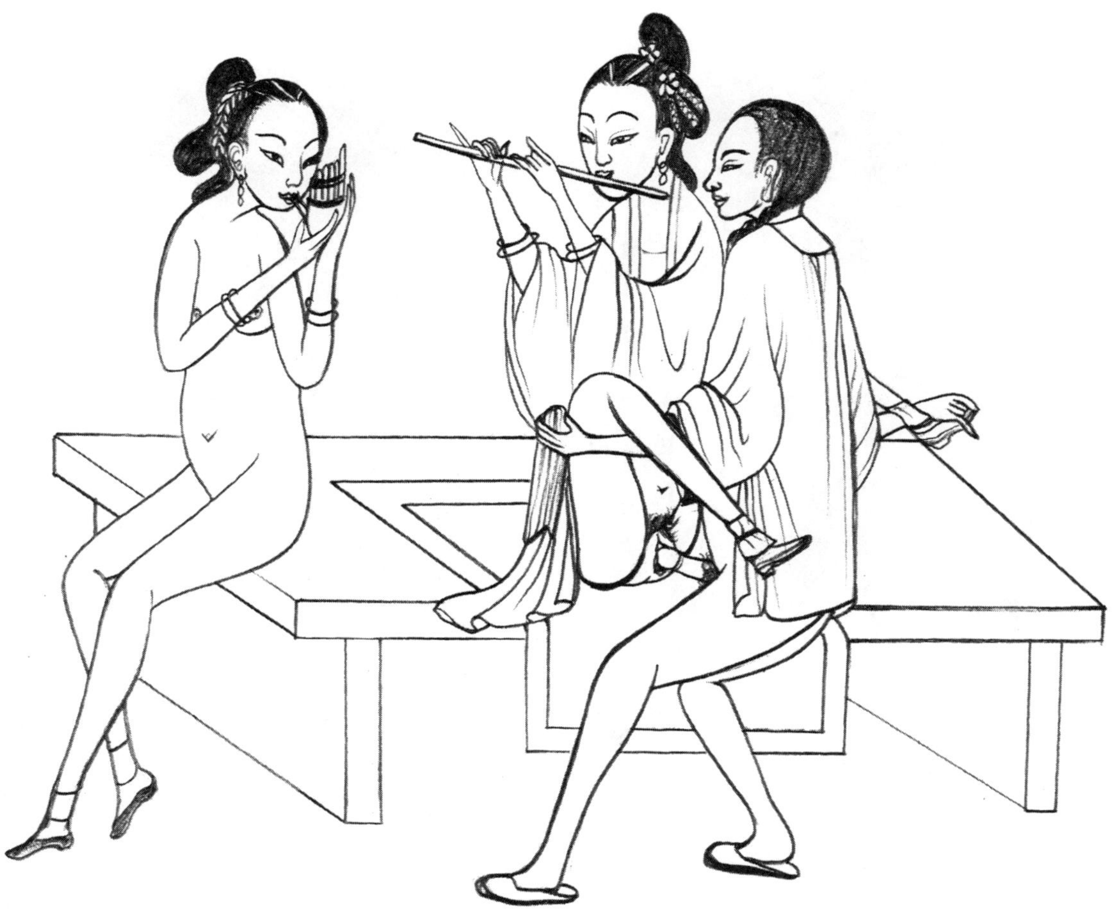

Die Mysterien-Lehren über Sexualität betonen, dass eine Frau sich niemals gestatten sollte, eifersüchtig oder allzu besitzergreifend zu werden. In der polygamen Gesellschaft des alten China lernten Co-Frauen, sich gegenseitig eher als Schwestern denn als Rivalinnen zu akzeptieren.

Nach einer chinesischen Malerei aus der Ming-Dynastie.

Wer die Natur nähren und sein Leben verlängern will, sollte tief über das allerletzte Ziel meditieren und über die Quelle seines Ursprungs nachdenken.
TS'AN-T'UNG-CH'I

Oberhalb des Lingam und unterhalb des Nabels ist die Region, die als Uddiyana *oder «Auffliegen» bekannt ist. Es gibt ein grosses Geheimnis der Zurückhaltung* (Bandha) *dieses Bereiches; es eröffnet den wirkungsvollsten Weg, den Tod zu überwinden.*
GORAKSHASHATAKAM

druck oder ein Vakuum im Unterleib erzeugt, der ein konkaves Aussehen annimmt. Eine zusätzliche Bewegung, als *Nauli* oder «Aufwogende Welle» bekannt, besteht darin, die Unterleibsmuskeln wellenförmig zu bewegen; dies trägt wesentlich dazu bei, sexuelle Energie hochzuziehen und zu transformieren. Diese beiden Bewegungen werden von Bauchtänzerinnen kultiviert; sie wiederum haben diese Techniken wahrscheinlich von indischen Tempeltänzerinnen gelernt, die in diesen tantrischen Methoden bewandert waren.

Wenn eine Frau Kontrolle über ihre Yoni und über ihre Unterleibsmuskeln bekommt, kann sie ihre Natur nähren, während sie ihrem Partner gleichzeitig zu einem exquisiten Erlebnis verhilft. Diese sehr spezielle drehende Bewegung der Frau beim Lieben wird sowohl in taoistischen als auch in tantrischen Lehren für ein bedeutendes sexuelles Geheimnis gehalten, da es einer der wirksamsten Wege ist, um sexuelle Energie hochzuziehen, zu konzentrieren und zu transformieren.

Ein Mann kann den *Uddiyana Bandha* ebenfalls praktizieren. Das befähigt ihn, sexuelle Sekretionen durch das Lingam hochzuziehen. Wenn der Mann den Schliessmuskel der Harnröhre während des Liebens zusammenzieht, schafft er damit ein inneres Vakuum, hilft dadurch der Absorption von Sekretionen, verursacht gleichzeitig ein Versteifung des Lingam und verhilft somit der Frau zu einem erhebenden Erlebnis.

Der ganze Vorgang, als *Vajroli Mudra* bekannt, hat die Wirkung, Energie zwischen den Partnern in Umlauf zu bringen und auszutauschen. Es ist der Schlüssel zu gegenseitiger Absorption.

Die Natur wird durch harmonisches Vermischen von weiblicher und männlicher Sexualität genährt. Die alten Lehren stellen fest: «Wenn zwei Leute mit ihrem ganzen physischen, emotionalen und spirituellen Sein sich lieben, dann gibt es einen Austausch psychischer Energie zwischen ihnen und eine Harmonisierung mit der evolutionären Energie der Natur.»

Das Paar gelangt zu «Übereinstimmung» mit natürlichen Kräften.

Der Taoismus erklärt: «Wenn Yin und Yang im Gleichgewicht sind, wird die Menschheit zu direkter Vereinigung mit den Kräften von Himmel und Erde zurückgebracht; die Natur wird genährt, und Humanität gedeiht.»

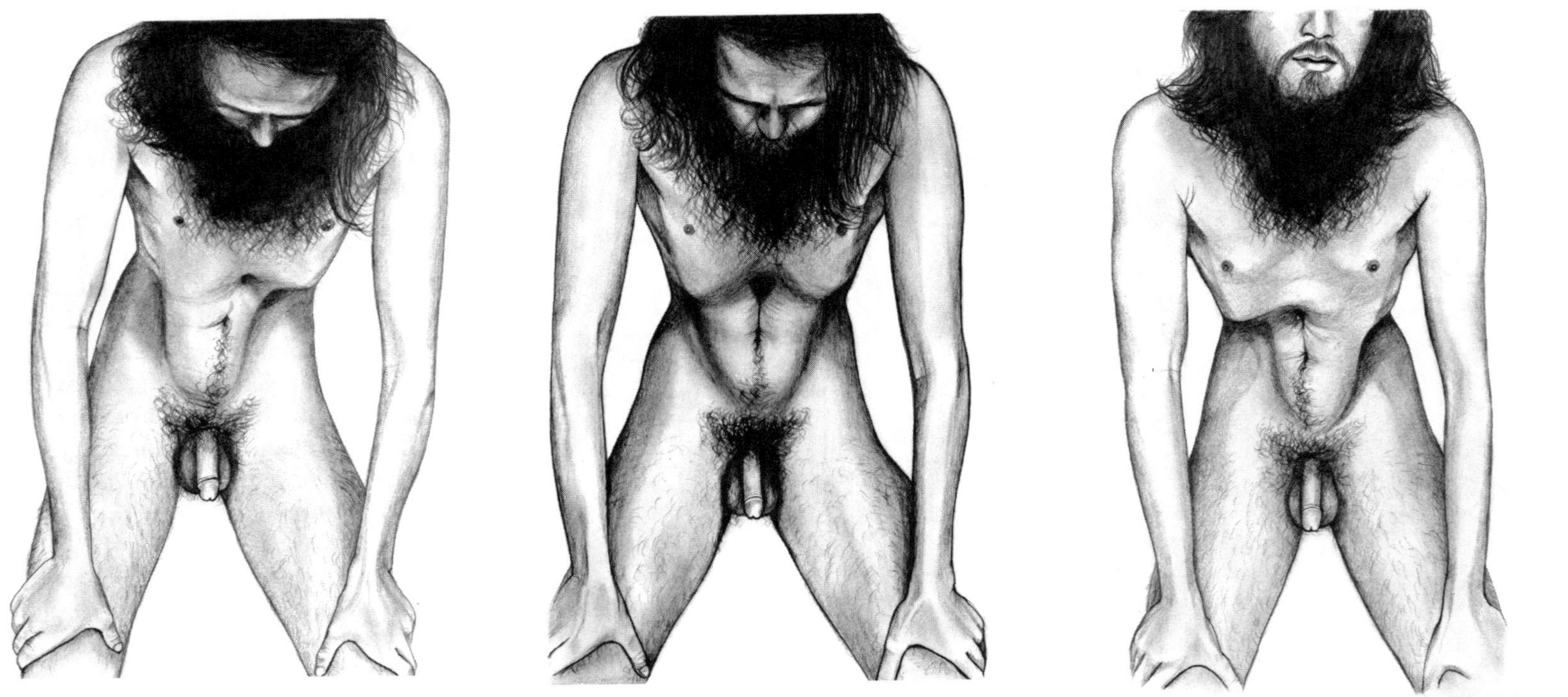

Uddiyana Bandha oder «Auffliegende Zurückhaltung» wurde nach einem alten Königreich im östlichen Indien benannt, wo sich tantrischer Yoga zuerst entwickelte. Diese Übung wird wie folgt praktiziert: Die Hände werden oberhalb der Knie auf die Oberschenkel gestützt; der Atem wird ausgestossen. Erst sollten die rechten, dann die linken Bauchmuskel isoliert werden. Anschliessend kommt der Magen an die Reihe, der nun aufgewühlt wird. Dieser Vorgang ist als *Nauli* bekannt. Die *Gheranda Samhita* erklärt: «Wer *Uddiyana Bandha* praktiziert, besiegt den Tod. Der Grosse Vogel der Vitalität wird durch die Zentralachse hochgezogen und steigert das Bewusstsein.» Diese Übung kann als Hilfe benutzt werden, um sexuelle Sekretionen und Energien zu absorbieren.

Umwandlung des Echten

Eine sehr interessante taoistische Schrift, die direkten Bezug zu unserem vorangegangenen Abschnitt aufweist, betrifft die geheimen Methoden der gegenseitigen Absorption und Transformation von sexueller Energie. Darin wird die Anweisung erteilt, dass weder Mann noch Frau zu einem äusseren Höhepunkt oder Orgasmus kommen sollen; statt dessen sollen sie ihr Erlebnis am Rande der Ekstase halten, die ganze Zeit über die Emotionen kontrollieren und Energie nach oben kanalisieren.

Diese als *Geheime Lehren der Umwandlung des Echten* bekannte Praxis nährt den Geist und kräftigt den Körper; sie ist beiden Partnern von gleichem Nutzen.

Den alten östlichen Lehren zufolge verbinden subtile innere Kanäle oder «Leitungen» die Brüste der Frau mit ihrem Sexual-Zentrum. Die Kanäle verteilen vitale Energie. Wenn an den Brüsten einer Frau gesaugt wird, kommt es zu einer Erektion der Warzen; die Gebärmutter zieht sich zusammen. Wie wir bereits erwähnt haben, erklärt der Taoismus, dass die Brüste einer Frau eine subtile Medizin ausscheiden, die eine grosse Quelle der Potenz für ihren Liebhaber ist. Die gleiche Lehre wird auch im Tantra gefunden, wo einige Schriften das Saugen an jungfräulichen Brüsten als eine wirkungsvolle Prozedur für Verjüngung verordnen.

Es ist bemerkenswert, dass Leonardo da Vincis berühmte Skizze vom Geschlechtsverkehr Leitungen darstellt, die von den Brüsten einer Frau zu ihrem Uterus hinabführen; desgleichen einen subtilen Verbindungsnerv zwischen dem Lingam und dem unteren Teil des Rückgrats. Dieser Nerv dient als Zünder für die Kundalini.

Die taoistische Schrift von Meister Teng aus der Tang-Dynastie (618–907 n. Chr.) gibt den detaillierten Bericht einer alchimistischen Technik des Liebens, bekannt als *Umwandlung des Echten.* In dieser Schrift werden ebenfalls die subtilen Kanäle erwähnt, die die Brüste einer Frau mit ihrem Uterus verbinden. Der Meister stellt fest, dass das Paar beim Lieben im Geiste «Worte der Kraft» wiederholen sollte und schlägt weiter vor:

«Ein Mann und eine Frau können zusammen die Kunst ausüben, die zu Langlebigkeit führt. Es ist eine geheime Methode, die als *Umwandlung des Echten* bekannt ist; sie sollte nur Eingeweihten vermittelt werden. Sie gestattet einem Mann und einer Frau, ihre Lebensessenz gleichzeitig zu aktivieren. Der Mann nährt seinen Samen und die Frau ihre Sekretionen. Die Yin-Essenz der Frau wird aktiviert, und die Yang-Essenz des Mannes wird gestärkt. Wenn diese Disziplin auf die richtige Art praktiziert wird, dann wird sich die vitale Flüssigkeit wie Wolken durch den gesamten Körper ausbreiten, ihre spirituellen Essenzen werden harmonisiert und beide Partner verjüngt werden.

Beide Partner sollten mit Meditieren beginnen; sie sollten vorsätzlich ihren Geist von allen irdischen Dingen lösen. Dann sollten sie siebenmal mit den Zähnen knirschen, um viel Speichel zu produzieren, während sie im Geiste die folgenden Worte der Kraft wiederholen: ‹Möge die Goldene Essenz des Ursprünglichen Weissen Lichtes meine fünf Inneren Blumen (die psychischen Zentren) zum Leben erwecken. Möge der Oberste Herr der Evolution meine innerste Seele harmonisieren und meinen Geist stärken. Mögen all die sechs vitalen Energien zu einer einzigen zusammengebunden werden, so dass ihre Geister zurückkehren, um das Kopf-Zentrum zu kräftigen. Mögen wir beide uns vollkommen miteinander vereinen und harmonisch ineinander aufgehen. Möge die Frucht unseres Liebens süss sein, und möge unser Innerster Schatz bewahrt werden.› Wenn das Paar diesen Ausspruch vollendet hat, sollte es mit dem Lieben fortfahren.

Der Mann sollte sich von einer Ejakulation zurückhalten. Wenn er sein Denken und seinen Atem kontrolliert, wird sein Samen umgewandelt werden und die Wirbelsäule

Durch meine innere Festigkeit habe ich meinen Samen dazu veranlasst, in der Mitte des Lingam stationär zu verharren. So ist der Samen immer fruchtbar, immer bereit. Dies ist die Macht der Selbst-Transzendenz.
SKANDA PURANA

Die Bewegung zwischen den männlichen und weiblichen Elementen muss ausgeglichen sein wie die zwischen Himmel und Erde. Das männliche Element absorbiert das weibliche und wird konvertiert; das weibliche Element empfängt das männliche und wird transformiert. Weibliches und männliches Element müssen in sich ergänzender Weise operieren. Wenn der Jade-Stab sich fest und stark fühlt und wenn sich die Edle Grotte öffnet und ausdehnt, dann tauschen zwei Lebenskräfte gegenseitig Emissionen aus, und fliessende Flüssigkeiten durchdringen sich gegenseitig.
KLASSIKER DES ERHABENEN MÄDCHENS

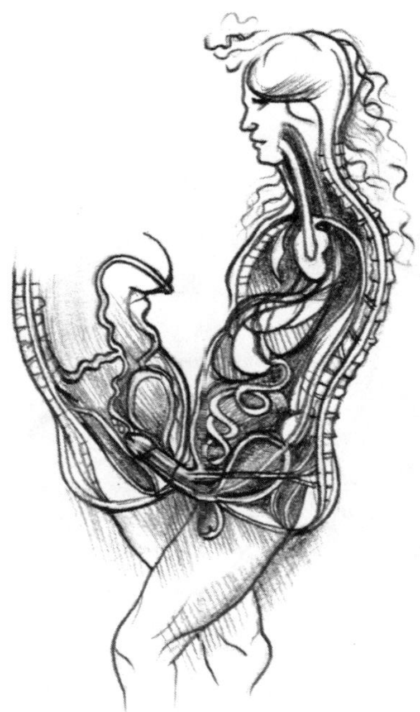

Leonardo da Vinci glaubte, dass es zwischen den Brüsten und dem Uterus einer Frau subtile Verbindungen gibt; desgleichen zwischen dem Lingam und dem Rückgrat des Mannes.
Nach einer Zeichnung von Leonardo da Vinci in der Sammlung der Königin Elisabeth von England.

hinaufsteigen, bis er das geheime Zentrum im Gehirn (die Hypophyse) erreicht hat. Dies ist als *Rückkehr zum Ursprung* bekannt.

Die Frau sollte ihre Emotionen beherrschen, so dass sie ihren Höhepunkt nicht vollendet; dies nährt ihren Geist. Sie sollte die vitale Kraft ihrer beiden Brüste durch die subtilen Kanäle zu ihrem Sexualzentrum hinabsteigen und von dort wieder aufsteigen lassen, bis die Energie die geheime Stelle im Gehirn erreicht. Das ist, was als *Umwandlung des Echten* bekannt ist. Das in den Körpern des Paares gebildete Elixier sollte einhundert Tage lang genährt werden, dann wird es wahrhaft transzendental werden. Wenn diese Übung über einen längeren Zeitraum durchgeführt wird, vermittelt sie Befreiung.»

Alle alchimistischen Übungen erfordern psychische und physiologische Stabilität. Die Alchimie des Liebens setzt voraus, dass physische und emotionale Energien bereits unter bewusster Kontrolle sind. Wenn Stabilität erst einmal erreicht ist, dann ist es die Macht der Liebe, die die Feuer der Leidenschaft wahrheft in die Ekstase umwandelt, die von Dauer ist.

Der Weg der genussvollen Freude hängt von der Ernährung von Körper und Seele ab. Die beste Lösung ist, sich an die Goldene Mitte *zu halten, also weder zuviel noch zuwenig. Es gibt physische Gebrechen, die sich durch übergrosse Zügellosigkeit beim Sex entwickeln können; das trifft auch zu, wenn ein Mann sich zur Ejakulation* zwingt. *Kluge Leute, die wissen, wie man die Natur nährt, begehen den Fehler zu grosser Zügellosigkeit nicht.*

YIN-SHAN-CHENG-YAO

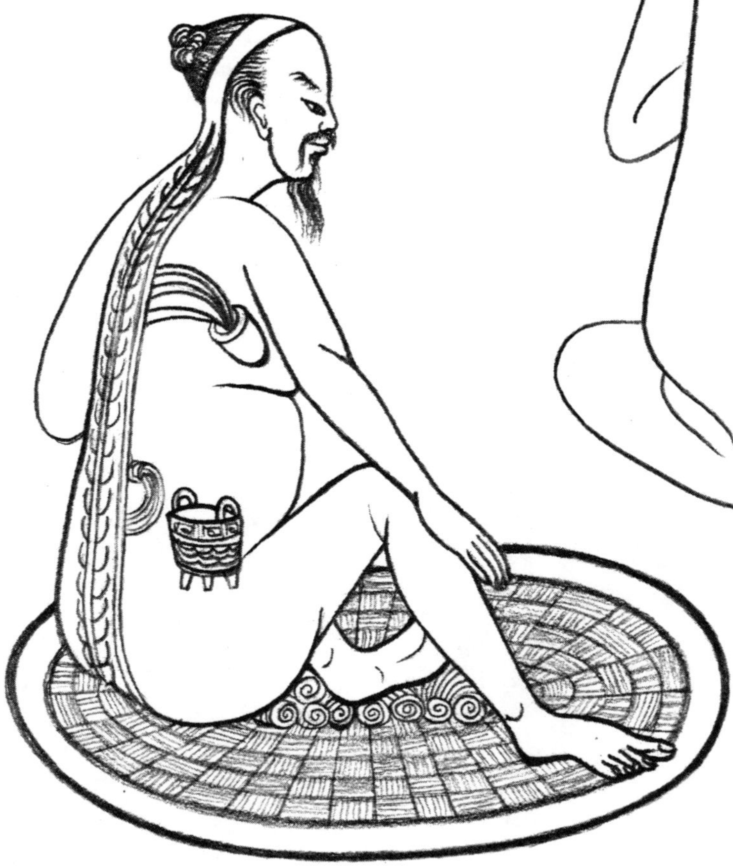

Anatomische Karte des Körpers gemäss alter taoistisch-alchimistischer Tradition. Das Nabelzentrum ist als ein Kessel dargestellt. Das Herz-Zentrum ist direkt mit dem Rückgrat verbunden, das zum Kopf-Zentrum aufsteigt.

Nach einem Druck aus der Ming-Dynastie.

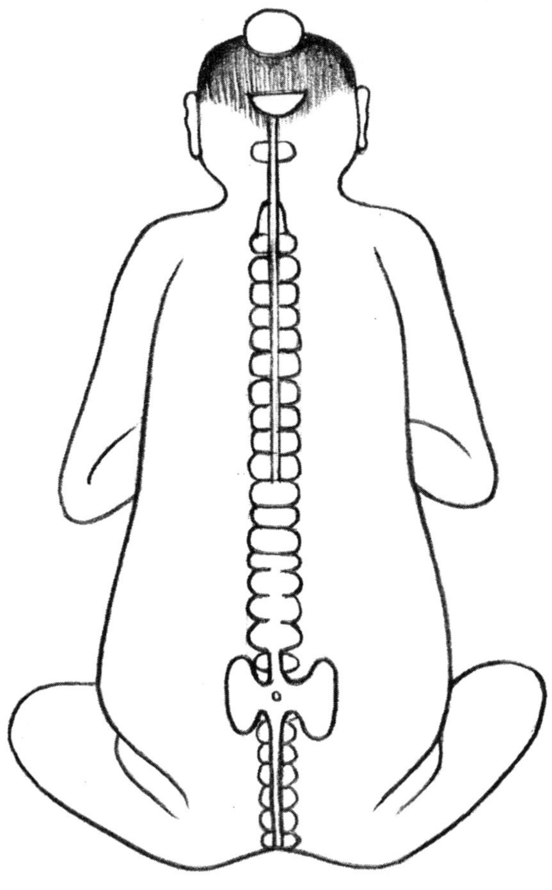

Die Zentralachse des Körpers ist als grosser Pfad gedacht, über den sexuelle Energie aufsteigen kann.

Nach einem Druck aus der Ming-Dynastie.

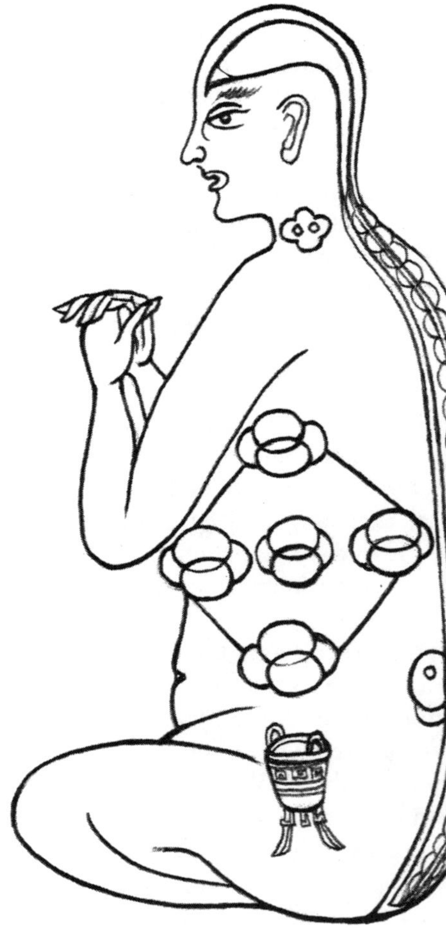

Taoistisch-alchimistische Lehren behaupten, dass das Lebenselixier im Körper hergestellt wird, indem sexuelle Energie zirkuliert und ins Herz-Zentrum destilliert wird. Das Diagramm zeigt diesen Kreislauf und die Umwandlung sexueller Energie.

Nach einem Druck aus der Ming-Dynastie.

Rituelles Lieben

Rituelles Lieben nimmt eine zentrale Stellung in taoistischen und tantrischen Traditionen ein. Ritual... das schliesst ein Verständnis der Reihenfolge von Ereignissen ein, die am besten geeignet sind, ein Ziel zu erreichen. Eine definitive *Absicht* muss der Antrieb sein, irgendeinen rituellen Akt zu vollziehen. Rituelles Lieben erhebt das Weltliche ins Spirituelle. Es stattet den Sexualakt mit einer Bedeutung aus, die über das Leben selbst hinausdauert. Ritual kann auch spontan sein, aber spontanes Ritual erfordert intuitives Bewusstsein und *emotionale Beständigkeit,* wenn es wirksam sein soll. Vor allem aber hat ein ritueller Akt eine magische oder transzendentale Energie und ist eine Brücke zwischen dem Bekannten und dem Unbekannten. Sexuelle Rituale können die Seele für eine tiefere Ekstase-Erfahrung öffnen.

Rituelles Lieben wird sowohl im Taoismus als auch im Tantra als der direkteste Weg betrachtet, innerhalb einer einzigen Lebenszeit Befreiung zu erlangen.

Berichte über sexuelle Riten und Rituale existieren in allen alten religiösen Traditionen. Das Heidentum wurde aus sexuellem Ritual geboren, aus dem Erkennen der Macht und der Freude, die dem Sexualakt innewohnt.

Folklore, Volkstänze und Märchen verbergen oft altertümliche Lehren und Rituale des Liebens. Christentum und Islam übernahmen einige dieser heidnischen Lehren über Sexualität und verwandelten sie in Allegorien.

Es ist ein Glück, dass die östliche Tradition des sexuellen Rituals in einer praktischen Form bis auf den heutigen Tag überlebt hat. Westliche Sexualrituale werden nur in magischen Kulten wie Wicca (Hexen-Bünde), O. T. O. (Ordo Templi Orientis, gegründet von Karl Kellner, nachdem er die sexuellen Geheimnisse von zwei tantrischen Hindu-Yogis und einem Araber erlernt hatte; dieser Orden wurde später von Aleister Crowley übernommen) und anderen okkulten Organisationen gefunden. Diese Kulte beziehen ihre Inspiration direkt von Taoismus und Tantra, oft in verzerrter Weise. Im Osten gibt es Yogis, die authentische Sexualriten praktizieren, die seit über tausend Jahren in direkter Folge weitergegeben wurden. Ihnen verdanken wir sehr viel von dem Material in diesem Buch.

Alle grundlegenden Prinzipien des rituellen Liebens wurden individuell in den vorangegangenen Abschnitten behandelt. Diese Teile zu einem kompletten und bedeutungsvollen Ganzen zusammenzuweben, ist das Bemühen aller derer, die Tantra echt praktizieren. Schon das Wort *Tantra* steht im Sanskrit mit «Weben» in Zusammenhang, einer Kunst, die ein Gefühl für Synthese, Sorgfalt und Aufmerksamkeit voraussetzt. Es ist auch mit dem Begriff «Expansion» verbunden. Tantrisches Sexualritual bedeutet also das Zusammenweben der *Vierundsechzig Künste* zu einem allumfassenden ekstatischen Erlebnis.

Es existieren viele Arten von Sexualritualen, und nicht alle von ihnen haben etwas mit dem Lieben *per se* zu tun.

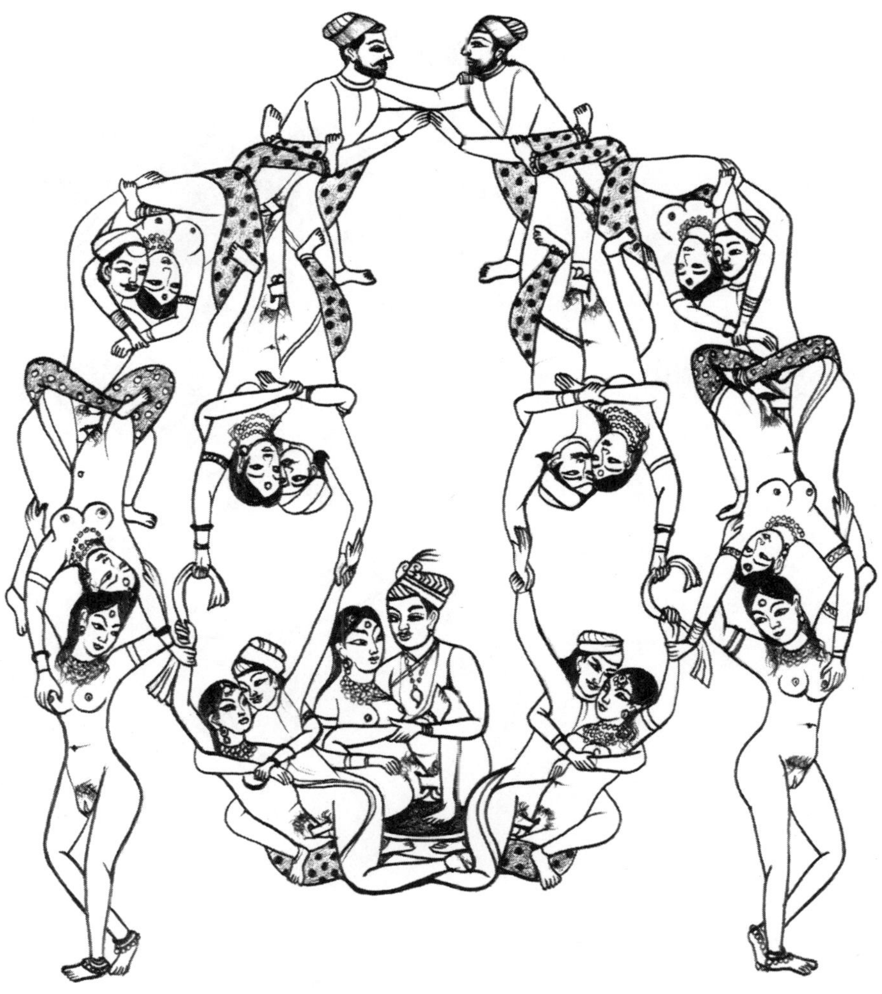

Rituelles Lieben schliesst das Verweben des Bekannten mit dem Unbekannten ein. Hier wird ein Paar in tantrischer Vereinigung dargestellt. Sie sind umgeben von imaginären Abbildern ihrer eigenen Personen, die akrobatisch miteinander verschlungen sind und das Paar schützen sollen. Wenn irgendein Ritual erfolgreich sein soll, muss die Kraft der Vorstellung auf das Unbekannte einwirken.

Nach einer Miniaturmalerei aus Rajasthan; spätes 18. Jahrhundert.

Der Osten hat traditionelle Rituale, die verbunden sind mit Geburt, Kindheit, Pubertät, Defloration, Ehe und Vollzug des Geschlechtsverkehrs; es gibt aber auch jahreszeitliche, religiöse, mystische und Orakel-Rituale; sie alle haben ein gewisses Element der Sexualität, teils verborgen, teils manifest.

Es gibt eine taoistische Schrift mit dem Titel *Das Gelbe Buch für das Überqueren zur Anderen Seite;* es beschreibt sehr schön ein altertümliches Sexualritual, bei dem Paare ein Schauspiel von kosmischer Dimension aufführen. Dieses Ritual wurde entwickelt, um Paaren zu helfen, ihre Yin- und Yang-Essenzen zu vereinigen; das würde sie in die Lage versetzen, den zeitlosen Bereich der Unsterblichkeit zu betreten. Zuerst mussten sich die Teilnehmer mehrere Tage lang für eine Reinigung zurückziehen:

«Dann stehen sich die Paare von Angesicht zu Angesicht gegenüber und halten sich an den Händen; der Zeigefinger des Mannes befindet sich zwischen Zeige- und Mittelfinger der Frau. Während die Paare so dastehen, meditieren sie über Götter und Göttinnen des Körpers, die Geister der Jahreszeit sowie über den Zweck des Rituals. Dann trennen sich die Paare und meditieren einzeln über die Gesten und Stellungen dieses Ritus.

Der Kaiser praktizierte die Geheime Methode, *die als* Disziplin in Paaren *bekannt ist. Er tat dies mit Mädchen aus guten Familien. Er suchte sich die schönsten seiner Konkubinen aus und liess sie den* Tanz der Sechzehn Dakinis *aufführen. Ihre Haare waren zu langen Zöpfen geflochten und mit Goldfäden durchwirkt. Sie trugen lange, rote Gewänder, elfenbeinerne Kronen, die mit Juwelen besetzt waren, und hielten Schalen in ihren Händen. Die Brüder des Kaisers beschäftigten sich mit diesen sechzehn Tänzerinnen, jeweils zwei für einen, und liebten sie in der grossen Halle, die als* Alles ohne Hindernis *bekannt ist. Der Kaiser fand seine Freude an diesem kosmischen Schauspiel.*

YUAN-SHIH-YEH-TING-CHI

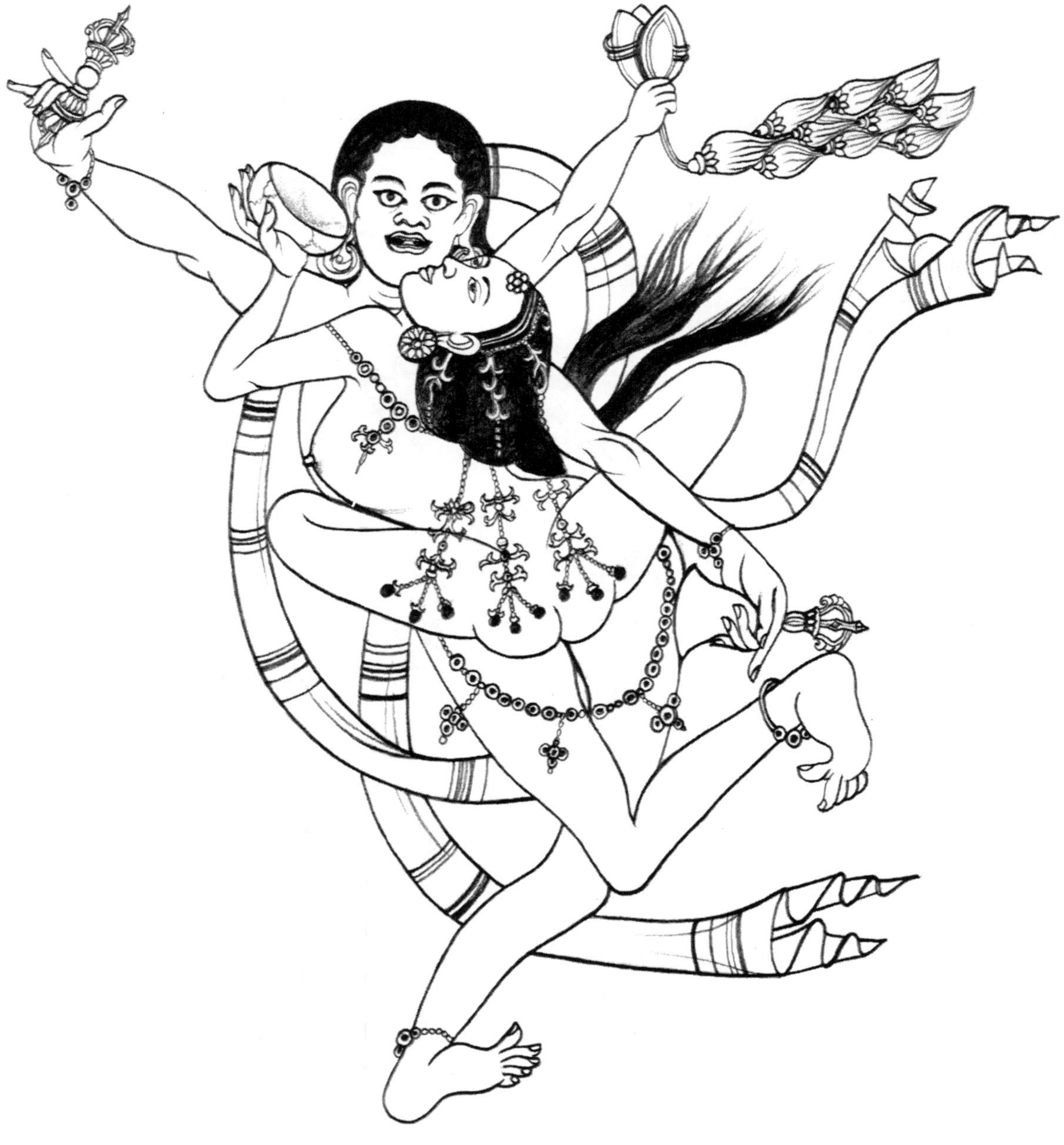

Mystischer sexueller Tanz von *Siddha Jalandhari.* Viele alte Ekstase-Lehren weisen auf die harmonisierende Kraft hin, die dem mystischen Tanz innewohnt. Hier hält der Mann ein Zepter und eine Glocke (symbolisch für die männlichen und weiblichen Geschlechtsorgane), während seine Gefährtin eine Schädelschale und eine Trommel hält (symbolisch für mitfühlende Weisheit und ursprüngliche Klangschwingungen).

Nach einer tibetanischen Malerei aus dem späten 17. Jahrhundert.

Der Meister gibt den Teilnehmern Anweisung, sich zu entkleiden, zu zweit aufzustellen und mit einem langsamen, mystischen Tanz zu beginnen. Zunächst stehen die Paare, dann setzen sie sich hin und lehnen sich schliesslich zurück. Sie machen eine Reihe mystischer Bewegungen und Gesten; sie imitieren Vögel, Tiere, Naturgewalten und Himmelskörper. Jede Bewegung, die der Mann macht, wird von seiner Partnerin genau wiederholt, und zwar spiegelverkehrt. Wenn er den linken Arm oder das linke Bein hebt, muss die Frau ihren rechten Arm oder das rechte Bein anheben. Dies wird *Kosmische Harmonisierung* genannt. Allmählich beschleunigen sich die Bewegungen; Spontaneität herrscht vor. Ein Gebet wird intoniert, das den Wunsch ausdrückt, Himmel und Erde zu bewegen. Dann legen sich die Paare hin und berühren sich gegenseitig am Kopf sowie an Herz- und Sexualregion. Während der ganzen Zeit kontrollieren alle ihren Atem und behalten das Konzept des *Kosmischen Harmonisierung* im Sinn.

Dann legt der Mann seine linke Hand auf die linke Brust seiner Partnerin und streichelt ihren Körper. Er bewegt die Hand dreimal nach unten bis zum Bein der Frau. Dabei ruft er *Die Oberste Kraft der Linken* an. Dann macht er das gleiche mit der rechten Seite seiner Partnerin und ruft dabei den *Mysteriösen Alten Mann der Rechten* an. Dann benutzt er die linke Hand, streichelt den Körper der Frau von ihrem Hals-Zentrum bis zu ihrem Sexual-Zentrum, wobei er das *Oberste Wesen Allen Werdens* ehrt. Dies sollte er dann mit der rechten Hand wiederholen.

Dreimal sollte er die Jade-Höhle der Frau berühren, seine rechte Hand auf ihr Tor des Lebens legen und die Lippen ihres Goldenen Eingangs öffnen. Mit der rechten Hand sollte er seine Jade-Flöte in ihren Torbogen einführen. Er sollte die linke auf den Kopf der Partnerin legen und ihr Tor des Lebens mit einer Abwärtsbewegung streicheln, wozu er die rechte Hand benutzt, die er von links nach rechts bewegt. Dabei sollte er folgende Machtworte der Transzendenz anstimmen: ‹Wasser fliesst nach dem Osten (die männliche Seite), Wolken kehren nach dem Westen zurück (die weibliche Seite). Yin nährt die Kräfte von Yang; wie subtil und transzendental ist diese kosmische Wahrheit. Die Lebens-Essenz möge sich erheben! Mögen unsere Vi-

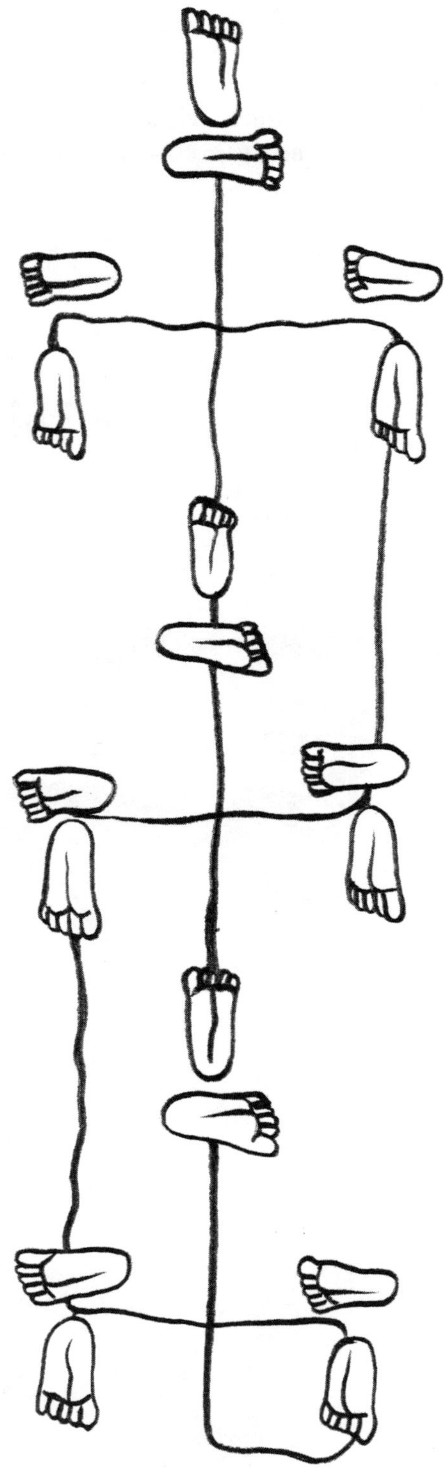

Fussabdrücke, um die Schritte eines rituellen Sexual-Tanzes zu illustrieren. Das Diagramm basiert auf der Sieben-Sterne-Konstellation, die als Grosser Wagen bekannt ist.

Nach einem chinesischen Diagramm von Tao-tsang; ca. 1116.

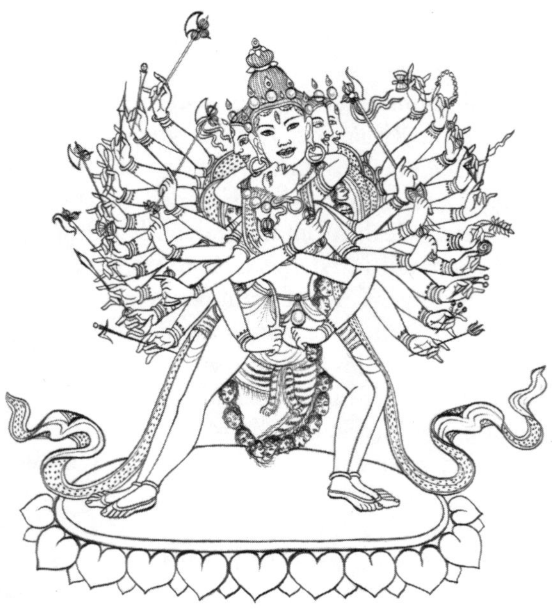

Visualisierung von *Kalachakra* in männlich/weiblicher Vereinigung als Herr und Herrin der Zeit. Die vierundzwanzigarmige männliche Gestalt hält seine achtarmige Partnerin in ekstatischer Umarmung. So komplexe Visualisierungen helfen, alle geistigen Funktionen in eine einzige transzendentale Richtung zu konzentrieren.

Nach einer tibetischen Malerei aus dem 16. Jahrhundert.

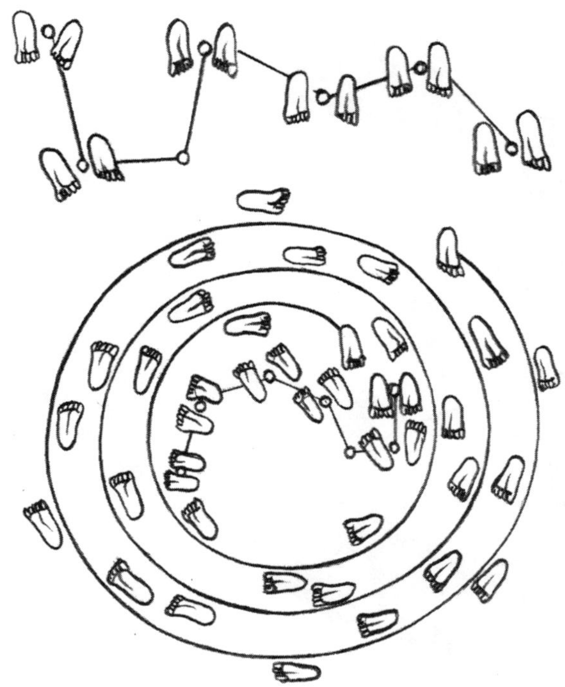

Fussabdrücke, um die Bewegungen eines Paares im rituellen Tanz zu illustrieren. Die Erde wird durch eine dreieinhalbfache Spirale dargestellt (dies erinnert uns an die dreieinhalb Windungen der Kundalini im sexuellen Zentrum). Der Himmel wird durch das Sternbild der Grossen Bären symbolisiert.

Nach einem chinesischen Diagramm aus dem späten 13. Jahrhundert.

talitäten miteinander vereinigt werden.› Danach erklärt die Frau ebenfalls: ‹Aus Yin und Yang taucht alle Schöpfung auf. Der Himmel bedeckt, die Erde stützt. Ich erinnere mich daran und fülle mein ganzes Sein mit wonnevoller Kraft!›»

Dieses alte Sexualritual hat viele Elemente, die in moderne Liebesriten eingebaut werden können. Die Verbindung der Finger hilft, Energie zu kanalisieren. Meditation über die *Wesen* innerhalb des Körpers, über jahreszeitliche Geister und über den Zweck des Rituals hilft, sexuelle Energie auf den Pfad zur Erfüllung zu lenken. Mystischer Tanz, bestehend aus natürlichen Bewegungen und Gesten, von jedem Partner widergespiegelt, das zunehmende Tempo ... dies alles trägt sehr viel zur Harmonisierung der Stimmung bei. Durch diese freudvolle «Öffnung» werden Persönlichkeitsbeschränkungen sehr schnell überwunden. Atem-Geistes-Kontrolle sind für jedes Konzept von *Kosmischer Harmonisierung* von grundlegender Bedeutung.

Den Körper an präzisen Stellen mit der linken oder rechten Hand zu berühren, ist eine alte magische Technik, um sexuelle Energie zu kanalisieren. Durch Heraufbeschwören von Archetypen wie *Die Oberste Kraft der Linken* (das ursprünglich weibliche Prinzip) oder *Der Mysteriöse Alte Mann der Rechten* (der Ahnen-Patriarch) wird Energie damit identifiziert und zur Quelle zurückgeleitet. In dieser alten Schrift sehen wir ein sehr frühes Beispiel der Identifizierung des Paares mit Archetypen von Gott und Göttin. Wenn sexuelle Vereinigung durch die Beschwörung mit «Worten der Kraft» verstärkt von bewusst geordneten Bewegungen begleitet wird, lösen sich die Beschränkungen der individuellen Persönlichkeiten auf, und der Geist ist frei, seine tieferen Dimensionen zu erforschen. «Worte der Kraft» oder Mantras geben rituellen Akten eine Richtung . Die Macht des Wortes ist seit alten Zeiten als die Quelle der Schöpfung selbst betrachtet worden. In der Tat prägt sich jedes Wort, das während rituellen Liebens geäussert wird, tief in die Psyche ein und nimmt dauerhafte Bedeutung an.

So hohe Rituale des Liebens sind eigentlich ganz einfach. Es geht nicht darum, ein Dogma zu lernen, sondern eher darum, zu verstehen, wie die grundlegenden Elemente des Lebens auf veredelte Art benutzt werden können. Es geht nicht darum, «was man tut», sondern darum, «wie man es tut». Tantra lehrt, dass rituelles Lieben – wie alle anderen wichtigen Akte – auf ganz natürliche Weise wachsen und sich aus Selbstvertrauen und Selbsterkennen entwickeln sollte. Eine Synthese aus sexueller Vereinigung, richtiger Praxis, richtiger Absicht und Führung durch das Herz – das ist die geheime Formel von allen hohen Tantra-Ritualen.

Hoch ist der Berg der Wirbelsäule, und am oberen Ende sitzt das Wonne schenkende Mädchen in der Gestalt einer Jägerin. Es ist über und über mit Pfauenfedern bedeckt, und eine schöne Blumengirlande hängt um ihren gazellengleichen Hals. «O erhabener Jäger! O wilder Jäger!» So ruft das Mädchen auf dem Berggipfel. «Ich bin deine liebste Geliebte! Mein Name ist Spontane Welle der Wonne!»

Viele Bäume sind auf dem Berg. Das Jäger-Mädchen, ausgestattet mit Ohrringen aus Blitz und Donner, spielt allein im Wald. Die Bettstelle der drei Hauptsachen von Körper, Sprache und Geist ist hergerichtet. In erwartungsvoller Wonne breitet der Jäger das Bettzeug aus. Dann verbringen der schlangengleiche Jäger und die selbstlose Göttin ihre Nacht der Liebe auf diesem Bett.

MYSTISCHER GESANG VON SIDDHA SARAHA

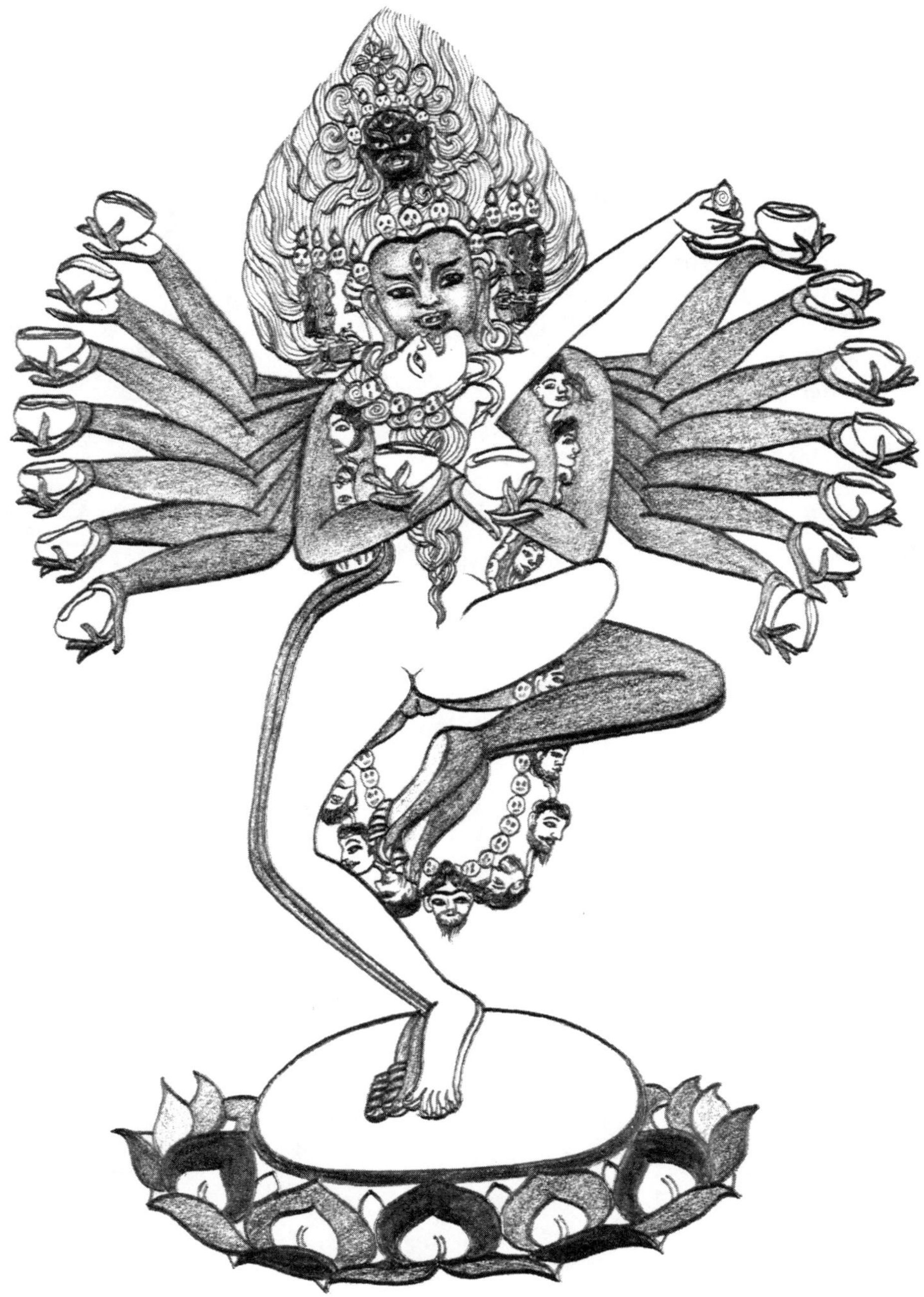

Die tanzende ekstatische Vereinigung von Hevajra und Nairatma («Der Unzerstörbare» und «Ego-loses Mitgefühl») gemäss den mystischen Lehren des *Hevajra Tantra.* Die männliche Figur wird in dunkler Farbe und mit neun Köpfen als Symbol der neun Empfindungen visualisiert.

Nach einer tibetischen Malerei aus dem 18. Jahrhundert.

Der Geheime Ritus

Die meisten Schilderungen tantrischer Liebesriten sind sehr komplex und für Leute aus dem Westen wahrscheinlich verwirrend, da man hier nicht an östliches Ritual gewöhnt ist. Aus diesem Grunde wollen wir hier eine Version anführen, die – wenngleich direkt und komplett – so doch stark vereinfacht ist.

Wichtig ist vor allem, dass der *Geheime Ritus* nicht überstürzt ausgeführt oder unterbrochen wird. Man muss sich dafür sehr viel Zeit lassen und dafür sorgen, dass man dabei nicht gestört wird. Ausserdem sollte man sicherstellen, dass die Umgebung «genau richtig» ist; man kann dies mit Blumen, Obst, Weihrauch und sanfter Musik erreichen. Für das Paar ist es am besten, dies alles schon vorher zu arrangieren.

Idealerweise sollte es nur eine Kerze oder offenen Feuerschein geben. Das Paar sollte so plaziert sein, dass nur gedämpftes Licht auf ihre Körper fällt. Eine Rizinusöllampe ist besonders geeignet, da sie ruhig und mit leicht rötlichem Schimmer brennt; man stellt sie her, indem man etwas Rizinusöl in einen kleinen Behälter gibt und einen Docht hineinsteckt, den man aus zusammengedrehter Baumwolle anfertigt.

Das Sexualritual – oder *Maithuna Sadhana,* wie es im Tantra bekannt ist – beginnt damit, dass beide Partner ein Wannen- oder Duschbad nehmen, vorzugsweise mit kaltem Wasser. Das hat den Effekt, die Psyche zu vitalisieren und zu straffen. Dann sollte das Paar sich gegenseitig einölen und massieren. Es sollte eine kurze Periode mit Streck- und Dehnübungen folgen, um die Muskeln zu entspannen und den Kreislauf vitaler Energien frei in Gang zu bringen. Tanzen dient dem gleichen Zweck und kann ein höchst wirkungsvoller Weg sein, um die Stimmung zu harmonisieren und Energie zwischen dem Paar in Umlauf zu bringen.

Für die nächste Phase sollte sich das Paar hinsetzen, vorzugsweise in der Lotosstellung, also mit gekreuzten Beinen; die Frau sollte *rechts* vom Mann sitzen. Sie sollten einfache Meditation praktizieren und ihren Geist von allen irdischen oder gewohnheitsmässigen Gedanken befreien und ihren Atem regulieren, indem sie sich der *Solar-Lunar-Atmung* bedienen, also der wechselseitigen Nasenloch-Atmung.

Wenn beide sich vollkommen entspannt und harmonisiert fühlen, sind sie bereit, mit dem *Geheimen Ritus* selbst fortzufahren. Eine einfache Hilfe für die Harmonisierung von Atem und Stimmung ist gemeinsames Singen, das eine Musikaufnahme begleiten kann. Hauptsache ist, dass es sich um andächtige oder in ihrer Natur transzendentale Musik handelt.

Der erste Teil des *Geheimen Ritus* besteht darin, das weibliche Prinzip, die *Shakti,* sowohl äusserlich als auch innerlich zu ehren. Die äussere Verehrung vollzieht der Mann, indem er seine Partnerin auf ein Kissen oder Polster setzt und ihren Körper leicht in einen roten oder violetten Woll- oder Seidenschal einhüllt. Er stellt sich seine Partnerin als die schönste Göttin im ganzen Universum vor, indem er sich ihre besten Eigenschaften ins Gedächtnis ruft. Dann sollte er ihre Füsse mit duftendem Öl sanft massieren. Diese Massage sollte sich auf die grossen Zehen und deren nähere Umgebung konzentrieren. Der Mann sollte sanft ein Mantra vor sich hin summen und diesen Augenblick mit Bedeutung und Erwartung ausstatten.

Das Paar sollte auch innere Verehrung durchführen, indem es sich an den Zweck dieses Rituals erinnert, der darin besteht, vollkommen eins zu werden mit seinem Ur-

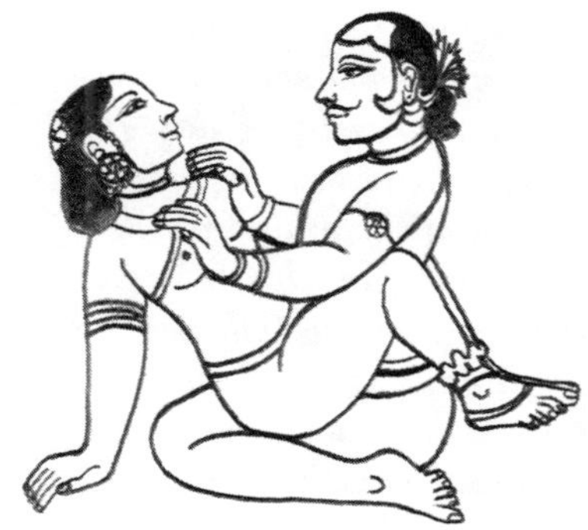

Rituelle Liebesstellung.
Nach einer Miniaturmalerei aus Orissa; 19. Jahrhundert.

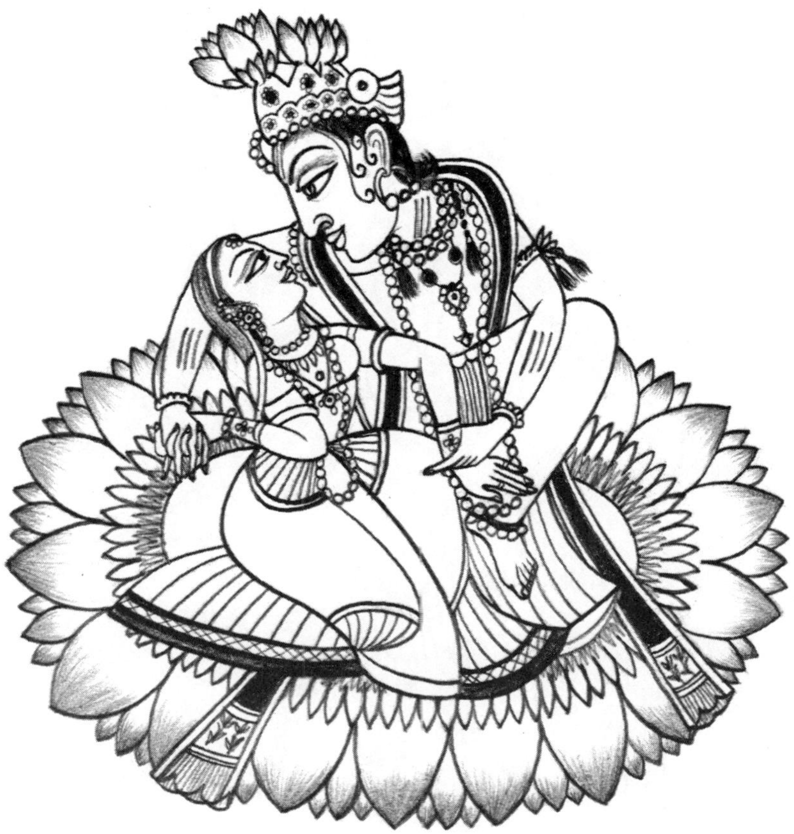

Radha und Krishna in verliebtem Spiel. Bei Beginn des Liebesspiels plaziert sich die Gefährtin rechts von ihrem Liebhaber und bewegt sich im Verlauf der Riten nach links hinüber. Tantrische Schriften lehren, dass dies die Ordnung des Energiestromes in der rechten und linken Seite des Subtilen Körpers widerspiegelt.
Nach einer Miniaturmalerei; Kulu, ca. 1720.

sprung. Während die Kundalini-Macht in beiden heraufbeschworen wird, sollten sie visualisieren, wie eine schlangenhafte, wie aus flüssigem Gold bestehende Energiewelle sich von unteren Ende des Rückgrats ausbreitet. Die Kraft der Fantasie und Vorstellung soll man benützen, um die Kundalini in Erregung zu versetzen. Am besten stellt man sich die Kundalini als ein ursprüngliches, ekstatisches weibliches Wesen vor, das mit emotionaler Energie ausgestattet werden sollte. Wenn dieser Punkt im Ritual erreicht ist, muss das Paar seine persönliche, menschliche Identität vergessen und sich nur noch als Shiva und Shakti erkennen, das Oberste Paar.

Der Mann fängt mit der rechten Seite der Frau an und bewegt allmählich seine Hände über ihren Körper nach oben. Er berührt sie überall nur sehr sanft mit den Fingerspitzen, und zwar in dieser Reihenfolge: Rechte Zehe, rechter Fuss, rechtes Knie, rechter Oberschenkel, Yoni, rechte Hinterbacke, Nabel, Brustmitte, rechte Brust, rechte Seite, rechte Seite des Halses, rechte Wange, Unterlippe, rechtes Auge und Oberseite des Kopfes. Dann sollte er nach links hinabgehen, und zwar in dieser Reihenfolge: Linkes Auge, Oberlippe, linke Wange, linke Halsseite, linke Seite, linke Brust, Brustmitte, Nabel, linkes Hinterteil, Yoni, linker Oberschenkel, linkes Knie, linker Fuss und linke Zehe. Diese Reihenfolge stellt eine direkte Verbindung zum Lunar-Zyklus der Leidenschaft bei der Frau dar. Wenn der Mann alle diese erogenen Zonen berührt, sollten seine Hände leicht vibrieren; er sollte visualisieren, wie Energie aus seinen Fingerspitzen strömt und die Leidenschaft in seiner Partnerin erregt.

Die Frau sollte sich als *Lebende Göttin* visualisieren, als einen Behälter der Liebe, als *Edlen Schmelztiegel* des Mannes. Während die Frau sich auf die Freisetzung ihrer erotischen Energie konzentriert, sollte sie ihre Sexualität stimulieren, indem sie tief atmet und den Körper vor und zurück wippen lässt. Wenn sie spürt, dass die Kundalini in ihr vibriert, sollte sie ihr ganzes Sein mit einem Gefühl der Erwartung ausstatten.

Der Mann sollte die Flamme einer Kerze oder Lampe betrachten und dann seinen Blick wieder auf den Körper der Frau richten. Behutsam sollte er parfümiertes Öl (vorzugsweise Moschus, Patschuli oder Sandelholz) bei der Frau auftragen, und zwar auf ihr Schamhaar, auf ihren Nabel, auf die Herzregion, auf den Hals, auf die Stirn und auf die Kopfoberfläche, während er im Geiste das folgende alte Wort heraufbeschwört: «Frau ist Feuer. Sexuelle Energie ist der Brennstoff. Ihre Yoni ist die Flamme. Ihr Schamhaar ist der Rauch. Eindringen ist das Opfer. Lustgefühle sind die Funken. In diesem Feuer opfern die Götter ihren Samen. Aus solchen Opfern ist jedes Wesen geboren.»

Der Mann sollte zusätzlich auch noch duftendes Öl aufs Haar der Frau auftragen, hinter ihren Ohren und auf ihren Handflächen. Die ganze Zeit über sollte er seinen Geist beherrschen, indem er Mantra und Meditation dazu benutzt. Für dieses Ritual ist das Mantra «OM-AH-HUM» – wie im Abschnitt «Liebesgeräusche» beschrieben – besonders geeignet. Er sollte seine Partnerin, ehren, ihr Blumen ins Haar flechten oder eine Girlande um den Hals hängen. Er kann auch Make-up auf ihren Körper auftragen oder irgend etwas anderes tun, sofern es erhebend und stimulierend auf seine Partnerin in ihrer

Bei Beginn des Ritus sollte die Frau in eine bequeme sitzende Position gebracht werden. Ihre Füsse sollten sorgfältig gewaschen und parfümiert werden. Dann sind Sandelpaste und Öle auf verschiedene Teile des Körpers aufzutragen. Blumen und Licht sollten zusammen mit Weihrauch und Musik dargebracht werden. Dann sollte die Frau auf die linke Seite des Mannes gesetzt, geküsst und berührt werden, um den Geist zu inspizieren.

NAYIKA-SADHANA-TIKA

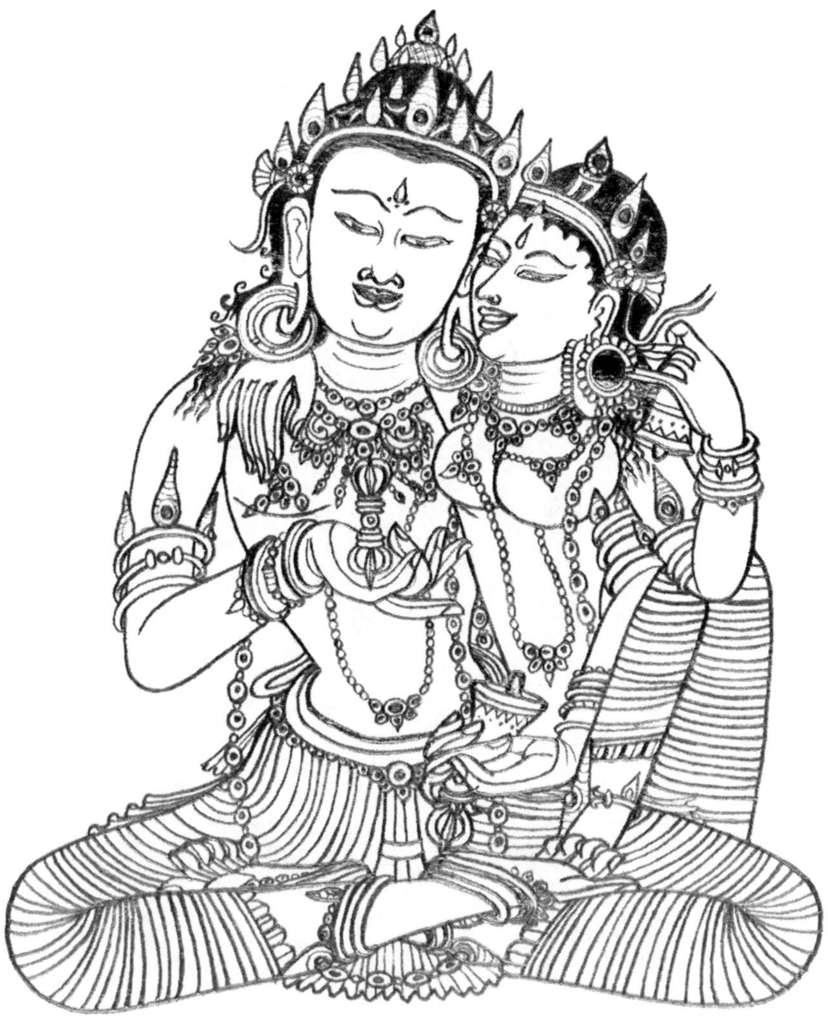

Wenn sich bei tantrischen Sexual-Riten die Frau nach links vom Mann bewegt, übernimmt sie eine aktive Rolle. Hier wird ein Paar als Gott und Göttin dargestellt. Der Mann hält das Zepter, ein Symbol des Lingam, während seine Gefährtin die Ritualglocke hält, ein Symbol der Yoni.

Nach einer nepalesischen Malerei aus dem späten 15. Jahrhundert.

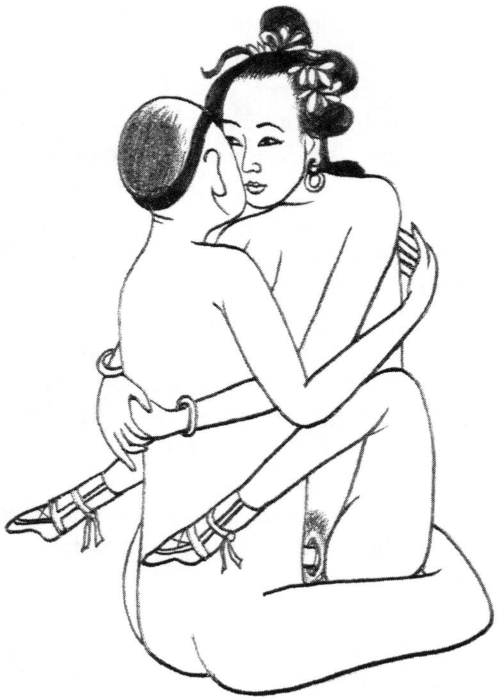

Sitzende Position, die gut geeignet ist für rituelles Lieben. Diese taoistische Stellung kann dazu benutzt werden, durch schaukelnde Bewegungen vorwärts und rückwärts Wellen der Ekstase auszulösen.

Nach einer chinesischen Malerei aus der Ming-Dynastie.

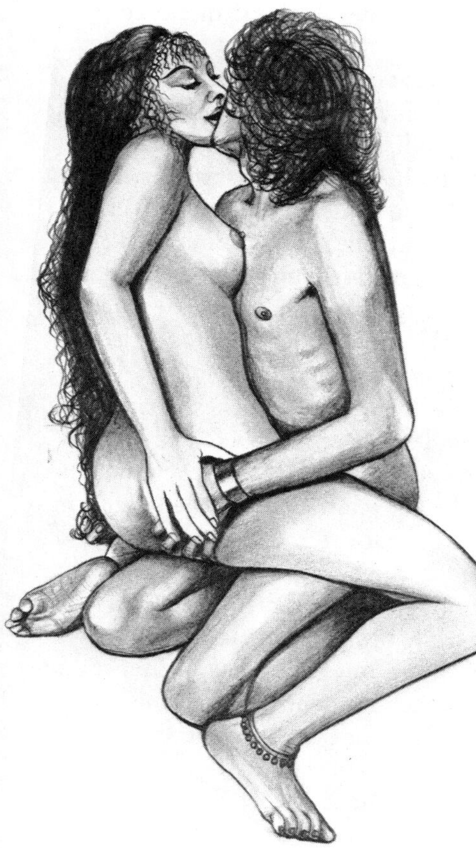

Sitzende Positionen tragen dazu bei, das Liebesspiel zu verlängern und helfen der Aufwärtsbewegung der sexuellen Energie.

Nach einer zeitgenössischen Fotografie.

Rolle als *Lebende Göttin* wirkt. Während dieser Zeit ist es ungemein wichtig, dass der Mann ganz ruhig und beherrscht bleibt; sein Bewusstsein muss auf den Zweck dieses Rituals konzentriert sein.

Jetzt bewegt sich die Frau leicht zur Linken ihres Partners und sollte damit beginnen, ihn mit Bewegungen zu reizen; dies kann sie tun, indem sie seinen Körper mit Händen und Lippen berührt. Dabei sollte sie sich ihren Geliebten als Gott Shiva selbst, als den Obersten Yogi, vorstellen. Sie sollte sein Lingam wie das Shiva-Lingam ehren und mit Öl salben. Ist die Partnerin erst einmal links vom Mann plaziert, übernimmt sie die Rolle einer Sex-Initiatorin.

Sie sollte Selbstverehrung praktizieren, indem sie einige Räucherstäbchen anzündet und sie kreisförmig oder schlangengleich um sich und ihren Partner herumbewegt, und zwar im Uhrzeigersinn. Während sie dies macht, sollte sie sich vorstellen, wie alle negativen Einflüsse ausgeschlossen werden; dass sie sich und ihren Partner vom übrigen Dasein isoliert.

Jetzt kann das Paar den Akt der Liebe beginnen, entweder in sitzender oder liegender Position. Sitzende Positionen sind im allgemeinen wirksamer für verlängerten intimen Kontakt; man kann durch geschickten Gebrauch von Kissen und Polstern ein bisschen nachhelfen.

Alle östlichen Schriften sind sich darin einig, dass sexuelle Riten wie folgt durchgeführt werden sollten: Am Anfang sitzt die Frau rechts vom Mann, und für die Stufe der sexuellen Erfüllung bewegt sie sich dann zur linken Seite des Mannes. Die rechte Seite wird in Verbindung gebracht mit dem Solaren Atem, mit logischen Denkprozessen, mit dem Stammbaum der Vorfahren und so weiter, während die linke Seite verbunden ist mit dem Lunaren Atem, mit Intuition und mit dem mystischen Stammbaum der Lehrer und Initiatoren. Wenn eine Hindu-Frau verheiratet ist, sitzt sie auf der rechten Seite ihres Partners, aber für sexuelle Riten bewegt sie sich hinüber auf seine linke Seite.

Das Lieben sollte sanft, sinnlich und wechselseitig sein. Wenn das Lingam in die Yoni eingeführt ist, sollte das Paar die Ebenen und Gipfel des Liebens erforschen. Bewegung wechselt mit Ruhe ab. Das tantrische Paar sollte sich bemühen, das Herannahen des Höhepunkts beim Partner abzuwarten und vorauszusehen. Es sollte das Lieben koordinieren, um so Energiewellen freizusetzen, die gegenseitig das ganze Sein bereichern. Je länger sie erhöhte sexuelle Erregung ohne Höhepunkt beibehalten können, desto transzendentaler wird das Erlebnis sein.

Stellungen können variiert werden, um neue Formen zu schaffen, durch die Sexualenergie fliessen kann. Positionswechsel helfen auch bei der Zurückhaltung und statten den Liebesritus mit neuem Potential aus. Idealerweise sollte das Paar schon vorher darüber diskutieren und ausarbeiten, welche grundlegende Reihenfolge von Liebesstellungen eingehalten werden sollte. Vielleicht sollte das Paar sogar eine Strategie für das Lieben entwickeln, denn dies wird beide in die Lage versetzen, Missverständnisse zu vermeiden. Gleichzeitig wird es dazu beitragen, das Lieben zu seiner höchsten Form zu erheben.

Letzten Endes sollte jedoch ein spontanes Bewusstwerden jede vorbestimmte Reihen-

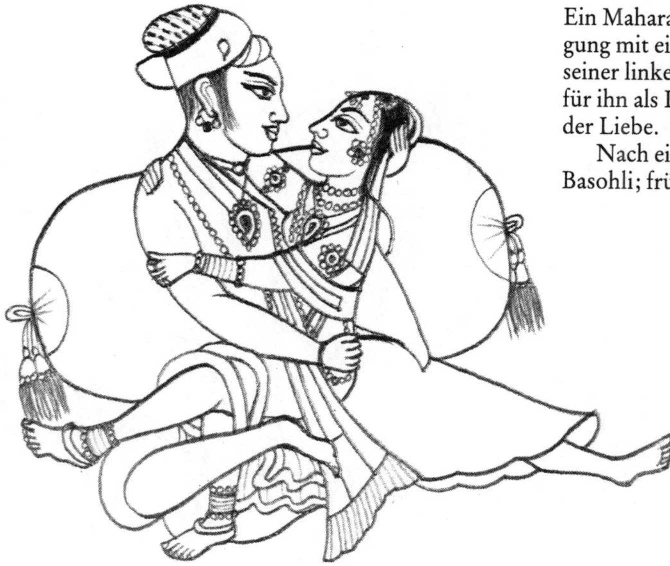

Ein Maharaja in tantrischer Vereinigung mit einer Dame. So wie sie auf seiner linken Seite sitzt, öffnet sie sich für ihn als Initiatorin in die Mysterien der Liebe.

Nach einer Miniaturmalerei aus Basohli; frühes 18. Jahrhundert.

An einem angenehmen Ort, frei von allen Ablenkungen oder Störungen, sollte er sich insgeheim eine Frau nehmen, die Verlangen verspürt. «Ich bin der Buddha, der Perfekte und Unbewegliche; sie ist die Edle Weisheits-Initiatorin.» So sollte der weise Mann mit festem Denken meditieren. Dann sollten Mann und Frau über ihre gegenseitigen göttlichen Formen meditieren. Sie sollten die Vereinigung von Lotos und Zepter praktizieren, geduldig und gemäss allem, was getan werden sollte. Hier ist in der Tat die grosse Lust. Hier ist in der Tat Chandamaharosana, das Grosse Mond-Elixier, zu Hause.

CHANDAMAHAROSANA TANTRA

folge des Liebens verdrängen oder ersetzen. Wenn die Grundstruktur des Rituals erst einmal ins Bewusstsein des Paares integriert ist, müssen beide sich auf ihre inneren Hilfsquellen verlassen, um dem Ritual Tiefe und Dimension hinzuzufügen.

Wenn das Paar die Leidenschaften stimuliert, um Ekstasewellen freizusetzen, sollte jeder die Natur des anderen nähren und die transzendentale Macht der Liebe erforschen.

Durch Visualisierung der Sexualenergie, wie sie durch den gemeinsamen *Subtilen Körper* nach oben steigt, sollten Mann und Frau gegenseitig geben und nehmen; dann wird Vitalität durch ihr ganzes Sein zirkulieren.

Wenn das geistige Auge dank der Macht von Kundalini geöffnet ist, sollte sich das Paar bemühen, mystische Initiation von den Bereichen der Unsterblichen zu erleben. Suchen Sie in ihrem ekstatischen Geist nach erleuchtenden und bedeutungsvollen Visionen, in ihrem offenen Herz nach einem tieferen Verständnis des Lebens selbst.

Die Tantras lehren, dass es für ein Paar, das tantrische Liebe voller Hingabe und Verpflichtung praktiziert, nichts Unerreichbares gibt.

Ein Liebesritus kann mit einem spezifischen Zweck im Sinn praktiziert werden, zum Beispiel mit dem Ziel psychischer Heilung, mit der Lösung eines Problems oder mit einer Kostprobe der Befreiung. Falls es ein solches spezifisches Objekt gibt, sollten es beide Partner im Gedächtnis behalten, besonders bei Herannahen des Höhepunktes.

Ob man sich *mit* oder *ohne* gegenseitigen physischen Orgasmus liebt, ist eine Sache der persönlichen Vorliebe, des physischen Zustands oder purer Spontaneität.

Tantra betont: «Falls es zu einer Ejakulation kommt, sollte der Mann den Samenverlust dadurch kompensieren, dass er das Lingam einige Zeit in der Yoni belässt, um die Sekretionen seiner Partnerin direkt zu absorbieren.»

Längeres tantrisches Lieben sollte auch oralen Sex einbeziehen; dies ist insofern sehr wirkungsvoll, als es sicherstellt, dass jeder Partner das Produkt der Ekstase des anderen empfängt und keinerlei physischen Verlust erleidet. Kontrolle der Sexualität wird erlangt, wenn man sich mit den verschiedenen Techniken der Zurückhaltung und gegenseitigen Absorption vertraut macht, desgleichen durch intuitive Erforschung.

Stets sollte es etwas frisches Obst, Süssigkeiten und ein Getränk geben, worauf man jederzeit zurückgreifen kann. Die Einnahme von Nahrung während des Liebens hat symbolische Bedeutung und wirkt stimulierend auf den Geschmackssinn und auf die Vitalität des Körpers. Leidenschaft steigert Durst, also ist es ganz natürlich, dass man ihn stillen möchte. Bei fortgeschrittener erotischer Aktivität kommen alle fünf Sinne ins Spiel; bewusste Erweckung der Sinne potenziert das ganze Liebeserlebnis.

Wenn der Mann im Begriff steht, zu ejakulieren, sollte er eine grosse Anstrengung

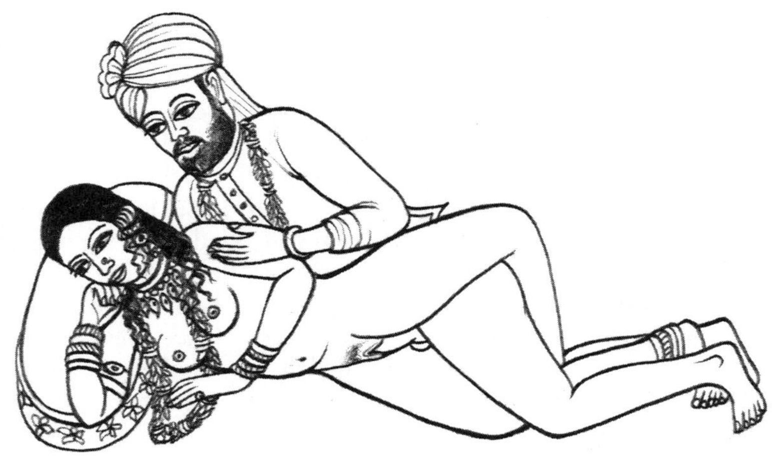

Sexuelle Energie sollte bewusst in Umlauf gebracht werden. Der Kontakt zwischen Lingam und Yoni muss dabei beibehalten werden. Durch Wechsel der Positionen wird Zurückhaltung leichter bewerkstelligt und erlaubt dem Paar, die Gipfel der Ekstase zu verlängern.

Nach einer ostindischen Malerei aus dem 19. Jahrhundert.

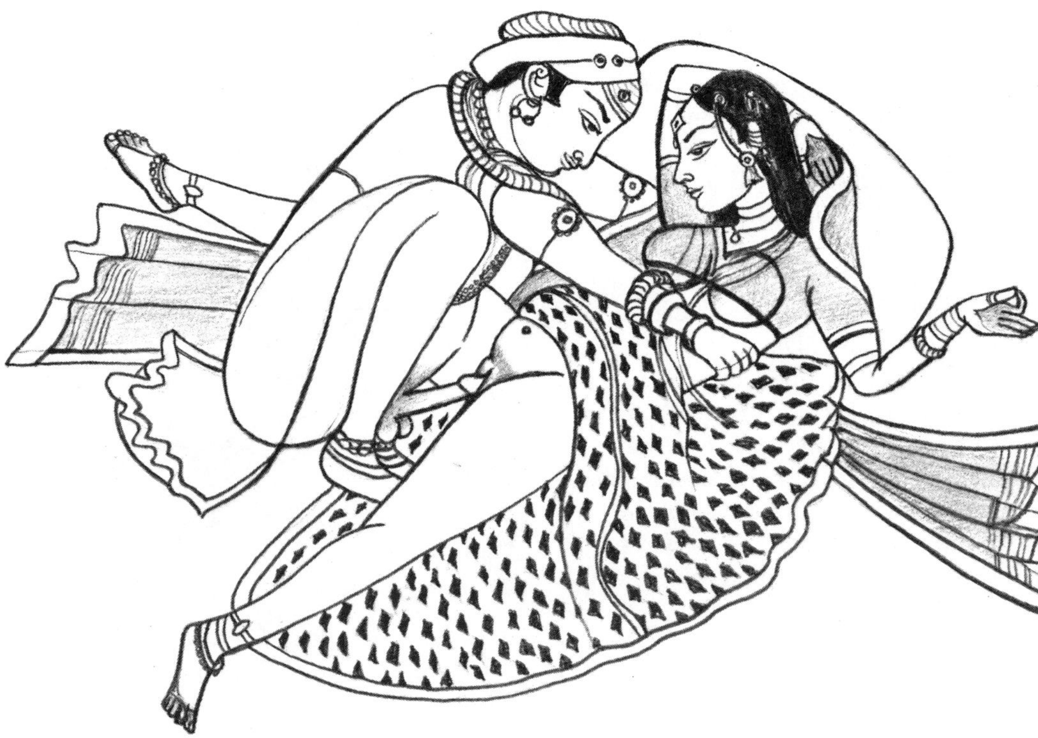

Ein Paar bei Liebeständelei. Die Frau lehnt sich zurück, während ihre Finger die Geste des Energie-Kreislaufs machen, indem Daumen und Zeigefinger aneinandergelegt werden. Rituelles Lieben sollte niemals überstürzt werden.

Nach einer Miniaturmalerei aus Rajasthan; 19. Jahrhundert.

unternehmen, die Energie nach oben zu ziehen und mit dem geistigen Auge deren Fluss zu verfolgen. Er sollte dabei im Geiste das Keim-Mantra anstimmen: «SVAHA» oder «OM SVAHA», besonders im Moment der Ejakulation. Gleichzeitig sollte er seine Partnerin oben am Kopf oder zwischen den Augen berühren, gewissermassen als einen Akt der Kraftübertragung.

Es gibt eine Tradition, für das Ausüben sexueller Riten eine ganz bestimmte Zeit im Monat auszusuchen. Der fünfte oder achte Tag nach Aufhören der Mestruation einer Frau wird für besonders günstig und wirksam gehalten, desgleichen Vollmond und Sonnenwend-Nächte. Die Zeit zwischen Mitternacht und zwei Uhr morgens wird sowohl für Meditation als auch sexuelles Ritual bevorzugt. Teile des *Geheimen Ritus* können in jeden Liebesakt eingebaut werden. Wichtig ist in der Hauptsache eine geistig erhabene Haltung, desgleichen ein Gefühl der Erwartung. Wenn es einen gemeinsamen Orgasmus oder eine längere Phase der Ekstase gegeben hat, sollte man versuchen, sich neue Dimensionen zu erschliessen. Schöpferische Fantasie sollte durch Intuition genährt werden. Während das Paar noch in intimer Vereinigung ist, wird es feststellen, dass es viele Geheimnisse gibt, die sich ganz von selbst enthüllen.

Lieben ist ein Zugang zu transzendentaler Ekstase. Das Tor tantrischer Liebe steht stets denen offen, die ihre höchsten Eigenschaften und Absichten als rituelles Opfer darbringen.

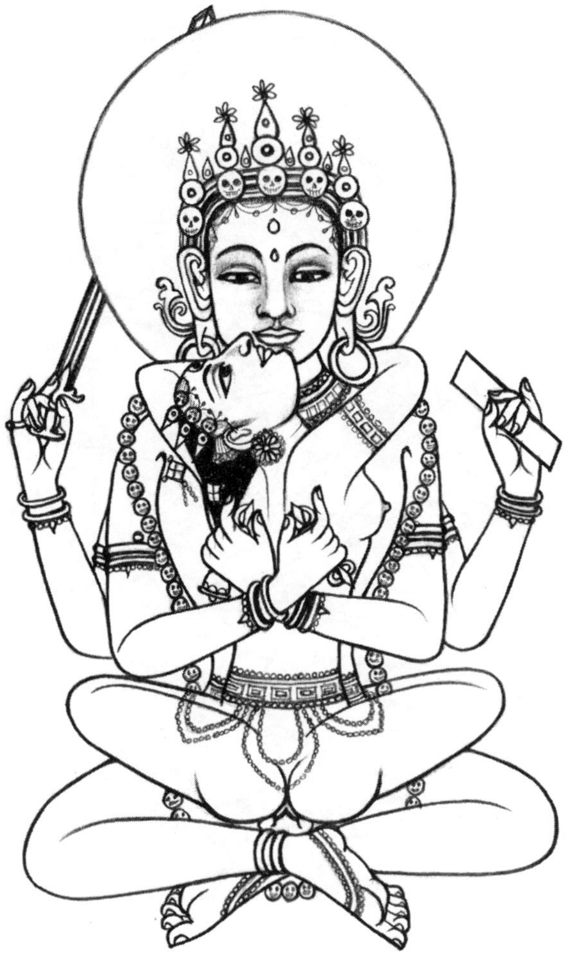

Idealisierung des tantrischen Paares in sitzender sexueller Vereinigung. Es wird gezeigt, wie die beiden zusätzlichen Arme des Mannes ein Schwert (Symbol für Weisheit) und ein Buch (Symbol für Wissen) halten. Seine beiden anderen Hände halten Zepter und Glocke als Hinweis, dass Lingam und Yoni in Vereinigung sind.

Nach einer nepalesischen Malerei aus dem 18. Jahrhundert.

Der Ritus der Fünf Hauptsachen

Die Lotos-Blume, das Geschlechtsorgan der Partnerin, ist ein mit Wonne gefülltes Meer. Diese Lotos-Blume ist auch ein transparenter Ort, wo sich der Gedanke der Erleuchtung *erheben kann. Wenn die Lotos-Blume mit dem Zepter, dem Geschlechtsorgan des Mannes, vereinigt ist, dann kann diese Mischung verglichen werden mit dem Elixier, das aus der Kombination von Myrrhe und Muskat produziert wird. Aus ihrer Vereinigung erhebt sich reines Wissen, das die Natur aller Dinge erklärt.*

KALACHAKRA TANTRA

Ein tantrisches Sexualritual ist einerseits wohlbekannt, wird aber andererseits oft missverstanden: Das *Ritual der Fünf M's* oder der *Fünf Hauptsachen* hat es dazu gebracht, als das «Tantrische Abendmahl» bezeichnet zu werden. Jedes der fünf Hauptbestandteile hat einen Sanskrit-Namen, der mit dem Buchstaben «M» beginnt: Getreidekörner *(Mudra)*, Fisch *(Matsya)*, Wein *(Madya)*, Fleisch *(Mamsa)* und sexuelle Vereinigung *(Maithuna)*. Diese werden für die grundlegenden Ingredienzen der Erscheinungswelt gehalten und sind symbolisch mit den fünf Elementen, Erde, Wasser, Feuer, Luft und Raum verbunden. Getreidekörner, Fisch und Fleisch zusammen beschwören die Daseinsbereiche Pflanzenwelt, Wasserwelt und Tierwelt herauf, auf die man sich während des Ritus als «Verbündete» verlässt. Wein und sexuelle Vereinigung als Kombination erheben die Sinne und fördern mystische Loslösung.

RAUM	Sexuelle Vereinigung	*Maithuna*
LUFT	Fleisch	*Mamsa*
FEUER	Wein	*Madya*
WASSER	Fisch	*Matsya*
ERDE	Getreidekörner	*Mudra*

Gekochter Fisch und gekochtes Fleisch sollte vorher in kleinen Mengen zubereitet und zusammen mit Bohnensprossen oder Getreide auf Tellern schön arrangiert werden. Ein guter Rot- oder Weisswein oder Champagner ist ideal; Branntwein oder andere Spirituosen können ebenfalls verwendet werden. Im heutigen Bengalen wird noch wie in der Vergangenheit Marihuana zum Rauchen vorbereitet; man nimmt es aber auch in Drinks *(Bhang)* oder arbeitet es in Süssigkeiten ein.

Der Ritus findet üblicherweise um Mitternacht statt, und zwar während der dunklen Mondphase. Ein offenes Feuer wird für unerlässlich gehalten. Kerzenlicht schafft eine geeignete Atmosphäre, desgleichen das Farbmuster der Umgebung. Rotes Licht oder rötliche Farben stimulieren sehr effektiv das männliche Sexualzentrum, während violette oder purpurne Farbtöne das weibliche Sexualzentrum stimulieren.

Jedes Sexualritual wird erhöht, wenn es in natürlicher Umgebung durchgeführt wird. Wenn es ein offenes Feuer gibt, sollten Speiseopfer in die Flammen gegeben werden, um die Absicht auszudrücken, die Götter zu speisen. Von jedem Nahrungsmittel sollte eine kleine Menge genommen werden. Während man es dem Feuer übergibt, intoniert man das Mantra «SVAHA». Diese rituelle Opfergabe dient dazu, den Geist von Gier, Selbstsucht und Bindung zu lösen.

Die Teilnehmer bereiten sich auf die gleiche Weise vor, wie es im Abschnitt *Der Geheime Ritus* beschrieben wurde. Süss duftendes Räucherwerk ist zum Verbrennen geeignet; wenn möglich, sollte es leise, gedämpfte, sinnliche Musik geben. Wir empfehlen Musik in natürlichem Rhythmus; sie ist passender als verbal-aggressive Weisen oder Rock 'n' Roll. Wir haben herausgefunden, dass die Töne von indischer Sitar, Tabla, Vina oder ähnlichen Instrumenten am besten geeignet sind. Die fundamentale Frequenz aller Hindu-An-

Ich folge dem Kult, in dem es Freude an Wein, Fisch, Fleisch, Körnern und der Frau gibt. In der Göttin suche ich Zuflucht. Ich bin der Traditionsreihe der Gurus ergeben. Ich bin Shiva, der Schreckliche, der Transzendentale! Sie ist Shakti, die Sinnliche, die Befreierin.
RUDRA YAMALA TANTRA

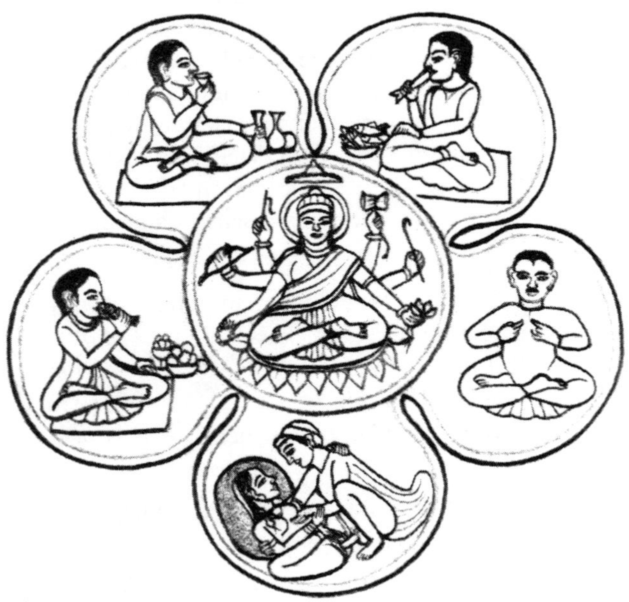

Symbolisches Diagramm vom Ritus der Fünf Hauptsachen. In der Mitte ist eine transzendentale Göttin abgebildet, die Idealisierung von Shakti. Die fünf Lotos-Blütenblätter zeigen sexuelle Vereinigung *(Maithuna)*, das Essen von speziellem Fleisch *Mamsa)*, das Trinken von Wein *(Madya)*, das Essen von Fisch *(Matsya)* und die Geste des Mannes, der seine Vitalität beherrscht *(Mudra)*.

Nach einer Malerei aus Rajasthan; 19. Jahrhundert.

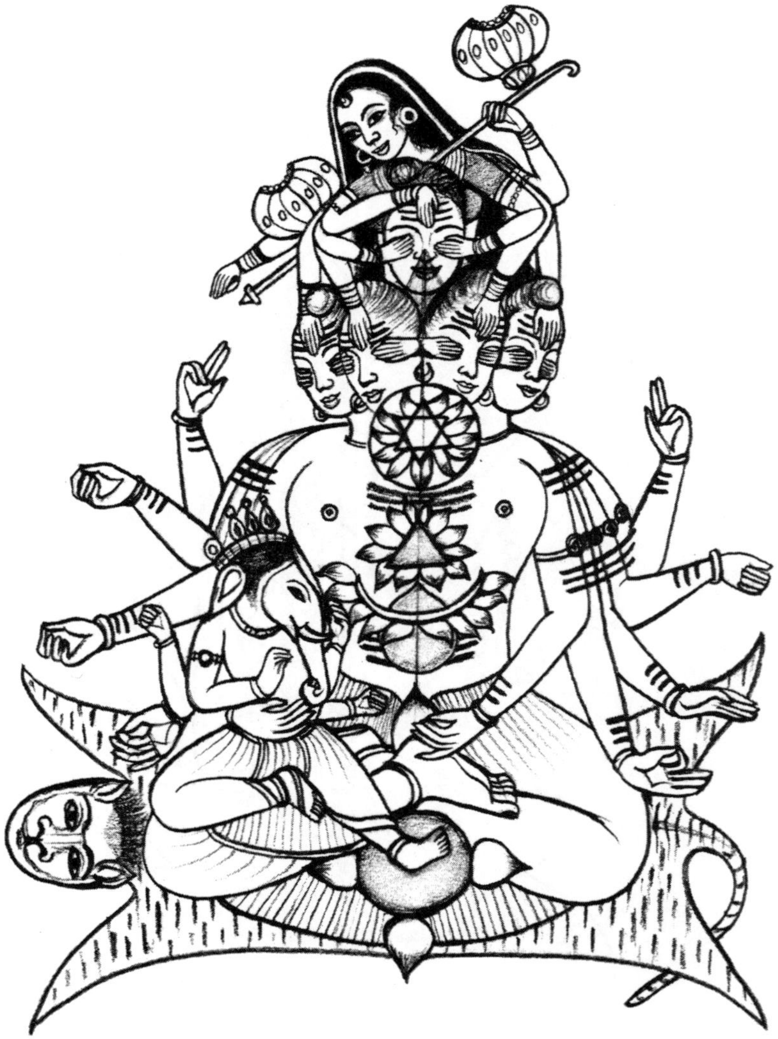

Diese tantrische Malerei illustriert das Aufsteigen sexueller Energie durch die Subtilen Zentren (Chakras). Dargestellt ist ein Yogi als fünfgesichtiger Shiva im Lotos-Sitz, er hält den elefantenköpfigen Ganesha (Symbol der Sexualität) auf dem Schoss. Die Hände machen mystische Gesten yogischer Kontrolle. Oben verdeckt eine Göttin die Augen des Yogi, um anzudeuten, dass eine innere Umwandlung stattfindet.

Nach einer Miniaturmalerei aus Kangra; frühes 18. Jahrhundert.

dachtsmusik liegt zwischen sieben und acht Schwingungen pro Sekunde. Dies ist identisch mit der Resonanz-Frequenz des Erdballs, mit der Frequenz der Kundalini, wenn sie aktiviert wird, und mit der Frequenz der menschlichen Gehirnwellen im Zustand tiefer Meditation. In tantrischer Ekstase schwingt der ganze Körper mit dieser Frequenz.

Das Paar sitzt beisammen, die Frau links vom Mann. Nach der anfänglichen Vorbereitung sollten Speisen und Wein mit Macht ausgestattet werden, indem man sie mit brennenden Weihrauch-Stäbchen umkreist. Nachdem ein Teil dem Feuer geopfert wurde, teilen sich die Teilnehmer den Rest.

Tantrische Schriften mahnen, diesen heiligen Ritus nicht als Vorwand für Völlerei und Orgien zu benutzen und so zu entweihen, sondern ihn als das zu respektieren, was er ist – eine einmalige Gelegenheit, sich mit den verschiedenen Elementen und Lebensformen zu identifizieren, die als Sakramente ins Ritual aufgenommen sind.

Zuerst wird der Wein getrunken, aber nicht, um sich daran zu berauschen, sondern um Körper und Geist zu entzücken und zu stimulieren. Meditieren Sie über den Wein als ein Elixier, als Ambrosia der Götter, symbolisch für das uranfängliche Feuer, aus dem alles Leben entsprungen ist und durch das am Ende auch alles Dasein wieder aufgelöst wird. Jeder kann das Getränk dem anderen anbieten, so dass es von Mund zu Mund weitergegeben wird.

Als nächstes verzehren die Teilnehmer das Fleisch und meditieren dabei über die Tierwelt, symbolisch für das Element Luft, ohne das wir alle sofort sterben müssten. Danach kommt Fisch an die Reihe, symbolisch für das Element Wasser, das ebenfalls für das Leben unbedingt erforderlich ist. Danach werden Getreidekörner oder Obst verteilt, wobei das Paar sich daran erinnert, dass unsere Körper zum grössten Teil vom Pflanzenreich und vom Element Erde abhängig sind.

Nachdem auf diese Weise die Elemente rituell anerkannt wurden, sollte das Paar sich voller Leidenschaft lieben. Das Lieben symbolisiert das Element Raum, das alles durchdringt und undefinierbar ist. Raum ist in allen anderen Elementen enthalten. Tantra vergleicht das Element Raum mit dem ekstatischen Gefühl des Liebens und stellt fest: «Raum berührt alle anderen Elemente.»

Praktisch bedeutet dies, dass das Lieben zu einem *erhebenden, alles durchdringenden Erlebnis* gemacht werden soll und nicht auf die weltliche Ebene *gegründet* ist.

Das *Hevajra Tantra* erklärt: «Durch Leidenschaft ist diese Welt gebunden, durch Leidenschaft wird sie aber auch befreit. Wenn Leidenschaft das Blut durchpulst, bringt sie die Natur der Wonne mit sich, die schliesslich im Element Raum aufgelöst wird. Die Welt ist von Wonne durchdrungen, die durchdringt und durchdrungen wird.»

Der *Ritus der Fünf Hauptsachen* ist am wirksamsten, wenn er als Sakrament vollzo-

Wir essen Fleisch und trinken Wein. Die echten Tantriker kommen zusammen, aber die Betrüger werden durch Angst ferngehalten. Wir treffen die vierfachen Vorbereitungen und benutzen Moschus und Kampfer. Kräuter und spezielle Fleischsorten verzehren wir mit Genuss. Dann werden Zepter und Lotos miteinander vereinigt, und wir stellen die Herrschaft über das ganze Dasein her.

HEVAJRA TANTRA

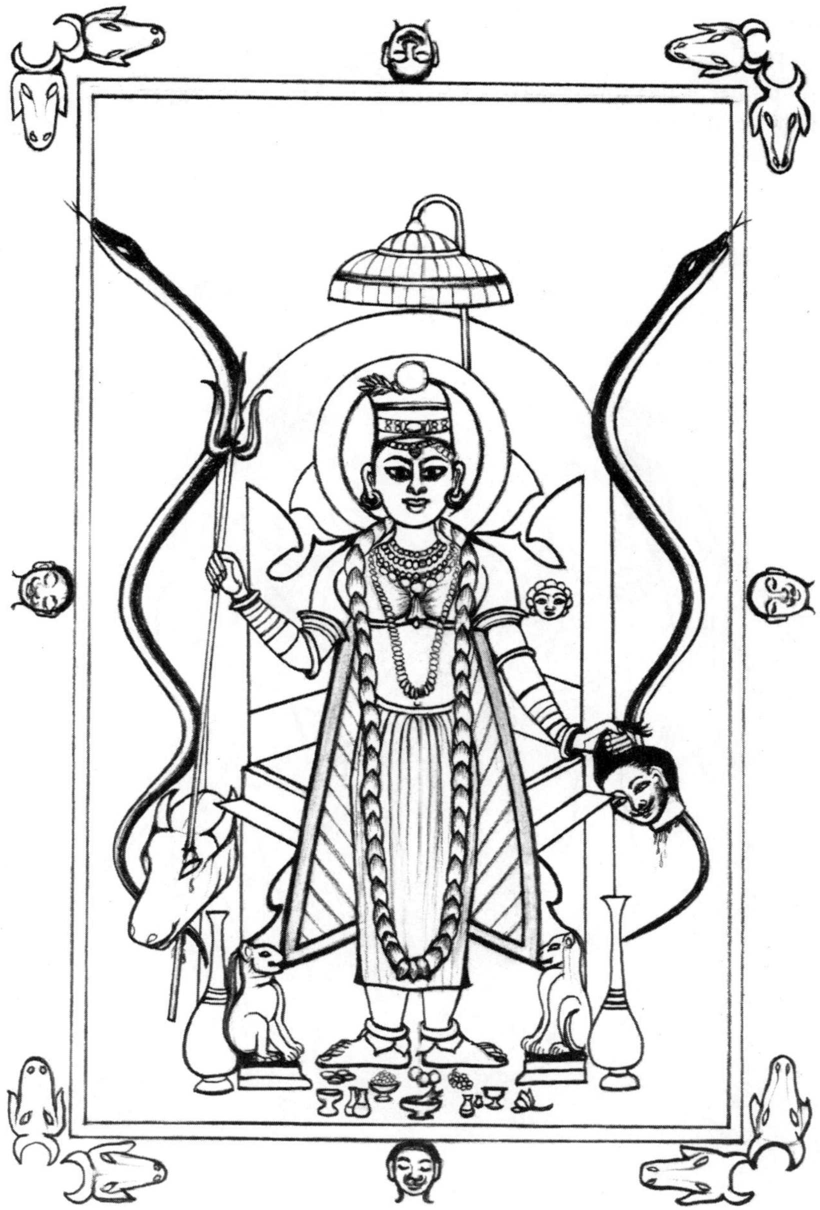

Eine tantrische Malerei zeigt Kundalini als Göttin. Zu ihren Füssen werden Opfergaben dargestellt: Speisen und Getränke.

Nach einer Miniaturmalerei aus Rajasthan; 18. Jahrhundert.

Er sollte Fleisch und Fisch essen, Wein oder Milch trinken und mit konzentriertem Geist berauschende Getränke zu sich nehmen. Wenn er seine Partnerin und sich selbst zufriedengestellt hat, sollten Yogi und Yogini sich leidenschaftlich lieben. Sie sollten die fünf Gifte in Elixiere verwandeln und sich zum grossen Jenseitigen hin ausstrecken. Diese machtvolle Praxis ist bei weitem die beste; sie kann innerhalb sehr kurzer Zeit Befreiung bringen.
CHANDAMAHAROSANA TANTRA

gen wird; alle Bestandteile sollten mit einem höheren Ziel verbunden werden. So symbolisieren die Getreidekörner *(Mudra)* das Element Erde und *Loslösung von Weltlichkeit;* Fisch *(Matsya)* symbolisiert das Element Wasser und *Atemkontrolle;* Wein *(Madya)* symbolisiert das Element Feuer und *Reinigung der Sinne und des Geistes, was zur inneren Sekretion von Nektar führt* (Soma: die Hormone aus der Zirbeldrüse); Fleisch *(Mamsa)* symbolisiert das Element Luft und *Lautkontrolle* (sowohl Sprache als auch subtiler Mantra-Laut); und sexuelle Vereinigung *(Maithuna)* symbolisiert das Element Raum und die *korrekte Verwendung von Sexualenergie.*

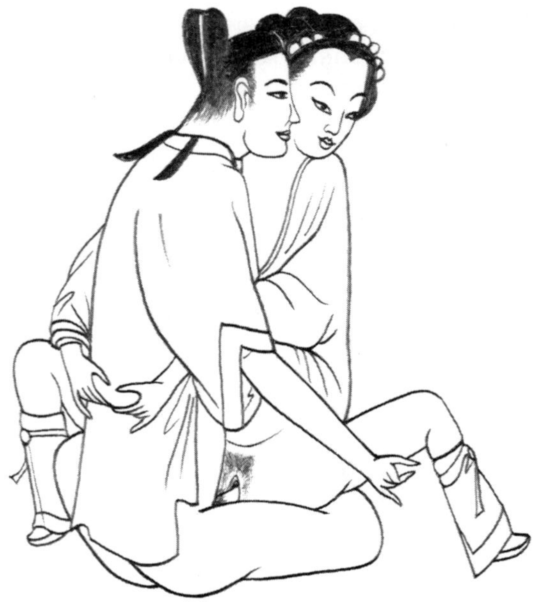

DIE FÜNF SAKRAMENTE

Sakrament	Element	Yogische Aktivität
Sexuelle Vereinigung	Raum	Kontrolle der Sexualenergie
Fleisch	Luft	Kontrolle von Laut
Wein	Feuer	Reinigung der Sinne
Fisch	Wasser	Kontrolle des Atems
Körner	Erde	Loslösung von Weltlichkeit

Während dieser Ritus praktiziert wird, sollte die Kundalini als aufsteigende Welle reiner Energie visualisiert werden; sie windet sich wie eine Schlange oder wie eine schöne, sinnliche, rotgefärbte Frau, die Verkörperung der Erotik. Die Kundalini erhebt sich, um sich am tantrischen Fest zu beteiligen; sie passiert die psychischen Zentren und erleuchtet sie mit ihrer uranfänglichen Energie. Wenn sie das Kopf-Zentrum erreicht hat, kostet die Kundalini-Shakti den Nektar der Wonne. Befriedigt stattet sie das Paar mit ihrer grenzenlosen Weisheitsenergie aus und gewährt psychischen Schutz.

Das *Mahanirvana Tantra* stellt fest: «Fisch, Fleisch, Getreidekörner, Wurzeln, Obst und sonstiges Geeignetes sind – wenn sie zusammen mit Wein rituell den höheren Bereichen dargeboten werden – als *Ingredienzen der Verehrung* bekannt. Jede Person sollte ihren eigenen Becher aufnehmen und über Kundalini meditieren. Sie ist *Reine Energie* und sie reicht vom Sexual-Zentrum bis in die Zungenspitze. Wenn die Kundalini erregt ist, steigt sie auf und erreicht das Kopf-Zentrum. Wonne ergibt sich aus der Begegnung der Kundalini mit dem *Mond des Vollen Bewusstseins.*»

Der *Ritus der Fünf Hauptsachen* ist am effektivsten, wenn er «heroisch» und ohne Furcht durchgeführt wird; Emotionen dirigieren den Fluss der Kundalini. Kundalini-

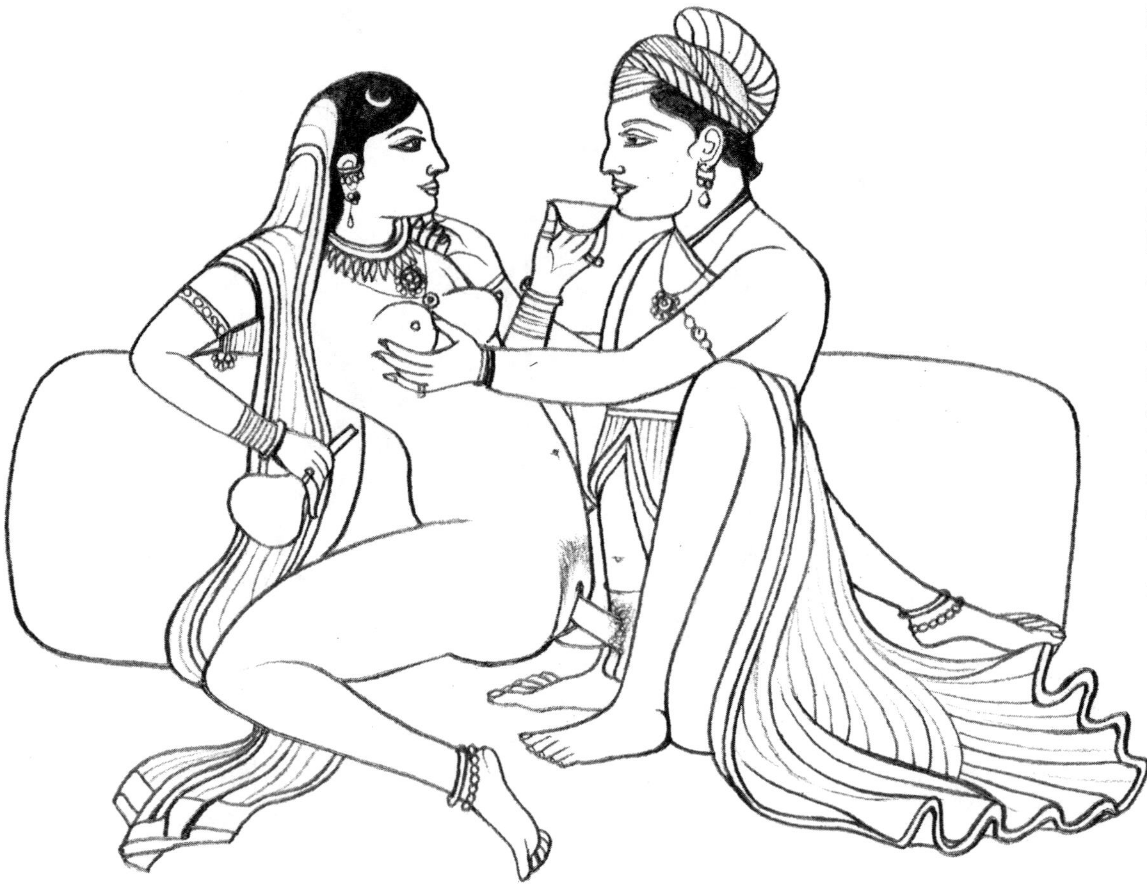

Taoistische rituelle Liebesstellung. Sitzende Positionen gewähren eine Verlängerung der Ekstase.
Nach einer chinesischen Malerei aus der späten Yuan-Periode, (1280–1367).

Ein Edelmann vollzieht den Ritus der Fünf Hauptsachen. Seine Gefährtin kredenzt ihm einen Becher Wein.
Nach einer Malerei aus Kangra; 18. Jahrhundert.

Yoga ist ein aggressiver Spiritualismus, der es menschlicher Schwäche nicht gestattet, die Oberhand zu gewinnen. Traditionsgemäss wird dieser Ritus als ein Akt der Konfrontation mit den innersten Ängsten durchgeführt, als ein Mittel, sie zu überwinden. Wenn mit Sorgfalt und Einsicht durchgeführt, stellt der *Ritus der Fünf Hauptsachen* den Kontakt mit den Antriebskräften der Evolution wieder her, auf die dann zurückgegriffen werden kann, um sowohl Geist als auch Seele zu vervollkommnen.

Die Tantras lehren, dass die Kundalini sich im Rückgrat der beiden Partner während ekstatischer Vereinigung auf und ab bewegt. Die Kundalini, eine Welle puren Entzückens, kann durch Atmung, durch Wiederholung von Mantras und durch Visualisierung ihrer Energie kontrolliert werden. In den Körpern des Paares etabliert die Kundalini wohltuende Gehirnwellen; dies veranlasst den Körper, biochemische Veränderungen und Drüsen-Sekretionen zu produzieren, die wesentlich zur spirituellen Evolution des Paares beitragen. Gleichzeitig kann die Kundalini als ein Echo des tiefen, uranfänglichen Pulses betrachtet werden, der dem Kern der Erde, den Planeten, Sonnen, Sternen bis zum Kern des Atoms entspringt.

Während des sexuellen Höhepunktes harmonisiert sich die Kundalini mit dem ursprünglichen kreativen Impuls (Logos) des Universums und lässt ihn widerhallen. Diese Resonanz ist es, die dem Paar das grossartige ekstatische Erlebnis von Tantra erschliesst, das mystische Gefühl der kosmischen Einheit.

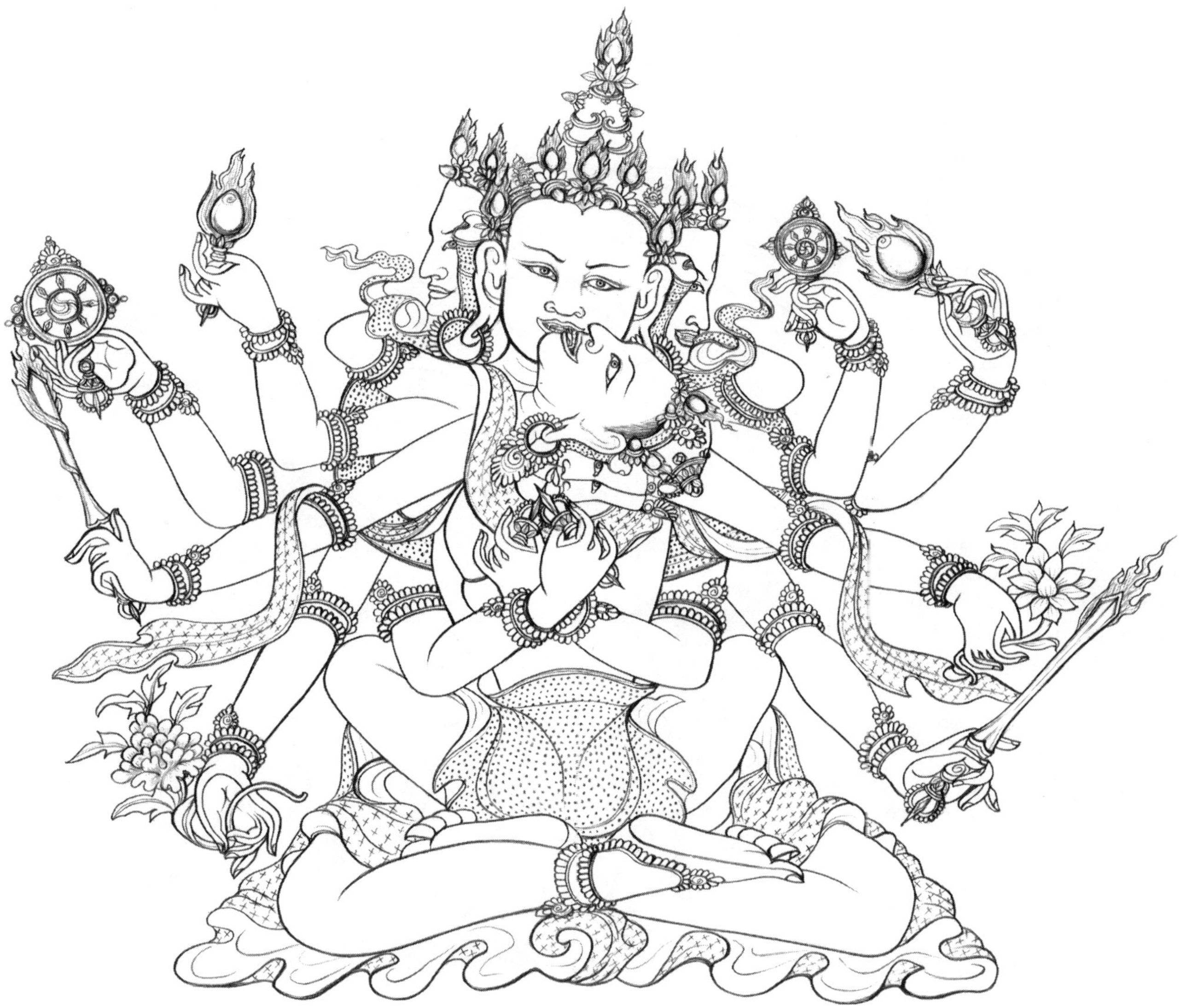

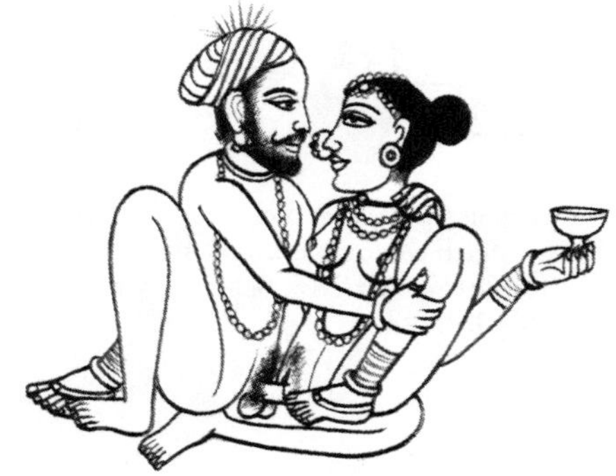

Rituelles Lieben schliesst den Genuss aller sinnlichen Freuden ein und geschieht im Glauben, dass natürliche Befreiung denjenigen zuteil wird, deren physische Wünsche restlos befriedigt sind.

Nach einer Miniaturmalerei aus Jodhpur; frühes 19. Jahrhundert.

Herr und Herrin der Geheimnisse in tantrischer Vereinigung. Diese exaltierte mystische Form des Paares ist eine Idealisierung der Qualitäten, die erforderlich sind, um Vergeistigung sexueller Liebe zu erreichen. Lotos, Schwert, Rad und flammendes Kleinod symbolisieren das Aufsteigen sexueller Energie, das Bedürfnis, das persönliche Ego der höheren Weisheit zu unterwerfen, den unausweichlichen Zyklus von Karma und das leuchtende Ideal der Erfüllung.

Nach einer tibetischen Malerei aus der Mitte des 17. Jahrhunderts.

Vorher und nachher

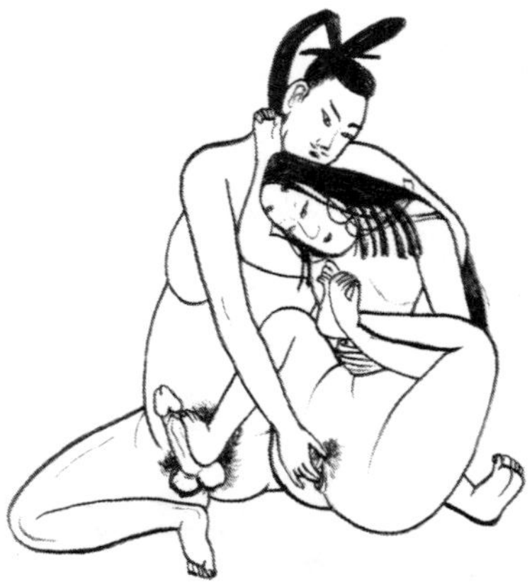

Gegenseitiges Vorspiel.
Nach einer japanischen bemalten Schriftrolle der Tosa-Schule; spätes 16. Jahrhundert.

Ein allgemeiner Fehler, der beim Lieben auftritt, besteht darin, dass bis zum Zeitpunkt des Orgasmus ein intensives Verströmen von Aufmerksamkeit und Energie stattfindet; ist das Ziel aber erst einmal erreicht, setzt Desinteresse oder Apathie ein. Im allgemeinen ist der Mann dafür verantwortlich, da er dazu neigt, relativ schnell zum Höhepunkt zu gelangen, oft ohne die Frau voll befriedigt zu haben.

Lieben sollte nicht als ein «Hundertmeterlauf» betrachtet werden, der mit totalem Zusammenbruch endet. Dies ist dazu angetan, beim Partner Gefühle der Leere oder des Ärgers zu erzeugen. Dieses Phänomen ist als post-koitale Depression bekannt. Wenn bei einem Paar jeder mit den sexuellen Bedürfnissen des anderen vertraut wird, ist gegenseitige Anpassung ganz leicht und natürlich.

Für das Vorspiel ist alles geeignet, was irgendwie sexuell stimulierend wirkt und wirksam die physische und subtile Natur des Paares harmonisiert.

Östliche Lehren stellen fest, dass die Frau – ähnlich wie Wasser – nur langsam zum Kochen kommt und anschliessend ebenso langsam wieder abkühlt. Das Gegenteil trifft auf den Mann zu, der mit Feuer verglichen wird, das rasch aufflammt und rapide verlöscht.

Wenn die beiden jedoch korrekt ausbalanciert sind, wird einer den anderen transformieren. Feuer und Wasser im richtigen Ausgleich produzieren Dampf, der natürlich nach oben steigt. Diese Bewegung ist analog zum Aufsteigen der vitalen Energie durch die subtilen Kanäle und Zentren. Während sexueller Vereinigung findet dieses Aufsteigen spontan statt, wenn es beim Liebesspiel Harmonie und Rücksicht gibt.

Wenn die Leidenschaft bei einem Partner überbrodelt und beim anderen erst aufwallt, dann sollte das Paar versuchen, diese beiden Phasen miteinander zu vermengen und zu harmonisieren, statt getrennte Wege zu gehen. Das Liebesspiel sollte immer mit dem ernsthaften Wunsch unternommen werden, eher dem anderen zur absoluten Befreiung zu verhelfen, statt selbstsüchtig nach eigener Erfüllung zu streben.

Das Nachspiel ist genauso wichtig wie das Vorspiel. Die *Frucht der Liebe* wird nur bei sorgfältiger Düngung des Baumes reifen, an dem sie wächst.

Wenn das Paar den Höhepunkt erreicht hat, sollte es noch einige Zeit in inniger Vereinigung verbleiben. Dies gestattet den gegenseitigen Austausch subtiler Energien und die Absorption vitaler Säfte, was beide Partner revitalisiert.

Dies ist die Zeit, wo sich ein Paar auf nonverbale, mystische Art und Weise besser kennenlernen kann. Nachdem das Paar ein ekstatisches Erlebnis miteinander geteilt hat, haben beide Partner viel zu verarbeiten. Meditation ist vollkommen natürlich, wenn ein Paar in inniger Umarmung daliegt, das Lingam immer noch in der Yoni.

Nach der intensiven physischen Anstrengung des Liebens und nach dem befreienden Orgasmus befindet sich der Körper in einem einmaligen Zustand der Entspannung. Dieser Zustand ist höchst günstig für Meditation und gegenseitige Absorption.

Wenn das Paar regungslos, die Gliedmassen verschlungen, die Geschlechtsorgane ver-

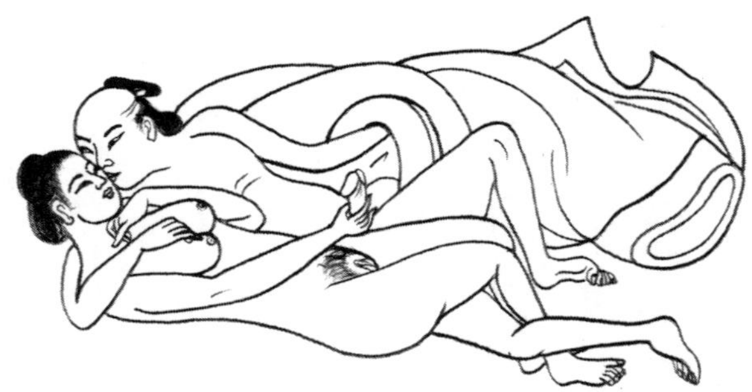

Das Vorspiel der Liebe.
Nach einem japanischen Druck von Sukenobu, ca. 1710.

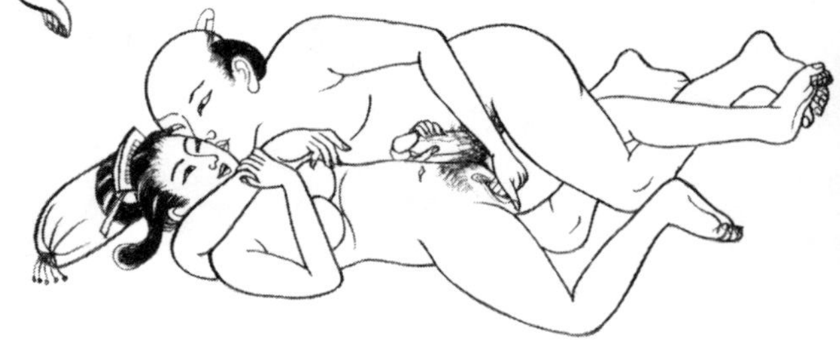

Das Vorspiel sollte gegenseitig sein, um totale Harmonisierung von Stimmung und körperlichen Elementen zu schaffen.
Nach einem japanischen Druck im Stil von Shosui; Mitte des 18. Jahrhunderts.

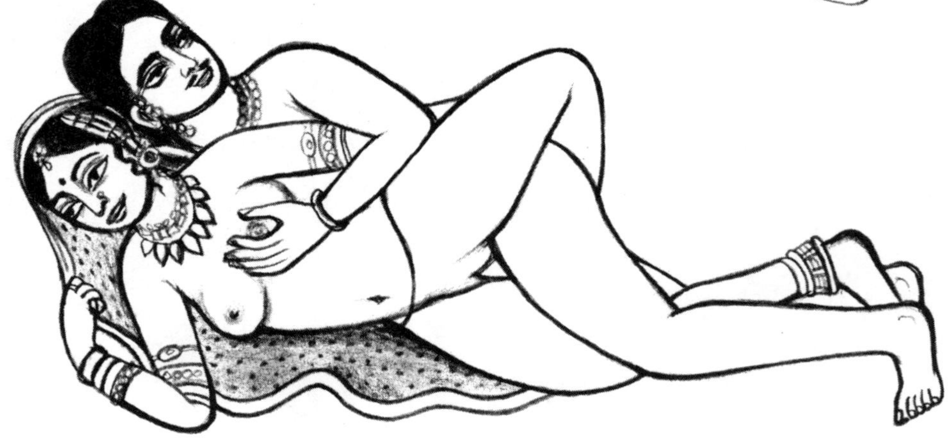

Während inniger sexueller Umarmung ist Meditation durchaus natürlich und wird durch ursprüngliche Energie bekräftigt.
Nach einer ostindischen Malerei aus dem 19. Jahrhundert.

einigt, eine Weile zusammen daliegt, kann es eine komplette Vermengung seiner separaten Identitäten erleben. Man sollte diese Zeit dazu bentuzen, den Geist mit Hilfe eines Mantras zu konzentrieren; gleichzeitig sollte den Ekstasewellen gestattet werden, auch weiterhin ungestört zu fliessen.

Vermeiden Sie plötzliches Eindringen ohne Vorspiel. Die alten Schriften bestehen darauf, dass es für die Körper der Partner notwendig ist, sich allmählich zu harmonisieren. Andernfalls können sich Komplikationen entwickeln, besonders bei älteren Leuten. Sexuelle Vereinigung berührt alle Teile des Körpers. Wird sie korrekt ausgeführt, wirkt sie wahrhaft kräftigend und belebend, aber bei Missbrauch führt sie zu Schwächung.

Vermeiden Sie es, sofort nach dem Orgasmus aufzuspringen und ins Badezimmer zu rennen, um ein Bad oder eine Dusche zu nehmen. Liegen Sie statt dessen ruhig beisammen und geniessen Sie sich gegenseitig. Sie betasten den anderen, schmecken, riechen Sie ihn und schauen Sie ihn an. Versuchen Sie bewusst, die sexuellen Sekretionen miteinander zu vermengen und ihre volle Potenz zu absorbieren. Streicheln Sie einander; spielen, reden, lachen oder meditieren Sie. Dann werden Sie sich ganz plötzlich für ein weiteres ekstatisches Erlebnis bereit fühlen. Vor allem aber sollten Sie versuchen, das Erlebnis von Sex mit *Liebe* zu durchdringen ... mit einer Liebe, die aus der Tiefe des Seins heraufgeholt und dem Partner dargeboten wird.

Im Tempel der Liebe gibt es kein *Vorher* oder *Nachher,* sondern nur das *Ewige Jetzt.*

Beim erstenmal ist die Leidenschaft des Mannes intensiv und die Zeit bis zu seiner Ejakulation ist nur kurz; aber bei nachfolgenden Vereinigungen am selben Tag ist es umgekehrt. Bei der Frau findet das Gegenteil statt, denn zuerst wird ihre Leidenschaft nur schwach sein, und sie wird lange bis zum Orgasmus brauchen. Aber bei anderen Gelegenheiten des Liebens am selben Tag wird ihre Leidenschaft intensiver werden, und die Zeit bis zu ihrem Orgasmus wird nur sehr kurz sein.

KAMASUTRA

Wenn eine Frau müde ist, sollte sie ihre Stirn auf die ihres Liebsten legen und sich ausruhen, ohne die Vereinigung der Geschlechtsorgane zu stören. Wenn sie sich ausgeruht hat, sollte sich der Mann umdrehen und anfangen, sich wieder mit ihr zu lieben. Wenn die Liebenden ihre Zeit damit verbringen, miteinander zu spielen und sich gegenseitig zu liebkosen, sowohl am Anfang als auch am Ende ihres Liebens, dann werden sich ihre Ekstase und ihr Selbstvertrauen steigern. Liebesspiel erhöht die Lust.

KAMASUTRA

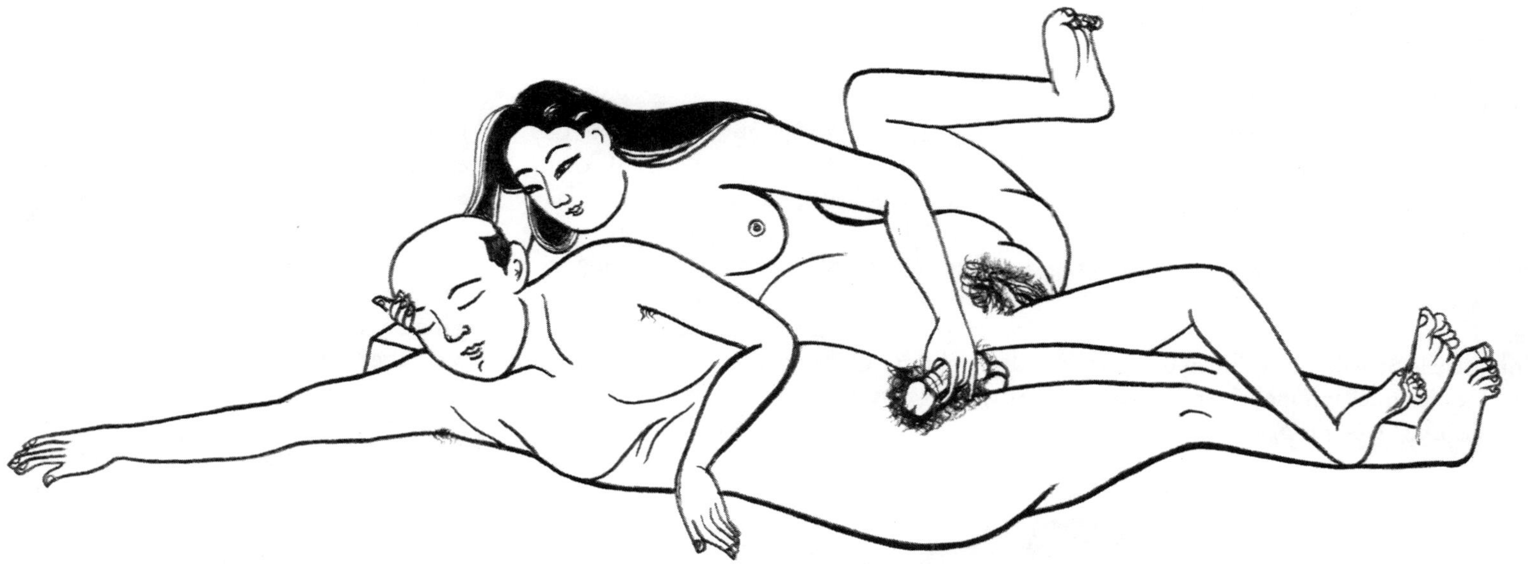

Korrektes Lieben sollte nicht in totaler physischer Erschöpfung gipfeln.

Nach einem japanischen Druck aus der Mitte des 18. Jahrhunderts.

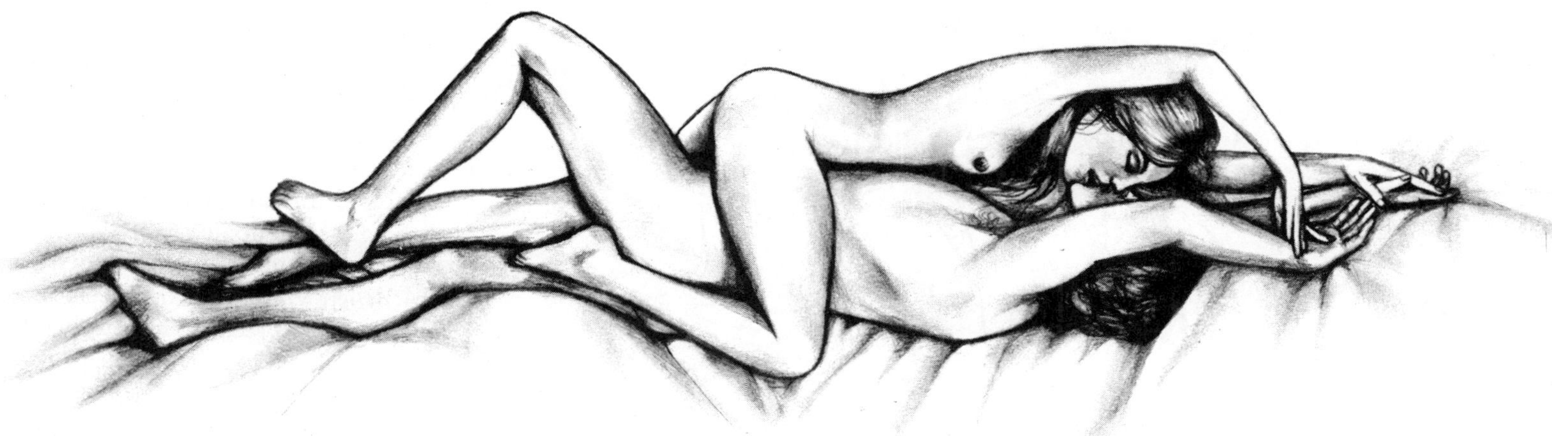

Man sollte versuchen, den Partner mit intuitiver Inititation zu stärken. Man gestatte sich, Gefühle durch rituelle Zärtlichkeiten auszudrücken.

Nach einer zeitgenössischen Fotografie.

Die Geheime Spielerei

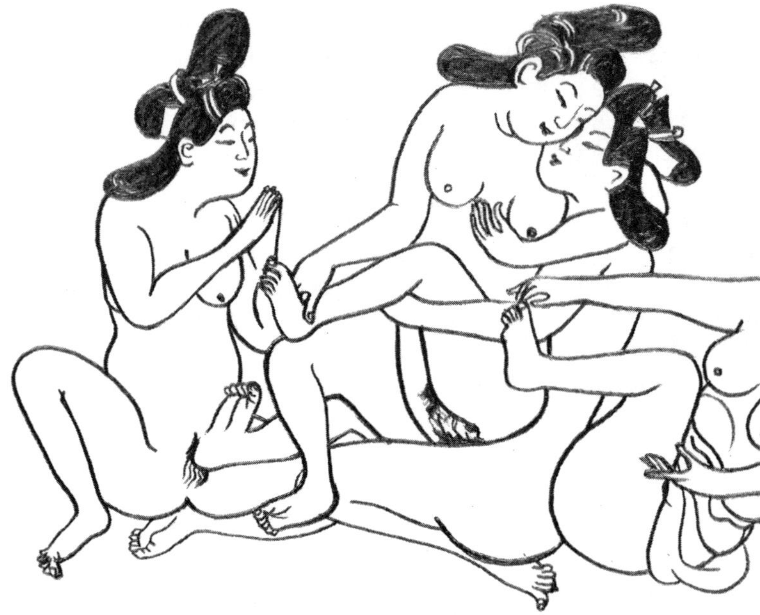

Die Heimliche Spielerei eines einzelnen Mannes mit drei Frauen.
Nach einem japanischen Holzschnitt von Sugimura Jihei; ca. 1680.

Im Osten entwickelten sich sexuelle Praktiken, die über die Vereinigung des Paares hinausgingen. Die alten Kulturen von Ägypten, Arabien, Indien, Nepal, Tibet, China und Japan waren grösstenteils polygam. Im Unterschied zum jüdisch-christlichen Standpunkt in bezug auf Sexualität mit dem Beharren auf Monogamie sind die orientalischen Lehren über Sex nicht nur auf das Paar beschränkt. Es wurden sexuelle Praktiken entwickelt, um den Mann in die Lage zu versetzen, die Bedürfnisse seiner Ehefrauen oder Konkubinen restlos zu befriedigen und gleichzeitig steigende magische Macht zu erlangen. Diese Macht war allen Teilnehmern zugänglich und konnte entweder für weltliche oder transzendentale Zwecke benutzt werden.

Chinesische Schriften erwähnen das Lieben eines Mannes mit mehreren Frauen zugleich als *Die Geheime Spielerei.*

Ein taoistisches Sprichwort besagt: «Die Freuden in Gesellschaft einer Anzahl von Frauen sind geheim; nur wenige lernen das Potential dieser Freuden kennen.»

Die Geheime Spielerei wurde im allgemeinen von Kaisern, Königen und Adepten praktiziert. Die sexuellen Techniken in Verbindung mit der *Geheimen Spielerei* wurden sorgfältig gehütet, um der herrschenden Klasse ihre Position der Autorität zu sichern.

Es ist in taoistischen und tantrischen Lehren eine fundamentale Feststellung, dass durch *Die Geheime Spielerei* eine potente magische Macht gewonnen werden kann. Es soll ein wirksames Mittel sein, die Lebenskraft in Männern und Frauen zu stimulieren und Zugang zu magischen Kräften zu gewinnen, die weit über denen stehen, die normalerweise innerhalb einer monogamen Beziehung erreicht werden können.

Die Lehren der *Geheimen Spielerei,* wie sie in taoistischen und tantrischen Schriften umrissen sind, befassen sich fast ausschliesslich damit, dass ein einzelner Mann mehrere Frauen geniesst. Nur selten wird erwähnt, dass sich auch eine einzelne Frau mit mehr als einem Mann auf *Die Geheime Spielerei* einlässt. Die Gründe dafür sind kultureller, physiologischer und metaphysischer Art.

In kultureller Hinsicht war der Osten grösstenteils eher polygam als polyandrisch oder monogam. Ein Mann konnte so viele Frauen oder Konkubinen haben, wie er sich das in bezug auf den Unterhalt leisten konnte. Ein Mädchen wurde von vornherein so erzogen, dass es damit rechnen musste, den Ehemann mit anderen Frauen zu teilen.

Konsequenterweise gab es sexuelles Besitzstreben, wie es im Westen vorherrscht,

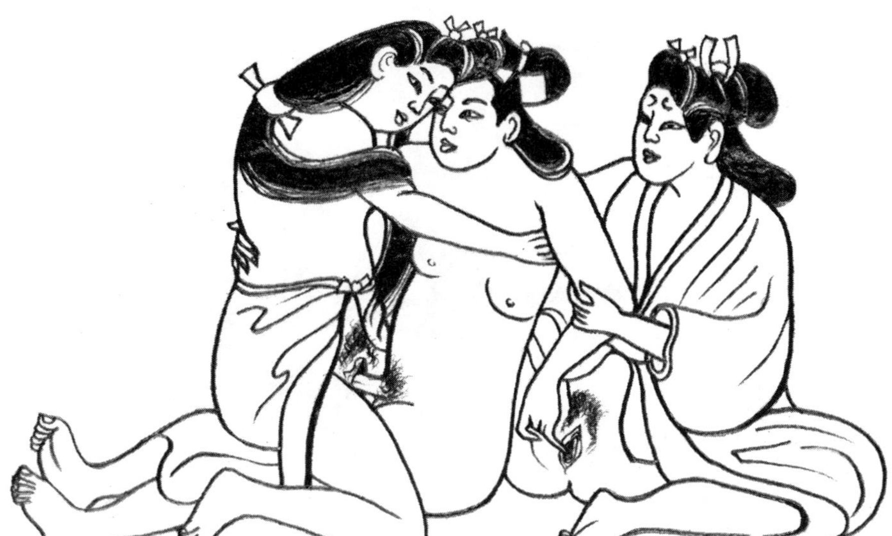

Taoistische Dreiergruppe.
Nach einem japanischen Holzschnitt von Sugimura Jihei; ca. 1680.

nur sehr minimal. Polyandrie war ungewöhnlich, und wenn sie doch stattfand, war sie üblicherweise auf Männer innerhalb einer einzigen Familie beschränkt; so konnten zum Beispiel zwei Brüder eine Ehefrau teilen.

Die physiologischen Gründe sind ungemein interessant. Dem Taoismus zufolge soll die Frau einen unerschöpflichen Vorrat an Yin-Kraft haben. Die geheimen Lehren stellen fest: «Wenn zwei oder mehr Frauen in engen Kontakt kommen, nähren und stimulieren sie den Yin-Vorrat und schaffen ein magnetisch aufgeladenes Feld psychischer Energie.» Dies hat auf einen Mann, der *Die Geheime Spielerei* praktiziert, die Wirkung einer Potenz-Verdoppelung; daraus resultiert wiederum eine Kräftigung und Steigerung seiner Yang-Kraft. Wenn es dagegen eine Vorherrschaft von Yang gibt – also zwei Männer eine einzelne Frau lieben –, dann neigen die Yang-Elemente dazu, sich gegenseitig zu annullieren. Dies wird am dramatischsten durch die Tatsache demonstriert, dass sich Sperma von Männern die *nicht miteinander verwandt sind,* bei einer Vermischung gegenseitig bekämpft. Wenn sich Sperma von zwei Männern in einer einzigen Yoni «begegnet», verhält es sich feindselig gegeneinander und wird so lange miteinander kämpfen, bis eins von ihnen die Oberhand erlangt. Dann wird die Yoni eher zu einem Schlachtfeld als zu einer kreativen Retorte.

Der metaphysische Standpunkt von Taoismus und Tantra betont, dass die Frau die Verkörperung der Natur ist, die man sich als sehr vielseitig und vielfältig vorstellt. Sie hat einen natürlichen Narzissmus, der sie dazu veranlasst, ihr eigenes Spiegelbild in anderen Frauen und in den schönen Dingen der Welt zu schauen und zu suchen. Sie strebt danach, ihre vielfältigen Rollen durch die Macht der Shakti zum Ausdruck zu bringen, die ja narzisstisch und höchst mitfühlend ist. Ein Frauenkörper ist weich, nachgiebig und empfänglich; er weckt Sinnlichkeit. Wenn zwei oder mehr Frauen in Harmonie sind, dann haben sie die Macht, das Sinnliche in Übersinnliches zu verwandeln.

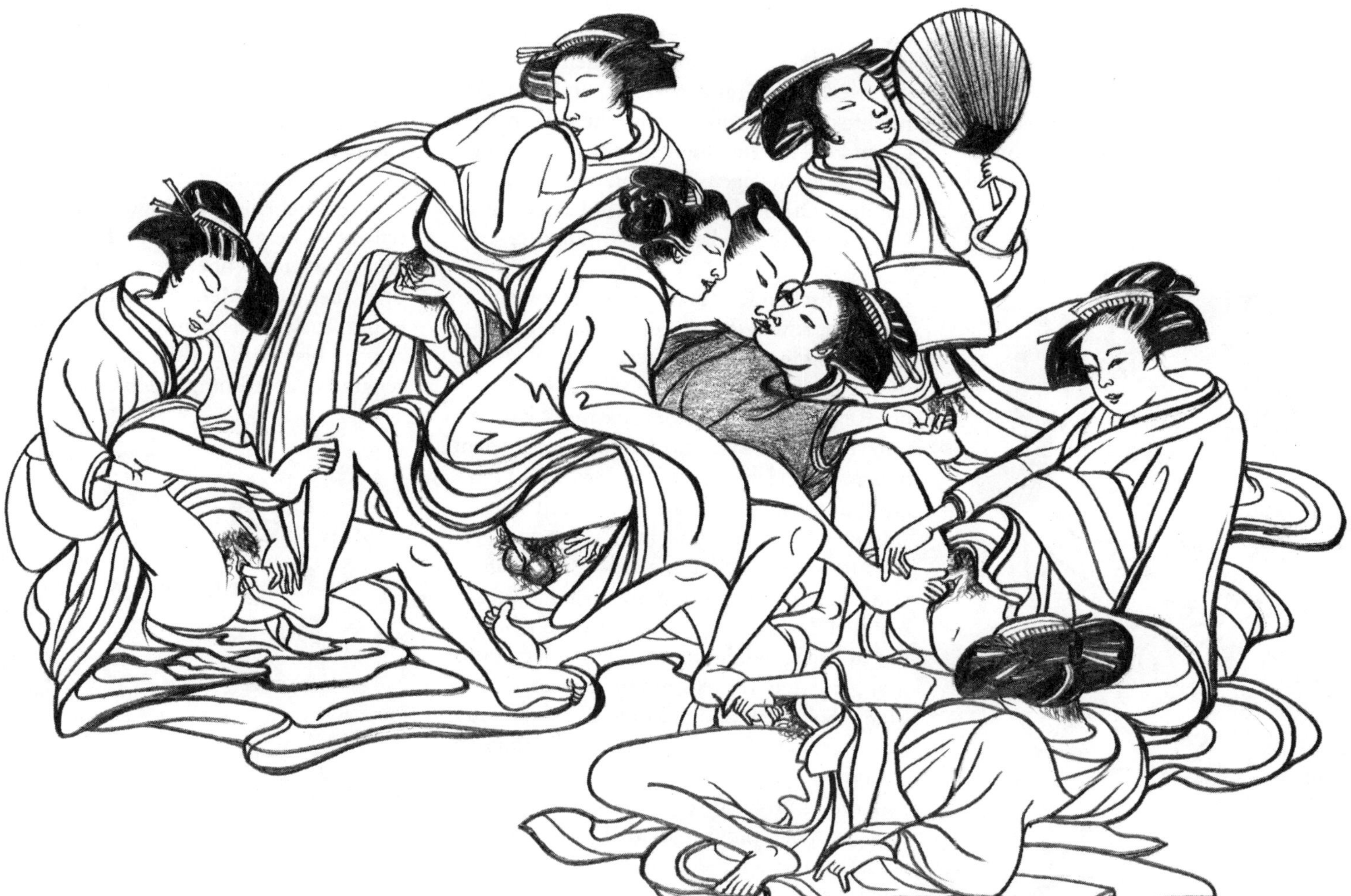

Ein Edelmann in sexueller Spielerei mit sieben Frauen. In alten Kulturen war Polygamie nicht ungewöhnlich. Von mannigfaltigen sexuellen Begegnungen versprach man sich in der herrschenden Schicht die Ausstattung mit magischer Macht, Langlebigkeit und Weisheit.

Nach einem japanischen Farbdruck, der Kitao Shigemasa zugeschrieben wird; ca. 1780.

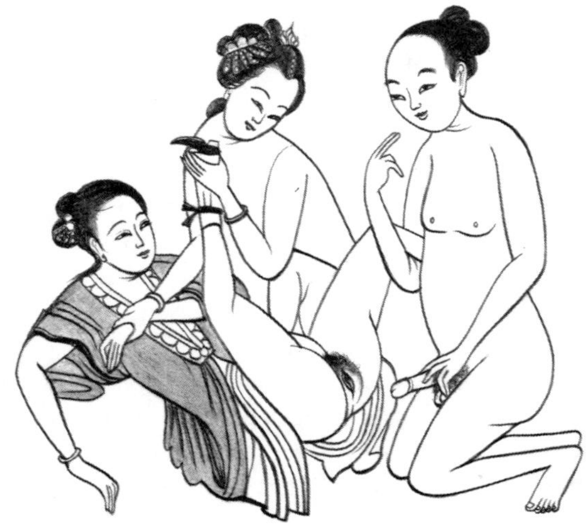

Von Heimlicher Spielerei glaubte man, dass sie sowohl bei männlichen als auch bei weiblichen Teilnehmern die Vitalität kräftigt.
Nach einer chinesischen Malerei aus dem späten 18. Jahrhundert.

Die Natur des Mannes ist eher aggressiv denn rezeptiv. Narzissmus ist kein spezifisches Charakteristikum des Mannes, der jedoch sehr besitzergreifend ist. Die transzendentale Macht von Shiva liegt in der Auflösung aller Dualitäten. Im Bereich der *Geheimen Spielerei* ist es die einzelne, einmalige Konzentrationsfähigkeit des männlichen Prinzips, die von überragender Bedeutung ist.

Indische Schriften erklären, dass zwei Empfindungen durch die Anwesenheit einer dritten Empfindung veredelt werden können *(Bharata)*.

Das *Kamasutra* stellt fest: «Wenn ein Mann zwei Frauen gleichzeitig liebt, von denen ihn beide gleich stark lieben, dann ist dies als die *Vereinigte Position* bekannt.»

Im *Chandamaharosana Tantra* gibt es folgenden ausführlichen Bericht über *Die Geheime Spielerei:*

«Eine Frau, die von der Mondscheibe kommt, wird von einer anderen ähnlichen Frau genossen. Die dritte Person unterscheidet sich von diesen beiden und sollte deren Kräfte ausgleichen. Wenn alle drei sich gegenseitig geniessen, werden sie frei von Verfall und Tod. Das Rechte und das Linke vermischt sich im Zentralen Pfad miteinander. Er stimuliert beide; sie reizen sich gegenseitig und verbinden sich mit ihm. Die beiden Monde sind immer mit Nektar gefüllt; die Sonne brennt immer.»

In heidnischen Kulturen gibt es Beispiele von sexuellen Riten, die sich um Troilismus drehen. So bilden zum Beispiel die Frauen bei den Walindi, einem afrikanischen Stamm in der Region vom Chad-See, Partnerschaften untereinander, wenn sie die Pubertät erreicht haben. Dann leben sie wie «Mann und Frau» zusammen, und wenn sie dazu bereit sind, wählen sie sich den einzelnen Mann aus, der ihr wirklicher Ehemann werden soll. Während einer komplizierten, sorgfältig ausgearbeiteten Zeremonie, wobei der weibliche Mond-Geist beschworen wird, hat jede Frau oral-genitalen Verkehr mit dem auserwählten Mann. Sobald er in den Mund der einen Frau ejakuliert hat, überträgt sie sofort den Samen aus ihrem Mund in das Geschlechtsorgan der anderen Frau, die ihre Partnerin ist. Wenn sie dies getan hat, sagt sie dreimal: «Alle deine Kinder sind auch meine!» Von diesem Zeitpunkt an steht es beiden Frauen frei, sich mit dem Mann zu lieben.

Eine taoistische Schrift stellt fest: «Eine Frau sollte niemals eifersüchtig oder traurig sein, wenn sie sieht, wie ihr Liebster eine andere Frau liebt, denn dann wird ihre Yin-Essenz agitiert werden, und sie wird für Krankheiten anfällig werden, vielleicht sogar schon vor der Zeit welken und altern.» Dies ist eine wichtige Wahrheit, an die alle denken sollten, die gemeinsam *Die Geheime Spielerei* erforschen wollen.

Im Westen glauben viele, dass taoistische und tantrische Sexualpraktiken sich auf unkonventionelle sexuelle Begegnungen konzentrieren, auf Leichtfertigkeit und wilde Orgien. Diese Ansicht ist ungenau und irreführend. Freier Sex oder Gruppensex, wie wir ihn hier im Westen verstehen, ist weit entfernt von den hochentwickelten, selbstdisziplinierten Praktiken, die in tantrischen und taoistischen Lehren beschrieben werden.

Tantra betont die Bedeutung des *Paares*, das als kosmisch komplette Einheit idealisiert wird ... das männliche und weibliche Prinzip in ausgeglichener Vereinigung. Tantrische Riten entwickeln sich aus dem Konzept des *inneren Paars* (wobei die angeborene Bisexualität eines jeden Menschen anerkannt wird, sei er nun äusserlich männlich oder weiblich) und reichen bis zum Ideal des Paares, das aus separaten, aber komplementären sexuellen

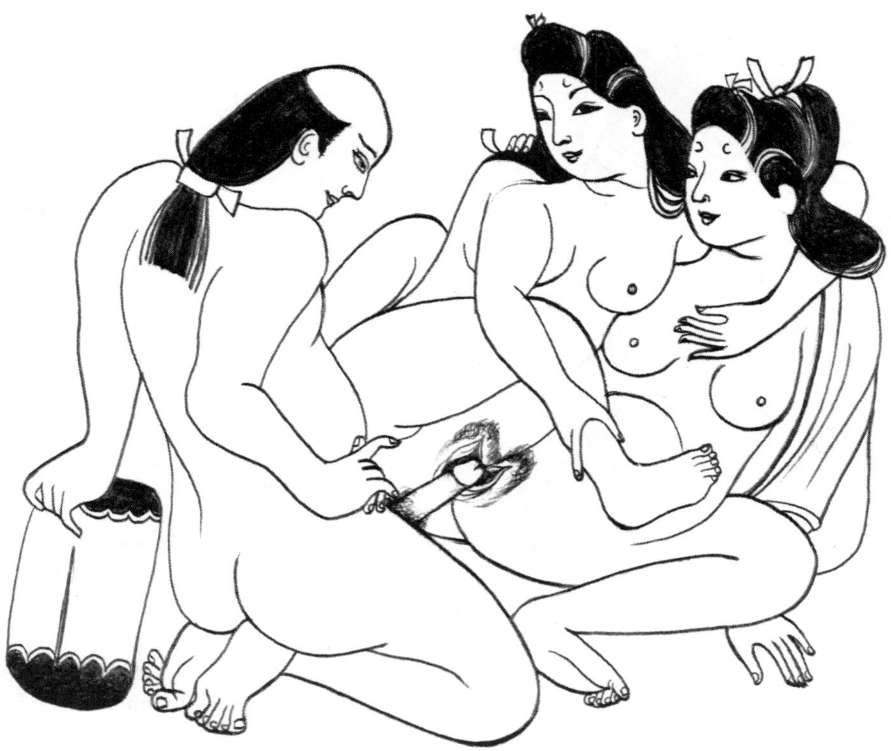

Eine intime Liebesspielerei.
Nach einem japanischen Druck von Sugimura Jihei; ca. 1680.

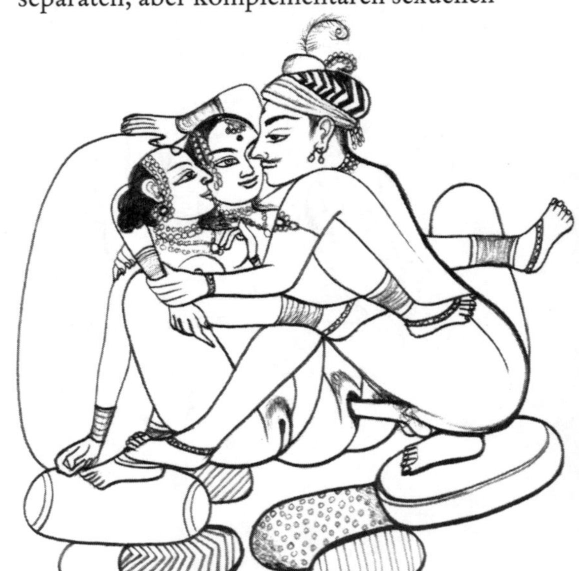

Gemäss Hindu-Tantras wohnt sorgfältig kontrollierter vielfältiger Liebesspielerei grosse Macht inne.
Nach einer Miniaturmalerei aus Rajasthan; 18. Jahrhundert.

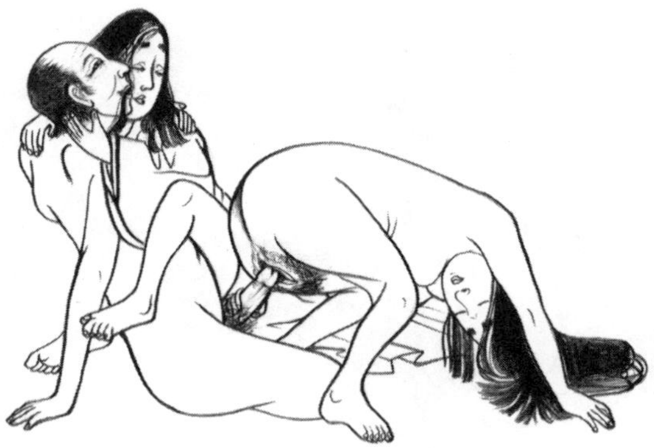

Orientalische Traditionen schreiben der Liebesspielerei die Kraft der Verjüngung zu.
Nach einer japanischen Malerei„. Kangyo, 19. Jahrhundert.

Wesen besteht. Das Paar – ob nun allegorisch oder tatsächlich – ist die feste Grundlage von Tantra.

Die sexuellen Lehren von Tantra sind immer auf drei Ebenen zu verstehen; auf der allegorisch/symbolischen, auf der buchstäblich/physischen und auf der geheimen/transzendentalen. Tantra zufolge ist die *Vereinigung der Drei* ein Ritus, der verinnerlicht werden kann, um symbolisch durch die Macht der Fantasie und Visualisierung praktiziert zu werden.

Im *Kaula Tantra* gibt es eine Meditation, die das Paar lehrt, sich mit der *Kundalini-Shakti* zu identifizieren, also mit der Sexualenergie im Rohzustand, vorgestellt als schlangengleiches Feuer, das innerhalb eines roten Dreiecks auflodert. Die Kundalini-Energie von Mann und Frau muss man sich als in Ekstase verbunden vorstellen, wie sie durch die subtilen Zentren *(Chakras)* aufsteigt bis zum Kopf-Zentrum, wo sie ekstatisch in eine einzige Form umgewandelt wird, nämlich in ein schönes Mädchen, in eine sinnliche Rote Dakini mit vielen magischen Attributen. Das Paar sollte sich im Geiste mit ihr als mit einem transzendentalen Weisheitswesen, das Wünsche erfüllen kann, identifizieren und mit ihr verschmelzen. Diese Verschmelzung ist eines der Ziele der Hohen Magie.

Wenn tantrische Praktiken auf Troilismus oder Formen von Gruppensex ausgedehnt werden, sollten sich die Teilnehmer bewusst sein, dass sie eine neue und sehr flüchtige Dimension betreten. Die tantrische *Vereinigung der Drei* ist einen Riesenschritt von Berechnung oder Konventionalität entfernt. Sie schliesst beachtliche Verantwortung ein, denn ein solcher Ritus kann Energien freisetzen, die mächtiger und potentiell gefährlicher sind als diejenigen, die normalerweise von einem Paar erlebt werden. Diese Energien können sich kreativ oder destruktiv manifestieren und müssen sorgfältig kanalisiert und transformiert werden. Positive Energie kann durch Atemkontrolle, durch Visualisierung sowie durch Beherrschung und Verlängerung des Orgasmus verstärkt werden.

Kreative Energien, die während der *Vereinigung der Drei* freigesetzt werden, sollten unter den Teilnehmern wieder in Umlauf gebracht werden, indem soviel wie möglich Kontakt zwischen den *Sex-Terminals* der Körper aufrechterhalten wird. Solche Sex-Terminals sind die Geschlechtsorgane, die Brüste, die Münder, die Hände und die Füsse. Das Bewusstsein aller Teilnehmer sollte sich auf den Fluss der Energie innerhalb der *Vereinigung der Drei* konzentrieren. Energieverlust aus der Nabelregion oder vom oberen Teil des Kopfes sollte vermieden werden. Selbstlosigkeit muss das Erlebnis durchdringen, und reines ekstatisches Bewusstsein sollte als Wonnewellen aufrechterhalten und durch das *Yantra der Vereinigung* hindurch zirkuliert werden.

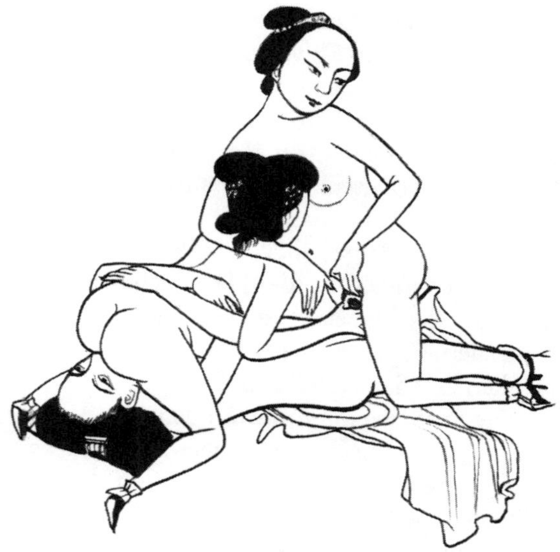

Der Taoismus lehrt, dass richtig durchgeführte Liebesspielerei eines einzelnen Mannes mit zwei Frauan die sexuelle Potenz verdoppeln und die Kraft der Psyche stärken kann.
Nach einer chinesischen Malerei aus dem frühen 19. Jahrhundert.

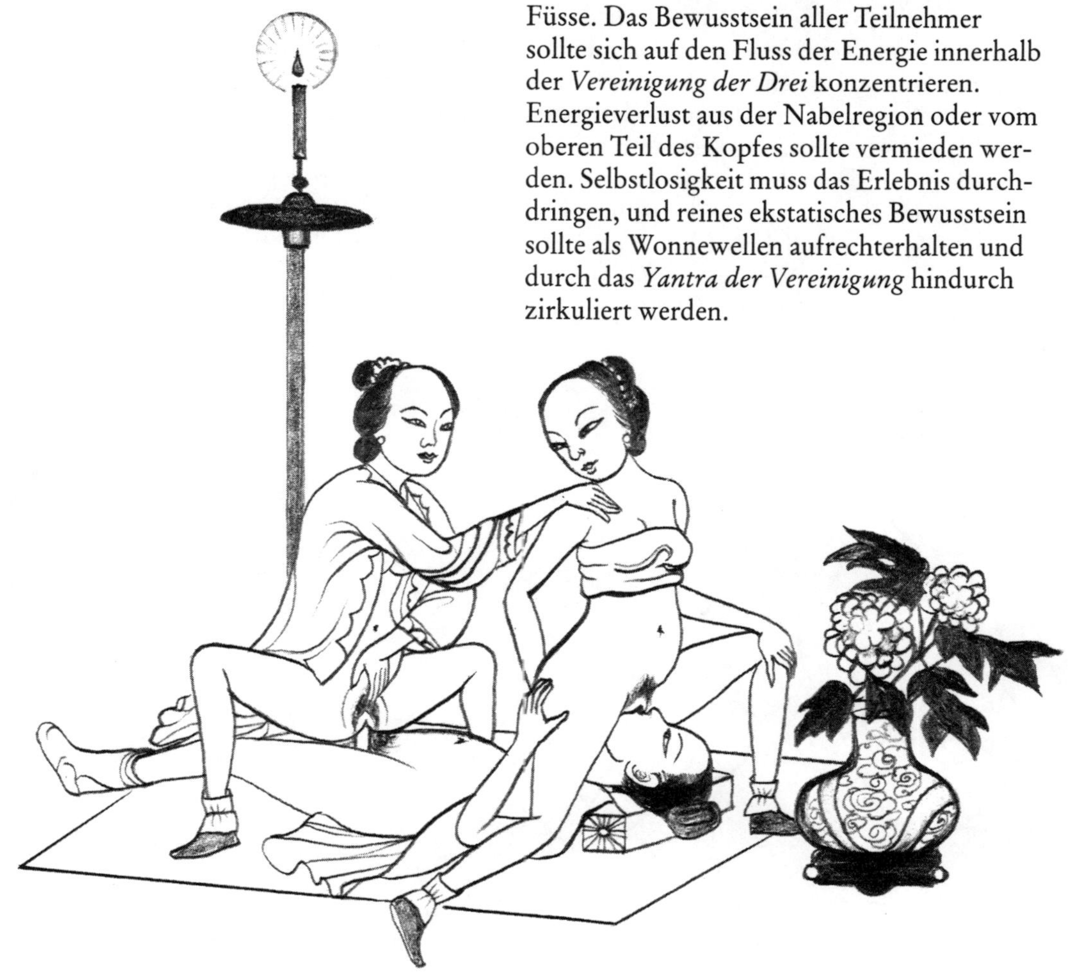

Mystische taoistische Liebesspielerei, bekannt als «Fest der Pfingstrosen».
Nach einer chinesischen Malerei aus dem späten 18. Jahrhundert.

Bei der *Vereinigung der Drei* sollte der Mann über sich als Shiva, Herr der Transzendenz, meditieren. Seine Hauptrolle besteht darin, das Feuer der Konzentration durch den korrekten Gebrauch von *Mantra* und *Yantra* lebendig zu erhalten. Er sollte stets die Zirkulation und Transformation der Energie vor dem geistigen Auge haben. Als *Shiva der Transzendentale* sollte der Mann sich bemühen, das Gleichgewicht der Kräfte aufrechtzuerhalten, wozu er Atemkontrolle, Denken und Samen benutzt.

Die dritte Person sollte nur dann zur *Vereinigung der Drei* eingeladen werden, wenn es ein Band gegenseitigen Vertrauens gibt. Man sollte ihr jede Rücksicht angedeihen lassen und sie auf gleiche Weise ehren. Beide Frauen müssen sich als reine Manifestationen der *Uranfänglichen Shakti* visualisieren, der potenten Macht des Eros. Jede Frau sollte die innerste Shakti der anderen wecken und stimulieren. Jede Frau sollte sich bemühen, diese Macht als ihre eigene zu erleben; es darf kein Gefühl des Getrenntseins geben. Wenn eine Frau die Natur der anderen spontan verstärkt, werden beide Frauen eine Verdoppelung der Potenz auf jedem Gipfel der Ekstase erleben.

Ein Ritus wie die *Vereinigung der Drei* sollte nicht ohne gebührende Überlegung und Rücksicht durchgeführt werden. Den eigenen Partner mit einer anderen Frau zu teilen, ist ein Akt der Grosszügigkeit. Wenn Eifersucht und Egoismus nicht vollkommen beiseite getan werden, kann das Paar sich plötzlich negativen Kräften ausgesetzt sehen.

Die *Vereinigung der Drei* bietet die Möglichkeit für tantrische Befreiung, kann aber extrem gefährlich werden. Wenn einer der Teilnehmer emotional instabil ist, selbstsüchtig oder nicht vertraut mit den esoterischen Prinzipien der Spiritualisierung durch sexuelle Transzendenz, dann besteht die Gefahr von Persönlichkeits-Konflikten. Klarheit des Herzens, Geistesgegenwart und spirituelle Überlegung und Rücksicht muss immer präsent sein, wenn die *Geheime Spielerei* süsse und keine bitteren Früchte tragen soll.

In der tantrischen *Vereinigung der Drei* sollten beide Frauen ihre Shakti grosszügig dem Mann schenken und ihn als Gott Shiva verehren, den Yogi, dessen Lingam immer erigiert ist. Sie sollten ihn und sich selbst gegenseitig beschenken, in dem sie die Ekstase ihrer Vereinigung dem innewohnenden Göttlichen Prinzip darbringen. Der ernsthafte Wunsch nach Befreiung und spiritueller Transzendenz sollte im Herzen aller Teilnehmer vorhanden sein und aufrechterhalten werden.

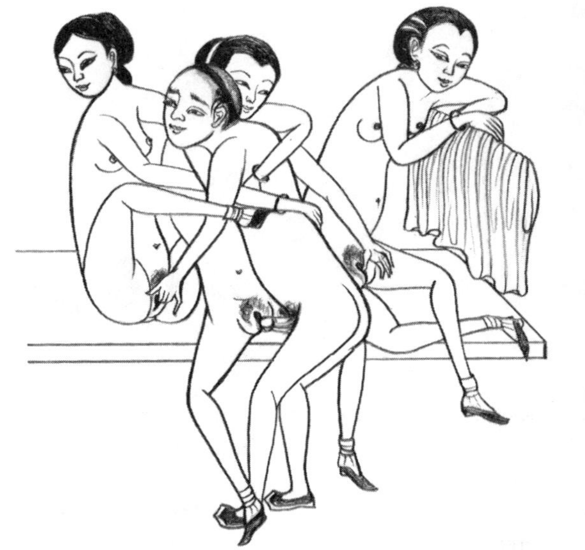

In östlichen Kulturen war es für einen reichen Mann durchaus üblich, eine Frau *und* ihre Schwester zu heiraten. Man glaubte, auf diese Weise die Langlebigkeit zu erhöhen und die männliche Yang-Essenz zu steigern, um ihn in die Lage zu versetzen, viele Söhne zu zeugen.

Nach einer chinesischen Schriftrollen-Malerei aus dem 19. Jahrhundert.

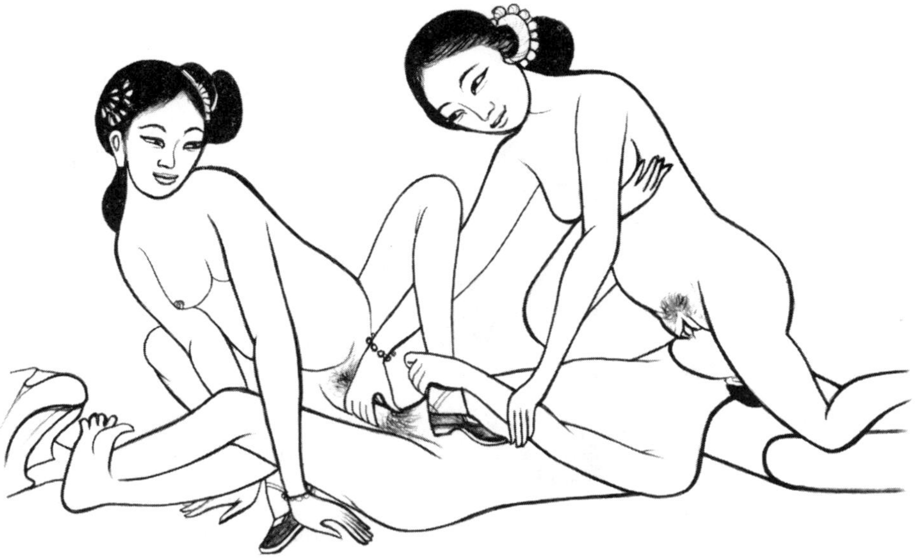

Chinesische Vereinigung zu Dritt; bekannt als «Fest der Pfingstrosen».

Nach einem Farbdruck aus der Ming-Dynastie.

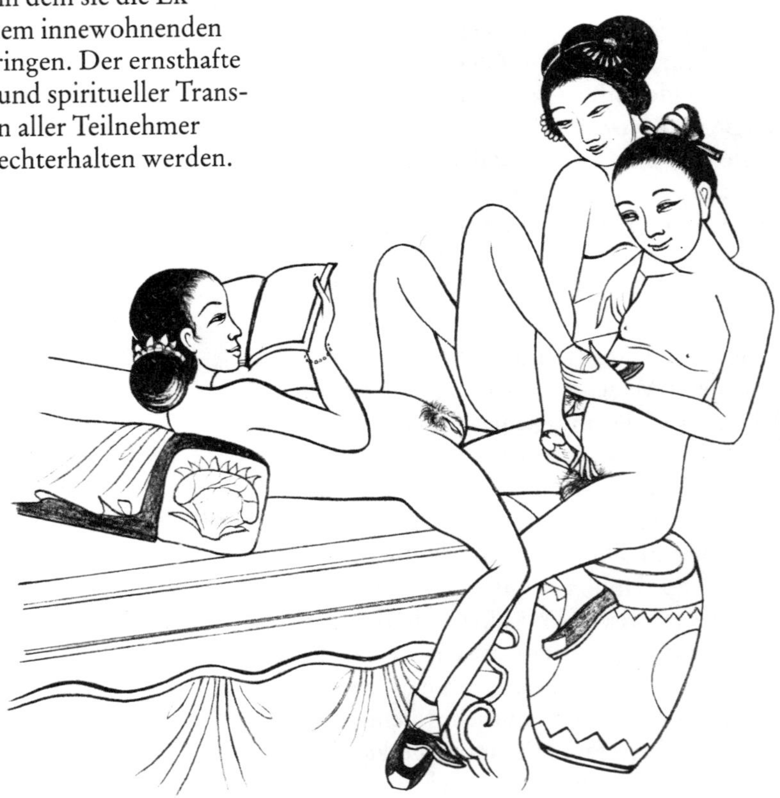

Praktiken der Heimlichen Spielerei sollten nur durchgeführt werden, wenn alle Teilnehmer emotional reif sind.

Nach einem chinesischen Farbdruck aus der Ming-Dynastie.

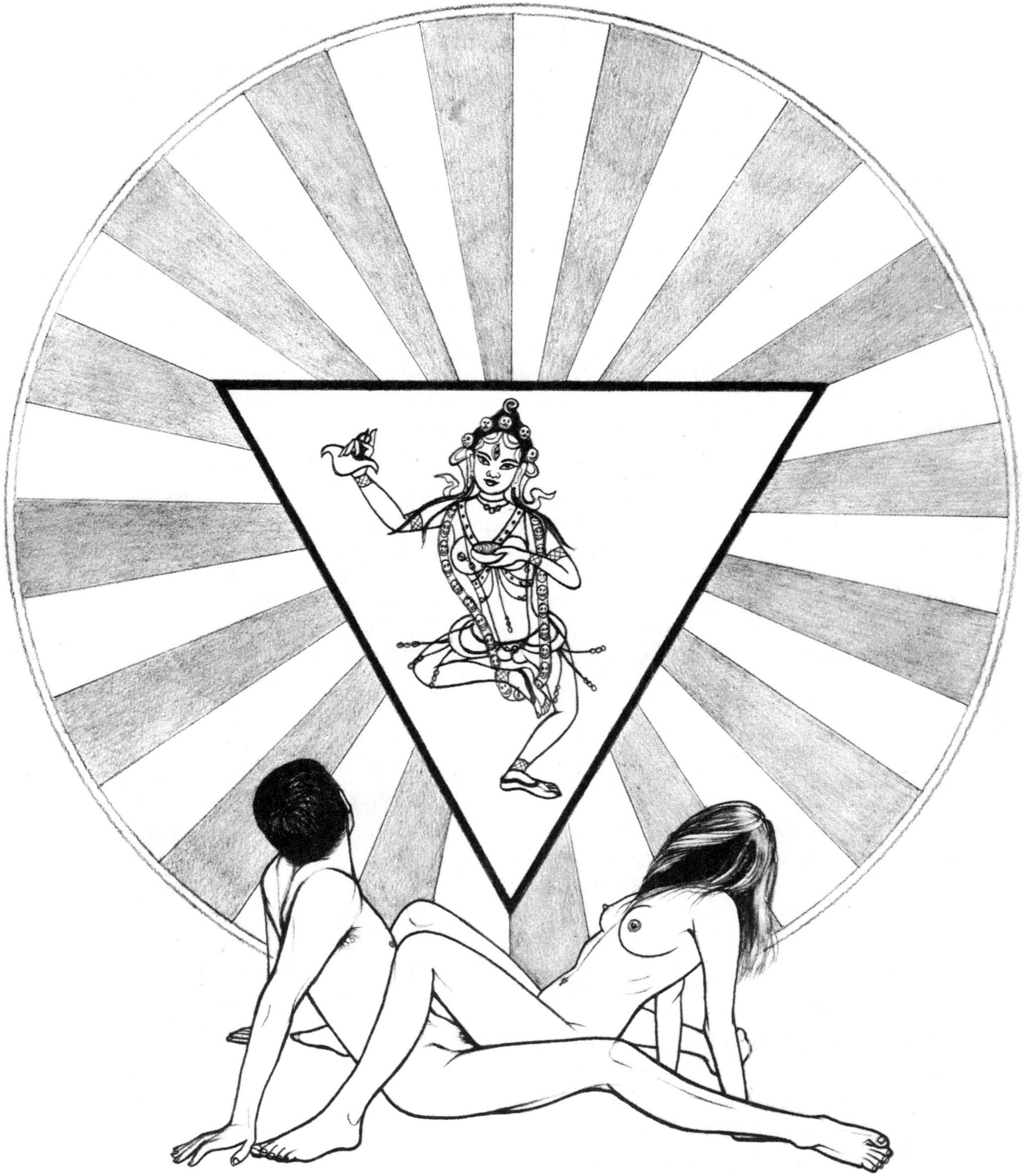

Die drei Kusinen legten sich Kopf an Kopf hin, und der Meister wurde ermuntert, sich nach Herzenslust auf und zwischen ihnen zu betätigen. Er hatte sein Vergnügen mit dieser und jener. Wenn er die Mittlere befriedigt hatte, ehrte er ihre rechte Nachbarin, und dann besuchte er die Nachbarin auf der linken Seite. Jeder von ihnen empfand das Erlebnis als so aufregend, dass alle vier damit hochzufrieden waren.

JOU PU TUAN

Es gibt eine Geheime Spielerei, *die als das Himmlische und Irdische Netz bekannt ist, wobei sich Leute mit sexuellem Spiel auf die Art von Vögeln und anderem Getier beschäftigen: viele Frauen mit einem einzigen Mann. Man hält dies für eine Methode, Kalamitäten abzuwenden und das ganze Land zu potenzieren.*

TAO AN

Gemäss Tantra ist die Vereinigung zu Dritt ein Ritus, der verinnerlicht und mit Hilfe von Fantasie und Vorstellungsvermögen symbolisch praktiziert werden kann.

Stellung der schnappenden Fische

Es gibt eine Stellung, die ist bekannt als Zwei Tanzende Weibliche Phönix-Vögel. *Sie findet mit einem Mann und zwei Frauen statt. Er sollte eine der Frauen auffordern, sich auf den Rücken zu legen; die andere Frau soll sich auf sie setzen. Die untere Frau hebt die Beine an, während die obere Frau ihre Beine so spreizt, dass die Jade-Tore beider Frauen in engen Kontakt miteinander kommen. Der Mann sollte sich hinknien, das Gesicht den Frauen zugewandt. Auf diese Weise wird er imstande sein, abwechselnd in das obere und untere Jade-Tor einzudringen.*
MEISTER TUNG

Chinesische Schriften beschreiben für *Die Geheime Spielerei* eine Liebesstellung, die als *Die schnappenden Fische* bekannt ist. Es ist eine Übung der Selbstlosigkeit und für vollkommene Befriedigung aller Teilnehmer bestimmt. Wir zitieren direkt aus einer alten Schrift, die sich vor allem mit den therapeutischen Wohltaten dieser Form des Liebens beschäftigt:

«Die zwei Frauen legen sich in der normalsten Position für sexuelle Vereinigung hin. Eine Frau streckt sich auf dem Rücken aus, die andere legt sich obenauf, und zwar so, dass beide Luststellen in direkten Kontakt miteinander kommen. Die beiden Frauen sollten sich innig umarmen und ihre Grotten aneinander reiben, bis sich deren Lippen ganz von selbst öffnen, etwa so wie die Mäuler von Fischen, die beim Schwimmen nach Wasserpflanzen schnappen.

Der Mann sollte sich zwischen die Oberschenkel der beiden Frauen knien und warten, bis die zwei Frauen sehr erregt sind und sich ihrem Höhepunkt nähern. Dann trennt er ihre Lustgrotten mit seiner Hand und führt seinen Jade-Stab dazwischen ein. Auf diese Weise können beide Frauen gleichzeitig davon profitieren, wenn er sich hinein und heraus bewegt. Diese Methode des Liebens ist lustvoll und wohltuend zugleich. Sie hilft, Sehnen und Knochen zu stärken, gleichzeitig verdoppelt sie wirkungsvoll die Potenz. Ausserdem kuriert sie physiologische und psychologische Anfälligkeiten. Diese Stellung erinnert einen an Fische, die sich zwischen Wasserpflanzen tummeln, während sie das klare Wasser einsaugen und das schlammige Wasser ausstossen.»

Schwesternschaft und Sapphismus

Im alten Indien wurde es für vollkommen normal gehalten, dass Frauen intime Beziehungen untereinander hatten. In einem reichen Haushalt pflegte ein Mädchen mit einer oder mehreren *Sakhis* aufzuwachsen, mit Gefährtinnen aus armen Familien. Alle lebten wie Schwestern zusammen. In östlichen Kulturen wurde enger physischer Kontakt zwischen Frauen als normal und gesund betrachtet. Schwestern oder Freundinnen schliefen im selben Bett.

Das Wort *Sakhi* oder «Freundin» ist mit *Shakti* verwandt, dem vitalen weiblichen Machtprinzip, der Tantra-Energie im Rohzustand. Eine Sakhi zur Gefährtin zu haben, wurde für vitalisierend gehalten, für günstig und «speziell». Es war ein weit verbreiteter Glaube, dass solche Schwesternschaften die Weiblichkeit aller Beteiligten stärkte. Eine Sakhi fügte ihre eigenen Eigenschaften und Erfahrungen denen ihrer «Schwester» hinzu. Oft waren eine Frau und ihre Sakhi unzertrennlich. Wenn eine Edelfrau heiratete, wurden ihre Sakhis Mitfrauen und assistierten bei rituellem Lieben. Sapphische Aktivitäten innerhalb solcher Schwesternschaften wurden für normal gehalten und oft in indischer Kunst dargestellt.

Schwesternschaften entwickelten sich in einer polygamen Gesellschaft ganz natürlich. Ehefrauen und Konkubinen lebten üblicherweise dicht beisammen und teilten nicht selten dasselbe Bett miteinander. Gegenseitige Liebkosungen wurden niemals für pervers gehalten; sie wurden sogar ermuntert und als Ausdruck echter Liebe idealisiert. Der natürliche Narzissmus von Frauen wurde in orientalischen Kulturen auf ein hohes Niveau gehoben.

Das *Ramayana,* ein bedeutendes Hindu-Epos, enthält einen Bericht von einer *ménage,* in der sapphischer Sex poetisch beschrieben wird:

«Auf Teppichen lagen zahllose Frauen, die eingeschlafen waren, nachdem sie die Nacht mit sexuellem Spiel verbracht hatten. Ihr Atem duftete leicht nach süssem Wein. Wenige der Mädchen genossen sogar noch im Traum gegenseitig ihre Lippen, als wären es die ihres Herrn. Die aufgepeitschten Leidenschaften trieben diese reizenden, schlafenden Frauen dazu, sich mit den Gefährtinnen zu lieben. Einige schliefen in ihrer reichen Kleidung und stützten sich auf schmuckbeladene Arme. Einige lagen quer über ihren Gespielinnen, auf deren Bäuchen, Brüsten, Oberschenkeln, Rücken; verliebt klammerten sich die einen an die anderen. Die Frauen mit den schlanken Hüften hielten sich innig umarmt und lagen in süssem, berauschtem Schlaf da.»

Eine reiche indische Frau pflegte in der Regel eine Anzahl von Dienerinnen zu beschäftigen, deren Pflichten darin bestanden, die Herrin zu baden, einzuölen, zu massieren und ganz allgemein zu verschönern. Dies ist im zeitgenössischen Indien immer noch Brauch. Enger Kontakt mit weiblichem Dienstpersonal oder Sakhis entwickelt sich auf ganz natürliche Weise zu einer sapphischen Beziehung, besonders bei einer ledigen, einsamen oder verwitweten Frau.

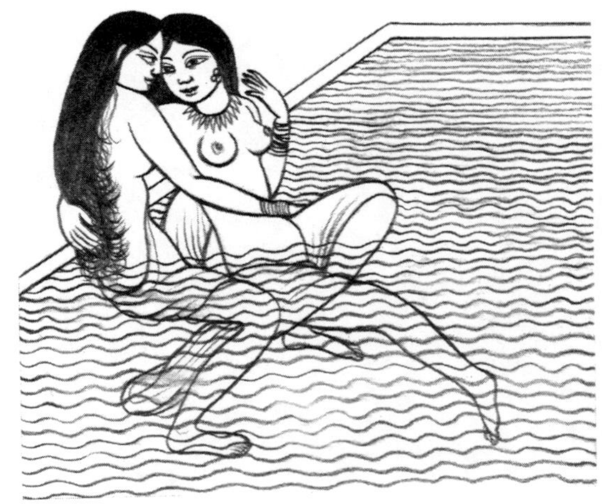

Frauen umarmen sich beim Baden.
Nach einer indischen Miniaturmalerei aus dem 18. Jahrhundert.

Das *Kamasutra* beschreibt, wie eine Frau ihren Mund bei der Yoni einer anderen Frau benutzen kann; ausserdem wird geschildert, wie sexuelle Wünsche durch den Gebrauch von Knollen, Wurzeln oder Obst, die etwa die gleiche Form wie ein Lingam haben, befriedigt werden können. Im Gegensatz zur männlichen Homosexualität wurde Sapphismus nicht für sündhaft gehalten und war nach Hindu-Gesetz auch kein Vergehen. In Miniaturbildern aus der mittelalterlichen Periode sind oft Frauen dargestellt, die sich gegenseitig intim liebkosen. Bilder, die Themen über Krishna und die «Kuhmädchen» illustrieren, zeigen im allgemeinen Gopis bei sinnlicher Tändelei.

In der buddhistischen und hinduistischen tantrischen Literatur wird die transzendentale und regenerierende Macht erwähnt, die Schwesternschaften innewohnt. Taoistische Lehren betonen diese Ansicht besonders nachdrücklich. Im zeitgenössischen Hinduismus sind fünf verschiedene Kategorien von Sapphismus bekannt. Die im Westen übliche Form des Lesbianismus, grösstenteils aggressiv und angefüllt mit sexuellem Rollenspiel, ist der niedrigste Typ. Inder betrachten ihn als degeneriert und weit entfernt von den höheren spirituellen Formen von Schwesternschaft, wie sie im Osten praktiziert wird.

Es gab beachtlichen Kontakt zwischen Ägypten und Südindien, das berühmt war für seine prächtigen Seiden, Gewürze, Frauen und Tempeltänzerinnen. In der antiken ägyptischen Gesellschaft gab es kein Gesetz, das Sapphismus verdammte. Es gibt archäologische Beweise dafür, dass Frauen in engem Kontakt mit anderen aufgezogen wurden. Grabzeichnungen schildern Dienerinnen, die ihre Herrinnen streicheln, und zeigen *ménages* auf indische Art. In Tempelgemeinschaften lebten Tänzerinnen zusammen; Schwesternschaften wurden ermutigt.

Auch das hebräische Gesetz verurteilt Sapphismus nicht. In der islamischen Gesellschaft, wo Polygamie üblich war, war Lesbianismus sehr populär, sowohl innerhalb als auch ausserhalb vom Harem.

Es ist merkwürdig, dass Mohammed den Lesbianismus für eine gesetzwidrige Praktik erklärt haben soll; besonders deshalb merkwürdig, weil im 13. Jahrhundert der arabische Historiker Abd-al-Latif-al-Baghdadi schrieb: «Die Frau, die nicht wiederholt die Freude an einem anderen Frauenkörper genossen hat, existiert in unseren Landen nicht.» Die arabische Furcht davor, dass Frauen Macht gewinnen könnten, mag für diesen Widerspruch

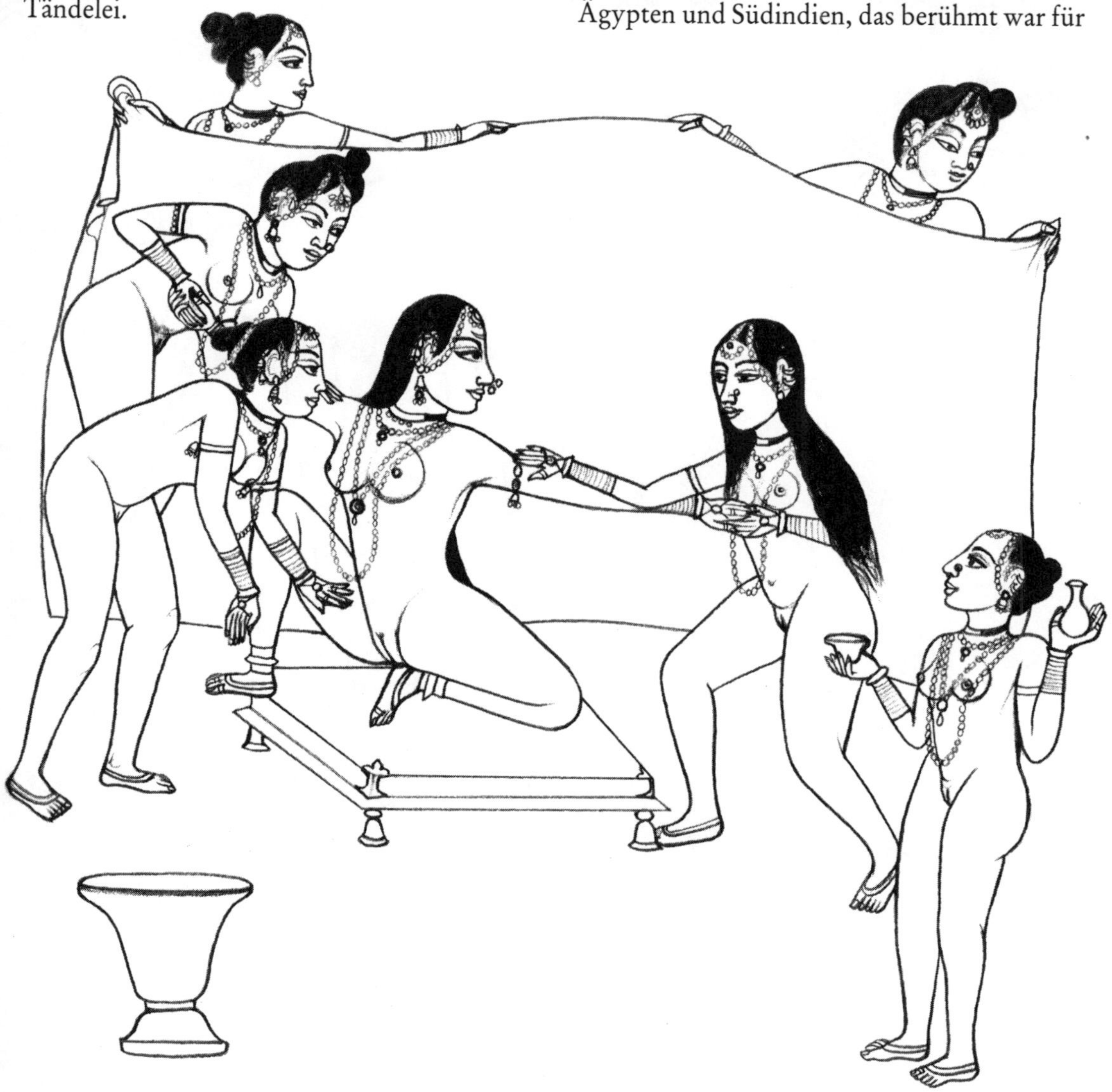

Eine Edelfrau mit sechs Dienerinnen, die damit beschäftigt sind, ihre Herrin zu baden, abzutrocknen, einzusalben und zu schmücken.

Nach einer Miniaturmalerei aus Rajasthan; 18. Jahrhundert.

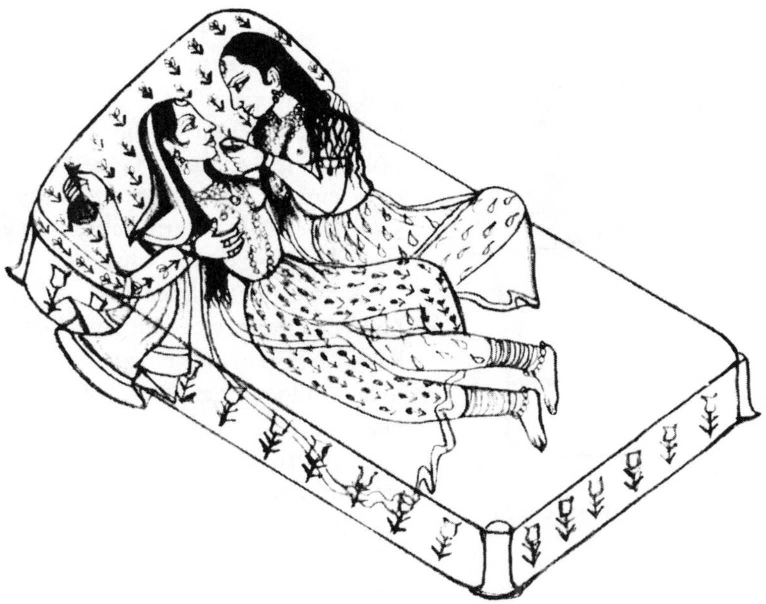

Zwei Frauen tändeln miteinander auf einem Bett.

Nach einer Rajasthani-Malerei aus dem 18. Jahrhundert.

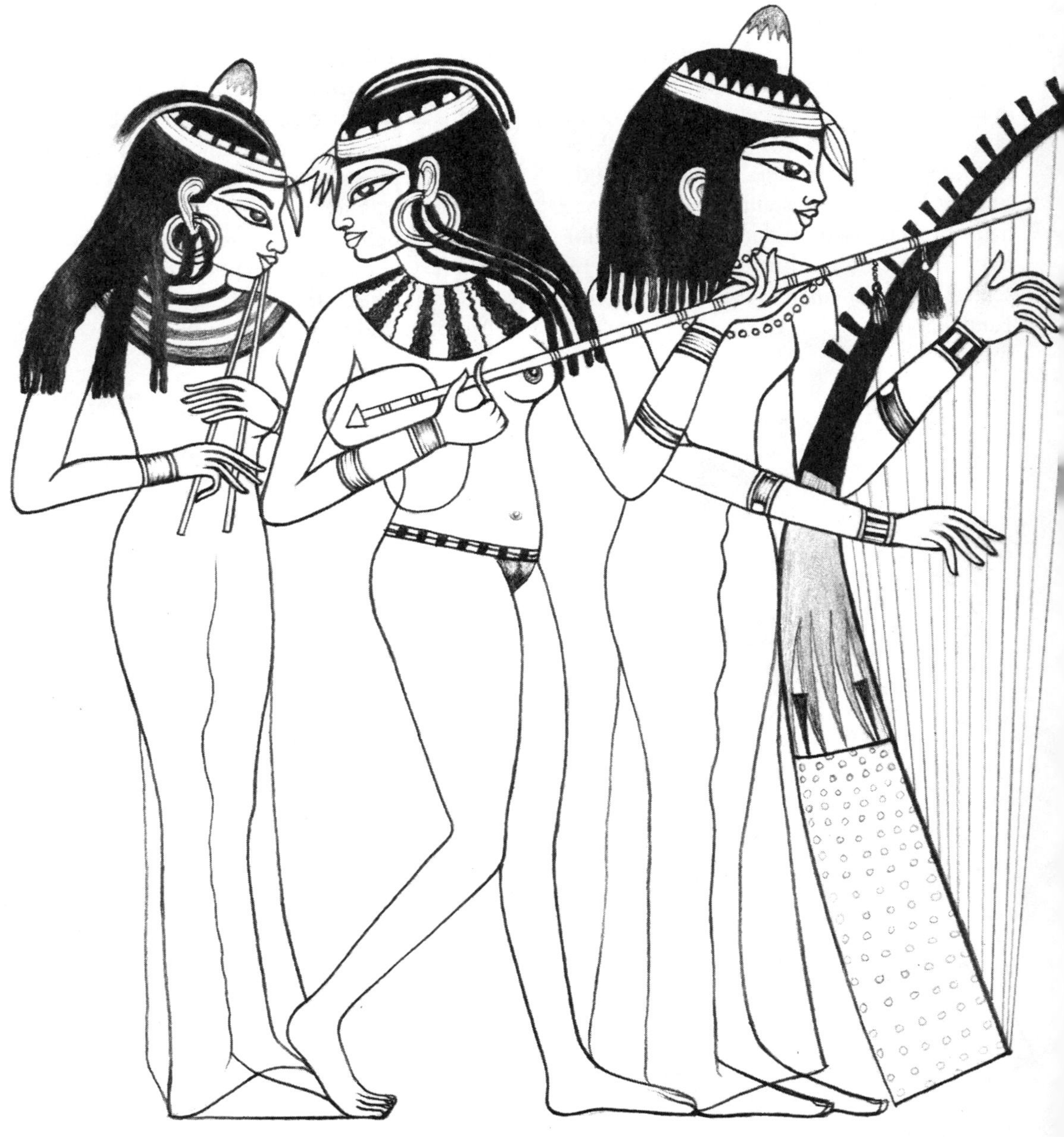

Musikantinnen und Tanzmädchen.
Nach einer ägyptischen Malerei aus der 18. Dynastie (1567–1320 v. Chr.).

Meine Quelle des Glücks ist ein Mädchen mit weicher Haut und mit einem Lächeln, das Perlenzähne zeigt. Die Feuchtigkeit ihres Mundes ist süss und frisch. Zwischen ihren Beinen ist ein Spalt, hübsch und verlockend wie der Hals einer jungen Gazelle. Wir verbrachten diese Nacht damit, gegenseitig an unseren Mündern und anderen Körperteilen zu saugen. Wenn es «sündig» ist, meine Freundin auf solche Art zu lieben, dann ist es in der Tat «ungesetzlich», einen Mann zu lieben.

Gedanken einer Frau über ihre Frauenliebe aus
DER PARFÜMIERTE GARTEN

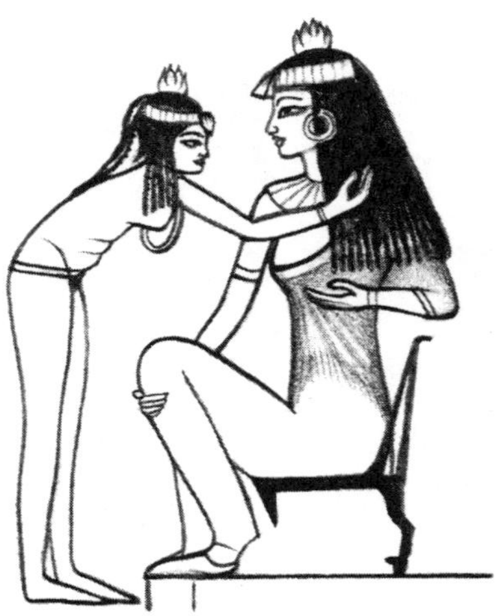

Ägyptisches Mädchen bedient eine Dame.
Nach einer Malerei aus der 18. Dynastie (1567–1320 v. Chr.).

verantwortlich sein. Für Araber sind Frauen Besitztümer und Statussymbole; sie sollten eher kontrolliert und beherrscht denn durch die Macht von mystischem Sex erhöht und befreit werden. Die aufgeklärte Meinung über Weiblichkeit, wie sie in den Tantras ausgedrückt wird, ist arabischem Denken fremd.

In vielen heidnischen Kulturen überall in der Welt wird intimer sexueller Kontakt zwischen Frauen für ganz normal gehalten. Dies trifft ganz besonders auf matriarchalische Gesellschaftsformen zu. Die meisten Stammesgruppen in Afrika, in Asien, auf den Pazifischen Inseln und in Südamerika betrachten Sapphismus als einen integralen Bestandteil des sozio-religiösen Systems. So wird zum Beispiel einer Frau vom Bantu-Stamm Paia in Afrika nur erlaubt, sich die Unschuld von einer anderen Frau nehmen zu lassen. Diese Frau wird sorgfältig von ihr ausgewählt und wird ihre «Schwester»; sie lebt jeden Monat drei Tage mit ihr zusammen, und während dieser Zeit praktizieren sie Sapphismus. Luduku-Frauen aus dem Kongo tun sich auch schon früh im Leben zu zweit zusammen. Unter den Stämmen auf Neuguinea ist es Sitte, dass ein Mädchen oralen Sex mit seinen älteren Freundinnen vollzieht; man glaubt, dass sie auf diese Weise etwas von deren weiblicher Klugheit absorbiert.

In China und Japan ist Sapphismus ebenfalls weit verbreitet und normal. Dem Taoismus zufolge hat die Frau einen unbegrenzten Vorrat an Yin-Essenz, die jeden Monat nach Vollendung des Menstruationszyklus regeneriert wird. Das Konzept, dass Frauen gegenseitig ihre vitale Essenz nähren, ist ein fundamentales Prinzip der taoistischen Lehre.

Schwesternschaften sind im Westen arg missverstanden worden. Kürzliche Umfragen haben ergeben, dass ein grosser Teil der westlichen Frauen irgendwann in ihrem Leben einmal irgendeine Form von sapphischem Erlebnis hatte. Nichtsdestotrotz ist es im Westen üblich, Sapphismus mit Perversion in Verbindung zu bringen und keinen Unterschied zwischen den Formen des Lesbianismus zu machen. Als weibliche Homosexuelle

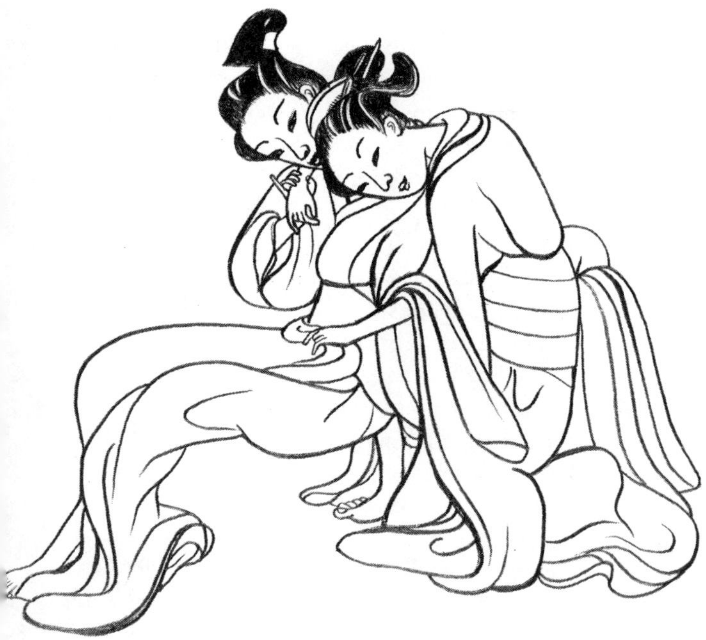

Zwei orientalische Damen tauschen Intimitäten aus.
Nach einem japanischen Druck von Suzuki Harunobu, ca. 1760.

war im Westen vor allem die griechische Göttin Sappho bekannt. Die Mehrzahl ihrer Schriften wurde im Jahre 1073 n. Chr. auf Anordnung von Papst Gregor VII. vernichtet.

Sappho lebte im 6. Jahrhundert v. Chr. auf der Insel Lesbos. Die Bezeichnungen *Lesbianismus* und *Sapphismus* sind direkt von ihrem Ruf als Frauen-Liebhaberin abgeleitet. Sokrates hat sie als ungewöhnlich schön bezeichnet. Plato hielt sie für die «Zehnte Muse», und Ovid empfahl allen Mädchen die Lektüre ihrer Werke. Erst mit dem Einsetzen des Christentums wurde ihr Name anrüchig.

Schwesternschaft braucht nicht unbedingt Sex zwischen Frauen zu bedeuten. Wenn sich jedoch sexuelle Kontakte spontan ergeben, dann gibt es eine Vielzahl von Möglichkeiten, wie Frauen sich gegenseitig befriedigen können. Esoterische Lehren betonen die Bedeutung des Kusses zwischen Frauen. Während des Küssens wird das Wasser-Element heraufbeschworen, das mit dem Mond verbunden ist, der den weiblichen Zyklus bestimmt. Taoistische Lehren betonen orale Stimulierung von Mund, Yoni und Brüsten als eine Möglichkeit, wie Frauen ihre Natur nähren können.

Östliche Lehren empfehlen und ermutigen Liebesbeziehungen zwischen Frauen. Jedoch sollte sich im Westen eine moderne Frau, die ihre Sexualität mit einer anderen Frau erforschen möchte, bewusst sein, dass Sapphismus keine *Alternative* für heterosexuelle Liebe ist. Sapphische Liebe exklusiv wird weder von taoistischen noch von tantrischen Lehren gefördert, die der männlich/weiblichen Vereinigung, dem kosmischen Paar, oberste Bedeutung zuschrieben.

Eine sapphische oder schwesterliche Beziehung erfordert echte Zuneigung und Grosszügigkeit. Die moderne Frau sieht in anderen Frauen eher Konkurrentinnen denn Verbündete. Frauen im antiken Osten kannten Schwesternschaft und Solidarität. Zeitgenössische Frauen können von der tantrischen Tradition Einsicht in die wahre Bedeutung und Praxis der Frauenbefreiung gewinnen.

Frauen sind Pfingstrosen, Frühlingsblumen, Lotosblumen und Lauben.
Frauen sind Granatäpfel, Pfirsiche, Melonen und Perlen.
Frauen sind Behälter, Schmelztiegel, Gefässe und Welten.
Frauen sind die Frucht des Lebens, die nährende Kraft der Natur.
YUAN-SHIH YEH-TING CHI, TAO TSUNG-I

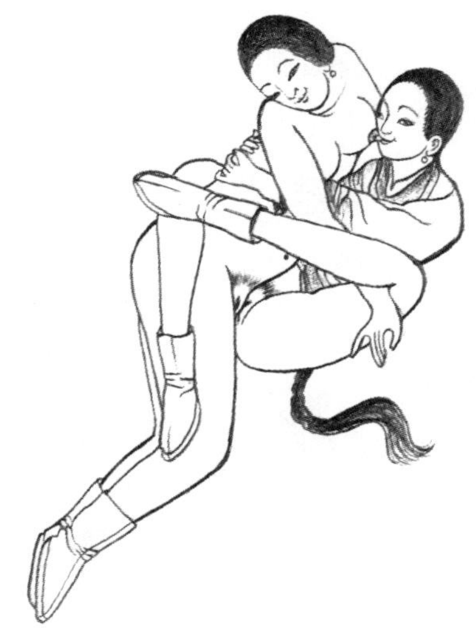

Gemäss taoistischen Lehren erlaubt Sapphismus den Frauen, gegenseitig ihre Natur zu nähren.
Nach einer chinesischen Malerei aus dem 19. Jahrhundert.

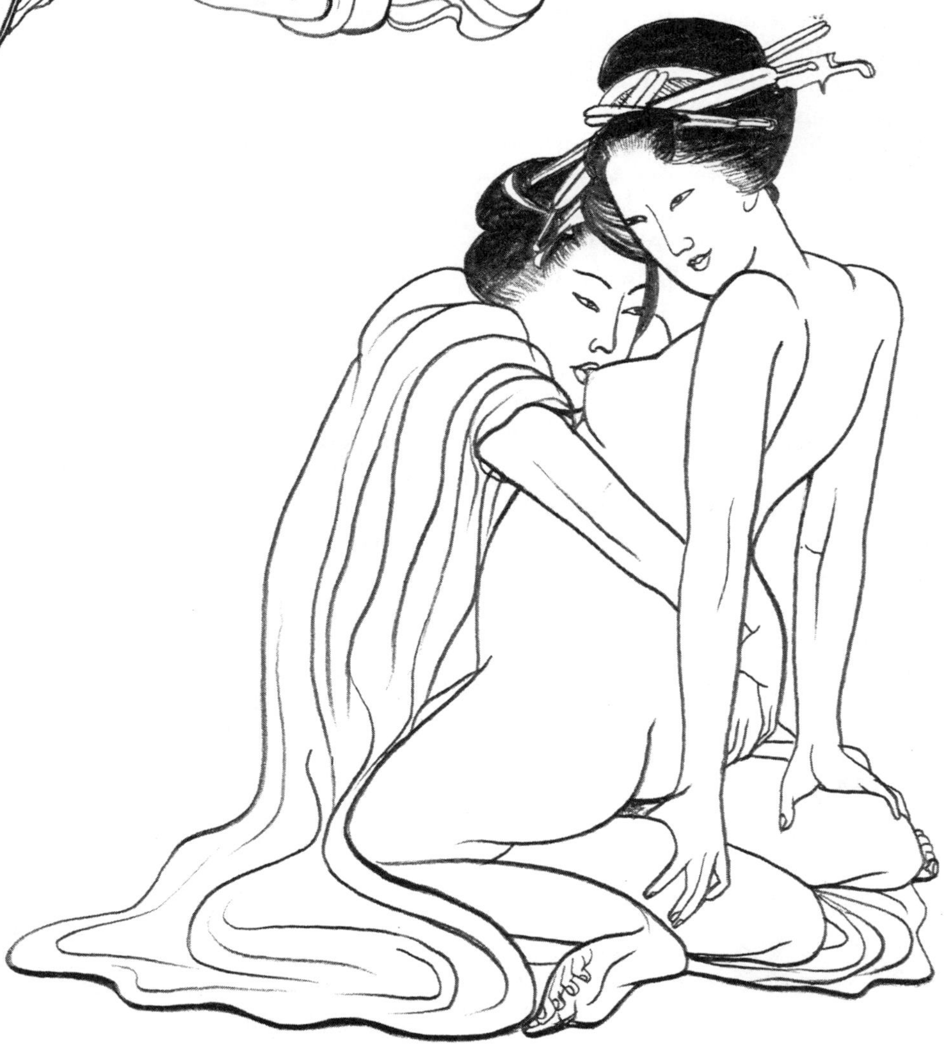

Zwei orientalische Damen in sapphischer Umarmung.
Nach einem japanischen Druck von Katsushika Hokusai, ca. 1810.

Masturbation Selbstbefriedigung

Bis vor kurzem war eine offene Diskussion über Masturbation tabu. Masturbation wurde beschönigend als *Selbstmissbrauch, Spielen mit sich selber, Einsames Laster* oder *Selbstbefriedigung* bezeichnet. Viele Kinder mussten sich Predigten über «sündige Gefahren» bei dieser Praxis anhören. Solche Warnungen im frühen, noch unkritischen Alter lösen später im Leben oft Neurosen aus.

Die Atmosphäre von «Sünde» oder «Schuld», die den Akt der Masturbation umgibt, kann heimliche Schauer oder gar *Bestürzung* auslösen, als hätte man ein strafbares Verbrechen begangen. Furcht kann kurzfristig stimulierend wirken, aber auf lange Sicht hin ist die Wirkung schwächend.

Während der letzten Jahre hat es die Tendenz gegeben, über sexuelle Dinge ganz offen zu reden. So wurde auch Masturbation ein Thema, über das Leute zu diskutieren bereit sind. Eine Analyse der populären, sex-orientierten Magazine zeigt ein grundsätzliches Interesse an diesem besonderen Aspekt der Sexualität. Das ehemals «einsame Laster» ist zu einer «Therapie» erhoben worden, zu einer «Variation des Liebens» und damit zu einem bedeuten Bestandteil des Repertoires von sexuell befreiten Liebenden. Was haben östliche Lehren über dieses heikle Thema zu sagen?

Zunächst einmal wird ein klarer Trennungsstrich zwischen männlicher und weiblicher Masturbation gezogen. Zweitens wird *gegenseitige Masturbation* zwischen einem Mann und einer Frau nicht als Masturbation per se gesehen. Da es nicht als ein Endziel betrachtet wird, reiht man es in die Kategorie des Vorspiels ein. Eine andere Meinung wird dagegen vertreten bei gegenseitiger Masturbation zwischen zwei Männern oder zwei Frauen.

Sowohl taoistische als auch tantrische Lehren stimmen darin überein, dass «der Samen der kostbarste Besitz des Mannes ist». Deshalb sollte er nicht sorglos vergeudet werden. Die medizinischen Schriften stellen fest, dass die Ejakulation dieser vitalen Essenz bei einem Mann, der noch nicht die volle Reife erreicht hat, potentiell schädlich für seine Gesundheit ist, weil wichtige Körperelemente verstreut werden.

Die *Caraka Samhita* sagt: «Wenn ein Junge, dessen Körperelemente noch nicht voll ausgebildet sind, Masturbation praktiziert, läuft er Gefahr, seine Vitalität zu verlieren. Wenn er diese Praxis fortsetzt, wird sein Körper geschwächt werden; die inneren Organe werden Schaden erleiden. Dies trifft besonders auf das Alter bis zu sechzehn Jahren zu; erst zu dieser Zeit ist der männliche Körper vollkommen ausgebildet.»

Masturbation berührt die körperlichen, emotionalen und geistigen Aspekte eines Individuums. Wird diese Übung einzeln und allein durchgeführt, spielen Atem und Vorstellung eine grosse Rolle. Wenngleich Selbstbefriedigung momentan stimulierend sein kann, gibt es für einen Mann keinen Nutzen auf Dauer. Seine physischen Reserven werden geleert, ohne Möglichkeit, sie wieder aufzufüllen. Das heisst, es gibt keine Gelegenheit für «Kompensation» durch die Absorption vitaler Flüssigkeiten oder Energien von einer Partnerin. Alle Ekstasen sind nur von kurzer Dauer; es fehlt die Unterstützung durch ein gemeinsames Erlebnis. Ausserdem gibt es keinen Austausch von Energien. Sexuelle Praktiken, die allein durchgeführt werden, erzeugen eine besondere Art von *psychischem Feld*, das auf den Gefühlsbereich der Sexualregion beschränkt bleibt. Es gibt weder einen Aufstieg noch eine Transformation der rohen, kreativen Energie.

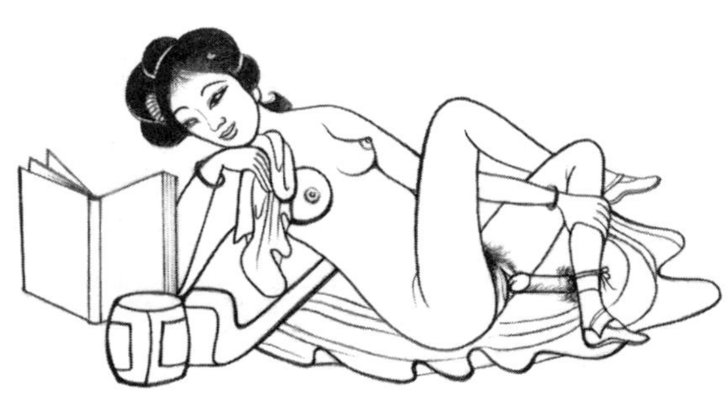

Eine chinesische Dame benutzt ein künstliches Lingam, das an ihrem Fuss befestigt ist.

Nach einem chinesischen Druck aus der Ming Dynastie.

Viele Faktoren können das Verlangen nach Masturbation stimulieren. Wenn das Sexual-Zentrum aktiviert wird, neigt ein Junge dazu, seine Sexualität zu erforschen, indem er mit seinem Lingam spielt. Auf diese Weise wird er mit gewissen Körperfunktionen vertraut. Diese Form der sexuellen Erforschung ist harmlos, vorausgesetzt allerdings, dass der Drang zur Ejakulation beherrscht werden kann. Auto-Erotik *ohne Ejakulation* kann einem jungen Burschen helfen, Kontrolle über seine sexuelle Energie zu gewinnen und sich der Beziehung zwischen Atem, Denken und Samenemission bewusst zu werden. Dies trägt wesentlich dazu bei, das sexuelle Selbstvertrauen zu stärken, das ja ein wichtiger Bestandteil eines gesunden Sexuallebens ist. Sich mit den Phasen der Erregung vor einer Ejakulation vertraut zu machen, kann einen Mann lehren, Kontrolle über seine Sexualität zu erlangen. Dann ist er angemessen auf transzendentale heterosexuelle Erlebnisse gemäss der taoistischen oder tantrischen Tradition vorbereitet. Anhalten des Atems und Visualisierung der Sexualenergie, wie sie zirkuliert und den Körper nährt, sind die Schlüssel für die Beherrschung der Ejakulation.

Östliche Lehren sprechen sich einstimmig gegen die Praxis der männlichen Masturbation mit Ejakulation aus. Die Schriften raten einem Mann, der von Frauen getrennt leben muss, Yoga-Stellungen zu praktizieren, Atemtechniken zu üben und zu meditieren, um so seine sexuelle Energie innerlich zu transformieren. Der Yoga-Kopfstand, tiefes Atmen, Visualisierung des *Subtilen Körpers* und Wiederholung von Mantras helfen dem Manne, seine sexuelle Energie zu sublimieren.

Die medizinischen Abhandlungen zitieren Beispiele, wann *Masturbation mit Ejakulation* verzeihlich ist. Zum Beispiel kann ungesunde Ernährung «devitalisierten» Samen erzeugen, der sich nicht mit Erfolg sublimieren lässt. Wenn Sublimierung nicht möglich ist, dann ist es besser, zu ejakulieren, statt «krankhaft gewordene Lebensessenz» zu horten. Ein anderer medizinischer Grund für Ejakulation besteht darin, dass die *Subtilen Pfade* des Körpers «blockiert» wurden; ein Symptom dafür ist extreme Lethargie. Der taoistische und tantrische Standpunkt geht dahin, dass nur glänzender, gesunder Samen zur Verinnerlichung geeignet ist; dieser wird durch yogische Ernährung und Lebensführung aufgebaut.

Bei einem ledigen Mann, der keinen Sex hat, kann sich sexueller Druck aufbauen, und zwar bis zu einem Punkt, an dem physische Entspannung ratsam ist. Es ist zweifellos unnatürlich für einen jungen Mann, seine Sexualität zu unterdrücken. Wenn er keine Entspannung durch yogische Disziplinen der Sublimierung und Transformation oder durch heterosexuellen Kontakt finden kann, dann ist Masturbation mit Ejakulation die letzte Zuflucht.

In der Welt der Antike heirateten Männer schon sehr früh, und die Liebeskunst wurde meistens schon bei Einsetzen der Pubertät kultiviert. Masturbation war daher unnötig.

Die Symptome, die normalerweise mit dem «Erwachsenwerden» in Verbindung gebracht werden, zum Beispiel Pickel und Hautausschläge, sind Hinweise darauf, dass Sexualenergie nach Befreiung strebt. Die diesbezügliche alchimistische Ansicht besagt, dass die vitale «merkurische» Energie (Samen) in «schwefelartige» Substanz polarisiert wird, die der Körper durch die Haut ausstösst. Wer nicht imstande ist, die yogischen Lehren der Sublimierung und Transformation zu praktizieren, oder wer nicht bereit ist, seine Lebensweise radikal zu ändern, für den ist heterosexuelles Lieben mit Samenemission viel besser als die Entspannung durch Masturbation. Wenn Sex mit einer Frau nicht möglich und Sublimierung nicht praktikabel ist, dann kann man sich in Masturbation mit Ejakulation flüchten. Es sollte aber nicht zur Gewohnheit werden. Gesunder Samen enthält vitale Nährstoffe, Spurenelemente, Aminosäuren und Vitamine in gereinigter Form. Sperma sollte deshalb niemals sorglos vergeudet werden, denn es ist die *Lebensessenz* und enthält alle physischen und spirituellen Attribute des Mannes.

Ejakuliertes Sperma kann eine ganze Zeit ausserhalb des Körpers leben; es sollte nicht respektlos behandelt werden. Tantra stellt fest, dass Sperma geehrt werden sollte. Es gibt auch ein psycho-physisches Bindeglied zwischen einem Mann und seinem Sperma, sogar noch lange nach dessen Ejakulation.

Das *Kaulavali Tantra* rät: «Durch Masturbation ejakuliertes Sperma sollte durch die geistige Haltung ihm gegenüber positiv ‹geladen› werden. Sperma sollte rituell zu den Elementen seines Ursprungs zurückgebracht werden; oder man sollte es für magische Zwecke benutzen, zum Beispiel für Amulette, um ihnen Macht zu verleihen.» Der Begriff «Elemente seines Ursprungs» bedeutet Erde, Wasser, Feuer oder Luft. Altertümliche heidnische Sitten spiegeln diese Ansicht wider; zum Beispiel das Verspritzen von Samen auf Felder, unter Bäumen, in Wasser oder in geheiligtes Feuer sowie das Auftragen von Präparaten, die mit Samen gemischt werden, auf den Körper.

Die östlichen Lehren betrachten die weibliche Masturbation als eine Erscheinung, die sich total von der männlichen Masturbation mit Ejakulation unterscheidet. Der primäre Unterschied besteht darin, dass die Frau einen «unbegrenzten Vorrat an Yin-Essenz» hat, wenn man sie mit der beschränkten Yang-Essenz des Mannes vergleicht. Der weibliche Körper wird nach Vollendung jedes Mond-Zyklus aufgefüllt, und seine vitalen Elemente kommen erneut ins Gleichgewicht. Im Verlauf eines Monats wird die Frau revitalisiert und durch ihre natürliche Harmonie mit den Kräften des Mondes genährt.

Die Frau verkörpert alle Sinne in ihrer veredelten Form, und Narzissmus ist für sie ganz natürlich. Die *Neun Geister der Frau*

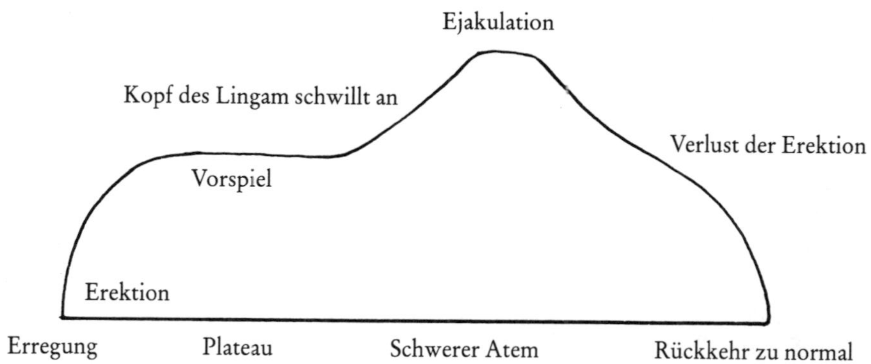

Diese Grafik zeigt die Stadien, die zum männlichen Orgasmus führen. Während des frühen Vorspiels gibt es ein steiles Ansteigen der sexuellen Erregung, die allmählich wieder abflacht, um sich bei nahender Ejakulation jäh zu steigern.

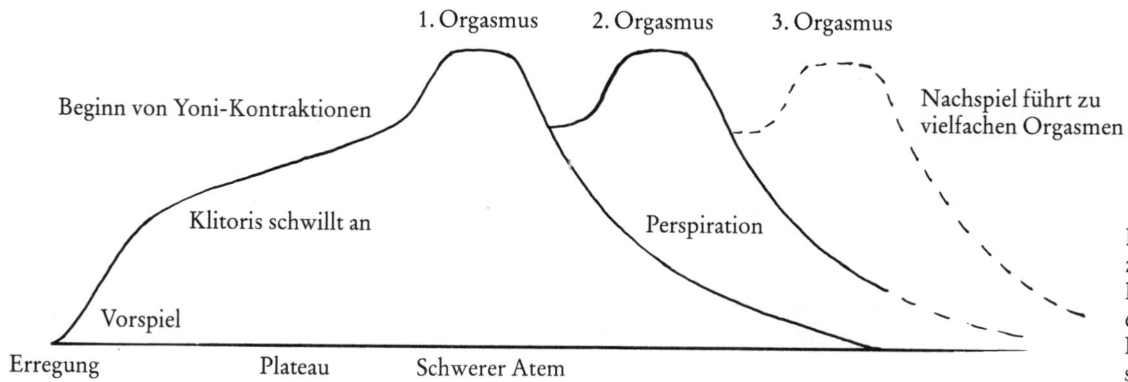

Diese Grafik zeigt die Stadien, die zum weiblichen Orgasmus führen. Die Erregung nimmt ständig zu und erreicht beim Höhepunkt den Gipfel. Es folgen Wellen von Gipfel-Erlebnissen über mehrere Orgasmen hinweg.

Samen wird verringert durch Alter, Sorge, Krankheiten, schwere Arbeit, Fasten, exzessiven Geschlechtsverkehr und Masturbation. Ein Mann wird zum Paarungsakt unfähig: wenn er seinen Samen vergeudet; durch Angst, Misstrauen, Kummer und Leid; wenn er Missbildungen bei anderen sieht; wenn eine Frau nicht auf ihn eingeht; wenn er dem Thema Sex nicht genügend Nachdenken widmet; ferner durch sexuelle Abstinenz.
CHARAKA SAMHITA

werden von der Freisetzung erotischer Energie durch den weiblichen Körper genährt. Auto-Erotik bei einer Frau steigert den Fluss der Yin-Essenz und trägt dazu bei, Kontrolle über sexuelle Reflexe zu gewinnen.

Frauen haben viele wirksame Methoden der Selbstbefriedigung. Zum Beispiel stimulieren schon einfache schaukelnde Bewegungen das Sexual-Zentrum. Manche Frauen können zum Orgasmus gelangen, indem sie bestimmte Teile ihres Körpers sanft liebkosen, vor allem Brüste und Yoni. Tiefes. rhythmisches Atmen kann genau wie erotische Fantasie eine Frau zum Orgasmus bringen. Die Yoni ist der Eingang zu ihrem Tempel; Masturbation ist für eine Frau eine Möglichkeit, ihre eigene Erotik zu nähren und gleichzeitig zu lernen, wie sie die Gottheiten, die in ihr wohnen, erfreuen kann.

Wenn die Yin-Essenz im Körper einer Frau erst einmal geweckt ist, braucht sie Befriedigung. Bei einer Frau dauert es länger als bei einem Mann, sexuell erregt zu werden; doch wenn sie erst einmal stimuliert ist, kann sie viele Orgasmen hintereinander haben.

Die geistige Haltung ist eminent wichtig. *Wonnewellen* können im Körper einer Frau aufgebaut werden und tragen ihren *Transzendentalen Geist* zu neuen Höhen. Die Gipfel der Ekstase sind im Körper einer Frau leichter zu erklimmen als beim Mann. Die nachstehende Skizze illustriert die vielfach-orgasmische Natur der Frau und zeigt einen Vergleich mit dem Orgasmus des Mannes.

Um sich allein zu befriedigen, benötigt die Frau keinen Lingamersatz zur Einführung in ihre Yoni. Alte indische Schriften erwähnen, dass natürliche organische Substanzen – etwa Früchte oder Gemüse – besser sind als künstliche Ersatzfabrikate. Eine Schrift empfiehlt einen Pflanzenstengel, der aufquillt, wenn man ihn in heisses Wasser taucht; dann fühlt er sich angenehm warm und geschmeidig an.

In China und Japan wurde eine Vielzahl von sexuellen Hilfsmitteln für die Sebstbefriedigung der Frau entwickelt. Wir beschreiben sie ausführlich im Abschnitt «Sexuelle Hilfsmittel».

Die Bedeutung der geistigen Haltung gegenüber Masturbation kann nicht genug betont werden. Schuldgefühle dürfen sich bei der Erforschung dieser Form von Sexualität auf keinen Fall einstellen. Man sollte sich statt dessen daran erinnern, dass die Energie für einen höheren Zweck als für blosse Sinnlichkeit in Umlauf gebracht wird. Man sollte vor seinem geistigen Auge Gott Shiva visualisieren und ihm die Lust opfern. Die *Wonnewellen* des Orgasmus sollten dazu dienen, die Götter und Göttinnen im Körper zu speisen. Man sollte im Geist den Wunsch nach Transformation und Spiritualisierung wecken. Man erlaube der Sexualenergie, sich auf eine sublime Höhe zu erheben. Dies stärkt den Subtilen Körper und vitalisiert gleichzeitig den physischen Körper.

Fantasie ist ein wichtiges Element bei der Masturbation. Perverse Fantasien können der Psyche schaden und komplexe psychologische Probleme erzeugen. Während der Masturbation sollte positive, kreative Fantasie kultiviert werden. Eine Frau kann Shiva, das yogische Ideal, visualisieren oder im Geiste die «Betrachtung» anstellen, wie sie eine Idealisierung ihres Liebhaber-Archetyps liebt.

In Japan und China gehörte es zur Tradition, dass sich eine Ehefrau die Nachbildung des Lingam ihres Ehemannes aus Schildpatt, Horn oder Holz anfertigen liess; seine Name wurde kunstvoll eingraviert. Ein solcher Gegenstand wurde sorgfältig gepflegt und in einem speziell dafür gefertigten Kästchen aufbewahrt. Die Frau benutzte diesen Gegenstand, der als *Harikata* bekannt war, für Masturbation oder für Sex mit Neben-Frauen des Haushalts; die Herrin des Hauses übernahm dabei die männliche Rolle. So war während einer längeren Abwesenheit des Ehemannes

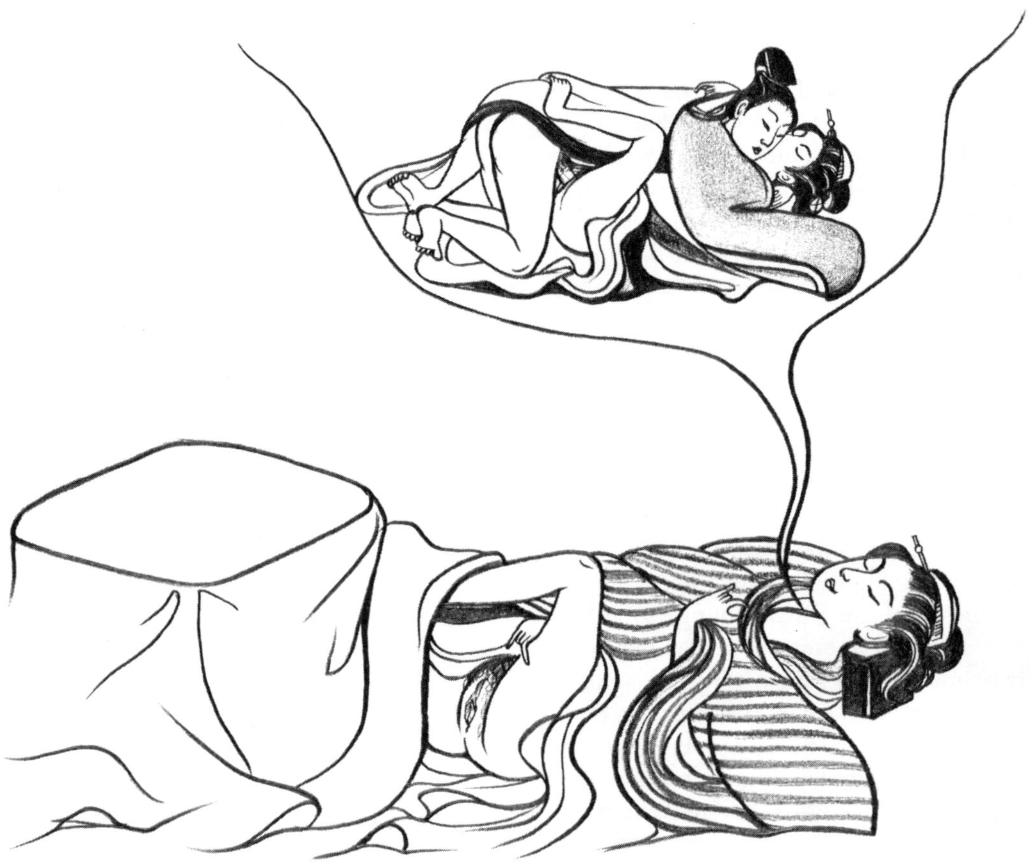

Sexuelle Fantasie oder Traum; dargestellt, wie er sich aus der Halsregion erhebt.
Nach einem japanischen Druck aus dem 18. Jahrhundert.

ein Mittel der Selbstbefriedigung erreichbar, das seine tatsächliche Form verkörperte. Wenn eine Frau irgend etwas in ihre Yoni einführt, sollte sie es zunächst «mit Macht ausstatten», indem sie über diesen Gegenstand als das immer erigierte Shiva-Lingam meditiert, das kosmische Symbol der Transzendenz.

Gegenseitige Masturbation zwischen Frauen kann dazu benutzt werden, die vitale Essenz zu potenzieren. Die Sexualität wird dabei gesteigert, vorausgesetzt allerdings, dass die geistige Haltung eher nährend denn vampirisch ist. Wenn die Yin-Essenz zwischen Frauen in Umlauf gebracht und ausgetauscht wird, entsteht eine Verdoppelung der Potenz, eine «Feminisierung», die sich im gesamten Körper manifestiert. Die daran beteiligten Frauen werden grosszügiger, selbstloser und mitfühlender; ihre Körper nehmen gesteigerte weibliche Eigenschaften an. Zwischen Frauen gibt es eine natürliche Intimität, ein Teilen der innersten Gefühle, wie es bei Männern nur äusserst selten angetroffen wird. Taoistische Schriften stellen fest: «Wenn Frauen sich miteinander beschäftigen, wird ihre Gesichtsfarbe sehr klar und glänzt wie der Vollmond; ihre Augen strahlen hell.»

Eine tantrische Redensart besagt: «Weiche Dinge werden noch weicher, wenn sie zusammengebracht werden – so wie Frauen; harte Dinge stumpfen sich gegenseitig ab – so wie Männer.»

Gegenseitige Masturbation unter Knaben oder Männern hängt bei gewissen primitiven Stammes-Gesellschaften mit Einweihungs-Riten zusammen. Diese Einweihungs-Riten sollen die patriarchalische Einigkeit etablieren helfen. Aggression wird dabei üblicherweise abgebaut, begleitet von kräftigen Ausdrücken oder Gesängen. Ein *karmisches Band* oder Gemeinschaftsgefühl wird hergestellt.

Bei vielen afrikanischen Stämmen ist gegenseitige Masturbation unter Jungen als Teil ihrer Pubertätsriten erlaubt. Nach dem Heranwachsen wird dies jedoch verurteilt. Geheimbünde sind manchmal auf Masturbations-Riten aufgebaut; man feiert die Macht des Todes. Keine der höheren östlichen mystischen Lehren verlangt solche Aktivität, denn das echte transzendentale Band ist mit der weiblichen Kraft, mit der Shakti, geknüpft. Und dieses Band hat überragende Bedeutung.

Obwohl es zutreffend ist, dass Fälle gegenseitiger Masturbation unter Männern im Zusammenhang mit magischem Okkultismus auftreten, so gehören diese doch einer sehr niederen Kategorie an und werden in Verbindung gebracht mit Riten der Schwarzen Magie, die eher aus selbstsüchtigen denn aus transzendentalen Gründen praktiziert werden.

Was als «gegenseitige Masturbation» in einer heterosexuellen Beziehung erwähnt wurde, ist überhaupt keine richtige Masturbation, sondern *Vorspiel,* das zum Geschlechtsakt und zum gegenseitigen Orgasmus führen soll. Oft ist es mit oralem Sex verknüpft. In diesem Falle sollte die Emission von vitaler Essenz durch den Mund des Partners absorbiert werden. Wenn die männliche Yang-Essenz im Körper einer Frau absorbiert wird, wird sie in Yin umgewandelt. Wenn die weibliche Yin-Essenz vom Mann absorbiert wird, wird sie in potenzierte Yang-Essenz umgesetzt. Gegenseitige Masturbation in einem heterosexuellen Zusammenhang ist einer der wichtigsten Wege, Stimmung und Körper-Essenzen zu harmonisieren.

Viele moderne sogenannte tantrische Werke beschäftigen sich exklusiv damit, einen verlängerten Orgasmus durch disziplinierte Masturbation zu erlernen. Die Idee besteht darin, bis zum Moment des einsetzenden Orgasmus zu masturbieren und dann Selbstbeherrschung durch «Zurückhalten» zu üben.

Alte tantrische Schriften unterstützen diese Ansicht in keiner Weise. Orgasmus-Kontrolle wird am besten beim Paar als Teil des *Liebeskampfes* erreicht. Atemübungen, Yoga-Stellungen und Meditieren dienen dazu, die Beschränkungen eines Überflusses an Sexualität zu übersteigen, und zwar ohne die Notwendigkeit, Masturbation als Ventil zu kultivieren.

Der Mann wird durch die Lebenskraft der Frau bewegt, und sein Jade-Stab wird zur Aktion angeregt. Die Frau wird durch die Lebenskraft des Mannes bewegt, und die Flüssigkeit in ihrer Geheimen Höhle beginnt zu fliessen. Dies sind die Erregungen, die durch die natürlichen Eigenschaften des Mannes und durch die weiblichen Kräfte des Kosmos verursacht werden. Sie sind etwas, was nicht vom menschlichen Willen allein nachgemacht werden kann.
ISHIMPO

Stosse deinen Samen nicht nutzlos aus. Stosse deinen Samen nicht mit Gewalt aus, als sollte etwas von den Höhen herabstürzen. Du wirst die fünf hauptsächlichen Körperorgane in Unordnung bringen, die Lebensenergie-Kanäle verletzen und als Konsequenz für jede Art von Krankheit anfällig werden.
ISHIMPO

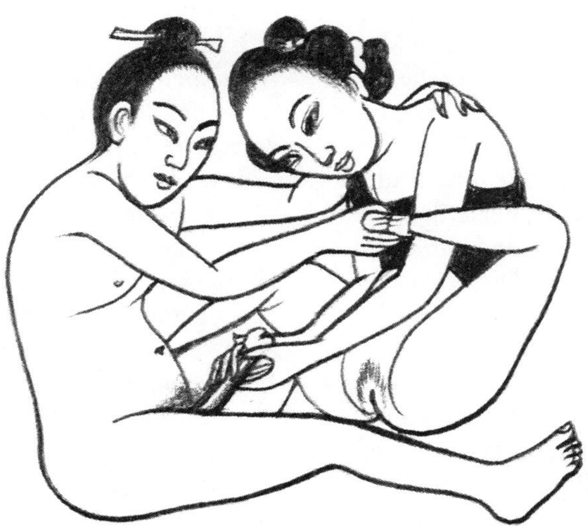

Gegenseitige Masturbation mit Liebesspiel.
Nach einer chinesischen Malerei aus dem 19. Jahrhundert.

Bruderschaft des Mannes

Es gibt eine Bruderschaft der Tantriker, die nur darauf wartet, ins Leben gerufen zu werden. Diese Bruderschaft wird erwachen, wenn sich das Ende des Kali-Zeitalters nähert. Die Bruderschaft von Tantra wird diese vergiftete Welt transformieren, indem sie das wirkungskräftige Weibliche Prinzip *des Lebens anerkennt. Im ekstatischen Moment, wenn ein Zeitalter ins nächste übergeht, werden diese getreuen Anhänger des selbstlosen Pfades ihr Ziel erreichen.*
KAULA TANTRA

Es gibt ein natürliches Gefühl der Bruderschaft unter Männern. Authentische Verpflichtung und Liebe kann zwischen Männern existieren, und zwar ohne das geringste Bedürfnis nach sexuellem Kontakt. Tantra berichtet von dem Bedürfnis nach Bruderschafts-Gefühlen. So neigen Männer dazu, ihre Probleme miteinander zu teilen. Gemeinsame Erfahrungen führen zu gegenseitigem Verständnis.

Nichts bindet Männer mehr aneinander als gemeinsame Teilnahme an dynamischen, wilden Aktivitäten. In der Vergangenheit haben Männer gemeinsam gejagt, haben zusammen Kriege geführt, und als Teil dieser Aktivitäten wurden viele Bruderschaften geschaffen. Heutzutage gibt es die Tendenz, auf physische Aktivität weniger Nachdruck zu legen, wenngleich Männer sich immer noch an aggressiven Sportarten beteiligen und in geschäftlichen Tätigkeiten zusammenarbeiten. Es scheint jedoch, als gäbe es für einen Mann immer weniger Gelegenheiten, sexuelle Energie auf physischer Ebene zu verströmen oder zu transformieren.

Freuds Begriff *Libido* bezieht sich auf emotionale Sehnsüchte oder Begierden, die jede spezifisch menschliche (und vor allem sexuelle) Aktivität auslösen. Die Libido ist der *Sexualtrieb*, das «Feuer», das durch das Blut rauscht. Durch die ganze Geschichte hindurch hat es die Kraft gehabt, Männer zu binden. Wenn das potente Feuer der *Kundalini-Energie* nicht umgewandelt wird, macht es sich nach aussen als Aggression bemerkbar. Sex und Aggression manifestieren sich oft in der Gründung von Bruderschaften unter Männern. Viele primitive Völker benutzen sexuelle Bindungen zwischen Männern, um Verpflichtung zu etablieren und Verlässlichkeit zu stärken. Dies geschieht durch Einweihungs-Riten, bei denen mitunter homosexuelle Aktivität in Gruppen- oder Einzelform im Mittelpunkt steht. Bei den Pueblo-Indianern von Neumexiko drehen sich zum Beispiel Einweihungs-Riten um die Masturbation eines einzelnen auserwählten Mannes, der in hohen Ehren gehalten wird. Beschneidungs-Riten bei einigen afrikanischen Stämmen sind eng mit den Begriffen von Bruderschaft verbunden.

Das Ergebnis grosser physischer Anstrengung ist immer mit *Wasser* verbunden; Schweiss strömt aus allen Poren des Körpers. Lieben produziert ebenfalls wässerige Sekretionen. Die Symbolik von Feuer und Wasser durchdringt okkulte Traditionen und ist ein integrierender Bestandteil von Einweihungs-Riten, die zur Etablierung von Bruderschaften führen. Sogar der Krieg hat das Potential für den Austausch von Feuer und Wasser; wilde Aggression erzeugt Schweiss, Blut und oft Tränen. Kriege entwickeln sich oft aus dem Bedürfnis, Aggression äusserlich auszudrücken. Wenn die Libido von Männern hoch ist und nicht durch transzendentale Sex-Praktiken kanalisiert wird, schaffen Männer Vorwände, um in den Krieg zu ziehen.

Emotionale Sehnsüchte und Begierden müssen ausgedrückt werden; sie können nicht für immer unter Verschluss gehalten werden.

In der Vergangenheit wurden viele Bruderschaften auf der Basis gemeinsamer Teilnahme an Schlachten gegründet.

Der Islam ist eine der neueren Kulturen, die sich um den Wunsch dreht, sexuelle Energie zu externalisieren. Die Bruderschaft des Islam hat die Verbindung zum ursprünglichen, emotionalen, *mystischen* Sehnen seines Propheten Mohammed verloren. Im Laufe der Geschichte hatten die Frauen die Last zu tragen. Obwohl die vom Islam geschaffene Bruderschaft das Gesicht des Erdballs verändert hat, so ist sie noch immer unfähig, die sexuelle Basis ihrer eigenen Erscheinungsform zu erkennen. Der Islam kann nur dann aufhören, eine Religion der Gewalt zu sein und sich zu einer wahrhaft transzendentalen Erfahrung zu entwickeln, wenn er mit dem vor langem eingeführten Brauch bricht, den Frauen eine unterwürfige Rolle zuzuschreiben.

Tantrische Bruderschaft ... das bedeutet gemeinsamen Glauben und gemeinsames emotionales Sehnen. Der Wunsch, vom endlosen Kreislauf von Geburt und Tod befreit zu werden, frei zu werden von Leid und Todesfurcht, dies ist das grundsätzliche Erfordernis für wahre tantrische Bruderschaft in diesem dunklen Zeitalter des Materialismus. Gemeinsame Teilnahme an Hatha Yoga, tantrischer Meditation und tantrischem Ritual können den Grundstein legen für eine tantrische Bruderschaft, die als allmächtige, transformative Energie im Neuen Zeitalter arbeiten kann.

Männliche Homosexualität

Einige prähistorische Höhlenmalereien stellen Männer dar, die – wie es den Anschein hat – mit ritueller Homosexualität beschäftigt sind.

homosexuell vergewaltigt wurde.

Es gibt einen alten ägyptischen Mythos, der erzählt, wie Seth, ein Sohn von Isis und Osiris, einmal seinen Bruder Horus einlud, eine Nacht in seinem Haus zu verbringen. Sie schliefen im selben Bett, und in dieser Nacht versuchte Seth, Horus sexuell zu missbrauchen, der jedoch rechtzeitig genug aufwachte, um zu verhindern, dass Seths Samen in ihn eindrang. Seth wurde vor Gericht gestellt und wegen des an seinem Bruder begangenen Verbrechens verurteilt. Dieser sexuelle Missbrauch wurde nur erlaubt als erniedrigende Gewalttat an denen, die im Kampf besiegt wurden. Der Horus/Seth-Konflikt wurde als ewiger Disput zwischen den Mächten des Guten und Bösen porträtiert. In Ägypten personifizierte die Gestalt von Seth das Prinzip des Bösen. Er hatte den Körper eines Hundes, eine lange Nase, spitze Ohren und einen steifen Schwanz. Er wurde bei Riten der Schwarzen Magie heraufbeschworen.

Der griechische Dichter Plutarch stellt fest, dass Seths Hoden von Horus abgerissen wurden, um auf diese Weise seine zukünftige Macht zu beschneiden. Er fügt hinzu: «Zur Erinnerung an dieses Ereignis errichteten die Ägypter eine Statue für Horus. Sie zeigt, wie Horus das Geschlechtsorgan seines Bruders Seth in den Händen hält, um ihn bei seinem Missbrauchsversuch zu stoppen.»

Männliche Homosexualität wurde im alten Ägypten verurteilt, wenngleich es einige Hinweise darauf gibt, dass sie vom Militär als Ritual praktiziert wurde, um die Unterwerfung von Gefangenen zu sichern. Mit zunehmender Degenerierung der Priesterschaft trat männliche Homosexualität dann öfters in Erscheinung. Sie wurde für die Schwächung ihrer okkulten Macht verantwortlich gemacht. Es entwickelten sich Kulte, die männliche Homosexualität als einen geheimen Ritus von Hoher Magie förderten. Homosexuelle Praktiken wurden auch unter der babylonischen Priesterschaft gefördert; ihnen schrieb man die Schuld am Verlust der magischen Macht zu.

Im *Avesta,* dem Heiligen Buch des Mazdaismus (der alten iranischen Religion) erzählt der Prophet Zarathustra seine Unterhaltung mit Ahrua Mazda, dem Gott des Lichts, wobei letzterer folgendes sagte: « Ein Mann, der sexuell in einen anderen Mann eindringt oder einen anderen eindringen lässt, ist ein Dämon. Ein solcher Mann, der dem Dämon opfert, ist der Inkubus des Dämons, ist der Sukkubus des Dämons und ist nicht besser als ein Dämon.»

Die Hebräer hatten eine ähnliche Ansicht von der männlichen Homosexualität, sie soll ihren Ursprung im Land Kanaan gehabt haben und wurde als «Laster der Hunde» bezeichnet.

Im antiken Griechenland wurde die männliche Homosexualität beinahe zum Status einer Institution erhoben. Eine Art militärischer Päderastie existierte in Griechenland von altersher und war mit kriegsähnlichen Aktivitäten verbunden. In Sparta galt sie als Teil des Erziehungssystems und als wesentliche Initiation ins Soldatentum. Auf Kreta schützte das Gesetz den männlichen Homosexuellen; es wurden sogar Prozeduren für das «korrekte Entführen junger Knaben» umrissen.

In Athen war Homosexualität für freie Männer reserviert und für Sklaven verboten. Wenngleich griechische Philosophen versuchten, die Sublimierung der männlichen Homosexualität zu fördern, entwickelte sie sich zu magischen Kulten, die oft auf dem Missverständnis der ägyptischen Mysterien-Riten basierten. Homosexuelle Freiheit kann mit dem Niedergang von Griechenland in Verbindung gebracht werden.

In Rom blühte die Homosexualität vom ersten Jahrhundert an; männliche Prostitution entwickelte sich in aussergewöhnlichem Ausmass, und wieder verfiel ein anderes grosses Imperium.

Die Zerstörung von Sodom und Gomorra wird in der Bibel und im Koran in identischen Begriffen beschrieben. Das frühe Christentum nahm eine stark anti-homosexuelle Position ein und benutzte Rom als Beispiel für die Auswirkung erlaubter Homosexualität auf eine Nation.

Obwohl der Koran männliche Homosexualität ausdrücklich verdammt, fand sie doch einen festen Platz in der Moslem-Kultur. Praktisch alle türkische, arabische oder persische Dichtung ist gefärbt von Themen über männliche Homosexualität. Arabische Eroberungen waren immer mit der Vergewaltigung von Frauen und der Entführung junger Knaben verbunden. Saladin, der Gegner von Richard Löwenherz in einem Kreuzzug für das Heilige Land, war ein Homosexueller, dessen Grausamkeit im Kampf nur selten

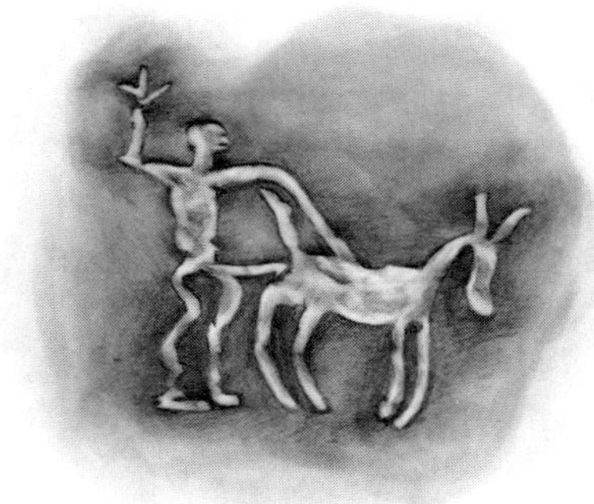

Diese Felsgravur zeigt einen Mann, der ein Tier besteigt.
Aus einer prähistorischen Höhle; Val Camonica, Italien.

übertroffen worden ist. Die islamische Bruderschaft wurde durch die Macht des Schwertes weit verbreitet. In einer so vorherrschend patriarchalischen Gesellschaft wurde das kreative *Weibliche Prinzip* auf eine sehr niedrige Stufe gestellt.

Tantrische esoterische Lehren erklären: Wenn eine Frau während der sexuellen Vereinigung sehr aggressiv und erniedrigend behandelt wird, dann wird ein dabei gezeugtes männliches Kind sehr starke homosexuelle Neigungen haben. Wenn auf Analverkehr mit einer Frau normaler Geschlechtsverkehr folgt, dann soll dies einer der Wege sein, um homosexuelle Männer zu zeugen.

Die biologische Funktion der männlichen sexuellen Aggression besteht darin, Frauen zu beeindrucken und gleichzeitig Rivalen fernzuhalten. Es war niemals der Zweck, das kreative *Weibliche Prinzip* zu degradieren. Aggression kann im Geiste von erotischem Spiel ins Lieben eingebaut werden, aber dabei darf die Heiligkeit der Frau niemals vergessen werden.

Die Freudsche Theorie stellt die Hypothese auf, dass männliche Homosexualität aus der Kombination von einer dominanten, überprotektiven Mutter und einem schwachen, desinteressierten Vater resultiert. So wird das Kind seines maskulinen Rollen-Modells beraubt und von der Gesellschaft von Frauen sowohl überwältigt als auch verängstigt. Es mag zwar sein, dass frühe traumatische Erlebnisse mit Frauen in einem Mann homosexuelle Neigungen erzeugen *können,* aber dies ist selten eine genügende Ursache. Solche Neigungen entwickeln sich öfters aus einem Ungleichgewicht der Sexualhormone, das durch Angst ausgelöst werden kann. Die Hormonsekretion wird durch die Hypophyse *kontrolliert,* die im Kopf gelegen ist. Der männliche Sex-Hormonspiegel wird gesteigert, wenn ein Mann sexuellen Stimuli ausgesetzt ist. Angst, Stress und Sorge verursachen ein Absinken des Testosteron-Hormonspiegels. Wenn Testosteron im Exzess produziert wird, löst es aggressive Sexualtriebe aus. Es ist nachgewiesen worden, dass gewalttätige Kriminelle viel höhere Spiegel dieser Substanz produzieren als nichtgewalttätige Verbrecher. Sex-Hormone werden von verschiedenen Drüsen im Körper sekretiert, vor allem von den Gonaden oder Geschlechtsdrüsen. Östrogen und Progesteron sind die weiblichen Gegenstücke zu Testosteron. Alle Hormone sind jedoch bei beiden Geschlechtern vorhanden, wenngleich in unterschiedlichen Proportionen.

Männliche Homosexualität scheint grösstenteils von einer Unausgewogenheit zwischen den Sex-Hormonspiegeln im Körper bestimmt zu werden. Die Ursache dieses biochemischen Ungleichgewichtes mag ihren Ursprung im Unbewussten haben, aber der biologische Effekt ist eine machtvolle Verstärkung. Studien über homosexuelle Männer deuten an, dass sie sozusagen «Männer mit der hormonalen Chemie und dem Geist von Frauen» sind. Im allgemeinen haben sie niedrige Spiegel des männlichen Geschlechtshormons und eine entsprechend geringe Anzahl Spermien. Allerdings haben dominierende und hochaggressive männliche Homosexuelle auch exzessiv hohe Spiegel dieser Substanzen.

Es hat den Anschein, dass der aggressive männliche Homosexuelle, der üblicherweise einen jüngeren, passiven Geliebten hat, versuchen will, das verzehrende innere Feuer der Kundalini-Energie auszugleichen und zu «externalisieren». Wenn das Kundalini-Feuer nicht umgewandelt wird, kommt es üblicherweise als ganz weltliche Aggression zum Ausdruck. Dies ist ein interessanter Schlüssel für die Beziehung zwischen Sex und Aggression; es erklärt, warum aggressive männliche Homosexualität immer mit militärischer Eroberung verbunden ist. Wenn Aggression bis zum Extrem getrieben wird, erzeugt sie hormonale Unausgewogenheit, die wiederum zu sexuellen Problemen führt. Echte Aggression sollte sich ein Mann für körperliche Arbeit, Sport, Geschäft und idealerweise auch für yogische Transformation aufsparen.

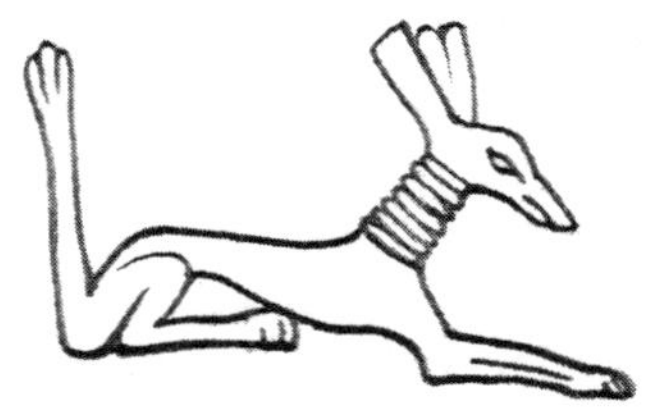

Der Hund von Seth.
Nach einer altägyptischen Schnitzerei.

Die tantrischen Schriften beschreiben viele Visualisierungen von gewalttätigen, zornigen Wesenseinheiten, deren innere Natur aber stets als mitfühlend und liebevoll angesehen wird. Dies symbolisiert den Weg, wie die rohe Kundalini-Energie durch psychologische und physiologische Vorgänge gezähmt werden kann. Es ist dies ein Grundsatz der tantrischen Lehre, der den männlichen Homosexuellen praktische Hilfe bietet, die ihre sexuellen Gewohnheiten ändern möchten.

Männliche Homosexuelle sind entweder sehr aggressiv (und übernehmen die aktive Rolle) oder sehr passiv (und spielen die weibliche Rolle). Wenn ein Mann älter wird, geht er allmählich von der passiven in die aggressive Rolle über. Studien deuten darauf hin, dass der durchschnittliche homosexuelle Mann nicht sehr wählerisch ist; mancher von ihnen hat während seines Lebens bis zu eintausend Partner, von denen die meisten vollkommen Fremde sind. Die Hauptkörperteile des Mannes, die von Homosexuellen als besonders sexuell erregend bewundert werden, sind Brust, Hintern und Genitalien, und zwar in dieser Reihenfolge.

Eine kürzliche Meinungsumfrage unter Frauen ergab, dass auch sie diese Körperteile nannten, nach denen sie zuerst bei einem Mann schauen. Einen grundsätzlichen Unterschied im Geschmack gibt es allerdings zwischen homosexuellen Männern und normalen Frauen: Frauen sind am meisten von den Augen eines jungen Mannes fasziniert, während männliche Homosexuelle diesem Aspekt überhaupt kein Interesse schenken. Dies ist ein interessanter Unterschied; er deutet an, dass die männliche Homosexualität offenbar mehr ästhetischen Wert auf das Äussere als auf innere Qualitäten legt. Jedenfalls ist es ganz gewiss zutreffend, dass Narzissmus ein Haupt-Charakteristikum von männlichen Homosexuellen ist.

Kinsey hat in seinem berühmten Report *Das sexuelle Verhalten des Mannes* herausgefunden, dass etwa vier Prozent aller Männer ihr Leben lang ausschliesslich homosexuell sind. Kinsey hat auch festgestellt, dass etwa fünfundzwanzig Prozent seines Querschnitts der männlichen Bevölkerung mehr als zufällige homosexuelle Erlebnisse hatten; siebenunddreissig Prozent hatten irgendein homosexuelles Erlebnis, das zum Orgasmus führte; bei solchen, die bis zu ihrem fünfunddreissigsten Lebensjahr Junggesellen geblieben waren, stieg der Prozentsatz bis auf fünfzig Prozent.

Es gibt vier unterschiedliche Typen von physischem Austausch zwischen Männern: Gegenseitiges Streicheln ohne Orgasmus, Masturbation mit Orgasmus, oraler Sex und Anal-Sex. Die östliche Ansicht geht dahin, dass die beiden ersten Kategorien nicht unbedingt als Homosexualität zu betrachten sind. Ein Mann, der solche Erlebnisse hatte, sollte sich nicht für einen Homosexuellen halten. Nach Hindu-Gesetz und nach buddhistischem Kodex ist oraler Sex zwischen Männern tabu, wenngleich es Hinweise gibt, dass im alten Indien Masseure auf diese Weise ihren Kunden Erleichterung verschafften.

Das *Kamasutra* zählt Wege für oralen Sex unter Männern auf, fügt aber hinzu, dass Priester und Angehörige der oberen Kasten sich nicht gestatten sollten, «sich auf solche Weise zu vergiften». Ausserdem verurteilen die Hindu-Gesetzesbücher einen Mann, der den Samen eines anderen schluckt. Anal-Sex war in Indien bis zu den Moslem-Invasionen so gut wie unbekannt und ist auch bei den Chinesen und Japanern keine traditionelle Sexpraktik. Taoistische und tantrische Schriften verurteilen Anal-Sex unter Männern als unnatürlich, ungesund und potentiell schädlich für die Psyche.

Männliche Homosexualität im Westen äussert sich zumeist in oral-genitalem Sex, wozu es auch gehört, den ejakulierten Samen des Partners zu absorbieren. Dem Taoismus zufolge veranlasst dies die Yang-Essenz, in «männliche Yin-Essenz umgewandelt zu werden». Wenngleich eine exakte Übersetzung dieses Vorganges in moderne wissenschaftliche Terminologie einigermassen schwierig sein dürfte, kann diese Idee doch einiges Licht auf die Widersprüche der männlichen Homosexualität werfen. Samen enthält Hormone, die – wenn sie wie Nahrung eingenommen werden – zweifellos dazu beitragen, den passiven Partner in einen aktiven zu verwandeln. Anal-Sex schliesst die Absorption männlicher Hormone durch das Rektum ein.

Gemäss neueren biologischen Theorien sind alle Embryos innerlich weiblich, sogar dann, wenn sich bereits männliche Geschlechtsorgane teilweise oder ganz gebildet haben. Man glaubt, dass sie weiblich sind, und zwar so lange, bis die Geschlechtsdrüsen gegenteilige hormonale Instruktionen ausgeben. Dies entspricht zwar nicht vollkommen den östlichen Lehren über dieses Thema, aber es ist doch eine interessante Ähnlichkeit vorhanden, die dazu beiträgt, einige Faktoren zu erklären, die für die männliche Homosexualität bestimmend sind.

In einem bedeutenden tibetanischen Medizinwerk mit dem Titel *Gyudzhi* gibt es folgenden aufhellenden Bericht über den Empfängnisvorgang:

«Drei Dinge werden für die Bildung eines Körpers gebraucht: Potenter männlicher Samen, ein fruchtbares weibliches Ei und der Geist eines Wesens, das bereits im *Zwischenzustand* zwischen Tod und Geburt existiert, angetrieben vom richtigen Karma. Es hängt von der Vorliebe des Wesens ab, ob sein Körper männlich oder weiblich werden soll. Wenn es sich mit dem Samen identifiziert und sich zur Mutter hingezogen fühlt, während es gleichzeitig Abneigung für den Vater empfindet, dann wird ein Knabe geboren. Wenn es sich dagegen mit den sexuellen Sekretionen der Mutter identifiziert, ihr gegenüber aber Zorn empfindet, dann wird ein Mädchen geboren.»

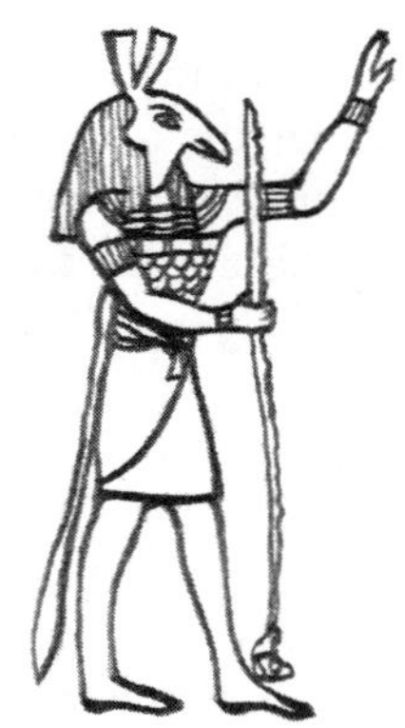

Dies zeigt eine bemerkenswerte Wechselbeziehung zu Freuds Ödipus-Theorie.

Dieselbe Schrift stellt weiter fest: «Während der dritten Woche nach der Empfängnis ist es immer noch möglich, das Geschlecht des zukünftigen Kindes zu beeinflussen. Im allgemeinen hängen Geburten und das anschliessende Schicksal vom *Karma* ab, aber manchmal kann dies auch beeinflusst werden, indem eine weitere Ursache hinzugefügt wird. Wenn jemand sich einen Sohn wünscht, dann kann während der dritten oder vierten Woche die als *Veränderung des Zentrums* bekannte Methode praktiziert werden. Dies ist allerdings nur so lange möglich, bevor sich die Geschlechtsorgane des Fötus vollkommen ausgebildet haben.»

Die zuvor erwähnte Methode sieht vor, dass die schwangere Frau speziell präparierte Produkte einnimmt, die einen hohen Gehalt an männlichen Hormonen haben. Zu den aufgezählten Produkten gehören die Milch von einer Kuh, die Bullenkälber gehabt hatte; Menstrualblut von einem jungen Mädchen, gemischt mit dem Samen eines zeugungsfähigen jungen Mannes; ein Spezialpräparat aus gereinigtem Quecksilber und anderen Substanzen, die auf rituelle Art zubereitet werden müssen, wobei auch noch astrologische Aspekte zu berücksichtigen sind.

Yogische Lehren stellen fest, dass die Bewegung des Atems im Körper ein bestimmender Faktor für das Geschlecht von Kindern ist. Wenn es vor und während des Liebens keine Harmonisierung der Stimmung gibt, kann der Atem des Paares gehemmt und auf der gleichen Seite ihrer Körper vorherrschend sein. Tantra lehrt, dass dies die Ursache für die Geburt von Kindern sein kann, die eine

Seth, der Bruder von Horus. Nach einer altägyptischen Schnitzerei.

unausgeglichene Sexualität haben, was in extremen Fällen zur Homosexualität führen kann.

Östliche Lehren betonen den Gebrauch von Stellungen, um den Atemfluss zu kontrollieren und zu harmonisieren. Es wird gelehrt, dass mit solchen Techniken das Geschlecht von Nachkommen vorbestimmt werden kann.

Bei neueren wissenschaftlichen Forschungen über die alte hebräische Tradition ist man darauf gestossen, dass bestimmte Stellungen benutzt wurden, um das Geschlecht von Nachkommenschaft zu kontrollieren; dies ist nur ein Hinweis auf die Gültigkeit dieser Praktiken.

Negative aggressive Fantasie während der sexuellen Vereinigung ist ein weiterer Weg, dass sich bei Nachkommen sexuelle Probleme entwickeln können. Eltern schaffen *Karma*, das Kinder in ihre Identität aufnehmen müssen. Umgekehrt «bringen Kinder *Karma* zu ihren Eltern». Die Verflechtung von Schicksalen, die von einem Leben ins andere weitergegeben werden, ist die Basis der Kontinuität zwischen dieser Welt und der nächsten.

Ein aktiver, aggressiver, männlicher Homosexueller ist in einer Position grosser Verantwortung. Wenn er oralen oder analen Sex mit seinem männlichen Geliebten praktiziert, «überträgt» er sein *Karma* genauso wie seine Hormone und seine Vitalität. Die Bindeglieder in einer Schicksalskette werden etabliert und unweigerlich an andere weitergegeben.

Die *Karma-Kette* existiert auf physiologischer und metaphysischer Ebene gleichzeitig. Wir sollten nicht den einen Aspekt berücksichtigen, ohne vom anderen Notiz zu nehmen. Homosexuelle Männer transformieren sich gegenseitig physisch, bezahlen dafür aber den Preis komplexer metaphysischer Verwicklung.

J. G. Bennett, ein Schüler des russischen metaphysischen Wissenschaftlers George Gurdjieff und Lehrer der orientalischen Philosophie, äussert einen interessanten Standpunkt über männliche Homosexualität.

Er sagt:

«Ein Homosexueller, der sich für etwas Besonderes hält oder sich anderen überlegen fühlt, kann nicht einmal die tieferen Aspekte der Selbst-Arbeit betreten. Hier ist es gleichermassen notwendig, jedes Gefühl von Schuld oder Minderwertigkeit beiseite zu stellen. Ich habe selbst beobachtet, wie Gurdjieff sich mit Homosexuellen befasst hat. Er hat sich allergrösste Mühe gegeben, ihnen zu Selbstvertrauen zu verhelfen, damit sie an sich selbst arbeiten können; er hat ihnen niemals erlaubt, das Gefühl zu haben, etwas Besonderes zu sein. Der Homosexuelle, der seine sexuellen Impulse nicht zurückhalten kann, der aber doch ernsthaft an sich arbeiten möchte, mag vielleicht warten müssen, bis er ein Alter erreicht, in dem die Sexualfunktion ihre Kraft zu verlieren beginnt. Dann kann eine wunderbare Veränderung kommen; es treten beachtliche Fortschritte auf. Viele Homosexuelle sind in der Tat aussergewöhnlich aufnahmefähig und sensitiv anderen Leuten gegenüber. Dies schliesst auch das entgegengesetzte Geschlecht ein. Sie können daher sehr viel Gutes tun, selbst wenn ihre eigene Transformation verzögert wird.»

In den archischen Perioden der chinesischen Geschichte wird männliche Homosexualität nur selten erwähnt. Während der Ch'in- und frühen Han-Dynastie (221 v. Chr. – 24 n. Chr.) gab es eine Reihe von homosexuellen Prinzen und Kaisern; von ihnen wird in der chinesischen Geschichte berichtet, dass sie ungewöhnlich sadistisch waren und die männliche Homosexualität aktiv gefördert hatten. Die letzten Kaiser der frühen Han-Dynastie wurden schwach und degeneriert. Eunuchen gewannen die Kontrolle, und das Volk wurde mit immensen Steuern belastet. Eine katastrophale Epidemie suchte China heim und hatte verheerende Wirkungen. Es wurde berichtet, dass eine ungewöhnlich hohe Anzahl von Kindern mit homosexuellen Charakteristika geboren wurden. Das Volk revoltierte unter einem machtvollen taoistischen Anführer, und die Dynastie stürzte. Von dieser Zeit an bis zum viel späteren Einsetzen des Moslem-Einflusses wurde männliche Homosexualität mit grösstem Argwohn betrachtet. Sie wurde nur geduldet, wenn sie mit der Produktion besonders sensitiver Kunstwerke verbunden war. Das hohe Auftreten von Homosexualität unter männlichen Künstlern deutet darauf hin, dass ein männlicher Homosexueller echten spirituellen Fortschritt machen kann, wenn die Sexualenergie sublimiert und durch Aktivitäten ausgedrückt wird, die extreme Sensitivität erfordern.

Aggressive männliche Homosexualität ist seit langem mit dem Niedergang von Zivilisationen verbunden worden. Dies trifft ganz besonders immer dann zu, wenn eine Nation ihre spirituelle Richtung zu verlieren scheint. Verbunden mit der Degenerierung der Priesterschaft entsteht ein Pseudo-Okkultismus, der weit entfernt ist von der transzendentalen Spiritualität der höheren taoistischen und tantrischen Traditionen. Bedauerlicherweise ist Okkultismus seit der Zeit der Tempelritter durch Homosexuelle befleckt worden, die sich als Mystiker ausgaben.

C. W. Leadbeater, eines der Gründungsmitglieder von Madame Blavatskys Theosophischer Gesellschaft, und Aleister Crowley (ein aktiver Bisexueller), der Ausleger der Geheimriten von O.T.O. (Ordo Templi Orientis, eine okkulte Tempel-Organisation) und Gründer seiner eigenen magischen Bruderschaft, waren Individuen, die Mystik dazu benutzten, ihre persönlichen sexuellen Anlagen und Neigungen zu fördern.

In den letzten Jahren ist eine Welle von okkulten und mystischen Gemeinschaften entstanden, die sich um Sexualmagie mit stark homosexueller Tendenz drehen. Damit gepaart war die neue «freundliche Aufnahme» der Homosexualität in der westlichen Gesellschaft. Östliche Meister vertreten die Ansicht, dass es ein Signal für das Ende echter Zivilisation ist, wenn männliche Homosexualität in einer Gesellschaft vorherrscht.

Es ist vollkommen natürlich für junge Männer, ihre eigenen oder Körper anderer

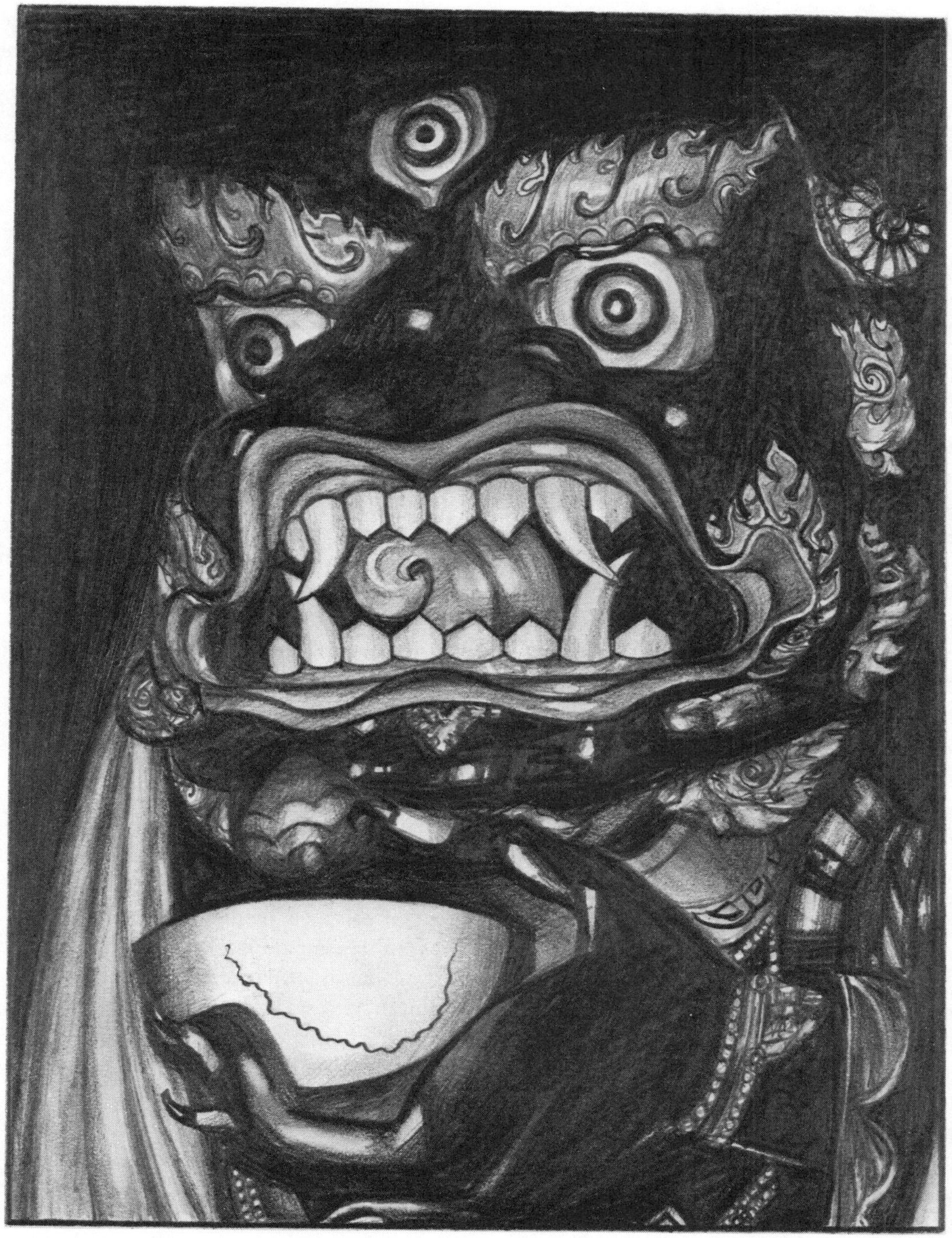

Männer zu erforschen; dies sollte nicht mit Homosexualität verwechselt werden. Die Wissenschaft hat zahlreiche Beispiele registriert, dass es unter Tieren wie Ratten, Mäusen, Fledermäusen, Igeln, Stachelschweinen, Hunden, Ziegen, Schweinen, Schafen, Pferden, Löwen und Affen «homosexuelle» Erforschungsversuche gibt. Wenn aggressive männliche Tiere über längere Zeiträume ohne weibliche Gesellschaft gehalten werden, wird ein Teil von ihnen homosexuell aktiv. Dies deutet nicht darauf hin, dass Homosexualität entweder natürlich oder unnatürlich ist, aber es weist auf die vielfältigen Aspekte der Menschheit hin, die auch in der Natur gefunden werden können. Tantra lehrt, dass durch *korrekte Wahl der Handlung* eher *Evolution* als Devolution ermutigt werden sollte. Die Anhebung der männlichen Homosexualität fast zum Status einer neuen Religion ist eine potentielle Bedrohung für die Gesellschaft und für die spirituelle Evolution der Menschheit.

Eine exzessiv homosexuelle Gesellschaft wird sich sehr schnell selbst vernichten. An dieser Tatsache vermögen Theorien nichts zu ändern, denn sie ist durch die Geschichte demonstriert und belegt. Während der letzten zweitausend Jahre hat sich die abendländische Ansicht über männliche Homosexualität radikal verändert. Sicher ist es jetzt an der Zeit für Homosexuelle, sich der Realität ihrer eigenen Situation bewusst zu werden und nach Lösungen für ihre Probleme zu suchen, statt für noch mehr Anerkennung der Homosexualität zu Felde zu ziehen.

Östliche Lehren bieten praktische Techniken, um die Fallstricke des Schicksals zu überwinden. Yoga-Stellungen, Atemübungen, Visualisierung und Meditation . . . alle diese Techniken können helfen, Unausgewogenheiten im subtilen *und* physischen Körper auszugleichen. Aggressive Energie kann dazu benutzt werden, die Psyche zu transformieren, sogar bis zu dem Ausmass, sexuelle Polarität zu transformieren.

Tantra lehrt: Wenn bei irgendeinem Problem die kreative Einstellung und Haltung

Zornige Gestalt von Mahakala, dem Beschützer des tantrischen Buddhismus in Tibet. Die zornige äussere Gestalt, als dunkel und furchterregend wie der Weltraum dargestellt, verbirgt ein zutiefst transzendentes Wesen, das auf der stillen Grundlage des Mitgefühls ruht.

Nach einer zeitgenössischen Skulptur im Rumtek-Kloster in Sikkim.

zum Tragen gebracht wird, dann gibt es keine Hindernisse, die sich nicht überwinden lassen.

Manch ein Poet, noch nicht erwacht zum Licht der Wahrheit,
Hat durch seine Ignoranz auf fehlgeleiteten Wegen beharrt,
Und in seinen Zeilen die Überlegenheit von Knaben ausgedrückt.
Seine Dichtung und die anderer seiner Art erstaunen mich.
Er behauptet, dass Knaben Koketterie haben
Und dass man ihnen vertrauen kann,
Dass sie nicht menstruieren
Und keine Kinder bekommen.
Jeder, so sage ich, der Mädchen scheut
Und seine Bedürfnisse von Lustknaben befriedigen lässt,
Hat Dummheit kaum noch nötig ...
Denn er hat schon genug davon!
Kein Lüstling, der in Sodomie verfallen ist
Und rechtschaffene Wege meidet,
Kann mit einem Kavalier verglichen werden,
Der sich zum Sklaven von Mädchen macht
und liebend niemals aus den verzückten Träumen der Liebe erwacht.
Es gibt keinen Burschen, sage ich,
Der mit einem zarten Mädchen zu vergleichen ist,
Wovon eine Hälfte eine sandige Düne
Und die andere Hälfte ein gebogener Zweig ist ...
Für uns hat Gott sich das andere Geschlecht
Ausgedacht und wunderbar erschaffen,
Die reizenden Augenbrauen zu Bogen gemacht,
Von denen die Liebeslanzen geworfen werden.
Eine junge Kamelin ist des Kamels natürlicher Partner –
Und nicht ein anderes männliches Kamel.
Hört also nicht in Dummheit auf den Teufel,
Denn Sodomie ist nur einer seiner Tricks!

DIE HERRLICHKEIT DES DUFTENDEN GARTENS

Analer Sex

Der Anus hat eine ihm eigene Schönheit und Sensitivität. Kein Teil des menschlichen Körpers sollte für unrein gehalten werden. Es ist ein östlicher Brauch, den Anus mit kaltem Wasser zu waschen; dies gehört zur täglichen Reinigungsprozedur. Tantra lehrt Kontrolle der analen Schliessmuskeln und weist darauf hin, dass sexuelle Energie auf diese Weise konserviert werden kann. Wenn dieser Muskel zusammengezogen wird, erfolgt eine Stimulierung des *Sexual-Zentrums,* und die Geschlechtsdrüsen produzieren Hormone.

Analer Geschlechtsverkehr wird von tantrischen Lehrern nicht empfohlen, weil dies – unter anderen Dingen – dazu führt, die Schliessmuskeln auszuweiten und zu schwächen, was Energieverlust zur Folge hat.

Anale Eindringung stört das Gleichgewicht der vitalen Kräfte im Körper. Das *abwärts-bewegende vitale Prinzip,* eine der *Fünf Prana-Vitalitäten,* wird umgekehrt. Dies kann Verdauungsprobleme schaffen, zu Verstopfung führen, Irregularitäten und letzten Endes Rektum-Krebs auslösen.

Als Ausscheidungsorgan enthalten Anus und Rektalpassage Spuren von bakteriellen Abfallstoffen. Durch Analinsertion schwebt eine Person in Infektionsgefahr und kann auch schwere Gewebeschäden und Wundsein erleiden. Wenn anschliessend normaler Sex ausgeübt wird, besteht die gefährliche Möglichkeit, dass Bakterien vom Anus in die innersten Teile der Yoni einer Frau übertragen werden.

Im alten Indien wurde Anal-Sex mit einer Frau als *niedere Vereinigung* bezeichnet. Sie wurde nicht für normal gehalten. Einige medizinische Werke erwähnen sie kurz und behaupten, dass sie manchmal die Wirkung eines Klistiers haben kann; zu anderen Zeiten kann sie aber auch Verstopfung auslösen. Die chinesische Tradition nimmt einen ähnlichen Standpunkt ein. Obwohl Analer Sex mit Frauen gelegentlich praktiziert wurde, war es bis zur Periode des Moslem-Einflusses ungewöhnlich.

Analer Sex mit einem anderen Mann (Sodomie) wurde bereits im Abschnitt über Homosexualität behandelt. Dies war ein bedeutender Bestandteil der Moslem-Kultur, trotz der Tatsache, dass Mohammed diese Praxis verurteilte.

Das Christentum hat den Teufel stets mit Analität in Verbindung gebracht, und er wurde üblicherweise dargestellt, wie er sein Hinterteil zeigt. Eine der Anschuldigungen, die von der Kirche gegen die Tempelritter erhoben wurde, bestand in der Behauptung, dass sie «Anal-Kenntnis voneinander» hatten. Während einer öffentlichen Untersuchung der unchristlichen Aktivitäten der Tempelritter wurde behauptet, dass ein Mitglied dieser mystischen Gesellschaft, nachdem es in türkischer Gefangenschaft gewesen war, die analorientierten Praktiken in den Kult eingeführt hatte.

Analer Sex ist heutzutage im Ansteigen begriffen, zum Teil wohl deswegen, weil es an ausreichendem Verständnis seiner Implikationen fehlt, zum Teil wohl aber auch wegen der zeitgenössischen Tendenz, jetzt *alles* zu tun, was früher einmal für tabu gehalten wurde. Es ist ganz natürlich, dass jemand, der den Wunsch nach sexueller Befreiung verspürt, auch einmal die Möglichkeiten neuer Erlebnisse erforschen möchte. Ein definitives «Nein» ist eine geschlossene Tür, die das innere Potential für Selbsterkennung versperren kann.

Wenn Analer Sex als relevant für eine heterosexuelle Beziehung betrachtet wird, ist es die Verantwortlichkeit des Mannes, die physiologische und psychologische Natur dieser Praxis zu verstehen. Ein Mann sollte niemals von einer Frau *verlangen,* sich einer solchen Forderung zu unterwerfen.

Ein vorsätzlicher und ein spontaner Akt haben sehr verschiedene psychische Wirkungen; das Eindringen kann auf absolut organische Weise erfolgen, beinahe wie durch ein Versehen. Unter solchen Umständen kann von beiden Partnern wegen des gegenseitigen Offenseins Lust empfunden werden.

In ähnlicher Lage wie die Vorsteherdrüse (Prostata) bei Männern haben Frauen eine ähnliche, wenngleich kleinere Drüse, nämlich die *Blume des Uterus* (Zervix). Eine dünne Membran trennt sie von der Analpassage. Eine ungewöhnliche Lage der Zervis mag ein physiologischer Grund dafür sein, warum gewisse Frauen Analen Verkehr dem normalen Sex vorziehen.

Wir erwähnen hier einen interessanten Auszug aus einem erotischen Roman der Ming-Dynastie; darin wird dieser Aspekt des heterosexuellen Sex besonders schön beschrieben:

«Porphyry liebte eine Sportart vor allen anderen. Nachdem sie sich einem Mann in verschiedenen Liebesstellungen hingegeben hatte, wünschte sie sich, dass er nun die Blume ihres Hinterns pflücken sollte, während sie selbst die innerste Blume ihres Schosses mit ihren delikaten Fingern berührte. Deshalb forderte er sie auf, sich wie ein Pferd auf Hände und Beine niederzulassen. Dann stiess er sich in die Blume ihres Hinterteils. Sie langte mit ihren Händen nach unten und spielte mit dem Herzen ihrer anderen Blume.»

Manche Frauen halten es für notwendig, ihren Liebhabern alle Körperöffnungen darzubieten, gewissermassen als Symbol vollkommener Unterwerfung und Verpflichtung. Dieser Wunsch sollte jedoch vom Mann nicht ausgenutzt und ausgebeutet werden. Eine Vorliebe für regelmässigen Analen Verkehr deutet auf Verlangen nach Herrschaft und Macht über den Partner hin, vielleicht sogar auf die Unfähigkeit zur Liebe.

Vom yogisch-medizinischen Standpunkt aus hat der Körper der Frau drei Hauptöffnungen: Mund, Anus und Yoni. Von diesen drei ist der Mund dafür geschaffen, dass Dinge in den Körper *hineingehen* und Laute *herauskommen.* Der Anus ist für das *Ausscheiden* von Exkrementen bestimmt. Die Yoni ist für das *Eindringen* des Lingam und für das *Herauskommen* eines Kindes vorgesehen.

Analer Sex kann für eine Frau erschreckend schmerzhaft und erniedrigend sein. «Unterwerfungs»-Aspekt und Angst-Faktor sind eng miteinander verbunden. Unterwerfung löst ein Gefühl der Zeitlosigkeit aus, und Angst setzt starke emotionale Gefühle frei. Diese Faktoren zusammen erzeugen psychologische und physiologische Veränderungen. Angst setzt besondere Körpersekretionen frei, kann «das Ego an seinen Platz stellen» und sogar die Kundalini-Energie dazu veranlassen, den Zentralen Pfad zu betreten und nach oben zu steigen. Aber eine andere Person in den Zustand der Angst zu versetzen, ist eine schwere karmische Verantwortung und sollte daher nicht leichtgenommen werden. Obwohl kein Akt von sich aus «richtig» oder «falsch» ist, muss die geistige Haltung und Qualität des Bewusstseins berücksichtigt werden, bevor man zu Analem Sex als einer neuen Variation des Liebens greift. Der Mehrzahl der Frauen bereitet diese Praktik keine Freude, und diejenigen, die ihr verfallen sind, können später im Leben leicht Grund zur Reue haben. Die Freude an analem Sex dürfte nur von kurzer Dauer sein, aber die Nachwirkungen sind sehr nachhaltig und dauerhaft. Statt sich dem Analen Sex zuzuwenden, um dem Liebesleben zu einer neuen Variation zu verhelfen, ist es viel besser, die Techniken der Transzendenz zu perfektionieren.

Tantra bietet zahlreiche aufregende Wege, um die Sexualität zu stimulieren und zu erforschen; für Analen Sex besteht keine Notwendigkeit.

In der Yoni liegen alle Möglichkeiten zur Selbstbefreiung.

Fort mit Sodomie, und alles wird perfekt sein;
Fürs Lieben benutzte Teile einer Frau,
Sie sind bei weitem die besten.
Zwei Männer unter einer Bettdecke
Sind nicht der Mühe wert.
SHAYKH NAFZAWI

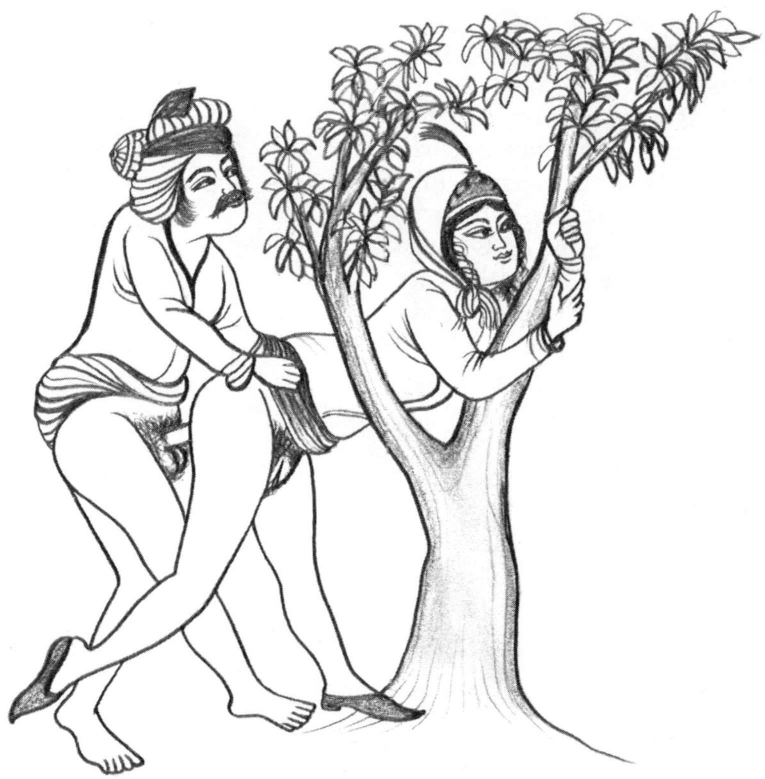

Arabisches Paar praktiziert analen Sex in Imitation von Tieren.
Nach einer persischen Miniaturmalerei aus dem 19. Jahrhundert.

Umgekehrte Kundalini

Alte chinesische erotische Schriften bezeichnen das normale heterosexuelle Lieben als die «Vereinigung von Wolken und Regen» *(yun-yu)*. Männliche Homosexualität wird im allgemeinen als «Umgekehrte Wolken und verkehrter Regen» *(fan-yun-fu-yu)* erwähnt, besonders dann, wenn Analer Verkehr miteinbezogen ist.

In der tantrischen Tradition von Indien wird die männliche Homosexualität *Umgekehrte Kundalini* genannt. Dieser Begriff wird auch dazu benutzt, um retrogressive, degenerierte oder perverse Sexualpraktiken zu beschreiben. Wie der Name besagt, bezeichnet «Umgekehrte Kundalini» jede Sexualpraktik, die den natürlichen Aufwärtsfluss der Sexualenergie umkehrt. Analer Sex kehrt den Fluss der Sexualenergie im passiven Partner unweigerlich um.

Viele alte Schriften warnen vor Analem Sex oder «Umgekehrter Kundalini»; sie stellen fest, dass diese Praktik von einem Gefühl begleitet wird, das prickelnd kühl und sowohl erschreckend als auch aufregend ist. Östliche Traditionen behaupten, dass das Erlebnis der «Umgekehrten Kundalini» psychisch schädlich und physisch schwächend ist.

Um «Umgekehrte Kundalini» zu verstehen, ist es notwendig, einen Blick auf die traditionelle yogische Anatomie zu werfen und sie dann mit der modernen westlichen Anatomie zu vergleichen.

Die yogische Schrift *Gorakshashtakam* erwähnt die Existenz einer speziellen Geschlechtsdrüse:

«Über dem Lingam und unterhalb des Nabels gibt es eine knollenartige Wurzel (Sanskrit: *Kanda)*; sie ist dem Ei eines Vogels sehr ähnlich. Dies ist die Quelle der zweiundsiebzigtausend subtilen, Leben tragenden Nerven. Über dieser ‹Wurzel› liegt die allmächtige Kundalini, achtfach zusammengefaltet und stets mit ihrem ‹Mund› den Zugang zum Zentralnerv verschliessend. Wenn durch das Innere Feuer geweckt und bewusst mit dem Vitalen Atem angefacht, steigt die Kundalini den Zentralnerv empor (Sanskrit: *Sushumna)* und nimmt die Lebenskraft mit sich, als wäre diese ein Lichtfaden.»

Gray's Anatomy, ein westliches medizinisches Standardwerk, beschreibt eine wichtige Geschlechtsdrüse, die Prostata, auf folgende Weise:

«Die Vorsteherdrüse (Prostata) ähnelt in Grösse und Farbe einer Kastanie. Sie liegt in der Beckenhöhle und ruht auf dem Rektum; durch das Rektum hindurch kann sie auch deutlich ertastet und gefühlt werden, besonders dann, wenn sie vergrössert ist. Ihre Unterseite ist nach oben gerichtet und direkt unter dem Blasenhals gelegen. Ihr Apex ist nach unten gerichtet, auf die tiefere Schicht des dreieckigen Ligaments, das sie berührt. Die Prostata besteht aus zwei lateralen Lappen und einem Mittel-Lappen. Sie wird von der Urethra und den Ejakulations-Leitungen perforiert. Sie ist unmittelbar umgeben von einer dünnen, aber festen faserartigen Kapsel.

Analer Verkehr zwischen Männern kann die Prostata durch die rektale Wand stimulieren und spontane Ejakulation auslösen. Tantrische Lehrer erklären solche Aktivität auf folgende Weise: Der natürliche Aufstieg der Kundalini, durch sexuelle Erregung geweckt, wird blockiert; der entstehende Druck veranlasst die Kundalini-Energie zur Umkehr und Abwärts-Bewegung. Die Sexualenergie kann jetzt nur noch die Nerven betreten, die in den unteren Teil des Körpers führen. Der Langzeiteffekt der «Umgekehrten Kundalini» besteht in Devitalisierung des oberen Körperteiles sowie in Schwächlichkeit und Schweregefühl im unteren Körper und in den Gliedmassen; ferner in psycho-spiritueller Letargie, die im ganzen Organismus spürbar ist. Analer Sex ist nicht die einzige Ursache für «Umgekehrte Kundalini». Angst kann sie auslösen, indem sie den Körper veranlasst, sich zusam-

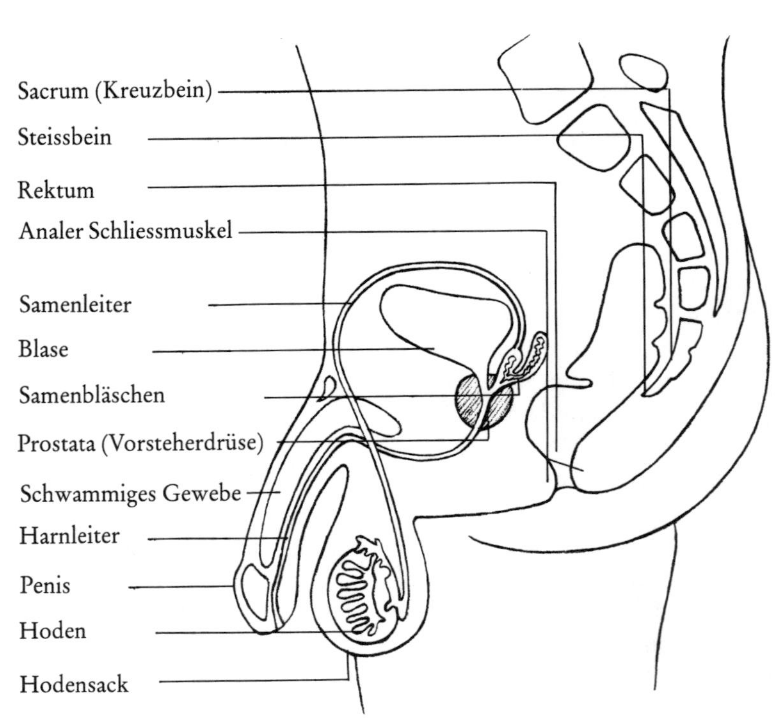

Dieses Diagramm zeigt die Position der Prostata (Vorsteherdrüse)

menzuziehen, abzukühlen und Vitalität aus den oberen Regionen zu entleeren. «Umgekehrte Kundalini» kann auch bei schwerer physischer Anstrengung auftreten, durch plötzlichen Schock oder durch neurotische Besessenheit, die Separation und Unausgewogenheit im Fluss der Lebensenergie durch den Körper schafft.

Eine der häufigsten Ursachen für «Umgekehrte Kundalini» in sexuellem Zusammenhang besteht darin, wenn ein Mann und eine Frau sich mit vollem Magen an anstrengendes Lieben wagen. Die vitalen Feuer des Körpers werden auf die Verdauung der Speisen im Magen konzentriert und hemmen und blokkieren somit den freien Fluss der Energie. Das löst Benommenheit und Schwere aus; diese Gefühle sind die Antithese des erhebenden Erlebnisses der sexuellen Vereinigung.

Die Symptome der «Umgekehrten Kundalini» bestehen in einem Gefühl des Getrenntseins vom Höheren Selbst, in einer Fixierung auf krankhafte Fantasie, in sado-masochistischer Besessenheit, in heissen und kalten Schauern, in Kurzatmigkeit und Schwäche der Gliedmassen.

Der «Umgekehrten Kundalini» kann entgegengewirkt werden durch einen natürlichen Lebensstil, durch tiefes Atmen (was helfen wird, den Abwärtsfluss der Energie umzukehren) und durch gesunde sexuelle Praktiken.

Eine yogische Übung, die ebenfalls helfen kann, ist als *Mulabandha* bekannt; sie besteht in rhythmischer Kontraktion der analen Schliessmuskeln. Diese Übung sollte von Visualisierung der Sexualenergie begleitet werden, wie sie sich nach oben erhebt und den gesamten Organismus stärkt und vitalisiert.

Shaykh Nafzawi, der muslimische Autor von *Der Parfümierte Garten* und zugleich wohlbekannter Sexologe der frühen mittelalterlichen Periode, stellt fest:

«Alle Autoritäten über religiöses Gesetz sind sich darin einig, dass ein Mann jeden Teil eines Frauenkörpers für sexuelle Befriedigung benutzen kann, *das Rektum ausgenommen.* Anale Sexualität ist eine Angelegenheit, über die es noch keine vollkommene Übereinstimmung gibt. Man schliesst sie in der Hauptsache deswegen aus, weil sie durch bestimmte Traditionen des Propheten verboten ist, aber es gibt auch ziemlich weit verbreitete Meinungen, die sie gestatten. In seinen Schriften erteilt Ibn Sha'ban den Begleitern und Nachfolgern des Propheten die Erlaubnis für das Praktizieren von Analverkehr. Es ist jedoch eine wohlbekannte Tatsache, dass in Mohammeds Gemeinde analer Sex für ungesetzlich gehalten wurde.»

Die Basis oder das Sexual-Zentrum ist komplex, und alle seine Elemente stehen miteinander in Verbindung. Die westliche anatomische Meinung ist sehr interessant, da sie dazu neigt, viele der alten yogischen Beschreibungen dieses Zentrums und dessen Funktionen zu unterstützen. Es gibt Überreste von Drüsen-Strukturen rund um die Basis des Rückgrats in der Region des Steissbeins, eine knochenähnliche Struktur, gebildet aus vier *kokzygealen Elementen* und *kokzygealen Hörnern,* die den «Hörnern» des *sacrum* (eines zusammengesetzten dreieckigen Knochens, der den Rücken des Beckens bildet) entsprechen. Manche halten diesen gesamten Bereich für das Überbleibsel eines tierähnlichen Schwanzes, der während des Evolutionsprozesses schrumpfte und verkümmerte.

Das *Perineum* (der Damm) ist eine komplexe Struktur zwischen Anus und Geschlechtsorgan; es besteht aus vier miteinander verbundenen Teilen, die in der medizinischen Terminologie wie folgt bekannt sind: *Bulbocaver-nosus-Muskel* (vorn), *Sphincterani-externus-Muskel* (hinten) und die beiden *oberflächlichen perinealen Muskeln* (an den Seiten). Der erste Muskel stösst den letzten Urin aus und dient zugleich als Erektions-Hilfsmuskel für den Penis, um beim Ejakulieren des Samens zu helfen. Bei der Frau zieht dieser Muskel die Vaginalöffnung zusammen. Bewusste Kontrolle dieses Muskels ist in tantrischer Tradition ein Ziel von grosser Bedeutung.

Der *Scham-Nerv* ist die hauptsächliche Nervenverbindung mit den Muskeln des Perineums. Kontrolle über diesen Nerv bedeutet zugleich absolute Kontrolle über Erektion

Die Grosse Göttin Kundalini, die Reine Energie des Selbst, schlummert dicht beim Rektum in der Region, die als Muladhara *bekannt ist; sie hat die Form einer Schlange, die sich dreieinhalbmal zusammengeringelt hat. Solange sie im Körper schläft, ist die Seele ein blosses Tier, und echtes, wahres Wissen erhebt sich nicht. Ziehe den Anal-Muskel zusammen und weite ihn aus, wieder und immer wieder. Dies wird* Asvini Mudra *genannt und ist der wirksamste Weg, die innere Shakti zu wekken.*

GHERANDA SAMHITA

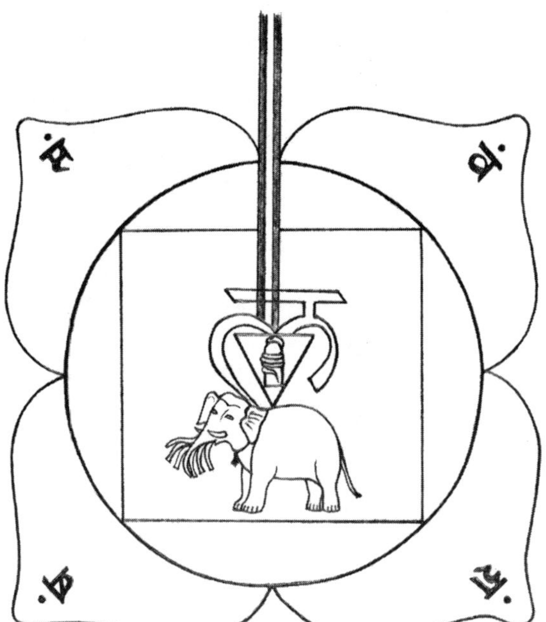

Die Basis oder das Sexual-Chakra wird in neueren indischen Tantra-Arbeiten beschrieben. Die Kundalini wird um die lingam-förmige Prostata geringelt gezeigt. Der Elefant mit mehrfachen Rüsseln symbolisiert die vielen verschiedenen Pfade, durch die sexuelle Energie fliessen kann.

Schliesse die Anal-Öffnung durch die Ferse des linken Fusses, drücke mit dem rechten Fuss sorgfältig auf diese Ferse, bewege langsam die Rektum-Muskeln und ziehe allmählich die Muskeln der Yoni oder des Perineums (der Bereich zwischen Anus und Skrotum) zusammen. Halte den Atem an, indem du Jalandhara Bandha *(Druck des Kinns auf die Brust und Kontraktion des Halses) benutzt. Dies nennt man* Mahabandha *und ist sehr wirksam, um Verfall und Tod zu vernichten. Wenn eine Person sich darauf versteht, dies richtig zu benutzen, so hilft es ihr, alle Wünsche zu erlangen.*
GHERANDA SAMHITA

und Ejakulation beim Mann und über Yoni-Kontraktionen bei der Frau. Seine drei Zweige reichen ins Becken durch Wurzeln von den *Sakral-Nerven* und verbinden sich schliesslich mit dem Ischias-Nerv. Der Scham-Nerv tritt schliesslich als *Dorsal-Nerv* des Lingam oder der Yoni aus dem Perineum heraus.

Die entsprechende tantrische Beschreibung spricht von einem vierfachen Lotos, in dem es eine zweite vierfache «Basis» gibt, die von einer elefantenköpfigen Gottheit (Ganesha) beherrscht wird; darüber ist ein umgekehrtes Dreieck, das eine Lingam-Form (Prostata) enthält, die von der Kundalini umschlungen wird. Von ihr aus führt eine zentrale Leitung nach oben zu den anderen Subtilen Zentren.

In der Prostata des Mannes befinden sich die *Bläschendrüsen* (Samenbläschen), manchmal auch als «blinde Beutel» oder *Prostata-Schläuche* bezeichnet. Sie haben ungefähr die Grösse und Form eines kleinen Fingers. Die Bläschendrüsen sind in der Prostata nach rückwärts und aufwärts gerichtet und sollen nach Auffassung westlicher Medizin «das männliche homologe Organ des weiblichen Uterus und der Vagina» sein. Sie sekretieren einen alkalischen Bestandteil der Samenflüssigkeit, analog den Sekretionen, die in der Yoni einer sexuell erregten Frau produziert werden. In diesem Bereich befinden sich die *Spritzgänge* (ductus ejaculatorii); sie bilden die Fortsetzung der Samenleiter im Inneren der Prostata; ihre Lage ist in unmittelbarer Nähe zum Rektum.

In einer der Prostata ähnlichen Lage haben Frauen eine *Zervix,* die «Blume» des Uterus. Eine dünne Membrane trennt sie von der Analpassage. Es ist vorstellbar, dass eine ungewöhnliche Lage der Zervix und des Gebärmuttermundes ein physiologischer Grund dafür sind, dass manche Frauen Freude am Analen Sex haben.

Blockierung der Prostata bei Männern und Druck auf die Zervix durch das innere Rektum bei Frauen können dazu führen, dass sich ein unnatürlicher Strom von Sexualenergie aufbaut und sich in einer abwärts bewegenden Richtung freisetzt. Eine derartige *Umgekehrte Kundalini* führt im allgemeinen zu Neurose und Persönlichkeitsproblemen; Humor wird durch Zynismus ersetzt. Die physischen Symptome bestehen in einer plötzlichen Verdickung des unteren Körperteiles: Taille, Hüften und Beine werden dicker und schwerer, ohne dass es merkbare Veränderungen in den Essgewohnheiten gibt. Ähnliche Symptome treten auch oft während der «männlichen Menopause» auf und sind besonders mit der chirurgischen Entfernung der Prostata verbunden. Eine gesunde Ernährung, eine gesunde Lebensweise und gesunde sexuelle Gewohnheiten tragen wesentlich dazu bei, mit Problemen der «Umgekehrten Kundalini» fertig zu werden und sie zu überwinden.

Wenn sexuelle Energie nach oben geleitet wird und durch den ganzen Körper zirkuliert, wird psycho-physische Krankhaftigkeit durch transzendentalen spirituellen Glanz und Wohlbefinden ersetzt.

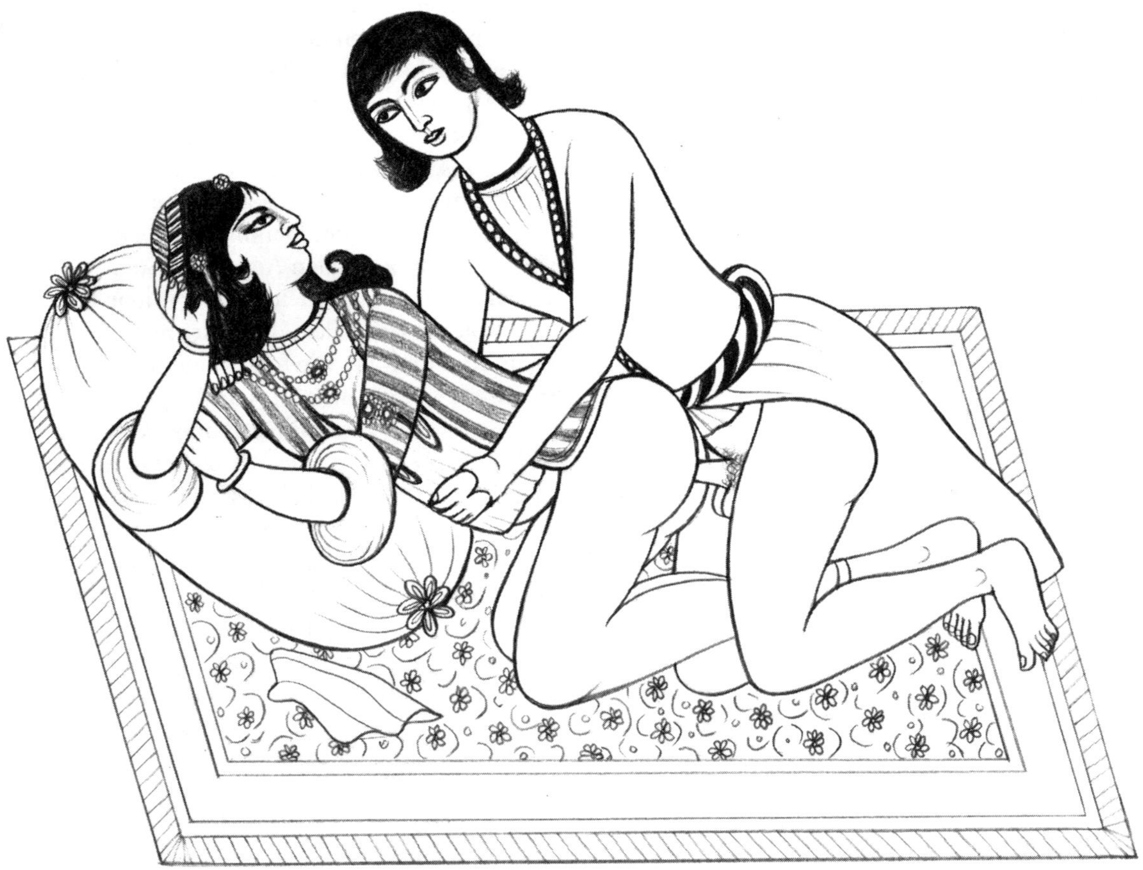

Ein arabisches Paar praktiziert analen Sex.
Nach einer persischen Miniaturmalerei; frühes 19. Jahrhundert.

Arabische Nächte (Tausendundeine Nacht)

Schon die Worte «Arabische Nächte» wecken sinnliche und exotische Vorstellungen. Ein Mann lehnt sich auf Teppichen und Kissen zurück, hält eine Wasserpfeife in der Hand, eine schöne Frau in jedem Arm; Dienerinnen, von Tanz und Musik begleitet, bieten Delikatessen an. So ungefähr sehen die populären Vorstellungen aus, die sich mit Arabien verbinden.

Shaykh Nafzawi gibt in seinem Klassiker *Der Parfümierte Garten* eine typische Beschreibung:

«Dann kam er an einem Vorhang an, der am Eingang hing; er war aus rotem Brokat. Von dort aus überprüfte er den Raum, der in Licht gebadet war; viele Kerzen brannten in goldenen Kerzenhaltern. In der Mitte plätscherte ein Springbrunnen. Ein Tischtuch war auf dem Fussboden von einem Ende bis zum anderen ausgebreitet, bedeckt mit verschiedenem Fleisch und Obst.

Das Prachtzimmer war mit vergoldeten Möbeln ausgestattet, deren Glanz das Auge blendete. Es gab in der Tat überall Verzierungen jeder Art. Bei näherem Hinsehen überzeugte sich der König davon, dass um das Tischtuch zwölf Maiden und sieben Frauen versammelt waren, alle wie Monde. Er war erstaunt von ihrer Schönheit und Anmut. Seine Aufmerksamkeit galt vor allem einer Frau wie ein Vollmond, von perfekter Schönheit, mit schwarzen Augen, ovalen Wangen und einer zierlichen Taille. Sie demütigte das Herz aller, die in sie verliebt waren. Verblüfft von ihrer Schönheit stand der König wie benommen da. Dann sagte er zu sich: ‹Wie kann man von hier bloss wieder fortkommen? O Geist, gib nicht der Liebe nach!›

Er setzte die Inspektion des Raumes fort und sah, dass alle Anwesenden mit Wein gefüllte Gläser in den Händen hielten. Sie tranken und assen. Er hörte, wie eine der Frauen zu einer ihrer Gefährtinnen sagte: ‹Ach, lass uns zu Bett gehen. Der Schlaf überwältigt uns. Komm, lass uns eine Fackel anzünden und uns ins andere Gemach zurückziehen.› Später versteckte sich der König. Die beiden Frauen kehrten von ihren Waschungen zurück und schlossen die Türen des Raumes. Berauscht vom Wein, zogen sie sich gegenseitig voll Leidenschaft die Kleidung aus und begannen sich zu liebkosen.»

Im Harem nahmen Moslem-Frauen im allgemeinen schwesterliche oder sogar sapphische Beziehungen auf. Das Ritual des Bades mit gegenseitigem Waschen, mit Haarwäsche, Massage und Enthaarung förderte eine Atmosphäre der Sinnlichkeit, die so oft mit Polygamie und orientalischer Sexualität verbunden wird.

Der Koran erlaubte einem Mann bis zu vier Ehefrauen gleichzeitig, dazu noch eine Anzahl von Konkubinen. J. G. Bennett, der Interpret von Gurdjieffs Lehren, weist ganz klar darauf hin: «Die von Mohammed aufgestellte Vorschrift spezifizierte drei Bedingungen für Polygamie. Erstens mussten die Mittel vorhanden sein, um die Bedürfnisse von mehr als einer Familie zu bestreiten. Zweitens musste ausreichende Manneskraft zur Verfügung stehen, um mehr als eine Frau befriedigen zu können. Drittens musste ein Mann genügend innere Autorität besitzen, um von mehr als einer Frau akzeptiert zu werden. Diese Bedingungen verminderten das Auftreten von Polygamie einigermassen.»

Richard Burton, Übersetzer von *Tausendundeine Nacht* (erstmals in einer Privatausgabe im Jahre 1885 publiziert), zitiert traditionelle Quellen für die folgende Überlegung: «Wenn ein Mann nur eine einzige Ehefrau hat, hält sie sich für gleichwertig, gibt Widerrede und gewährt sich Vorrechte. Zwei Ehefrauen streiten ständig untereinander. Drei Ehefrauen sind auch noch keine rechte Gesellschaft, denn hier werden sich fast immer zwei gegen die dritte zusammentun, und zwar gegen die netteste Ehefrau. Das führt zu Unruhe und Rebellion. Vier Ehefrauen sind die beste Lösung, denn wenn sie sich streiten, können sie sich am leichtesten untereinander einigen. So geniesst der Ehemann einen relativen Frieden.» Burton stellt weiter fest, dass die Moslem-Beschränkung – nur vier Ehefrauen für einen Mann – von einem noch viel älteren jüdischen Brauch abgeleitet wurde.

Wenngleich die populäre Ansicht über «Arabische Nächte» mit Polygamie und offener Sinnlichkeit verbunden ist, haben die meisten modernen Moslems nicht mehr als eine Ehefrau und neigen auch dazu, in ihren sexuellen Gewohnheiten konservativ zu sein. Frauen beginnen in der islamischen Gesellschaft eine aktive Rolle zu spielen, und einige der ihnen früher auferlegten Beschränkungen wurden inzwischen aufgehoben. Nichtsdestotrotz bleibt die arabische Kultur patriarchalisch und im Grunde genommen chauvinistisch. Die traditionelle Hollywood-Version von «Tausendundeine Nacht» ist in der wirklichen Welt nur schwer zu finden.

Im Islam wimmelt es von primitivem Aberglauben über Sex und den Geschlechtsakt. Werden diese vielen abergläubischen Ansichten analysiert, kann alles auf ein paranoides Grauen vor der Möglichkeit reduziert werden, dass Frauen «den Männern überlegen werden könnten». Sexuelle Stellungen, bei denen die Frau oben ist und die aktive Rolle übernimmt, werden mit Argwohn betrachtet; man bezeichnet sie aus höchst unlogischen Gründen als «gesundheitsschädigend».

So erklärt zum Beispiel Shaykh Nafzawi: «Wenn du es mit Frauen tust, die auf dir reiten, dann wird dein Rückgrat darunter leiden, und auch dein Herz wird davon in Mitleidenschaft gezogen; wenn in dieser Stellung auch nur der kleinste Tropfen der üblichen weiblichen Sekretionen in dein Organ eindringt, dann wird sich daraus ein schmerzhaftes Problem ergeben.»

Moslems verbinden mit dem Geschlechtsverkehr ein gewisses Mass an Schuld, wie von Ghazali (dem Sufi-Mystiker aus dem 11. Jahrhundert) wie folgt bezeugt wird: «Für einen Mann ist es eine gute Ehepraxis, sich beim Geschlechtsverkehr von der Richtung nach Mekka abzuwenden, und zwar aus Respekt vor den Heiligen Orten.» Ghazali rät, dass der erste, mittelste und letzte Tag eines Monats für Geschlechtsverkehr ungeeignet ist, denn «in solchen Nächten beteiligt sich der Teufel selbst an der Vereinigung».

Arabischen Frauen ist es im allgemeinen verboten, auf dem Rücken liegend zu schlafen, ausser in sexueller Umarmung, denn man glaubt: «Wenn Frauen auf diese Weise offen daliegen, wird der Teufel ständig versuchen, sie zu besitzen.»

Die Moslem-Lehren über Sexualität enthalten sehr viel Chauvinismus. Frauen haben den Status von Besitz und werden noch geringer geachtet als Bürger zweiter Klasse. Ein populäres Moslem-Sprichwort lautet: «Eines Mannes Scham *(aurat)* erstreckt sich von seinem Nabel bis zu seinen Knien, während die Scham einer Frau von Kopf bis Fuss reicht.»

Sogar Ibn Arabi, der Sufi-Mystiker aus dem 12. Jahrhundert, teilt die Vorurteile über die Frau:

«Die Frau steht einen Grad unter dem des Mannes, womit das Koran-Wort bestätigt wird: ‹Männer stehen eine Stufe höher als Frauen.› Es gibt eine Dreiheit aus Gott, Mann und Frau. Ein Mann streckt sich seinem Herrn entgegen, der sein Ursprung ist. Die Frau streckt sich dem Mann entgegen. Wenn ein Mann eine Frau liebt, wünscht er Vereinigung, und zwar die vollkommenste Vereinigung, die in der Liebe möglich sein kann. In der aus Elementen zusammengesetzen Form gibt es keine intensivere Vereinigung als den Akt physischer Liebe. Wollust breitet sich durch jeden Teil des Körpers aus. Deshalb verordnen die Heiligen Moslem-Gesetze totale Waschung und Reinigung des Körpers nach dem Paarungsakt, genau wie auch die Auslöschung des Mannes in der Frau nach der wollüstigen Verzückung der sexuellen Vereinigung total gewesen ist. Denn Gott ist eifersüchtig auf Seinen Diener, und Er toleriert nicht, dass Sein Diener sich an etwas anderem als an Ihm erfreut.»

Wie Ghazali feststellt, gibt es eine Tradition, nach der Mohammed einmal gesagt haben soll: «Niemand soll wie ein brutales Tier über seine Ehefrau herfallen, sondern lasst zuvor Verständigung zwischen Ehemann und Ehefrau eintreten.» Er wurde gefragt, was er mit Verständigung meinte. Darauf erwiderte er: «Ein Kuss und zärtliche Worte.»

Bei einer anderen Gelegenheit, bekannt als die Predigt der Abschieds-Pilgerreise, soll Mohammed erklärt haben: «Ich empfehle euch, eure Frauen fair zu behandeln, denn sie sind eure Gefangenen. Von sich aus besitzen sie nichts. Euch sind sie von Gott anvertraut worden, und ihr habt auf Gottes Befehl hin gesetzlichen Zugang zu ihren Körpern. Männer und Frauen haben Rechte über einander. Frauen haben das Recht auf anständige Kleidung und gutes Essen. Euer Recht als Ehemänner ist es, dass niemand, den ihr widerwärtig findet, euren Teppich betreten soll. Eure Frauensleute sollen niemandem ohne eure Erlaubnis oder ohne euer Wissen Zutritt zu euren Haus gestatten. Wenn sie es trotzdem tun, dann meidet sie im Bett und schlagt sie, aber nicht zu kräftig.» Er wurde gefragt: «Welche Art von Frau ist am besten?» Der Prophet Mohammed antwortete: «Eine, die das Auge ihres Mannes erfreut, wenn er sie anschaut; die ihm gehorcht, wenn er ihr Befehle gibt; die ihm keinen Verdruss bereitet durch das, was sie ist oder hat.»

Aisha, Mohammeds Lieblingsfrau, sagte einmal: «Frauen sind die Puppen der Männer. Ein Mann muss seine Puppe so hübsch wie möglich machen.» Nach kurzem Überlegen fügte sie hinzu: «Ein Mann sollte eine Frau als sein Spielzeug gut behandeln.»

Die typische Moslem-Einstellung der Sexualität gegenüber ist sehr irdisch und physisch. Männliche Vorherrschaft und die Macht des Patriarchats haben absoluten Vorrang, und zwar fast bis zum Ausschluss der Rücksichtnahme auf Frauen. Die Vorstellung, dass eine Frau oder die Frauen einem Mann «gehören», ist typisch für besitzherrliche patriarchalische Wertvorstellungen. Die Forderung, dass die Frau dem Mann absolut und vorbehaltlos «dienen» muss, ist das unausgeglichene Resultat solcher Vorherrschaft. Echtes Dienen zwischen Partnern kann nur realisiert werden, wenn es gegenseitig geschieht. Jeder muss Rücksicht auf den anderen nehmen. Der Islam verzerrt den Wert der männlichen Sexual-Aggression und bläht ihn auf; es fehlt fast ausnahmslos an Einsicht und Respekt für die Bedürfnisse und Rechte der Frauen.

In islamischer Gesellschaft trifft das populäre Sprichwort «Gross ist schön» besonders auf Frauen zu. Brautpreise wurden oft nach dem Gewicht eines heiratsfähigen Mädchens festgesetzt. Bei Männern sind grosse Geschlechtsorgane hochgeschätzt; sexueller Erfolg wird mit offener, aggressiver Männlichkeit gleichgesetzt.

Shaykh Nafzawi stellt fest: «Koitus ist in höchstem Masse wohltuend für starke, vollblütige Personen von kräftigem Körperbau, aber schädlich für diejenigen, die das genaue Gegenteil sind. Ein Mann, der eine Frau bearbeitet, die jünger ist als er selbst, erwirbt damit neue Kraft. Wenn sie von gleichem Alter ist wie er, wird er davon keinen Vorteil haben. Und wenn sie sogar älter ist als er, dann wird sie ihm alle Kraft nehmen.» Er fügt hinzu: «Wenn du mit einer Frau liegst, verrichte ihr Geschäft ein paarmal, wenn du dazu geneigt bist, aber achte darauf, dass du es nicht übertreibst. Denke an das wahre Wort: ‹Wer das Liebesspiel im Interesse seiner eigenen Person und um seine eigenen Wünsche zu befriedigen spielt, verspürt die intensivste und dauerhafteste Lust; wer es aber tut, um die Lust einer anderen Person zu befriedigen, verliert all sein Verlangen und wird schliesslich impotent.›»

Eine frühe Tradition stellt fest, dass Mohammed seinen Anhängern riet, «Jungfrauen bei der Suche nach Ehefrauen auszuwählen, denn sie haben den süssesten Mund, den fruchtbarsten Schoss und die hellste Hautfarbe».

Shaykh Nafzawi schreibt: «Geschlechtsverkehr mit Mädchen unter dreizehn ist schlecht, da er das Gehirn schädigen oder abtöten kann; ausserdem bringt er Depression und krankhafte Fantasie.»

Viele Liebespositionen, die in der islamischen Kunst dargestellt sind, wurden direkt aus alten illustrierten Liebes-Handbüchern der Hindus übernommen. Sowohl das *Kamasutra* als auch der *Ananga Ranga* sind in abgekürzter oder redigierter Form in die arabische Sprache übertragen worden. Diese Übersetzungen waren jedoch arg verzerrt, um den Moslem-Standpunkt der männlichen Vorherrschaft und Überlegenheit zu unterstreichen.

In aller Fairness muss man sagen, dass Mohammeds Lehren über die Sexualität vielleicht eine Verbesserung der sehr primitiven und aggressiven Kultur, die Arabien damals beherrschte, darstellten.

Es ist merkwürdig, dass die Kaaba, das würfelförmige Gebäude in der Grossen Moschee von Mekka, einen schwarzen Stein oder Meteoriten enthält, der einmal als Symbol erhabener Weiblichkeit verehrt wurde. Im Altertum verehrten die Bewohner von Mekka Mutter-Göttinnen in Form von Steinen, die rituell umschritten wurden, wie es bei der Kaaba von Mekka heute noch geschieht. Das prä-islamische Pantheon besteht aus Namen und Bildern frommer Männer und einer Dreiheit von Göttinnen: Allat, Al-Uzza und Manat, die in ganz Arabien regierten. Alle Schreine und Bildnisse von Göttinnen wurden auf Befehl von Mohammed zerstört, der sie mit den antiken baylonischen Mysterien-Kulten in Verbindung brachte. Es scheint, dass Mohammed der Macht misstraute, die von solchen alten Plätzen ausging; er zog es vor, das Patriarchat zu einer Position absoluter Überlegenheit zu erheben.

Der Islam präsentiert uns keine umfassende mystische Ansicht über Sexualität. Wenn wir in diesem Bereich Vergleiche mit indischen und chinesischen Lehren anstellen, so stellen wir fest, dass es der arabischen Kultur an sexueller Sensitivität mangelte.

Wenn du deine Frau äusserlich regierst, aber innerlich von ihr, die du begehrst, regiert wirst, dann ist dies charakteristisch für den Menschen. Bei anderen Lebewesen fehlt die Liebe, und das zeigt ihre Unterlegenheit. Der Prophet sagte, dass die Frau beim Klugen die Oberhand hat, während ignorante Männer bei ihr die Oberhand haben; in ihnen wohnt die Wildheit von Tieren. Liebe und Zärtlichkeit sind menschliche Eigenschaften; Zorn und Lust sind animalische Eigenschaften. Die Frau ist ein Strahl von Gott; sie ist nicht die irdisch geliebte Frau. Sie ist schöpferisch; man könnte sagen, sie ist nicht erschaffen.
RUMI

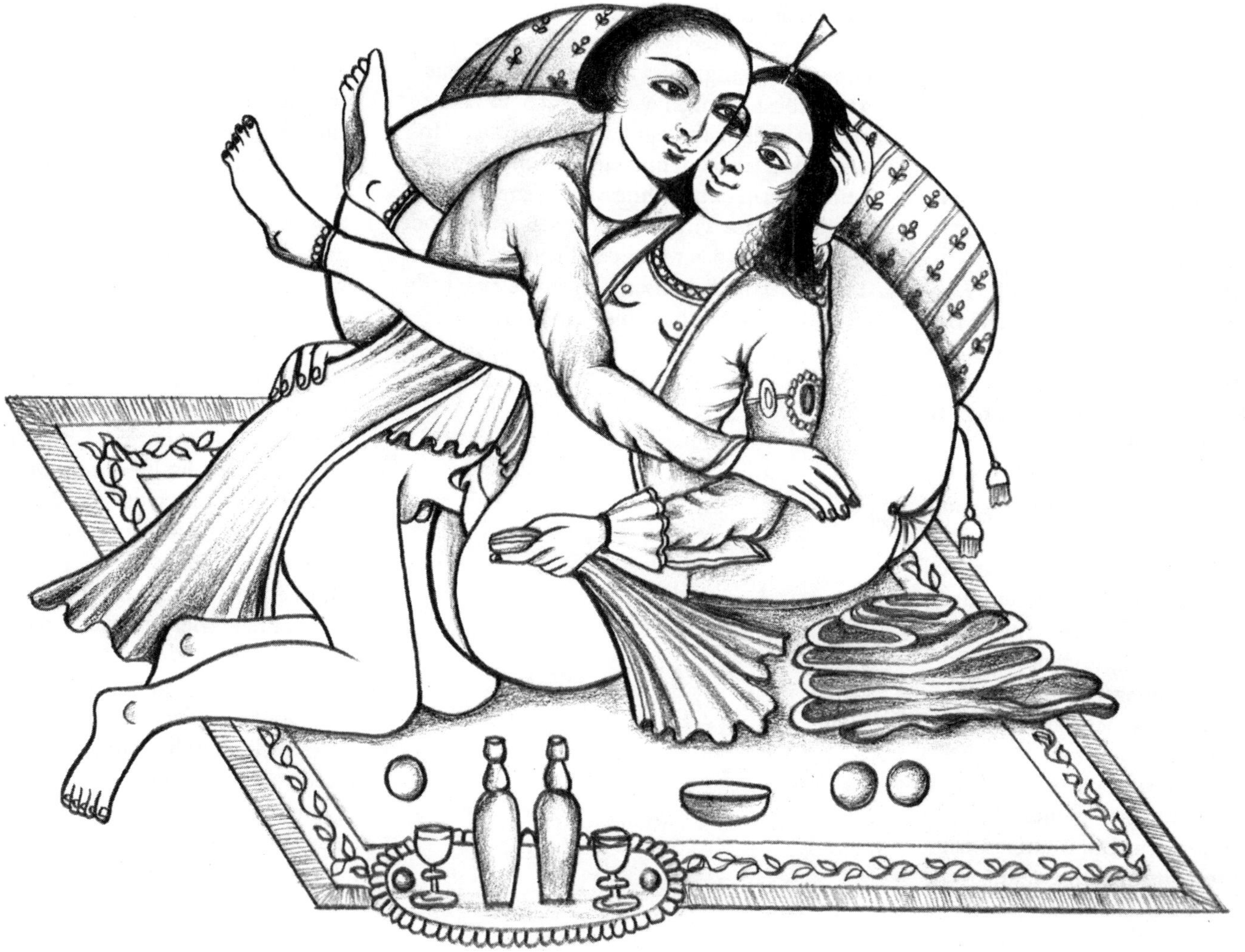

Arabisches Liebesspiel.
Nach einer persischen Miniaturmalerei aus dem 19. Jahrhundert.

Sei für ihn ein Stück Land, und er wird dein Himmel darüber sein. Sei für ihn ein Ort der Ruhe, dann wird er für dich eine Hauptstütze sein. Sei für ihn eine Leibeigene, dann wird er für dich ein Sklave sein. Klammere dich nicht an ihn, sonst wird er sich von der Last deines Gewichtes befreien. Halte dich aber auch nicht zu fern von ihm, sonst wird er dich vergessen. Wenn er zu dir kommt, dann sei ihm nahe. Aber wenn er sich entfernt, dann halte auch du Abstand. Achte sorgfältig auf seine Nasenflügel, Ohren und Augen, so dass er niemals etwas anderes riechen kann als das duftende Parfüm deines Körpers; niemals etwas anderes hören kann als gute Nachrichten über dich – und in dir niemals etwas anderes sehen wird als Schönheit.
GHAZALI

Der Islam hat jedoch einige der grössten Mystiker der Welt in der spirituellen Sufi-Tradition hervorgebracht, deren von Liebe inspirierte Dichtung sowie deren mystische Gesänge im Westen recht gut bekannt geworden sind. Der Sufismus bezog jedoch einen grossen Teil seiner Inspiration von alten indischen mystischen Lehren. So hat zum Beispiel Hazrat Inayat Khan, der in der jüngeren Vergangenheit den Sufismus im Westen propagierte, fast ausschliesslich aus Hindu-Quellen geschöpft, um seine Gedanken zu illustrieren.

Sufi-Dichtung stellt Weiblichkeit durch Allegorie auf eine höhere Stufe und macht sie erhaben. Man hält sich dabei aber streng an den Buchstaben des Islam, während man nur vorsichtig andeutet, dass die absolute Liebe, die ein Mann und eine Frau füreinander empfinden, die Liebe Gottes für seine Geschöpfe widerspiegelt.

Die populäre und romantische Vorstellung von Tausendundeine Nacht ist weit von der wirklichen Liebe im Mittleren Osten entfernt; dennoch können moderne Paare etwas davon lernen, wie sie in der Vergangenheit idealisiert und praktiziert wurde.

In Richard Burtons Mammut-Werk *Tausendundeine Nacht* gibt es sehr sinnliche Beschreibungen des Liebens; davon kann sich ein modernes Paar durchaus inspirieren lassen. In der sechsundzwanzigsten Geschichte finden wir folgende Beschreibung:

«Als ich eingetreten war und Platz genommen hatte, kam die Dame sofort herein. Sie trug ein Diadem aus Perlen und Juwelen. Ihr Gesicht war mit künstlichen Malen von indigoblauer Farbe gezeichnet. Ihre Augenbrauen waren mit Schwärze nachgezogen. Ihre Hände und Füsse waren mit Henna rotgefärbt. Als sie mich sah, lächelte sie, nahm mich in die Arme und drückte mich an ihre Brust. Dann presste sie ihren Mund auf meinen Mund und saugte an meiner Zunge. Ich tat es gleichermassen. Dann setzten wir uns zu einer Unterhaltung hin. Ich liess verschämt den Kopf hängen, aber sie zögerte nicht lange, sondern stellte ein Tablett mit den exquisitesten Fleischspeisen, mit marinierten Fleischsorten, mit in Bienenhonig getauchtem Gebäck und mit Hähnchen, die mit Zucker und Pistazienmandeln gefüllt waren, vor mich hin. Wir assen von allem, bis wir gesättigt waren. Dann brachte sie Schüssel und Wasserkrug. Ich wusch meine Hände. Wir parfümierten uns mit Rosenwasser und setzten uns erneut zur Unterhaltung hin. Dann begannen wir miteinander zu spielen. Wir berührten und küssten uns, bis es Abend wurde. Dann stellten Dienerinnen Fleisch und Wein vor uns hin. Wir sassen da und zechten bis Mitternacht. Dann legten wir uns hin. Ich legte mich zu ihr. Niemals in meinem Leben sah ich eine Nacht wie diese Nacht.»

Das reiche Bildwerk, das mit Tausendundeine Nacht verbunden ist, kann in die persönliche Umgebung eingebaut werden. Statt sich auf das Liebesnest nach westlichem Standard zu beschränken, kann ein Paar lernen, seine Intim-Plätze auszudehnen und mehr exotische Kultur darin einzuschliessen. Wenn dies obendrein noch mit der tantrischen Methode gepaart wird, das weibliche Prinzip zu ehren, dann wird das Schlafzimmer – wie eine Bühne – zur Kulisse für das Spiel der Erotik.

Beschneidung

Beschneidung ist ein sehr alter Brauch, der in verschiedenen Kulturen auftrat. Es gibt Hinweise, dass die Beschneidung im prä-dynastischen Ägypten praktiziert wurde. Während des Alten Königreiches (ca. 2780–2270 v. Chr.) war Beschneidung allgemein üblich; davon zeugen Reliefs, die diesen Ritus darstellen. Die reguläre ägyptische Hieroglyphe für das Lingam zeigt das Merkmal der Beschneidung. Es gibt Anzeichen dafür, dass in der frühen ägyptischen Geschichte die Beschneidung den Adeligen vorbehalten war; erst später wurde sie auf die gesamte männliche Bevölkerung ausgedehnt. Wahrscheinlich war das ungewöhnlich heisse Klima, das zu Reizungen und Hautausschlägen der Vorhaut beiträgt, ein bedeutender Faktor dafür, dass diese Praktik zu volkstümlichem Brauch wurde.

Man vermutet, dass die Juden einen ägyptischen Brauch übernahmen, als sie rituelle Beschneidung in ihre Religion aufnahmen. So gibt es zum Beispiel viele Ähnlichkeiten zwischen alten ägyptischen Ritualen und denjenigen, die für jüdischen zeremoniellen Gebrauch umrissen wurden. Das Tabernakel wurde speziell aus ägyptischem Akazienholz angefertigt, und es ist wahrscheinlich, dass die Bundeslade vom Heiligen Boot der ägyptischen Pharaonen abgeleitet wurde. Die Überlieferung besagt, dass die Juden seit Abrahams Zeiten beschnitten wurden.

Der kabbalistische Standpunkt ist, dass männliche Beschneidung einen Bund mit Yahweh symbolisiert und eine Intiation in die Leiden der Welt darstellt. Der jüdische *Moyel* oder Beschneidungs-Priester ist im allgemeinen sehr geschickt und benutzt Gesang und Ritual, um dem Akt Bedeutung zu verleihen.

Die Moslems bauten Beschneidung ebenfalls in ihren Kult ein. Während ihrer Invasionen in Indien waren sie entsetzt darüber, dass Hindus und Buddhisten unbeschnitten waren. Beschneidung wurde Voraussetzung für eine Aufnahme als Bekehrter in die neue Religion. Für diesen Zweck benutzte man die gleichen Schwerter wie im Kampf.

Im Orient ist Beschneidung sehr selten. Die indischen und tibetischen Lehren über dieses Thema betonen, dass Beschneidung nur für medizinische Zwecke nützlich ist; wenn sich zum Beispiel die Vorhaut nicht zurückziehen lässt, so dass Geschlechtsverkehr behindert wird.

Was China betrifft, so schreibt R. H. Van Gulik, der berühmte Orientalist und Sexologe: «Es ist bemerkenswert, dass es keine Spuren von schmerzhaften Einweihungsriten zur Mannbarkeit ober Weiblichkeit gibt, weder für Jungen noch für Mädchen, und dass Beschneidung bei Jungen und Klitoridektomie bei Mädchen vollkommen unbekannt waren.»

In der Vergangenheit ist Beschneidung immer der Höhepunkt eines Einweihungs-Rituals gewesen, entweder für die Aufnahme in die patriarchalische Gruppe oder in den Stamm. Viele afrikanische Stämme benutzen den Ritus der Beschneidung als eine Prüfung für das Ertragen von Schmerzen und als Initiation in einen Kult. Obwohl Beschneidung nur ein recht kleiner Eingriff ist, so können die psychologischen Auswirkungen doch verheerend sein. Dies trifft besonders auf die moderne Handhabung zu, wo Beschneidung oft als ein rein klinischer, aber nicht als ritueller Akt vorgenommen wird. Babys sind extrem zu beeindrucken, und wenn auch der Schmerz nur relativ gering ist, so besteht doch die Gefahr, dass Beschneidung psychologische und sexuelle Probleme schaffen kann, es sei denn, dass eine richtige Einstellung und Haltung mit im Spiel ist.

Wenn der Vater beschnitten ist, wird es der Sohn meistens auch sein. Wenn eine Familie die Tradition der Beschneidung aufrechterhalten möchte, so ist es ratsam, diese Operation als bedeutungsvolles Ritual durchzuführen und von einem Beschneidungs-Priester vornehmen zu lassen. Wenn die Familie unsicher ist, dann sollte eine Entscheidung so lange aufgeschoben werden, bis der Junge imstande ist, selbst darüber zu entscheiden. Wir jedenfalls sind der Meinung, dass es am besten ist, zu warten, bis das Kind alt genug ist, um genau zu verstehen, was da gemacht wird und warum. Da der Eingriff in jedem Alter vorgenommen werden kann, und bei Lokalanästhesie vollkommen schmerzlos ist, scheint eine frühe Beschneidung wenig Sinn zu haben, es sei denn, dass sie von Brauchtum oder medizinischer Notwendigkeit diktiert wird.

Männliche Beschneidung besteht in der chirurgischen Entfernung von einem Teil der Vorhaut; mitunter erstreckt sich der Eingriff aber auch auf die ganze Vorhaut. Im allgemeinen gibt es eine Tendenz, die Beschneidung zu übertreiben. Dies ist bei einem kleinen Kind besonders leicht, da es schwierig zu entscheiden ist, welche Menge von Haut entfernt werden sollte. In solchen Fällen ist die Halb-Beschneidung vorzuziehen. Dabei wird nur die äusserste Spitze der Vorhaut entfernt. Sogar bei einem erwachsenen Mann ist die Beschneidungs-Verletzung nicht sonderlich schmerzhaft; die Wunde heilt in etwa neun Tagen, und schon nach drei Wochen kann normaler Geschlechtsverkehr wieder ausgeübt werden.

Aus hygienischen Gründen ist Beschneidung keineswegs notwendig. Einem unbeschnittenen Jungen sollte jedoch beizeiten beigebracht werden, wie er sein Lingam sauberhalten kann. Die Eltern sollten ihm erklären, wie die Vorhaut sorgfältig zurückgezogen und das innere Lingam mindestens alle paar Tage gewaschen wird. Bei einem unbeschnittenen Jungen sollte die Vorhaut erst dann gänzlich zurückgezogen werden, wenn er mindestens drei Jahre alt ist.

Einige medizinische Konditionen lassen eine Beschneidung ratsam erscheinen. Das beharrliche Auftreten von Juckreiz, Wundsein und Rötung der inneren Oberfläche der Vorhaut und des Lingam-Kopfes sind solche Anzeichen. Bei Zweifeln, ob eine Beschneidung aus medizinischen Gründen angebracht ist oder nicht, sollte ein Spezialist zu Rate gezogen werden.

Es gibt Hinweise, dass vorzeitige Ejakulation manchmal durch Beschneidung geheilt werden kann, sogar in einer relativ späten Lebensphase, denn durch eine Beschneidung wird die Empfindlichkeit des Lingams herabgesetzt. Auf der anderen Seite halten manche Fachleute diese Verminderung der Sensitivität für einen der Nachteile dieses Eingriffs. Die Ansichten über die allgemeine Praktik des Beschneidens halten sich bei Medizinern mit Pro und Contra etwa die Waage, wenngleich in vielen Krankenhäusern die Beschneidung von männlichen Säuglingen routinemässig vorgenommen wird. Wir vertreten die Ansicht, dass eine klinische Krankenhaus-Umgebung für eine Beschneidung der denkbar unangenehmste Aspekt dieser Operation ist und deshalb lieber vermieden werden sollte.

Was die weibliche Beschneidung betrifft (die ganze oder teilweise chirurgische Entfernung der Klitoris), so dürfte dies zweifellos eine der grausamsten Erfindungen des Mannes sein. Sie wird zum erstenmal in der späten ptolemäischen Periode der ägyptischen Geschichte (ca. 300–30 v. Chr.) erwähnt. In einigen afrikanischen und arabischen Kulturen wird sie immer noch durchgeführt. Im Westen wurde sie im viktorianischen Zeitalter eingeführt und sollte angeblich junge Mädchen daran hindern, mit ihren Yonis zu spielen. Glücklicherweise ist die weibliche Beschneidung im Westen gänzlich abgeschafft worden.

Sie fragte ihn durch den Übersetzer, warum die Moslems die Beschneidung verlangen und damit ihre Jungen solchem Leiden aussetzen. «Ausserdem», so schloss sie, «ist es eine Einmischung in Gottes Art der Schöpfung und damit nutzlos.» Der Moslem-Herrscher erwiderte: «Ach, sage ihr, dass die Beschneidung von allergrösstem *Wert ist, denn wenn ein Zweig beschnitten wird, dann wächst er besonders kräftig und wird stark und dick. Solange diese Massnahme nicht ausgeführt wird, bleibt er schwach und dünn.»*
IBN HAYYAN

Menstruation: Der Rote Schnee

Eine chinesische Tradition bezeichnet die Menstruation als *Monatliche Affäre, Monatlicher Gast, Reguläre Flüssigkeit, Rote Flut, Pfirsichblüten-Fluss* oder *Roter Schnee.* Wie in den meisten alten Kulturen war es auch in China Sitte, dass eine Frau sich während dieser Zeit von den normalen Beschäftigungen trennte. Während der Menstruation sollte eine Frau weder kochen noch an sonstigen Familienpflichten oder religiösen Riten teilnehmen. Ihre Stirn wurde im allgemeinen mit einem roten Punkt markiert, um ihren Zustand anzuzeigen.

Die Tabus, die mit der Menstruation verbunden sind, gelten praktisch universal. Sie existieren sowohl in primitiven als auch in höheren Kulturen; von Indien bis China, Japan, zu den Pazifischen Inseln, bis Nord- und Südamerika, Afrika, für den Mittleren Osten sowie für Teile von Europa. In all diesen Gegenden der Welt werden üblicherweise spezielle Arrangements für Frauen während ihrer Monatsblutung getroffen.

Während ihrer Periode ist die Frau offener, empfänglicher und verwundbarer als üblich. Sie ist oft die Beute von Launen und Emotionen, die ein Mann nur schwer verstehen kann. Alle Anzeichen, die mit dem Einsetzen der Menstruation verbunden sind, zum Beispiel Launenhaftigkeit, plötzliche Gereiztheit, Lustlosigkeit, Anfälle von Leidenschaft, geschwollene Brüste, dicker Bauch, plötzliche Gewichtszunahme, Hautausschläge und so weiter, werden durch hormonale Veränderungen verursacht, die von der Ausscheidung toxischer Elemente aus dem Körper begleitet werden. Es ist eine Zeit der vollkommenen Reinigung, wenn eine Frau sich darauf vorbereitet, «wieder neu» zu werden, so wie es der Mond jeden Monat tut.

Der Zusammenhang von Menstruation mit dem Mond und lunaren Zyklen ist kulturell universal. Es gibt sogar Tabus, die vorschreiben, «während der Menstruation nicht nach dem Mond zu schauen».

Von Ischtar, der Mondgöttin der antiken Mittelmeer-Kulturen, glaubte man, dass sie bei Vollmond menstruieren würde.

Hindus glauben, dass eine menstruierende Frau unter dem Einfluss des Mondes steht und mit Respekt und Sorgfalt behandelt werden sollte. Orthodoxe Hindus benehmen sich geradezu paranoid, wenn es darum geht, eine menstruierende Frau zu berühren oder ihr auch nur einen Blick zuzuwerfen. Beides soll imstande sein, Speisen zu verderben. Die Tradition schreibt vor, dass menstruierende Frauen überhaupt nicht baden sollen. Wenn ihre Periode allerdings vorbei ist, dann soll die Frau sich gründlich waschen oder sogar ein Vollbad im Schlamm nehmen; sie soll den Schlamm auf ihrem Körper trocknen lassen und ihn erst anschliessend abwaschen. Das Haar wird gründlich mit Shampoo gewaschen und – in Moslem-Kulturen – mit Henna behandelt. Dann wird die Frau als *total erneuert* betrachtet; sie ist wieder «Jungfrau».

In der Hindu-Tradition wird Menstruationsblut für eine Form von Agni, dem Feuergott, gehalten. Es ist der feurige und schwefelartige Aspekt des Menstruationsblutes, der – wie Tantra behauptet – sowohl gefährlich als auch wirkungsvoll ist. Tantrische Lehren stellen fest: Während ihrer monatlichen Periode ist die Frau tatsächlich die Verkörperung der sich abwärts bewegenden Lebensenergie *(Apana),* die die Ausscheidungsfunktionen des Körpers bestimmt.

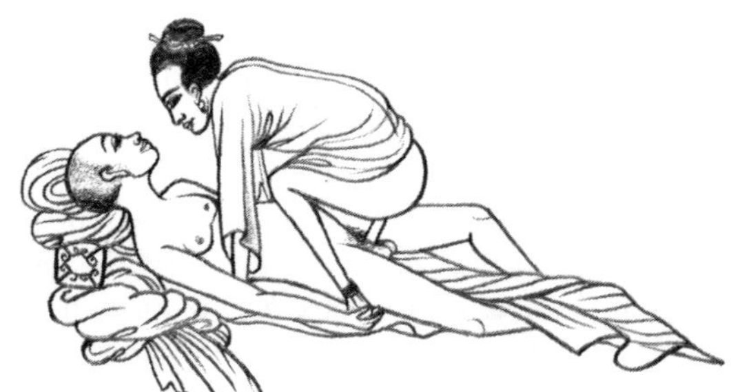

Taoistische Liebesstellung mit Frau in aktiver Rolle. Solche Stellungen sind zum Lieben besonders geeignet, wenn eine Frau menstruiert.

Nach einer chinesischen Malerei aus dem späten 18. Jahrhundert.

Menstruationsblut enthält Überreste des Uterus-Gewebes, ferner gewisse Mengen an abgeworfenen Eizellen, Östrogen-Hormonen und Lecithin, Arsen-Bestandteile sowie reiche Konzentrationen von essentiellen Mineralien wie Eisen und Phosphor. Alles dies bezeichnen die östlichen mystischen und alchimistischen Lehren mit dem Sammelbegriff «schwefelig».

Die *Goldene Abhandlung (Tractatus aureus) des Hermes Trismegistos,* das Ur-Werk der westlichen Alchimie, sieht das Menstruationsblut ganz ähnlich. Es wird als «Schwefel», «Salbe» oder «verborgene Weisheit» bezeichnet. Der *Tractatus aureus* stellt fest: «Wisse, dass das Fett unserer Erde Schwefel ist. Schwefel färbt und fixiert und ist das Bindemittel von allen alchimistischen Tinkturen.»

Vom irdischen Standpunkt betrachtet, schüttet eine Frau bei der Menstruation Abfallstoffe aus. Moslems fürchten sehr die Macht des Menstruationsblutes. Das gilt auch für orthodoxe Brahmanen. In vielen Kulturen will ein Mann nicht einmal über den Boden gehen, den eine menstruierende Frau zuvor betreten hatte. In primitiven Gesellschaften wird Menstruationsblut bei Riten der Schwarzen Magie benutzt und um negativen Amuletten und Zaubermitteln Macht zu verleihen.

Tantrische Yogis halten eine menstruierende Frau für die wahre Verkörperung von Mutter Kali, der Transzendentalen Macht, die diese Welt mit der nächsten verbindet. Eine mystische Form dieses Weiblichen Prinzips, bekannt als die Göttin Vajravarahi, wird in tantrischen Schriften wie folgt beschrieben: «Sie tropft von Blut und presst mit ihren Beinen und mit ihrem Unterleib leidenschaftlich die Oberschenkel des Mannes zusammen.»

Tantra hält eine Frau zur Zeit ihrer Menstruations-Periode für «sehr speziell». Sie ist ein «Zugang zu anderen Welten». Yogis verstehen die kräftigende und verjüngende Macht des Menstruationsblutes. Es gibt Rituale, die dazu bestimmt sind, diese Mächte anzuzapfen. Dabei übernimmt die Frau die aktive Rolle und wird zu Kali, der Initiatorin in die Transzendenz.

Lieben mit einer menstruierenden Frau wird nicht für wohltuend gehalten, sei es nun in der Standard-«Missionars»-Position oder mit der «Frau ausgestreckt». Die Liebesbewegungen werden die sich nach abwärts bewegende Energie der Frau sowie deren Exkretionen wieder nach oben zurückleiten. Der natürliche Fluss wird eingeengt und kann zur Zeit der Menstruation als Folge solchen Liebens sogar völlig gestoppt werden. Das würde eine Reabsorption von körperlichen Rückständen verursachen und könnte die Gesundheit der Frau gefährden.

Die tantrische Form des Liebens lautet wie folgt: Der Mann legt sich aufs Bett oder auf den Teppich, und die Frau setzt sich auf ihn. Sie übernimmt ohne Scham die aktive Rolle und kennt keinerlei sexuelle Zurückhaltung. So liebt sie sich mit ihm und verströmt die sich abwärts bewegende Energie sowie die flüssige Opfergabe des Menstrualflusses auf das erigierte Lingam des Mannes. Von ihr empfängt er die belebende Essenz ihres ovareichen Blutes, das die Grundlage für das Leben eines Fötus gewesen wäre. Die Frau erlebt eine Verminderung der Menstruationsschmerzen und Krämpfe. Viele tantrische Schriften schreiben solchem Lieben die Macht der physischen Verjüngung sowie die Einführung in die Weisheitslehren zu.

Der Menstruations-Zyklus wird in der Hauptsache von den weiblichen Hormonen Östrogen und Progesteron gesteuert, wenngleich auch das männliche Hormon Testosteron während des ganzen weiblichen Zyklus ständig sekretiert wird. Pillen für die Geburtenkontrolle werden aus synthetischen weiblichen Hormonen hergestellt, die die Periode regulieren. Dieser Nutzen kann jedoch durch die Tatsache zunichte gemacht werden, dass solche Pillen den natürlichen Zyklus der Frau verändern.

Bei einer neueren Studie über Menstruation wurde herausgefunden, dass die Monats-Perioden von Frauen, die zusammenleben, dazu neigen, synchron zu verlaufen. Am wissenschaftlichen Artikel, der am Ende der Untersuchung publiziert wurde, heisst es: «Je länger die Frauen zusammenlebten, desto mehr neigten ihre Perioden dazu, an denselben Tagen aufzutreten, obwohl die meisten Frauen behaupteten, nicht gewusst zu haben, wann die anderen menstruieren.» Es gab noch eine zweite Feststellung: Mädchen mit ständigen Freunden neigten dazu, kürzere Menstruations-Zyklen und regelmässigere Perioden zu haben.

Im modernen Leben gibt es viele Faktoren, die den natürlichen Zyklus der Frau nachteilig beeinflussen. Aufregung, Spannung, Ernährung und exzessive Reisen können die Ursache sein, dass bei einer Frau die Periode ausbleibt oder deren Regelmässigkeit in Unordnung gerät.

Die Ansicht, dass eine Frau nach Vollendung ihrer Menstruations-Periode «erneuert» ist, wird durch viele alte Traditionen gestützt. In Priester-Kulturen lautet die Tradition, dass die Menstruation die Jungfräulichkeit *wiederherstellt.* Der Zyklus der Frau wird mit dem des Mondes verglichen, der sich verändert und damit zu verschiedenen Perioden verschiedene Einflüsse schafft, um schliesslich doch wieder zum normalen Status zurückzukehren.

Die tantrische Tradition sieht eine Frau wie folgt: Unmittelbar nach der Menstruation als Jungfrau *(Kumari);* während der auf die Menstruation folgenden Woche als junge Frau *(Saraswati);* während der nächsten Woche als weltliche Herrin des Hauses *(Lakshmi)* und als weise Dame *(Kali)* beim Herannahen der Menstruation. Während der Menstruation selbst steht sie «über dem Irdischen». Da ist sie «tot für die Welt und deren Verantwortlichkeiten». Deshalb ist sie auch von allen Hausarbeiten befreit. Während dieser Zeit dient sie als Bindeglied zwischen dieser Welt und der nächsten.

In ihrer Rolle als Mutter und Erhalterin der Familie verbringt eine Frau den grössten Teil ihrer Zeit mit irdischen Beschäftigungen, die sie wie in einem Netz gefangenhalten. Wenn sich der Zeitpunkt ihrer Periode nähert, ist sie durch den Kontakt mit der Umwelt, mit ihrem Ehemann oder mit ihrem Liebhaber mehr wie ein Mann geworden.

Viele Vorschriften für eine menstruierende Frau (dass sie nicht für andere kochen, sich nicht an religiösen Übungen beteiligen, sich nicht an einem allgemeinen Badeort waschen soll) basieren auf dem Wissen, dass ihre psychische Atmosphäre zu dieser Zeit ganz anders ist als während des restlichen Monats. Sie gilt keineswegs als «unrein» oder gar «schmutzig»; sie ist eben «anders» und für Kräfte, die nicht von dieser Welt sind, ungemein offen. Dies ist einer der Hauptgründe, warum in entwickelten alten Kulturen besondere Orte – Teile von Gebäuden oder sogar ein ganzes Haus – für Frauen hergerichtet wurden, um dort während der Menstruation zu leben.

Ein solcher Ort wurde von einer oder mehreren älteren Frauen beaufsichtigt, die ihre Menopause bereits hinter sich hatten. Diese «weisen Frauen» hatten die Aufgabe, sich um die Bedürfnisse der jüngeren, menstruierenden Frauen zu kümmern. Sie benutzten diese Zeit, um die jungen Frauen zu instruieren und mit verschiedenen Künsten, Wissenschaften, Handwerken, rituellen Gesängen, Musik und spirituellen Traditionen bekannt zu machen. Alles dies konnte später im weltlichen Leben angewendet werden. Während dieser Zeit konnten die jungen Frauen vor allem die Legenden des Stammes lernen, den Stammbaum der Familie erforschen und sich mit den Mächten der Transzendenz vertraut machen. Der Kailash-Stamm von Kafiristan, der sich bis vor kurzem der Moslem-Kultur widersetzte, ist eine der Gruppen, die diese Tradition erhalten hat. Viele sogenannte primitive Stämme von Indien und Afrika haben immer noch ein gemeinsames «Menstruations-Haus» für Frauen.

Es dürfte in der Tat sehr schwierig sein, wollte eine moderne Frau diese alte Tradition auf ihr Leben anwenden; um dies tun zu können, wäre schon eine Neuordnung der Gesellschaft vonnöten. Aber einige Aspekte

Der tantrische Adept sollte eine menstruierende Frau mit Respekt und Ehrfurcht betrachten. Sie ist die lebende Verkörperung von Kali, der Macht der Transzendenz; ihr Menstruationsblut (Kahpushpa) ist die blumige Essenz aller Weiblichkeit, das wahre Blut des Lebens. Es besitzt übernormale Eigenschaften, ist eine potente Verjüngungs- und Umwandlungskraft und reinigt alle Gifte durch sein alchimistisches Feuer. Wenn der Adept mit einer menstruierenden Frau sexuelle Riten durchführt, kann er sehr schnell auf dem Pfad der Befreiung vorankommen.
KAULA TANTRA

Menstruation ist nur eine Sache von Tagen, und Gott wollte, dass sie dazu benutzt wird, den Schoss total zu reinigen und zu säubern. Wenn alles vorbei ist, dann ist eine Frau besser als zuvor.
SHAYKH NAFZAWI

der Weisheit über die Menstruation können durchaus übernommen und unserer derzeitigen Kultur angepasst werden.

Ein Mann sollte seine Frau während der Menstruation auf besonders schützende Art behandeln. Die Frau sollte es sich zur Aufgabe machen, sich nicht auf weltliche Aktivitäten einzulassen, sondern statt dessen lieber «ihren Rückzug aus der Welt» zu kultivieren. Auf diese Art wird sie mit ihrer eigenen sexuellen Identität vertrauter werden und sich besser mit den Zyklen der Veränderung auskennen.

Freiweillige Selbst-Absonderung könnte für eine menstruierende Frau in der Tat sehr lohnenswert sein. Dieses Zurückziehen gestattet ihr, das Terrain ihrer Psyche zu erforschen, während sie gleichzeitig Gelegenheit bekommt, sich von ihren weltlichen Pflichten auszuruhen. Die Zeit der Menstruation ist besonders geeignet für Meditation und Kontemplation; es kann eine grosse Chance sein, Transzendenz von Weltlichkeit zu erleben.

Wenn ein Paar sehr innig miteinander verbunden ist, so ist es keineswegs ungewöhnlich, dass auch der Mann einige der Menstruations-Schmerzen seiner Partnerin miterlebt. Dies wurde sogar in der Moslem-Kultur aufgezeichnet. Abu Abbas Saffah hatte nur eine einzige Ehefrau, die er innig liebte. Von ihm stammt die überlieferte Aussage: «Wenn sie krank ist, ist er auch krank, und selbst wenn sie menstruiert, tut er das Gleiche auf seine Weise.»

Die Frau ist auf den lunaren Zyklus eingestellt, während der Mann auf den längeren solaren Rhythmus eingestellt ist; nichtsdestotrotz verbindet die grundlegende Bisexualität jedes Partners ihn oder sie mit beiden Zyklen.

Der orthodoxe Hindu-Standpunkt lautet, dass ein Paar während der Menstruations-Periode der Frau auf das Lieben verzichten solle. Die tantrische Ansicht geht dagegen dahin, dass es keine Zurückhaltung geben sollte, wenn die Leidenschaft ruft. Wenn ein Paar die richtige geistige Haltung hat, kann es unbesorgt und voller Freude diese Zeitspanne der erhöhten Potenz dazu benutzen, die Mysterien von Kali und deren erneuernden Kräfte zu erforschen.

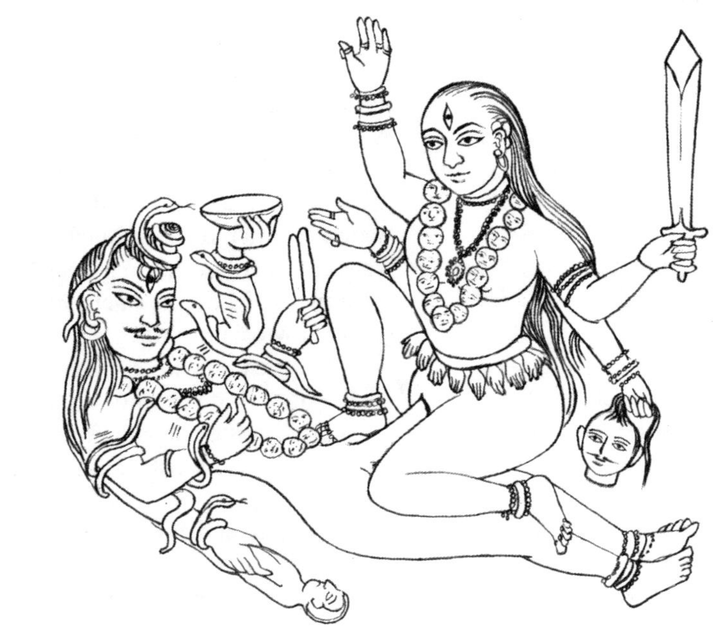

Kali beim Lieben mit Shiva. Sie personifiziert die regenerative Kraft der weiblichen Sexualität.
Nach einer Miniaturmalerei aus Rajasthan; 18. Jahrhundert.

Empfängnis und Empfängnisverhütung

Um die östlichen Lehren über Empfängnis und Empfängnisverhütung richtig zu verstehen, müssen wir die alte traditionelle Ansicht untersuchen, wie ein individuelles «Leben» in einem Mutterleib verkörpert werden kann. Alle Traditionen erklären, dass die geistige Haltung der primäre Faktor ist, der über Empfängnis und Geschlecht des Kindes bestimmt. Eine Rolle spielt auch der Zeitpunkt des Liebens, sowohl in bezug auf den Menstruations-Zyklus der Frau als auch auf die Stunde des Tages oder der Nacht. Schliesslich sind Gesundheit und Ernährung noch bedeutende Faktoren, die zu berücksichtigen sind.

Im Osten gibt es eine allgemeine Übereinstimmung, dass die ersten paar Tage unmittelbar nach Aufhören der Menstruation günstig sind für eine Empfängnis. Dieser Glaube wird in indischen, tibetischen, chinesischen, japanischen und arabischen sexologischen Werken ausgedrückt. So sagt zum Beispiel der arabische Schriftsteller Abu Bakri: «Geschlechtsverkehr unmittelbar nach der Menstruation der Frau, im letzten Teil der Nacht am Anfang des lunaren Monats, versagt niemals, wenn es um die Zeugung edler Kinder geht.» Er fügt die interessante Ansicht hinzu: «Kinder, die bei nächtlichem Geschlechtsverkehr gezeugt werden, sind im allgemeinen edler als die bei Tage gezeugten Kinder.»

Eine chinesische Schrift, die einiges aus den *Sexuellen Geheimnissen des Einfachen Mädchens* zitiert, stellt fest: «Es gibt die folgende sichere Methode, um Kinder zu bekommen. Erstens sollte man sein Herz reinigen und alle weltlichen Sorgen beiseite tun. Dann sollte man meditieren und den Geist mit Hilfe von Fasten konzentrieren. Am dritten Tage nach Beendigung der Menstruation der Frau sollte der Mann ihre Leidenschaft erregen, und zwar in der Zeit zwischen Mitternacht und frühem Morgen. Es sollte ausgedehntes Vorspiel geben. Dann sollte sich der Mann mit der Frau vereinigen und dabei unbedingt sicherstellen, dass seine innersten Gefühle denen der Frau angepasst sind, so dass er seine eigene Freude mit der Freude seiner Partnerin vereinen kann.»

Peng Tsu, der chinesische taoistische Meister, sagt: «Um Kinder zu bekommen, sollte ein Mann seinen Samen konservieren, indem er nicht zu oft ejakuliert. Auf diese Weise wird er potenter werden. Wenn er dann am dritten oder fünften Tag nach Beendigung der Menstruation seine Frau liebt, wird sie empfangen.»

Die Hindu-Tradition lautet ganz ähnlich. Die *Caraka Samhita,* erklärt: «Wenn eine Frau ein Kind empfangen möchte, sollte sie warten, bis ihre Menstruation vorbei ist. Dann sollte sie ein Bad nehmen und sich massieren lassen. Das Haar sollte gewaschen werden. Dann sollten sich beide, Frau und Mann, in weisse Kleidung hüllen und Blumengirlanden tragen. Wenn beide grosse Sehnsucht nach einander empfinden, sollten sie sich leidenschaftlich lieben.»

Dieselbe Schrift fügt hinzu: «Bei solchem Lieben sollte die Frau auf dem Rücken liegen, während sie den Samen des Mannes empfängt, denn in dieser Stellung sind alle Elemente im Körper ausgeglichen und behalten ihre korrekte Lage.»

Viele alte Traditionen weisen in bezug auf die Empfängnis auf die Rolle der Liebesstellungen hin und begünstigen die Position, bei der die Frau auf dem Rücken liegt, als die effektivste für eine Sicherstellung der Schwängerung. Alte hebräische und chinesische Schriften unterstützen diese Ansicht.

Die *Caraka Samhita* beschreibt den Vorgang der Empfängnis sehr schön:

«Der Samen wird durch das ekstatische Selbst in Bewegung gesetzt *und davon informiert;* er verlässt den Körper des Mannes, und wenn er in die inneren Teile der Yoni eingedrungen ist, mischt er sich mit den sexuellen Sekretionen der Frau. Er erreicht die Gebärmutter, wo das Bewusstseins-Element (das individuelle Selbst/die Seele), *das den Geist als Instrument hat,* als erstes von allen reagiert und sich all die benötigten Ingredienzen aneignet. Es zieht alle Vitalen Elemente an sich, und zwar das Raum-Element vor den anderen (Luft, Feuer und so weiter).»

Alle alten Lehren über Empfängnis betonen, dass die geistige Haltung von überragender Bedeutung ist, um Erfolg zu garantieren.

Der grosse Hindu-Lehrer Atreya stellt ganz klar fest: «Von einem Kind sagt man, dass es von Mutter und Vater geboren wird; geboren aus der Geistseele; geboren aus Konkordanz und Ernährung. Es gibt jedoch immer das Bindeglied: ... *nämlich den Geist.»*

Wenn ein Paar sich liebt, steigt ein «Strudel» wirbelnder ekstatischer Energie durch die psychischen Zentren auf. Esoterische Lehren behaupten, dass es dieser Energiestrudel ist, der die Seele eines Wesens, *das bereits im Zwischenstadium von Tod und Geburt existiert und vom richtigen Karma zwingend beeinflusst und angetrieben wird,* «herunterzieht». Die Eltern «machen» nicht das Kind, sondern ziehen eher die Geistseele in den Schoss der Frau. Dann wird der physische Körper aufgebaut, um diese Geistseele zu beherbergen; bestimmt wird dies von den genetischen Instruktionen, die in Sperma und Ovum enthalten sind. Biologisch ist eine ganze Anzahl von Faktoren notwendig, bevor Empfängnis stattfinden kann. Die Frau muss gesund und fruchtbar sein. Der Mann muss potenten Samen haben. Das Zusammenkommen von Sperma und Ovum muss während der Fruchtbarkeitsperiode der Ovulation der Frau stattfinden. Zusammen mit den biologischen Faktoren der Empfängnis sollte ein Band der Spiritualität und Liebe die sexuelle Vereinigung durchdringen, da sonst ein Geist angezogen werden kann, der zu Spaltung und Störung im Heim führt. Die karmischen Elemente der Empfängnis können nicht überbewertet werden. Wenn Empfängnis in Liebe erfolgt, dann wird auch Liebe erzeugt. Wenn ein Kind in Angst oder Lust empfangen wird, dann werden die gleichen Empfindungen letzten Endes auch die Familie durchdringen. Der Energiestrudel, der eine für die Empfängnis reife Kondition schafft, trägt die dominierenden Empfindungen des Paares in den Geistesbereich und zieht ein Wesen an, das diese Gefühle reflektiert.

Esoterische Traditionen behaupten, dass der Energiestrudel durch die Gefühle des Paares «gefärbt» wird, und es ist diese «Färbung», die den Geist des zukünftigen Kindes anzieht.

Die *Caraka Samhita* vertritt eine interessante Ansicht über die Empfängnis. Dort heisst es: «Eine Frau bringt ein Kind zur Welt, *das der Person ähnelt, an die eine Frau bei der Empfängnis denkt.»*

Viele Kinder weisen wenig Ähnlichkeit mit anderen Familienmitgliedern auf. Sowohl

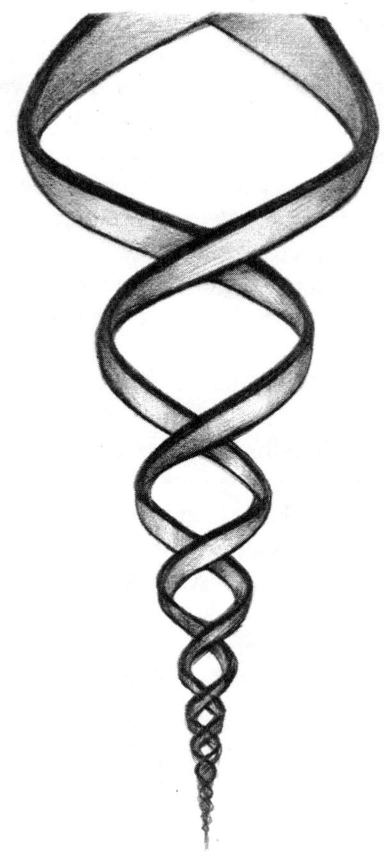

Während leidenschaftlichen Liebens wird ein Energie-Strudel erzeugt, der Wesen aus dem Geist-Bereich anzieht.

Frauen als auch Männer lassen ihrer Fantasie beim Lieben freien Lauf, besonders dann, wenn es sich nur um eine flüchtige Beziehung handelt. Die Fantasievorstellung, mit einer anderen Person als mit dem jeweiligen Liebespartner Sex zu haben, schafft die Möglichkeit, dass die Frau ein Kind empfangen wird, das ihrem Fantasie-Liebhaber ähnelt. Im alten Indien wurde dieses Prinzip dazu benutzt, schöne und ungewöhnlich intelligente Kinder in die Familie zu bekommen. Die Frau pflegte sich vorzustellen, wie sie sich mit einem göttlichen Wesen liebt, zum Beispiel mit Krishna, geleitet vom Glauben, dass einige seiner göttlichen Eigenschaften dann auf das neugeborene Kind übergehen würden. Mehrere Hindu-Schriften erwähnen diese Technik und bescheinigen ihr Erfolg.

Die Griechen lehrten, dass Imagination eine wichtige Rolle für den Typ eines zu empfangenden Kindes spielte. Hesiod und Empedokles (ca. 440 v. Chr.) erwähnen die Bedeutung der Fantasie für die Physiognomie. Später unterstützten Hippokrates und der berühmte Arzt Soranus diese Ansicht, desgleichen Aristoteles und Plinius.

In den meisten gesunden Beziehungen lieben sich beide Partner innig und sehen jeder im anderen dessen edleren Qualitäten, die sich dann in den Nachkommen manifestieren. In der tantrischen Auffassung vom Lieben schafft die Visualisierung des Paares als Gott und Göttin eine ideale psychische Atmosphäre für die Empfängnis schöner, intelligenter und «gottähnlicher» Kinder.

In den alten Kulturen des Ostens gibt es eine übereinstimmende Tradition, dass das Geschlecht eines zukünftigen Kindes beeinflusst und bestimmt werden kann, und zwar dadurch, dass eine Frau, die Mutter werden möchte, während der Monate vor der Empfängnis sorgfältig auf ihre Ernährung achtet. Hindu-Schriften erklären, dass eine Frau, falls sie einen Jungen zur Welt bringen möchte, salzige Speisen essen sollte, während süsse Speisen vorzuziehen sind, wenn ein Mädchen geboren werden soll.

Neuere Experimente in Kanada und Frankreich (von Dr. Jacques Lorrain und Dr. Joseph Stolkowski) haben eine 80%ige Erfolgsquote bei der Vorbestimmung des Geschlechtes von Nachkommen ergeben, wenn die Ernährung der zukünftigen Mutter auf gewisse Speisen beschränkt wird. Salzigere Speisen steigern bei der Mutter den Gehalt an Pottasche und Natrium und schaffen damit tatsächlich eine höhere Wahrscheinlichkeit für die Geburt von Knaben. Guter Wein oder Bier sowie die meisten Gemüsesorten liefern hohe Konzentrationen von Pottasche- und Natriumsalzen. Süsse Speisen, vor allem Molkereiprodukte, haben einen hohen Gehalt an Kalzium und Magnesium. Wenn eine Frau ihre Kost in den zwei Monaten vor der Empfängnis auf solche Speisen beschränkt, wird sie mit grösserer Wahrscheinlichkeit ein Mädchen zur Welt bringen.

Östliche Traditionen betrachten Empfängnisverhütung in erster Linie als eine Sache der persönlichen Wahl. Wenn eine Frau sich beim Lieben mit einem gesunden, kräftigen Mann wünscht, schwanger zu werden, dann ist nach östlicher Ansicht eine Empfängnis sehr wahrscheinlich. Wenn die Frau dagegen *nicht* geschwängert werden möchte, dann wird ihre Psyche das Sperma am Eindringen hindern und es abstossen. Die *lebende Sensitivität* von Sperma, das einen subtilen oder psychischen Kontakt mit dem Mann beibehält, ist für den *Empfang* von geistigen Botschaften des Paares verantwortlich.

Wichtig ist auch der Zeitpunkt im periodischen Zyklus der Frau, denn wenn eine Frau ovuliert, fördern ihre geistigen und physischen Konditionen die Empfängnis. Die Yoni einer ovulierenden Frau enthält einen Schleim, der auf Sperma reagiert und es mit Energie versieht; so wird die Wahrscheinlichkeit der Empfängnis gesteigert. Eine sensitive Frau kann an bestimmten Veränderungen ihrer Emotionen feststellen, ob sie ovuliert; sie wird dann sinnlicher und «mütterlicher». Ferner kann sie es an ihrem Körpergeruch, an ihren Yoni-Sekretionen und an ihrem Sehvermögen merken; neuere Experimente haben ergeben, dass sich das Sehvermögen einer Frau während der Ovulation beträchtlich bessert.

Die Möglichkeit der geistigen Kontrolle von Empfängnis oder Empfängnisverhütung wird durch die Entdeckungen und Erkenntnisse von Verrier Elwin unterstützt, eines Theologen und Anthropologen, der viele Jahre beim Muria-Stamm in Indien gelebt hat. Die Murias glauben: «Ein Mädchen kann nur schwanger werden, wenn es sich *im Geist* mit einem Mann verbindet und ihm physisch treu bleibt.» Elwin stellt fest: «Diese Überzeugung, dass es für ein Mädchen notwendig ist, sich an einen Mann zu binden, bevor es schwanger werden kann, muss so tief im Bewusstsein der Murias verankert sein, dass sie ungemein effektiv ist. Ein Muria-Mädchen wird höchst selten vor der Ehe schwanger, obgleich sexuelle Freiheit herrscht. Aber wenn ein Mädchen sich erst einmal einem Mann verpflichtet hat, wird es sehr bald schwanger.» Viele primitive Stammesvölker benutzen diese Methode der Geburtenkontrolle, und zwar ausschliesslich. Die Zuverlässigkeit beträgt bis zu 96%; man sieht die geistige Haltung gegenüber der Empfängnis als integralen Bestandteil des Empfängnisvorgangs selbst.

Empfängnisverhütende Drogen waren seit alten Zeiten im Osten weithin bekannt. Zu den Ingredienzen, die für solche Präparate verwendet wurden, gehören Karottensamen, Stechapfelsamen, Muskatnuss, Rizinusölpflanzen, Kampfer, Gewürznelken, Opium, Zitrone, Sesamsamen und spezielle Kräuter. Kürzlich sind einige dieser Substanzen getestet worden, und sie haben sich als durchaus wirkungsvoll erwiesen. Sie wirken durch Veränderung der Drüsensekretionen bei Mann und Frau. Yoni-Sekretionen werden dadurch so verändert, dass sie die freie Bewegung von Sperma hemmen. Ausserdem beeinflussen sie direkt den Ovulationszyklus. In Indien gibt es zahlreiche einheimische Drogen mit empfängnisverhütenden Eigenschaften; diese werden in der umfangreichen Ayurvedischen Literatur erwähnt und sind auch in der Volksmedizin bekannt.

Wenngleich nicht alle dieser empfängnisverhütenden Drogen absolut wirksam sind, so sollte ihre Verwendung doch nicht als «Ammenmärchen» abgetan werden. Viel zu wenige dieser traditionellen empfängnisverhütenden Drogen sind bisher von der westlichen Wissenschaft ausreichend erforscht worden.

Im Osten wird noch eine andere Form der Empfängnisverhütung benutzt. Sie besteht in einer Kombination aus Vorrichtung und Droge. Zum Beispiel formten in alten Zeiten die Frauen auf Sumatra Opium zu einem tassenartigen Gebilde, das sie dann in ihre Yoni einführten und über die Zervix stülpten, in etwa vergleichbar einer modernen Gebärmutterkappe, aber mit dem zusätzlichen Spermizid-Effekt des Opiums.

Eine andere im Orient bekannte Variation wird *Musgami* genannt; das ist eine Zervixkappe aus geöltem Seidenpapier, die auch auf gleiche Weise benutzt wird.

Andere Zervixkappen wurden, wie aus alten Aufzeichnungen hervorgeht, aus Bienenwachs hergestellt; die allereinfachste bestand aus einer halben, ausgequetschten Zitrone, die in die Yoni eingeführt und über die Zervix gestülpt wurde. Zitronensaft ist ja auch ein Spermizid.

Vielleicht wird es überraschen, wenn man erfährt, dass intra-uterine Vorrichtungen in alten Zeiten schon in Ägypten und im Osten benutzt wurden.

Das *Kamaratna Tantra* stellt fest: «Wenn vor dem Beischlaf ein Stück Wurzel der Stechapfelpflanze in den Uterus gesteckt wird, wird es keine Schwängerung geben.» Andere Schriften erwähnen die Wirksamkeit einer anderen Methode: Eine zusammengerollte Wurzel der Rizinuspflanze soll vor dem Lieben in den Uterus eingeführt werden.

Astrologische Geburtenkontrolle ist im Osten schon seit alten Zeiten bekannt. Dies ist jedoch ein sehr obskurer Bereich, durch Aberglauben verschleiert und zweifellos abhängig vom persönlichen Glauben an einen besonderen Astrologen oder an ein astrologisches System. In diesem Bereich gibt es keine hieb- und stichfesten Regeln. Es kann durchaus sein, dass die Wirksamkeit der astrologischen Geburtenkontrolle grösstenteils psychologischer Art ist.

In diese Kategorie fallen auch magische Methoden der Geburtenkontrolle, zum Beispiel der Gebrauch von Zaubermitteln und Amuletten; dies ist eine populäre und manchmal auch wirksame Methode, die überall im Osten bekannt ist. Eine allgemein zuverlässige Regel auf diesem Gebiet besteht darin, dass ein *aussergewöhnlich charismatischer* Astrologe oder Magier imstande ist, empfängnisverhütende Umstände zu schaffen, während *die Methode allein* keine zuverlässigen Resultate bringen kann.

Fortgeschrittene tantrische Paare können bewusste Kontrolle über Empfängnis entwikkeln, genau wie der fortgeschrittene Yogi lernt, seine Ejakulation zu beherrschen. Hierbei ist vor allem die geistige Haltung von allergrösster Bedeutung. Wenn geistige Kontrolle mit physischen Techniken verbunden wird, zum Beispiel mit Zurückhaltung, Rückabsorption und Atemübungen, dann werden empfängnisverhütende Vorrichtungen beim Lieben eine wesentlich geringere Rolle spielen.

Die Pille

Die empfängnisverhütende Pille ist im Westen die populärste Methode für die Geburtenkontrolle. Die Pille wurde zuerst 1960/61 kommerziell entwickelt. Man benutzte synthetisches Progesteron (es wurde produziert, nachdem man in bestimmten Arten von mexikanischen, wild wachsenden Jamswurzeln grössere Konzentrationen von natürlichem Progesteron gefunden hatte) und Östrogen-Hormone, um die Ovulation zu unterdrükken. Schon sehr bald wurde die Pille als Antwort auf das Bevölkerungsproblem der Welt gepriesen. Einfach im Gebrauch, billig in der Produktion, dazu hochwirksam ... so schien die Pille ein wahres Wundermittel zu sein.

Aber die Pille brachte auch eine revolutionäre Veränderung in der Einstellung der Sexualität gegenüber mit sich. Jetzt brauchten Frauen nicht länger in ständiger Angst vor einer Schwangerschaft zu leben und zu leiden. Der grosse Vorteil der Pille besteht darin, dass sie einem Paar gestattet, sich ganz spontan zu lieben. Es gibt aber auch noch eine andere offensichtliche Attraktion: Eine Frau, die «die Pille nimmt», hat üblicherweise leichtere und regelmässigere Monatsperioden und ist nicht den plötzlichen Stimmungsveränderungen unterworfen, die normalerweise mit der Menstruation einhergehen.

Unglücklicherweise wurden Pillen zur Empfängnisverhütung ziemlich überhastet auf den Markt gebracht. Progesteron und Östrogen sind Ovum-Hormone, die die Hypophyse hemmen und so den natürlichen Zyklus der Hormonproduktion im Körper unterbrechen. Obgleich durch Forschungen nachgewiesen wurde, dass Östrogen krebsfördernd ist, wurde dieses Hormon in die ersten Verhütungspillen einbezogen, und zwar in einer zehnmal grösseren Konzentration, als für den gewünschten Effekt nötig war. So konnte es nicht überraschen, dass sich zahlreiche und mitunter sehr unangenehme Nebenwirkungen einstellten, wie durch wissenschaftliche Aufzeichnungen nachgewiesen ist. Mindestens 15% aller Frauen, die Verhütungspillen benutzen, berichten von ernsthaften Nebenwirkungen. Daran vermag auch die Tatsache nichts zu ändern, dass die Forschung während der letzten Jahre eine merkliche Verbesserung der Formel für Verhütungspillen erbracht hat.

Manche Frauen werden von nachteiligen Wirkungen stärker betroffen als andere. Eines der häufigsten Ergebnisse nach längerem Gebrauch von Verhütungsmitteln ist eine Veränderung im Metabolismus, das wiederum unerwünschte physische Veränderungen erzeugt, zum Beispiel plötzliche Gewichtszunahme, grössere Brüste und Hüften und oft auch komplexe psychologische Veränderungen.

Eine Frau, die Verhütungspillen benutzt, wird von ihrem natürlichen lunaren Rhythmus abgeschnitten, sowohl biologisch als auch psychologisch. Ihr ganzer Stoffwechsel ändert sich.

Eine Frau, die die Pille nimmt, beraubt sich des machtvollen Duftes ihrer Yoni-Sekretionen, ganz spezifische aliphatische Säuren, *die eine stark stimulierende Wirkung auf den männlichen Sexualtrieb haben.*

Tantrisches und taoistisches Lieben mit dem Nachdruck auf natürlichen Sexualtrieben wird durch den unnatürlichen Gebrauch von Verhütungspillen bedroht. Synthetische Hormone haben üblicherweise die Wirkung, die Libido zu reduzieren. Die Sexualforscher Masters und Johnson haben festgestellt: Wenn eine Frau sich über den Verlust der Fähigkeit, zum Orgasmus zu gelangen, beklagt, wird ihr zuerst die Frage gestellt, ob sie die Pille genommen hat oder nicht. Sehr häufig lautet die Antwort ja.

Ein weiterer Nachteil der Verhütungspillen besteht darin, dass sie das sauer-alkalische Gleichgewicht der Yoni-Sekretionen verändern; dadurch werden Frauen, die die Pille nehmen, viel anfälliger gegen venerische Infektionen.

Barbara und Gideon Seaman, die sich ausgiebig mit Geburtenkontrolle befasst haben, stellen fest: «Frauen, die die Pille mit Östrogen nehmen, ovulieren und menstruieren nicht, sondern haben nur das, was man ‹Rückzug-Blutung› nennt; ein Vorgang, der der Menstruation lediglich ähnelt.»

In ihrem verständlichen Buch mit dem Titel *Women and the Crisis in Sex Hormones* erteilen die Seamans wertvollen Rat für Frauen, die sich von den nachteiligen Wirkungen des Hormongebrauchs erholen wollen. Vitamintherapie, besonders Vitamin B_6, B_{12}, C und E, ist sehr hilfreich, um negative Symptome bei Frauen zu überwinden, die längere Zeit die Pille genommen haben.

Vitamin- und Mineralmangel treten allgemein bei Frauen auf, die Verhütungspillen nehmen; Ginseng ist eins der effektivsten Heilmittel, um diesen negativen Auswirkungen zu begegnen.

Auf dem Markt gibt es bereits eine Anzahl von Verhütungspillen für Männer, obwohl deren eigentlicher Zweck darin besteht, bei Impotenz, Senilität und verschiedenen Knochenkrankheiten zu helfen. Diese Pillen bestehen aus Kombinationen von Östrogen mit hoher Konzentration von Androgen (einem männlichen Geschlechtshormon); ihre Wirkung zielt auf eine Steigerung des Sexualtriebes ab, während gleichzeitig die Anzahl der Spermien gesenkt wird. Die Einnahme dieser Pillen hat jedoch in manchen Fällen zu einem Verlust der Virilität geführt sowie psychologische und physiologische Veränderungen bewirkt.

Die Entscheidung darüber, ob Verhütungspillen benutzt werden sollen oder nicht, muss ausschliesslich dem einzelnen überlassen bleiben sowie dem Arzt. Einige Fabrikate sind weniger gefährlich als andere, und manche Leute können Verhütungspillen benutzen, ohne nachteilige Nebenwirkungen zu verspüren.

In den letzten Jahren hat sich jedoch eine drastische und sehr vernünftige Abkehr von Verhütungspillen und eine Zuwendung zu anderen Methoden der Geburtenkontrolle vollzogen.

Andere Methoden der Geburtenkontrolle

Ausser der Verhütungspille gibt es auch noch andere Methoden für die Geburtenkontrolle; dazu gehören intra-uterine Vorrichtungen wie zum Beispiel Spiralen, Pessare, Zervixkappen, Kondome sowie Spermizide (als Schaum oder Gel), Sterilisation, Lunazeption (die «sichere Periode» oder «rhythmische Methode»), astrologische Geburtenkontrolle, Karezza, Temperatur-Methode, Abtreibung und andere Prozeduren.

Es gibt viele Typen von *Spiralen.* Die bekannteste und kleinste Spirale, die im Westen erhältlich ist, ist die «Kupfer-Sieben». Sie ist leicht einzupassen, und wenn sie erst einmal eingeführt ist, bedarf sie keiner weiteren Aufmerksamkeit. Der Nachteil von Spiralen besteht darin, dass sie – falls unkorrekt eingepasst – Unbehagen oder möglicherweise eine Perforation des Uterus verursachen können. Mitunter wird die Spirale auch ausgestossen, ohne dass eine Frau es bemerkt. Sie kann auch intra-uterine Infektion auslösen und die Periode verlängern und erschweren. Benutzerinnen von Spiralen verlieren während der Periode wesentlich mehr Eisen als normalerweise. Auf Kupfer basierende Spiralen können helfen, diesen Eisenverlust zu mindern, wenn auch nur bis zu einem gewissen Grad. Korrekt von einem Experten eingepasste Spiralen sind eine wirksame und unauffällige Methode der Geburtenkontrolle.

Pessare, von denen es zahlreiche Typen gibt, werden aus Gummi oder Plastik hergestellt. Der Pessar wird von einem Arzt angepasst; später kann es die Frau selbst einsetzen, bevor sie Geschlechtsverkehr ausübt. Die Passform muss sehr gut sein; ausserdem müssen Spermizide benutzt werden, um die Zuverlässigkeit zu sichern. Eine Frau sollte alle ein, zwei Jahre oder nach einer Schwangerschaft das Pessar neu anpassen lassen. Es wird durch die inneren Muskeln der Yoni gehalten. Seit kurzem gibt es Hinweise dafür, dass ein Pessar abrutschen kann, wenn die Frau beim Lieben die aktive Rolle übernimmt. Ansonsten ist das Pessar eine der sichersten und zuverlässigsten Methoden für die Geburtenkontrolle.

Die *Zervixkappe* ist eine fingerhutähnliche Kappe aus Gummi oder Polyäthylen, die genau auf den Gebärmutterhals (Zervix) passt. Sie passt sich auf natürliche Weise den leichten Zervix-Veränderungen bezüglich Grösse und Form während des Monatszyklus an. Sie kann an ihrem Ort belassen werden, ausser während der Menstruation, oder sie kann nach Belieben eingesetzt und entfernt werden. Jedoch wird die Zervixkappe allein durch die Saugwirkung des Luftdrucks an ihrem Platz gehalten; deshalb eignen sich die gegenwärtig erhältlichen Kappen nur für Frauen mit hervorstehendem Gebärmutterhals oder aber starker Saugkraft des Uterus. Ein anderer Nachteil liegt darin, dass Ärzte ihre Zuverlässigkeit nur in Verbindung mit der Verwendung von Spermiziden bestätigen. Im neunzehnten Jahrhundert benutzten Frauen in Europa Zervixkappen aus Bienenwachs. Vielleicht wird einmal eine speziell gefertigte Zervixkappe auftauchen, die für jede Frau passt, und auf die man sich auch ohne den Gebrauch von Spermiziden verlassen kann.

Kondome oder *Hüllen* sind heutzutage in vielfältiger Auswahl in Gebrauch. Alle haben den Nachteil, dass sie jeden physischen oder subtilen Austausch zwischen Lingam und Yoni während des Liebens verhindern. Ein Kondom wirkt wie ein Isolator und vereitelt die Herstellung des natürlichen elektromagnetischen Feldes während der sexuellen Vereinigung. Es bildet eine Barriere für die Vermischung vitaler Essenzen und Sekretionen. Orientalische Kondome sind im allgemeinen nur halb so dick wie diejenigen, die im Westen benutzt werden. Daher gibt es beim Gebrauch orientalischer Kondome mehr Sensivität als bei der Benutzung der abendländischen Fabrikate.

Spermizide (Schaum und Gel) sind wirksam, wenn sie in Verbindung mit anderen Sperrmethoden benutzt werden, haben aber den Nachteil, dass sie die Chemie der Liebe (die subtilen Sekretionen) verändern; ausserdem unterbrechen und beschränken sie das Liebesspiel. Oraler Sex und längeres Vorspiel werden durch die Benutzung moderner Spermizide sehr stark eingeschränkt.

Natürliche Spermizide waren im Osten schon seit alten Zeiten bekannt. Viele Salben und erotische Einreibemittel des Orients sind tatsächlich Spermizide. Essentielle Öle, die aus Pflanzen gewonnen werden, sowie Mischungen, die vor allem Sandelholz und Kampfer enthalten, verändern die sexuellen Sekretionen und können einen natürlichen Spermizid-Effekt auslösen.

Sterilisation ist aus der tantrischen Tradition verbannt und auch medizinisch suspekt. Zu wenig ist noch bekannt über die wahre Rolle der reproduktiven und artverwandten Drüsensysteme. Zwar ist Sterilisation durchaus gebräuchlich geworden, aber es gibt doch beunruhigende Nebenwirkungen bei dieser Form von Geburtenkontrolle. Die Technik für Frauen schliesst das Durchtrennen, Ausbeizen oder Blockieren der Fallopischen Röhren (Eileiter) ein, damit das Sperma das Ovum nicht mehr erreichen kann. Nach der Sterilisierung leiden Frauen manchmal unter ernsthaften Menstruationsbeschwerden oder an psychologischer Depression. Die Sterilisierung des Mannes oder Vasektomie wird bewerkstelligt, indem die kleinen inneren Röhren *(vas deferens)* durchschnitten, abgebunden oder blockiert werden, durch die das Sperma von den Hoden in das Lingam gelangt. Als Folge sickert Sperma in den Blutstrom und kann bei manchen Männern komplexe physiologische und psychologische Reaktionen auslösen. Allerdings sagt man, dass die meisten Männer schliesslich eine «Immunität» gegen ihr eigenes Sperma entwickeln.

Lunazeption ist eine Form der Geburtenkontrolle, die den lunaren Zyklus und seine Beziehung zur Ovulation zu verstehen versucht. In alten Zeiten waren die Zyklen der Frauen im allgemeinen in natürlicher Harmonie mit den Mondphasen; Ovulation fand bei Vollmond, Menstruation bei Neumond statt.

Louise Laceys Buch *Lunaception* gibt einen präzisen Bericht, wie sie experimentierte; sie schlief drei Nächte in einem erhellten Zimmer (in der vierzehnten, fünfzehnten und sechzehnten Nacht ihres Zyklus), um die Ovulation herbeizuführen und ihre Perioden zu regulieren. Sie fand heraus, dass nach dem vierten Monat bei ihr Ovulationen und Perioden perfekt mit Vollmond und Neumond Schritt hielten.

Durch Regulierung des Menstruations-Zyklus kann die «Fruchtbarkeits-Periode» genau festgestellt werden, so dass Geschlechtsverkehr mit Ejakulation während dieser Zeit vermieden werden kann.

Eine Frau hat einen Menstruations-Zyklus von etwa achtundzwanzig Tagen. Wenn wir den Tag der Menstruation als den ersten Tag dieses Zyklus betrachten, dann ist (bei den meisten Frauen) die Periode am fünften Tag vorbei. Zu dieser Zeit ist die Körpertempera-

Lunarer Tag	Punkte /50	Treffer (5 10 15 20 25 30 35 40 45 50)
1	28	
2	17	
3	10	
4	8	
5	11	
6	10	
7	9	
8	9	
9	8	
10	9	
11	16	
12	28	
13	32	
Vollmond	46	
15		Test nicht vollendet
16	44	
17	22	
18	8	
19	10	
20	9	
21	10	
22	10	
23	9	
24	9	
25	11	
26	20	
27	31	
28	18	
Total	454 Treffer	

Dieses Diagramm zeigt, wie ASW-Trefferquoten je nach Mondphasen variieren. Die höchsten Punktzahlen treten bei Vollmond und Neumond auf.

Aus: *Beyond Telepathy* von Andrija Puharich.

tur etwas niedriger als normal. Am neunten Tag beginnt die sogenannte Fruchtbarkeits-Periode und dauert etwa bis zum siebzehnten Tag. Der Eisprung findet etwa am dreizehnten oder vierzehnten Tag des natürlichen Mond-Zyklus der Frau statt. Zu dieser Zeit ist die Körpertemperatur ein wenig höher als normal. Nach dem achtzehnten Tag bis zum Einsetzen der Menstruation gibt es eine sogenannte «sichere Periode»; während dieser Zeit hat Lieben mit Ejakulation nur selten eine Schwangerschaft zur Folge.

Es gibt einigen Disput darüber, ob die Tage unmittelbar nach der Menstruation (Tag fünf) bis zum Einsetzen der Fruchtbarkeits-Periode (Tag neun) eine weitere sichere Periode sind.

Der östliche Standpunkt lautet, dass gerade die Tage unmittelbar nach der Menstruation am günstigsten für Empfängnis sind, *vorausgesetzt allerdings, dass das Lieben vollkommen harmonisch verläuft und der Samen des Mannes potent ist.*

Da Sperma, das ja die Schwangerschaft bewirkt, ein paar Tage benötigen kann, um die Fallopischen Röhren hinaufzuschwimmen, ist es klar, dass Lieben unmittelbar nach der Menstruation das hohe Risiko einer Schwängerung mit sich bringt, falls nicht irgendwelche empfängnisverhütende Massnahmen ergriffen werden.

Es ist schwierig, genau zu bestimmen, wann der Eisprung stattfindet; besonders dann, wenn eine Frau keine natürliche Lebensweise führt. Nur etwa 70% der modernen Frauen haben eine klar unterscheidbare Schleim- oder Temperaturschablone, und noch weniger Frauen haben einen zuverlässigen 28-Tage-Zyklus. Drogen, Antibabypillen und Tranquilizer können die Ovulation leicht durcheinanderbringen oder gar verhindern. Es wurden jedoch zahlreiche Vorrichtungen und Methoden entwickelt, um zu versuchen, die Ovulation zu bestimmen und als Folge die sichere Periode zu erfahren. Diese Techniken bestehen in der Messung von Temperaturschwankungen, elektrischen Potentialschwankungen oder Yoni-Sekretionen. Eine neuere Erfindung ist der Ovutimer; das ist ein kleines Gerät, in das eine Frau, wenn sie sich der Ovulation nähert, eine kleine Menge ihres zervikalen Schleims einlegt. Der Ovutimer misst die Dichte der schleimigen Sekretionen und gibt einen Hinweis auf den genauen Tag der Ovulation. Ein Risiko dieser Methode der Geburtenkontrolle besteht darin, dass besonders leidenschaftliches Lieben bei der Frau eine vorzeitige Ovulation auslösen kann. Nichtsdestotrotz benutzen manche Leute mit Erfolg die *sichere Periode* oder *Rhythmus-Methode* der Geburtenkontrolle.

Die tantrische Ansicht über die Geburtenkontrolle mittels der sicheren Periode geht dahin, dass irgendwelche Vorrichtungen für die Bestimmung der Ovulation oder der Wahrscheinlichkeit einer Empfängnis gar nicht vonnöten sind. Um zu wissen, ob sie sich der Ovulation nähert oder nicht, braucht eine Frau nur ihren Körper bewusst zu beobachten und ihren Körperzyklus zu kennen; das müsste vollkommen ausreichen.

Geistige Kontrolle ist ebenfalls ein bedeutender Faktor, und bei der Entwicklung von Selbsthypnose-Techniken kann es durchaus sein, dass in Zukunft diese Methode in der westlichen Welt anwendbar ist. Sensitivität ist der Schlüssel zur geistigen Kontrolle.

Parapsychologische Tests haben gezeigt, dass bei sensitiven Personen die ASW-Treffer zur Zeit des Vollmondes dramatisch zunehmen. Dass die Ovulation bei Frauen früher einmal mit dem Vollmond in Verbindung gebracht worden war, verleiht uns eine interessante Einsicht in die sexuellen Riten, die mit dieser Zeit des Monats verbunden waren.

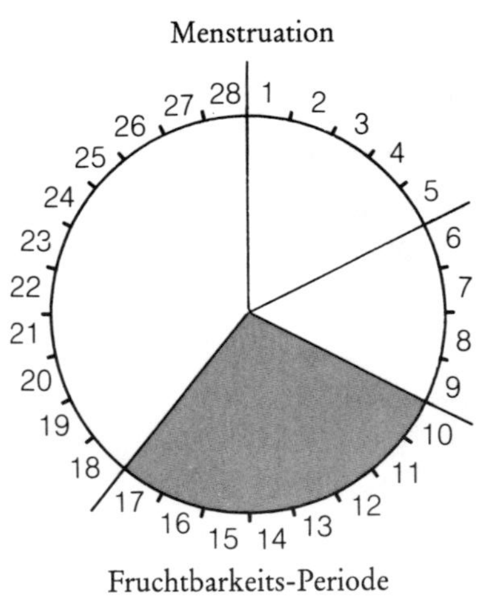

Die Skizze zeigt den Lunaren Zyklus der Frau; Menstruations- und Fruchtbarkeits-Perioden sind markiert.

Astrologische Geburtenkontrolle steckt im Westen immer noch in den Kinderschuhen; über die Wirksamkeit gehen die Meinungen sehr stark auseinander. Als erster hatte der Tschechoslowake Dr. Jonas diese Methode vorgestellt; er hatte einen sich ständig wiederholenden Zyklus herausgefunden, bei dem sich die Fruchtbarkeits-Perioden in Übereinstimmung befinden mit dem jeweiligen Stand von Sonne und Mond. Er behauptet, herausgefunden zu haben, dass die *fruchtbarste* Periode der Frau die vierundzwanzig Stunden sind, die dem Sonne-Mond-Winkel *zum Zeitpunkt der Geburt der Frau* unmittelbar vorangehen. An etwa drei Tagen während der Perioden, wenn sich solar-lunare Winkel wiederholen (etwa dreizehnmal im Jahr) sollte auf Geschlechtsverkehr verzichtet werden; dies soll eine Empfängnis zuverlässig verhindern.

1970 behauptete Kurt Rechnitz, Jonas' Entdeckungen über die astrologische Geburtenkontrolle verifiziert zu haben. In einer Studie über mehr als zwölfhundert Fälle hat er eine 97%ige Wirksamkeit dieses Systems festgestellt.

Auch vom tantrischen Standpunkt aus ist die Sonne/Mond-Konstellation bei der Geburt einer Person ungeheuer bedeutsam, weil sie die Balance zwischen solaren und lunaren Energien im Psycho-Organismus bestimmt. Da das Ereignis der Geburt einen machtvollen psychischen Eindruck hinterlässt, kann es sein, dass der ständig wiederkehrende Zyklus von solar-lunaren Einflüssen die Ovulation programmiert. Um Zuverlässigkeit zu sichern, hat es auf diesem Gebiet jedoch noch zuwenig Forschung gegeben.

Karezza war eine Technik, die von Alice Stockham entwickelt wurde; sie schrieb erstmals im Jahre 1896 darüber. Ihr Buch *Karezza: Ethics of Marriage* umreisst die grundlegende östliche Ansicht und deren Lehren über Verhaltung. Diese Methode der Geburtenkontrolle ähnelt dem *coitus interruptus* und macht Gebrauch von den yogischen Techniken der Atemkontrolle, der Meditation, den Stellungen und dem Fingerdruck auf spezifische Punkte, um zu Samenzurückhaltung beizutragen. Wird Karezza allein angewandt, so ist diese Methode nicht 100%ig effektiv, denn es besteht das Risiko, dass während des Liebens doch kleine Mengen von Samen unbeabsichtigt ausfliessen können. Die exklusive Anwendung der Zurückhaltung ist auch nicht gesund, denn sie kann eine Blokkierung von subtilen Kanälen im Körper auslösen und zu einem Ansteigen von sexuellem «Druck» im Körper führen. Ein weiterer Nachteil dieser Technik besteht darin, dass sie *gegenseitige Absorption* verhindert.

Karezza ist im Orient wohlbekannt. Die Araber nannten es *Imsak* und setzten diese Methode sehr wirkungsvoll ein, um Probleme der vorzeitigen Ejakulation oder des Verlustes der Virilität zu bewältigen. Karezza allein ist jedoch weder eine komplette Liebestechnik noch eine vollkommene Methode für die Geburtenkontrolle.

Die *Temperatur-Methode* der Geburtenkontrolle ist eine alte orientalische Technik, die von Martha Vögeli wiederentdeckt wurde; seit 1912 ist sie in Indien gefördert worden. Dies ist eine zeitgenössische Methode der Sterilisation; dabei wird die Skrotum-Temperatur um ein paar Grade erhöht. Sie hat sich bei einigen Männern als höchst wirksam erwiesen. Die Vögeli-Methode schreibt vor, dass ein Mann täglich ein Bad von 45 Minuten Dauer bei einer Wassertemperatur von 47°C nimmt, und zwar einundzwanzig Tage hintereinander. Danach bleibt der Mann für sechs Monate steril; nach dieser Zeit setzt die normale Fruchtbarkeit wieder ein. Die Behandlung kann bedenkenlos wiederholt werden, ohne dass die Gefahr totaler Impotenz oder totaler Sterilisierung besteht. Es treten jedoch Drüsen-Veränderungen ein, die auf längere Sicht Nebenwirkungen haben können. Bisher sind auf diesem Gebiet zu wenig Forschungen gemacht worden, um Sicherheit garantieren zu können.

Abtreibung ist keine Empfängnisverhütung, da hier ja eine Empfängnis vorausgegangen sein muss. Einige primitive Volksstämme haben Abtreibung als Methode für Geburtenkontrolle benutzt, und heutzutage wird es auch im Westen immer populärer. Die tantrische Ansicht über Abtreibung lautet jedoch, dass damit karmische Probleme geschaffen werden, die am besten vermieden werden sollten.

Alle Methoden der Geburtenkontrolle bergen einen gewissen Grad von Risiko in sich; sei es, dass sie zu unbequem sind oder Unbehagen auslösen, sei es, dass die Möglichkeit einer Schwangerschaft nicht gänzlich auszuschliessen ist. Die Auswahl der Methode muss dem einzelnen überlassen bleiben.

Astrologische Geburtenkontrolle und geistige Geburtenkontrolle könnten sich eines Tages als durchaus wirksam erweisen, falls ausreichende Forschungen über diese Methoden durchgeführt werden.

Von allen beschriebenen Vorrichtungen ist die Verwendung von intra-uterinen Pessaren diejenige Methode, die das Liebeserlebnis und die «Liebes-Chemie» am wenigsten stören dürfte. Vielleicht werden weitere Forschungen auf diesem Gebiet zur Entwicklung von zuverlässigen organischen Pessaren führen. Vielleicht werden sich auch neue Typen von Pessaren und Zervixkappen als effektiver, praktischer und akzeptabler erweisen, als es diejenigen sind, die zur Zeit erhältlich sind.

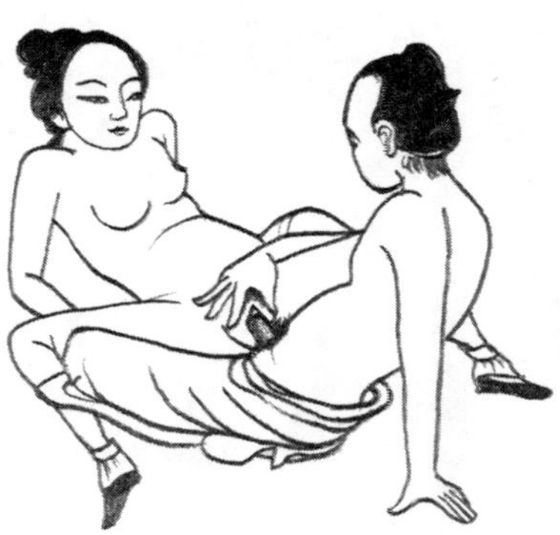

Taoistische Liebesstellung und Handbewegungen, die bei Zurückhaltung helfen.
Nach einer chinesischen Malerei aus dem 19. Jahrhundert.

Sexuelle Hilfen

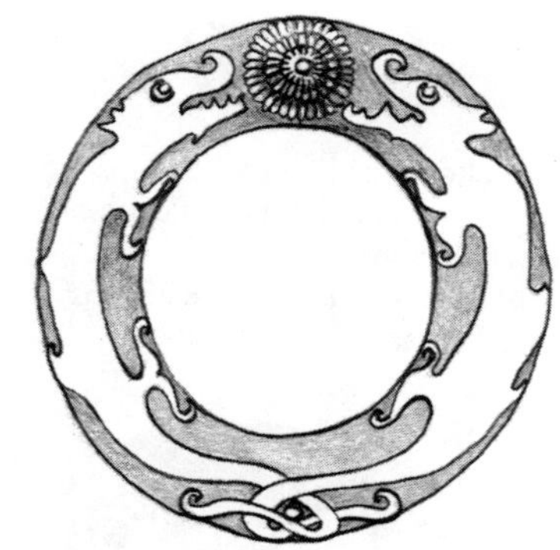

Chinesischer Lingam-Ring mit Drachen-Motiven, ca. 18. Jahrhundert.

Sexuelle Hilfen werden sowohl im *Kamasutra* als auch in einer Anzahl indischer und chinesischer Schriften erwähnt. Man teilt sie in zwei Kategorien ein: *Drogen* und *mechanische Hilfsmittel.* Mit den Drogen werden wir uns im nächsten Abschnitt unter der Überschrift *Aphrodisiaka* beschäftigen.

Mechanische Hilfsmittel oder *Liebes-Instrumente* sind Gerätschaften oder Vorrichtungen, die entweder Geschlechtsorgane ersetzen oder deren Wirksamkeit erhöhen sollen. Die alten Schriften beschreiben verschiedene künstliche Vorrichtungen für das Lingam, um seine Länge oder Dicke zu ergänzen. Diese Dinge wurden aus Gold, Silber, Kupfer, Elfenbein, Horn, Holz, Rohr oder sogar Jade hergestellt. In der chinesischen, japanischen und indischen Literatur werden viele verschiedene Typen beschrieben. Da werden spezielle Ringe, oft aus Jade, erwähnt, die um die Basis des Lingam passten und einen nach vorn ragenden Teil hatten, der dazu benutzt wurde, während des Liebens die Klitoris der Partnerin zu stimulieren.

Solche sexuelle Hilfen wurden als «Neue-

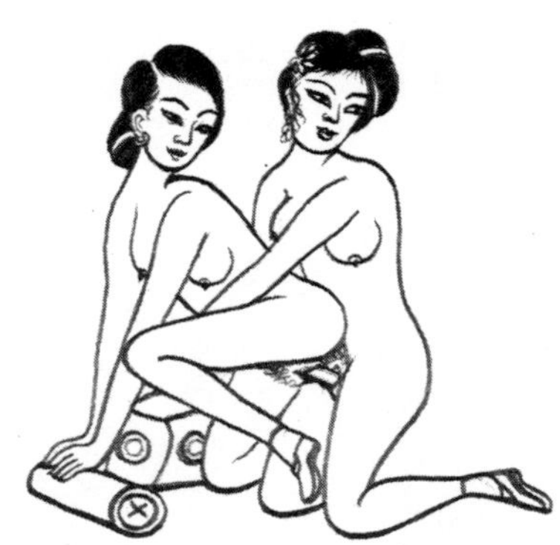

Japanische Frauen, die ein künstliches Lingam *(Harigata)* benutzen, um sich gegenseitig zu befriedigen.
Nach einem Farbdruck von Chokyosai Eisho; ca. 1800.

rungen» betrachtet, die im Bedarfsfall Verwendung fanden. Sie wurden keinesfalls als die ideale Art des Liebens dargestellt; man hielt sie im Gegenteil für gefühlsmindernd und nicht notwendig.

Orthodoxe Hindu-Gesetzesbücher verbieten den Gebrauch von Ersatz-Lingams oder «Dildos», und zwar mit der Begründung, dass sie «eine Beleidigung für Shiva sind, dessen Lingam stets erigiert ist».

Medizinische Hindu-Schriften stellen fest: «Wenn harte, leblose Gegenstände in die Yoni eingeführt werden, können sie langanhaltende physische Probleme für die Frau schaffen.»

Das *Kamasutra* schlägt vor, dass nur *natürliche* Gegenstände als Dildos benutzt werden sollten; es werden aufgezählt: Bananen, Mangos, Karotten, Radieschen, Gurken, Pflanzenstengel oder Pilzstiele, Kürbisse sowie andere Früchte oder Gemüsearten, die in Form und Beschaffenheit einem erigierten Lingam ähneln. Dieselbe Schrift fügt hinzu: «Ein Rohr, das mit Öl geschmeidig gemacht und mit Bändern um die Taille befestigt wird, kann in Zusammenhang mit einem Lingam oder auch als dessen Ersatz benutzt werden.»

Chinesische und japanische Schriften erwähnen den Doppel-Dildo; dieses Gerät wird aus behandelten Wurzeln, aus Horn, Holz oder Elfenbein hergestellt und mit zwei Seidenbändern um die Körpermitte befestigt. Eine Frau kann ein Ende in ihre eigene Yoni einführen und den Dildo mit Bändern um die Taille befestigen. Dann kann sie eine Freundin mit dem vorstehenden Ende des Schaftes befriedigen, während sie gleichzeitig die Reibung geniesst, die in ihrer eigenen Yoni durch die Bewegungen der anderen Frau verursacht wird.

Eine andere orientalische Neuerung, die von Frauen für Selbstbefriedigung benutzt wurde, ist als *Burmesische Glocke* bekannt. Diese Vorrichtung besteht aus zwei kleinen, hohlen Halbkugeln aus Silber; eine Halbkugel enthält einen Tropfen Quecksilber, die andere

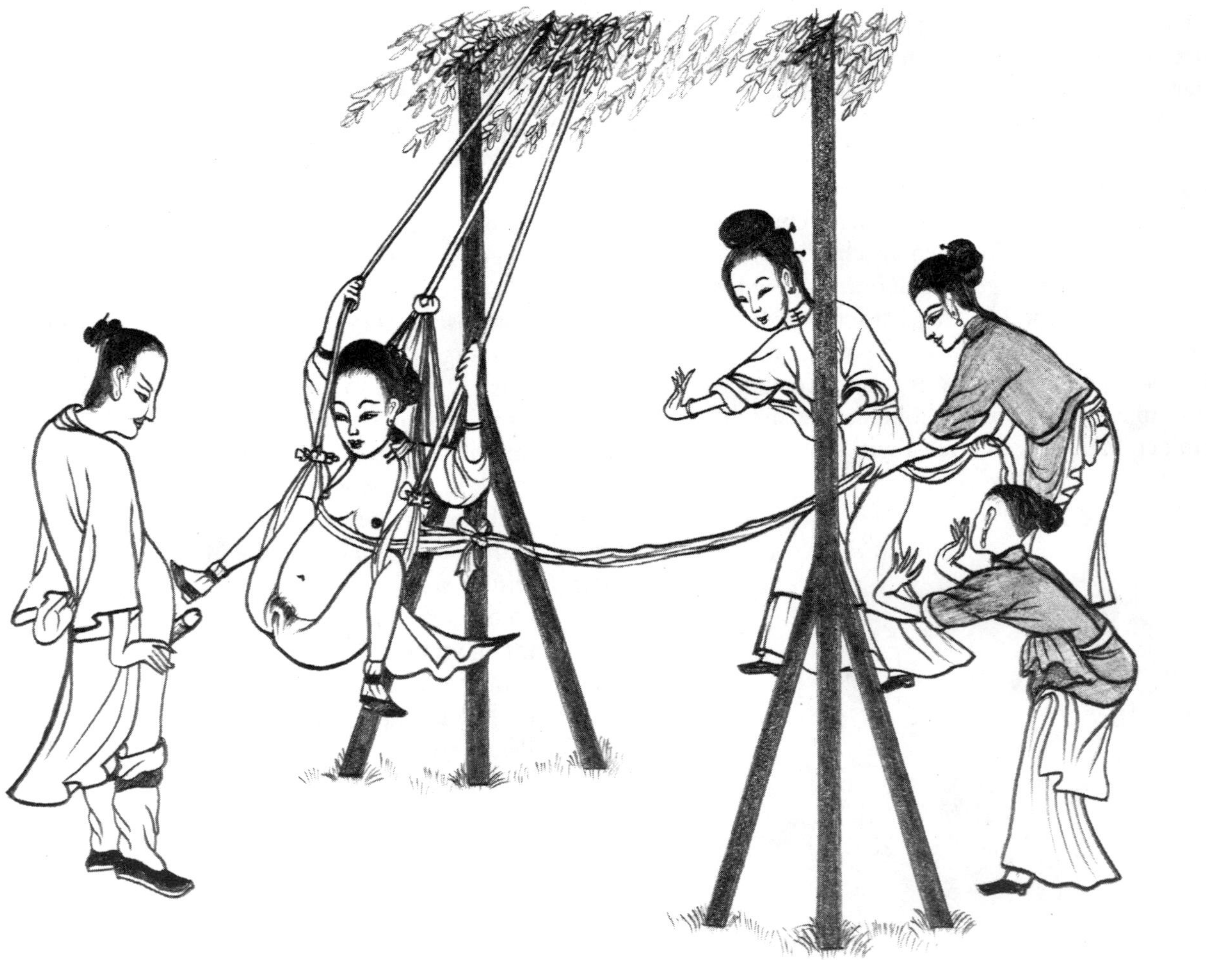

Verspielte sexuelle Tändelei auf einer Schaukel.
Nach einer chinesischen Malerei aus dem 18. Jahrhundert.

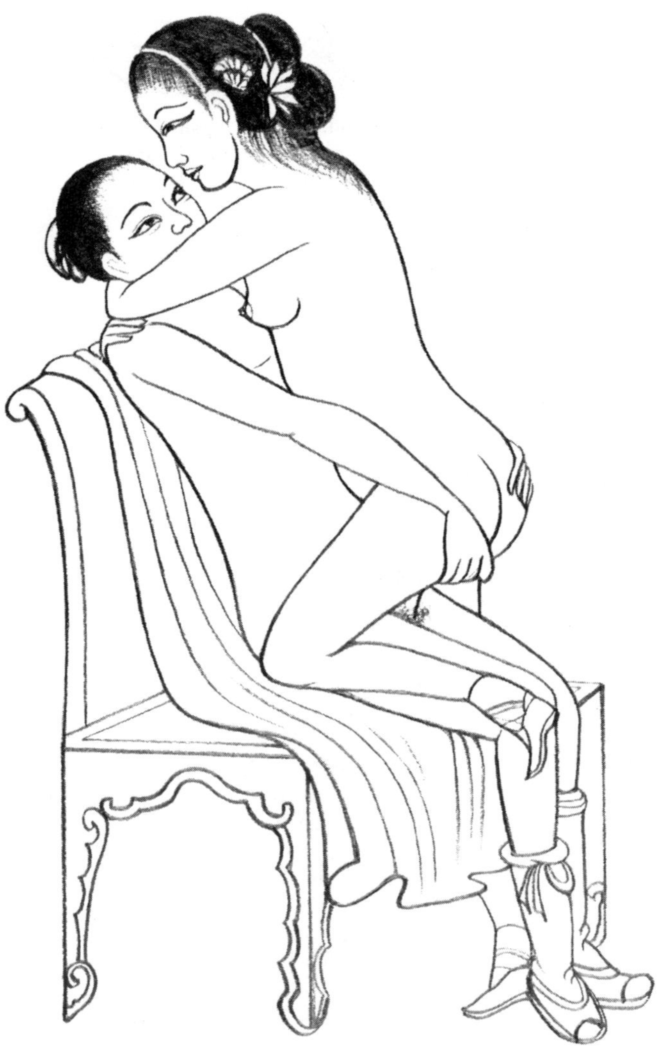

Möbel können als sexuelle Hilfe benutzt werden, um neue Positionen beizubehalten.
Nach einem Farbdruck aus der Ming-Dynastie.

hat eine metallene «Zunge», die vibriert und beim Bewegen einen klingelnden Laut auslöst. Diese Zwillings-Halbkugeln werden behutsam in die Yoni eingeführt und mit einem Stück Seidentuch festgehalten. Wenn die Frau den Körper schaukelnd bewegt oder herumgeht, löst die Bewegung des Quecksilbers eine sanfte Vibration in der Yoni aus, und gleichzeitig ist ein angenehmer Laut zu hören. In China wurde diese sexuelle Hilfe *Mien-ling* genannt (wörtlich: Übungsglocke); in Japan wurde ein ähnliches Gerät *Ri-no-tama* benannt. Moderne Sex-Shops bieten solche Dinge an, desgleichen eine beachtliche Anzahl von Vibratoren. Unglücklicherweise bestehen diese Massenprodukte fast durchweg aus synthetischem Material und sind auch schlecht entworfen, ästhetisch hässlich und potentiell schädlich für den menschlichen Körper.

Das Lieben ist am schönsten, wenn es nicht durch äussere Hilfsmittel kompliziert wird. Vom *Kamasutra* und anderen authentischen Schriften wird das Vorspiel empfohlen, vor allem dann, wenn ein Mann nicht so ohne weiteres imstande ist, eine Frau zu befriedigen.

In die Yoni einer Frau sollte nur eingedrungen werden, wenn die Frau erregt und daher die Yoni hinreichend feucht ist. Heutzutage gibt es zahllose Cremes, Gels und Öle als Feuchtigkeits- und Gleitmittel für die Geschlechtsorgane; man kann solche Präparate überall im Handel kaufen. Aber diese kommerziellen Produkte sind eigentlich überflüssig. In den meisten Fällen wird die Erregung durch sexuellen Kontakt mehr als ausreichende Sexual-Sekretionen produzieren, um ein bequemes Eindringen des Lingam in die Yoni zu gewährleisten. Zu diesem Zweck kann auch Speichel sehr effektiv benutzt werden, der obendrein noch den Vorteil hat, essentielle und magische Eigenschaften zu besitzen.

Alles, was in die Yoni eingeführt wird,

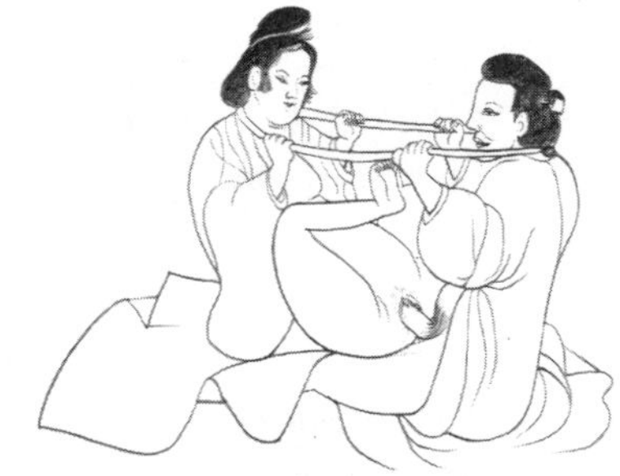

Liebende, die Gürtel oder Schlinge als sexuelle Hilfe benutzen.

Nach einer japanischen bemalten Schriftrolle aus dem frühen 17. Jahrhundert.

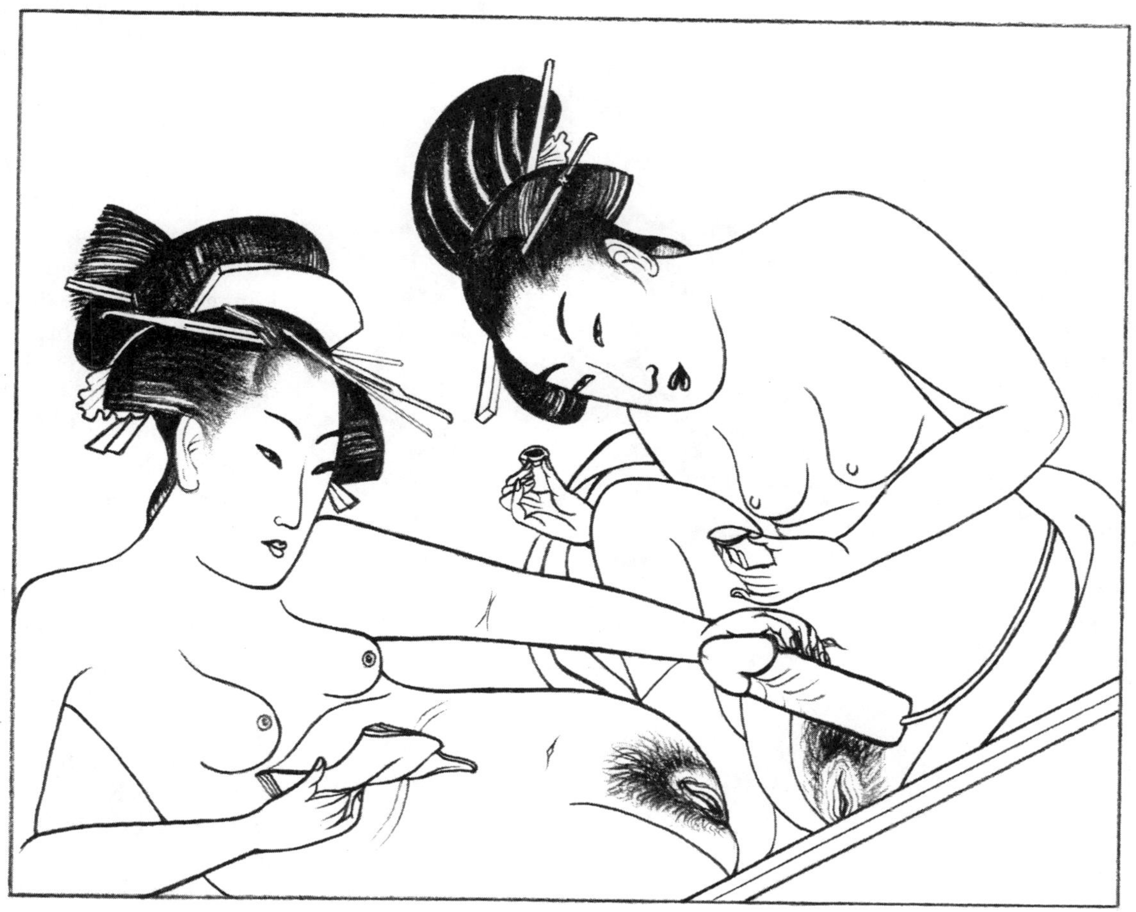

Sexuelle Hilfen sollten weich, von provozierender Kraft und gut angepasst sein, so dass sie für den beabsichtigten Zweck geeignet sind. Aber mögen sie auch noch so sehr nach dem persönlichen Geschmack des einzelnen angefertigt sein, so sollten sie doch stets sehr sorgfältig gebraucht werden.

KAMASUTRA

Zwei Damen lieben sich mit einem Ersatz-Lingam.

Nach einer chinesischen Malerei aus dem 18. Jahrhundert.

sollte weich genug sein, um jede innere Schädigung zu vermeiden.

Eine japanische Schrift rät: «Wenn ein Dildo benutzt wird, sollte er zunächst durch Eintauchen in warmes Wasser oder Öl erwärmt werden.»

Für verspielte Variationen des Liebens sollten organische Sexhilfen wie Früchte (die anschliessend verzehrt werden können) benutzt werden.

Eine vollständige Übersicht über sexuelle Hilfen sollte für Spielen geeignete Geräte wie Schaukeln, Drehstühle oder Wippbetten einschliessen. Man kann auch Wasserstrahlen verwenden. Am besten sind Einfälle, die einem bei der Ekstase des Liebens spontan zufliegen. Die gesamte Umgebung kann als sexuelle Hilfe betrachtet und eingesetzt werden. Man achte also darauf, alles so schön und geeignet wie möglich zu gestalten.

Der menschliche Körper selbst bietet eine Vielzahl von Möglichkeiten: Gliedmassen, Hände, Finger, Zehen, Kinn, Nase, Brüste und Zunge. Man schaffe sich seine eigenen sexuellen Hilfen, falls man das Gefühl hat, sie zu brauchen.

Tantra lehrt jedoch: «Der *direkte* Kontakt zwischen Körpern hat eine spezielle Wirkungskraft, die niemals von Ersatzmitteln erreicht werden kann.»

Goldener Lotos nahm sein seidenes Gewand. Etwas fiel aus dem Ärmel heraus leise klirrend zu Boden. Sie hob es auf und wog es in der Hand. Es war wie ein kleiner Ball, aber sehr schwer. Sie sah es sehr lange an, konnte sich aber nicht vorstellen, wozu es dienen sollte.

«Was ist das?» fragte sie. «Und warum scheint es so schwer zu sein?»

«Weisst du das denn nicht?» sagte er lachend. «Man nennt es die Glocke der Fruchtbarkeit. Es stammt aus Burma, einem Land irgendwo im Süden. Ein Gutes ist vier oder fünf Mass Silber wert.»

«Und wohin muss es getan werden?» fragte die Frau.

«Stecke es erst in dich hinein, und dann mache mit dem weiter, was getan werden muss. Die Ergebnisse sind einfach unbeschreiblich.»

CHIN P'ING MEI

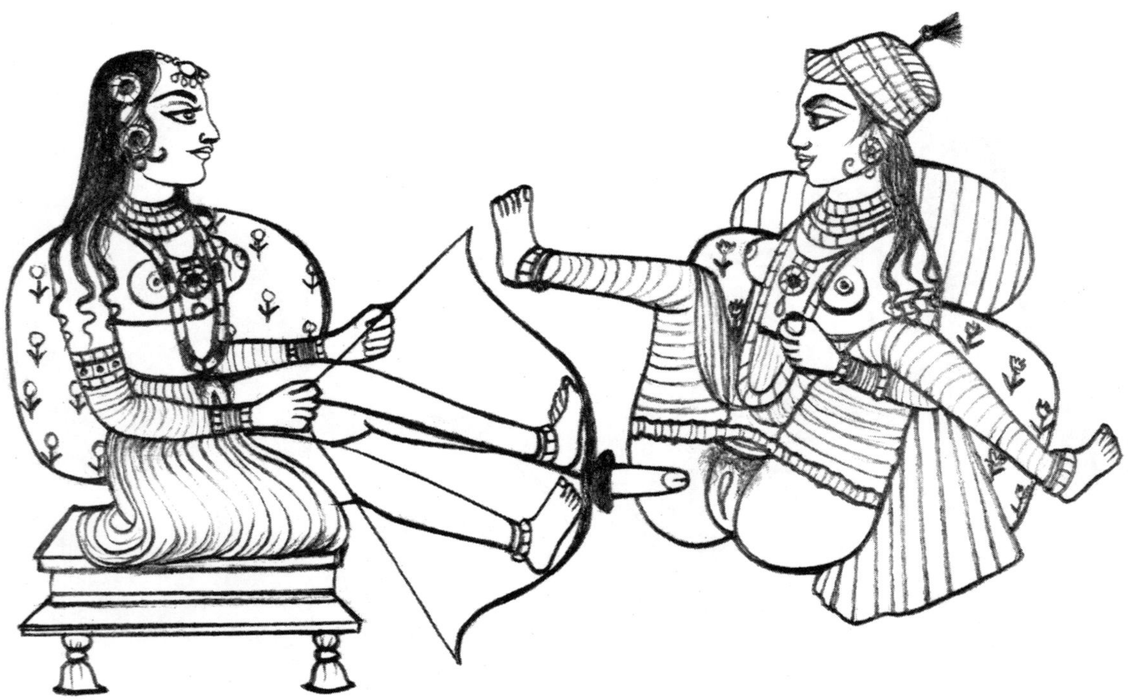

Erfindungsreiche sexuelles Hilfsmittel durch Benutzung eines Bogens.
Nach einer späten Mughal-Malerei; ca. 1690.

Aphrodisiaka

In östlichen sexologischen Werken werden viele Aphrodisiaka aufgezählt. Einige von ihnen haben lediglich einen Placebo-Effekt, aber andere wirken tatsächlich auf physischer Ebene. Viele Nahrungsmittel können so zubereitet werden, dass sie vitalisierende Kräfte auslösen. Gesunde Ernährung und eine natürliche Lebensweise sind bei weitem die wirksamsten Aphrodisiaka.

Frische Luft, Wasser und Feuer ... das alles hat die Macht, die Sexualität zu stimulieren. Das gilt auch für harmonischen Kontakt der Sinne mit Gegenständen, an denen man seine Freude hat. Ein oft zitiertes orientalisches Sprichwort lautet: «Das natürlichste Aphrodisiakum für einen Mann ist eine schöne Frau, die leidenschaftlich verlangt, dass man sie geniessen soll.»

Fasten kann aphrodisiakische Wirkung auf den Körper haben; allerdings muss es mit Massen geschehen. Yoga und Atemübungen können sehr viel dazu beitragen, die natürliche Vitalität des Körpers zu stimulieren. Wird dies noch mit Meditation kombiniert, so dass der Geist völlig frei ist von Ängsten und Sorgen, dann wird kaum die Notwendigkeit für physische Aphrodisiaka bestehen. Ein gesunder Geist und eine kreative Imagination zusammen schaffen ein «Klima», in dem alle Dinge möglich sind.

Aphrodisiaka sind normalerweise ein Standardthema in Werken über die Liebeskunst. Im allgemeinen wird gelehrt: Eine Substanz, die *den Geschlechtsorganen ähnelt,* wird wahrscheinlich als Aphrodisiakum wirken, wenn sie korrekt zubereitet wird. Dieses Konzept ist als die *Doktrin der Signaturen* bekannt; abgeleitet wurde sie aus der Beobachtung, dass Kräuter, Pflanzen oder andere Substanzen von besonderem

Aussehen, von spezieller Farbe und Form oder von spezifischem Geruch sehr wirksam sind bei der Behandlung von Gebrechen und Beschwerden, die mit ähnlichen Charakteristika verbunden waren. Ein Beispiel dafür ist die indische Mango-Frucht, die in ihrer Form den Nieren ähnelt und ein sehr effektives natürliches Heilmittel für manche Fälle von Nierenerkrankungen ist.

Korrekte Vor- oder Zubereitung ist ungemein wichtig, wenn ein Aphrodisiakum verwendet werden soll. Ein spezialisierter Zweig der indischen Medizin ist diesem Studium gewidmet.

Aphrodisiaka können in drei Hauptkategorien eingeteilt werden, und zwar in animalische, pflanzliche oder mineralische. Diese Kategorien können für sich getrennt gehalten oder miteinander kombiniert werden, um den gesamten Bereich von Aphrodisiaka zu produzieren, die für den einzelnen je nach Kondition oder Temperament geeignet sind.

Animalische Substanzen umfassen Eier (von verschiedenen Vögeln), verschiedene Arten von Milch (aber besonders Ziegenmilch), Wildgeflügel, Sperlinge, Pfauen, das Fleisch von kräftigen Tieren, Muscheln, Austern, Seepferdchen, Fischrogen (Kaviar), besonders kräftige Fische (Lachs) sowie animalische Teile wie Hirschgeweih, Moschusschalen, Amber von Walen, Rhinozeroshorn und ein grosser Bereich von animalischen Geschlechtsorganen. Wenn diese Produkte wirksam sein sollen, müssen sie von wild lebenden Tieren stammen, zur richtigen Jahreszeit gejagt werden und vor allem natürlich dann, wenn diese Tiere kerngesund sind.

Pflanzliche Aphrodisiaka sind noch zahlreicher, und ihre Zubereitung erfordert noch grössere Sorgfalt. In traditionellen östlichen Werken werden aufgezählt: Ingwerwurzel, Fenchel, Ginsengwurzel, Pilze, schwarze Bohnen, besondere Zwiebelsorten, Kürbisse, Karotten, wilder Spargel, wilder Rhabarber, Feigen, Lakritze, Mandeln, Pistaziennüsse, Kiefernkerne, Sesamsamen, Zimtrinde, Muskatnuss, Safran, schwarzer Pfeffer, Rosinen, Walnüsse, Honig (von besonderen Blüten), Hirse, Baumrinde, Orangensamen, Eisenhutwurzel, Opiumhülsen, Damiana, Stechapfel, Marihuana sowie «starke» Weine, die aus Trauben, Granatäpfeln, Wildblumen und Kräutern hergestellt werden. Genau wie bei animalischen Substanzen sollten die pflanzlichen Ingredienzen von hoher Qualität sein und zur korrekten Jahreszeit geerntet oder gesammelt werden.

Mineralische Aphrodisiaka, die in östlichen Medizinwerken aufgezählt sind, umfassen: Mineral-Pech («Shilajeet»), Stalaktiten, Quecksilber, Schwefel, Glimmer, Arsen, Muschelschalen, Kauris, Perlen, kalziniertes Gold, Silber, Kupfer, Eisen, Amber, Korallen, Smaragde, Saphire, Rubine und Diamanten. Die Zubereitung von mineralischen Aphrodisiaka ist extrem komplex und eine Wissenschaft für sich; in Indien ist sie als *Rasayana* bekannt.

Ginseng ist seit Tausenden von Jahren wegen seiner regenerativen und aphrodisiakischen Eigenschaften benutzt worden. In neuerer Zeit wurde Ginseng auch von westlicher Wissenschaft getestet, wobei sich herausstellte, dass Ginseng tatsächlich echte Wirkung hat. Die rote Ginsengwurzel liefert die besten Resultate, sollte aber nicht ständig eingenommen werden. Eine 40-Tage-Kur mit Ginseng-Extrakt (oder pulverisierter Wurzel), gefolgt von einer 3monatigen Pause, ist eine typische Verordnung, die in den meisten Fällen funktioniert. Die exakte Dosis muss nach der Stärke der jeweiligen Wurzel und nach dem physischen Zustand der Person bestimmt werden.

Es kann auch ein aphrodisiakischer Tee hergestellt werden, und zwar aus einer Kombination von ausgewählten Kräutern, Gewürzen und getrockneter Ginsengwurzel. Gleiche Mengen von Zimtrinde und grünem Kardamon sollten mit einem Stössel in einem Mörser zerstampft werden. Dieser Menge entsprechend sollte frische Gingerwurzel zugegeben werden. Alles muss gut gemahlen und miteinander vermengt werden. Dann sollten etwa neun schwarze Pfefferkörner, zwei oder drei Gewürznelken, etwas gemahlene Muskatnuss (aber nicht zuviel) und eine Prise Safran hinzugefügt werden. Die gesamte Mischung sollte etwa neun Minuten lang sanft gekocht werden. Wenn das Gebräu fertig ist, sollte es durchgeseiht werden. Danach kann auf normale Weise ein Tee aufgebrüht werden, aber mit dem Zusatz von zerquetschter Ginsengwurzel. Man sollte diesen Tee eine

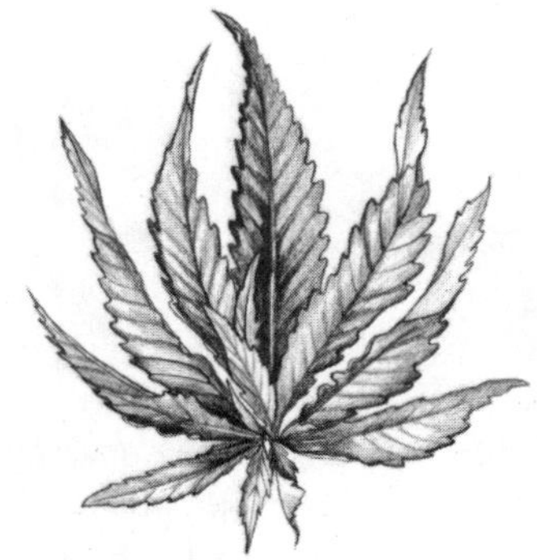

Marihuana: die Absonderungen der weiblichen Pflanze, hat starke aphrodisische Eigenschaften.

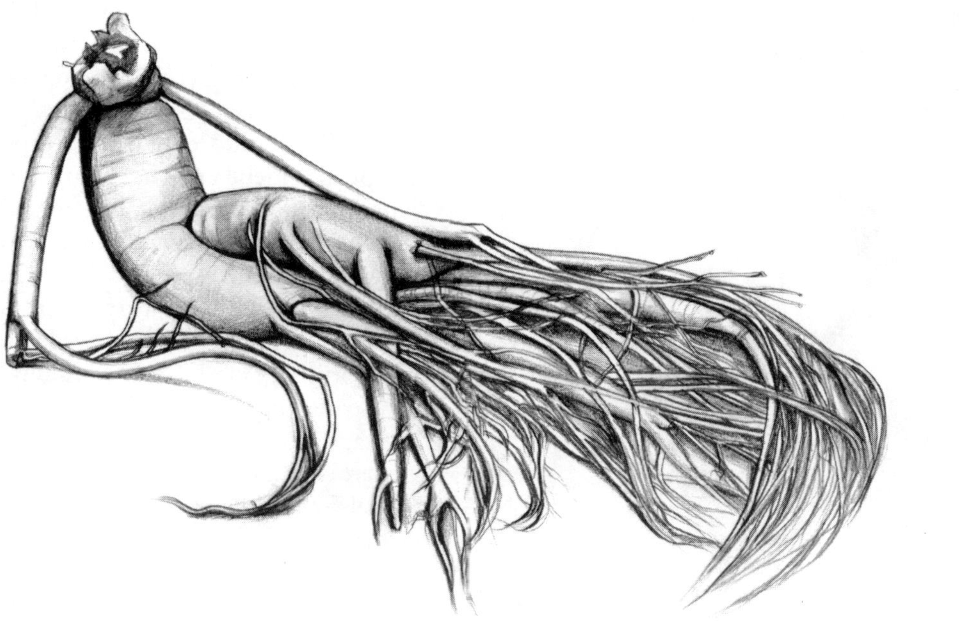

Die Ginseng-Wurzel wird seit langem als kraftvolles Aphrodisiakum geschätzt.

Es gibt eine Grenze für das, was aphrodisiakische Salben tun können. Meistens können sie nur die Ausdauer einer Person etwas verlängern. Wenn man ein Aphrodisiakum bei einem natürlicherweise kraftvollen Instrument anwendet, so ist dies genauso, als ob ein talentierter und gut vorbereiteter Kandidat unmittelbar vor seiner Prüfung noch ein Ginseng-Stimulans einnimmt. Er wird sich doppelt frisch und munter fühlen, und seine Dissertation wird wie von selbst ausströmen. Auf der anderen Seite aber wird ein Liebhaber, dessen Werkzeug von Natur aus schwach ist, von Aphrodisiaka oder Salben nicht mehr gestärkt werden als ein ignoranter und untalentierter Kandidat, der sich mit Drogen helfen will. Ihm wird es nämlich nichts nutzen, selbst wenn er unmittelbar vor der Prüfung Ginseng pfundweise verspeist.
JOU PU TUAN

Zeitlang ziehen lassen; er kann entweder heiss oder kalt serviert werden, sowohl mit als auch ohne Milch. Honig kann als angenehmer und stimulierender Süssstoff beigegeben werden.

Es gibt viele Aphrodisiaka, die direkt auf die Geschlechtsorgane aufgetragen werden können. Sie wirken in der Hauptsache durch wärmende oder kühlende Eigenschaften. Sandelholzöl, mit ein wenig gemahlenem Ingwer und Zimt gemischt, ist eines der wirksamsten Rezepte. Öl von Gewürznelken, mit normalem Öl oder einem Gemisch aus Kampfer und Öl verdünnt, kann kräftigende und belebende Wirkungen erzeugen.

Bei der Verwendung derartiger Präparate sollte jedoch mit äusserster Sorgfalt zu Werke gegangen werden. Besonders gefährlich sind Aphrodisiaka, die durch Reizung der Geschlechtsorgane wirken: «Spanische Fliegen» oder Kanthariden, Pulver von Käfern oder Insekten, haben – wie Aufzeichnungen beweisen – schon viele «Unfälle» ausgelöst.

Es lohnt sich, noch einmal ausdrücklich zu wiederholen, dass eine gesunde Lebensweise das beste und beständigste aller Aphrodisiaka ist und bleibt. Es ist wirklich vorzuziehen, sich lieber nicht auf äussere sexuelle Hilfen für ein zufriedenstellendes Sexualleben verlassen zu müssen. Dann kann nämlich der Gebrauch von Aphrodisiaka bei sehr speziellen Gelegenheiten einen echten Unterschied machen.

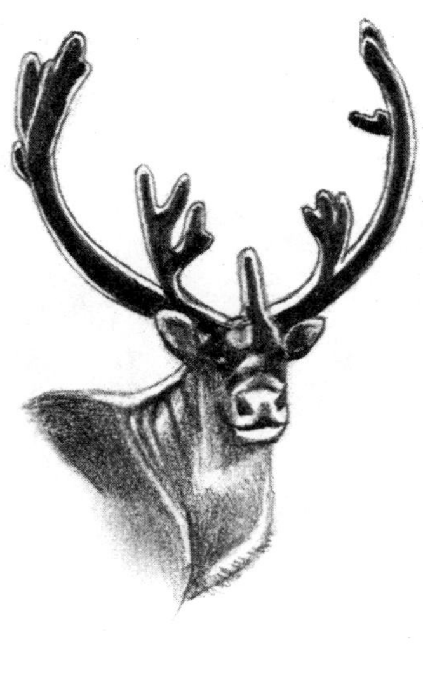

Im Orient werden Geweihe wegen ihrer aphrodisischen Eigenschaften geschätzt.

Sexualerziehung

Kinder haben eine eifrige Neugier und geistige Flexibilität, die sie befähigt, neue Dinge sehr schnell zu lernen. Man sollte bei einem Kind niemals den Grad des Verstehens unterschätzen.

Sexuelle Erziehung kann schon im frühen Kindesalter beginnen. Sexualität wird einem Kind am besten als Teil einer liebevollen und echten Familien-Beziehung erklärt. Nacktheit zu Hause sollte nicht tabu sein; man sollte ganz im Gegenteil einem Kind den Körper zum Bewusstsein bringen und dieses Wissen kultivieren. Wenn Eltern in bezug auf Nacktheit und Sexualität einen Mangel an Hemmung und Schuld erkennen lassen, dann wird ihre Haltung vom Kind widergespiegelt werden.

Geheimniskrämerei und zusammengebraute Geschichten, um das Kind vor den Wahrheiten der Sexualität abzuschirmen, werden das Kind nur verwirren und bei ihm zu Schuldgefühlen und Neurosen führen. Kinder durchschauen Heuchelei und reagieren auch sehr sensibel auf Schuldgefühle bei anderen.

Ein Kind sollte lernen, den Körper als Tempel der Liebe zu betrachten; als einen Schrein, den man nur mit denjenigen teilt, die geliebt sind und denen man vertrauen kann.

Kinder können spontan all die tantrischen Praktiken erlernen, die in Teil I dieses Buches beschrieben sind ... die kreative Haltung, Selbstprüfung, Hatha Yoga, Atmung, richtige Ernährung, Hygiene, Baden, Traum-Yoga, Massage, Meditation, Visualisierung und so weiter. Dies alles kann den Grundstein für Sexual-Erziehung legen. Gutes Beispiel und gemeinsame Teilnahme an solchen Aktivitäten sind bei weitem die beste Lehrmethode.

Gefühle der Sexualität sind ein integraler Bestandteil des Erlebnisses, erwachsen zu werden. Deshalb sollten sie in einer Atmosphäre der Offenheit erforscht, aber nicht als eine versteckte oder nicht erwähnenswerte Erfahrung abgetan werden. Auf diese Weise können Traumata, die oft mit der «Enthüllung von Lebenstatsachen» einhergehen, vermieden werden. Diese «Tatsachen» sollten für ein Kind die Basis dessen bilden, was einmal sein wird; ein allmähliches Vertrautwerden mit dem vollen Spektrum der Liebe.

Kinder sollten mit Abbildungen der sexuellen und sinnlichen Liebe bekannt gemacht werden, damit sie eine positive und gesunde Einstellung gegenüber Liebesdarstellungen entwickeln können.

Kinder haben einen angeborenen Sinn für Wahrheit; die beste Lehrmethode ist direkte und sensitive Sexual-Erziehung, die in die Einweihung des Kindes in die grösseren Mysterien des Lebens eingebaut werden sollte.

Intimität sollte die Familien-Atmosphäre durchdringen. Gemeinsames Baden, gegenseitige Massage sowie gemeinsame Teilnahme an Yoga, Tanz, Musik, Gesang und Haushalt sollten ermutigt und ermuntert werden. «Gemeinsamkeit» ist einer der wichtigsten Faktoren für gesunde Intimität innerhalb der Familie. Jedermann hat eine selbstsüchtige Ader, und es ist wichtig, sich aus der Selbstsucht zu einem tiefen und mitfühlenden Bewusstsein für die Bedürfnisse anderer zu entwickeln.

Jeder Situation, die Eifersüchteleien zwischen Kindern hervorruft, sollte von vornherein sehr energisch gegenübergetreten werden, am besten durch eine gemeinsame Familienbetrachtung aller Seiten dieses Problems. Dies ist der Test wahrer Liebe und bildet die Grundlage für eine gesunde Annäherung an Sexualität.

Jungen und Mädchen sind grundverschieden; deshalb sollten sie auch unterschiedlich behandelt werden. Ein Junge ist in erster Linie an der *Logik* des Lebens interessiert und sucht nach Antworten auf alle möglichen Fragen. Sex ist ein faszinierender Gesprächsstoff, sogar schon im frühen Alter. Deshalb sollten einem Knaben auf Fragen nach der Sexualität auch direkte und logische Antworten gegeben werden. Einem Jungen sollte sexuelle Hygiene beigebracht werden; wie er seinen Lingam richtig zu waschen hat oder wie wichtig es ist, den Anus sauberzuhalten. Man sollte ihm sagen, was es mit Erektionen auf sich hat, damit er keinerlei Schuldgefühle empfindet, wenn er diesen Vorgang bei sich beobachtet. Ein Knabe repräsentiert eine dominierende Yang-Kraft, die Solare Macht, den Himmel, die aggressiven und expansiven Eigenschaften des Bewusstseins. Alles dies muss verfeinert und durch richtige Erziehung entwickelt werden.

Ein Mädchen dagegen interessiert sich besonders für die *Emotionen* des Lebens und wünscht *intuitive* Antworten auf Lebensfragen. Wenn Eltern diesen grundlegenden Unterschied erkennen und sich dementsprechend verhalten, wird es eine deutlich erkennbare Veränderung in der Einstellung eines Kindes der Erziehung gegenüber geben. Ein Mädchen repräsentiert eine dominierende Yin-Kraft, die Lunare Macht, die Erde, die submissiven und kontraktiven Eigenschaften des Bewusstsein. Ein Mädchen neigt dazu, die Welt grösstenteils durch Sinneseindrücke zu erleben. Ein Mädchen wird am besten durch die Verfeinerung in den Künsten mit der Sexualität vertraut gemacht. Man sollte einem Mädchen sagen, dass es die Menstruation zu erwarten hat; man sollte es mit den menstrualen Vorgängen der Mutter vertraut machen. Kurzum, ein Mädchen sollte auf alles richtig vorbereitet werden, damit es der Zeit entgegensehen kann, wo es «eine Frau wird».

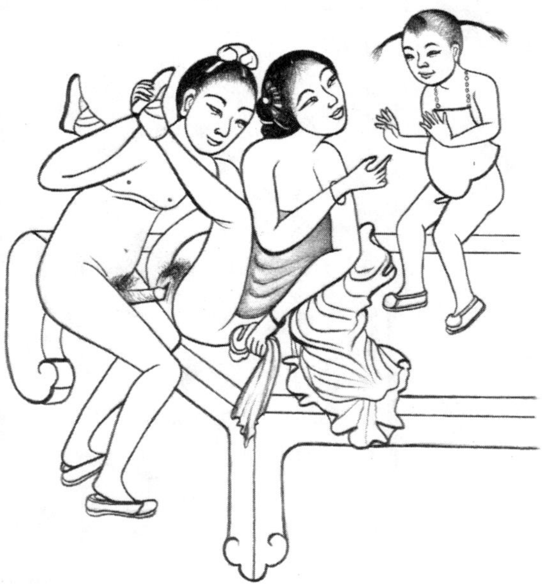

Obwohl jedes Individuum männliche und weibliche Seiten hat, entspringt die Sexualität der Vorherrschaft des einen oder des anderen Geschlechts. Ein aufgeklärtes Herangehen an Sexualerziehung setzt also voraus, dass man von den angeborenen psycho-physischen Unterschieden zwischen den Geschlechtern Gebrauch macht. Eine der neuesten Entdeckungen der Psychologie ist, dass es einen angeborenen Unterschied zwischen den Fähigkeiten der Geschlechter gibt. Jungen bauen natürlicherweise Türme, während Mädchen Einzäunungen und Gehege errichten. Jungen sind besser im räumlichen Denken, mit Zahlen und logischen Problemen. Mädchen dagegen lernen früher lesen, sprechen früher und sind besser in der Wahrnehmung von Emotionen. Jungen sind im allgemeinen besser als Mädchen, wenn es darum geht, Probleme zu lösen, die einer gewissen Manipulation bedürfen. Jungen können bei Tage besser sehen als Mädchen. Jungen sind imstande, grössere Hitze auszuhalten als Mädchen, die üblicherweise bei Nacht besser sehen, grössere Kälte besser ertragen und Informationen schneller aufnehmen und verarbeiten können.

Kinder sollten energisch, aber grosszügig unterrichtet werden. Es ist durchaus üblich für ein Kind, über den einen oder anderen Elternteil «Vorherrschaft zu gewinnen», um zu versuchen, die Familienumwelt mit Beschlag zu belegen. Alle Kinder haben Respekt vor Autorität, wenn sie konsequent und beharrlich ist und direkt ausgeübt wird. Disziplin zu Hause ist wichtig für alle Aspekte der Erziehung, einschliesslich der Sexualerziehung. Kinder sollten nicht sofort unbeschränkten Zugang zu allem haben; genau wie im Tantra die Mysterien-Lehren für diejenigen reserviert sind, die entsprechend darauf vorbereitet sind.

Es ist die Pflicht der Eltern, ihre Kinder *auf die Welt* vorzubereiten; man sollte sie nicht als Vehikel für eigene Selbst-Nachlässigkeit benutzen.

Zu oft sehen wir Kinder, die Neurosen der Eltern widerspiegeln, und zwar mit einer naiven Unschuld, die später im Leben oft zu tiefsitzenden emotionalen Problemen führt. Die meisten dieser Probleme sind in einem Mangel an Sexualerziehung verwurzelt, entweder durch das schlechte Beispiel der Eltern oder durch einen Zusammenbruch der Familienkommunikation.

In den meisten Familien ist es unvermeidlich, dass Kinder heimlich sehen oder hören, wie die Eltern sich lieben. Zwar sollten das Mysterium und der Zauber der sexuellen Vereinigung als etwas reserviert werden, worauf man sich freuen kann, als etwas Heiliges und ganz Spezielles, aber man sollte Kindern den tatsächlichen Mechanismus von Sex nicht vorenthalten. Man sollte sie nicht vollkommen im Dunkeln lassen, «wie Mama und Papa es machen»; man sollte sie nicht zum Voyeurismus treiben, um ihre natürliche Neugier zu befriedigen. Kinder sollten allmählich in die Realitäten des Liebens eingeführt werden. Man kann eine Tür absichtlich geöffnet lassen. Das Kind kann aufgefordert werden, Räucherwerk zu entzünden oder Blumen und Erfrischungen zu bringen, während die Eltern

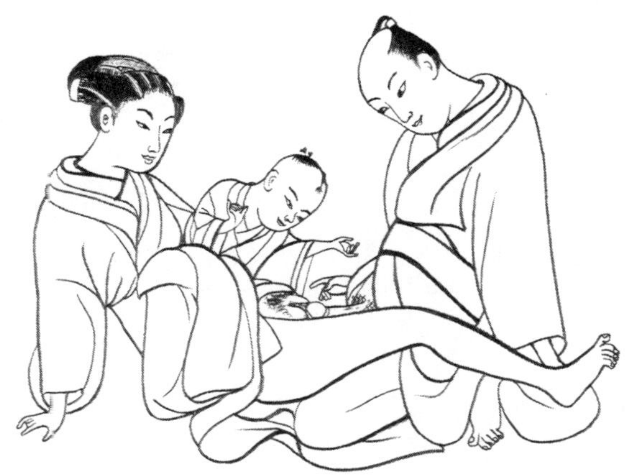

In orientalischen Kulturen ist Sex kein Tabu. Die natürlichste aller menschlichen Handlungen sollte auch nicht als heimliches Laster behandelt werden.
Nach einem chinesischen Druck aus der Ming-Dynastie.

Im Orient lernen Kinder schon sehr früh im Leben die Sexualität kennen.
Nach einem japanischen Farbdruck von Suzuki Harunobu; ca. 1766.

dabei sind, Initmität auszudrücken. Es braucht keine krasse Zurschaustellung zu sein, sondern eher ein subtiles Teilhaben an der Atmosphäre der Sexualität, damit das Kind sich auf ganz natürliche Weise bewusst werden kann, «worum sich das alles dreht».

Es ist vollkommen natürlich für eine Mutter, ihr Baby mit ins Ehebett zu nehmen, es sogar zu stillen, während sie sich mit ihrem Mann liebt. Gleicherweise sollten grössere Kinder ins elterliche Schlafzimmer eingeladen werden, wenn das Paar sich in inniger Umarmung befindet, da die Atmosphäre der Liebe für das Kind nur gesund sein kann. Wenn Kinder den magischen Zirkel der Liebe betreten, dann können sie eine tiefe Initiation in die Sexualität bekommen.

Seit alten Zeiten haben illustrierte Sex-Handbücher eine wichtige Rolle in orientalischen Kulturen gespielt.

Wir haben uns bemüht, dieses Buch sowohl zu einer Aufklärung über die Natur der Sexualität als auch zu einer Initiation in die wahre Bedeutung der kreativen Funktion zu machen.

Lieben ist die *natürlichste* aller Aktivitäten, und zwar eine, bei der Scham nichts zu suchen hat. Die ganze Geschichte der sexuellen Neurose im Westen ist in der Unterdrükkung der Sexualität sowie in unzulänglicher Sexualerziehung verwurzelt. Bei richtigem Herangehen an die Sexualität wird das Leben bedeutungsvoller und freudvoller werden ... zur Alchimie der Ekstase selbst.

Zusammenfassung der «Sexuellen Geheimnisse»

Sowohl tantrische als auch taoistische Lehren bieten eine aufgeklärte Betrachtung der Sexualität, die viel zur westlichen Kultur beitragen kann. Diese Lehren verlangen nicht einfach von einer Person, ihre Einstellung dem Sex gegenüber neu zu überdenken. Sie bieten eher einen praktischen und evolutionären Lebensstil an, wobei der Sexualität ein spiritueller Zweck verliehen wird.

Nachdem gesellschaftliche Hierarchien ihre Bedeutung eingebüsst und Herrscher auf ihre Funktion als Abgesandte der Götter verzichtet haben, finden die «Sexuellen Geheimnisse» ihren Weg in den Hauptstrom des Denkens. Diese Geheimnisse sind nun nicht länger auf einige wenige Auserwählte beschränkt, sondern sie bieten tiefe Einsichten in die wahre Natur und in den Zweck des Daseins. Die Lehren haben ewige Gültigkeit und sind optimistisch und transzendental. Die von ihnen beschriebene ganzheitliche Ansicht über Sexualität reicht von dieser Welt in die nächste, sogar über die Beschränkungen von Leben und Tod hinaus.

Im Osten wurde Sex traditionell als hohe Kunst betrachtet, die Achtung verdiente. Statt Sexualität als ein Tabu-Thema anzusehen, und zwar mit allen unvermeidlichen negativen Assoziationen, hielten die Leute diesen natürlichsten aller Akte für günstig, verehrenswert und sogar «glückbringend». Wenn ein Paar die «Sexuellen Geheimnisse» praktiziert, wird es damit einen idealen Weg finden, die wahre Gleichberechtigung von Mann und Frau zu realisieren. Befreit von sexueller Frustration, von Hemmungen und Schuldgefühlen werden Paare erleben, wie sie sich näher und näher aneinander anschliessen, statt sich weiter und weiter voneinander zu entfernen.

Tantra und Taoismus lehren: Unkorrekte sexuelle Einstellungen und Praktiken sind nicht nur die Ursache von psychischen, sondern auch von physischen und spirituellen Problemen. Positiv orientierte Sexualität bietet die direkteste und harmonischste Methode, diese Probleme zu lösen.

Wir hoffen, dass dieses Buch einen fruchtbaren Boden liefern wird, von dem Einzelpersonen und Paare profitieren können; alle, die teilzunehmen wünschen an der universalen Nährkraft der sexuellen Ekstase. Wenn die Sexualität in Harmonie mit der natürlichen Spiritualität gebracht wird, eröffnet sich eine ganz neue Dimension der Realität. Es ist unsere feste Überzeugung, dass schuldfreie, kreative Sexualität das Wunderheilmittel für viele moderne psychologische Krankheiten sein kann.

Lassen Sie sich nicht entmutigen, wenn der Fortschritt nur langsam zu sein scheint. Man kann mit plötzlichen Durchbrüchen rechnen, wenn es erst einmal eine höhere Ebene der Verpflichtung und den ernsthaften Wunsch nach Erfolg gibt. Versuchen Sie, ein dynamisches Gefühl der Erwartung zu entwickeln. Werden Sie sich ganz offen ihrer eigenen Sexualität sowie der Sexualität Ihres Partners bewusst. Obwohl die Theorien und praktischen Techniken, die in diesem Buch

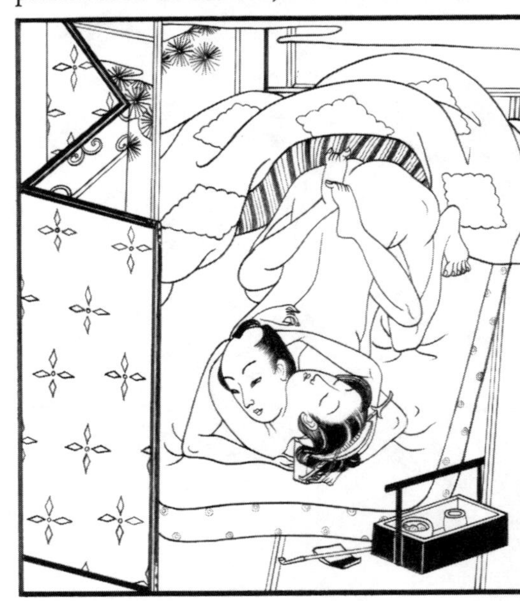

Intimitäten im Liebes-Pavillon.
Nach einem japanischen Chuban-Farbdruck von Koryusai; ca. 1770.

beschrieben sind, eine grosse Hilfe sein können, so ist es doch die *Klugheit des Herzens,* sind es doch die höheren Aspekte der Liebe, die letzten Endes die «Sexuellen Geheimnisse» offenbaren. Diese intuitive Weisheit ist von allen zu erreichen, die die Wechselbeziehung von Sexualität und Spiritualität erkennen.

Sexuelle Befreiung schliesst die Befreiung des ganzen Wesens ein: Körper, Geist und Seele. Dieser ganzheitliche Standpunkt ist eine grundlegende Voraussetzung für das Verständnis der «Sexuellen Geheimnisse». Wenn die Geheimnisse auf diese Weise betrachtet werden, werden sie wesentlich dazu beitragen, Sie zu besseren Liebenden zu machen und Sie gleichzeitig in Schönheit, Spiritualität, Wissenschaft und Mystik des Sex einweihen.

Es ist keineswegs nötig, auf religiösen Glauben zu verzichten, um die «Sexuellen Geheimnisse» praktizieren zu können. Es ist auch nicht notwendig, buddhistische, tantrische, taoistische oder hinduistische Glaubenslehren zu adoptieren. Die «Sexuellen Geheimnisse» sind in allen grossen Religionen zu finden, aber viele der Lehren sind verfälscht worden oder verlorengegangen. Nur Tantra und Taoismus haben die «Sexuellen Geheimnisse» intakt erhalten und bewahrt. Wichtig sind vor allem die *Prinzipien,* die in diesem Werk beschrieben sind. Die «Sexuellen Geheimnisse» sind kein Dogma; sie sind eher eine Kollektion von Wahrheiten über Sexualität, und diese Wahrheiten haben dem Test der Zeit standgehalten.

Wir hoffen aufrichtig, dass sie auch Ihnen dienen werden!

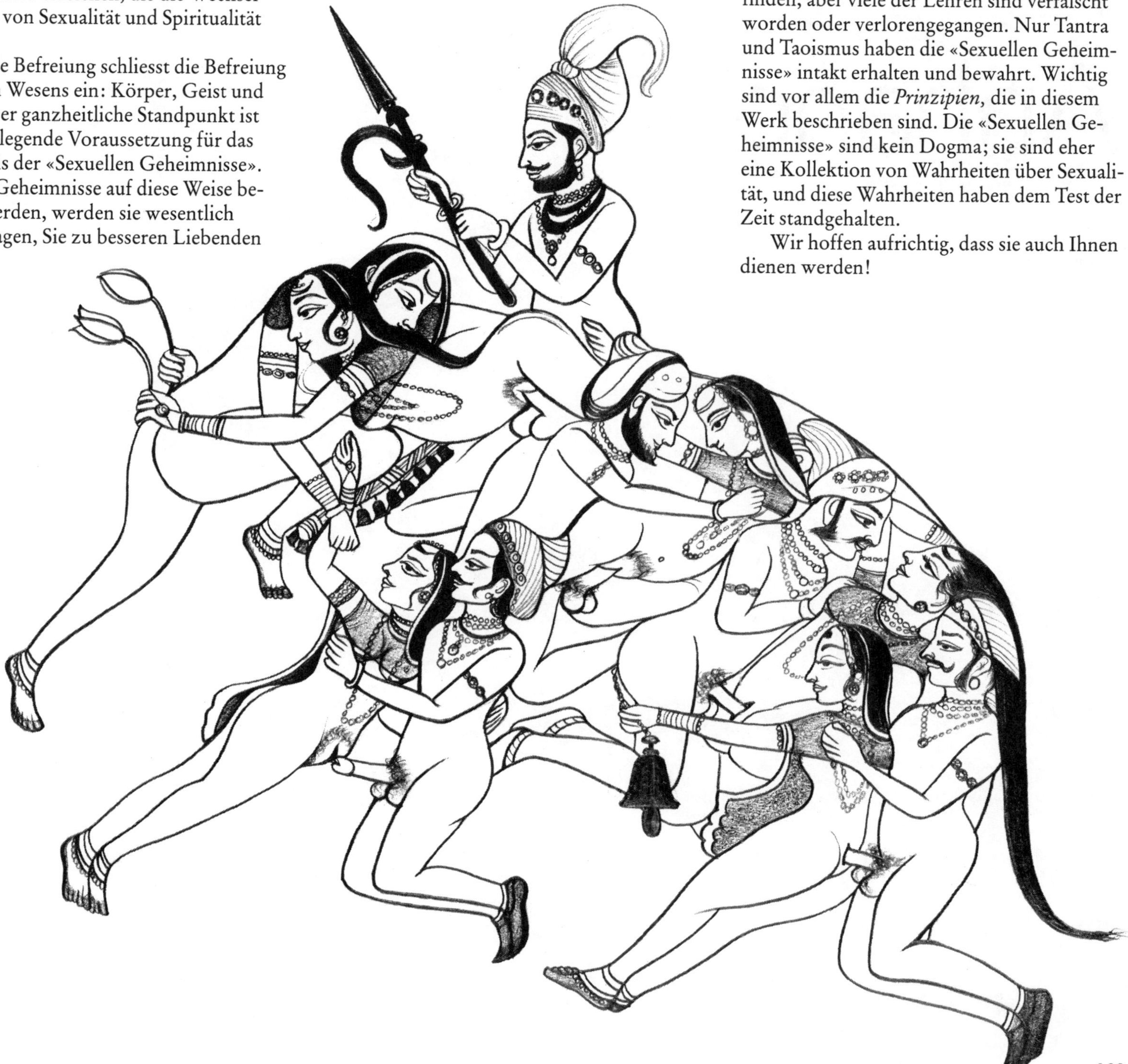

Alle physische und psychische Schwäche muss letzten Endes der falschen Praxis von Sex zugeschrieben werden. Die Liebeskunst muss bei allen Künsten an vorderster Stelle stehen, denn wenn sie korrekt praktiziert wird, bringt sie einen zum Ziel der Unsterblichkeit.
SU-NU-CHING

Die Freude der sexuellen Liebe, die sich auf so viele attraktive und entzückende Weisen manifestiert, macht den menschlichen Zustand wahrhaft gesegnet.
SMARADIPIKA

Indischer zusammengesetzter erotischer Elefant, das Symbol der Herrschaft.

Ein sexuelles Amulett in Form einer Miniaturmalerei; Rajasthan, spätes 18. Jahrhundert.

Anhang

Glossar

Abkürzungen:
Skt. = Sanskrit
Tib. = Tibetisch
Ch. = Chinesisch
Jap. = Japanisch

Adi Shakti (Skt.): Die ursprüngliche Shakti; das schöpferische Prinzip der Göttlichen Energie in seiner weiblichen Personifizierung.

Agni (Skt.): Der Feuergott des Hindu-Pantheon; dargestellt als zweiköpfig, siebenzüngig und rotfarben. Als das himmlische Feuer ist er auch als Surya, die Sonne, bekannt. Im Mikrokosmos wohnt er im Nabel-Chakra (Solarplexus).

A (Skt.): Der erste Vokallaut des Sanskrit-Alphabets. Eine tantrische Tonsilbe, die den Anfang aller Schöpfung bedeutet. Im Subtilen Körper von Tantra ist der Konzentrationspunkt von «A» das Hals-Chakra.

Ahuyabarada Mudra (Skt.): Geste der mystischen Einladung. Stellung einer Sex-Initiatorin mit einer Hand in die Hüfte gestemmt.

Ajna Chakra (Skt.): Das dritte Auge oder Stirn-Chakra des Subtilen Körpers von Tantra; dargestellt als Lotosblüte mit zwei Blättern. Eine Glyphe der Epiphyse (Zirbeldrüse), die den Psycho-Organismus steuert.

Akarna Dhanurasana (Skt.): «Akarna» bedeutet «nahe dem Ohr»; «dhanu» ist ein Bogen. Diese Yoga-Stellung macht Beine und Rücken sehr flexibel und hilft bei der Steuerung der sexuellen Energie. Buchstäblich: Nahe-dem-Ohr-Bogen-Stellung.

Ali (Skt.): Die fünfzehn Sanskrit-Vokallaute, welche die Tantras dem linken Kanal des Subtilen Körpers gleichstellen. Die Keimsilben der fünfzehn Yoginis, verbunden mit den Mondphasen. Intime Freundinnen und das Tierkreiszeichen Skorpion.

Amritakala (Skt.): Die wechselnde Lokalisierung erotischer Leidenschaft im Frauenkörper, verbunden mit den Phasen des Mondes.

Apana (Skt.): Der abwärts führende Lebensstrom, einer der zwei wichtigsten «Lebenswinde» des Körpers. Der «Apana» hat seinen Sitz in der unteren Verdauungsregion und erstreckt sich zum Anus. Wird der Farbe Orangerot zugeordnet. Beherrscht die Ausscheidungsfunktion.

Ardhanarishvara (Skt.): Der androgyne Shiva, bei dem die linke Seite weiblich, die rechte Seite männlich ist. Symbol der ausgeglichenen Vereinigung von Shiva und Shakti; die Auflösung innerer und äusserer Dualität. Der Hermaphrodit, eine Glyphe der Mystik und der Sinnlichkeit. Ein alchimistischer Archetyp.

Asana (Skt.): Eine Position, die sowohl straff als auch angenehm ist. Eine Yoga-Stellung oder -Methode des Sitzens, dazu bestimmt, die psycho-physischen Energien des Körpers und Geistes anzuregen und zu steuern.

Ashvini Mudra (Skt.): Das Zusammenziehen und Ausdehnen der analen Schliessmuskeln. Eine wirksame Art, sexuelle Energie zu wecken und nach oben zu leiten. Ashvini bedeutet wörtlich «Stute».

Auserwähltes Mädchen: S. *Ts'ai nu.*

Avadhuti (Skt.): Eine Kennerin von sexuellem Yoga. Ein geheimer Name für den Zentralkanal des Subtilen Körpers von Tantra, ansonsten als *Sushumna* bezeichnet.

Avalokiteshvara (Skt.): Die Verkörperung von Mitgefühl. Ein *Bodhisattva;* jemand, der nicht an sich selbst denkt, sondern für die Befreiung anderer arbeitet. Ein Retter; Symbol der Transzendenz durch Beseitigung von Wahn und Verblendung. Sein Mantra ist «OM-MANI-PADME-HUM».

Bandha (Skt.): Buchstäblich: Fessel, Knoten, Band, Barriere, Schloss, das Festhalten. Bezieht sich auf Yoga-Techniken, die bestimmte Körperorgane zusammenziehen oder Energien steuern; Techniken, die normalerweise nach aussen fliessende Energien zurückleiten. Hilft bei der Zurückhaltung von Samen oder bei der Kontrolle des unwillkürlichen Drangs zum Orgasmus.

Bandha Padmasana (Skt.): Die gebundene Lotos-Stellung. Von Padmasana (der Lotos-Stellung mit gekreuzten Beinen) ausgehend werden die Arme hinter dem Rücken über Kreuz gelegt; jede Hand fängt die entgegengesetzten Zehen ein und hält sie fest. Diese Stellung fördert die Flexibilität im Nacken, in den Schultern und im Rücken. Sie wird genutzt, um die latente Kundalini zu wecken.

Basis-Chakra: S. *Muladhara.*

Berg Meru: S. *Heiliger Berg Meru.*

Bhagasana (Skt.): Eine Yoga-Stellung, bei der die Füsse zusammengelegt werden wie die Hände im Gebet, und zwar unterhalb der Genitalien. Diese Stellung wird zu Ehren der kosmischen Yoni eingenommen, der allumschliessenden weiblichen Energie der Schöpfung. Eine fortgeschrittene Stellung für ekstatisches Gleichgewicht.

Bhairava Chakra (Skt.): Die Verehrung der Göttin Kali durch einen Kreis von sexuell aktiven Paaren; die «göttliche Orgie», gebräuchlich in heidnischen Religionen. In der tantrischen Tradition wird Bhairava Chakra praktiziert, um okkulte Kräfte zu gewinnen.

Bhakti (Skt.): Glaube oder spirituelle Hingabe. Huldigung, Pietät, Liebe als religiöses Prinzip. Die aufrichtige Kraft des Glaubens.

Bhujangasana (Skt.): Die Kobra-Stellung. Eine Yoga-Position, die das Rückgrat stärkt und innere Organe kräftigt. Verbessert Kreislauf und Atmung, stimuliert Sexualität.

Blumiger See: Taoistischer Begriff für das Kopf-Chakra des Subtilen Körpers.

Brahma (Skt.): Der schöpferische Aspekt der Hindu-Dreifaltigkeit der Kräfte, die alle Phänomene beherrschen. Brahma entspricht dem Geburtsvorgang und herrscht über das Schicksal. Sein Symbol ist das goldene Ei oder die goldene Aura. Die schöpferische Kraft von Brahma verhilft allen Wesen zum Dasein. Sein weibliches Gegenstück ist Sarasvati, die Schutzpatronin der «Vierundsechzig Künste». Im Mikrokosmos residiert Brahma im Nabel-Chakra.

Brahma Nadi (Skt.): Der innerste subtile Kanal von *Sushumna,* des Zentralkanals des Subtilen Körpers. Bekannt als «Königliche Strasse»; Ausdruck der subtilsten Ebene spiritueller Verfeinerung.

Brahmanda (Skt.): Das «Ei» oder die Aura von Brahma; es soll das gesamte Universum enthalten. Ein Begriff, der dazu benutzt wird, den Subtilen Körper in seiner Rolle als Mikrokosmos im Vergleich zum Makrokosmos von Brahma zu bezeichnen.

Brahmarandhra (Skt.): Die «Öffnung von Brahma». Die Fontanelle oben auf dem Kopf, die bei der Geburt sichtbar ist, sich aber im Laufe des ersten Lebensjahres schliesst. Nach fernöstlicher okkulter Tradition betritt oder verlässt die Seele normalerweise den Körper durch diese Öffnung.

Buddha (Skt.): Der Erleuchtete. Der historische Buddha war ein Prinz, der dem königlichen Leben entsagte und ein Asket wurde. Nachdem ihm Erleuchtung zuteil geworden war, wurde er der Buddha genannt.

Buddha-Feld: Die psychische Atmosphäre, erzeugt durch die Anwesenheit einer «Erleuchteten Person.»

Buddha-Körper: Der menschliche Körper, umgewandelt in einen erleuchteten oder übermenschlichen Körper, und zwar durch die Ausübung von physischem und geistigem Yoga.

Chakra (Skt.; richtige wissenschaftliche Transkription: *Cakra;* in der westlichen Literatur hat sich jedoch *Chakra* eingebürgert): Mystischer Kreis; wörtlich: Rad. Ein psychisches Zentrum oder ein Konzentrationspunkt innerhalb des Subtilen Körpers. Die Chakras sind in erster Linie angesiedelt: in der Sexualregion, in Milz, Nabel, Herz, Hals und Kopf. Jedes Chakra oder Plasma-Feld fungiert als Umwandler von Energie; Impulse werden von einer Frequenz auf eine andere umgesetzt. Werden auch oft als «Lotosse» bezeichnet. Chakras öffnen und schliessen sich je nach psycho-physischen Bedingungen. Jedes Chakra hat eine spezifische Anzahl von Unterteilungen oder

«Blütenblättern», die in Verbindung zu Teilen des Subtilen Körpers stehen. Eine Ansammlung von Tantriken ist ebenfalls als Chakra bekannt.

Cakra Puja (Skt.): Ein tantrischer Begriff, der «kreisförmige Verehrung» bedeutet; bezieht sich normalerweise auf rituelle Geschlechtsakte, die von mehr als einem Paar ausgeübt werden, wobei alle im Kreis sitzen. Der Begriff kann auch bedeuten: Bewusste Konzentration hingabevoller Energien, um die Chakras des Subtilen Körpers zu öffnen.

Cakrasambhara (Skt.): «Der Herrscher der Chakras.» Eine tantrische mystische Form *(Yidam)* als Symbol mystischer Wahrheiten. Ein Ausdruck dynamischen Lehrens. Der Name einer wichtigen Tantra-Abhandlung über den Umwandlungseffekt solarer (im Gegensatz zu lunarer) Energie. Ein Mittel zur Befreiung, personifiziert durch ein Paar in geschlechtlicher Vereinigung.

Chandamaharosana (Skt.): «Das Grosse Mond-Elixier», (wörtl.: «Der, dessen grosses Elixier der Mond ist»). Eine tantrisch mystische Form *(Yidam)* und schützende Gottheit. Der Name einer wichtigen Tantra-Abhandlung über die bewusste Kontrolle der lunaren Energie. Chandamaharosana wird durch den Vollmond symbolisiert, sowohl im Makrokosmos als auch im Mikrokosmos; personifiziert durch ein Paar bei sexueller Vereinigung in hockender oder halbkniender Position.

Chinnamasta (Skt; wörtlich: «Eine mit abgetrenntem Kopf»): Eine tantrische Göttin oder eine geheime mystische Form, die «Ego-lose Yogini» oder Kennerin von sexuellem Yoga. Sie wird dargestellt, wie sie sich den eigenen Kopf (das «Ego») abgeschnitten hat und ihn in der Hand hält. Drei Blutströme (Symbole der drei Hauptkanäle des Subtilen Körpers) fliessen aus ihrem Hals und nähren sowohl ihren abgetrennten Kopf als auch ihre beiden Dienerinnen Varnini und Dakini. Die Mysterien von Chinnamasta sollen – wie man behauptet – ihren Ursprung in China haben.

Citrini (Skt.): Eine Frauenkategorie, die in alten Hindu-Liebesabhandlungen erwähnt wird. Bekannt als die «Kunst-Frau»; entstammt dem himmlischen Bereich. Der gleiche Begriff wird auch benutzt, um einen der sehr feinen Kanäle, die die Sushumna bilden – den Zentralkanal im Subtilen Körper – zu bezeichnen.

Chueh-Chen (Ch.): Chinesische halbmondförmige Kissen, die dazu benutzt werden, das Gesäss beim Lieben zu stützen.

Dakini (Skt.): Die Personifizierung der kosmischen weiblichen Energie als ein erotischer Weisheits-Archetyp, der manchmal kreativ, mitunter aber auch zerstörerisch auflösend sein kann. Eine Hüterin der esoterischen Lehren, eine himmlische Göttin, der Ausdruck erhöhter Intuition. Eine Muse.

Devadasi (Skt.): Wörtlich: «Dienerin Gottes.» Eine Tempeltänzerin, von der es mehrere Kategorien gab. Die höchste waren grossartige Yoginis, die Kontrolle über ihre Körperfunktionen ausüben konnten. Sie waren Initiatorinnen von tantrischem Yoga und wurden für die Geliebten der Tempelgötter und die Verkörperungen der Gopis gehalten. Von ihnen wurden die «Sexuellen Geheimnisse» gelehrt.

Dhanurasana (Skt.): Wörtlich: «Bogen-Stellung.» Streckt und stärkt die Unterleibs- und Rückenmuskulatur, fördert die Verdauung und kräftigt die Gonaden (Geschlechts-, Keimdrüsen), welche die Sexualität steuern.

Do-in (Jap.): Orientalische Selbstmassage, dazu bestimmt, den Körper mit dem Kosmos in Harmonie zu bringen.

Doppelter Lotos-Gipfel: Ein taoistischer mystischer und sexologischer Begriff für die Brüste der Frau.

Dorje (Tib.): Das Unvergängliche; der Steinharte oder «Diamant-Zepter». Ein tantrisches Symbol für das männliche Geschlechtsorgan (Lingam) und ein ritueller Gegenstand, der in Hoher Magie benutzt wird.

Dunkles Mädchen: s. *Hsuan-Nu.*

Drittes Auge: Erwecktes Bewusstsein. Das innere Auge des Geistes, zur Hellsichtigkeit fähig. (s. Ajna Chakra).

Dyaus (Skt.): Paradies, Himmel, höchstes Firmament. Dyaus, der Himmelsvater, überspannt die Erde und befruchtet sie mit seinem Samen, dem Regen. Ein uralter vedischer Begriff, gleichbedeutend mit dem «Äther», dem Bindeglied zwischen den Elementen.

E (Skt.): Tantrischer Keim-Laut oder Keim-Silbe; repräsentiert die transformierende Macht des Nabel-Chakra. Ein natürlicher Laut, der bei leidenschaftlichem Lieben ausgestossen wird.

Echte Flüssigkeit: Ein taoistischer Begriff für weibliche Sexual-Sekretionen. Lebens-Essenz.

Einfaches Mädchen: s. *Su-Nu.*

Enneagramm: Ein mystisches Diagramm, das auf der Zahl «Neun» basiert. Popularisiert von G. I. Gurdjieff. Es zeigt die Beziehungen zwischen neun Punkten rund um den Umfang eines Kreises. Jeder Punkt entspricht einer Körperöffnung (im Mikrokosmos) und einem Planeten (im Makrokosmos). Ein Symbol, das von Okkultisten als eine Glyphe der Psyche benutzt wird.

Fan-Yun-Fu-Yu (Ch.): Wörtlich: «Umgedrehte Wolken und umgekehrter Regen.» Ein Begriff, der benutzt wird, um männliche Homosexualität und Analverkehr zu beschreiben.

Flöte spielen: Ein taostischer Begriff für oralen Sex zwischen Mund und Lingam.

Frauen-Essenz: Taoistischer Begriff für die sexuellen Sekretionen, die in der Yoni der Frau während des Höhepunkts produziert werden.

Gam (Skt.): Tantrische Keim-Silbe von Ganesha, dem elefantenköpfigen Herrn der Hindernisse. Wird wie das deutsche Wort «Gang» ausgesprochen.

Gandapa (Tib.): Der Name eines berühmten tantrischen Lehrers, der nach Jahren des Zölibats Befreiung durch spontanen erotischen Kontakt mit einer Yogini erreichte. Auch bekannt als Ghantapa.

Ganesha (Skt.): Die elefantenköpfige Gottheit im Hindu-Pantheon. Mehrere Mythen erzählen, wie er von Parvati auf magische Weise erschaffen und durch einen Segen zur ersten Gottheit wurde, die in allen Hindu-Riten verehrt wird. Auch bekannt als Ganapati und als Herr der Hindernisse bezeichnet. Wird mit dem sexuellen Chakra des Subtilen Körpers in Verbindung gebracht. Beschert Glück und Erfolg.

Garuda (Skt.): Ein grosser mythischer Vogel, das Transportmittel von Vishnu. Er verschlingt physische und psychische Gifte und wird dargestellt, wie er eine Schlange hält. Wird mit dynamischer, okkulter Macht identifiziert. Eine Schutzgottheit und Hüter tantrischer Mysterien.

Gayatri Mantra (Skt.): Sanskrit-Mantra oder «Wort der Kraft». «OM-BHUR-BHUVAH-SVA.» Es erweckt die drei Bereiche (diese Welt, die nächste Welt und die Ewigkeit). Wird bei magischen Handlungen und Riten benutzt, ausserdem für psychischen Schutz und heilender Energie. Repräsentiert die Unterwerfung und Opferung des Selbst für höhere Kräfte und hilft beim Einschlagen einer spirituellen Richtung. Passendes Mantra für das Lieben.

Geheime Spielerei: Ein taoistischer Begriff, der sich auf das Lieben eines einzelnen Mannes mit mehr als einer Frau bezieht. Wird als ein Weg betrachtet, magische Kräfte zu erlangen.

Gelber Kaiser: Bekannt als Huang-Ti. Er soll im Goldenen Zeitalter regiert haben. (Wir befinden uns gegenwärtig im Eisernen Zeitalter oder im Dunklen Zeitalter von Kali.) Er war als der Sohn des Himmels bekannt. In den medizinischen und sexologischen Lehren des Taoismus rangiert er an prominenter Stelle. Er soll am hellichten Tage zum Himmel aufgestiegen sein, nachdem er sich durch Praktizieren der «Sexuellen Geheimnisse» perfektioniert hatte.

Goldasana (Skt.): Die Kranich-Stellung. Hilfreich bei der Entwicklung von Gleichgewicht und Haltung. Kräftigt Hüften und Beine. Stimuliert die inneren Organe.

Gomukhasana (Skt.): Der Kopf einer Kuh; eine Yoga-Stellung, die einen Energie-Kreislauf schafft; günstig für die oberen Chakras.

Gopi (Skt.): Kuhhirtin oder Milchmädchen. Alle Gopis sind Manifestationen von Vishnus Begleiterin Lakshmi. Sie drücken die Kraft der Sehnsucht aus (sowohl erotisch als auch spirituell) und repräsentieren die verfeinerten Emotionen. Die Gopis wetteifern um Krishnas Aufmerksamkeit und beteiligen sich mit ihm an einem kreisförmigen erotischen Tanz, der Emotionen durch die Chakras leitet.

Gorakshasana (Skt.): Die Kuhhirt-Stellung. Eine schwierige Position, die dazu beiträgt, sexuelle Energie zu kontrollieren. Benannt nach einem berühmten yogischen Lehrer.

Grosse Achse/Pfad/Fluss: Der subtile «psychische Pfad», der sich von der Perineum-(Damm-)Region zur Fontanelle oben auf dem Kopf erstreckt. Tantra lehrt, dass «Die grosse Achse» das Individuum mit dem Kosmos verbindet (s. auch *Heiliger Berg Meru).*

Guhyasamaja (Skt.): «Die Ansammlung von Geheimnissen.» Eine tantrische mystische Form *(Yidam)* und schützende Gottheit. Der Name eines wichtigen Tantra, personifiziert durch ein sitzendes Paar in sexueller Vereinigung.

Guhyeshvari (Skt.): Eine geheime Form der als «Herrin der Mysterien» bekannten Göttin. Ein Name der tantrischen Sex-Initiatorin.

Guna (Skt.): Qualität, Eigenschaft oder Attribut. Ein konstituierendes Element aller Existenzformen der Natur und eine Manifestation des Bewusstseins. Die drei prinzipiellen Gunas werden wie folgt bezeichnet. Sattva (das Erhebende/Schöpferische), Rajas (das Leidenschaftliche/Bewährende) und Tamas (das Beharrende/Transzendentale); sie durchdringen alles, was existiert.

Guru (Skt.): Lehrer; geistiger Meister; Führer. Wörtlich: «Der Auflöser von Unwissenheit.» Ein Guru ist auch ein Prüfstein, ein Ideal, das der Schüler anstrebt. Die Rolle eines Guru besteht darin, einzuführen und einzuweihen.

Halasana (Skt.): Die Pflug-Stellung. Eine einfache Yoga-Stellung, welche die Muskeln streckt und kräftigt; stimuliert die Schilddrüse und Nebenschilddrüsen. Verhilft zur Kontrolle über sexuelle Energie.

Hals-Chakra: Das Kommunikationszentrum des Subtilen Körpers; visualisiert als ein nach oben gerichteter Lotos mit sechzehn Blütenblättern. Eins der vier grösseren Zentren des Subtilen Körpers.

Hamsa (Skt.): Wörtlich: «Grosser Schwan» oder «Vogel der Seele». Ein Macht-Wort oder ein Mantra, abgeleitet von den Geräuschen, die beim Atmen entstehen: «HAM» beim Ausatmen, «SA» beim Einatmen. Wird als Meditations-Mittel benutzt, um Herrschaft über den natürlichen, unwillkürlichen Atemprozess zu erlangen (s. *Hang).*

Hang (Skt.): Tantrischer Keim-Laut oder Keim-Silbe; steht in Verbindung mit dem Raum-Element, den Ohren, dem Gehörsinn und der Form eines flammenden Punkts. Auch «ham» ausgesprochen.

Harikata (Jap.): Ein Dildo oder künstliches Lingam. Oft eine Nachbildung des Ehemann-Lingams. Wird während der Abwesenheit des Ehemannes zur Selbstbefriedigung benutzt und in einem speziellen Behälter aufbewahrt und sehr in Ehren gehalten.

Hastakara Yantra (Skt.): Ein Yantra oder mystisches Diagramm der Hände; illustriert die Beziehung der subtilen Kräfte, die das Schicksal des Individuums beeinflussen. Die Symbole beziehen sich auf kosmologische Kräfte und werden von Handlesern benutzt, um sich auf Archetypen zu konzentrieren.

Hastini (Skt.): Eine Frauenkategorie, die in alten Hindu-Liebesabhandlungen erwähnt wird. Bekannt als «Elefanten-Frau»; entstammt den Elementar-Bereichen.

Hatha Yoga (Skt.): Die physische Ausübung von Yoga; basiert auf *Pranayama* (der Wissenschaft des Atmens). Hatha Yoga bezieht sich auf den HA-Atem der Sonne (durch die rechte Seite des Körpers) und auf den THA-Atem des Mondes (durch die linke Seite des Körpers) in harmonischem Ausgleich. Das Wort «Yoga» kommt von «yuy» (Skt.), was «anjochen», oder «verbinden» bedeutet. Körperstellungen helfen, den Atemprozess zu harmonisieren (s. Solar-Lunar-Atmung).

Heilender Atem: Eine yogische Atemübung, bei der für Inhalation, Anhalten und Exhalation ein fixiertes Zeitmass von 1 : 4 : 2 bewusst herbeigeführt wird. Dies ist als «Heilender Atem» bekannt. Er bewirkt eine Verlangsamung der Atmung und damit eine Entspannung und Heilung des Körpers.

Heiliger Berg Meru: Nach buddhistischer und Hindu-Kosmologie das Zentrum des Universums. Wohnsitz von Shiva und Shakti. Ein grosser Wallfahrtsort, der mit dem Berg Kailash im westlichen Tibet identifiziert wird. Einer der Namen des Zentralkanals im Subtilen Körper (s. *Grosse Achse/Pfad/Fluss*).

Heroische Stellung: S. Virasana.

Herz-Chakra: Das mittlere Zentrum des Subtilen Körpers; dargestellt als ein nach unten zeigender Lotos mit acht Blütenblättern. Konzentrationspunkt für die Emotionen.

Hevajra (Skt.): «Das Unzerstörbare.» Eine tantrische mystische Form *(yidam);* sie symbolisiert die Mysterien-Lehren des lunaren Zyklus. Als schützende Gottheit wird Hevajra in ekstatischem Tanz in sexueller Vereinigung dargestellt. Der Name einer wichtigen Tantra-Schrift.

Himmlisches und irdisches Netz: Ein alter taoistischer Ritus beim Lieben; dabei lieben sich Paare, indem sie Tiere nachahmen, u. a. auch Vögel. Man glaubt, dass dies hilft, die natürliche Ordnung wieder herzustellen.

Hsuan-Nu (Ch.): «Das Dunkle Mädchen.» Instruktorin der taoistischen «Sexuellen Geheimnisse». Ihr werden drei Bücher über militärische Strategie zugeschrieben. Sie wird mit dem taoistischen «Pfirsich der Unsterblichkeit» identifiziert. Eine der drei Sex-Initiatorinnen des mythischen «Gelben Kaisers».

Hun (Ch.): «Der Grosse Geist.» Nach taoistischer Ansicht dringt der Hun in den Körper des Kindes in dem Moment ein, wenn der erste Atemzug getan wird. Ist verbunden mit Yang oder der männlichen Solar-Kraft. Der Grosse Geist lebt in Koexistenz mit der Grossen Seele *(Po* und verlässt als erster den Körper, wenn sich der Tod nähert.

Hung (Skt.): Auch als «HUM» erwähnt. Eine tantrische Macht-Silbe oder Mantra, welches die Transzendenz ausdrückt, die der Leere innewohnt. Wenn man diesen Laut äussert, weckt man die Kundalini.

Ida (Skt.): Einer der drei Hauptkanäle des Subtilen Körpers. Ida erstreckt sich vom linken Nasenflügel zur Krone des Kopfes und führt dann bis zur Basis des Rückgrats hinab. Dabei wird bei jedem Chakra der Zentralkanal überquert. Manchmal auch als «Kraft von Vishnu» bezeichnet.

Indra (Skt.): Nach den Vedas der König der Götter. Der ewig junge, heroische Herrscher der Welt, dessen magische Waffe der Blitzstrahl ist. Die Verkörperung der Virilität und die Ursache der Fruchtbarkeit.

Inneres Yang: Ein taoistischer Begriff, um die subtilen Drüsensekretionen zu beschreiben, die in der Yoni der sexuell ekstatischen Frau produziert werden. Ihnen werden die Kräfte der Verjüngung zugeschrieben.

Ishvari (Skt.): Ein Name erhöhter Weiblichkeit. Eine Weisheitsgöttin oder Dakini von weisser Farbe; verbunden mit dem Raum-Element und dem Zentrum des Universums.

Jade-Brunnen/Flüssigkeit: Ein taoistischer sexologischer Begriff für den Speichel, der im Munde der Frau während der Höhen sexueller Ekstase produziert wird. Ihm schreibt man vitalisierende und kräftigende Wirkung auf den Partner zu, der ihn absorbiert. Wird auch Süsse Quelle genannt.

Jalandhara Bandha/Mudra (Skt.): Eine Yoga-Stellung, bei der Nacken und Hals hakenförmig zusammengezogen werden, so dass das Kinn auf der Brust ruht. Eine Hilfe, um die Sinne nach innen zurückzuziehen; diese Technik stimuliert die Schilddrüse und trägt dazu bei, die Kraft der Visualisierung zu entwickeln.

Jiva (Skt.): Die Unsterbliche Seele. Die individuelle Seele, vereinigt mit ihrer Ewig Unveränderlichen Quelle. Individuelles Bewusstsein.

Kaki Mudra (Skt.): S. *Kühlender Atem.*

Kalacakra (Skt.): «Zeit-Rad.» Eine tantrische mystische Form *(yidam),* die die Beziehung zwischen innerer und äusserer Realität symbolisiert, besonders die Verbindung zwischen Astrologie und Physiologie. Auch die Wandlungs-Zyklen sowohl im Mikrokosmos als auch im Makrokosmos. Der Name einer bedeutenden Tantra-Schrift. Soll vom legendären Königreich Shambhala durch den Meister Pito eingeführt worden sein. Kalacakra wird in roter, weisser und blauer Farbe dargestellt (die drei Hauptkanäle des Subtilen Körpers symbolisierend). Hat vierundzwanzig Arme und steht in ekstatischer sexueller Vereinigung mit seiner achtarmigen Gefährtin.

Kali (Skt.): Die dunkle, ehrfurchtgebietende Hindu-Göttin der Transzendenz. Die transzendentale Kraft der Sexualität.

Kali Yuga (Skt.): Der gegenwärtige Äon. Das Zeitalter der Dunkelheit und des Materialismus. Einer von einem sich wiederholenden Zyklus von vier Äonen.

Kama/Kamadeva (Skt.): Der Hindu-Liebesgott, dem Cupido ähnlich. Der Sohn von Vishnu und Lakshmi. Kama soll unsichtbar während aller Liebesakte zugegen sein. Ewig jugendlich und stattlich, so ist er die Gottheit, die dem Geist vorsteht und Befreier aller Wünsche ist. Seine Ehefrau Rati ist die Verkörperung der sinnlichen Liebe.

Kameshvari (Skt.): Ein Name der Shakti, besonders in ihrer Rolle als lustvolle Herrin. Kameshvari verkörpert das ursprüngliche Machtprinzip von Tantra. Sie wird dargestellt, wie sie eine Schlinge hält (Bindung oder die Macht des Begehrens), einen Elefantenhaken oder Stachelstock (Wissen oder der gezähmte Intellekt), einen Bogen aus Zuckerrohr (der Geist) und einen Pfeil (die Gefühlsobjekte). Bogen und Pfeil zusammen symbolisieren die Kraft zum Handeln.

Kamini (Skt.): Die Verkörperung des Verlangens. Eine Liebesgöttin oder eine liebende Frau. Der Begriff wird im Zusammenhang mit Sinnlichkeit benutzt; desgleichen mit Berauschung und transzendentaler Schönheit.

Kanda (Skt.): Männliche Geschlechtsdrüse, wahrscheinlich identisch mit der Prostata. Befindet sich im Körper über dem Lingam und unterhalb des Nabels.

Kapala Randhra Dhauti (Skt.): Wörtlich: «Kopfhöhlen-Reinigung.» Eine yogische Massagetechnik, die darin besteht, den Bereich in unmittelbarer Nähe des Nasenrückens zu reiben. Hilft die Stirnhöhlen frei zu halten. Regt die Leber an und induziert Hellsichtigkeit.

Kargyudpa (Tib.): Eine der alten Sekten des tantrischen Lamaismus. Wurde von Marpa, «dem Übersetzer», im 11. Jahrhundert gegründet. Diese Sekte betont die Wichtigkeit der Tantras, der mündlichen Weitergabe von Wissen und der Yoga-Praktiken. Ihr gegenwärtiger Hierarch ist der Karmapa Lama.

Karma (Skt.): Das natürliche Gesetz, dass Handeln Reaktion hervorruft. Die Werke des Schicksals und das, was die Realität formt. Die östliche Ansicht über Realität besagt: Was wir jetzt erleben, ist ein direktes Resultat unserer früheren Handlungen; entweder in diesem Leben oder in einem früheren. Karma verursacht Reinkarnation.

Karma Mudra (Skt.): Sexualpartnerin, die sich in sexuellem Yoga auskennt. Eine tantrische Yogini. Traditionsgemäss gibt es fünf verschiedene Arten von Karma Mudra, je nach physischen oder psychologischen Charakteristika. Eine Karma Mudra empfindet wegen ihrer Sexualität keinerlei Schuld- oder Schamgefühle.

Karmapa (Skt. und Tib.): Der Hierarch der Kargyudpas.

Keim-Laut: Ein ursprünglicher Laut oder Mantra (s. *Keim-Silbe).*

Keim-Silbe: Buchstabe(n) des Sanskrit-Alphabets; repräsentiert eine der ursprünglichen/grundlegenden Schwingungen der Phänomene Welt.

Keim-Silben (Ur-Silben): sind die wesentlichen Bestandteile aller Mantras.

Khapushpa (Skt.): Wörtlich: «Schoss-Blume.» Menstrualblut.

Khecari (Skt.): Wörtlich: «Flieger.» Eine yogische Technik, bei der die Zunge allmählich verlängert und nach hinten zurückgelegt wird, bis sie die Nasenöffnungen im Kopf erreicht. Korrekte Praxis von Khecari Mudra soll von Hunger und Durst befreien und vor Krankheit, Alter und Tod bewahren.

Kling (Skt.): Eine Keim-Silbe oder ein Mantra; wird mit der Göttin Kali in Verbindung gebracht, auch mit dem Liebesgott Kamadeva und Krishna. Ein Machtwort, dem das Geheimnis der Anziehung innewohnt. Wird manchmal auch Kring genannt.

Königin des Westlichen Paradieses: Eine legendäre chinesische Königin, die dadurch Unsterblichkeit erlangte, dass sie ihre Yin-Essenz nährte, indem sie ihren Höhepunkt jedesmal, wenn sie sich mit jungen Männern liebte, beherrschte.

Königliche Strasse: S. *Brahma Nadi.*

Kohl: Augenbalsam oder Augen-Makeup; von schwarzer Farbe. Bei korrekter Anwendung wohltuend für die Augen.

Kompletter Atem: Eine yogische Atemübung, bei der bewusste Kontrolle des dreiteiligen Atmens entwickelt wird: Einatmen, Anhalten, Ausatmen. Der vollkommene Atem ist der erste Schritt, um die Atemfunktion als Mittel zur Befreiung zu benutzen.

Kopf-Chakra: Das oberste Zentrum des Subtilen Körpers, dargestellt als ein nach unten zeigender Lotos mit zweiunddreissig Blütenblättern. Konzentrationspunkt für die lunaren Kräfte des Mikrokosmos. Volkstümlicher Tantra spricht von Kopf-Chakra als vom «Tausendblättrigen Lotos».

Korallen-Essenz: S. *Weisser Schnee.*

Krähen-Stellung: Eine sexuelle Stellung für gegenseitigen oral-genitalen Geschlechtsverkehr. Wird im Westen als «69» bezeichnet.

Kring (Skt.): Keim-Silbe; wird besonders mit der Göttin Kali in Verbindung gebracht (s. *Kling).*

Krishna (Skt.): «Der Dunkle.» Die achte Inkarnation von Vishnu; üblicherweise von blauer Farbe. Krishna ist das Ideal des verspielten, allmächtigen Kindes; der Ewig Jugendliche, der viele verschiedene Gestalten annehmen kann. Vom tantrischen Standpunkt aus wird Krishna für die spontane Macht der unkonventionellen Liebe gehalten. Eine Verkörperung der männlichen Erotik.

Krishna Lila (Skt.): Der kreisrunde erotische Tanz von Krishna mit den Milchmädchen (Gopis); ein Symbol für den Wirbel sexueller Energien durch die Chakras. Ein Begriff, der dazu benutzt wird, die paradoxe Natur der Realität zu beschreiben. Ein alljährliches Fest des Hinduismus. Ein allgemeiner Begriff für erotisches Spiel.

Kühlender Atem: Eine yogische Atemtechnik. Der Atem wird durch die zu einer Röhre geformten Zunge eingezogen. Dies hilft, den ganzen Körper abzukühlen. Es reduziert hohen Blutdruck, wirkt beruhigend auf Augen und Ohren und ist eine Wohltat für Leber und Milz. Auch bekannt als «Krähenschnabel» oder Kaki Mudra.

Kumari (Skt.): Ein jungfräuliches Mädchen.

Kumari Puja (Skt.): Die Verehrung von Jungfrauen. Ein tantrisches Ritual, das darin besteht, ein jungfräuliches Mädchen zu ehren und es als die Verkörperung einer Göttin zu betrachten.

Kumbhak (Skt.): Ein Behälter oder Topf. Der Begriff wird im Yoga dazu benutzt, eine Methode des Atem-Anhaltens zu beschreiben; bei dieser Technik nimmt der Unterleib die Form eines Topfes an.

Kundalini (Skt.): Die normalerweise latente psycho-sexuelle Kraft, die – wenn geweckt – durch den Zentralkanal des Subtilen Körpers aufsteigt. Die Wortwurzel «Kunda» bedeutet soviel wie Tümpel oder Reservoir für Energie. Kundalini wird mit einer zusammengeringelten Schlange verglichen, die jeden Moment zum Zustossen bereit ist. Wenn Kundalini-Energie korrekt geleitet wird, kann sie kosmisches Bewusstsein dazu veranlassen, sich zu manifestieren; so kann Befreiung erreicht werden. Auch bekannt als Kundalini Shakti oder «Innere Frau».

Kundalini Yoga (Skt.): Eine Form von Yoga, dazu bestimmt, Kundalini-Energie zu wecken und zu leiten. Mitunter auch als Laya Yoga erwähnt.

Kunto Zangpo (Tib.): Der Kosmische Vater; der «All-Gott»-Archetyp der transzendentalen Männlichkeit. Oft in Vereinigung mit Kuntu Zangmo (der Kosmischen Mutter) dargestellt. Diese vereinte Form wird als wohlwollender mystischer «Vorfahre» beschworen und bei der Meditation als das ideale Paar visualisiert. Abgebildet in sitzender Position bei sexueller Vereinigung.

Kuntu Zangmo (Tib.): Die Kosmische Mutter; der «All-Gott»-Archetyp mitfühlender Weiblichkeit.

Kurukulla (Skt.): Eine tantrische Form der Göttin Tara in ihrer Rolle als Zauberin. Wird dargestellt, wie sie einen Bogen und einen aus Blumen hergestellten Pfeil hält. Ein Symbol für die Macht der Liebe.

Lakshmi (Skt.): Das weibliche Gegenstück (oder Göttliche Energie) von Vishnu, der in der Hindu-Dreiheit der Gewalten eine erhaltende Funktion erfüllt. Lakshmi, die auch Shri genannt wird, ist die Verkörperung von Wohlstand und Glück.

Lang (Skt.): Eine tantrische Keim-Silbe oder

Mantra; verbunden mit dem Element Erde, dem Geruchssinn, der viereckigen Form und der Farbe Gelb.

Lao-tse: Chinesischer Philosoph aus dem 6. Jahrhundert v. Chr.; der Verfasser des *Tao Te King.*

Ling (Ch.): Transzendental. Wird benutzt, um eine Pilzart zu bezeichnen, die angeblich Unsterblichkeit verleihen kann. Auch eine Bezeichnung für das männliche Geschlechtsorgan. Möglicherweise abgeleitet vom Sanskrit-Wort Lingam.

Lingam (Skt.): Das männliche Geschlechtsorgan. Ein Symbol für Shiva, den Herrn, das kosmische Prinzip der Transzendenz. Ein Zeichen oder Merkmal, das «die Realität der Existenz beweist»: Das männliche Geschlecht.

Locana (Skt.): Ein Name für erhöhte Weiblichkeit. Eine Weisheits-Göttin oder Dakini von blauer Farbe; wird mit dem Element Wasser und dem östlichen Teil des Universums in Verbindung gebracht.

Lotos/Lotos-Blume. Ein tantrischer Begriff für das weibliche Geschlechtsorgan, die Yoni.

Lotos-Nektar: Ein tantrischer Begriff für die süss chmeckenden Liebessäfte der Partnerin.

Lotos-Stellung: S. *Padmasana.*

Madya (Skt.): Süsser Wein; eine der Ingredienzen, die im geheimen Ritus des Tantra benutzt werden. Symbolisiert das Element Feuer und die Reinigung der Sinne.

Mahabandha (Skt.): Wörtlich: «Das grosse Schloss oder Siegel.» Eine Yoga-Technik, bei der die Anal-Öffnung durch die linke Ferse verdeckt wird, während sich der Schliessmuskel zusammenzieht. Eine Hilfe, um den Fluss der subtilen Energien im Psycho-Organismus zu kontrollieren.

Mahachina (Skt.): Das grosse Land China.

Mahakala (Skt.): Wörtlich: «Grosse Zeit.» Der Herr der Zeit. Ein tantrischer Beschützer oder die Idealisierung des transzendentalen Mitgefühls. Der Hüter der tieferen Mysterien. Ein Name von Shiva.

Mahayoni Mudra (Skt.): Die mystische Geste der Mutter-Göttin. Eine Handgeste, bei der die Finger so miteinander verschränkt werden, dass sie eine Form bilden, die der Yoni ähnelt. Ein subtiler Energie-Kreislauf.

Maithuna/Maithuna Sadhana (Skt.): Sexuelle Vereinigung. Die zeremonielle Vereinigung von Shiva (dem männlichen Prinzip) mit Shakti (dem weiblichen Prinzip). Ein glückverheissender Ritus, der darauf ausgerichtet ist, die Kundalini durch körperliche Liebe zu wecken. Im Ritus der Fünf Hauptsachen repräsentiert Maithuna das Element Raum und bezieht sich auf die Kontrolle der sexuellen Energie. Bei korrekter Anwendung verleiht Maithuna dem Paar okkulte Macht und Befreiung.

Mamaki (Skt.): Ein Name exaltierter Weiblichkeit. Eine Weisheits-Göttin oder Dakini von gelber Farbe; wird in Verbindung gebracht mit dem Element Erde und dem südlichen Teil des Universums.

Mamsa (Skt.): Fleisch. Eins der fünf rituellen Elemente, die im Ritus der Fünf Hauptsachen benutzt werden. Mamsa repräsentiert das Element Luft und bezieht sich auf die Kontrolle des inneren Klangs.

Mandala (Skt.): Ein mystischer Kreis. Ein umschlossener Raum, der für magische oder rituelle Zwecke benutzt wird. Symbol und Ausdruck für den psychologischen Vorgang der Entfaltung und Integration. Ein Kreis des psychischen Schutzes. Ein Kosmogramm.

Mantra (Skt.): Ein Schutz des Geistes. Ein «Wort der Kraft» oder mystische Tonsilben, zusammengesetzt aus Vokalen und Konsonanten. Wird dazu benutzt, den Geist zu kontrollieren und zu konzentrieren. Mantras sind eine Hilfe für Spiritualisierung und können benutzt werden, um sexuelle Energie zu kontrollieren und zu leiten.

Marjaryasana (Skt.): Die Katzen-Stellung. Eine einfache Yoga-Position, um den Rücken zu stärken; ausserdem hilft sie beim Überwinden von Lethargie.

Matsya (Skt.): Fisch. Eins der fünf rituellen Elemente, die beim Ritus der Fünf Hauptsachen verwendet werden. Matsya repräsentiert das Element Wasser.

Matsyasana (Skt.): Die Fisch-Stellung. Eine einfache Yoga-Position, ideal für Entspannung und Meditation. Sie hilft, den Geist zu konzentrieren, verhindert den unfreiwilligen Verlust von sexueller Energie.

Mayurasana (Skt.): Die Pfau-Stellung. Eine schwierige Yoga-Position, die den gesamten Unterleibsbereich strafft, die Verdauung verbessert und die Geschlechtsdrüsen stimuliert.

Mien-Ling (Ch.): Bekannt als die «Übungs-Glocke» oder «Burmesische Glocke». Eine orientalische Sexual-Hilfe; sie besteht aus zwei hohlen, silbernen Halbkugeln; die eine enthält einen Tropfen Quecksilber, die andere eine Metallzunge, die vibriert. Einmal in die Yoni eingeführt, werden exquisite Gefühle ausgelöst, wann immer die Frau sich bewegt. Die japanische Bezeichnung dafür lautet Rino-tama.

Milz-Chakra: Das assimilierende Zentrum des Subtilen Körpers. Visualisiert als ein nach unten zeigender Lotos mit zweiunddreissig Blütenblättern. Spätere Hindu-Tantras erwähnen dieses Chakra als Svadhishthana.

Mitra (Skt.): Solidarität und Freundschaft. Das vordringlichste der Herrschafts-Prinzipien und einer der vedischen Götter. Mitra schützt den Ehrenkodex.

Monatliche Sache/Monatliche Flüssigkeit. Chinesischer Ausdruck für Menstruation (s. auch *Roter Schnee/Roter Fluss).*

Mondblumen-Wasser/Medizin. Taoistischer Begriff, um die Liebssäfte zu beschreiben, die in der Yoni einer Frau während des Erregungszustandes produziert werden. Auch als *Weisses Metall* bezeichnet. Dieser Sekretion wird nachgesagt, dass sie den inneren Geist des Mannes, der sie absorbiert, kräftigt, nährt und harmonisiert.

Mond-Flüssigkeit. Tantrischer Begriff für weibliche Sexual-Sekretionen, die während der Höhen der Erotik produziert werden.

Mudra (Skt.): Mystische Handgeste, die dazu benutzt wird, subtile Energie zu konzentrieren, Lehren durch Symbole zu übertragen und psychischen Schutz herbeizuführen. Eine Hilfe für tantrische Meditation. Mudra kann auch die Frau in ihrer Rolle als Yogini bedeuten. Der gleiche Begriff wird manchmal auch benutzt, um Getreidekörner zu bezeichnen, die bei tantrischen Riten verwendet werden.

Mula Bandha: S. *Mahabandha.*

Muladhara (Skt.): Die Basis oder das sexuelle Chakra des Subtilen Körpers; physisch zwischen Anus und Geschlechtsorgan gelegen. Visualisiert als aufrechter Lotos mit vier Blättern.

Musgami (Ch.): Ein orientalisches Gerät zur Geburtenkontrolle; hergestellt aus geöltem Seidenpapier. Eine Art Kappe für den Gebärmutterhals.

Mysteriöses Tor: Ein taoistischer Begriff für das Sex-Chakra des Subtilen Körpers. Bezieht sich auch auf die Yoni.

Nabho Mudra (Skt.): Eine yogische Technik, bei der die Zunge nach oben gegen den Gaumen hinter den Zähnen gedrückt wird, und zwar bei gleichzeitig angehaltenem Atem. Diese Übung wird in Verbindung mit Jalandhara Mudra benutzt und unterstützt den Kreislauf der vitalen Energien.

Nadi (Skt.): Ein Energiekanal des Subtilen Körpers. Eine unsichtbare Leitbahn, durch die psychische Energie verteilt wird. Yogische Schriften stellen fest, dass die Kanäle des Subtilen Körpers aus 72 000 Nadis zusammengesetzt sind.

Nairatma (Skt.): Eine Weisheits-Dakini, die Verkörperung des «Nicht-Selbst»; die ego-lose ekstatische Yogini. Die Gefährtin von Hevajra und ein geheimer Name für den Zentralkanal des Subtilen Körpers.

Nauli (Skt.): Wörtlich: «Wogende Welle.» Eine yogische Technik, bei der die Unterleibsmuskeln zusammengezogen werden, um sexuelle Energie nach oben zu ziehen.

Nava Durga (Skt.): Neun Göttinnen des Hindu-Pantheon; sind mit der Mythologie und den Riten der Mutter-Göttin verbunden. Ihre Namen sind Mahalakshmi, Nanda, Kshemankari, Shivaduti, Mahatunda, Bhramari, Chandramandala, Revati und Harsiddhi. Während der Durga-Puja-Riten (im Monat Oktober) werden diese Göttinnen angerufen.

Nabel-Chakra: Das Transformations-Zentrum des Subtilen Körpers, veranschaulicht als aufwärts zeigender Lotos mit vierundsechzig Blütenblättern, strahlend wie die Sonne. Konzentrationspunkt für die solaren Kräfte des Mikrokosmos. Der Solarplexus.

Nyasa (Skt.): Das Berühren von Körperteilen in der Absicht, psychischen Schutz zu bewirken. Üblicherweise von einem Mantra begleitet.

OM (Skt.): Das höchste Mantra; die Manifestation des spirituellen Klangs.

Original-Samen: Ein taoistischer Begriff, der sich auf die Bestandteile des Samens bezieht, der aus Elementen besteht, die in allen Teilen des Körpers produziert werden.

Padma (Skt.): Lotos. Entweder real oder mystisch, wie z. B. als ein Zentrum des Subtilen Körpers. Ein Symbol der Weiblichkeit und Geistigkeit. Die Yoni.

Padmasambhava (Skt.): Wörtlich: «Selbsterschaffen aus einem Lotos.» Der Name eines grossen tantrischen Meisters aus dem 8. Jahrhundert; er etablierte den Buddhismus in Tibet. Der Gründer der Nyingmapa-Sekte. «Der Lotosgeborene» ist auch eine Bezeichnung für Brahma.

Padmasana (Skt.): Die Lotos-Stellung. Eine behagliche, gut ausbalancierte, sitzende Stellung, die Beine übereinandergeschlagen. Diese Stellung ist eine Hilfe für Meditaion. Eine der wichtigsten Asanas.

Padmini (Skt.): Damit wird in alten Hindu-Liebesabhandlungen eine Frauenkategorie bezeichnet. Bekannt als «Lotos-Frau». Von ihr wird behauptet, dass sie aus dem Bereich der Götter stammt. Eine ideale tantrische Gefährtin.

Palast von Yin: Ein taoistischer Begriff für das sexuelle Zentrum der Frau, tief im Schoss. Dieses Zentrum produziert reichliche Sekretionen, wenn es stimuliert wird.

Pandara (Skt.): Ein Name exaltierter Weiblichkeit. Eine Weisheits-Göttin oder Dakini von roter Farbe; verbunden mit dem Element Feuer und dem westlichen Teil des Universums.

Parvati (Skt.): Die Tochter des Himalaya-Gebirges. Die wohlwollende Gefährtin von Shiva und die Verkörperung der Sinnlichkeit. Sie personifiziert transzendentalen Überfluss und das Entzücken der tantrischen Vereinigung.

Paschimottanasana (Skt.): Eine Streck-Übung, die das Rückgrat kräftigt, ausserdem Unterleib, Herz und innere Organe. Auch bekannt als «Ugrasana».

Perlen aufziehen: Ein taoistischer Begriff für das Lieben eines einzelnen Mannes mit mehreren Frauen, die ihre Yonis dicht zusammenbringen, um abwechselndes Eindringen zu gestatten. Abgeleitet vom chinesischen Begriff «chuan», was soviel wie «zusammenschnüren» bedeutet.

Pferd spielen: Ein taoistischer Begriff für sexuelle Spiele, bei denen ein Partner auf dem anderen «reitet».

Pfirsichblütenfluss: Taoistischer Begriff für menstruale Flüssigkeit.

Pingala (Skt.): Einer der drei Hauptkanäle des Subtilen Körpers. Steigt vom rechten Nasenflügel zur Krone des Kopfes und führt dann zur Basis des Rückgrats hinab, wobei der Zentralkanal bei jedem Chakra überquert wird. Manchmal auch als «Kraft Brahmas» bezeichnet.

Ping-I (Ch.): Ein Akupressur-Punkt, etwa 2,5 Zentimeter über der rechten Brust des Mannes gelegen. Druck auf diese Stelle hilft bei der Kontrolle von unfreiwilligem Orgasmus.

Po (Ch.): Die Grosse Seele. Gemäss taoistischer Anschauung beginnt Po zum Zeitpunkt der Empfängnis zu existieren und wird durch die Vereinigung der beiden Eltern geformt. Po soll neun Teile haben, die man sich als vitale Geister vorstellt. Po wird mit Yin oder weiblicher Lunarkraft in Verbindung gebracht.

Prana (Skt.): «Lebenskraft»; wörtlich: Atem, Hauch, Leben. Ein yogischer Begriff für Vitalität und Atem; ist fünffach geteilt. Der Name für den Atemstrom, der sich aufwärts bewegt und die Entwicklung des Geistes bewirkt. Normalerweise ruht Prana in der Region des Herzens.

Pranayama (Skt.): Die Wissenschaft von Prana; wörtlich: Kontrolle des Atems. Yogische Atemübungen als Hilfe für Befreiung.

Prithivi (Skt.): Die Erde. Die älteste aller Göttinnen; die ursprüngliche Mutter-Göttin, die im Hinduismus manchmal als Kuh dargestellt wird.

Purpurner Pilz-Gipfel. Ein taoistischer Begriff für die Yoni. Wird auch «Höhle des Weissen Tigers» oder «Mysteriöses Tor» genannt.

Radha (Skt.): Erfolg, Leistung. Göttin, die über die Lebensenergien regiert. Eine Manifestation von Lakshmi, der Göttin des Wohlstands. Sie ist die hauptsächlichste Gefährtin von Krishna und die Königin der Gopis.

Rajas (Skt.): Das antreibende, energetische Element der drei Qualitäten (Gunas) der Natur (Prithivi); (s. auch *Sattva* und *Tamas*). Rajas bedeutet Beweglichkeit und Aktivität. Induziert leidenschaftliches Empfinden und ist erregend. Hängt mit der Willenskraft zusammen.

Rang (Skt.): Tantrische Keim-Silbe oder Mantra; verbunden mit dem Element Feuer, dem Gesichtssinn, der dreieckigen Form und der Farbe Rot.

Rasayana (Skt.): Einer der acht Zweige der indischen Medizin. Eine alte Hindu-Wissenschaft, die kostbare Metalle und Edelsteine für die Verjüngung benutzt.

Rati (Skt.): Die Ehefrau von Kama, dem Liebesgott. Sie ist die Verkörperung der Erotik und stellt die initiatorische Kraft der Frau in der aktiven Rolle dar. Ein Begriff, der Liebesspiel oder sinnliches Verlangen bedeutet.

Roter Lotos-Gipfel: Ein taoistischer Begriff für einen Frauenmund. Wird auch als «Jade-Brunnen» bezeichnet. Scheidet während sexueller Ekstase süssen, belebenden Speichel aus.

Roter Schnee/Rote Flut: Ein taoistischer Begriff für den Menstruationsfluss. Manchmal auch als Yang-Essenz, Pfirsichblütenfluss, Monatliche Sache oder Monatlicher Gast bezeichnet.

Ri-No-Tama (Jap.): S. *Mien-Ling*.

Ritus der Fünf Hauptsachen: Der geheime tantrische Sexual-Ritus, bei dem fünf Ingredienzen (Getreidekörner, Fisch, Wein, Fleisch und Geschlechtsverkehr) als eine Art Eucharistie kombiniert sind. Eine Hilfe, um okkulte Kräfte und Befreiung zu erlangen.

Rudra (Skt.): Einer der altertümlichen Namen von Shiva mit vielen Bedeutungsebenen. Rudra ist das himmlische Feuer, die Verleihung von Kraft; ferner wilder, transzendentaler Zorn oder die Vertreibung des Bösen.

Rudrani (Skt.): Die Königin der Rudras (Manifestationen von Shiva). Der Name einer der Formen von Shivas Gefährtin.

Sadhana (Skt.): Der «direkte Weg»; Spiritueller Weg der Verehrung. Art und Weise der persönlichen Verehrung; schliesst Verpflichtung/Hingabe und Praxis ein. Das spirituelle Suchen. Zugehörigkeit zu einer bestimmten spirituellen Disziplin.

Sadhu (Skt.): Ein indischer heiliger Mann, Asket oder Yogi.

Sa-Ham/So-Ham (Skt.): Wörtlich: «Ich bin sie» – «Ich bin er». Der natürliche Laut, der durch den Atem verursacht wird, wenn er in den Körper eindringt oder ihn verlässt (s. Hamsa).

Sakhi (Skt.): Freundin; Begleiterin oder Dienerin einer Frau.

Salamba Sarvangasana (Skt.): Der abgestützte Schulterstand. Eine der einfachsten und wirksamsten Yoga-Asanas; wohltuend für das gesamte Drüsensystem und auf diese Weise das ganze Wesen belebend. Eine «Umgekehrte Position».

Samadhi (Skt.): Ein Zustand vollkommener yogischer Absorption. Profunde Meditation; tiefe Konzentration auf die Transzendenz. Ein Zustand der Non-Dualität. Friedvolle Wonne.

Samana (Skt.): Eine der fünf Hauptabteilungen der Lebenskraft (Prana). Samana ist im grossen und ganzen auf die Nabelregion konzentriert und unterstützt Verdauung und Stoffwechsel. Verbunden mit roter Farbe, mit der Fähigkeit des Sehens und mit der assimilierenden Funktion.

Sarasvati (Skt.): Die weibliche Entsprechung oder die Göttliche Energie von Brahma, dem Schöpfer. Sarasvati ist die Schutzpatronin der vierundsechzig Künste und die Göttin des Lernens. Ihr Symbol ist die «Vina», ein siebensaitiges Musikinstrument. Auch ein geheimer Name für den Zentralkanal des Subtilen Körpers.

Sati (Skt.): Eine Form der Göttin in Verbindung mit Treue. Die Tochter von Daksha (rituelle Geschicklichkeit), einer der ursprünglichen sieben Weisen, die von Brahma erschaffen wurden. Die Pilgerorte der Anhänger der Mutter-Göttin sind alle mit Teilen von Satis Körper verbunden. Opfer.

Sattva (Skt.): Der erhaltende und erleuchtende Bestandteil (Guna) der Natur. Sattva bedeutet Klarheit, die höhere Natur des Geistes. Es führt zur Vereinigung mit dem Göttlichen (s. Rajas und Tamas).

Schmelztiegel: Taoistischer und tantrischer Begriff zur Bezeichnung der Sexual-Partnerin, vor allem der Yoni. Auch das Instrument, durch welches die Transformationen stattfinden.

Schoss-Atmung: Eine geheime tantrische und taoistische Atemtechnik, die dazu benutzt wird, Virilität und vitale Energie anzuziehen. Die Person legt sich in einer Embryo-Position hin, atmet nur sehr flach vom Unterleib her, leert den Geist von Sinneseindrücken und stellt sich vor, wie Energie durch die Nabelregion eindringt.

Sechs Gürtel: Taoistische zeremonielle Gegenstände, die mit dem physischen Vollzug der Ehe zu tun haben. Farbige Seiden als Liebeskleidung.

Sexuelles Chakra: S. *Muladhara.*

Shakti (Skt.): Die aktive, schöpferische Energie des Weiblichen. Die weibliche, schöpferische Kraft. Die Macht von Tantra.

Shakti Bindu (Skt.): Der Mittelpunkt eines mystischen Diagramms (entweder eines Yantra oder eines Mandala), üblicherweise von roter Farbe. Samen, Energiepunkt; Symbol der Vereinigung von Sperma und Ovum.

Shankini (Skt.): Eine Frauenkategorie, in alten Hindu-Liebesabhandlungen erwähnt. Bekannt als «Muschel-Frau». Sie entstammt dem Menschenbereich.

Shankini Nadi (Skt.): Ein subtiler Kanal, der die Klitoris der Frau mit der Oberlippe und der Gaumenregion verbindet. Bekannt als Zehnte Tür des Körpers ist sie ein wichtiges sexuelles Geheimnis.

Shavasana (Skt.): Die Leichen-Stellung. Eine der einfachsten aller Yoga-Stellungen. Sie besteht darin, sich flach auf den Rücken zu legen und jeden Teil des Körpers vollkommen zu entspannen.

Shirshasana (Skt.): Der Yoga-Kopfstand. Eine der wichtigsten aller Yoga-Asanas. Eine umgekehrte Stellung, die die Blutzufuhr zu den oberen Drüsen steigert und so dazu beiträgt, Alter, Gedächtnisverlust und Senilität zu überwinden.

Shiatsu (Jap.): Japanische Massage-Therapie durch Fingerdruck.

Shilajit (Skt.): Ein natürliches Mineral-Pech, das ein Tonikum und ein machtvolles Aphrodisiakum ist. Enthält viele Mineralien, einschliesslich Goldsalzen.

Shitali (Skt.): S. *Kühlender Atem.*

Shiva (Skt.): Der transzendentale Aspekt der Hindu-Dreiheit der Kräfte, die alle Phänomene beherrschen. Das yogische Ideal und der «Herr über den Tod». Der Oberste Yogi, dessen Gefährtin oder Shakti als Parvati in ihrem wohlwollenden Aspekt und als Kali in ihrem furchterregenden Aspekt bezeichnet wird. Der Ewige, Unsterbliche Geist. Die durchdringende Kraft konzentrierter Energie.

Shiva Lingam (Skt.): Das Lingam von Shiva. Das ständig erigierte männliche Geschlechtsorgan, oft in Skulptur oder Stein idealisiert (s. *Lingam*).

Shri Yantra (Skt.): Ein mystisches Diagramm (Yantra), zusammengesetzt aus fünf aufwärts und vier abwärts zeigenden Dreiecken, die so miteinander verschachtelt sind, dass dreiundvierzig kleine Dreiecke produziert werden. Diese Glyphe symbolisiert die göttliche Einheit von Shiva und Shakti. Das Wort «Shri» bedeutet Schönheit und ist einer der Namen von Lakshmi, dem weiblichen Archetyp des Wohlstands und der Bewahrung.

Shudra (Skt.): Niedere Kaste; ungebildet, direkt. Ein Typ von Karma Mudra.

Siddha (Skt.): Ein vollkommenes Wesen. Ein Seher, Heiliger oder grosser Yogi, der sowohl die inneren als auch die äusseren Realitäten gemeistert hat.

Siddhi (Skt.): Magische oder paranormale Kräfte. Yogische Ziel-Erreichung. Auch ein Name für Ganeshas Gefährtin.

Simhasana (Skt.): Die Löwen-Stellung. Eine einfach Yoga-Stellung, die höchst wirksam psychologische Kraft stimulieren kann.

Sitkara (Skt.): Eine Methode, den Atem durch geschlossene Zähne einzuziehen und so einen zischenden Laut zu verursachen. Eine Art von *Kühlendem Atem.*

Sitkriti (Skt.): Liebeslaute, die produziert werden, indem der Atem durch geschlossene Zähne eingezogen wird. Wird in Hindu-Liebesabhandlungen als Vorrecht und Privileg der Frau bezeichnet.

Solar-Lunar-Atmung: Eine Yoga-Atemtechnik, bei der die Luft abwechselnd durch das rechte oder linke Nasenloch inhaliert und exhaliert wird. Das rechte Nasenloch wird mit den Solar-Energien (Hitze und Ausdehnung), das linke Nasenloch mit den Lunar-Energien (Kälte und Kontraktion) in Verbindung gebracht. Diese wichtige Technik hilft dem Yogi, Kontrolle über unwillkürliche Körpervorgänge zu gewinnen (s. *Hatha Yoga).*

Soma (Skt.): Die Mond-Gottheit der Hindus, verehrt als Verleiher physischer Schönheit und Hellsichtigkeit. Auch der Name von verschiedenen Typen von psycho-aktiven Pflanzendrogen, die aus Schlinggewächsen, Kräutern oder Pilzen gewonnen werden. Vierundzwanzig Abarten von Soma werden in den Veden beschrieben; die meisten vedischen Hymnen wurden im Zustand erhöhten Bewusstseins komponiert, erreicht durch den Gebrauch dieser Drogen. Soma ist auch der «Nektar der Ekstase», die subtilen bio-physischen Sekretionen, die von Zirbel- und Gehirnanhangdrüse während konzentrierter sexueller Yoga-Übungen produziert werden. Soma ist der Name, den man der sexuellen Energie gegeben hat.

Subtiler Körper oder **Feinkörper:** Ein yogischer Begriff, der dazu benutzt wird, den normalerweise unsichtbaren Körper aus Bio-Schwingungen zu beschreiben, der im physischen Körper und darum herum gegenwärtig ist. Wird auch Brahmanda (Aura von Brahma) genannt. Besteht aus Plasma-Energien und Wirbeln, die ständig wechseln und interagieren.

Süsse Quelle: S. *Jade-Brunnen/Flüssigkeit.*

Su-Nu (Ch.): «Das Einfache Mädchen.» Eine Instruktorin der taoistischen sexuellen Geheimnisse. Mehrere sexuelle Handbücher und auch Abhandlungen über Musik werden ihr zugeschrieben. Eine der drei Sex-Initiatorinnen des mythischen *Gelben Kaisers.*

Surya (Skt.): Der Sonnengott im Hindu-Pantheon, üblicherweise als ein golden glänzendes Wesen dargestellt, das auf einem Himmelswagen fährt, der von sieben Pferden gezogen wird. Als sichtbarer Repräsentant des Obersten Schöpferischen Prinzips wird die Sonne als «Über-Seele» der Welt betrachtet. Der echte Yogi strebt danach, die Energien seiner eigenen «inneren Sonne» in der Nabelregion zu wecken und zu kanalisieren.

Sushumna (Skt.): Der hauptsächliche und zentrale Kanal des Subtilen Körpers. Auch als «Pfad von Brahma» bekannt, die Strasse der Evolution. Verbindet diese Realität mit einer höheren. Die Sushumna enthält drei zunehmend subtilere Kanäle, die als Vajrini, Citrini und Brahma Nadi bekannt sind.

Svasti (Skt.): Ein tantrisches «Wort der Kraft»; es bedeutet: «Es ist gut.» Oder: «Möge es günstig sein!» Ein solares Hakenkreuz-(Svastika-)Symbol.

T'ai Chi (Ch.): Ein altes chinesisches System der Anmutsübungen; basiert auf dem natürlichen Fluss von Energien im Körper und in der Welt. T'ai-Chi-Bewegungen neigen dazu, anmutig zu sein; oft werden Tiere, vor allem Vögel, nachgeahmt.

Tamas (Skt.): Der destruktive Bestandteil (Guna) der Natur. Tamas bedeutet Trägheit, Ignoranz, exzessive Betonung des Physischen, «das Sensitivität hindert». auf höchster Ebene bedeutet Tamas «transzendental» (s. *Sattva* und *Rajas*).

Tantra (Skt.): Eine spirituelle Methode; ein System, das sowohl «innere» als auch «äussere» Realitäten in Betracht zieht. Abgeleitet von Wortwurzeln, die «ausdehnen», «weben» oder «Bewusstsein erweitern» bedeuten. Tantra besagt Kontinuität, die über das Physische hinausgeht. Tantrische Lehren wurden in Indien entwickelt und verbreiteten sich nach Tibet, Nepal, China, Japan, Thailand und Indonesien. Diesen Lehren wird nachgesagt, besonders relevant in dieser Zeit des Materialismus und Narzissmus zu sein, da alle menschlichen Aktivitäten als Werkzeuge auf dem tantrischen Weg zur Befreiung benutzt werden können. Tantras sind Schriften, die spezifische tantrische Praktiken beschreiben.

Tao (Ch.): Die alte chinesische Philosophie, die Natur und Geist als voneinander abhängig und sich gegenseitig unterstützend betrachtet. Tao ist «der Weg», die Kosmische Wahrheit, vorgestellt als ein Pfad, der von den Weisen betreten wurde. Zwei philosophische Werke sind von besonderer Bedeutung: *Tao Te King* von Lao-Tse und das «Buch von Chang Tzu».

Tara (Skt.): Erretterin und die Verkörperung des mütterlichen Mitgefühls, im allgemeinen als das weibliche Gegenstück von Avalokiteshvara betrachtet. Die Göttin Tara repräsentiert das Element Luft und die nördliche Richtung. Sie wird im Hinduismus und im Buddhismus verehrt. Ihr Name bedeutet «Stern».

Tika (Skt.): Ein auf der Stirn angebrachtes Zeichen, das Verpflichtung einem geistigen Ideal gegenüber andeutet. Teil des täglichen Hindu-Rituals.

Transformations-Chakra: S. *Nabel-Chakra.*

Trataka (Skt.): Eine yogische und tantrische Technik des «Schauens»; wird dazu benutzt, die Augen zu stärken und die Kräfte der Hellsichtigkeit zu wecken.

Ts'ai-nu (Ch.): «Das Auserwählte Mädchen». Eine Instruktorin der taoistischen sexuellen Geheimnisse; repräsentiert die narzisstische Eigenschaft der Natur. Eine der drei Sex-Initiatorinnen des mythischen «Gelben Kaisers».

Udana (Skt.): Eine der fünf Hauptabteilungen der Lebenskraft (Prana). Der Udana ist in der Hauptsache auf die Halsregion konzentriert und kontrolliert Metabolismus, Altern und Kommunikation. Farbe rotviolett. Wird mit der Fähigkeit des Berührens, mit dem Vorgang des Schluckens und mit der Speichelbildung in Zusammenhang gebracht.

Uddiyana Bandha (Skt.): Eine fortgeschrittene Yoga-Technik, die dazu verhilft, sexuelle Energie nach oben zu leiten. So benannt nach dem alten tantrischen Königreich Uddiyana in Orissa (Ostindien). Kann sowohl vom Mann als auch von der Frau praktiziert werden. Besteht im Zusammenziehen der Bauchmuskeln, um so einen Vakuum-Effekt im Unterleib und in der Blase herzustellen.

Unsterblichkeits-Pfirsichsaft: S. *Weisser Schnee.*

Umgekehrte Kundalini: Ein tantrischer Begriff für unnatürliche, retrogressive, degenerative oder perverse sexuelle Praktiken. Bezieht sich auf jede sexuelle Praktik, die den natürlichen Aufwärtsfluss der sexuellen Energie umkehrt, wie z. B. Analer Sex.

Ushas (Skt.): Die Göttin der Dämmerung; Ehefrau von Agni, dem Feuer-Gott. Ushas wird als junge Frau dargestellt, die ihre Brüste entblösst, um sie vom Mann bewundern zu lassen. Man bezeichnet sie auch als «Weckerin der Wesen».

Ushtrasana (Skt.): Die Kamel-Stellung. Eine einfache Yoga-Asana; Rücken und Armmuskeln werden gestreckt, während das Drüsensystem stimuliert wird.

Vajravarahi (Skt.): Eine tantrische Schutzgöttin der okkulten Geheimnisse. Wird mit einem Schweinekopf dargestellt und mit dem Zentralkanal des Subtilen Körpers identifiziert, mit der transzendentalen Macht der Menstruation und mit sexueller Hingabe. Eine Initiatorin der tantrischen Mysterien.

Vajrini (Skt.): Einer der sehr subtilen Kanäle, aus denen der Zentralkanal des Subtilen Körpers besteht *(Sushumna).*

Vajroli Mudra (Skt.): Eine forgeschrittene yogische und tantrische Übung, bei der Flüssigkeiten (Wasser, Milch oder sexuelle Sekretionen) durch das Geschlechtsorgan hochgezogen werden, indem das untere Bauchfell zusammengezogen wird (Benutzung der Uddiyana-Bandha-Technik).

Vang (Skt.): Tantrische Keim-Silbe oder Mantra, verbunden mit dem Element Wasser, dem Geschmackssinn, der kreisrunden Form und der Farbe Hellblau.

Vasistha (Skt.): Der Name eines grossen brahmanischen Weisen, der sich mit tantrischen Praktiken beschäftigte und Befreiung erlangte.

Veda (Skt.): Die heiligen Hindu-Schriften der brahmanischen Tradition. Es gibt vier Haupt-Vedas, bekannt als *Rig-*, *Yajur-*, *Sama-* und *Atharva-Veda.* Es gibt eine alte Tradition, die von einem verlorenen «fünften» Veda spricht.

Vina (Skt.): Ein siebensaitiges indisches Musikinstrument mit zwei ausgehöhlten Kürbissen an den beiden Enden eines Griffbrettes. Symbolisiert das Spiel der Sinne. Die Vina wird mit Sarasvati, der Gefährtin von Brahma, in Verbindung gebracht.

Viparitakarani (Skt.): Wörtlich: «Umgekehrtes System.» Ein yogischer Begriff für die Bezeichnung der umgekehrten Stellungen von Hatha Yoga und des tantrischen philosophisch/praktischen Standpunktes, der darauf zielt, den nach aussen und unten fliessenden Strom der Lebensenergien umzukehren. Viparitakarani soll die beste Methode sein, um Alter und Schicksal zu überwinden.

Virasana (Skt.): Die heroische Stellung. Ein behagliches Yoga-Asana, ideal für Meditation und sexuelle Aktivitäten.

Vishnu (Skt.): Der bewahrende und erhaltende Aspekt der Hindu-Dreiheit der Gewalten, die alle Phänomene beherrschen. Vishnu herrscht über die Lebensfunktion und ist der Herr des Kosmischen Spiels. Seine Rolle besteht darin, Eros zu stimulieren und Lakshmi zu befriedigen, die seine Gefährtin ist. Vishnus Macht ist matriarchalisch, unkonventionell und intuitiv. Normalerweise in blauer Farbe visualisiert. Er «träumt die Welt». Seine Symbole sind das Muschelhorn und der Diskus. Im Mikrokosmos residiert Vishnu im Herz-Chakra.

Vyana (Skt.): Eine der Fünf Hauptabteilungen der Lebenskraft (Prana). Der Vyana durchdringt den ganzen Körper und sorgt für den Kreislauf der Energien, die aus Nahrung, Atem und Geist bezogen werden. Kontrolliert sowohl die ausdehnenden als auch die zusammenziehenden Aspekte eines Wesens. Steht in Verbindung mit hellblauer Farbe, mit der Hörfähigkeit und der Körperhaltung.

Weisses Metall: S. *Mondblumen-Wasser/Medizin.*

Weisser Schnee: Ein taoistischer Begriff zur Beschreibung der subtilen Sekretionen, die während sexueller Erregung in den Brüsten der Frau produziert werden. Auch bekannt als Unsterblichkeits-Pfirsichsaft und Korallen-Essenz.

Höhle des weissen Tigers: S. *Purpurner Pilz-Gipfel.*

Yab (Tib.): Vater. Der Animus, das ursprüngliche männliche Prinzip.

Yab-Yum (Tib.): Die kombinierten männlichen und weiblichen Prinzipien als Ideal betrachtet. Die Auflösung aller Dualitäten. Kosmisches Eins-Sein. Liebesstellung.

Yang (Ch.): Die Himmelskraft. Das positive, männliche Prinzip, verbunden mit den Eigenschaften Ausdehnung, Hitze, Leichtigkeit und Trockenheit. Auch eine Sanskrit-Keim-Silbe oder Mantra, verbunden mit dem Element Luft, dem Tastsinn, der Halbmondform und der dunklen Farbe des Alls.

Yang-Flüssigkeit: Samen. In der taoistischen Tradition manchmal als himmlische Drachen dargestellt.

Yang-Nummer: Die Zahl einundachtzig (neunmal neun). Dem Taoismus zufolge eine magische Zahl.

Yantra (Skt.): Ein mystisches Diagramm; Muster; magische Zeichnung oder Meditations-Symbol. Ein Weg, die Aufmerksamkeit durch visuelle Mittel zu konzentrieren. Die Wortwurzel «yan» bedeutet «zurückhalten». Tantrische Liebesstellungen gelten als Yantras, da sie Energie konzentrieren und leiten. Der Begriff «Yantra» kann benutzt werden, um sich auf irgendwelche Maschinen oder Geräte zu beziehen. Der Körper ist ein persönliches Yantra; genau wie die Atem-Methode einer Person ihr persönliches Mantra ist. Lebensstil und Glaubensstruktur bestimmen das *Tantra* einer Person.

Yidam (Tib.): Schutz-Gottheit oder idealisierte Repräsentation esoterischer Wahrheiten. Der mystische Beschützer und Wohltäter. Die geheime Form des tantrischen Lehrers. Jemandes persönliche Gottheit; im Sanskrit als Ishthadevata bezeichnet.

Yin (Ch.): Die Erdkraft. Das negative, weibliche Prinzip, dem folgende Eigenschaften zugeschrieben werden: Zusammenziehung, Kälte, Schwere und Feuchtigkeit. Gemäss Taoismus verkörpern sowohl Mann als auch Frau Yin- und Yang-Eigenschaften. Die Vorherrschaft der einen über die anderen bestimmen das Geschlecht.

Yin-Essenz: Weibliche Sexualsekretionen. Ovum.

Yoga (Skt.): Wörtlich: «Verbindung». Die Vereinigung des individuellen Selbst mit dem grösseren Selbst oder der Gottheit. Sexuelle Vereinigung ist eine Form von Yoga.

Yoganidrasana (Skt.):: Vishnus Schlaf-Stellung. Auch bekannt als Stellung des Zwischenzustands. Ein Yoga-Asana, das Flexibilität des Rückens, der Arme und der Beine erfordert. Es wärmt den Körper und setzt latente Energien frei.

Yogi (Skt.): Eine Person, die Yoga praktiziert und darin bewandert ist. Jemand, der sich selbst gemeistert hat und seine Sinne unter Kontrolle halten kann.

Yogini (Skt.): Ein weiblicher Yogi.

Yogini Chakra (Skt.): Eine tantrische geheime Ritualpraktik, bei der ein einzelner Mann eine Anzahl von Frauen liebt, von denen jede in sexuellen Yoga eingeweiht ist.

Yoni (Skt.): Das weibliche Geschlechtsorgan. Die ursprüngliche Quelle. Das Tor in diese Welt. Ein Brunnen, ein Empfangsgefäss, ein Gefäss, der Verehrung würdig.

Yoni Mudra (Skt.): Eine Yoga-Technik, bei der die Öffnungen des Kopfes mit den Fingern verschlossen oder versiegelt werden, so dass die sinnlichen Energien, die mit Ekstase verbunden sind, nicht verstreut werden.

Yuga (Skt.): Ein Zeitalter oder ein Äon der Zeit. Hindu-Schriften erwähnen vier Yugas, die sich ständig wiederholen.

Yum (Tib.): Mutter. Die Anima, das ursprüngliche weibliche Prinzip.

Yun-Yu (Ch.): Ein taoistischer Begriff, der physische sexuelle Vereinigung beschreibt. Wörtlich: «Das Mysterium der Wolken und des Regens.» Die Geheimnisse der Sexualität.

Zinnober-Feld/Terrasse: Taoistischer Begriff zur Darstellung des solaren oder transformierenden Plexus. In den Schriften wird erwähnt, dass er sich direkt unter dem Nabel befinden soll.

Zwielicht-Sprache: Ein tantrischer Begriff für die geheime Sprache der Allegorie und des Paradoxen, die dazu benutzt wurde, esoterische Lehren zu übermitteln. Zwielicht-Sprache sollte auf drei Ebenen verstanden werden: Buchstäblich, allegorisch und mystisch.

BEGRIFFE, DIE ZUR UMSCHREIBUNG DER SEXUALORGANE BENUTZT WERDEN.

Chinesische Begriffe:

männlich:
Gesandter
Angreifer
Junge
Karmesinroter Vogel
Getreuer Diener
Frucht
Gefolgsmann
Werkzeug
Jade-Flöte
Jade-Zepter
Jade-Stange
Liebeswaffe
Positiver Gipfel
Rüssel
Schildkröte
Waffe
Yang-Gipfel

weiblich:
Anemone der Liebe
Höhle
Kükenzunge (Klitoris)
Zinnoberrote Höhle (Schoss)
Zinnoberrote Spalte
Muschelschale
Tor des Lebens
Weiblicher Schmelztiegel
Fischteich (Schoss)
Blume
Blumenherz (Öffnung zum Schoss)
Goldener Eingang
Goldene Furche
Kornförmige Höhle
Grotte
Herz der Pfingstrose (Schoss)
Kleines Mädchen
Inneres Herz
Innerster Knoten (Eingang zum Schoss)
Innerer Strom
Innere Terrasse
Jade-Höhle
Jade-Tor
Juwelen-Fassung (Schoss)
Liebesgrotte
Mysteriöse Höhle
Mysteriöses Tal
Parfümierte Maus
Lustgrotte
Lusthaus
Kostbarer Schmelztiegel
Kostbares Tor
Kostbarer Stein
Rote Perle
Geheime Höhle
Sensitive Höhle
Sexuelle Höhle
Saiten der Leier (Lippen der Vulva)
Schatzhaus
Vergnügungs-Ort (Klitoris)
Weizenförmige Höhle

Indische/Tibetanische Begriffe:

männlich:
Pfeil der Liebe
Bulle
Juwel
Zepter
Zepter Seiner Mittel

weiblich:
Glocke
Becher
Lotos
Lotosblume
Lotos Ihrer Weisheit
Lustfeld des Himmels
Sitz der Lust

Bibliographie

Agarwal, U.: *Khajuraho Sculptures and their Significance,* Delhi 1964.

Agrawala, S. Vasudeva: *Shiva Mahadeva: The Great God,* Varanasi 1966.

Allgrove, G.: *Love in the East,* London 1964.

Anand, Mulk Raj: *Kama Kala,* Genf 1958.

Anand, Mulk Raj, und **Mookerjee, Ajit:** *Tantra Magic,* Delhi 1977.

Arbuthnot, F. F., und **Burton, Sir Richard:** *The Kama Sutra of Vatsyayana,* Herausgegeben von W. G. Archer, London 1963.
The Kama Sutra of Vatsyayana, Herausgegeben von John Muirhead Gould. St. Albans 1963.
Ananga Ranga: The Hindu Art of Love von Kalayana Malla, New York 1964.

Ashe, Geoffrey: *The Virgin,* St. Albans 1977.

Avalon, Arthur: *Die Schlangenkraft,* Bern, München 1961.
(übers.): *The Greatness of Shiva (Mahimnastava of Puspadanta),* Madras 1963.
(übers.): *Wave of Bliss (Anandalahari),* London 1917. Nachdruck: Madras 1961.
(übers.): *Hymn to Kali (Karpuradi-Stotra),* Madras 1965. Kommentar von Swami Vimalananda.
(übers.): *The Great Liberation (Mahanirvana Tantra),* Madras 1927, 1963.
(übers.): *Kulacudamani Nigama,* Madras 1956.
(herausg.): *Kalivilasa Tantra,* Band VI der tantrischen Schriften. Übersetzt und herausgegeben von P. C. Tarkatirtha. London 1917.

Avalon, Arthur, und **Avalon, Ellen** (übers.): *Hymns to the Goddess,* Madras 1964.

Ayer, V. A. K.: *Sariraka Sastra: Indian Science of Handreading,* Bombay 1975.

Baba, Bengali: *Patanjali: Yoga Sutras,* Poona 1949.

Baba, Pagal: *Temple of the Phallic King: The Mind of India,* Herausgegeben von E. Rice. New York 1973.

Bagchi, P. C.: *Studies in the Tantras,* Kalkutta 1939.

Banerjea, A. K.: *Philosophy of Gorakhnath,* Gorakhpur 1962. Vorwort von Gopinath Kaviraj.

Banerjea, J. N.: *The Development of Hindu Iconography,* Kalkutta 1956.
Pauranic and Tantric Religion, Kalkutta 1966.

Banerji, S. C.: *Tantra in Bengal: A Study in its Origin, Development and Influence,* Kalkutta 1977.

Barber, T.: *Biofeedback and Self Control,* Chicago 1971.

Basu, Manoranjan: *Tantras: A General Study,* Kalkutta 1976.

Bataille, G.: *Eroticism,* London 1962.

Bedi, B. P. L. (übers.): *The Art of the Temptress (Kuttni Mahatmyam* von Damodar Gupta), Bombay 1968.

Bergson, Anika, und **Tuchack, Vladimir:** *Zone Therapy: A Step-by-Step Guide to Applied Pressure Therapy,* New York 1974.

Bernard, Theos: *Hatha Yoga: The Report of a Personal Experience,* London 1968.

Beurdeley, Michel (in Zusammenarbeit mit C. Fu-jui, J. Pimpaneau und K. Schipper): *The Clouds and the Rain: The Art of Love in China,* London 1969.

Bharati, Agehananda: *Die Tantra-Tradition,* Freiburg 1977.

Bhattacharyya, Benoytosh: *An Introduction to Buddhist Esoterism,* Varanasi 1964.
(übers.): *Nispannayogavali,* Baroda 1949. Übersetzung und Kommentar.
(übers.): *The Indian Buddhist Iconography,* Kalkutta 1968.
(übers.): *Two Vajrayana Works,* Baroda 1929.
Sadhanamala, 2 Bde, Baroda 1968. Englische Einleitung und Sanskrit-Text.
Guhyasamaja Tantra, Baroda 1931. Text und Kommentar.

Bhattacharyya, N. N.: *Indian Puberty Rites,* Kalkutta 1968.

Bhavnani, Enakshi: *The Dance in India,* Bombay 1970.

Bhishagratna, Kaviraj (übers.): *The Sushruta Samhita, 3 Bände,* Varanasi 1963.

Bird, Christopher, und **Tompkins, Peter:** *Das geheime Leben der Pflanzen,* Frankfurt 1984.

Bloch, I.: *Sexual Life in England Past and Present,* London 1958.

Blofeld, John: *Der Weg zur Macht. Praktische Einführung in Mystik und Meditation des tantrischen Buddhismus,* Berlin, 1981.
Mantras: Sacred Words of Power, London 1977.
Beyond the Gods: Buddhist and Taoist Mysticism, New York 1974.

Bose, D. N.: *Tantras: Their Philosophy and Occult Secrets,* Kalkutta 1965.

Bowie, Theodore, und **Christensen, Cornelia, V.** (Herausg.): *Studies in Erotic Art,* New York 1970.

Briggs, G. W.: *Gorakhnath and the Kanphata Yogis,* Delhi 1973.

Bryk, Felix: *Voodoo Eros: Ethnological Studies in the Sex-Life of the African Aborigines,* New York 1964.

Buckley, Edmund: *Phallicism in Japan,* Chicago 1895.

Burang, Theodore: *Tibetische Heilkunde,* Zürich 1974.

Burton, Sir Richard: *Tausendundeine Nacht,* Stuttgart 1984.

Burton, Sir Richard (übers.): *Hindu Art of Love (Ananga Ranga)* mit *The Symposium of Plato,* London 1963.
The Perfumed Garden of the Shaykh Nefzawi, London 1963. Einleitung von A. H. Walton.

Burton, Robert: *The Mating Game,* Lausanne 1976.

Cabanes, A.: *The Erotikon: A Treasury of Scientific Marvels of Human Sexuality,* New York 1966.

Caprio, Frank S.: *Variations in Sexual Behaviour,* London 1970.

Cerney, C. V.: *Akupunktur ohne Nadeln,* Freiburg 1984.

Chakravarti, Chintaharan: *The Tantras: Studies on Their Religion and Literature,* Kalkutta 1963.

Chand, Devi (übers.): *The Yajur Veda,* Delhi 1965.

Chandra, Lokesh: *The Esoteric Iconography of Japanese Mandalas,* Delhi 1971.
Mandalas of the Tantra Samucchaya, Delhi 1969.
Japanese Mysteries of Ganesha, Delhi 1971.

Chandra, M.: *The World of Courtesans,* Delhi 1973.

Chang, C. C. Garma: *Teachings of Tibetan Yoga,* New York 1963.

Chang, Jolan: *Das Tao der Liebe,* Hamburg 1983.

Chatterji, J. C.: *Kashmir Shiavaism,* Srinagar 1962.

Chattopadhyaya, S.: *Evolution of Hindu Sects,* Delhi 1970.
: *Reflections on the Tantras,* Delhi 1978.

Cheng, W. C.: *Erotologie de la Chine,* Paris 1963.

Chew, W. C.: *The Goddess Faith: A Religion of the Mind,* New York 1977.

Colaabavala, F. D.: *Tantra: The Erotic Cult,* Delhi 1976.

Comfort, Alex (übers. und herausg.): *The Koka Shastra: Medieval Indian Writings on Love (Ratirahasya* von Kokkoka), New York 1965. Vorwort von W. G. Archer.
Joy of Sex: Freude am Sex, Berlin 1976.
More Joy of Sex: Mehr Freude am Sex, Berlin 1978.

Culling, Louis T.: *A Manual of Sex Magic,* St. Paul, Minnesota, 1971.

Cutner, H.: *A Short History of Sex Worship,* London 1940.

Danielsson, Bengt: *Love in the South Seas,* New York 1956.

Danielou, A.: *Yoga: The Method of Re-integration* (Ursprung, Ziele, Methoden), London 1973.
Hindu Polytheism, London 1964.

Dasgupta, R.: *An Architectural Survey of the Kamakhya Temple,* Gauhati 1960. Vorwort von S. K. Bhuyan.

Dasgupta, Shashibhusan: *Obscure Religious Cults,* Kalkutta 1969.
Introduction to Tantric Buddhism, Kalkutta 1950. Einleitung von H. V. Guenther, Berkeley 1974.

Dastur, J. F.: *Everybody's Guide to Ayurvedic Medicine,* Bombay 1960.

Datta, B. N.: *Mystic Tales of Lama Taranatha,* Kalkutta 1957.

David-Neel, A.: *Initiations and Initiates in Tibet,* London 1970.
With Mystics and Magicians in Tibet, London 1931.
Secret Oral Teachings in Tibetan Buddhist Sects, San Franzisco 1968.
Liebeszauber und Schwarze Magie, Basel 1983.

De, Sushil Kumar: *The Early History of the Vaisnava Faith and Movement in Bengal,* Kalkutta 1961.
Ancient Indian Erotics and Erotic Literature, Kalkutta 1959.
The Treatment of Love in Sanskrit Literature, Kalkutta 1929.

De Beauvoir, S.: *Das andere Geschlecht.* Reinbek o. J.

De Becker, R.: *Other Face of Love,* New York 1969.

De Langre, J.: *The First and Second Books of Do-in,* Megalia, Kalifornien, 1971, 1974.

D'eon, C.: *The Science of Regeneration of Sex Enlightenment,* Kalifornien, Health Research Publications, 1968.

Delacourt, M.: *Hermaphrodite: Myths and Rites of the Bisexual Figure in Classical Antiquity,* London 1961.

Desai, Devangana: *Erotic Sculpture of India: A Socio-Cultural Study,* Delhi 1975.

Devi, Kamala: *Tantra-Sex. Die modernen Liebestechniken des Ostens,* München 1983.

Dimock, E. C.: *The Thief of Love: Bengali Tales from Court and Village,* Chicago 1963.

Djin Ping Meh: *Schlehenblüten in goldener Vase,* 6 Bände, Zürich 1984.

Douglas, Kenneth: *The Life and Liberation of Padmasambhava, 2 Bde,* Emeryville, Kalifornien, 1978.

Douglas, Nik.: *Tantra Yoga,* Delhi 1970.
Tibetan Tantric Charms and Amulets, New York 1978.
The Book of Matan: Automatic Writings from the Brink of Eternity, Sudbury, England, 1977.
(herausg.): *Chakra Magazine: A Journal of Tantra and Yoga, 4 Ausgaben,* Delhi 1969–1971.

Douglas Nik, und **Slinger, Penny:** *Mountain Ecstasy,* Paris und Rotterdam 1978.
und **Slinger, Penny:** *Das Geheime Dakini-Orakel-Buch,* Berlin 1982.
und **Slinger Penny** und **White, Meryl:** *The Secret Dakini Oracle Deck: A Tantric Tarot,* New York, Neuhausen 1977.
und **White, Meryl:** *Karmapa: The Black Hat Lama of Tibet,* London 1976.

Downing, George: *Partnermassage,* München 1976.

Dröscher, Vitus B.: *The Magic of the Senses: New Discoveries in Animal Perception,* London 1969.

Dubois, Abbe J. A.: *Hindu Manners, Customs and Ceremonies,* London 1936.

Dutt, M. N. (übers.): *Garuda Purana,* Varanasi 1968.

Edwardes, A.: *Juwel im Lotos,* München 1980.
und **Masters, R. E. L.:** *The Cradle of Erotica: The Definitive Study of Exotic Afro-Asian Sexual Behaviour,* New York 1962.

Eliade, Mircea: *Schamanismus und archaische Ekstasetechnik,* Frankfurt 1975.
Joga. Unsterblichkeit und Freiheit, Frankfurt 1977.

Elisifon, E., und **Watts, A.:** *Erotic Spirituality: The Vision of Konarak,* New York 1971.

Ellis, Havelock: *Studies in Psychology of Sex,* New York 1968.

Elwin, Verrier: *The Kingdom of the Young,* London 1968.

Etiemble: *Yun-Yu: An Essay on Eroticism and Love in Ancient China,* Genf 1970.

Evans, Tom, und **Evans, Mary:** *Shunga: The Art of Love in Japan,* New York 1975.

Evans-Wentz, W. Y. (herausg.): *Das Tibetanische Totenbuch,* Olten 1971.
Yoga und Geheimlehren Tibets, Basel 1986.
The Tibetan Book of the Great Liberation. Aus dem Tibetanischen übersetzt von Laden La und den Lamas Karma Sumdhon Paul, Lobzang Mingyur Dorje und Kazi Dawa Samdup. London, Oxford University Press, 1965. Enthält einen psychologischen Kommentar von C. G. Jung.

Feng, Gia-fu: *Tao te King,* München 1972.

Fielding, W. J.: *Strange Customs of Courtship and Marriage,* New York 1956.

Filliozat, J.: *The Classical Doctrine of Indian Medicine: Its Origins and its Greek Parallels,* Delhi 1964.

Fischman, Walter, und **Warren, Frank Z.:** *Sexual Acupuncture: A Dramatic New Technique to Intensify Your Pleasure,* New York 1978.

Fiser, Ivo: *Indian Erotics of the Oldest Period,* Prag 1966.

Ford, C. S.: *Patterns of Sexual Behaviour,* New York 1951.

Foucault, M.: *The History of Sexuality,* Band 1, New York 1978.

Foucher, Max-P.: *The Erotic Sculpture of India,* London 1959.

Fremantle, Francesca, und **Trungpa, Chogyam** (übers.): *The Tibetan Book of the Dead: The Great Liberation Through Hearing in the Bardo* (aus dem Tibetanischen übersetzt). Berkeley 1975.

Fulder, Stephen: *Über Ginseng,* Bonn 1984.
Tao der Medizin, Basel 1985.

Garrison, O. V.: *Tantra: The Yoga of Sex,* New York 1964.

Gendron, Jacques: *Poesie de la Pierre Indienne,* Paris 1971.

George, Chris (übers.): *The Chandamaharosana Tantra* (Übersetzung der Kapitel I–VIII). New Haven, Conn., 1974.

Gerhard, P.: *Pornography or Art?* Harrow, England, 1968.
The Pillow Book or History of Naughty Pictures, Bishop's Stortford, England 1971.

Getty, Alice: *Ganesha: A Monograph on the Elephant-Faced God,* Delhi 1972.

Ghalioungui, Paul: *Magical and Medical Science in Ancient Egypt,* London 1963.

Ghose, A. C.: *The Ratishastra of Nagarjuna Siddha,* Kalkutta 1904.

Ghosh, D. P.: *Kama Ratna: Indian Ideals of Feminine Beauty,* Delhi 1973.

Ghurye, G. S.: *Indian Sadhus,* Bombay 1964.

Gichner, L. E.: *Erotic Aspects of Hindu Sculpture,* Washington, D. C., 1949.

Gichner, L. E.: *Erotic Aspects of Japanese Culture,* Washington, D. C., 1953.
Erotic Aspects of Chinese Culture, Washington, D. C., 1957.

Goldberg, B. Z.: *The Sacred Fire: The Story of Sex in Religion,* New York 1958.

Gordon, A. K.: *The Iconography of Tibetan Lamaism,* Rutland, Vt., 1972.

Goswami, Hemchandra (übers.): *Kamaratna Tantra,* Shillong 1928.

Govinda, Lama Anagarika: *Grundlagen tibetischer Mystik,* München 1976.

Graves, Robert: *Die weisse Göttin,* Berlin 1981.

Griffith, F., und **Thompson, H.:** *The Leyden Papyrus: An Egyptian Magical Book,* New York 1974.

Griffith, R. T. H. (übers.): *The Hymns of the Rgveda,* Delhi 1973.
The Hymns of the Samaveda, Varanasi 1963.
The Hymns of the Atharvaveda, 2 Bde, Varanasi 1968.

Grigson, G.: *The Goddess of Love: The Birth, Death and Return of Aphrodite,* London 1976.

Grosbois, Charles: *Shunga: Images of Spring,* Genf 1964.

Grove Press (herausg.): *Fille de Joie: A Book of Courtesans, Sporting Girls, Ladies of the Evening, Madams, a Few Occasionals and Some Royal Favorites,* New York 1967.

Guenther, Herbert V.: *The Tantric View of Life,* Berkeley 1972.
(übers.): *The Royal Song of Sahara: A Study in the History of Buddhist Thought,* Seattle 1969.
(übers.): *The Life and Teaching of Naropa,* London 1963.
(übers.): *Gampoga's Jewel Ornament of Liberation,* London 1970.
und **Trungpa, Chogyam:** *The Dawn of Tantra,* Berkeley 1975.

Gulabkunverba Society: *The Charaka Samhita, 6 Bde,* Jamnagar 1949.

Gupta, Sanjukta: *Lakshmi Tantra,* Leiden 1972.

Gupta, Shaki M.: *Loves of Hindu Gods and Sages,* Bombay 1973.

Gurdjieff, G. I.: *Beelzebubs Erzählungen für seinen Enkel, 3 Bände,* Basel 1981 (Erster Teil der Serie «All und Alles»).

Hall, Manly: *The Secret Teachings of All Ages.* Los Angeles 1973.

Hamada, K. (übers.): *The Life of an Amorous Man,* Rutland, Vt., 1964.

Harding, M. E.: *Woman's Mysteries: Ancient and Modern,* New York 1976.
The Way of All Women: A Psychological Interpretation, London 1971.

Harner, M. J.: *Hallucinogens and Shamanism,* New York 1973.

Heilbrun, Carolyn G.: *Toward a Recognition of Androgyny,* New York 1973.

Hibbett, H.: *The Floating World in Japanese Fiction,* London 1959.

Hofmann, A., Ruck, C. A. P., und **Wasson, R. G.:** *Der Weg nach Eleusis,* Frankfurt 1984.

Hoyle, Rafael L.: *Checan: An Essay on Erotic Elements in Peruvian Art,* Genf 1965.

Humphries, R. (übers.): *Ovid's The Art of Love,* Bloomington 1960.

Illing, R.: *Japanese Erotic Art* und *The Life of the Courtesan,* New York 1978.

Ingham, Eunice D.: *Geschichten, die die Füsse erzählen können,* München 1983.
Geschichten, die die Füsse erzählt haben, München 1983.

Inkeles, G. und **Todris, M.:** *Die Kunst der zärtlichen Massage,* Freiburg 1984.

Irwin, Yukiki, und **Wagenvoord, James:** *Shiatzu. Die japanische Heilsmassage,* Bern, München 1983.

Ishihara, A., und **Levy, H. S.:** *The Tao of Sex: An Annotated Translation of the 28th Section of the Essence of Medical Prescription (Ishimpo),* Yokohama 1968.

Iyengar, B. K. S.: *Licht auf Yoga,* Bern München 1983

Jacobs, Hans: *Western Psychotherapy and Hindu Sadhana,* London 1961.

Jacolliot, L.: *Occult Science in India and Among the Ancients, with an Account of their Mystic Initiations.* Aus dem Französischen übersetzt von W. L. Felt. New York 1971.

Jaggi, O. P.: *Yogic and Tantric Medicine; Vol. V of History of Science and Technology in India.* Delhi 1973.

Jhavery, M. B.: *Comparative and Critical Study of Mantrashastra,* Ahmedabad 1944.

John, Bubba: *Free Love of the Two-Armed Form: The Free and Regenerative Function of Sexuality in Ordinary Life and the Transcendence of Sexuality in True Religious or Spiritual Practice,* Middletown, Kalifornien, 1978.

Johnson, O. S.: *A Study of Chinese Alchemy,* Shanghai 1928.

Jung, C. G.: *Die Archetypen und das kollektive Unterbewusste,* Olten, Freiburg 1978.
Der Mensch und seine Symbole, Olten, Freiburg 1978.
Mandala. Bilder aus dem Unterbewussten, Olten, Freiburg 1983.
Psychologie und Religion, Olten, Freiburg 1982.
Psychologie und Alchemie, Olten, Freiburg 1984.
Studien über alchemistische Vorstellungen, Olten, Freiburg 1978.

Jung, Emma: *Animus and Anima,* Zürich 1972.

Jyotirmayananda: *Meditate the Tantric Yoga Way.* Übersetzt und herausgegeben von Lillian K. Donat. London 1973.

Kakati, B. K.: *The Mother Goddess Kamakhya,* Gauhati 1952.
Visnuite Myths and Legends: In Folklore Setting, Gauhati 1952.

Kale, Arvind, und **Shanta:** *Tantra: The Secret Power of Sex,* Bombay 1976.

Kannan, S.: *Swara Chintamani: Divination by Breath,* Madras 1976.

Karambelkar, V. W.: *The Atharva-veda and the Ayur-veda,* Nagpur 1961.

Kaviraj, Gopinath: *Aspects of Indian Thought,* Burdwan 1966.

Kaye, Anna, und **Matchan, Don C.:** *Mirror of the Body,* San Franzisco 1978.

Keith, A. C. (übers.): *The Veda of the Black Yajus School (Taittiriya Sanhita),* 2 Bände, Delhi 1967.

Keswani, N. H.: *The Science of Medicine and Psychological Concepts in Ancient und Medieval India,* Delhi 1974.

Khanna, Madhu, und **Mookerjee, Ajit:** *The Tantric Way: Art, Science, Ritual,* London 1977.

King, Francis: *Sexuality, Magic and Perversion,* London 1971.

Kinsey, Martin, und **Pomeroy:** *Sexual Behaviour in the Human Male,* London 1953.
Sexual Behaviour in the Human Female, London 1953.

Kinsley, D. R.: *The Sword and the Flute: Kali and Krishna,* Berkeley 1975.

Kleen, Tyra: *Mudras: The Ritual Hand-Poses of the Buddha Priests and the Shiva Priests of Bali,* London 1942.

Krishna, Gopi: *Kundalini. Erweckung der geistigen Kraft im Menschen,* Bern, München 1983.

Krishnamurti, Y. G., und **Shrama Chandrakanta:** *Samudrika: The Hindu Art of Sex and Body Sign Predictions,* Delhi 1971.

Kronhausen, Phyllis, und **Kronhausen, Eberhard:** *Erotic Art,* London 1971.
The Complete Book of Erotic Art, New York 1978.
Catalogue of the International Museum of Erotic Art, San Franzisco 1973.

Kuhn, F: *The Before Midnight Scholar: The Jou Pu Tuan,* London 1965.

Kumar, Pushpendra: *Shakti Cult in Ancient India: With Special Reference to the Pauranic Literature,* London 1976.

La Barre, W.: *The Peyote Cult.* New York 1969.

Lacey, Louise: *Lunaception: A Feminine Odyssey into Fertility and Contraception,* New York 1974.

Lal, Kanwar: *Immortal Khajuraho,* Delhi 1965.
The Cult of Desire, Delhi 1966.
Kanya and the Yogi, Delhi 1966.
Temples and Sculptures of Bhuband Bhubaneshwar, Delhi 1970.
Miracle of Konarak, Delhi 1967.

Lalita: *Choose Your Own Mantra,* New York 1978.

Leadbeater, C. W.: *The Chakras,* London 1972.

Leeson, Francis: *Kama Shilpa,* Bombay 1962.

Legeza, Laszlo: *Tao Magic: The Cinese Art of the Occult,* New York 1975.
und **Rawson, P.:** *Tao: Die Philosophie von Sein und Werden,* München 1982.

Lessing, F. D., und **Wayman, Alex** (übers.): *Fundaments of the Buddhist Tantras,* Den Haag 1968.

Levy, Howard S.: *Chinese Footbinding: The History of a Curious Erotic Custom,* London 1966.
Harem Favorites of an Illustrious Celestial, Taichung 1958.
(übers.): *Warm-Soft Village* (aus dem Chinesischen und Japanischen), Tokio 1964.
(übers.): *The Illusory Flame* (aus dem Japanischen), Tokio 1962.

Licht, Hans: *Sexual Life in Ancient Greece,* London 1932.

Luk, Charles: *Taoist Yoga: Alchemy and Immortality,* London 1970.

Malinowski, Bronislaw: *Sex, Culture and Myth,* London 1963.

Marcade, Jean: *Eros Kalos: An Essay on Erotic Elements in Greek Art,* Genf 1962.
Roma Amor: An Essay on Erotic Elements in Etruscan and Roman Art, Genf 1961.

Marr, G. S.: *Sex in Religion: A Historical Survey,* London 1936.

Mascaro, J. (übers.): *The Dhammapada: The Path of Perfection* (übersetzt aus dem Pali), London 1973.

Masters, R., und **Johnson, V.:** *Die Sexuelle Reaktion,* Reinbek 1984.

Mathers, E. P.: *Eastern Love,* London 1927.

Mathur, G. L. (übers.): *Erotic Indian Tales.* Nach dem Sanskrit-Klassiker *Suksaptati,* Delhi 1971.

Mead, Margaret: *Mann und Weib. Das Verhältnis der Geschlechter in einer sich wandelnden Welt,* Reinbek 1985.
: *Jugend und Sexualität in primitiven Gesellschaften,* München 1970.

Mehta, R. J.: *Konarak: The Sun Temple of Love,* Bombay 1971.

Meyer, J. J.: *Sexual Life in Ancient India,* London 1930.

Mishra, R. S.: *Yoga Sutras: The Textbook of Yoga Psychology,* New York 1973.

Mookerjee, Ajit: *Tantra Art: Its Philosophy and Physics,* Basel 1971.
Tantra Asana: A Way to Self-Realization, Basel 1971.
Yoga Art, London 1975.

Morris, I.: *The Pillow Book of Sei Shonagon,* London 1971.

Mukherji, B.: *Rasajalanidhi: An Indian Alchemy,* 3 Bände, Benares 1938.

Mumford, Jonn: *Tantrische Sexualmagie,* Basel 1984.

Murti, G. S.: *The Science and Art of Indian Medicine,* Madras 1948.

Muses, C. A.: *Esoteric Teachings of the Tibetan Tantra,* Lausanne 1961.

Nafzawi, Shaykh: *The Glory of the Perfumed Garden: The Missing Flowers,* London 1975.

Narayanananda, Swami: *Die Urkraft im Menschen – Kundalini Shakti,* Freiburg 1981.

Nebesky-Wojkowitz, R.: *Oracles and Demons of Tibet,* Graz 1975.

Needham, Joseph: *Wissenschaft und Zivilisation in China,* Frankfurt 1984.

Neumann, E.: *Kunst und schöpferisches Unbewusstes.*
Die Grosse Mutter, Olten 1983.

Neven, A.: *Le Tantrisme dans l'Art et la Pensée,* Brüssel 1974.

O'Flaherty, Wendy Doniger: *Asceticism and Eroticism in the Mythology of Shiva,* London 1973.

Olsen, Eleanor: *The Tibetan Collection at the Newark Museum,* Katalog in 5 Bänden, Newark 1950.
Tantric Buddhist Art, New York 1974.

Oman, J. C.: *The Mystics, Ascetics and Saints of India,* London 1905.

Pal, Pratapaditya: *The Sensous Immortals: A Selection of Sculptures from the Pan-Asian Collection,* Los Angeles 1978.
The Art of Tibet, New York 1969.
Nepal: Where the Gods Are Young, New York 1975.

Palos, Stephan: *Chinesische Heilkunst,* Bern 1984.

Pandit, M. P.: *Lights on the Tantra,* Madras 1957.
Kundalini Yoga, Madras 1962.
Thoughts of a Shakta, Madras 1965.
Sri Aurobindo on the Tantra, Pondicherry 1967.
Studies in the Tantras and the Vedas, Madras 1967.
Gems from the Tantras, Madras 1969.

Pathak, V. S.: *History of Shiva Cults in Northern India* (A. D. 700–1200), Varanasi 1960.

Payne, E.: *The Shaktas: An Introduction and Comparative Study,* Kalkutta 1933.

Pott, P. H.: *Yoga and Yantra: Their Interrelation and Their Significance for Indian Archeology.* Aus dem Holländischen übersetzt von R. Needham, Den Haag 1966.

Prakash, Om: *Food and Drinks in Ancient India,* Delhi 1961.

Puharich, Andrija: *Beyond Telepathy,* London 1962.

Rafaelli, R.: *Rapture: Thirteen Erotic Fantasies,* New York 1975.

Raghavan, V.: *Yantras or Mechanical Contrivances in Ancient India,* Bangalore 1956.

Raglan, L.: *The Temple and the House,* London 1964.

Rawson, Philip: *Tantra: Catalogue of the Hayward Gallery Show,* London 1971.
The Art of Tantra, London 1973.
Tantra: Der indische Kult der Ekstase, München 1974.
Erotische Kunst aus Indien, Dortmund 1981.
Erotic Art of the East: The Sexual Theme in Oriental Painting and Sculpture, New York 1968.
(herausg.): *Primitive Erotic Art,* New York 1973.

Ray, P. C.: *History of Chemistry in Ancient and Medieval India,* Kalkutta 1956.

Ray, Tridibnath (übers.): *Ananga Ranga of Kalyanamalla,* Kalkutta 1944.

Reich, Wilhelm: *Die Funktion des Orgasmus,* Frankfurt o. J.

Rele, Vasant G.: *Mysterious Kundalini,* Bombay 1927.

Reynolds, Valrae: *Tibet: A Lost World,* Bloomington 1978.

Rinpoche, Rechnung: *Tibetan Medicine,* London 1973.

Riviere, J. M.: *Tantric Yoga: Hindu and Tibetan,* Aus dem Französischen übersetzt von H. E. Kennedy. Northants, England, 1973.
(übers.): *Rituel de la Magie Tantrique Hindoue,* Mailand 1976.

Roerich, G. N.: *The Blue Annals,* Delhi 1976.

Rosenblum, Art: *The Natural Birth Control Book,* Philadelphia 1976.

Ross, Allen V.: *Vice in Bombay,* London 1969.

Roy, A. T.: *Nervous System of the Ancient Hindus,* Hazaribagh 1969.

Ruegg, D. Seyfort: *The Study of Indian and Tibetan Thought,* Leiden 1967.

Sahu, N. K.: *Buddhism in Orissa,* Orissam Utkal University 1958.

Samdup, Lama Kazi Dawa: *Chakrasambhara Tantra,* London 1910.

Saraswati, Swami Janakananda: *Yoga, Tantra and Meditation in Everyday Life,* London 1978.

Saraswati, Swami Pratyagatmandanda: *Sadhana for Self-Realization: Mantras, Yantras and Tantras,* Madras 1963.
Japasutram: A Study in Mantra Shastra, Madras 1971.
The Metaphysics of Physics: The Background of

Modern Cosmological Conception in Vedic and Tantric Symbolism, Madras 1964.
Science and Sadhana, Kalkutta 1962.

Saso, M.: *The Teachings of the Taoist Master Chuang*, New Haven, Conn., 1978.

Sastry, K.: *The Veda and the Tantra*, Madras 1951.

Saunders, E.: *Mudra*, London 1960.

Sawa, Takaaki: *Art in Japanese Esoteric Buddhism*, New York 1972.

Schmidt, Toni: *The Eighty-five Siddhas*, Stockholm 1958.

Schroeder, L., und **Ostrander, S.:** *Psychic Discoveries Behind the Iron Curtain*, Englewood Cliffs, N. J., 1970.

Scott, G. R.: *Far Eastern Sex Life*, London 1949.

Seal, B.: *Positive Sciences of the Ancient Hindus*, Delhi 1958.

Seaman, Barbara, und **Seaman, Gideon:** *Women and the Crisis in Sex Hormones*, New York 1978.

Seidensticker, E. (übers.): *The Kagero Nikki: Journal of a 10th Century Noblewoman*, Tokio 1955.
The Tale of Genji by Shikibu, New York 1978.

Sen, R. K.: *Aesthetic Enjoyment: Its Background in Philosophy and Medicine*, Kalkutta 1966.

Seth, B. R.: *Khajuraho in Pictures*, Delhi 1970.

Shankaranarayanan, S.: *The Ten Great Cosmic Powers*, Pondicherry 1952.
Glory of the Divine Mother (Devi Mahatmyam). Pondicherry 1968.

Sharma, S.: *Yoga and Sex*, Delhi 1973.

Sharma, Y. S.: *Sri Kundalini Shakti: Serpent Power*, Bangalore 1971.

Sharpe, E.: *The Secrets of the Kaula Circle*, London 1936.

Shastri, M. N. (übers.): *The Garuda Purana*, Varanasi 1968.
andere (übers.): *The Linga Purana*, Delhi 1973.
ein Gelehrten-Team (übers.): *The Shiva Purana*, 4 Bände, Delhi 1973.

Shendge, M. J. (übers.): *Advayasiddhi*, Baroda 1964.

Shivananda, Swami: *Kundalini Yoga*, Sivanandanagar 1968.

Shukla, D. N.: *Shilpa Shastra: Hindu Achievements in Aeronautics and Fine Arts*, Lucknow 1967.
Six Fine Arts, Lucknow 1967.

Shukla, S. A. (übers.): *The Goraksashatakam*, Bombay 1969.

Sierksma, Fokke: *Tibet's Terrifying Deities: Sex and Aggression in Religious Acculturation*, Rutland, Vt., 1966.

Singer, Irving: *The Goals of Human Sexuality*, London 1973.

Singer, June: *Androgyny*, New York 1976.

Singh, Lalan Prasad: *Tantra: Its Mystic and Scientific Basis*, Delhi 1976.

Sinha, J.: *Sakta Monism: The Cult of Shakti*, Kalkutta 1966.
Schools of Saivism, Kalkutta 1970.

Sircar, D. C.: *The Sakta Pithas*. Delhi 1973.
The Shakti Cult and Tara. Kalkutta 1967.

Sivin, Nathan: *Chinese Alchemy: Prelimary Studies*. Cambridge, Mass., 1968.

Slater, P. E.: *The Glory of Hera: Greek Mythology and the Greek Family*, Boston 1971.

Slinger, Penny: *Fifty Percent the Visible Woman*, London 1971.
An Exorcism: A Photo-Romance, London 1977.

Snellgrove, D. L. (übers.): *Hevajra Tantra*, 2 Bände, London 1959.
(übers.): *The Nine Ways of Bon*. Aus dem Tibetanischen übersetzt, London 1967.

Spink, Walter M.: *The Axis of Eros*, London 1975.

Stekel, W.: *Auto-Erotism*, New York 1950.

Surieu, Robert: *Sarv-e-Naz: An Essay on Love and the Representation of Erotic Themes in Ancient Iran*, Genf 1967.

Suryanarayanamurthy, C.: *Sri Lalita Sahasrarananamam*, Madras 1962.

Tabori, Paul: *Pictorial History of Love*, London 1962.

Taimni, I. K.: *Die Wissenschaft des Yoga*, München 1981.

Tantrik Order: *International Journal of the Tantric Order in America*, Band V, Nr. 1, St. Louis 1906.

Taylor, G. R.: *Sex in History*, London 1965.

Thera, Nanamoli: *Mindfulness of Breathing*, Kandy, Ceylon, 1964.

Thirleby, A.: *Das Tantra der Liebe*, Bern, München 1979.
Der Tantra-Reigen der vollkommenen Lust, Bern, München 1983.

Thomas, P.: *Epics, Myths and Legends of India: A Comprehensive Survey of the Sacred Lore of the Hindus, Buddhists and Jains*, Bombay 1961.
Kamakala: The Indian Ritual of Love, Bombay 1963.

Tisserand, Robert B.: *Aromatherapie. Heilung durch Duftstoffe*, Freiburg 1980.

Trungpa, Chogyam: *Aktive Meditation*, Olten 1982.

Tucci, Guiseppe: *The Theory and Practice of the Mandala*, London 1974.
Rati Lila: An Interpretation of the Tantric Imagery of the Temples of Nepal, Genf 1969.

Tulku, Tarthang: *Kum Nye Relaxation: Theory, Preparation, Massage*, Berkeley 1978.
Der Verborgene Geist der Freiheit, Basel 1985.

Unwin, J. D.: *Sex and Culture*, London 1934.

Upadhyaya, S. C. (übers.): *Hindu Secrets of Love (Rati Rahasya of Kokkoka)*. Aus dem Sanskrit. Bombay 1965.

Van Gulik, Robert H.: *Sexual Life in Ancient China: A Preliminary Survey of Chinese Sex and Society from 1500 B. C. to 1644 A. D.*, Leiden 1974.
Erotic Color Prints of the Ming Period, Tokio 1951.

Van Kooij, K. R.: *Worship of the Goddess According to the Kalikapurana*, Leiden 1972.

Vander, A. und andere: *The Encyclopaedia of Sex Practice*, London 1972.

Vasu, S. C. (übers.): *The Shiva Samhita*. Aus dem Sanskrit übersetzt. Delhi 1975.
(übers.): *The Gheranda Samhita: A Treatise on*

Hatha Yoga. Aus dem Sanskrit übersetzt. London 1976.

Veith, Ilza (übers.): *The Yellow Emperor's Classic of Internal Medicine*. Aus dem Chinesischen übersetzt. Los Angeles 1972.

Velde, H. van de: *Ideal Marriage*, London 1965.

Vijnanananda, Swami (übers.): *The Srimad Devi Bhagawatam*. Aus dem Sanskrit übersetzt. Delhi 1977.

Vira, Raghu, und **Taki, Shodo:** *A Dictionary of the Secret Tantric Syllabic Code: Daksinamurti Uddarakosa*, Lahore 1938.

Volin, Michael, und **Phelan, Nancy:** *Sex and Yoga*, London 1967.

Waddell, L. A.: *The Buddhism of Tibet or Lamaism*, London 1959.

Waley, A.: *The Nine Songs: A Study of Shamanism in Ancient China*, London 1956.
The Pillow Book of Sei Shonagon, London 1928.

Walker, Benjamin: *Sex and the Supernatural*, London 1970.
Tantrismus, Basel 1986.

Walton, A. H.: *Aphrodisiacs: From Legend to Prescription*, Westport, Conn., 1958.

Wang, Chi-chen (übers.): *The Dream of the Red Chamber*. Aus dem Chinesischen übersetzt. London 1929.

Wasson, R. G.: *Soma: Divine Mushroom of Immortality*, New York 1973.

Watson, Lyall: *Supernature: The Natural History of the Supernatural*, London 1973.
The Romeo Error: A Matter of Life and Death, London 1974.

Watts, Alan W.: *Nature, Man and Woman: A New Approach to Sexual Experience*, London 1958.

Wayman, Alex: *The Buddhist Tantras: Light on Indo-Tibetan Esoterism*, London 1973.
Yoga of the Guhyasamaja Tantra: The Arcane Lore of 40 Verses, Delhi 1977.

Wedeck, H. E.: *Love Potions Through the Ages: A Study of Amatory Devices and Mores*, New York 1963.

Westermarck, E. A.: *The History of Human Marriage*, London 1891.

Wickler, Wolfgang: *The Sexual Code: The Social Behaviour of Animals and Men*, New York 1973.

Wilhelm, Richard: *Das Geheimnis der Goldenen Blüte*, Olten o. J.
I Ging, Köln 1956.
Sakti and Sakta, Madras 1965.
Mahamaya: The World as Power/Power as Consciousness, Madras 1964.
The World as Power, Madras 1966.
The Garland of Letters: Studies in Mantrashastra, Madras 1963.
Kamakala Vilasa. Aus dem Sanskrit übersetzt von Punyananda Natha, Madras 1961.

Yogananda, Paramahansa: *Autobiographie eines Yogi*, Bern, München 1979.

Zimmer, H.: *Indische Mythen und Symbole*, Köln 1984.

Zvelebil, K. V.: *The Poets of the Powers*, London 1973.

Index

Abd-al-Latif al Bagdhadi 289
Abgestützte-komplette-Körper-Stellung 52
Absorption, gegenseitige 245-255
Abstieg, und Ekstasewelle 131
Abstinenz 127; 129
Abtreibung 318; 321
Abu Abbas Saffah 314
Abu Bakri, zur Empfängnis 314
Abwärts-Bewegung 161
Abwechselnd gähnende Position 181
Acht Wohltaten 245; 247-249
Acht Wohltaten des therapeutischen Liebens 245; 246-248
Adi Shakti 27
Advayavajra 218
Affären, illegitime 140
Affen-Angriff 225
Affen-Position 199
Agni 62-63; 312
Aisha 308
Akarna Dhanurasana 51
Aktive und passive Rolle 159-160
Aku-Meridiane 206-207
Akupressur 81
Akupunktur 81
Ali-Vokale 122
Allumfassende Position 194
Alter 125
Analer Sex
  männliche Homosexualität 297-302
  umgekehrte Kundalini 304-306
Anal-Öffnung, Baden 61
Anandagiri 40
Ananga Ranga 145; 150; 169-170; 177; 263; 309
  erogene Zonen 206
  Liebesstellungen 190-202
  Sexualorgane und Gerüche 91
  Sitkriti 217
  Yoni-Sekretionen 258
Antönen (Nägel-Male) 216
Apana 33; 38; 44-46; 99; 312
Aphrodisiaka 321; 324-326
  Impotenz 125
Aphrodite 62; 154-156
Arabische Nächte 307-310
Ardhanarisvara 159
Ares 154
Aristoteles 316
Artemis 155
Aryadeva, zu innerer Szenerie 98
Asanas
  Atmung 31
  Yoga-Techniken 47-50
Astarte 154
Astrologie
  Geburtenkontrolle 318; 320-321
  Liebesstellungen 127
Asvini Mudra 305
Atem
  Denken und Samen 250-251
  Leben 30-33
  Rhythmen 31
Athena 155
Atmung
  geheime Techniken 130-131
  Krähenschnabel 32; 131
  solare und lunare 34-37
  Yoga-Asanas 50-55
Atreya 314
Äusseres Feuer 63
Auf dem Rücken liegend
  Frau 190-195
  umklammernde Position 180
Auffliegende Zurückhaltung 259; 263
Aufrichtende Position 181
Aufspiessen 189
Aufsteigende Seemöven 236
Aufstieg, und Ekstasewelle 131
Aufwärts-Kuss 169
Aufwogende Welle 264
Aufwühlen 189
Auge
  drittes 77; 88; 99; 145; 211; 221
  inneres 96-97
Auserwähltes Mädchen, und Gelber Kaiser 138
Ausgleich der Elemente 248
Austausch, und Höhepunkt 131
Auto-Erotik 139; 292-294
Avadhuti 133
Avesta 297

Baden 61-62
Balance-Position 195
Bandha 85
  Zurückhaltung 253
Bandha Padmasana 52
Bambus nahe dem Altar 236
Bambusspaltende Position 182; 194
Baum der Ewigkeit 102
Befreiung, Vehikel der 124
Beinpaar- oder Zwillings-Position 198
Beissen und Kratzen 215-216
Bennett, J. G., männliche Homosexualität 300
  Polygamie 307
Bergziege gegenüber Baum 239
Berühren, und psychischer Schutz 105; 107
Beschneidung 310-311
Beschwörender Blick 96
Besteigen eines Pferdes 186
Bestiegene Yantra-Position 203
  Betten und Kissen 210-211
Beyond Telepathy (Puharich) 41
  Bewegen nach vorn 189
Bhagasana 28
Bhagavad Gita 101
  Atem 33
Bhairavi Chakra 120-121
Bhakti, und Shakti 26-27
Bharata 284
Bhujangasana 53
Bienenkönigin macht Honig 243
Biene summt über Mann 202
Bläschendrüsen 306
Blaues Lotosblatt (Nägel-Male) 216
Blavatsky, Madame 300
Blut
  Harmonisierung des Kreislaufs 247
  Vermehrung 247
Bogen 193; 211
Bogen-Stellung 50
Brahma
  Kraft 117
  Sarasvati 19-20
Brahma Nadi 133
Brahmanda 41
Brihadaranyaka Upanishad, zu Karma und Sex 65
Buddha 136
Brüste, Umarmung der 171
Bulle, Lingam 177
Burmesische Glocke 322
Burton, Sir Richard 96; 179; 307; 310

Cakrasambhara Tantra 123
  Tropfen der Weisheit 77
  Visualisierung 100;103
Caraka Samhita, zu Empfängnis 315
Cayce, Edgar 70
Chakra
  Ebenen des Aufstiegs 131
  OM 76
  subtiler Körper 40-44
Chandamaharoshana Tantra 174; 262
  geheime Spielerei 284
  Liebesstellungen 202-204
  Sex-Initiatorin 219
Chakra Puja 120-121
Chandogya Upanishad, zu Visualisierung 100
Chinesische Riten 135
Chinnamasta 123
Chitrini 133; 175
Codes, tantrische 132
Coitus interruptus 321
Coleridge, Samuel Taylor 70
Corakshapaddhati 162
Crowley, Aleister 267; 300

D*akini*
  Tropfen der Weisheit 76
  Traum-Yoga 70
Das sexuelle Verhalten des Mannes (Kinsey) 299
Defloration, zeremonielle 172
Denken
  Atem, Samen und 250-251
  Vorstellung 206
Dhanurasana 50
Diamantene Herrlichkeit, die aller Wünsche teilhaftig wird 136
Diamanten-Siegel 253; 263
Dienst 110-111
Dildo 322
Diotima 150
Diskurs des Einfachen Mädchens 245
Do-in 81
Doktrin der Signaturen 324
Doppel-Dildo 322
Doppelte Hemisphäre 195
Doppeltes Mandala der Zwei Welten 164
Dorsal-Nerv 305
Drachen-Wendung 224; 233
Drehende Oben-Position 188
Drei Ebenen tantrischer Wahrheiten 132
Dreifache Elixiere 225
Dreifuss der Unsterblichkeit 142
Drei Gipfel, Medizin der 255-259
Drei Schritte 191
  von Vishnu 200
Drittes Auge 145
  gewecktes Bewusstsein 211; 212
  Krähe 221
Drittes Prinzip des Liebens 160
Drogen
  als Sakramente 127-128
  als sexuelle Hilfe 321
Drücken eines Elefanten 186
Dschungel-Geflügel 240
Ductus ejaculatorii 306
Dunkle Zikade auf Baum fixiert 239
Dunkler Zyklus, Frau 209
Dunkles Mädchen
  und gelber Kaiser 138
  neun Positionen 224-228
Dyaus 62

Eber-Biss 215
Ehebruch, im Herzen 140
EH-VANG 218
Ein-Bein-oben-Position 203
Einfaches Mädchen
  Ejakulation 249
  Geheimnisse des 244-245
  und der Gelbe Kaiser 138
Eingebildete Liebe 145
Eisvogel-Vereinigung 234
Ejakulation 249-250
  Kontrolle der 251-253
  Masturbation 292-293
  therapeutisches Lieben 245-249
  vorzeitige 97
Ekstase
  Insel der Juwelen 46
  vierfache Evolution der 166-167
  Welle der 130
Ekstasewelle 130
Elefanten-Frau 176
Elefantenkuh, Yoni 178
Elefanten-Position 201
Elemente
  Ausgleich der 248
  Melodie der fünf 141
Elixier-Position 193
Elwin, Verrier 316
Emotionen, Kanalisieren der 124-125
Empedokles 316
Empfängnis
  Empfängnisverhütung 314-321
  Pille 317-318
  solare und lunare Atmung und Geschlecht des Kindes 36
Empfang, und Empfängnis 316
Energie-Kreislauf 79-81
Entwicklung, und Ekstase 166
Enneagramm 321
Epiphyse 77
  Massage 88

Erde
und Himmel, Rollen von 138
als sinnliches Element 107–108
Erfüllungsstufe, Yoga 230
Erogene Zonen 206
Eros 154
Erotik, und inneres Feuer 64
Erotische Fantasie 124
Erotisches Empfinden 145–146
Erstes Mal 172–175
Erstes Prinzip des Liebens 159
Esel im Dritten Mond des Frühlings 241

F*ang-nei-pu-i*
zu Tropfen der Weisheit 79
Fantasie
erotische 124
Masturbation 294
Fan-yun-fu-yu 304
Farbe
neun Empfindungen 124
Rot und Weiss 161–164
Visualisierung 100–104
Fasten 127–128; 324
Fesselung 139–140
Fest der Pfingstrosen 285–286
Festnagelnde Position 182
Fetischismus 139
Festival der Lebenden Göttin 214
Feuer
heiliges 62–64
inneres 63; 97; 145
sinnliches Element 107–108
Flatternder und Aufsteigender
Schmetterling 235
Flatternder Phönix 227
Flatternder Schmetterling auf
der Suche nach Blumen 243
Flötenspiel 223
Flattern eines Sperlings 190
Frau
auf dem Bauch liegend 201
auf dem Rücken liegend 190–194
auf der Seite liegend 195
Beschneidung 311
erogene Zonen 206
fünf Symptome sexueller
Erregung 245
fünf Wünsche 245
göttliche 209
heller und dunkler Zyklus 209
in der männlichen Rolle 187; 201–202
Initiatorin der Liebe 150–152
innere Sonne 164
Jungfrau und Hure 154–158
Kunst der Verehrung 111–113
lunares Prinzip 164
Masturbation 292–295
Medizin der Drei Gipfel 255–258
neun Bewegungen des
Mannes 189–190
neun Geister 229–230; 293
neun Positionen des Dunklen
Mädchens 224–228
Pille 317–318
sex-bezogene Druckpunkte 207
Stadien, die zum Orgasmus
führen 293
vier Typen 175–176
Yin-Kraft 57
zehn Phasen des Liebens 245
Fruchtbarkeits-Periode 320
Freuden, vier 166–167
Wonnewelle der 130; 166
Fünf Elemente, Melodie der 141
Fünf Hauptsachen, Ritus der 92; 278
Fünf Symptome sexueller Erregung 245
Fünfte Veda 132; 134–135
Fünf Wünsche 245
Füsse 141
-in-die-Luft-Position 192
und Hände 81–86
Massage 87–90
Verehrung 139
Waschen 61
Fuss-Bewegungs-Position 203
Fuss-Verehrung 139

Gähnende Position 179
Galoppierendes hungriges Pferd
243
Galoppierendes Wildpferd 238
Ganesha 129–130; 306
Gayatri-Mantra 72
Gebeugter Kuss 168
Gebrochene Wolke 215
Gebundene Lotos-Stellung 52
Geburtenkontrolle 313;
314–321
Gedrückte Position 181
Gedrückter Kuss 169
Gegenseitige Absorption
254–255
Gegenseitige Masturbation
292; 295
Geheime Lehren von Naropa
230
Geheime Methoden des
Einfachen Mädchens 244
Geheime Spielerei 282–287
Geheime Vorschriften für das
Schlafgemach 232
Geheimsprache 132
Geheimer Ritus 215; 271–275
Gehorsam, mystische Handgesten 133
Geist zur Ruhe bringen 247
Geistige Einstellung und psychischer
Schutz 105
Gelbe Buch für das
Überqueren zur anderen Seite,
das 268–269
Gelbe Kaiser, der 137–142
Gemeinsames Drücken 190
Gepackte Position 183
Gerader Kuss 168
Geräusche
Atem 32
Wissenschaft der 72
Gerüche
oral-genitaler Sex 218
parfümierter Garten 90–92
Geschwollener Biss 215
Gesicht, Massage 89
Gestützte Position 185
Gewinn-Zurückhaltung-Position 196
Gewohnheitsliebe 145
Ghazali 307
Gheranda Samhita 108
Atem 31–32
inneres Auge 96
inneres Feuer 63
Insel der Juwelen 46
Jalandhara Mudra 78
Khechari 78
Massage 88
Mabho Mudra 78
Nahrung 58
solare und lunare Atmung 35
subtiler Körper 42–43
Tropfen der Weisheit 76
umgekehrte Stellungen
45–46; 78
Yoni Mudra 46
Ginseng 325
Gipfel-Medizin 259
Gleiche Gipfel 203
Gleichbeinige Position 190
Gloriose Position 200
Göttinnen-Dreiheit 118
Göttliche Frau 209
Gott-Dreiheit 118
Goldasana 48
Goldene Abhandlung des Hermes
Trismegistos 312
Goldener Lotos, Flötenspiel
223
Gomukhasana 51
Gopis 148–149
Gorakshashtakam
Atmung 31
Bewegung des Jiva durch
den Körper 45
Geschlechtsdrüse 304
Tropfen der Weisheit 76–79
Gray's Anatomy 304
Grosse Königliche Strasse 133
Grosse Medizin der Drei Gipfel
255
Grosser Fluss 22
Grosses Mond-Elixier 202–204
Guhyeshvari 122
Gurdjieff, George 300; 307
Guru, Rolle des 122
Gyudzhi, zu Empfängnis 299

Hände und Füsse 81–86
Massage 85
Tanz 106
Hängende Position 185
Halasana 55
Halbgedrückte Position 182
Halbmond (Nägel-Male) 216
Hals-Chakra
Energie-Kreislauf 80
Traum-Yoga 70
Handhalten- oder Quetsch-Position 196
Harikata 294; 321
Harmonisierung
Blutkreislauf 247
Stimmung 165
Hase, Lingam 117
Hase-Mann 91
Hase saugt sein Haar 227
Hasensprung (Nägel-Male) 216
Hastakara-Yantra 82
Hastini 176
Hatha Yoga 46–51; 54; 121;
125; 132; 246
Abstinenz 129
Atmung 34
Liebsstellungen 49
Visualisierung 101
Hathayoga Pradipika, Atem 32
Heilender Atem 31–32
Heiliges Feuer 62–64
Hekate 156
Heller Zyklus, Frau 209
Hephaistos 62; 154
Hera 62
Hermes 70
Heroische Stellung 27; 51; 54; 110
Herz
Ehebruch im 140
Emotionen 124
Kopf im Tempel des Körpers 24
Massage 88
Herz-Chakra 43
Energie-Kreislauf 81
Hesiod 316
Hestia 155
Hevajyra Tantra 123; 151; 277
sinnliche Elemente 108; 190
Hilfen, sexuelle 321–324
Himmel und Erde, Rollen von 138
Himmels-Flieger 78
Himmlisches und Irdisches Netz 139
Hindernis-Beseitigungs-Position 195
Hineindrücken 190
Höhepunkt und Orgasmus 130–131
Homosexualität
männliche 292–302
Sapphismus 288–291
Honigwabe 203
Horus 297
Horus/Seth-Konflikt 297
Hsuan-nu 138
Hüllen, Verhütung 319
Hun 230
Hunde des Neunten Herbsttages 242
Hunde-Position 186
Hure, und Jungfrau 154–158
Hypophyse 76
Hormonsekretion 298
Massage 88

Ibn Arabi 308
I Ching 232
Ida 42; 76; 117
Illegitime Affären 140
Impotenz 125
Imsak 321
Indra 62
Indrani-Position 179
Initiatorin
ältere Frau als 122
Frau als 150–152
Initiation
sexuelle 120–121
Yoni der 120
Inkubus/Sukkubus 70–71
Innana 154
Innendruck 220

Innere Organe, Wohltaten für 247
Innere Shakti 209
Innere Szenerie 98–100
Inneres Auge 96–97
Inneres Feuer 63; 107; 145
Augen 97
Inneres Wasser 107
Insel der Juwelen 46
Intra-uterine Vorrichtungen 317–18
Intuition und Vorstellung 206
Ischiasnerv 36
Ischtar 154; 312
Ishimpo 57
Ishvari 136
Isis 111; 120; 154; 297

Jade-Flüssigkeit 255
Jade-Stab, neun Bewegungsstile des 231
Jalahandhara Bandha 306
Jalandhara Mudra 78
Jiva
und Karma 64
und Shiva 28
Jungfrau und Hure 154–158

Kabbala, mystischer Baum der 103
Kaiser
Geheimnisse 138
Gelber 137–142
Pflicht 138
Kali 118–121; 156
Bedeutung 120
Konsonanten 122
Mantras 119–120
Stellung 202
Yantra 120
Kalki 146
Kama 44; 110; 148; 150; 152
Rad des 192
Kamaratna-Tantra 317
Kamasutra 106; 145; 148; 150; 170; 289; 309; 321
geheime Spielerei 284
Kleidung 94
Küssen 168–169
Liebesstellungen 179–189
oraler Sex unter Männern 299
Sekretionen der Frau 257
vierundsechzig Künste 21
Yoni-Kuss 219
Kamel-Stellung 54
Kameshvari 28
Kampf der Zungen 169
Kampfmüde Drachen 243
Kanthariden 326
Kapala randhra dhauti 88
Karezza 318; 320–321
Karezza: Ethik der Ehe (Stockham) 250
Karma
Band 295
männliche Homosexualität 299
Jiva 64
Kette 300
Sex 64–66
Karma Mudra 133
Katha Upanishad 102
Katze und Maus teilen ein Loch 241
Katzen-Stellung 53
Kaula-Tantra 285; 293
Kellner, Karl 267
Kena Upanishad 98
Khan, Hazrat Inayat 310
Khechari 78
Khechari Mudra 78
Kind
mystisches 126–127
Sexual-Erziehung 326–328
solare und lunare Atmung und Geschlecht des 36–37
Kinsey, Alfred Charles 299
Kissen
Betten 210–211
Traum-Yoga 70
Klammernder Kuss 169
Klassiker der Geheimen Methoden des Einfachen Mädchens 151
Klassiker der Unsterblichen 251
Kleidung, und Lieben 94–96
Klettern auf einen Baum 171
Knie-Halten 203
Kniende heroische Position 54
Knie- und Ellbogen-Position 199
Kobra-Stellung 53
Körper
Hände und Füsse 81–86
Kopf und Herz im Tempel des 24
natürliche Triebe 56
obere und untere Tore 44–47
sinnliche Elemente 107–108
subtiler Körper 41–44; 76; 77; 145
Tempel des 24
Wasser 60
Kohl 109; 214
Koka Shastra 179
Kondome 318–319
Konsonanten und Vokale 122
Konzentration des Samens 247
Kopf
Herz im Tempel des Körpers 24
Massage 88
Kopf-Chakra 42; 48
Energie-Kreislauf 81
Kraft Vishnus 117
OM 75
Tropfen der Weisheit 77; 79
Kopf-Hohlräume, und Massage 87
Kopf-einer-Kuh-Stellung 51
Kopfschmerz, und Massage 88
Kopfstand 45; 52; 78
Visualisierung 101–102
Korallen und Juwelen 215
Kosmetika und Ornamente 211–215
Kosmische Harmonisierung 269–270
Krabben-Position 183; 195
Kräftiges Besteigen eines Esels 186
Krähe, die «69» 221–222
Krähenschnabel-Atmung 32; 131
Kraniche mit Hals-Vereinigung 228
Kranich-Stellung 48
Kratzen
und Beissen 215–216
psychischer Schutz 105–106
Kreative Haltung 19
Kreis (Nägel-Male) 216
Krishna Lila (Krishnas Spiel) 148–149
Kronos 154
Kühlender Atem 131
Kuh, Position einer 185; 201
Kuhhirt-Stellung 52
Kumari puja 112
Kumbhak 31
Kundalini 119; 159; 161
Energie-Kreislauf 79–81
geheime Spielerei 285
geheimer Ritus 272
inneres Feuer 63
Krähe 221–222
Kratzen und Beissen 215–216
orale Erotik 219
Ritus der fünf Hauptsachen 278–279
Schlangenkraft 37–40
subtiler Körper 41–44
Traum-Yoga 70
umgekehrte 304–306
Kundalini-Energie, und Bruderschaft des Mannes 296
Kundalini-Shakti 37–40; 285
Kundalini-Yoga 37–40; 253
Kunst-Frau 175
Kunst der Verehrung 111–113
Kurukulla 104
Kuss 167–169
Geheimnis der Oberlippe 169–170
Lingam 220
Oberlippe 169
psychischer Schutz 106

Lacey, Louise 319
Lakshmi 61; 118
Vishnu 146–150
Laotse, zur Selbsterkenntnis 25
Leadbeater, C. W. 42; 300
Leben
und Atem 30–33
Nahrung als Erhaltung des 58
Lebenskraft 44
Leere, und innere Szenerie 98–99
Leonardo da Vinci 265
Lesbianismus 289–291
Libido 296; 318
Liebe
eingebildete 145
Frauen als Initatorinnen 150–152
Instrumente 322
Liebesgeräusche 216–218
Liebeskampf 215–216; 259–262
Materialismus 149
Lieben
Arabische Nächte 307–310
das erste Mal 172–175
Energie-Kreislauf 79–81
erotisches Empinden 145–146
geheimer Ritus 215
Hände und Füsse 81–86
Harmonisierung der Stimmung 165
innere Szenerie 98–100
Kleidung 94–69
Kuss 167–169
Mantra 75–76
Massage 87–90
Menstruation 312–314
Nähren der Natur 262–264
Prinzipien 159–160
Umgebung 93–94
Umwandlung des Echten 265–266
rituelles 267–270
Ritus der fünf Hauptsachen 275
sexuelle Hilfen 321–324
therapeutisches 245–248
Verpflichtung 109–110
vier Momente 166–167
vorher und nachher 280–281
Liebesgeräusche 216–218
Liebesinstrumente 321
Liebeskampf 259–262
Beissen und Kratzen 215–216
Liebessaft 258
Lingam
Aussaugen einer Mango-Frucht 220
Aussendruck 220
seitliches Beissen 219
Beschneidung 310–311
Grösse 167
Handgesten, mystische 133
Innendruck 220
künstliches 294; 321–324
Küssen 220
Linguistik 205
Reiben 220
Ring 321
Typen, drei 177
Verehrung 112
Verschlucken 220
und Yoni 28–30
Linguistik, Lingam 205
Locana 136
Löwen-Stellung 50; 54
Logik, und Denken 206
Lorrain, Jacques 316
Lotosähnliche Position 184
Lotos-Frau 175
Lotos-Nektar 258
Lotos-Stellung 25; 29; 50–51; 53; 55; 60; 65; 195
Luft, als sinnliches Element 107
Lunare Zyklen der Leidenschaft 206–207
Lunazeption 318–319
Lust-Beschwörung 202

Männliche Homosexualität
analer Sex 302–303
umgekehrte Kundalini 304–306
Magische Kräfte 127
Mahabandha 306
Mahachina 135
Mahanirvana Tantra 105; 278
Mahayoni Mudra 134
Maithuna Sadhana 271
Mamaki 136
Mandarin-Enten 234
Mann
Bruderschaft 296
Homosexualität 297–302
Masturbation 292–295
neun Bewegungen 189–190
Pille 318
sex-bezogene Druckpunkte 207
Solar-Prinzip 164
Stadien, die zum Orgasmus führen 293
Yang-Kraft 57

Mantras
Ganesha 129
Kali 120
Liebesgeräusche 216–218
OM 75–76
Yantra 72–74
Zurückhaltung 253
Mantrayana 72
Massage 87–90
Hände und Füsse 85
Masters and Johnsons 318
Masturbation 292–295
Materialismus und Liebe 149
Matrix-Lautschwingung 72
Matsyasana 53; 60
Mayurasana 54
Mazdaismus 297
Mechanische Hilfen, sexuelle Hilfsmittel 321–324
Meditation
Selbstprüfung 25–26
subtiler Körper 41–44
Medizin der Drei Gipfel 255–258
Melken der Himmlischen Kuh 252
Melodie der fünf Elemente 139; 141
Menopause 87; 125
Menstruation. als roter Schnee 258; 312–314
Menstruationsschmerzen und Massage 87
Merkur 70
Mien-ling 323
Milz, und Massage 88
Mineralische Aphrodisiaka 325
Mischung aus Milch und Wasser 171
Mischung aus Reis- und Sesam-Samen 171
Mit Gewohnheiten brechen 24–25
Mitra 62
Mitte, Umarmung der 171
Mohammed 92; 289; 296; 307; 308
Momente der Vereinigung 166–167
Mond–Blume–Medizin 256; 258
Mond–Blume–Wasser 257
Moxibustion 231
Mudra 81–82; 133
Mula Bandha 253; 305
Mundaka Upanishad 75
Muschel-ähnlicher Weisheits-Nerv 169
Muschel-Frau 176
Musgami 317
Mutterleib-Atmung 131
Mystische Formen 123–124
Mystische Handgesten 133
Mystischer Baum der Kabbala 103
Mystischer Vogel schwebt über dem Ozean 240
Mystisches Kind 126–127

Nabel-Chakra 42; 48
Agni 62–63
Energie-Kreislauf 79–81
inneres Auge 96–97
Kraft des Brahma 117
OM 75–76
Nabho Mudra 78
Nachgeben, und Höhepunkt 130
Nachspiel 280
Nacktheit der Kali 118
Nähren der Natur 262–264
Nafzawi Shaykh 219
analer Sex 305
Arabische Nächte 307–309
Nägel-Male 216
Nahe-Ohr-Stellung 51
Nahrung
Aphrodisiaka 324
Empfängis 314
Erhaltung des Lebens 58
Götter 58–60
Ritus der fünf Hauptsachen 275–278
Nairatma 133
Narada Purana 72
Narzissmus 139
geheime Spielerei 283–284
männliche Homosexualität 298
Nase, Baden 61–62
Natürliche Liebe 145
Natürliche Triebe 56
Nauli 264
Nava Durga 231
Nayika Sadhana Tika 150
Neun Arten sexueller Vereinigung 178
Neun Bewegungs-Stile des Jade-Stabes 231
Neun Empfindungen 124
Neun Geister der Frau 229–230
Neun Göttinnen 231
Neun Positionen des Dunklen Mädchens 224–228
Niedere Vereinigung 302
Nieren, Massage 88
Nyasa 105; 107

Obere und untere Tore des Körpers 44–47
Oberlippe, Geheimnis der 169–170
Oberschenkel-Reiben-Position 203
Oberschenkel, Umarmung der 171
Öffnen-und-Blühen-Position 194
Öle, und Massage 90
Ohren, und Massage 88
OM 72; 75–76
Traum-Yoga 70
OM-AH-HUM 272
OM-AH-HUM-Mantra 217; 309
OM-AH-HUM-VAJRA-GURU-PADMA-SIDDHI-HUM 218
OM-BHUR-BHUVAH-SVA 72; 80; 105; 218
OM-GANG-GANAPATAYE-NAMAH 129
OM-KANG-KALIKA-NAMAH 120
OM-SRI-GANESHAYA-NAMAH 129
OM-SVAHA 275
Omen machen 219
Orale Erotik 218–220
Flötenspiel 223
gegenseitige Absorption 254–255
Krähe/69 221–222
männliche Homosexualität 297–302
Orgasmus
Abstinenz 129
Augen 97
Höhepunkt 130–131
Mischung aus aktiv und passiv 159
Saliva 169
solare und lunare Atmung 34–37
Stadien 293
vier Freuden 166–167
Ornamente, und Kosmetika 211–215
Osiris 297
O.T.O. 267; 300
Ovutimer 320

Paar-äugiger Fisch 234
Padmasana 25; 29; 50–51; 53; 55; 60; 65
Padmini 175
Pandara 136
Parabrahma 64
Parfümierte Garten, der 90–92; 172; 219; 305–306
Parfüm
geheimer Ritus 271–275
Träume 68
Parvati 118; 119; 156
Pashimottansana 47; 55
Patanjali Yoga Sutras 108
Peng Tsu, zu Empfängnis 314
Perfumed Garden, the 95
Perineum 305
Persönlicher Schmuck 214
Pessar 318
Pfau-Stellung 54
Pfauenfuss (Nägel-Male) 216
Pferd, Lingam 177
Pferde-Mann 91
Pflicht des Kaisers 138
Pflug-Stellung 55
Phönix hält sein Küken 236
Phönix spielt in der Zinnober-Spalte 240
Pille 317–318
Pingala 42; 76; 117
Ping-i, Zurückhaltung 251–252
Plinius 316
Plutarch 297
Po 230
Poesie der Höchsten Freude 173–174
Polyandrie 138; 283; 289
Polygamie 138; 282–283; 307
Prana 31–33; 38; 44–46; 90; 199
und Karma 64
Prana Upanishad
Karma 64
sinnliche Elemente 107
Prajnopaya 100
Pranayama 31; 34; 36; 253
Prapancasara Tantra 147
Pratap, Dr. V. 34
Predigt der Abschieds-Pilgerreise 305
Pressende Position 180
Prithivi 62
Prometheus 62
Prostata 303–304
Prostitution, männliche 297
Psychischer Pfad 22
Psychischer Schutz 105–106
Puharich, Andrija 41
Rad-der-Erinnerung-Position 192
Rad des Kama 192
Rajasaische Nahrung 59–60
Ramayana 288
RANG, Keimlaut 63
Rankende Position 180
Rasayana 325
Rati 150; 152
Raum, als sinnliches Element 107
Realität, paradoxe 133
Rechnitz, Kurt 320
Reflex-Therapie 81
Reflexologie-Skizzen 83–85; 88–89
Regulierung des gesamten Körpersystems 248
Reh, Yoni 178
Reiben 189
Resonanz-Betten 210
Rhythmen, Atem 31
Rhythmus-Kontrolle 320
Richard Löwenherz 297
Ring, Lingam 321
Ri-no-tama 323
Rig Veda 255
Rituale
Lieben 267–270
Massage 89
Parfüm 271–275
Rituelles Lieben 267–270
Ritus
fünf Hauptsachen 275–279
geheimer 215; 271–275
Rollenspiel 125
Rosenkranz der Spitzen 215
Ross, Allen V. 152
Rot und Weiss 161–164
Roter Schnee 258; 313–314
Rudra 133–134
Rudrani 134
Rückwärts-Bewegung 167
Rumi 57
Rundherum-Position 197

Sadashiva 75
Sadomasochismus 305
Sättigung 167
Sadhana 113
Sadhus 112
Sakhis 288
Sakral-Nerv 306
Sakramente, Drogen 127–128
Saladin 297
Salamba savangasana 52
Samadhi 136
Samana 44–45; 99
Samen
Atem, Denken und 250–251
Zurückhaltung 251
Sandelholz-Öl 326
Sapphismus 288–291
Sappho 291
Sarasvati 12; 118; 133
Brahma 19–20
Sattvische Nahrung 59–60
Scham-Nerv 305
Scharrendes Pferd 238
Schaukel-Position 189; 202
Schildkröten-Besteigung 226

Schildkröten-Position 197
Schläfen, und Massage 88
Schlaf 67
  Träume 68–69
Schlag eines Ebers 189
Schlag versetzen 189
Schreiender Affe umarmt
  einen Baum 241
Schwalben-Paar 223
Schwangerschaft, und Sex 125
Schwebendes Erheben 202
Schwesternschaft 288–291
Seaman, Barbara und Gideon 318
Seide-Abwickeln 223
Selbstbefriedigung 292–295
Selbstgeschaffene oder Obere
  Bein-Position 196
Selbstprüfung
  Meditation 25–26
Selbstverehrung 139
  Tempel des Körpers 23; 273
Seth 297
Seth/Horus-Konflikt 297
Sex-bezogene Druckpunkte 207
Sex-Chakra
  Energie-Kreislauf 79–81
  Ganesha 129–130
  OM 75–76
Sexual-Erziehung 326–328
Sexualmagie 131
Sexuelle Energie, Speichern und
  Transformieren 131–132
Sexuelle Geheimnisse,
  und Impotenz 125
*Sexuelle Geheimnisse des Einfachen
  Mädchens* 244; 314
Sexuelle Grössen 176–177
Sexuelle Hilfen
  Lieben 321–324
Sexuelle Initiation 120–121
Sexuelle Organe
  Gerüche 90–91
  Grössen 176–177
Sexuelle Vereinigung, neun Arten 178
*Sexuelles Handbuch des Dunklen
  Mädchens* 151; 224
*Sexuelles Handbuch des Einfachen
  Mädchens* 151; 174
Shakti 13; 70; 94
  Bhakti 26–27
  Ehrung 271
  innere 209
  Shiva 28–30; 57
  Tropfen der Weisheit 76
  Yin-Kraft 161
Shakti Bindu 161
Shankini 176
Shankini Nadi 170
Shankini-Nerv 79
Shavasana 51; 67
Shiatsu 81; 87; 169
Shiershasana 45; 52; 78; 101–102
Shitali 33
Shiva 13; 69
  Bereich 118
  Jiva 28
  Karma 64
  Kraft 117
  Shakti 28–30; 57
Shiva Samhita 29; 108
  Atem 31; 32
  Jiva 29
  solare und lunare Atmung 34–35
  subtiler Körper 41–42; 43–44
Shudra 133
Shri Chakra 231
Shri Yantra 161
  Stofflichkeit produzierender
  Kräfte 164
Sichere Periode 320
Sitkara 159
Sitkriti 217
Sitzende Positionen 195–199
Skanda Purana 148
Sodomie 302
Sokrates 150
Solare und lunare Atmung 34–37; 120;
  122; 127; 271
  erotisches Empfinden 145
Soma-Pflanze 209
Somatropfen 76–78
Soranus 316
Spanische Fliege 326
Speichel
  Medizin der drei Gipfel 255
  mystisches Lieben 79
  psychischer Schutz 105–106
  Zurückhaltung 251
Spermizide 317; 319
Spirale 318
Spirituelle Gurus 123
Spitzer Biss 215
Sprache
  geheime 132
  Lingam 205
  mystische Bedeutung von Konsonanten
  und Vokalen 122
  symbolische 133
  Yoni 205
Springender Weisser Tiger 239
Springende Wildpferde 172; 238
Spritzgänge 306
Stärkung der Knochen 247
Stark gedrückter Kuss 169
Stehende Positionen 199–200
Stellungen
  Aananga Ranga 190–202
  Grosses Mond-Elixier 202–204
  Kamasutra 177–189
  schnappende Fische 288
  therapeutisches Lieben 245–248
Sterilisation 318–319
Sterilität 87
Stimmung, Harmonisierung 165
Stirn, Umarmung der 171
Stirnhöhlenbeschwerden, und
  Massage 97
Stockham, Alice 250; 320
Stofflichkeit produzierender Kräfte 164
Stolkowski, Joseph 316
Subtiler Körper 41–44; 65; 76; 77; 105;
  128; 132; 145; 219; 274; 292
  erotisches Empfinden 145–146
  OM 75–76
Strenge Position 47
Strich (Nägel-Male) 216
Stürmische Position 198
Stute, Yoni 178
Stuten-Position 180
Subtile Kanäle 206
Sukkubus/Inkubus 70–71
Su-nu 138
Surya 62
Sushruta Samhita 245
  sinnliche Elemente 107
  therapeutisches Lieben 248
Sushumna 42; 44; 66; 117; 133; 304
SVAHA 276
Symbolische Sprache 133

Tänzerin, sexuelle Rolle 152–154
T'ai Chi, Energiekreislauf 79
Tamasische Nahrung 59–60
Tanit 158
Tantrische Codes 132
Tantrische Gurus 123
Tantrische Riten 211–215
Tantrische Schildkröte 204
Taoismus, neun Bewegungs-Stile
  des Jade-Stabes 231–232
Tao Te King 25
Tanz
  Hände 106
  Ritual 269–270
Tanzen, und Kundalini 40
Tara 135–136
Tausendundeine Nacht 307–310
Techniken, vier 167
Tempel des Körpers 22–23
Tempelritter 300; 302
Temperatur-Methode 318; 321
Terminals der subtilen Kanäle 206
Theosophische Gesellschaft 300
Therapeutisches Lieben
  neun Positionen des Dunklen
  Mädchens 224–228
Tiefästige Kiefer 235
Tierstellungen, andere 186–187
Tigerkralle (Nägel-Male) 216
Tiger-Tritt 225
Total günstige Position 204
Toten-Stellung 51; 67
Tractatus aureus 312
Träume 68
Transzendenz
  Ekstase 166
  Bedeutung 117
Traum-Yoga 69–71
Trismegistos, Hermes 312
Tropfen der Weisheit 76–79
Ts'ai-nu 138
Tung
  Bewegungsstil des Jade-
  Stabes 231–232
  Ejakulations-Kontrolle 252
  Harmonisierung der Stimmung 165
  verspielte Variationen 233–243

Udana 44–45; 99
Uddiyana Bandha 259; 263–264
Überlappende Fischschuppen 227
Überschreitende Position 191
Ugrasana 47
Umarmung 170–171
  psychischer Schutz 105–106
Umgebung
  Lieben 93–94
  sexuelle Hilfen 321–324
Umgekehrt fliegende Enten 235
Umgekehrte Affen-Position 199
Umgekehrte Kundalini 304–306
Umgekehrte Stellungen 78
Umgekehrte Wolken 304
Umgekehrtes System 78
Umklammernde Position 179
  seitliche Position 180
Umwandlung des Echten 265–266
Umwerfender Blick 96
Unerschöpfliche
  Freundlichkeit 193
Unsterblichkeit, und
  Dreifuss der 142
Unterwerfender Blick 96
Untere, und obere Tore des
  Körpers 44–47
Ushas 62
Ushtrasana 54

Vajravahari 312
Vajrini 133
Vajroli Mudra 253; 263–264
Van Gulik, R.H. 311
Vasektomie 319
Vasistha, und fünfte Veda 135
Vasisthadharmashastra 220
Vatsyayana 179
Veda, fünfte 132; 134–135
Vehikel der Befreiung 124
Venushügel 215
Veränderung des Zentrums 299
Veranlassung (orale Erotik) 219
Verbindung von Sonne und Mond 196
Verehrung
  Kunst der 111–113
  Tempel des Körpers 22–23
Vereinigte Position 187
Vereinigung
  der Drei 285–286
  eines Elefantenbullen mit
  vielen Elefantenkühen 187
  der fünf Sinne 147
  von Katzen 186
  Momente der 166–167
  niedere 302
  neun Arten 178
  eines Rudels Rehe 187
  von Wolken und Regen 304
  Yang und Yin 165
  Yantra 285
  vieler Ziegen 187
Verjüngung, und Sex 127
Vermehrung des Blutes 247
Verpflichtung 109–110
Verspielte Variationen 233–243
Versteckter Biss 215
Versteinender Blick 96
Verstopfung, und Massage 87
Vestalische Jungfrauen 155
Vielfalt, und Ekstase 166
Vier Freuden 166–167
Vier Momente 166–167
Vier Techniken 167
Vier Typen von Frauen 166–167

Vierundsechzig Künste 14; 20–22; 125; 267
Vidyasundara von Bharatchandra 175
Vina und Sarasvati 20
Viparatikarani 78
Virasana 27; 51; 54; 110
Vishnu
Bereich 117
drei Schritte 200
erotisches Empfinden 145–146
Kraft 117
Lakshmi 61; 146–150
Vishnus Schlafstellung 55
Visualisierung
Kunst der Verehrung 112
tantrische 100–104
Vyana 44–45; 99
Vögeli, Martha 321
Vogel findet seinen Weg zum Nest 243
Vogel-Position 191
Vokale und Konsonanten 122
Vollzug 173–175
Ekstase 166
Vorbeuge-Stellungen 55
Vorher und nachher 280–281
Vorspiel 295
Harmonisierung der Stimmung 165
Massage 89
Vorstellung, und Denken 206
Vorzeitige Ejakulation, und Augen 97

Wasser
Baden 61–62
sinnliches Element 107–108
Stellungen praktizieren 62
Wechselnde Position 203
Wechselseitige Nasenloch-Atmung 35
Weg zur Heiligkeit durch das Fleisch, der (Jou Pu Tuan) 159–160; 210
Weisheit, Tropfen der 76–79
Weisse Dakini 185
Weisser Schnee 255
Weit offene Position 179
Weltliche Gurus 122–123
Wende-Position 184
Wicca 267
Wiederauferstehung 202
Winden wie eine Schlingpflanze 171
Wohltaten für die inneren Organe 247
Wohltaten des therapeutischen Liebens 245; 246–248
Women and the Crisis in Sex Hormones (Seaman) 318
Wonnewelle 294
vier Freuden 130; 166
Woodroffe, Sir John 42
Wu Hsien
Ejakulationskontrolle 252
Vergrössern des Lingam 177

Yab und Yum, als Himmel und Erde 57
Yajur Veda 57
Yang-Kraft 57
Yang und Yin
Himmel und Erde 57
Nähren der Natur 262–264
Vereinigung 165
Yang-Zahl 231–232; 245
Yantra 81; 102; 118
Kali 120
Mantra 72–74
bestiegene Position 203
Vereinigung 285
Yin-Kraft 57
Yoga 47–50
Asanas und Techniken 50–55
Erfüllungsstufe 230
Kopfstand 45; 52; 78; 101–102
Traum 69–71
Yoga psychischer Hitze, Der 102
Yoganidrasana 55
Yogini Chakra 120–122; 132–133
Yoni 112
drei Typen 178
Grösse 167
Initiation 121
Kali-Yantra 120
Kontraktionen 263
Lingam 28–30
mystische Handgesten 133
Sekretionen 257–258
Yoni Mudra 46
Yu-fang-pi-chuch 70
Yun-Yu 304

Zangen-Position 188
Zarathustra 297
Zehn Phasen des Liebens 245
Zervix 303; 306; 317
Zervixklappe 317–318
Zeus 62; 154
Ziege, Position einer 186
Zikade-Spaltung 226
Zirbeldrüse 77
Zonen, erogene 206
Zölibat 127; 129
Zu Boden drückende Position 203
Zunge der Kali 118
Zurückhaltung 167; 251–253
Zwei Tanzende weibliche Phönixe 236
Zwei Tanzende weibliche Phönix-Vögel 288
Zweites Prinzip des Liebens 160
Zwillings-Position 189